D1722425

Meßmer · Jähne ·
Neuhaus

Was gibt es
Neues in der
Chirurgie?

Jahresband 2006

Meßmer · Jähne · Neuhaus

Was gibt es Neues in der Chirurgie?

Berichte zur chirurgischen
Fort- und Weiterbildung

In Zusammenarbeit mit

der DEUTSCHEN GESELLSCHAFT FÜR CHIRURGIE

und dem BERUFSVERBAND DER DEUTSCHEN CHIRURGEN

Jahresband 2006

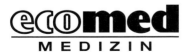

Bibliografische Information Der Deutschen Bibliothek
Die Deutsche Bibliothek verzeichnet diese Publikation in der Deutschen
Nationalbibliografie; detaillierte bibliografische Daten sind im Internet
über <http://dnb.ddb.de> abrufbar.

Meßmer · Jähne · Neuhaus
Was gibt es Neues in der Chirurgie? Jahresband 2006
© 2006 ecomed MEDIZIN, Verlagsgruppe Hüthig Jehle Rehm GmbH
Justus-von-Liebig-Str. 1, 86899 Landsberg/Lech, Telefon 08191/125-0, Telefax 08191/125-292,
Internet: www.ecomed-medizin.de
Alle Rechte, insbesondere das Recht der Vervielfältigung und Verbreitung sowie der Übersetzung, vorbehal-
ten. Kein Teil des Werkes darf in irgendeiner Form (durch Fotokopie, Microfilm oder ein anderes Verfahren)
ohne schriftliche Genehmigung des Verlages reproduziert oder unter Verwendung elektronischer Systeme ge-
speichert, verarbeitet, vervielfältigt oder verbreitet werden.
Satz: Fotosatz H. Buck, Kumhausen
Druck: Druckerei Himmer, Augsburg
ISBN 13: 978-3-609-76977-6
ISBN 3-609-76977-7

Vorwort

Das Frühjahr 2006 ist geprägt vom Unmut der Klinikärzte über das Arbeits- und Versorgungssystem in den deutschen Krankenhäusern. Im Zusammenhang mit den EU-Richtlinien, dem Arbeitszeitgesetz und der Diskussion des Bologna-Prozesses besteht auch Kritik an der Umsetzung der Aus- und Weiterbildungsrichtlinien in den entsprechenden Kliniken und Abteilungen, wobei insbesondere die jungen Chirurgen betroffen sind.

Der strukturierten chirurgischen Aus- und Weiterbildung soll dieser 2006er-Band von „Was gibt es Neues in der Chirurgie?" dienen. Die Herausgeber haben mit dieser Intention die Kapitel „Chirurgische Weiter- und Fortbildung" sowie „Logbuch und Leistungsdokumentation" in den Band aufgenommen. Beide Kapitel stellen für die Interessierten den besten Überblick über diese für jeden angehenden Chirurgen vitalen Themen dar.

Ziel aller Beiträge in diesem Buch ist, die neuesten Entwicklungen auf den einzelnen Gebieten der Chirurgie präzise aufzuzeigen. Dies erscheint umso erforderlicher, als ein einzelner Chirurg heute nicht mehr in der Lage ist, alle Teilgebiete zu verfolgen und über neue Therapiemöglichkeiten und -optionen informiert zu sein. Dennoch ist ein Überblick über den Stand der chirurgischen Wissenschaften unerlässlich, um dem meist durch das Internet vorinformierten Patienten sachgerecht Auskunft über die aktuellen Behandlungsmöglichkeiten, über Ergebnisse, aber auch Risiken geben zu können.

Die Chirurgie hat sich in den letzten Jahren enorm gewandelt; Molekularbiologie und Genanalysen lassen schon heute individualisierte Behandlungspfade zu. Dem Chirurgen bleibt in diesem Kontext nicht erspart, sich die Grundlagenkenntnisse anzueignen, will er bei der immer stärker erforderlichen Interdiszipli-

narität ein kompetenter Partner bleiben. Aus diesem Grunde stellen wir allen anderen Kapiteln jeweils ein Thema aus der chirurgischen Forschung voran, in diesem Band den Beitrag über Stammzelltherapie. Er zeigt – quasi exemplarisch – wie umfangreich und schwer erfassbar das Schrifttum zu aktuellen Feldern der Forschung ist. Ohne Kenntnis der internationalen Literatur, die vor allem in nichtchirurgischen Zeitschriften publiziert wird, kann man sich keinen Überblick mehr verschaffen. Der Einzelne ist überfordert und daher auf sachkundige, für den Chirurgen lesbare Übersichten angewiesen.

Dies gilt auch für alle anderen Gebiete der Chirurgie; die neuen klinischen Studien, auch deutschsprachiger Autoren, werden heute vornehmlich in internationalen Zeitschriften und in englischer Sprache publiziert. Um die Quellen ihrer Übersichten zugänglich zu machen, haben wir auch dieses Jahr die Autoren um die genauen Angaben der zitierten Referenzen und deren Bewertung nach den Prinzipien der Evidenz-basierten Medizin gebeten.

Das Konzept der Fast-track-Rehabilitation wird bewusst in mehreren Kapiteln dargestellt; noch gibt es keine allgemein verbindlichen, auf großen Patientenzahlen beruhenden Empfehlungen. Das Konzept zeigt jedoch, dass es lohnt, tradierte Prinzipien zu hinterfragen und auf den Prüfstand der prospektiv randomisierten Studie zu stellen.

Ebenfalls neu sind die Kapitel „Adipositaschirurgie", „Wirbelsäulenchirurgie" und „Patientenverfügung". Die Herausgeber meinen, dass die hierin enthaltenen Informationen jedem Chirurgen vertraut sein sollten. Bei einigen Kapiteln gab es keine wesentlichen Neuerungen, so dass diese nicht aktualisiert wurden. Alle früheren Kapitel und Stichworte können dem umfangreichen Sachregister entnommen werden.

Den Autoren danken wir für ihre gute Mitarbeit, vor allem, dass sie unseren Bitten nach Bewertung der zitierten Publikationen und der Formulierung der CME-Fragen nachgekommen sind. Durch deren Beantwortung kann der Leser die obligaten Weiterbildungsnachweise erwerben.

„Was gibt es Neues in der Chirurgie" bleibt dann aktuell, wenn die Leser Anregungen zu Verbesserungen und zur Aufnahme neuer Themen geben. In diesem Sinne freuen sich Herausgeber und Verlag über Kritik und Vorschläge.

Ohne die überaus engagierte Arbeit von Frau Dr. Iris Korn hätten Herausgeber und Verlag diesen Band nicht zum Chirurgenkongress 2006 vorlegen können. Ihr gebührt daher unser besonderer Dank.

März 2006

Konrad Meßmer
München

Joachim Jähne
Hannover

Peter Neuhaus
Berlin

Herausgeber- und Autorenverzeichnis

Herausgeber

Prof. em. Dr. Dr. h.c. mult. K. Meßmer
Institut für Chirurgische Forschung
Ludwig-Maximilians-Universität München
Klinikum Großhadern
Marchioninistraße 15
81377 München

Prof. Dr. J. Jähne
Klinik für Allgemein- und Visceralchirurgie
Schwerpunkt für endokrine und onkologische
Chirurgie
Zentrum Chirurgie
Henriettenstiftung
Marienstr. 72–90
30171 Hannover

Prof. Dr. P. Neuhaus
Charité Campus Virchow Klinikum
Klinik für Allgemein-,Visceral- und
Transplantationschirurgie
Augustenburger Platz 1
13353 Berlin

Autoren

Dr. J. Ansorg
BDC Service GmbH
Langenbeck-Virchow-Haus
Luisenstraße 58/59
10117 Berlin

Prof. Dr. G. Bachmann
Kerckhoff-Klinik GmbH
Abt. Radiologie
Beneke Str. 2–8
61231 Bad Nauheim

Prof. Dr. D.K. Bartsch
Klinik für Allgemein- und Visceralchirurgie
Städt. Kliniken Bielefeld-Mitte
Teutoburger Str. 50
33604 Bielefeld

Dr. S. Beckert
Universitätsklinik für Allgemeine Chirurgie
Universitätsklinikum Tübingen
Hoppe-Seyler-Straße 3
72076 Tübingen

Dr. P.O. Berberat
Abteilung für Allgemein-, Viszeral- und
Unfallchirurgie
Universitätsklinikum Heidelberg
Im Neuenheimer Feld 110
69120 Heidelberg

Prof. Dr. H.P. Bruch
Klinik für Chirurgie
Universitätsklinikum Schleswig-Holstein
Ratzeburger Allee 160
23538 Lübeck

Prof. Dr. M.W. Büchler
Abteilung für Allgemein-, Viszeral- und
Unfallchirurgie
Universität Heidelberg
Im Neuenheimer Feld 110
69120 Heidelberg

PD Dr. S. Coerper
Universitätsklinikum für Allgemeine Chirurgie
Universitätsklinikum Tübingen
Hoppe-Seyler-Straße 3
72076 Tübingen

Prof. Dr. H. Denecke
Chirurgische Klinik 1
Leopoldina-Krankenhaus GmbH
Gustav-Adolf-Straße 8
97422 Schweinfurt

Prof. Dr. H. Dienemann
Chirurgische Abteilung
Thoraxklinik-Heidelberg gGmbH
Amalienstraße 5
69126 Heidelberg

Dr. A. Dörries
Zentrum für Gesundheitsethik
Ev. Akademie Loccum
Knochenhauerstr. 33
30159 Hannover

Dr. O. Drognitz
Abt. Allgemein- u. Viszeralchirurgie mit
Poliklinik
Chirurgische Universitätsklinik
Universitätsklinikum Freiburg
Hugstetter Straße 55
70106 Freiburg im Breisgau

Dr. C. Eichhorn
Klinik für Anästhesiologie
Universität München
Nußbaumstr. 20
80336 München

Prof. Dr. A. Ekkernkamp
Unfallkrankenhaus Berlin
Krankenhaus Berlin Mahrzahn
Warener Straße 7
12683 Berlin

Prof. Dr. W. Ertel
Klinik für Unfall- und
Wiederherstellungschirurgie
Charité – Universitätsmedizin Berlin
Campus Benjamin Franklin
Hindenburgdamm 30
12200 Berlin

Prof. Dr. V. Ewerbeck
Orthopädische Universitätsklinik Heidelberg
Schlierbacher Landstraße 200a
69118 Heidelberg

Dr. J.K.M. Fakler
Klinik für Unfall- und
Wiederherstellungschirurgie
Charité – Universitätsmedizin Berlin
Campus Benjamin Franklin
Hindenburgdamm 30
12200 Berlin

Prof. Dr. F. Fändrich
Universitätsklinikum Schleswig-Holstein
Klinik für Allgemeine Chirurgie und Thorax-
chirurgie
Arnold-Heller-Str. 7
24105 Kiel

Dr. S. Farke
Klinik für Chirurgie
Universitätsklinikum Schleswig-Holstein
Ratzeburger Allee 160
23538 Lübeck

Dr. F. Fischer
Universitätsklinikum Schleswig-Holstein
Campus Lübeck
Ratzeburger Allee 160
23538 Lübeck

Prof. Dr. H. Friess
Abteilung für Allgemein-, Viszeral- und
Unfallchirurgie
Universität Heidelberg
Im Neuenheimer Feld 110
69120 Heidelberg

Prof. Dr. G. Germann
Klinik für Hand-, Plastische und
Rekonstruktive Chirurgie
Schwerbrandverletztenzentrum
Berufsgenossenschaftliche Unfallklinik
Ludwig-Guttmann-Straße 13
67071 Ludwigshafen

Dr. T. Gösling
Unfallchirurgische Klinik
Carl-Neuberg-Straße 1
30625 Hannover

Prof. Dr. R.T. Grundmann
Kreiskliniken Altötting-Burghausen
Vinzenz-von-Paul-Straße 10
84503 Altötting

Dr. O. Haase
Universitätsklinikum für Allgemein-, Visceral-,
Gefäß- und Thoraxchirurgie
Universitäre Medizin Berlin – Charité Campus
Mitte
Schumannstraße 20/21
10117 Berlin

Priv.-Doz. Dr. W.H. Hartl
Chirurgische Klinik und Poliklinik
Klinikum Großhadern
Ludwig-Maximilians-Universität München
Marchioninistraße 15
81377 München

Dr. J. Hartmann
Campus Charité Mitte
Universitätsklinik für Allgemein-, Visceral-,
Gefäß- und Thoraxchirurgie
Schumannstr. 20/21
10117 Berlin

Dr. W. Hartwig
Abteilung für Allgemein-, Viszeral- und
Unfallchirurgie
Universität Heidelberg
Im Neuenheimer Feld 110
69120 Heidelberg

Priv.-Doz. Dr. P.F. Heini
Universität Bern
Klinik für Orthopädische Chirurgie
Inselspital
3010 Bern
Schweiz

Dr. G. Hoffmann
Institut für Notfallmedizin und
Medizinmanagement
Klinikum der Universität München –
Innenstadt
Seidlstraße 13–15
80335 München

Dr. H.H. Homann
Klinik für Plastische Chirurgie und Schwer-
brandverletzte – Handchirurgiezentrum
BG-Kliniken Bergmannsheil
Ruhr-Universität Bochum
Bürkle-de-la-Camp-Platz 1
44789 Bochum

Prof. Dr. Dr. h.c. U.T. Hopt
Abt. Allgemein- u. Viszeralchirurgie mit
Poliklinik
Chirurgische Universitätsklinik
Universitätsklinikum Freiburg
Hugstetter Straße 55
79106 Freiburg

Priv.-Doz. Dr. T. Hüfner
Unfallchirurgische Klinik
Carl-Neuberg-Straße 1
30625 Hannover

Prof. Dr. C.A. Jacobi
Campus Charité Mitte
Universitätsklinik für Allgemein-, Visceral-,
Gefäß- und Thoraxchirurgie
Schumannstr. 20/21
10117 Berlin

Prof. Dr. K.-W. Jauch
Chirurgische Klinik und Poliklinik
Klinikum Großhadern
Ludwig-Maximilians-Universität München
Marchioninistraße 15
81377 München

PD Dr. T. Junghans
Universitätsklinikum für Allgemein-, Visceral-,
Gefäß- und Thoraxchirurgie
Universitäre Medizin Berlin – Charité Campus
Mitte
Schumannstraße 20/21
10117 Berlin

Dr. I. Kaczmarek
Herzchirurgische Klinik und Poliklinik
Klinikum Großhadern
Ludwig-Maximilians-Universität München
Marchioninistraße 15
81377 München

Prof. Dr. W.-P. Klövekorn
Kerckhoff-Klinik GmbH
Abt. Herzchirurgie
Benekestraße 2–8
61231 Bad Nauheim

Prof. Dr. A. Königsrainer
Klinik für Allgemeine, Viszeral- und
Transplantationschirurgie
Hoppe-Seyler-Straße 3
72076 Tübingen

Dr. K. Körner
Chirurgische Klinik 1
Leopoldina-Krankenhaus GmbH
Gustav-Adolf-Straße 8
97422 Schweinfurt

Prof. Dr. C. Krettek
Unfallchirurgische Klinik
Carl-Neuberg-Straße 1
30625 Hannover

Dr. B.M. Künzli
Abteilung für Allgemein-, Viszeral- und
Unfallchirurgie
Universität Heidelberg
Im Neuenheimer Feld 110
69120 Heidelberg

Prof. Dr. Chr.K. Lackner
Institut für Notfallmedizin und
Medizinmanagement
Klinikum der Universität München –
Innenstadt
Seidlstraße 13–15
80335 München

Dr. U. Lange
Unfallchirurgische Klinik
Carl-Neuberg-Straße 1
30625 Hannover

Priv.-Doz. Dr. P. Langer
Klinik für Visceral-, Thorax- und
Gefäßchirurgie
Klinikum der Philipps-Universität Marburg
Baldingerstraße
35043 Marburg

Dr. S. Langer
Klinik für Plastische Chirurgie und Schwer-
brandverletzte – Handchirurgiezentrum
BG-Kliniken Bergmannsheil
Ruhr-Universität Bochum
Bürkle-de-la-Camp-Platz 1
44789 Bochum

Prof. Dr. H.-G. Machens
Plastische und Handchirurgie
Zentrum für Schwerbrandverletzte
Universitätsklinikum Schleswig-Holstein
Campus Lübeck
Ratzeburger Landstraße 160
23538 Lübeck

Dr. M.L. Metzelder
Kinderchirurgische Klinik
Medizinische Hochschule Hannover
Carl-Neuberg-Straße 1
30625 Hannover

Dr. L. Mirow
Universitätsklinikum Schleswig-Holstein
Campus Lübeck
Ratzeburger Allee 160
23538 Lübeck

Prof. Dr. J.M. Müller
Universitätsklinikum für Allgemein-, Viszeral-,
Gefäß- und Thoraxchirurgie
Universitäre Medizin Berlin – Charité Campus
Mitte
Schumannstraße 20/21
10117 Berlin

Dr. P.B. Musholt
Gutenberg-Universität Mainz
Endokrinologie und Stoffwechsel-
erkrankungen
1. Med. Klinik
Langenbeckstr. 1
55101 Mainz

Prof. Dr. T.J. Musholt
Gutenberg-Universität Mainz
Endokrine Chirurgie
Klinik für Allgemein- und Abdominalchirurgie
Langenbeckstr. 1
55101 Mainz

Dr. D. Ockert
Klinik und Poliklinik für Visceral-, Thorax und
Gefäßchirurgie
Universitätsklinikum Carl Gustav Carus
Fetscherstraße 74
01307 Dresden

Dr. M. Öhlbauer
BG-Unfallklinik Ludwigshafen
Ludwig-Guttmann-Straße 13
67071 Ludwigshafen

Priv.-Doz. Dr. J. Ordemann
Campus Charité Mitte
Universitätsklinik für Allgemein-, Visceral-,
Gefäß- und Thoraxchirurgie
Schumannstr. 20/21
10117 Berlin

Dr. S. Pistorius
Klinik und Poliklinik für Viszeral-, Thorax-
und Gefäßchirurgie
Universitätsklinikum Carl Gustav Carus
Fetscherstraße 74
01307 Dresden

Dr. W. Raue
Universitätsklinikum für Allgemein-, Visceral-,
Gefäß- und Thoraxchirurgie
Universitäre Medizin Berlin – Charité Campus
Mitte
Schumannstraße 20/21
10117 Berlin

Prof. Dr. H. Reichenspurner
Klinik und Poliklinik für Herz- und
Gefäßchirurgie
Universitätsklinikum Hamburg Eppendorf
Martinistraße 52
20246 Hamburg

Dr. M. Rickert
Orthopädische Universitätsklinik Heidelberg
Schlierbacher Landstraße 200a
69118 Heidelberg

Dr. P. Rittler
Chirurgische Klinik und Poliklinik
Klinikum Großhadern
Ludwig-Maximilians-Universität München
Marchioninistraße 15
81377 München

Dr. Dr. U.J. Roblick
Klinik für Chirurgie
Universitätsklinikum Schleswig-Holstein
Ratzeburger Allee 160
23538 Lübeck

Dr. M. Roth
Kerckhoff-Klinik GmbH
Abt. Herzchirurgie
Benekestraße 2–8
61231 Bad Nauheim

Dr. M. Ruppert
Institut für Notfallmedizin und
Medizinmanagement
Klinikum der Universität München –
Innenstadt
Seidlstraße 13–15
80335 München

Dr. H. Ryssel
BG-Unfallklinik Ludwigshafen
Ludwig-Guttmann-Straße 13
67071 Ludwigshafen

Prof. Dr. H. D. Saeger
Klinik und Poliklinik für Viszeral-, Thorax-
und Gefäßchirurgie
Universitätsklinikum Carl Gustav Carus
Haus 59
Fetscherstraße 74
01307 Dresden

Dr. J.U. Schilling
Klinik und Poliklinik für Viszeral-, Thorax-
und Gefäßchirurgie
Universitätsklinikum Carl Gustav Carus
Fetscherstraße 74
01307 Dresden

PD Dr. O. Schwandner
Universitätsklinikum Schleswig-Holstein
Campus Lübeck
Ratzeburger Allee 160
23538 Lübeck

Prof. Dr. W. Schwenk
Universitätsklinik für Allgemein-, Visceral-,
Gefäß- und Thoraxchirurgie
Universitäre Medizin Berlin – Charité Campus
Mitte
Schumannstraße 20/21
10117 Berlin

Dr. U. Seidel
Universität Bern
Klinik für Orthopädische Chirurgie
Inselspital
3010 Bern
Schweiz

PD Dr. P.F. Stahel
Klinik für Unfall- und Wiederherstellungs-
chirurgie
Charité – Universitätsmedizin Berlin
Campus Benjamin Franklin
Hindenburgdamm 30
12200 Berlin

Prof. Dr. H.U. Steinau
Klinik für Plastische Chirurgie und Schwer-
brandverletzte – Handchirurgiezentrum
BG-Kliniken Bergmannsheil
Ruhr-Universität Bochum
Bürkle-de-la-Camp-Platz 1
44789 Bochum

Dr. M. Steinberger
Interdisziplinäre Schmerzambulanz
Klinikum Großhadern
Ludwig-Maximilians-Universität München
Marchioninistraße 15
81377 München

Dr. Z. Szalay
Kerckhoff-Klinik GmbH
Abt. Herzchirurgie
Benekestraße 2–8
61231 Bad Nauheim

Dr. H. Treede
Klinik und Poliklinik für Herz- und
Gefäßchirurgie
Universitätsklinikum Hamburg Eppendorf
Martinistraße 52
20246 Hamburg

Prof. Dr. B.M. Ure
Kinderchirurgische Klinik
Medizinische Hochschule Hannover
Carl-Neuberg-Straße 1
30625 Hannover

PD Dr. M. Ziegler
Medizinische Informatik
Finckensteinallee 140
12205 Berlin

Inhalt – Übersicht

Bei den *kursiv* gesetzten Kapiteln gibt es im Jahresband 2006 keine Neuerungen.

Bei den *kursiv* gesetzten Kapiteln gibt es im Jahresband 2006 keine Neuerungen.

Bei den *kursiv* gesetzten Kapiteln gibt es im Jahresband 2006 keine Neuerungen.

Inhalt – Gesamtverzeichnis

XIV WAS GIBT ES NEUES IN DER KINDERCHIRURGIE? (M. L. Metzelder und B.M. Ure)

XV WAS GIBT ES NEUES IN DER PLASTISCHEN CHIRURGIE? (S. Langer, H.U. Steinau und H.H. Homann)

XVI WAS GIBT ES NEUES IN DER „HIGH-TECH-CHIRURGIE"?

Kein neuer Beitrag

XVII WAS GIBT ES NEUES IN DER POSTOPERATIVEN SCHMERZTHERAPIE? (C. Eichhorn und M. Steinberger)

XVIII WAS GIBT ES NEUES IN DER THROMBOEMBOLIE-PROPHYLAXE?

Kein neuer Beitrag

XIX WAS GIBT ES NEUES IM QUALITÄTSMANAGEMENT?
(M. ZIEGLER und A. EKKERNKAMP)

XX WAS GIBT ES NEUES IN DER KLINIKHYGIENE?

Kein neuer Beitrag

XXI WAS GIBT ES NEUES IN DER ORTHOPÄDIE?
(M. RICKERT und V. EWERBECK)

XXII WAS GIBT ES NEUES IN DER WUNDBEHANDLUNG?
(S. BECKERT, A. KÖNIGSRAINER und S. COERPER)

II   Was gibt es Neues in der Intensivmedizin?

W. H. Hartl, P. Rittler und K.-W. Jauch

1 Künstliche Ernährung

Die so genannte Immunonutrition (Verabreichung von Fischöl, Arginin, Glutamin, Antioxidantien) ist weiterhin Gegenstand intensiver Kontroversen. Zu diesem Thema wurde jetzt die bisher größte kontrollierte Studie bei kritisch kranken Patienten vorgelegt [1]. Kieft et al. randomisierten insgesamt 597 Intensivpatienten hinsichtlich einer isokalorisch/isonitrogenen enteralen Ernährung, wobei in der Verumgruppe zusätzlich Immunonutrition verabreicht wurde. Zentrales Ergebnis dieser Studie war, dass weder die mittlere Verweildauer auf der Intensivstation bzw. im Krankenhaus noch die Letalität auf der Intensivstation als auch im Krankenhaus signifikant verbessert werden konnten. Beatmungsdauer sowie die Häufigkeit infektiöser Komplikationen waren ebenfalls vergleichbar.

Diese Ergebnisse decken sich mit denen einer ebenfalls letztes Jahr vorgelegten großen Metaanalyse [2]. Auf der Basis von 20 kontrollierten Studien ließ sich feststellen, dass bei kritisch kranken Patienten weder die septische Morbidität noch die Letalität durch die Zufuhr derartig immunmodulatorisch wirksamer Substanzen günstig beeinflusst werden kann. Im Gegensatz zu früheren Befürchtungen ließen sich jedoch auch keine negativen Effekte feststellen.

Günstigere Ergebnisse scheinen mit der Verabreichung von Antioxidantien erreicht werden zu können. Eine Metaanalyse der gleichen Arbeitsgruppe um D. K. Heyland [3] analysierte elf kontrollierte Studien, die sich mit der Supplementierung von Spurenelementen, Vitaminen, bzw. Antioxidantien bei kritisch kranken Patienten beschäftigten (Selen, Zink, Mangan, Glutathion, Vitamin E, Vitamin C und Beta-Karotin). Ergebnis dieser Metaanalyse war, dass eine derartige zusätzliche Therapie die Letalität signifikant senkte, ohne jedoch die Häufigkeit infektiöser Komplikationen zu verringern. Eine Subgruppenanalyse zeigte zusätzlich, dass bevorzugt parenteral verabreichte Antioxidantien wirksam sind, wobei höchstwahrscheinlich Selen hier eine tragende Rolle spielt. Somit muss zum gegenwärtigen Zeitpunkt ernsthaft erwogen werden, bei kritisch kranken Patienten nach Spiegelbestimmung Selen in entsprechenden Mengen zu supplementieren.

Im Gegensatz zur Immunonutrition zeigt sich immer mehr, dass als Therapieform an sich die enterale Ernährung der parenteralen bei Intensivpatienten hinsichtlich der Prognose deutlich überlegen ist. Eine zuletzt von Peter et al. vorgelegte Metaanalyse, in die insgesamt 30 Studien eingingen und die intensivpflichtige sowie nicht-intensivpflichtige Patientengruppen analysierte, konnte zeigen, dass ein derartiges Ernährungskonzept die Verweildauer auf der Intensivstation genauso wie die septische Morbidität signifikant senken kann. Speziell bei der septischen Morbidität war ein deutlicher Rückgang an Katheter-assoziierten Infektionen zu verzeichnen [4]. Interessant ist jedoch, dass die Letalität nicht günstig zu beeinflussen war.

Dies zeigt auch eine weitere Metaanalyse, bei der nur Studien an Intensivpatienten ausgewertet wurden, die gleichzeitig eine Intention-to-treat-Analyse durchführten und deren Follow-up-Rate mehr als 95 % betrug [5]. Auch hier fand sich unter früher enteraler Ernährung keine Veränderung der Letalität im Vergleich zur parenteralen Ernährung. Bemerkenswertestes Ergebnis dieser Analyse war jedoch, dass eine spät einsetzende enterale Ernährung (jenseits des ersten posttraumatisch/postoperativen Tages) im Vergleich zu einer Nulldiät (keine Kalorienzufuhr) mit einer deutlichen Erhöhung der Letalität verbunden war. Somit muss festgestellt werden, dass in Situationen, in denen eine frühzeitige enterale Ernährung des Intensivpatienten nicht möglich ist, rechtzeitig eine parenterale Ernährungstherapie eingeleitet werden sollte.

Eine begleitende pharmakologische Therapie im Rahmen ernährungsmedizinischer Maßnahmen hat sich bis heute bei kritisch kranken Patienten nicht durchsetzen können. Dies unterstreicht auch eine neuere kontrollierte Studie, in der Anabolika (Oxandrolon) bei beatmungspflichtigen chirurgischen Patienten eingesetzt wurden. Im Vergleich zur Placebogruppe führte die Anabolikaverabreichung sogar zu deutlich schlechteren Ergebnissen. Die behandelten Patienten mussten signifikant länger beatmet werden und hatten dementsprechend auch einen signifikant längeren Aufenthalt auf der Intensivstation. Ausmaß des Organversagens, Rate an infektiösen Komplikationen bzw. Letalität waren vergleichbar. Unklar ist bisher, wie diese negativen Ergebnisse unter Anabolikatherapie zustande kamen [6].

2 Infektion, Sepsis und Mehrfachorgan-versagen

2.1 Antibiotikatherapie

Bereits seit längerem wird eine Zunahme von Pilzinfektionen bei kritisch kranken Patienten beobachtet. Diese Entwicklung beruht vor allem auf der zunehmenden Behandlung von Ri-

sikopatienten. Von besonderem Interesse ist dabei die Frage, inwieweit eine topische bzw. intravenöse antimykotische Prophylaxe die Prognose des Intensivpatienten verbessern kann. Zwei Metaanalysen versuchten letztes Jahr, eine Antwort darauf zu geben. In der ersten Metaanalyse wurden vier kontrollierte Studien ausgewertet, in denen die prophylaktische Verabreichung von Fluconazol im Vergleich zu Placebo bei kritisch kranken chirurgischen Patienten untersucht wurde [7]. Ergebnis war, dass die Fluconazol-Prophylaxe die Häufigkeit fungaler Infektionen signifikant reduzierte. Gleichzeitig war jedoch keine Verbesserung der Letalität zu beobachten [7]. Der fehlende Einfluss auf die Letalität kann möglicherweise durch die insgesamt geringe Zahl an eingeschlossenen Patienten erklärt werden (626 Patienten in allen Studien).

In der zweiten Metaanalyse wurden alle kontrollierten Studien ausgewertet, die entweder Ketoconazol oder Fluconazol im Vergleich zu Placebo hinsichtlich ihrer klinischen Effizienz als prophylaktisches Antimykotikum untersucht hatten [8]. Auch hier wurden ausschließlich chirurgische Intensivpatienten mit erhöhtem Risiko für eine Pilzinfektion (komplette parenterale Ernährung, vorangegangene Breitbandantibiotikatherapie) in die Untersuchung mit einbezogen. Die Auswertung von insgesamt jetzt 1 226 Patienten ergab, dass eine derartige antimykotische Prophylaxe die Häufigkeit von Candidämien, die Letalität auf der Basis einer Candidainfektion und die gesamte Letalität des Kollektivs signifikant verringern kann.

Zwei Probleme erschweren jedoch die Interpretation dieser Ergebnisse. Zum einen fehlt bis heute eine große multizentrische randomisierte klinische Studie, die die Wirksamkeit einer antimykotischen Prophylaxe untersucht hätte. Die Ergebnisse der Metaanalysen beruhen im Wesentlichen auf sehr kleinen Studien mit teilweise nicht vergleichbaren Einschlusskriterien sowie unterschiedlich definierten Zielvariablen. Ferner ist zu berücksichtigen, dass die Azoltherapie immer das Risiko einer

Keimisolation in sich birgt, im speziellen Fall eine Verschiebung von Candida albicans zu non-albicans (Candida glabrata oder Candida crusei), wobei letztere Pilzspezies deutlich schwieriger und teurer zu behandeln sind.

Ähnlich unklar bleibt die Lage der bei der prophylaktischen topischen Verabreichung von Antimykotika. Auch hier wertete eine Meta-analyse 42 kontrollierte Studien aus, in denen eine selektive Dekontamination des Intestinaltrakts mit bzw. ohne begleitende topische Antimykotika untersucht wurde [9]. Es zeigte sich, dass eine zusätzliche topische antifungale Prophylaxe die Häufigkeit einer Kolonisierung mit Pilzen signifikant reduzieren kann. Dementsprechend sinkt auch die Inzidenz von Pilzinfektionen. Eine Veränderung der Fungiämierate ließ sich jedoch nicht nachweisen. Nicht analysiert werden konnte aus methodischen Gründen die Letalität der Patienten mit oder ohne zusätzliche topische antimykotische Prophylaxe.

Trotz einiger erfolgsversprechender Ergebnisse scheint aufgrund der methodischen Probleme und des bisher nicht bekannten Selektionsdrucks eine ungezielte systemische bzw. topische antimykotische Prophylaxe noch nicht indiziert. Zukünftige, sorgfältig geplante kontrollierte Studien werden die Relevanz dieses therapeutischen Konzeptes zeigen müssen [10].

Neben der Antibiotikaprophylaxe kann auch durch prophylaktische hygienische Maßnahmen versucht werden, die Rate an Infektionen bzw. Keimübertragungen von Patient zu Patient zu verhindern. Unklar war bisher jedoch, inwieweit letzterer Infektionsweg tatsächlich für kritisch kranke Patienten relevant ist. Diese Problematik wurde in einer prospektiven Kohortenstudie an fünf Intensivstationen im letzten Jahr unter Verwendung gentechnologischer Typisierungstechniken untersucht. Es ergab sich als wesentlicher Befund, dass etwa knapp 15 % aller Infektionen durch Mikroorganismen hervorgerufen wurden, die von Patient zu Patient übertragen wurden [11]. Somit scheint zum einen die Häufigkeit derartiger Infektionen vergleichsweise gering zu sein, zum anderen können jedoch auch routinemäßig angewendete Hygienemaßnahmen eine derartige Keimausbreitung nicht komplett verhindern. Ungeklärt ist bisher, inwieweit eine zusätzliche Intensivierung der Hygienestandards hier effizient ist.

Selbst bei Problemkeimen wie MRSA scheint eine aggressive Isolierungsstrategie keinen zusätzlichen Nutzen zu bringen. Eine prospektive Studie untersuchte die Häufigkeit der MRSA-Kolonisierung in Abhängigkeit von der Unterbringung des Patienten (Isolation im Einzelzimmer mit nicht überlappender, pflegerischer Betreuung oder konventionelle Unterbringung und Pflege unter Beachtung der üblichen Hygienemaßnahmen) [12]. Es zeigte sich, dass die besondere Isolierung bzw. Pflege von MRSA-positiven Patienten die Häufigkeit an Kreuzinfektionen nicht signifikant verringerte. Da die besondere Isolierung von Intensivpatienten ein zusätzliches medizinisches Risiko im Rahmen der allgemeinen Betreuung dieser Patienten darstellt, sollte diese Strategie zur Handhabung von MRSA-positiven Patienten in Zukunft kritisch überdacht werden.

Eine weitere potenziell wirksame Strategie zur Vermeidung multiresistenter gram-negativer Bakterien ist möglicherweise die gezielte Rotation von Antibiotika in bestimmten Zeiträumen. Eine prospektive Beobachtungsstudie bei insgesamt 388 Patienten untersuchte durch aggressives mikrobiologisches Screening den Einfluss eines derartigen Rotationskonzeptes auf die Häufigkeit multiresistenter gram-negativer Mikroorganismen. In jeweils dreimonatigen Zyklen wurde Levofloxacin, dann Cefpirom, dann wieder Levofloxacin und schließlich zuletzt Piperacillin/Tazobactam zur Therapie gram-negativer Infektionen verabreicht. Zentrales Ergebnis dieser Studie war, dass trotz der Rotation eine signifikante Inzidenz von multiresistenten gram-negativen Keimen zu beobachten war. Derartige Keime traten dabei in einzelnen Zyklen bei bis zu 50 % der auf der Intensivstation behandelten Patienten auf. Eine Reduktion dieser Häufigkeit durch vorausgehende bzw. nachfolgende Therapiezyklen konnte nicht festgestellt werden [13].

Diese enttäuschenden Ergebnisse unterstreichen allerdings eindrucksvoll, dass die ungezielte Verwendung von potenten gram-negativ wirksamen Antibiotika zu einem massiven Selektionsdruck führt, der auch durch wechselnde Schemata nicht durchbrochen werden kann. Somit existieren derzeit nur zwei Möglichkeiten, hier eine Abhilfe zu schaffen: Zum einen eine soweit wie möglich aggressive mikrobiologische Diagnostik, um hochspezifisch antimikrobiell behandeln zu können, und zum zweiten eine konsequente Verringerung der Therapiedauer und Einsatzhäufigkeit.

2.2 Adjuvante Therapie der Sepsis

Seit mehr als zehn Jahren wird das Krankheitsbild der Sepsis entsprechend den Kriterien des American College of Chest Physicians/Society of Critical Care Medicine (ACCP/SCCM) klassifiziert. Der Zustand der Sepsis wird dabei definiert als die Kombination von vermutetem oder nachgewiesenem Infektionsherd mit dem gleichzeitigen Vorhandensein von zwei der vier üblichen SIRS-Kriterien. Die Sepsis in dieser Definition stellt an sich keinen extrem gefährlichen Zustand dar (Letalität 2–5 %), sie kann jedoch beim Fortschreiten zur sogenannten schweren Sepsis (Entwicklung von Organfunktionsstörungen) die Prognose des Patienten signifikant verschlechtern. Die European Sepsis Study Group, eine multinationale Untersuchung zur klinischen Epidemiologie der Sepsis, konnte jetzt zeigen, dass im Mittel einer von vier Patienten, der mit einem septischen Zustandsbild auf eine Intensivstation aufgenommen wird, im Verlauf der nächsten 30 Tage eine schwere Sepsis/septischen Schock entwickelt [14]. Somit sind es gerade diese Patienten, die neben einer effizienten Fokuskontrolle von einer adjuvanten Sepsistherapie profitieren könnten (Tab. 1).

Die Modulation pathophysiologischer Veränderungen des Gerinnungssystems im Rahmen

Tab. 1: Adjuvante pharmakologische Therapie bei Sepsis/Polytrauma

---

Aktiviertes Protein C
- PROWESS-Studie [16]: Keine Verbesserung des Langzeitüberlebens bei schwerer Sepsis
- ADDRESS-Studie [17]: Keine Verbesserung der Akutletalität bei Sepsis mit nur einem Organversagen und APACHE < 25 Punkte
- ENHANCE-Studie [19]: Deutlich erhöhte Blutungshäufigkeit unter Therapie

TNF-Blockade
- Afelimomab-Studie [21]: Keine Verbesserung der Akutletalität bei Sepsis

Anti-L-Selektin-Antikörper
- Aselizumab-Studie [24]: Keine Verbesserung der Organfunktion bei Polytrauma

Phospholipase-II-A-Hemmer
- LY315920NA/S-5920-Studie [25]: Keine Verbesserung der Akutletalität bei Sepsis

---

der Sepsis wird dabei seit mehreren Jahren als möglicher Therapieansatz diskutiert. In diesem Zusammenhang wurde zuletzt die Gabe von aktiviertem Protein C propagiert, welches in einer Multizenterstudie (PROWESS) die 28-Tages-Letalität von septischen Intensivpatienten signifikant verbessern konnte. Weitere Auswertungen dieser Studie und zusätzliche Untersuchungen zur Protein-C-Wirksamkeit bei septischen Patienten haben im letzten Jahr jedoch zu einem deutlichen Nachlassen der Euphorie geführt.

So ergab die Einbeziehung neuen Zahlenmaterials aus der PROWESS-Studie zunächst einmal, dass auch die Krankenhausletalität und nicht nur die 28-Tages-Letalität durch aktiviertes Protein C signifikant verbessert werden kann [15]. Bemerkenswert war jedoch, dass die Krankenhausverweildauer und die Verweildauer auf der Intensivstation durch die Gerinnungstherapie nicht signifikant zu beeinflussen waren. Ferner zeigte sich in einer Subgruppenanalyse, dass nur die Patienten besonders von einer Therapie mit aktiviertem Protein C profitierten, die zu Studienbeginn einen APACHE-II-Score von > 25 Punkten aufwiesen. Unterhalb dieses Scores ergab sich kein günstiger Effekt mehr auf die Letalität.

Ebenfalls in Übereinstimmung mit früheren Auswertungen zur 28-Tages-Letalität zeigte sich auch hinsichtlich der variablen Krankenhausletalität, dass ein Überlebensvorteil nur bei Patienten mit pulmonalen Infekten gesehen werden konnte. Aus chirurgischer Sicht ist wichtig, dass bei intraabdominellen Infektionsquellen eine derartige Gerinnungstherapie erneut ohne Einfluss auf die Letalität blieb [15].

Die weitere Nachbeobachtung der Patienten nach Krankenhausentlassung ergab, dass im Verlauf der günstige Effekt auf die Überlebensrate wieder verloren ging. Bei einer Nachbeobachtungszeit von bis zu 3,6 Jahren nach Entlassung ergab sich unter Einbeziehung aller in die PROWESS-Studie mit einbezogenen Patienten, dass Protein C das Langzeitüberleben nicht mehr verbessert. In einer Post-hoc-Analyse und Stratifizierung der Patienten entsprechend ihres APACHE-II-Scores ergab sich, dass nur bei einem Scorewert von > 25 Punkten günstige Langzeiteffekte nach Therapie mit aktiviertem Protein C zu erwarten sind [16].

Somit scheinen nur besonders schwer kranke septische Patienten sowohl akut wie auch langfristig von einer Gerinnungstherapie mit aktiviertem Protein C zu profitieren. Dies bestätigt auch die bereits vorzeitig abgebrochene ADDRESS-Studie [17]. Hier wurden nur Patienten eingeschlossen, die zwar septisch waren, wobei gleichzeitig jedoch der APACHE-II-Score < 25 Punkte sein musste, bzw. nur ein 1-Organversagen vorzuliegen hatte [17]. In dieser Studie fand sich kein vorteilhafter Effekt der Protein-C-Gabe hinsichtlich der 28-Tages-Letalität oder der Krankenhausletalität. Allerdings war die Häufigkeit schwerwiegender Blutungskomplikationen unter Gerinnungstherapie signifikant höher als unter Placebogabe (3,9 vs. 2,2 %).

Eine Metaanalyse wertete daraufhin die PROWESS- und ADDRESS-Studienpatienten zusammen aus (insgesamt 4 329 eingeschlossene Intensivpatienten) [18]. Unter Berücksichtigung aller Patienten fand sich nach Protein-C-Gabe kein relevanter Vorteil mehr hinsichtlich der 28-Tages-Letalität. Dies gilt auch für all diejenigen Patienten in beiden Studien, die einen APACHE-II-Score von < 25 Punkten aufwiesen. Bei den Patienten, die einen APACHE-II-Score von > 25 Punkten hatten, ergab sich in beiden Studien ein diskordanter Effekt. In der PROWESS-Studie konnte Protein C in diesem Subkollektiv die Letalität signifikant senken, wohingegen im gleichen Subkollektiv in der ADDRESS-Studie ein Trend zu einer erhöhten Letalität bestand. Wurden alle Patienten mit einem APACHE-II-Score > 25 zusammen ausgewertet, fand sich zwar ein signifikanter, letalitätssenkender Effekt von rekombinantem aktiviertem Protein C, aufgrund der Heterogenität kann dieser günstige Effekt jedoch nicht als gesichert gewertet werden. Dies mag mit der zu geringen Anzahl an Patienten mit einem APACHE-II-Score > 25 zusammenhängen (etwa 1250 Patienten).

In einer weiteren, allerdings nur einarmigen Studie (ENHANCE-Studie) sollte die Effizienz von aktiviertem Protein C bei Patienten mit schwerer Sepsis weiter validiert werden [19]. Bei insgesamt über 2300 behandelten Patienten fand sich eine 28-Tages-Letalität, die in etwa der in der PROWESS-Studie entsprach. Bemerkenswerterweise zeigte sich in dieser einarmigen Studie im Vergleich zur vorangegangenen PROWESS-Studie eine deutlich höhere Inzidenz an schweren Blutungskomplikationen (6,5 % in ENHANCE vs. 3,5 % in PROWESS). Gleichzeitig fanden sich auch deutlich mehr intrakranielle Hämorrhagien als in der vorangegangenen Studie. Somit scheint das Blutungsrisiko unter Therapie mit aktiviertem Protein C bisher als zu niedrig eingeschätzt worden zu sein.

In Gesamtschau aller derzeit zur Verfügung stehenden Informationen lässt sich feststellen, dass zum einen unter Therapie mit aktiviertem Protein C wohl doch ein relevantes Blutungsrisiko besteht, wobei gleichzeitig viele Patienten mit schwerer Sepsis hinsichtlich ihrer Letalität nicht von einer solchen Therapie profitieren.

Die Empfehlung, aktiviertes Protein C nur bei septischen Patienten mit einem APACHE-II-Score von mehr als 25 Punkten zu verabreichen, beruht bisher nur auf einer Post-hoc-Analyse und kann damit nur als hypothetisch gelten. Somit erscheint es auch angesichts des möglicherweise relevanten Risikoprofils unerlässlich, eine neue kontrollierte Studie zur Effizienzsicherung in einem Hochrisikokollektiv durchzuführen, wenn die Gabe dieses sehr teuren Medikaments in Zukunft auf wissenschaftlich solider Basis erfolgen soll [20].

Ebenfalls nicht erfüllt haben sich die Erwartungen hinsichtlich einer TNF-Blockade bei schwerer Sepsis. In der bisher größten kontrollierten Studie zur adjuvanten Sepsistherapie (2634 eingeschlossene Patienten) wurde die Wirksamkeit eines monoclonalen Anti-Tumornekrosefaktor-Antikörperfragments (Afelimomab) untersucht. Zentrales Ergebnis der Studie war, dass eine dreitägige Antikörpertherapie die Letalität weder im Gesamtkollektiv noch in der Patientengruppe, die hinsichtlich eines hohen Interleukin-6-Titers (> 1000 pg/ml) stratifiziert wurde, signifikant reduzierte [21]. Nur durch eine multivariate Analyse, in der die unterschiedlichen Ausgangsparameter in den Patientenkollektiven mit hohem Interleukin-6 berücksichtigt wurden, ließ sich ein vorteilhafter Effekt für die Anti-TNF-Therapie zeigen. Dabei fiel jedoch das Ausmaß der Letalitätsreduktion durch Afelimomab mit 5,8 % relativ gering aus.

Auch wenn alle acht bisher durchgeführten Untersuchungen zur TNF-Blockade bei schwerer Sepsis im Rahmen einer Metaanalyse hinsichtlich ihrer Effizienz gepoolt werden, zeigt sich nur ein marginaler Effekt hinsichtlich einer Letalitätsreduktion (Konfidenzintervall 0,8–0,98, odds ratio 0,89) [22]. Werden nur die Studien ausgewertet, die bisher mit Afelimomab durchgeführt wurden, so verschwindet auch dieser marginal signifikante Effekt auf die Letalität. Dieser gering ausgeprägten klinischen Effizienz steht möglicherweise ein signifikantes Nebenwirkungsrisiko gegenüber. So entwickelten etwa ein Fünftel aller Patienten, die mit Afelimomab behandelt wurden, menschliche Anti-Maus-Antikörper, die gegen diesen in Mäusen gezüchteten TNF-Antikörper gerichtet waren.

Aufgrund der nur marginalen bzw. schwierig zu zeigenden klinischen Wirksamkeit von Afelimomab kann deswegen zum gegenwärtigen Zeitpunkt ein routinemäßiger Einsatz dieser Substanz zur adjuvanten Sepsistherapie nicht empfohlen werden [23].

Ebenfalls nicht erfolgreich waren zwei weitere adjuvante Therapieansätze. In einer Phase-II-Studie wurde die Wirksamkeit eines monoklonalen Anti-L-Selectin-Antikörpers (Aselizumab) bei Polytraumapatienten untersucht. Die Begründung dieses Therapieansatzes liegt darin, dass Selectine als Adhäsionsmoleküle von besonderer Bedeutung für die Auswanderung von neutrophilen Granulozyten in das Interstitium sind, und es dadurch diesen Zellen erlauben, ihre toxischen Wirkungen auf Parenchymzellen solider Organe zu entfalten. Eine kontrollierte Studie an insgesamt 84 Patienten ergab zwar zum einen keine nennenswerten immunologischen Nebenwirkungen einer derartigen Therapie, zeigte jedoch auch, dass unabhängig von der Dosierung (0,5; 1; 2 mg/kg) kein klinisch relevanter Vorteil hinsichtlich der Beatmungsdauer, der Verweildauer auf der Intensivstation und der Krankenhausverweildauer zu beobachten war [24]. Ebenfalls unbeeinflusst war das Ausmaß des Mehrfachorganversagens. Zur Beurteilung eines Letalitätseffektes war die Fallzahl zu gering. Diese präliminären Ergebnisse sprechen nicht dafür, das Konzept einer Selectinblockade weiter zu verfolgen.

Ergebnislos blieb auch eine weitere Studie, in der ein selektiver Hemmer der sekretorischen Phospholipase (Gruppe II A) untersucht wurde [25]. Retrospektive Analysen vorangegangener Studien hatten ergeben, dass bei einer Konzentration von 800 ng/ml dieses Phospholipase-II-A-Hemmers und bei frühzeitiger Applikation ein Überlebensvorteil resultieren könnte. Eine kontrollierte Studie bei 373 septischen Patienten mit mindestens zweifachem Organversagen konnte trotz siebentägiger Infusion des Inhibitors keine relevante Veränderung der 28-Tages-Letalität feststellen.

Diese Studie beweist jedoch auch, dass Post-hoc-Analysen (Subgruppenanalysen) von größeren kontrollierten Studien nicht als wissenschaftliche Evidenz gewertet werden dürfen, sondern allerhöchstens zur Hypothesengenerierung dienen können. Zur klinischen Absicherung eines Subgruppeneffektes ist auf jeden Fall eine weitere prospektive Studie notwendig, deren Ergebnis – wie hier gezeigt – jedoch durchaus der vorangegangenen Post-hoc-Analyse widersprechen kann.

2.3 Neue experimentelle Ansätze zur Sepsistherapie

Jüngste tierexperimentelle Untersuchungen konnten zeigen, dass der Neurotransmitter Acetylcholin die Freisetzung des Sepsismediators HMGB 1 aus menschlichen Makrophagen hemmen kann, wobei dieser Mechanismus über einen Nikotin-ähnlichen Acetylcholinrezeptor vermittelt wird. Nikotin selbst ist ein selektiver cholinergischer Agonist und ist sogar effizienter als Acetylcholin hinsichtlich der Hemmung der HMGB-1-Freisetzung nach Stimulation mit entweder Endotoxin oder Tumornekrosefaktor α. Die Stimulation mittels Nikotin verhindert die Aktivierung des NF-χB-Reaktionsweges und hemmt die HMGB-1-Sekretion über einen spezifischen Nikotin-ähnlichen antiinflammatorischen Reaktionsmechanismus, der einen bestimmten Nikotin-ähnlichen Acetylcholinrepeztor voraussetzt. In experimentellen Sepsismodellen konnte zusätzlich gezeigt werden, dass die Therapie mittels Nikotin die Serumspiegel von HMGB 1 senken kann, wobei gleichzeitig die Überlebensrate gesteigert wird, auch wenn die Nikotintherapie nach Induktion der Sepsis erfolgt. Diese Ergebnisse untermauern die Bedeutung von Acetylcholin als den ersten bekannten physiologischen Hemmer der HMGB-1-Freisetzung aus menschlichen Makrophagen, und sie legen es nahe, dass selektive Nikotinagonisten von the-

Tab. 2: Neue experimentelle Konzepte zur Sepsistherapie

- Nikotinagonisten (Azetylcholin) → Hemmung der HMGB 1 Sekretion [26]
- intrapulmonaler Transfer dendritischer Zellen → Dämpfung der inflammatorischen Reaktion [27]
- kurze interferierende RNA (siRNA) → Blockade des Todesrezeptors zur Verhinderung der Apoptose [28]
- synthetische Oligodeoxynukleotide mit Expression des suppressiven TTAGGG Motivs → Hemmung der LPS-induzierten Ausschüttung von proinflammatorischen Zytokinen [29]

rapeutischem Wert bei der adjuvanten Therapie der Sepsis sein könnten [26] (Tab. 2).

Eine protektive Rolle scheint auch dendritischen Zellen zuzukommen. In experimentellen Sepsismodellen zeigt sich, dass unter solchen Umständen die Lunge gegenüber dem normalerweise harmlosen Aspergillus fumigatus deutlich empfindlicher ist und mit der Entwicklung einer Aspergillenpneumonie reagieren kann. Letztere wird durch ein bestimmtes sepsisinduziertes Zytokinprofil in der Lunge gefördert. Diese sepsisinduzierte inflammatorische Reaktion der Lunge kann durch intrapulmonalen Transfer von dendritischen Zellen, die aus dem Knochenmark gewonnen wurden, deutlich abgeschwächt werden. Auch eine letale Aspergilleninfektion kann durch diesen Transfer verhindert werden. Durch den Transfer von dendritischen Zellen ließen sich insgesamt die inflammatorische Reaktion und das Pilzwachstum der Lunge reduzieren, wobei gleichzeitig eine ausgewogenere Balancierung zwischen pro- und antiinflammatorischen Zytokinen intrapulmonal erreicht werden konnte [27]. Diese Ergebnisse lassen den Schluss zu, dass zum einen dendritische Zellen in der Lunge als Folge einer systemischen Sepsis deutlich in ihrer Funktion eingeschränkt werden, und dass andererseits eine Wiederherstellung dieser protektiven Funktion durch intrapulmonalen Transfer möglich ist unter gleichzeitiger Abschwächung der sepsisinduzierten Immunsuppression.

Ein zentraler Mechanismus der sepsisinduzierten Organfunktionsstörung besteht in der deutlich beschleunigten Apoptose parenchymatöser und lymphozytärer Zellen. Die Apoptose wird durch einen sogenannten Todesrezeptor induziert und kann durch kurze interferierende RNA (siRNA) in vitro blockiert werden. Es ist nun möglich, mittels einer speziellen Technik siRNA in das Gewebe intakter Tiere zu transferieren, wobei als Voraussetzung ein rascher Anstieg des hydrostatischen Drucks mittels Injektion größerer Flüssigkeitsmengen in eine Schwanzvene Voraussetzung ist [28]. Auf diese Art und Weise lassen sich in vivo mittels siRNA der Todesrezeptor und weiter distal gelegene Signalmoleküle (FAS, Caspase 8) blockieren. Unter einer derartigen Therapie gelang es, bei Ratten, die durch Zoekumligatur und Punktion zuvor septisch gemacht worden waren, das Ausmaß der Apoptose in Leber und Milz signifikant zu reduzieren und damit auch die Indikatoren eines Leberschadens deutlich zu verbessern. Voraussetzung für diese therapeutische Strategie ist die sogenannte RNA-Interferenz-Technologie, mittels derer bestimmte Gene, die in pathologische Reaktionsabläufe eingebunden sind, gezielt blockiert werden können. Dies ist die erste Studie, die zeigt, dass auch ein derartiges Konzept in vivo denkbar ist. Inwieweit hier tatsächlich ein therapeutisches Potenzial besteht, muss jedoch aufgrund der komplizierten Inokulationstechnik bisher noch offen bleiben.

Bekannterweise spielt bakterielles Lipopolysaccharid (LPS) eine zentrale Rolle bei der Auslösung septischer Organfunktionsstörungen. LPS bindet an bestimmte Rezeptoren auf Makrophagen und Monozyten, wodurch in der Folge eine Vielzahl von Zytokinen aus diesen Zellen ausgeschüttet werden. Diese Zytokinfreisetzung führt zu einer sekundären immunstimulierenden Kaskade mit Hochregulierung der NO-Synthase, reaktiver Sauerstoffspezies, HMGB 1 und anderer Faktoren. Es wurden zuletzt eine ganze Reihe suppressiver Oligonukleotide entdeckt, die in der Lage sind, diese LPS-induzierte Ausschüttung von proinflamm-

atorischen Zytokinen zu bremsen. Insbesondere sollen synthetische Oligodeoxynukleotide (ODN), die das suppressive TTAGGG-Motiv exprimieren, hier wirksam sein. In einer In-vivo-Studie konnte gezeigt werden, dass derartig suppressiv wirkende ODN protektiv bei Mäusen mit LPS-induziertem Endotoxinschock wirken [29]. Der Wirkungsmechanismus beruht auf einer ODN-Bindung an STAT 1 und STAT 4, deren Phosphorylierung dadurch verhindert wird, wodurch wiederum die LPS-induzierte Signalkaskade (vermittelt über Interferon β und Interleukin-12) unterbrochen werden kann. Somit könnten derartige synthetische Nukleotide einen neuen Ansatz zur intrazellulären Sepsistherapie darstellen, wobei dessen klinische Relevanz derzeit jedoch noch in weiter Ferne liegt.

3   Pathophysiologie und Behandlung spezieller Organfunktionsstörungen

3.1   Respiratorisches System

3.1.1   Lungenprotektive Beatmung

Seit einigen Jahren haben sich sogenannte lungenprotektive Beatmungsschemata zur Therapie des respiratorischen Versagens bei ARDS durchgesetzt. Neuere Analysen und zwischenzeitlich zusätzlich durchgeführte kontrollierte Studien scheinen aber die klinische Effizienz dieses Konzepts nicht mehr unbedingt zu unterstützen. So lässt sich durch Multivarianzanalyse zwar zeigen, dass bei Patienten, die vor Entwicklung eines ARDS mindestens 48 Stunden beatmet wurden und bei denen unterschiedliche Atemzugvolumina und Atemwegsspitzendrucke zur Anwendung kamen, die Höhe des Atemzugvolumens bzw. des Atemwegsspitzendrucks unabhängige Vorhersagefaktoren für die Ausprägung eines ARDS im weiteren Verlauf darstellen [30].

Allerdings beweist diese Assoziation noch nicht eine kausale Verkettung zwischen hohen Atemzugvolumina und der Entwicklung eines ARDS bei zuvor bereits beatmeten Patienten. Möglich wäre es auch, dass derartig hohe Atemzugvolumina und Atemwegsdrücke angewendet werden mussten, um bereits vorbestehende pathophysiologische Veränderungen der Lungenfunktion zu kompensieren, die dann in der Folge zur Entwicklung eines ARDS führten.

Eine gewisse Einschränkung hinsichtlich der Effizienz der lungenprotektiven Beatmungsschemata wird auch aus einer jüngsten Metaanalyse zu diesem Thema deutlich, in der insgesamt fünf Studien mit insgesamt 1 202 eingeschlossenen Patienten ausgewertet wurden. Es zeigte sich, dass durch niedrige Atemzugvolumina und Beatmungsdrucke die 28-Tages-Letalität signifikant reduziert werden konnte. Aufgrund einer signifikanten Studienheterogenität war jedoch ein zufallsbedingter Effekt nicht auszuschließen, dies resultierte insbesondere daraus, dass vier der fünf kontrollierten Studien frühzeitig wegen beobachteter Effizienz bzw. Nichtwirksamkeit abgebrochen wurden [31]. Da somit der Zufallsfaktor bei diesen Studien nicht ausgeschlossen werden kann, wird derzeit erneut gefordert, noch genauer definierte Studien zur Effizienz unterschiedlicher Beatmungsmuster durchzuführen.

In der Tat schein es zu sein, das lungenprotektive Beatmungsschemata in ihrer Effizienz auch vom Krankengut abhängig sind. Insbesondere chirurgische Patienten postoperativ scheinen von derartigen Beatmungsstrategien nicht zu profitieren. Eine prospektive Untersuchung an 44 herzchirurgischen Patienten nach unkomplizierter kardiopulmonaler Bypassanlage ergab, dass während einer Nachbeatmungszeit von etwa sechs Stunden postoperativ die Höhe des Atemzugvolumens (6 oder 12 ml pro kg Idealgewicht) die plasmatischen Spiegel entzündlicher Mediatoren (Tumornekrosefaktor,

Interleukin 6, Interleukin 8) nicht beeinflusste als Hinweis einer unveränderten Mediatorfreisetzung aus der Lunge [32]. Ähnlich negative Ergebnisse hinsichtlich sekundärer immunologischer Veränderungen unter unterschiedlicher Beatmung wurden auch nach thoraxchirurgischen und abdominalchirurgischen Eingriffen beobachtet.

Zusätzlich ergab eine weitere Subanalyse einer prospektiven Beobachtungsstudie an 467 mechanisch beatmeten Patienten, dass weder das Ausmaß des Atemzugvolumens noch die Höhe des Plateaudrucks signifikant unabhängig mit dem Letalitätsrisiko verbunden waren [33]. Nur bei zu niedrigem PEEP ließ sich eine signifikante, unabhängige Assoziation mit einer erhöhten Letalität feststellen [33]. Klassische Risikofaktoren für ein im Verlauf tödliches ARDS waren, wie nicht anders zu erwarten, die Höhe der inspiratorischen Sauerstoffkonzentration, die späte Entwicklung einer metabolischen Azidose bzw. eine spät auftretende respiratorische Azidose.

Weiter geschwächt werden die Ergebnisse der ARDS-Network-Studie durch genauere Untersuchungen hinsichtlich des Einflusses unterschiedlicher PEEP-Niveaus auf die Oxygenierung. In früheren Untersuchungen zur lungenprotektiven Beatmung waren niedrigere (etwa 9 cm H_2O) und höhere (16 cm H_2O) endexpiratorische positive Beatmungsdrucke zur Anwendung gekommen. Eine gezielte Untersuchung hinsichtlich der pulmonalen Effekte einer derartigen PEEP-Erhöhung ergab jedoch ein nicht homogenes Reaktionsmuster [34]. Bei 20 untersuchten Patienten konnte durch PEEP-Erhöhung nur bei neun die Oxygenierung verbessert und das alveoläre Recruitment erhöht werden. Die restlichen Patienten reagierten nicht auf eine derartige PEEP-Erhöhung, wobei die Ursache bei diesen Nonrespondern unklar war und nicht mit dem Auslösemechanismus für das ARDS korrelierte [34].

Somit sind die Einflüsse einer PEEP-Erhöhung auf die Lungenfunktion in höchstem Maße variabel und bisher nicht durch simple Maßnahmen vorhersagbar. Dadurch könnte in den bisherigen Studien zur lungenprotektiven Beatmung (die ja auch unterschiedliche PEEP-Niveaus miteinander verglichen) eine deutliche Interferenz entstanden sein, die zu falsch positiven oder falsch negativen Ergebnissen geführt haben könnte [34].

Zusätzlich verwirrend sind weitere molekularbiologische Auswertungen aus der ARDS-Network-Studie. Hier wurden zunächst die Daten hinsichtlich der Plasmaspiegel des von-Willebrand-Faktors (VWF) veröffentlicht [35]. VWF ist ein Marker der endothelialen Aktivierung und Verletzung in der Lunge und sollte entsprechend der originären Hypothese unter lungenprotektiver Beatmung günstig beeinflusst werden. Es lässt sich eine eindeutige Korrelation zwischen der Höhe der VWF-Plasmaspiegel und der Überlebenswahrscheinlichkeit der Patienten zeigen. Eine derartig unabhängige Assoziation besteht auch mit der Zahl an Tagen ohne Organversagen. Überraschenderweise zeigte sich jedoch keine Korrelation mit unterschiedlichen Beatmungsschemata (protektiv oder nicht protektiv), welche ja ihrerseits wiederum die Letalität signifikant verändern sollen.

Somit muss derzeit festgestellt werden, dass lungenprotektive Beatmungsschemata wohl nicht für alle Patientengruppen uniform anzuwenden und klinisch effizient sind. Ferner sind die genauen Modalitäten derartiger Beatmungsstrategien weiter ungeklärt. Dies betrifft insbesondere die möglichen Kombinationen zwischen Höhe des Atemzugvolumens, Höhe des PEEP und Atemfrequenz. Eine lungenprotektive Beatmung mit sehr niedrigen Atemzugvolumina ist gerade in der unmittelbar postoperativen Phase hinsichtlich ihres Letalitätseffektes nicht gesichert. Die Beatmungsstrategien sollten vielmehr in hohem Maße individuell an die speziellen Bedürfnisse des einzelnen Patienten entsprechend der einschlägigen Erfahrung der behandelnden Ärzte angepasst werden.

3.1.2 Adjuvante Therapie des ARDS

Die adjuvante Therapie des ARDS ist weiterhin unbefriedigend. Bekanntermaßen kann die Oxygenierung bei schwerer Gasaustauschstörung gerade im ARDS durch Bauchlage signifikant verbessert werden. Diese Verbesserung resultiert ganz wesentlich aus einer Verringerung der expiratorischen Zeitkonstante [36]. Allerdings konnte letztes Jahr gezeigt werden, dass trotz dieser verbesserten Oxygenierung die Prognose des Patienten nicht verbessert werden kann. Eine randomisierte Studie untersuchte den Einfluss einer Lagerungstherapie (Bauchlage) bei insgesamt 791 Patienten mit akutem respiratorischem Versagen [37]. Trotz verbesserter Oxygenierung in Bauchlage konnten weder die 28-Tages-Letalität, die 90-Tages-Letalität noch die Beatmungsdauer sowie die Häufigkeit an Beatmungs-assoziierten Pneumonien signifikant durch eine mindestens achtstündliche Bauchlage pro Tag gesenkt werden.

3.1.3 Nosokomiale Pneumonie

Die invasive Aspergillose ist bei neutropenischen und immunsupprimierten Patienten als Ursache schwerer Infektionen seit längerem bekannt. In letzter Zeit mehren sich jedoch die Zeichen dafür, dass Aspergillen auch bei Intensivpatienten ohne derartige Risikofaktoren vermehrt Infektionen hervorrufen können. Eine retrospektive Analyse von fast 1900 Intensivpatienten ergab, dass bei fast 7 % dieser Patienten Aspergillus während des Intensivaufenthaltes mikrobiologisch oder histologisch nachgewiesen werden konnte. 70 % dieser Patienten gehörten nicht zu den üblichen Risikokollektiven. Bei mehr als der Hälfte dieser Patienten war der Aspergillusnachweis mit einer klinisch relevanten Infektion verbunden. Die Letalität bei derartigen Infekten belief sich auf fast 90 %. Bei mehr als der Hälfte der Patienten konnte eine invasive Aspergillose postmortem bei der Obduktion bestätigt werden. Als möglicher Risikofaktor ließ sich eine CHILD-C-Leberzirrhose identifizieren [38].

Im Gegensatz zur Infektion durch Aspergillen bestätigten neuere Untersuchungen nicht die besondere Gefährlichkeit von MRSA-Infektionen, insbesondere im Bereich des Respirationstrakts. Eine retrospektive Kohortenstudie analysierte 97 Patienten mit Methicillin-empfindlicher und 74 mit Methicillin-resistenter Staphylococcus-aureus-Pneumonie unter maschineller Beatmung. Dabei war die initiale empirische Antibiotikatherapie bei allen Patienten resistenzgerecht. Unter derartigen Voraussetzungen ließ sich anhand einer multivariaten logistischen Regressionsanalyse nicht nachweisen, dass die Methicillin-Resistenz einen unabhängigen Risikofaktor für das Versterben eines Patienten im Zeitraum von vier Wochen darstellte [39]. Die Antibiotikatherapie erfolgte dabei mittels Beta-lactam-Antibiotika, die bei MRSA-Infektion mit Vancomycin kombiniert wurden.

Neben einer adäquaten Antibiotikatherapie gehören sorgfältig beachtete Hygienemaßnahmen zu den Grundsätzen der Prophylaxe sowie der Therapie bei beatmungsassoziierten Pneumonien. Bisher umstritten war, welche Rolle dabei die Atemwegsbefeuchtung spielt. Im Prinzip stehen zwei verschiedene Methoden zur Befeuchtung der Atemwege bei beatmeten Patienten zur Verfügung, einmal beheizte Anfeuchter und zum anderen wärme- und feuchtigkeitsaustauschende Filtersysteme. Eine Metaanalyse wertete acht prospektive Studien zu diesem Thema aus, die zwischen 1990 und 2003 durchgeführt wurden [40]. Ergebnis war, dass unter künstlicher Beatmung von mindestens sieben Tagen das Risiko einer beatmungsassoziierten Pneumonie unter Verwendung von Austauschfiltern signifikant geringer war als beim Einsatz der beheizten Befeuchtungsanlagen. Einschränkend für diese Analyse ist jedoch festzustellen, dass Patienten mit Kontraindikationen für die Austauschfilter (zähes bronchiales Sekret, schwere COPD, Hypothermie) von den Studien ausgenommen waren. Somit muss für dieses Hochrisikokollektiv weiterhin offen bleiben, welche Art der Atemwegsbefeuchtung die beste ist.

Ebenfalls bisher nicht gesichert war die klinische Relevanz einer frühzeitigen Tracheotomie bei beatmungspflichtigen Patienten. Eine Metaanalyse wertete insgesamt fünf Studien mit 406 eingeschlossenen Patienten aus, die hinsichtlich einer frühen (drei bis sieben Tage nach Beatmung) und späten (nach dem 14. Tag unter Beatmung) Tracheotomie randomisiert wurden. Es zeigte sich einerseits, dass eine frühzeitige Tracheotomie die Letalität sowie das Pneumonierisiko nicht signifikant beeinflussen kann, andererseits fand sich eine hochsignifikante Halbierung der Beatmungsdauer, ferner eine signifikante Verkürzung des Intensivaufenthalts [41].

Trotz dieser eindrucksvollen Ergebnisse ist es bis heute unklar, welche Rolle die frühzeitige Tracheotomie wirklich besitzt, da die Einschlusskriterien (zu erwartende Beatmungsdauer von mehr als 21 Tagen) bisher weitgehend auf der subjektiven Einschätzung des behandelnden Arztes beruhten. Derzeit laufen kontrollierte Studien, die unter Verwendung rigider Entschlusskriterien den Nutzen einer frühzeitigen Tracheotomie genauer abklären sollen.

3.1.4 Nicht-invasive Beatmung

Die nicht-invasive Beatmung hat in den letzten Jahren einen festen Stellenwert in der Beatmungstherapie von Intensivpatienten mit akuter respiratorischer Insuffizienz gefunden. Unklar war bisher, welche Form der nicht-invasiven Beatmung (kontinuierlicher positiver Atemwegsdruck – CPAP oder biphasisch wechselnder positiver Beatmungsdruck – BIPAP) hier von größerem Nutzen ist. Grundsätzlich lässt sich feststellen, dass bereits eine Therapie mit CPAP bei postoperativ hypoxischen Patienten die Prognose signifikant verbessern kann. Eine randomisierte Studie an 109 Patienten verglich eine CPAP-Therapie mit einer Standard-Therapie unter Applikation einer Sauerstoffmaske. Es zeigte sich, dass die CPAP-Applikation die Häufigkeit an späteren Intubationen, Pneumonien, Infektionen und septischen Zustandsbildern signifikant reduzieren konnte (im Mittel von 10 auf 1–3 %). Ebenfalls verkürzt werden konnte die Intensivstationsverweildauer [42].

Im Vergleich untereinander scheint eine BIPAP-Therapie einer CPAP-Therapie nicht überlegen zu sein. Dies konnte eine kontrollierte Studie bei Patienten im akuten kardiogenen Lungenödem nachweisen [43]. Sowohl die CPAP- wie auch die BIPAP-Therapie verbesserten die Oxygenierung der Patienten im gleichen Ausmaße, ebenfalls gleich häufig war die Rate an Intubationen. Deutliche Unterschiede bestanden hingegen im Vergleich zur alleinigen Sauerstoffmaskentherapie, die beiden nicht-invasiven Beatmungsformen hochsignifikant hinsichtlich der Lungenfunktionsparameter und der 15-Tages-Letalität unterlegen war [43].

3.2 Herz-Kreislauf-System

Unspezifische Erhöhungen des Troponins sind ein bekanntes Phänomen bei Intensivpatienten und zu einem großen Teil durch Sepsis, Nierenversagen oder Schlaganfall ausgelöst. Trotzdem kann im Einzelfall ein akutes primär kardiales Geschehen nicht ausgeschlossen werden. Eine prospektive Kohortenstudie untersuchte an insgesamt 117 Intensivpatienten im Zeitraum von 2 Monaten, inwieweit eine pathologische Erhöhung des Troponin T (> 0,04 µg/Liter) tatsächlich mit einem akuten Myokardinfarkt/Ischämie verbunden ist [44]. Bei fast 50 % der Patienten fand sich während des stationären Aufenthaltes an mindestens einem Zeitpunkt eine erhöhte Troponinkonzentration. In Verbindung mit klinischen Kriterien bzw. pathologischen EKG-Befunden ließ sich bei einem Viertel der Patienten in der Folge ein Myokardinfarkt diagnostizieren. Infarktpatienten hatten eine signifikant höhere Letalität sowohl auf der Intensivstation wie auch im Krankenhaus als Patienten ohne Myokardinfarkt. In einer Multivarianzanalyse konnte der Myokardinfarkt als unabhängiger Vorhersageparameter für die Krankenhausletalität identifiziert werden. Das gleiche ließ sich jedoch für

eine Erhöhung des Troponin T alleine nicht nachweisen.

Seit längerem wird diskutiert, inwieweit sich postoperative Infarkte bei kritisch kranken Patienten durch medikamentöse Prophylaxe verhindern lassen. Ein in letzter Zeit intensiver untersuchtes Konzept beruht auf der Gabe von Betablockern perioperativ. Eine retrospektive Kohortenuntersuchung analysierte klinische Verläufe von insgesamt mehr als 780 000 Patienten, von denen 18 % perioperativ Betablocker bekommen hatten. Im Vergleich zu der Patientengruppe, die ohne eine derartige Therapie war, ließen sich relevante Effekte auf die Krankenhausletalität nachweisen [45].

Allerdings zeigte sich auch, dass trotz engmaschiger Herz-Kreislauf-Überwachung und vorsichtiger Dosierung unerwünschte Nebeneffekte nicht ausblieben. Vor allem Patienten mit einem geringgradig ausgeprägten Risikoprofil waren durch die perioperative Betablocker-Therapie deutlich gefährdet (Erhöhung des Letalitätsrisikos um 43 %). Patienten mit mittlerer Risikokonstellation profitierten nicht, wohingegen Patienten mit hohem Risikoprofil eine deutlich niedrigere Letalität unter Betablocker-Therapie aufwiesen.

Bisher ist unklar, warum unterschiedliche Risikoprofile mit so widersprüchlichen Reaktionen auf die perioperative Betablocker-Therapie verbunden sind. Ebenfalls nicht klar ist, welche Art von Risikofaktoren am besten das perioperative kardiale Risiko beschreibt. Die Studienlage zur perioperativen Betablocker-Prophylaxe ist insgesamt bisher widersprüchlich. So existiert bisher nur eine Studie, die bei unverblindeter Betablocker-Therapie perioperativ nach einer Interimanalyse einen Überlebensvorteil zeigen konnte, der jedoch eine unwahrscheinlich hohe Reduktion der Letalität (um 90 %) ergab. Drei weitere, bisher zum gleichen Thema durchgeführte kontrollierte Studien konnten hingegen keinen Überlebensvorteil unter perioperativer Betablockergabe zeigen [46]. So muss es zum gegenwärtigen Zeitpunkt offen bleiben, ob diese Therapie tatsächlich für bestimmte Patientensubgruppen vorteilhaft ist. Größere therapeutische Sicherheit wird aus den Ergebnissen zweier Multizenterstudien folgen, die gegenwärtig durchgeführt werden.

Bisher ebenfalls umstritten ist die Verwendung des Pulmonalarterienkatheters zum Kreislaufmonitoring bei kritisch kranken Patienten. Letztes Jahr wurden die Ergebnisse der Europäischen multizentrischen Kohortenstudie zu diesem Thema veröffentlicht [47]. Insgesamt 3147 Patienten wurden miteinander verglichen. Auf der Basis einer Multivarianzanalyse konnte festgestellt werden, dass der Einsatz eines pulmonalarteriellen Katheters nicht als unabhängiger Risikofaktor für die 60-Tages-Letalität zu werten ist. Bei entsprechend vergleichbaren Patientenkohorten waren die Krankenhausletalität sowie die 60-Tages-Überlebensrate vergleichbar.

Diese Kohortenstudie wurde durch eine weitere randomisierte Studie ergänzt, die ebenfalls letztes Jahr publiziert wurde [48]. In dieser Untersuchung wurden mehr als 1000 Patienten hinsichtlich eines Kreislaufmanagements mit bzw. ohne Pulmonaliskatheter randomisiert. Die Auswertung ergab, dass die Krankenhausletalität nicht signifikant beeinflusst wurde. Somit scheint sich zum gegenwärtigen Zeitpunkt eine besondere Gefährlichkeit durch Verwendung eines pulmonalarteriellen Einschwemmkatheters nicht zu bestätigen. Der Nutzen bleibt jedoch ebenfalls umstritten, dies liegt insbesondere daran, dass die Verwendung eines Instruments zur Kreislaufüberwachung an sich noch keinen Vorteil darstellen muss. Letztendlich muss vor Einsatz eines solchen invasiven Monitorings geklärt sein, welche dadurch zu erhebenden hämodynamischen Zielgrößen, bzw. welche damit verbundenen Therapien mit einem Überlebensvorteil verbunden sind. Zukünftige Studien mit zielgerichteter hämodynamischer Therapie werden zeigen müssen, inwieweit ein invasiveres Monitoring tatsächlich klinisch von Vorteil ist.

Ebenfalls umstritten ist weiterhin die Gabe von Humanalbumin zur Volumentherapie bei kritisch kranken Patienten mit Volumenmangel. Die Arbeitsgruppe um Vincent et al. führte zu diesem Zweck eine Metaanalyse aller bis zum Jahr 2004 durchgeführten randomisierten Studien zu diesem Thema durch [49]. Es wurden insgesamt 71 Studien ausgewertet, die jedoch sehr unterschiedliche Patientenkollektive (postoperativ, Polytrauma, Verbrennungsverletzung, Hypoalbuminämie, neonatologische Patienten, Leberinsuffizienz) beinhalteten. Auf der Basis von insgesamt 3782 randomisierten Patienten war zentrales Ergebnis der Analyse, dass die aggressive Zufuhr von Albumin die Morbidität der Patienten deutlich reduzierte [49].

Die Ergebnisse dieser Metaanalyse waren jedoch Gegenstand heftigster Kritik, da den Autoren ausgeprägte Subjektivität hinsichtlich der Auswahl der Studien unterstellt wurde. Dies scheint zumindest zum Teil gerechtfertigt, da die größte zu diesem Thema bisher durchgeführte kontrollierte Studie (SAFE-Studie), die zeitgleich zu dieser Metaanalyse publiziert wurde, nicht in letztere Eingang gefunden hatte [50]. In der SAFE-Studie konnte kein Vorteil für eine Albumin-Supplementierung gesehen werden.

Die gleichen Autoren publizierten bemerkenswerterweise im selben Jahr zum gleichen Thema komplett widersprüchliche Ergebnisse. Im Rahmen einer multizentrischen europäischen Beobachtungsstudie wurden mittels Kohortenbildung zwei Patientengruppen identifiziert (mit oder ohne Albuminzufuhr zu irgendeinem Zeitpunkt ihres Intensivaufenthaltes). 11,2 % der Patienten erhielten dabei Albumin, bei 88,8 % war dies nicht der Fall. Die Multivarianzanalyse ergab, dass die Gabe von Albumin zu irgendeinem beliebigen Zeitpunkt mit einer deutlich geringeren 30-Tages-Überlebensrate verbunden war. Bei Gegenüberstellung entsprechend vergleichbarer Patientenkollektive zeigte sich, dass die Letalität auf der Intensivstation und im Krankenhaus bei den Patienten, die Albumin bekommen hatten, signifikant höher war als in der Patientengruppe, in der eine derartige Therapie nicht durchgeführt wurde [51].

So ist zum gegenwärtigen Zeitpunkt völlig offen, ob bestimmte Patientengruppen von einer Albumintherapie eher profitieren oder eher Schaden erleiden würden. Kontrollierte Studien in speziell ausgewählten Patientenkollektiven werden erforderlich sein, um diese Frage definitiv zu beantworten.

Zur medikamentösen Therapie der Kreislaufinsuffizienz stehen inzwischen eine Reihe neuerer Substanzen zur Verfügung. Neben den peripher wirksamen ADH-Analoga (Terlipressin) existieren weitere primär kardial wirksame Substanzen, die das Herz gegenüber Kalzium deutlich empfindlicher machen und dadurch positiv inotrop wirken. Zu letzterer Substanzgruppe gehört Levosimendan. Eine Phase-I-Vergleichsstudie zwischen Levosimendan und Dobutamin bei 28 Patienten mit persistierender linksventrikulärer Insuffizienz auf der Basis eines septischen Schocks evaluierte die hämodynamischen Effekte beider Medikamente. Nach Randomisierung hinsichtlich Levosimendan- bzw. Dobutamingabe wurde über einen Zeitraum von 24 Stunden ein invasives hämodynamisches Monitoring durchgeführt. Es zeigte sich, dass bei vergleichbarem arteriellem Mitteldruck Levosimendan im Gegensatz zu Dobutamin den pulmonalarteriellen Verschlussdruck signifikant reduzierte und den Herzindex erhöhte. Gleichzeitig steigerte sich unter Levosimendan-Therapie die linksventrikuläre Auswurffraktion in Situationen, in denen die Gabe von 5 µg/kg Körpergewicht Dobutamin nicht mehr effizient war. Somit kann Levosimendan als Ergänzung zur Dobutamin-Therapie bei eingeschränkter Dobutamin-Wirksamkeit benutzt werden [52]. Breiter angelegte Studien werden zeigen müssen, ob diese Substanz auch hinsichtlich klinischer Variablen Relevanz besitzt.

Im Gegensatz zur Albumintherapie besteht heute Übereinkunft, dass die restriktive Handhabung von Bluttransfusionen eindeutig prognostisch günstig für Intensivpatienten ist. Bisher unklar war, inwieweit spezielle Patientensubkollektive hier besonders von einer restriktiven Transfusionsstrategie profitieren würden.

Zu diesem Zweck erfolgte eine Auswertung der Polytrauma-Subgruppe aus der bekannten Multizenterstudie von Hérbert et al. (New England Journal of Medicine 1999). In dieser Studie konnten insgesamt 203 Polytrauma-Patienten identifiziert werden, die hinsichtlich einer restriktiven (Hb-Konzentration 7 mg/dl) oder freizügigen (Hb-Konzentration 10 mg/dl) Transfusionsstrategie randomisiert wurden [53]. Es zeigte sich, dass auch bei restriktiver Erythrozytenkonzentratgabe die 30-Tages-Letalität vergleichbar blieb. Dies galt genauso für Ausmaß und Veränderung des Mehrfachorganversagens bzw. für die Aufenthaltsdauer auf der Intensivstation und im Krankenhaus. Somit ist es sehr wahrscheinlich, dass auch nach Polytrauma die aggressive Transfusion von Erythrozytenkonzentraten nicht gerechtfertigt ist.

Anstelle von Bluttransfusionen kann in der Nicht-Akutsituation auch die Applikation von rekombinantem humanen Erythropoetin erwogen werden. Die Effizienz einer derartigen Therapie wurde in einer prospektiven kontrollierten Multizenterstudie an insgesamt 148 Patienten untersucht [54]. In der Verumgruppe wurde zusätzlich zur intravenösen Verabreichung von Eisen subcutan Erythropoetin 3-mal pro Woche 40 000 E über einen Minimalzeitraum von zwei Wochen appliziert. Es zeigte sich, dass unter Erythropoetintherapie signifikant weniger Patienten Blut transfundiert erhielten, auch war die Anzahl der Bluttransfusionen bei den Patienten, die in der Verumgruppe waren und Blut bekamen, deutlich geringer als in der Kontrollgruppe. Somit kann die Erythropoetingabe auch bei kritisch kranken Patienten den Bedarf an Bluttransfusionen reduzieren. Eine Auswertung unterschiedlicher Dosisregime ergab, dass bereits die einmal wöchentliche Applikation von Erythropoetin hier für einen vorteilhaften Effekt ausreicht. Bei dieser Therapie sind jedoch die enorm hohen Kosten zu berücksichtigen, die dabei anfallen und die dem klinischen Nutzen einer verringerten Erythrozytentransfusionsfrequenz gegenüber gestellt werden müssen. Eine entsprechende Kosten-Nutzen-Analyse zu diesem Thema liegt zum gegenwärtigen Zeitpunkt jedoch noch nicht vor.

Anders zu bewerten ist die Therapie mit Blutprodukten in der Akutsituation mit akuter Blutung und akutem Transfusionsbedarf. Bereits seit längerem wurde gemutmaßt, ob die zusätzliche Applikation von rekombinantem Faktor-VIIa als adjuvante Therapie bei akuter Blutung von Vorteil ist. In einer kontrollierten Studie an 277 Patienten mit schwerer Blutungskomplikation erfolgte eine Randomisierung hinsichtlich einer derartigen Faktor-VIIa-Therapie. Zusätzlich wurde unterschieden zwischen stumpfen und penetrierenden Traumata. Insbesondere bei Patienten mit stumpfem Trauma konnte gezeigt werden, dass eine derartig spezifische Gerinnungstherapie den Bedarf an transfundiertem Blut signifikant reduzieren kann, auch war die Häufigkeit von Massentransfusionen deutlich geringer. Bei penetrierenden Traumata waren diese Effekte deutlich geringer ausgeprägt und nur als Trend zu beobachten. Ebenfalls nur als Trend festzustellen waren eine Verringerung der Letalität und der Häufigkeit an schweren Komplikationen. Die Häufigkeit unerwünschter Nebenwirkungen (thromboembolische Ereignisse) war zwischen Placebo- und Verumgruppe vergleichbar [55].

Somit scheint bei bestimmten Patientenkollektiven durch frühzeitige Faktorentherapie eine Möglichkeit gegeben, den Verbrauch an Blutkonserven zu reduzieren. Bei bisher nicht eindeutig gesicherter klinischer Effizienz hinsichtlich der Patientenprognose muss jedoch auch hier abgewartet werden, ob bei den sehr hohen Therapiekosten eine spezifische Kosten-Nutzen-Analyse tatsächlich vorteilhaft für die Gabe von rekombinantem Faktor-VIIa ausfallen würde.

Literatur

[1] Kieft H, Roos AN, van Drunen JD, Bindels AJ, Bindels JG, Hofman Z: Clinical outcome of immunonutrition in a heterogeneous intensive care population. Intensive Care Med. 31 (2005) 524–32. [EBM Ib]

[2] Dhaliwal R, Heyland DK: Nutrition and infection in the intensive care unit: what does the evidence show? Curr Opin Crit Care 11 (2005) 461–7. [EBM Ia]

[3] Heyland DK, Dhaliwal R, Suchner U, Berger MM: Antioxidant nutrients: a systematic review of trace elements and vitamins in the critically ill patient. Intensive Care Med 31 (2005) 327–337. [EBM Ia]

[4] Peter JV, Moran JL, Phillips-Hughes J: A meta-analysis of treatment outcomes of early enteral versus early parenteral nutrition in hospitalized patients. Crit Care Med 33 (2005) 213–220. [EBM Ia]

[5] Gramlich L, Kichian K, Pinilla J, Rodych NJ, Dhaliwal R, Heyland DK: Does enteral nutrition compared to parenteral nutrition result in better outcomes in critically ill adult patients? A systematic review of the literature. Nutrition 20 (2004) 843–848. [EBM Ia]

[6] Bulger EM, Jurkovich GJ, Farver CL, Klotz P, Maier RV: Oxandrolone does not improve outcome of ventilator dependent surgical patients. Ann Surg. 240 (2004) 472–478. [EBM Ib]

[7] Shorr AF, Chung K, Jackson WL, Waterman PE, Kollef MH: Fluconazole prophylaxis in critically ill surgical patients: a meta-analysis. Crit Care Med. 33 (2005) 1928–1935. [EBM Ia]

[8] Cruciani M, de Lalla F, Mengoli C: Prophylaxis of Candida infections in adult trauma and surgical intensive care patients: a systematic review and meta-analysis. Intensive Care Med 31 (2005) 1479–1487. [EBM Ia]

[9] Silvestri L, van Saene HK, Milanese M, Gregori D: Impact of selective decontamination of the digestive tract on fungal carriage and infection: systematic review of randomized controlled trials. Intensive Care Med 31 (2005) 898–910. [EBM Ia]

[10] Ostrosky-Zeichner L: Prophylaxis for invasive candidiasis in the intensive care unit: is it time? Crit Care Med 33 (2005) 2121–2122. [EBM IV]

[11] Grundmann H, Barwolff S, Tami A, Behnke M, Schwab F, Geffers C, Halle E, Gobel UB, Schiller R, Jonas D, Klare I, Weist K, Witte W, Beck-Beilecke K, Schumacher M, Ruden H, Gastmeier P: How many infections are caused by patient-to-patient transmission in intensive care units? Crit Care Med 33 (2005) 946–51. [EBM IIa]

[12] Cepeda JA, Whitehouse T, Cooper B, Hails J, Jones K, Kwaku F, Taylor L, Hayman S, Cookson B, Shaw S, Kibbler C, Singer M, Bellingan G, Wilson AP: Isolation of patients in single rooms or cohorts to reduce spread of MRSA in

intensive-care units: prospective two-centre study. Lancet 365 (2005) 295–304. [EBM IIa]

[13] van Loon HJ, Vriens MR, Fluit AC, Troelstra A, van der Werken C, Verhoef J, Bonten MJ: Antibiotic rotation and development of gram-negative antibiotic resistance. Am J Respir Crit Care Med 171 (2005) 480–487. [EBM IIa]

[14] Alberti C, Brun-Buisson C, Chevret S, Antonelli M, Goodman SV, Martin C, Moreno R, Ochagavia AR, Palazzo M, Werdan K, Le Gall JR (European Sepsis Study Group): Systemic inflammatory response and progression to severe sepsis in critically ill infected patients. Am J Respir Crit Care Med 171 (2005) 461–468. [EBM IIa]

[15] Laterre PF, Levy H, Clermont G, Ball DE, Garg R, Nelson DR, Dhainaut JF, Angus DC: Hospital mortality and resource use in subgroups of the Recombinant Human Activated Protein C Worldwide Evaluation in Severe Sepsis (PROWESS) trial. Crit Care Med 32 (2004) 2207–2218. [EBM Ib]

[16] Angus DC, Laterre PF, Helterbrand J, Ely EW, Ball DE, Garg R, Weissfeld LA, Bernard GR (PROWESS Investigators): The effect of drotrecogin alfa (activated) on long-term survival after severe sepsis. Crit Care Med 32 (2004) 2199–2206. [EBM Ib]

[17] Abraham E, Laterre PF, Garg R, Levy H, Talwar D, Trzaskoma BL, Francois B, Guy JS, Bruckmann M, Rea-Neto A, Rossaint R, Perrotin D, Sablotzki A, Arkins N, Utterback BG, Macias WL (Administration of Drotrecogin Alfa (Activated) in Early Stage Severe Sepsis [ADDRESS] Study Group): Drotrecogin alfa (activated) for adults with severe sepsis and a low risk of death. N Engl J Med 353 (2005) 1332–1341. [EBM Ib]

[18] Wiedermann CJ, Kaneider NC: A meta-analysis of controlled trials of recombinant human activated protein C therapy in patients with sepsis. BMC Emerg Med 5 (2005) 7. [EBM Ia]

[19] Vincent JL, Bernard GR, Beale R, Doig C, Putensen C, Dhainaut JF, Artigas A, Fumagalli R, Macias W, Wright T, Wong K, Sundin DP, Turlo MA, Janes J: Drotrecogin alfa (activated) treatment in severe sepsis from the global open-label trial ENHANCE: further evidence for survival and safety and implications for early treatment. Crit Care Med 33 (2005) 2266–2277. [EBM Ib]

[20] Eichacker PQ, Danner RL, Suffredini AF, Cui X, Natanson C: Reassessing recombinant human activated protein C for sepsis: time for a new randomized controlled trial. Crit Care Med 33 (2005) 2426–2428. [EBM Ib]

[21] Panacek EA, Marshall JC, Albertson TE, Johnson DH, Johnson S, MacArthur RD, Miller M, Barchuk WT, Fischkoff S, Kaul M, Teoh L, Van Meter L, Daum L, Lemeshow S, Hicklin G, Doig C (Monoclonal Anti-TNF: a Randomized Controlled Sepsis Study Investigators): Efficacy and safety of the monoclonal anti-tumor necrosis factor antibody F(ab')2 fragment afelimomab in patients with severe sepsis and elevated interleukin-6 levels. Crit Care Med 32 (2004) 2173–2182. [EBM Ib]

[22] Grass G, Neugebauer EA: Afelimomab-another therapeutic option in sepsis therapy? Crit Care Med 32 (2004) 2343–2344. [EBM Ib]

[23] Rondon E, Venkataraman R: Afelimomab led to a modest mortality benefit in patients with severe sepsis and elevated interleukin-6 levels. Crit Care 9 (2005) E20. [EBM Ib]

[24] Seekamp A, van Griensven M, Dhondt E, Diefenbeck M, Demeyer I, Vundelinckx G, Haas N, Schaechinger U, Wolowicka L, Rammelt S, Stroobants J, Marzi I, Brambrink AM, Dziurdzik P, Gasiorowski J, Redl H, Beckert M, Khan-Boluki J: The effect of anti-L-selectin (aselizumab) in multiple traumatized patients--results of a phase II clinical trial. Crit Care Med 32 (2004) 2021–2028. [EBM Ib]

[25] Zeiher BG, Steingrub J, Laterre PF, Dmitrienko A, Fukiishi Y, Abraham E (EZZI Study Group): LY315920NA/S-5920, a selective inhibitor of group IIA secretory phospholipase A2, fails to improve clinical outcome for patients with severe sepsis. Crit Care Med 33 (2005) 1741–1748. [EBM Ib]

[26] Wang H, Liao H, Ochani M, Justiniani M, Lin X, Yang L, Al-Abed Y, Wang H, Metz C, Miller EJ, Tracey KJ, Ulloa L: Cholinergic agonists inhibit HMGB1 release and improve survival in experimental sepsis. Nat Med 10 (2004) 1216–1221. [EBM IIb]

[27] Benjamim CF, Lundy SK, Lukacs NW, Hogaboam CM, Kunkel SL: Reversal of long-term sepsis-induced immunosuppression by dendritic cells. Blood 105 (2005) 3588–3595. [EBM IIb]

[28] Wesche-Soldato DE, Chung CS, Lomas-Neira J, Doughty LA, Gregory SH, Ayala A: In vivo delivery of caspase-8 or Fas siRNA improves the survival of septic mice. Blood 106 (2005) 2295–2301. [EBM IIb]

[29] Shirota H, Gursel I, Gursel M, Klinman DM: Suppressive ligodeoxynucleotides protect mice from lethal endotoxic shock. J Immunol 174 (2005) 4579–4583. [EBM IIb]

[30] Gajic O, Frutos-Vivar F, Esteban A, Hubmayr RD, Anzueto A: Ventilator settings as a risk factor for acute respiratory distress syndrome in mechanically ventilated patients. Intensive Care Med 31 (2005) 922–926. [EBM III]

[31] Moran JL, Bersten AD, Solomon PJ: Meta-analysis of controlled trials of ventilator therapy in

acute lung injury and acute respiratory distress syndrome: an alternative perspective. Intensive Care Med 31 (2005) 227–235. [EBM IIa]

[32] Wrigge H, Uhlig U, Baumgarten G, Menzenbach J, Zinserling J, Ernst M, Dromann D, Welz A, Uhlig S, Putensen C: Mechanical ventilation strategies and inflammatory responses to cardiac surgery: a prospective randomized clinical trial. Intensive Care Med 31 (2005) 1379–1387. [EBM IIa]

[33] Ferguson ND, Frutos-Vivar F, Esteban A, Anzueto A, Alia I, Brower RG, Stewart TE, Apezteguia C, Gonzalez M, Soto L, Abroug F, Brochard L (Mechanical Ventilation International Study Group): Airway pressures, tidal volumes, and mortality in patients with acute respiratory distress syndrome. Crit Care Med 33 (2005) 21–30. [EBM IIa]

[34] Grasso S, Fanelli V, Cafarelli A, Anaclerio R, Amabile M, Ancona G, Fiore T: Effects of high versus low positive end-expiratory pressures in acute respiratory distress syndrome. Am J Respir Crit Care Med 171 (2005) 1002–1008. [EBM IIb]

[35] Ware LB, Eisner MD, Thompson BT, Parsons PE, Matthay MA: Significance of von Willebrand factor in septic and nonseptic patients with acute lung injury. Am J Respir Crit Care Med 170 (2004) 766–772. [EBM Ib]

[36] Vieillard-Baron A, Rabiller A, Chergui K, Peyrouset O, Page B, Beauchet A, Jardin F: Prone position improves mechanics and alveolar ventilation in acute respiratory distress syndrome. Intensive Care Med 31 (2005) 220–226. [EBM IIb]

[37] Guerin C, Gaillard S, Lemasson S, Ayzac L, Girard R, Beuret P, Palmier B, Le QV, Sirodot M, Rosselli S, Cadiergue V, Sainty JM, Barbe P, Combourieu E, Debatty D, Rouffineau J, Ezingeard E, Millet O, Guelon D, Rodriguez L, Martin O, Renault A, Sibille JP, Kaidomar M: Effects of systematic prone positioning in hypoxemic acute respiratory failure: a randomized controlled trial. JAMA. 292 (2004) 2379–2387. [EBM Ib]

[38] Meersseman W, Vandecasteele SJ, Wilmer A, Verbeken E, Peetermans WE, Van Wijngaerden E: Invasive aspergillosis in critically ill patients without malignancy. Am J Respir Crit Care Med 170 (2004) 621–625. [EBM III]

[39] Combes A, Luyt CE, Fagon JY, Wollf M, Trouillet JL, Gibert C, Chastre J (PNEUMA Trial Group): Impact of methicillin resistance on outcome of Staphylococcus aureus ventilator-associated pneumonia. Am J Respir Crit Care Med 170 (2004) 786–792. [EBM Ib]

[40] Kola A, Eckmanns T, Gastmeier P: Efficacy of heat and moisture exchangers in preventing ventilator-associated pneumonia: meta-analysis of randomized controlled trials. Intensive Care Med 31 (2005) 5–11. [EBM Ia]

[41] Griffiths J, Barber VS, Morgan L, Young JD: Systematic review and meta-analysis of studies of the timing of tracheostomy in adult patients undergoing artificial ventilation. BMJ 330 (2005) 1243. [EBM Ia]

[42] Squadrone V, Coha M, Cerutti E, Schellino MM, Biolino P, Occella P, Belloni G, Vilianis G, Fiore G, Cavallo F, Ranieri VM (Piedmont Intensive Care Units Network [PICUN]): Continuous positive airway pressure for treatment of postoperative hypoxemia: a randomized controlled trial. JAMA 293 (2005) 589–595. [EBM Ib]

[43] Park M, Sangean MC, Volpe Mde S, Feltrim MI, Nozawa E, Leite PF, Passos Amato MB, Lorenzi-Filho G: Randomized, prospective trial of oxygen, continuous positive airway pressure, and bilevel positive airway pressure by face mask in acute cardiogenic pulmonary edema. Crit Care Med. 2004; 32:2407–15. [EBM Ib]

[44] Lim W, Qushmaq I, Cook DJ, Crowther MA, Heels-Ansdell D, Devereaux P (the Troponin T Trials Group): Elevated troponin and myocardial infarction in the intensive care unit: a prospective study. Crit Care 9 (2005) R636–644. [EBM IIa]

[45] Lindenauer PK, Pekow P, Wang K, Mamidi DK, Gutierrez B, Benjamin EM: Perioperative betablocker therapy and mortality after major noncardiac surgery. N Engl J Med 353 (2005) 349–361. [EBM IIa]

[46] Devereaux PJ, Goldman L, Yusuf S, Gilbert K, Leslie K, Guyatt GH: Surveillance and prevention of major perioperative ischemic cardiac events in patients undergoing noncardiac surgery: a review. CMAJ 173 (2005) 779–788. [EBM IIa]

[47] Sakr Y, Vincent JL, Reinhart K, Payen D, Wiedermann CJ, Zandstra DF, Sprung CL (Sepsis Occurrence in Acutely Ill Patients Investigators): Use of the pulmonary artery catheter is not associated with worse outcome in the ICU. Chest 128 (2005) 2722–2731. [EBM IIb]

[48] Harvey S, Harrison DA, Singer M, Ashcroft J, Jones CM, Elbourne D, Brampton W, Williams D, Young D, Rowan K (PAC-Man study collaboration): Assessment of the clinical effectiveness of pulmonary artery catheters in management of patients in intensive care (PAC-Man): a randomised controlled trial. Lancet 366 (2005) 472–477. [EBM Ib]

[49] Vincent JL, Navickis RJ, Wilkes MM: Morbidity in hospitalized patients receiving human albumin: a meta-analysis of randomized, control-

led trials. Crit Care Med 32 (2004) 2029–2038. [EBM Ia]

[50] Pedersen T, Moller AM, Gotzsche PC: Human albumin in critically ill patients. Crit Care Med 33 (2005) 1183–1185. [EBM Ib]

[51] Vincent JL, Sakr Y, Reinhart K, Sprung CL, Gerlach H, Ranieri VM (the ‚Sepsis Occurrence in Acutely Ill Patients' investigators): Is albumin administration in the acutely ill associated with increased mortality? Results of the SOAP study. Crit Care 9 (2005) R745–754. [EBM IIb]

[52] Morelli A, De Castro S, Teboul JL, Singer M, Rocco M, Conti G, De Luca L, Di Angelantonio E, Orecchioni A, Pandian NG, Pietropaoli P: Effects of levosimendan on systemic and regional hemodynamics in septic myocardial depression. Intensive Care Med 31 (2005) 638–644. [EBM Ib]

[53] McIntyre L, Hebert PC, Wells G, Fergusson D, Marshall J, Yetisir E, Blajchman MJ (Canadian Critical Care Trials Group): Is a restrictive transfusion strategy safe for resuscitated and critically ill trauma patients? J Trauma 57 (2004) 563–568. [EBM Ib]

[54] Georgopoulos D, Matamis D, Routsi C, Michalopoulos A, Maggina N, Dimopoulos G, Zakynthinos E, Nakos G, Thomopoulos G, Mandragos K, Maniatis A (Critical Care Clinical Trials Greek Group): Recombinant human erythropoietin therapy in critically ill patients: a dose-response study [ISRCTN48523317]. Crit Care 9 (2005) :R508–515. [EBM Ib]

[55] Boffard KD, Riou B, Warren B, Choong PI, Rizoli S, Rossaint R, Axelsen M, Kluger Y (NovoSeven Trauma Study Group): Recombinant factor VIIa as adjunctive therapy for bleeding control in severely injured trauma patients: two parallel randomized, placebo-controlled, double-blind clinical trials. J Trauma 59 (2005) 8–15. [EBM Ib]

III Was gibt es Neues in der Verbrennungsmedizin?

H. Ryssel, G. Germann und M. Öhlbauer

1 Einleitung

Die Wiederherstellung der Oberflächenkontinuität nach Exzision tief dermaler und drittgradiger Verbrennungswunden ist von entscheidender Bedeutung für das Ergebnis und die Prognose bei der Behandlung Schwerbranntverletzter. Der vollständige Wundverschluss, idealerweise durchgeführt mit Eigenhaut als Voll- oder Spalthauttransplantat, ist jedoch bei Patienten mit einer VKOF von über 60 % aufgrund der limitierten Spenderareale nicht möglich. Daher besteht weiterhin ein ungebrochenes Interesse an der Entwicklung und kontinuierlichen Verbesserung biokompatibler Dermisersatzmaterialien. Diese finden ebenso Einsatz beim Verschluss chronischer Wunden wie bei der Korrektur ausgedehnter narbiger Areale und der Defektdeckung nach Exzision großflächiger kutaner Tumore.

Die Therapie ausgedehnter Verbrennungswunden unterlag mit der Weiterentwicklung industriell kultivierter Keratinozyten einem permanenten Wandel.

Bedeutete die Einführung kultivierter Epithelzellen in die klinische Routine auch einen Quantensprung in der Behandlung Schwerbrandverletzter und schien es damit erstmals möglich, auch großflächige Verbrennungen innerhalb angemessener Zeiträume mit Eigenhaut definitiv zu decken, so erlitt jedoch die in der ersten Euphorie aufkeimende Hoffnung, das Problem der stabilen dauerhaften Deckung großflächiger Verbrennungen gelöst und die Überlebensrate schwerverbrannter Patienten dadurch noch einmal deutlich gesteigert zu ha-

ben, in den Folgejahren immer wieder Rückschläge. Einerseits waren Gewinnung, Kultivierung und Applikation der Keratinozyten höchst aufwändig, andererseits zeigte sich, dass kultivierte Keratinozyten als primär lebensrettende Maßnahme im Sinne des Defektverschlusses geeignet waren, langfristig aber Druck- und Schwerkräften nicht widerstehen konnten und dies bei vielen Patienten zu teils ausgedehnten sekundären Transplantatverlusten führte, die bis zu 50 % der ursprünglich transplantierten Fläche ausmachten. Als Hauptursache hierfür wurde die fehlende dermale Grundlage bei drittgradig brandverletzten Patienten identifiziert, die der epifaszialen Exzision zum Opfer gefallen war.

Die Forschungsarbeiten konzentrierten sich daraufhin einerseits auf die Entwicklung einfacher industrieller Verfahren zur Gewinnung, Kultivierung und Applikation von Keratinozyten, andererseits auf die Herstellung so genannter neodermaler Strukturen, was in der Regel durch Einsprossung körpereigener Fibroblasten in biodegradierbare, dreidimensionale Gerüste erreicht wird.

So wurden auch im Bereich der Therapie tiefgradiger Brandverletzungen mit Dermisersatzstoffen neue Anwendungsformen publiziert. Die klinische Routine der Behandlung tiefgradiger Brandverletzungen hat mit der Möglichkeit der einzeitigen Kombination eines Dermisersatzes mit einer sofortigen Spalthautdeckung in den letzten zwölf Monaten eine bemerkenswerte Erweiterung um neue Ansatzpunkte in der Behandlung der Verbrennungswunde erfahren. Spannende neue Ansätze ergaben sich dabei auch für Prophylaxe und Therapie hypertropher und kontrakter Narben. Die klinische Relevanz dieser neuen Therapieansätze wurde im vergangenen Jahr veröffentlicht.

In diesem Beitrag sollen die Neuentwicklungen in den genannten Bereichen dargestellt werden, um dem interessierten Leser einen Überblick über klinisch relevante und zukunftsorientierte Neuentwicklungen zu ermöglichen.

2 Autologe epitheliale Suspensionen zur Behandlung von Verbrennungswunden (ReCell®, CellSpray®, CellSpray XP®)

2.1 Einleitung

Die Wundheilung nach Verbrennungsverletzungen ist eine komplexe Interaktion zwischen Zellen und der extrazellulären Matrix [1, 2]. Das Erreichen einer narbenfreien Hautregeneration ist das ultimative Ziel in der Verbrennungschirurgie. Es gab in der Vergangenheit bereits viele Ansatzpunkte um die Wundheilung dahingehend zu manipulieren, dass eine Regeneration ohne Narbenbildung erreicht wird. Hierbei spielen vitale Wundheilung [3], Zytokinexpression [4], zelluläre Antwort [5] und Tissue engineering [1] eine wesentliche Rolle. Gegenwärtig sind die wissenschaftlichen Daten bezüglich der Beeinflussung der Wundheilung dahingehend nicht konsistent, dass ein breiterer Einsatz in der Verbrennungschirurgie möglich ist. Der Komplex des Wundheilungsprozesses startet mit dem Beginn der Verletzung und führt weiter bzw. entwickelt sich bis zur ausgereiften narbigen Veränderung. Dieses Verständnis der Wundheilung sollte dazu führen, dass entsprechend der unterschiedlichen zeitlichen Phasen der Wundheilung die geeigneten Interventionen so kombiniert werden, dass es zu einer optimalen Wundheilung kommt und die Narbenbildung minimiert wird [6].

Dem Kliniker bleiben verschiedene Möglichkeiten diesen Narbenprozess zu beeinträchtigen: Präoperative Wundpflege, die die bakterielle Kontamination minimiert, die chirurgische Präparation des Wundbettes, der Umgang mit verschiedenen Hauttransplantationstechniken und das postoperative Management von Hauttransplantaten um die Einheilung zu optimieren.

Zusätzlich zu diesen Strategien können als Neuerung zelluläre epitheliale Autografts (CEA) verwendet werden, um bei Verbrennungen der Narbenbildung vorzubeugen und eine Reepithelialisierung zu gewähren.

2.2 Klinisches Management

2.2.1 Beurteilung der Verbrennung

Die Einschätzung der Verbrennungswunde ist ein essentieller erster Schritt in der Entwicklung eines geeigneten Behandlungsplanes für Verbrennungswunden. Die Schlüsselkriterien der Einschätzung sollten die Tiefe der Verletzung, die Ausdehnung der Verletzung und die betroffenen Körperareale einschließen. Eine Verbrennungswunde, die innerhalb von weniger als zehn Tagen heilt hat ein Risiko von 4 % für die Entwicklung einer hypertrophen Narbe. Dagegen hat eine Verbrennungswunde, die etwa 21 Tage oder länger zur Wundheilung benötigt ein Risiko von ca. 70 % oder mehr, eine hypertrophe Narbe zu entwickeln [8], daher ist die Zeit bis zur Wundheilung der Schlüssel zur Wundheilung mit einem guten Outcome. Eine Wunde die innerhalb von annähernd zehn Tagen abheilt, wird konservativ behandelt unter Berücksichtigung des Geweerhaltes und der Kontrolle von sekundären Infektionen sowie mit entsprechenden Wundverbänden.

2.2.2 Chirurgische Intervention

Ist eine Verbrennungswunde derartig tief, dass eine konservative Therapie nicht erfolgversprechend ist, bleibt allein die chirurgische Intervention. Die Art der chirurgischen Intervention hängt ab von der Verbrennungsgröße, Tiefe und Lokalisation. Die Hautdicke und Vaskularisation variiert an verschiedenen Stellen des Körpers, sodass bei der Planung die Anatomie des Defektes, die Funktion dieses Areales, das Ausmaß der Verletzung und die allgemeine Patientenverfassung, kosmetische Aspekte und zuletzt auch die Verfügbarkeit von Spenderarealen berücksichtigt werden müssen.

2.2.3 Cellular epithelial Autograft (CEA) Suspensionen (Recell®, CellSpray® und CellSprayXP®)

Den drei Aerosolen gemeinsam ist die Gewinnung autologer epithelialer Zellen wie Keratinozyten, Melanozyten, Fibroblasten und Langerhans'schen Zellen aus autologer Spalthaut. Je nach benötigter Fläche und Dringlichkeit der Applikation stehen unterschiedliche Verfahren zur Verfügung.

Recell® ermöglicht eine sofortige, intraoperative Gewinnung von Zellen, die für Flächen bis zu 400 cm² dienen, CellSpray® kann innerhalb von sieben Tagen mit Wachstumsfaktoren unter Laborbedingungen hergestellt werden und liefert bis zu 30 000 cm², CellSprayXP® kann innerhalb von zwei Tagen bis zu 4800 cm² Fläche leisten.

Recell®

Recell® wurde basierend auf der Technologie der einzeitigen Gewinnung von Hautzellen aus Spalthaut zur Behandlung von schweren Verbrennungen entwickelt und zur Behandlung von kleineren, epidermalen Defekten angepasst. Die Repopulation von Melanozyten kann außerdem die Pigmentierung bei Hypopigmentierung wieder herstellen. Nach der Verarbeitung der Zellsuspension kann diese unverzüglich für die Versorgung einer Wunde

verwendet werden, die um ein Vielfaches größer ist als die Hautentnahmestelle. Recell® ermöglicht die Zellverarbeitung direkt am Behandlungsort, dadurch wird der Prozess des Skinengineerings sowohl für den Chirurgen als auch den Patienten wesentlich kosten- und zeiteffektiver.

Der Fokus richtet sich hier auf den Erhalt einer dermalen Schicht. Die CEA-Suspension ist eine perioperativ geerntete Zellpopulation und kann durch den Gebrauch eines ReCellkits® (Clinical Cell Culture Ltd., Bentley, Western Australia) – es handelt sich um eine Art Minilabor, die zur Gewinnung autologer Hautzellen dient – geerntet werden. Zunächst erfolgt die Entnahme einer kleinen Spalthautbiopsie, diese wird im ReCell-Minilabor aufbereitet. Hierbei erfolgt zunächst eine Behandlung mit Trypsin, diese erreicht durch ihre Wirkung als Protease eine Trennung der Dermis und Epidermis auf der Ebene der Basalmembran. Anschießend erfolgt das Abschaben der basalmembrannahen Zellen sowohl von der dermalen als auch von der epidermalen Trennschicht, hier lassen sich die Keratinozyten, Melanozyten, Fibroblasten und Langerhans'sche Zellen gewinnen. Nach weiterer Behandlung mit Natriumlactatlösung zur Neutralisierung der Protease Trypsin wird die Zellsuspension in einen Aufsprühdosierer zur Anwendung aufgezogen. Dieser Prozess dauert etwa 30 Minuten und vereinfacht die Gewinnung einer epidermalen Suspension durch die Kombination der enzymatischen und physikalischen Trennung. Die Expansionsrate dieser Technik liegt bei 1 : 80 mit einer maximalen Gesamtfläche von 380 cm², daher ist eine Anwendung nur bis ca. 4 % verbrannter Körperoberfläche möglich.

CellSprayXP®

Bei CellSprayXP® werden ebenfalls epitheliale Zellen wie bei Recell® gewonnen, jedoch unter Laborbedingungen. Die Generierungsdauer beträgt bis 120 Stunden ohne Verwendung von Wachstumsfaktoren, sodass aus einer 10 × 8 cm großen Biopsie eine CEA-Suspension für 4 800 cm² Fläche gewonnen werden kann.

CellSpray®

Sollten größere Areale der Körperoberfläche betroffen sein, stellt die CEA-Suspension Cellspray® (Clinical Cell culture Ltd., Bentley, Western Australia) eine mögliche Alternative dar. Hierbei handelt es sich um eine CEA-Suspension mit kultivierten Epithelzellen, die ebenfalls in Form eines Aerosols auf die Wundflächen aufgesprüht werden. Der Prozess der Gewinnung findet jedoch unter Laborbedingungen statt, hierbei wird die Keratinozytenzahl durch Wachstumsfaktoren gesteigert, der Prozess benötigt sieben Tage. Die Expansionsrate liegt hier bei 1 : 1900 mit einer maximalen Gesamtfläche von 30 400 cm^2 aus einer 4 × 4 cm Biopsie. Die CEA-Suspension enthält überwiegend Keratinozyten, es sind jedoch auch Melanozyten koexistent in dieser Zellpopulation, dies spiegelt sich in der angemessenen Hautpigmentation behandelter Areale wider [9, 10].

Werden CEA-Suspensionen angewendet, so erhält man Zellen, die auf der Oberfläche sehr aktiv und gleichzeitig auch sehr vulnerabel sind gegenüber Fibrinolyse und bakteriellen Kontaminationen. Weiterhin bilden sie kein Keratin und auch keine wasserundurchlässige Schicht bis zu dem Zeitpunkt, wo sie konfluieren. Daher ist ein protektives Verbandsmaterial unablässlich, das eine moderate Transpiration zulässt und dabei gleichzeitig flexibel ist und weiterhin das Auftreten von Scherkräften minimiert. Nur so kommt es zu einem Anwachsen, Proliferieren, Migrieren auf der Oberfläche und Konfluieren und Differenzieren der Zellen.

3 Dermale Transplantate

Reicht die Verbrennung bis in tiefere Schichten der retikulären Dermis, ist das Milieu den epidermalen Zellen zunehmend fremd. Daher sollte ein papilläres dermales Element in diesen Arealen transplantiert werden. Dies kann dadurch erreicht werden, dass dünne Spalthauttransplantate benutzt werden. Diese werden gemesht, um die Oberfläche zu vergrößern und die CEA-Suspension kann über das Mesh gesprüht werden. Das rasche Verschwinden des Gittermusters zeigt den positiven Effekt der Anwendung solcher Suspensionen.

4 Fazit

Der Fokus in der Verbrennungschirurgie liegt zusehends auf der Narbenminimierung. Die Narbenformation kann zu jedem Zeitpunkt der Wundheilung, d.h. vom Zeitpunkt der Erstversorgung am Unfallort bis hin zur sekundären Rekonstruktion nach vielen Jahren beeinflusst werden. Vernarbungen können genauso von der initialen Verletzung resultieren, als auch aus dem Zeitraum, der für die Wundheilung genommen wurde. Eine Vielzahl anderer Faktoren spielen eine Rolle der Narbenbildung, z.B. genetische Prädisposition, Infektion etc. Solange der Zeitraum bis zur Wundheilung als Schlüssel für die Narbenbildung angesehen werden kann und muss, ist der Stellenwert von Tissue-engineering-Technologien, die die Zeit bis zur Wundversorgung deutlich verkürzen, äußerst wichtig. Noch vor zehn Jahren wurden CEAs in Form von Sheets angewendet. Initial benötigte man für die Herstellung solcher Sheets ca. drei Wochen [15–17]. Dieser Zeitrahmen war entschieden zu lang hinsichtlich der Entwicklung der Narbenqualität [4]. Im Laufe der Zeit konnten diese Herstellungszeiträume auf zehn Tage verkürzt werden, was für den routinemäßigen klinischen Gebrauch akzeptabler war. Nichts desto trotz war bei CEA-Sheets deren Fragilität stets ein Problem, was Schwierigkeiten in der Handhabung im Labor und im klinischen Alltag zur Folge hatte [13, 14]. Diese Probleme führten dazu, die Forschung in Richtung von CEA-Suspensionen zu lenken. Die Vorteile der CEA-Suspensionen liegen darin, dass sie für kleine Flächen innerhalb einer halben Stunde vor Ort und für größere Flächen innerhalb von fünf Tagen hergestellt werden können. Die Applikation in Form eines Aerosols macht die Handhabung wesentlich einfacher [18, 19]. Die Zellen der CEA-Suspension sind aktiv, haften an den Wundgrund an, unterliegen einer Migration und Proliferation [20]. Sobald die Zellen konfluieren, differenzieren sie sich und produzieren Keratin [22]. Die Gesamtschau der Ergebnisse bezüglich der Ausbildung von Narben führt zu dem Schluss, dass Narbenbildung nicht ein rein dermales Phänomen darstellt [26]. Die Interaktion aller Zellen innerhalb der dreidimensionalen extrazellulären Matrix hat Einfluss bzw. wird beeinflusst im Rahmen der Wundheilung und des Vernarbungsprozesses. Die Keratinozyten interagieren mit den dermalen Fibroblasten, dies ist der Schlüssel im Rahmen der Wundheilung und Narbenbildung [27]. Die Einführung und Anwendung von CEA-Suspensionen kann die epithelialen Reparaturmechanismen verstärken und zeitlich beschleunigen. Dadurch verbessert sich die Qualität der Narben im Langzeitergebnis.

Der Ersatz zerstörter Dermis bei tiefgradigen Verbrennungen ist nach wie vor eine Herausforderung bei der modernen Wundbehandlung brandverletzter Patienten [28, 29]. Zwar stehen bereits Matrizes zur Verfügung, die relativ lange Einheilungszeit von etwa drei Wochen ist jedoch mit einer hohen Infektionsgefahr mit nachfolgendem Matrixverlust gerade in der Akutbehandlung verbunden [30–36]. Ein weiterer Nachteil ist der notwendige zweite Schritt der Spalthauttransplantation.

5 Matriderm®

Mit Matriderm®, einem azelluären Gewebeersatzprodukt, liegt mittlerweile eine Kollagen-Elastinmatrix vor, welche ein einzeitiges Vorgehen erlaubt.

5.1 Einleitung

Matriderm® besteht aus einer dreidimensionalen Matrix aus nativ strukturierten Kollagenfibrillen mit Elastin. Das Elastin wird aus bovinem Ligamentum nuchae hydrolisiert. Das Kollagen wird aus boviner Dermis gewonnen, enthält die dermalen Kollagene I, II und V, ist nativ strukturiert und dient als Leitschiene für das Einwachsen von Zellen und Gefäßen.

Matriderm® dient als Baugerüst beim Wiederaufbau der Haut, moduliert die Ausprägung von Narbengewebe [37] und reduziert durch hämostyptische Eigenschaften die Gefahr einer Hämatomentstehung unter dem Spalthauttransplantat.

In der Verbrennungschirurgie wird Matriderm® vornehmlich bei Vollhautdefekten und in der plastisch-rekonstruktiven Chirurgie zum Dermisaufbau in Kombination mit autologen Spalthauttransplantaten verwendet.

Ziel der Behandlung ist der Aufbau einer Neodermis, um Wundkontraktion und überschießende Narbenbildung zu verhindern [38, 39].

5.2 Klinisches Management

Auch Matriderm® kann nur auf vitalem Gewebe einheilen. Bei der chirurgischen Wundreinigung muss daher besonders Sorge getragen werden, dass Wundschorf, Nekrosen und Narbengewebe vollständig abgetragen werden bis ein gut durchbluteter Wundgrund vorliegt. Die sorgfältige Hämostase des Wundbetts ist unbedingt erforderlich, da eine unzureichende Blutungskontrolle zum Abheben von Matriderm® führen kann.

Direkter Kontakt von Matriderm® mit dem Wundgrund ist für die komplikationslose Einheilung entscheidend. Matriderm® soll daher der Wundgröße entsprechend zugeschnitten werden und vor der Anwendung mindestens drei Minuten in physiologischer Kochsalzlösung oder Ringerlösung eingeweicht werden, damit sich das Material der Wundoberfläche anschmiegen und am Wundgrund anhaften kann. Deshalb sollten auch Luftblasen sorgfältig entfernt werden indem sie an den Rand geschoben werden.

Matriderm® kann je nach Therapieregime zweizeitig oder einzeitig eingesetzt werden.

Beim zweizeitigen Verfahren wird die Wunde zunächst mit Matriderm® versorgt. Nachdem eine gute Vaskularisierung der Collagen-Elastin-Matrix erreicht wurde, kann in einer zweiten Operation die endgültige Deckung des gut durchbluteten Wundgrundes mit Spalthaut erfolgen.

Beim einzeitigen Verfahren wird Matriderm® direkt mit Spalthaut überdeckt. Die Spalthaut soll dünn gewählt werden. Empfohlen werden hier Schichtdicken von 0,05 bis 0,1 mm. Die Spalthaut wird gleichmäßig über Matriderm® ausgebreitet. Die weitere Versorgung entspricht dem Vorgehen bei alleiniger Spalthauttransplantation. Die geringe Schichtdicke von Matriderm® ermöglicht die initiale Ernährung des Transplantats durch Diffusion und die konsekutive Vaskularisierung. Mit dem Fortschreiten des Einheilungsprozesses produzieren Fibroblasten ihre eigene Kollagenmatrix, während Matriderm® resorbiert wird [40–43].

Ungemeshte Spalthauttransplantate (Sheets) haben exzellente Ergebnisse erbracht. Bei Verwendung gemeshter Spalthaut wird empfohlen Mesh-Raten von 1 : 1,5 zu verwenden.

5.3 Wissenschaftlicher Hintergrund

Die beschriebenen Methoden wurden in klinischen Studien zur Behandlung von Verbrennungspatienten und Patienten mit rekonstruktiven Eingriffen eingesetzt [44, 45]. Die Elastinkomponente von Matriderm® verbessert nachweislich die Stabilität und Elastizität des entstehenden Gewebes [38, 40, 45]. In Tierversuchen wurde darüber hinaus eine verringerte Wundkontraktion beobachtet [34].

Erfahrungen aus einer Studie zur Behandlung von Stanzwunden haben gezeigt, dass sechs Wochen nach Implantation Matriderm® vollständig resorbiert war [46].

In einer Tierstudie wurde Matriderm® nach Implantation innerhalb von vier Wochen sukzessive vollständig abgebaut.

Eine Reduktion der initialen Anheilungsrate der Spalthaut auf Matriderm® im Vergleich zur direkten Deckung des Wundgrunds wurde bei Verbrennungswunden beobachtet (73,4 % versus 82,5 %), nicht jedoch bei Narbenrekonstruktionen [39, 45].

Es gab keine Berichte über Nebenwirkungen auf die Implantation von Matriderm®.

Der gleichzeitige Einsatz von Kollagenasen, wie sie beispielsweise zur enzymatischen Wundreinigung eingesetzt werden, kann den Abbau von Matriderm® beschleunigen. Auch bedarf die Anwendung in infizierten Bereichen einer besonderen Risiko-Nutzen-Bewertung da auch bei Matriderm® eine Verstärkung vorbestehender Infektionen möglich ist.

5.4 Fazit

Vorteile des Materials liegen in seinem deutlich unkomplizierten Handling im Vergleich zu bisher erhältlichen Dermisersatz. Einheilungsrate und Einheilungsdauer sind mit einfacher Spalthauttransplantation vergleichbar. Matriderm® wurde in klinischen Studien an Verbrennungspatienten und an Patienten mit rekonstruktiven Eingriffen gut toleriert. Die Hautqualität war in allen klinischen Untersuchungen bei Anwendung nach tiefgradiger Brandverletzung subjektiv und objektiv im Vergleich zur alleinigen Spalthauttransplantation verbessert.

Literatur

[1] Caplan AI: Tissue engineering for the future: New logistics, old molecules. J Tiss Engin 6 (2000) 1–8. [EBM Ib]

[2] Bell E, Sher S, Hull B, Merrill C: The reconstruction of living skin. J Invest Dermatol 81 (1983) 2–10. [EBM Ib]

[3] Ferguson MWJ, Whitby DJ, Shah et al.: Scar formation: The spectral nature of fetal and adult wound repair. Plast Reconstr Surg 97 (1996) 854–860. [EBM IIa]

[4] Carter WG, Wayner EA, Bouchard TS, Kaur P: The role of a2b1 and a3b1 in cell-cell and cell-substance adhesion of human epidermal cells. J Cell Biol 110 (1990) 1387–1404. [EBM Ia]

[5] Mosher DF, Fogerty FJ, Chernousov MA, Barry EL: Assembly of fibronectin into extracellular matrix. Ann NY Acad Sci 614 (1991) 167–180. [EBM Ib]

[6] Boyce ST, Glafkided MC, Formean TJ, Hansbrough BE: Reduced wound contraction after grafting of full-thickness burns with a collagen and chondroitin-6-Sulfate (GAG) dermal skin substitute and coverage with Biobrane. JBCR (1988) 9: 364–370. [EBM IIa]

[7] Compton C: Wound healing potential of cultured epithelium. Wounds 5 (1993) 97–108. [EBM IIb]

[8] Deitch EA, Wheelahan TM, Rose MP et al: Hypertrophic burn scars: analysis of variables. J Trauma 23 (1983) 895–898. [EBM Ia]

[9] Odessey R: Addendum: Multicentre experience with cultured epidermal autograft for treatment of burns. J Burn Care Rehab 13 (1992) 174–80. [EBM Ib]

[10] Shakespeare VA, Shakespeare PG: Growth of cultured human keratinocytes on fibrous dermal collagen: A scanning electron microscope study. J Burns 13 (1987) 343–348. [EBM IIa]

[11] Nanchahal J, Ward CM: New grafts for old? A review of alternatives to autologous skin. Br J Plast Surg 45 (1992) 354–363. [EBM Ia]

[12] Hull BE, Finely RK, Miller SF: Coverage of full-thickness burns with bilayered skin equivalents: A preliminary clinical trial. J Surg 107 (1990) 496–502. [EBM IIa]

[13] Alexander JW, MacMillan BG, Law E, Kittur DS: Treatment of severe burns with widely meshed skin autograft and meshed skin allograft overlay. J Trauma 21 (1981) 433–438. [EBM IIa]

[14] Wood FM, Liddiard K, Skinner A, Ballantyne J: Scar management of cultured epithelial autograft. Burns 96 (1996) 451–454. [EBM IIa]

[15] Zawacki BE, Asch M: A technique for autografting very large burns from very limited donor sites. J Surg 74 (1973) 774–777. [EBM IIb]

[16] Heimbach DM: A nonuser's questions about cultured epidermal autograft. J Burn Care Rehab 13 (1992) 127–129. [EBM IV]

[17] Munster AM, Weiner SH, Spence RJ: Cultured epidermis for the coverage of massive burn wounds: A single centre experience. Ann Surg 211 (1990) 676–680. [EBM Ib]

[18] Hafemann B, Hettich R, Ensslen S et al: Treatment of skin defects using suspensions of in-vitro cultured keratinocytes. Burns 20 (1994) 168–172. [EBM IIa]

[19] Kaiser HW, Stark GB, Kopp J et al: Cultured autologous keratinocytes in fibrin glue suspension, exclusively and combined with STS-allograft (preliminary clinical and histological report of a new technique). Burns 20 (1994) 23–29. [EBM IIa]

[20] Zhang ML, Wang CY, Chang ZD et al: Microskin grafting: Clinical report. J Burns 12 (1986) 544–548. [EBM IIa]

[21] Marchisio PC, Bondanza S, Cremona O et al: Polarized expression of integrin receptors (a6b4, a2b1, and a3b5) and their relationships with the cytoskeleton and basement membrane matrix in cultured human keratinocytes. J Cell Biol 112 (1991) 761–773. [EBM Ib]

[22] May AL, Wood FM, Stoner ML: Assessment of adhesion assays for use with keratinocytes. Exp Dermatol 10 (2001) 62–69. [EBM IIa]

[23] Gauthier Y, Surleve-Bazielle JE: Autologous grafting with noncultured melanocytes: A simplified method for treatment of depigmented lesions. J Am Acad Dermatol 26 (1992) 191–194. [EBM IIa]

[24] Stoner ML, Wood FM: The treatment of hypopigmentation lesions with cultured epithelial autograft. J Burn Care Rehabil 21 (2000) 50–54. [EBM IIa]

[25] Navarro FA, Stoner ML, Lee HB et al: Sprayed keratinocyte suspensions accelerate epidermal coverage in a porcine microwound model. J Burn Care Rehabil 21 (2000) 513–518. [EBM Ib]

[26] MacNeil S: What role does the extracellular matrix serve in skin grafting and wound healing? Burns 20 (1994) 67–70. [EBM Ib]

[27] Wood FM, Stoner ML: Implication of basement membrane development on the underlying scar in partial thickness burn injury. Burns 22 (1996) 459–462. [EBM IIa]

[28] Raghunath M, Höpfner B, Aeschlimann D et al: Cross-linking of the dermoepidermal Junction of skin regenerating from keratinocyte autografts: anchoring fibrils are a target for tissue transglutaminase. J Clin Invest 98 (1996) 1174–1184. [EBM IIa]

[29] Raghunath M, Meuli M: Cultured epithelial autografts: Diving from Surgery into matrix biology. Pediatric Surgery International 12 (1997) 478–483. [EBM IIa]

[30] Yannas IV and Burke JF: Design of an artificial skin. I. Basic design principles. J Biomed Mater Res 14 (1980) 65–81. [EBM IIb]

[31] Hansbrough JF, Cooper ML, Cohen R et al: Evaluation of a biodegradable matrix containing cultured human fibroblasts as a dermal replacement beneath meshed skin grafts on athymic mice. Surgery 111 (1992) 438–446. [EBM IIa]

[32] King WW, Lam PK, Liew CT, Ho WS, Li AK: Evaluation of artificial skin (Integra) in a rodent model. Burns 23 (1997) 30–32. [EBM IIa]

[33] Burke JF, Yannas IV, Quinby WC Jr, Bondoc CC, Jung WK: Successful use of a physiologically acceptable artificial skin in the treatment of extensive burn injury. Ann Surg 194 (1981) 413–428. [EBM IIa]

[34] Wainwright DJ: Use of an acellular allograft dermal matrix (AlloDerm) in the management of full-thickness burns. Burns 21 (1995) 243–248. [EBM IIa]

[35] Wainwright D, Madden M, Luterman A et al: Clinical evaluation of an acellular allograft dermal matrix in full-thickness burns. J Burn Care Rehabil 17 (1996) 124–126. [EBM IIa]

[36] Heimbach D, Luterman A, Burke J et al: Artificial dermis for major burns. A multi-center randomized clinical trial. Ann Surg 208 (1988) 313–320. [EBM Ib]

[37] De Vries HJC, Middelkoop E, Mekkes JR, Dutrieux RP, Wildevuur CH and Westerhof W: Dermal regeneration in native non-cross-linked collagen sponges with different extracellular matrix molecules. Wound Repair Regen 2 (1994) 37.

[38] van Zuijlen PPM, van Trier AJM, Vloemanns JFPM, Groenevelt F, Kreis RW, Middelkoop E: Graft survival and effectiveness of dermal substitution in burns and reconstructive surgery in a one-stage grafting model. Plast Reconstr Surg 106 (2000) 615–623. [EBM IIa]

[39] van Zuijlen PPM, Lamme E, van Galen MJM, van Marle J, Kreis RW, Middelkoop E: Long term results of a clinical trial on dermal substitution. A light microscopy and Fourier analysis based evaluation. Burns 28 (2002) 151–160. [EBM IIa]

[40] Middelkoop E, De Vries HJ, Ruuls L, Everts V, Wildevuur CH, Westerhof W: Adherence, proliferation and collagen turnover by human fibroblasts seeded into different types of collagen sponges. Cell Tissue Res 280 (1995) 447–453. [EBM IIa]

[41] De Vries HJC, Mekkes JR, Middelkoop E, Hinrichs WL, Wildevuur CH, Westerhof W: Dermal substitutes for full-thickness wounds in a one-stage grafting model. Wound Repair Regen 1 (1993) 244. [EBM IIa]

[42] Sedlarik KM, Schoots C, Fidler V, Oosterbaan JA, Klopper JP: Vergleichende tierexperimentelle Untersuchung über den Einfluß von exogenem Kollagen auf die Heilung einer tiefen Hautwunde. Unfallchirurgie 17 (1991) 1–13. [EBM Ib]

[43] Sedlarik KM, Schoots C, Fidler V, Oosterbaan JA, Klopper JP: Die Heilung einer tiefen Hautwunde bei Anwendung eines Kollagenschwammes als Verbandmaterial im Tierexperiment. Akt Traumatol 22 (1992) 219–228. [EBM IIa]

[44] De Vries HJC, Zeegelaar JE, Middelkoop E et al: Reduced wound contraction and scar formation in punch biopsy wounds: Native collagen dermal substitutes. A clinical study. Br J Dermatol 132 (1995) 690–697. [EBM IIa]

[45] Zuijlen PPM, Vloemanns JFPM, van Trier AJM et al: Dermal substitution in burns und reconstructive surgery: a clinical evaluation. Plast Reconstr Surg 108 (7) (2001) 1938–1946. [EBM IIa]

[46] Lamme EN, De Vries HJC, van Veen H et al: Extracellular matrix characterization during healing of full-thickness wounds treated with a collagen/elastin dermal substitute shows improved skin regeneration in pigs. J Histochem Cytochem 44 (1996) 1311–1322. [EBM IIa]

IV Was gibt es Neues in der Transplantationschirurgie?

O. Drognitz und U.T. Hopt

1 Einleitung

Im letzten Jahr sind wieder eine Vielzahl von Publikationen zum Thema Organtransplantation veröffentlicht worden. Allein für die Nierentransplantation liegen über 100 prospektivrandomisierte Studien vor. Die nachfolgende Übersicht soll die wesentlichen Publikationen sowie Trends und Entwicklungen in der abdominellen Organtransplantation darstellen. Sie stützt sich wie in den Jahren zuvor im Wesentlichen auf kontrollierte randomisierte Studien, wobei die Zusammenstellung durch relevante aktuelle Arbeiten mit geringerem Evidenzniveau entsprechend ergänzt wird.

Wesentliche Änderungen auf dem Gebiet der Organtransplantation in der Bundesrepublik Deutschland ergeben sich durch die ab dem 01.01.2006 gültige Mindestmengenvereinbarungen, welche zwischen den Spitzenverbänden der Krankenkassen, der Deutschen Krankenhausgesellschaft und der Bundesärztekammer festgelegt worden sind. Ziel dieser Vereinbarung ist die Verbesserung der Qualität der Behandlungsergebnisse vor dem Hintergrund von allgemeinen Qualitätsunterschieden zwischen den einzelnen Krankenhäusern auf der Basis von Fallmengen. Diese Mindestmengenvereinbarung ist für die zur Transplantation zugelassenen Krankenhäuser verbindlich. Allerdings kann auf Antrag des Krankenhauses die zuständige Landesbehörde von der Anwendung der Mindestmengenregelung abweichen, falls die Sicherstellung einer flächendeckenden Versorgung der Bevölkerung gefährdet werden könnte. Für die Lebertransplantation liegt die vereinbarte Mindestmenge bei 20 Transplantationen, für die Nierentransplantation bei 25 Transplantationen pro Jahr. Für die Pankreastransplantation ist eine spezifische eigene Mindestmenge nicht vorgeschrieben worden. Die Einrichtung muss jedoch zehn komplexe Eingriffe pro Jahr am Pankreas nachweislich durchführen. Die Krankenhäuser sind darüber hinaus verpflichtet, die Umsetzung dieser Vereinbarung in einem Qualitätsbericht darzustellen.

Darüber hinaus wurden die Anforderungen an die ärztlichen Mitarbeiter im Hinblick auf die Berechtigung zu einer eigenverantwortlichen Durchführung einer Organspende bei hirntoten Spendern überarbeitet und präzisiert. Mit diesen Bestimmungen zum Qualifikationsnachweis wird eine noch ausstehende Richtlinie der Bundesärztekammer nun eingeführt. Bisher war die Durchführung einer Hirntod-Organspende nicht vom Besitz der Facharztanerkennung abhängig. Dieses ist nun dahin gehend verändert worden, dass derjenige Chirurg, der eine Organspende eigenverantwortlich vornimmt, entweder den Facharztstatus besitzen oder zumindest die Facharztreife erlangt haben muss. Darüber hinaus gilt eine Mindestanzahl von zehn unter Aufsicht durchgeführten Entnahmen als Voraussetzung zur eigenverantwortlichen Durchführung einer Organspende. Weiter wurde festgelegt, dass die Transplantationszentren sich verpflichten, nach Erhalt der Organe die Transplantation unverzüglich durchzuführen, um die Kaltischämiezeit zu minimieren und die Primärfunktion des Transplantates zu verbessern. Damit stellt neben der Dünndarm-, der Leber- und der Pankreastransplantation auch die Nierentransplantation nach den offiziellen Richtlinien der Bundesärztekammer eine Notfallindikation dar.

2 Lebertransplantation

In den letzten zehn Jahren hat sich die Anzahl der in Deutschland durchgeführten Lebertransplantationen inklusive der Leberlebendspende-Transplantationen um ca. 50 % auf jetzt 881 Transplantationen im Jahre 2004 erhöht [1]. Parallel hierzu ist es jedoch zu einer mehr als Verdoppelung der Zahl der Neuanmeldungen gekommen, so dass die Kluft zwischen der Zahl der angemeldeten Patienten und der Zahl der durchgeführten Transplantationen nach wie vor bestehen bleibt.

2.1 Immunsuppression

Insgesamt wurden im letzten Jahr 6 prospektiv randomisierte Studien zur Immunsuppression nach Lebertransplantation publiziert. Davon hatte die überwiegende Mehrzahl der Studienpatienten eine Tacrolimus-basierte Immunsuppression in einem der Studienarme.

Die Verschlechterung der Nierenfunktion nach Lebertransplantation durch die Verwendung von Calcineurininhibitoren (CNI) stellt nach wie vor ein relevantes Problem dar. In zwei verschiedenen Studien wurde nun der Einfluss einer Low-Dose-Tacrolimus-Gabe bzw. vollständige Tacrolimusentwöhnung auf die postoperative Nierenfunktion evaluiert. Yoshida und Koautoren kommen in einer insgesamt 148 Patienten umfassenden Studie zu dem Ergebnis, dass ein verzögerter Beginn der Tacrolimus-Applikation in Kombination mit einer Daclizumab-Induktion und Mycophenolat Mofetil-(MMF-) Dauertherapie die glomeruläre Filtrationsrate der Eigennieren im Vergleich zu einer Standardtherapie mit einer Tacrolimusinduktion und klassischen Dauertherapie signifikant verbessert. Die Tacrolimus-Trough-Levels lagen im Therapiearm bei 4–8 ng/ml, der Beginn der Tacrolimusgabe war zwischen Tag 4 und Tag 6. Beide Arme erhielten eine standardisierte Kortikosteroidapplikation mit klassischem Tapering. Interessanterweise führte die niedrig dosierte Tacrolimusgabe nicht zu einer signifikanten Erhöhung der Rate an akuten Abstoßungen [2]. In einem ähnlichen Studienansatz konnte die Arbeitsgruppe „MMF Renal Dysfunction after Liver Transplantation" in einer randomisierten Multicenterstudie erstmalig einen Vorteil für Patienten mit einer um mehr als 20 % reduzierten renalen Funktion nach Lebertransplantation durch die Verminderung oder komplette Entwöhnung von Calcineurininhibitoren im Vergleich zu einer Standardtherapie nachweisen. Dabei wurden Patienten unter Tacrolimus- oder Sandimmun-basierter Immunsuppression entweder vollständig auf MMF konvertiert oder aber erhielten ein CNI-vermindertes Therapieregime unter der additiven Gabe von insgesamt 3 g MMF pro Tag. In der Mehrzahl der Patienten konnte so eine Verbesserung der glomerulären Filtrationsrate nachgewiesen werden, allerdings kam es bei einer nicht unerheblichen Anzahl der Patienten zu milden oder moderaten akuten Rejektionen [3].

Ein weiteres relevantes Thema ist die Frage einer steroidfreien Immunsuppression. Hierzu wurden nun die Ergebnisse einer offenen, prospektiv-randomisierten Multicenterstudie vorgelegt, welche eine konventionelle Tacrolimus-Steroid-Immunsuppression mit einer steroidfreien Tacrolimusmonotherapie und Daclizumab-Induktionstherapie evaluiert. Die Studie ist auch durch die Gesamtzahl der rekrutierten Patienten von knapp 700 äußerst relevant. Die Autoren kommen zu dem Schluss, dass die Tacrolimus-Monotherapie nach Daclizumab-Induktion ein effektives und sicheres Therapieregime darstellt, welches im Vergleich zu einer konventionellen Steroid-Dauertherapie eine signifikant geringere Zahl diabetischer Komplikationen, viraler Infektionen und interessanterweise auch eine geringere Anzahl von steroidresistenten akuten Abstoßungen aufweist [4].

Die Ergebnisse dieser Studien stehen in einem gewissen Gegensatz zu den Ergebnissen einer Studie aus Frankreich mit insgesamt 174 eingeschlossenen Patienten, welche im Rahmen einer ebenfalls verblindeten placebokontrollierten Multicenterstudie nach Lebertransplantation im Hinblick auf die Sicherheit eines Steroidentzuges untersucht wurden. Nach einer 7-tägigen immunsuppressiven Therapie, bestehend aus Basiliximab, Ciclosporin und Methylprednisolon, welche für alle Patienten gleich war, erfolgte bei Patienten ohne schwerwiegende postoperative Komplikationen eine Randomisierung entweder in einen Neoral-Steroid-Dauertherapie-Arm oder in einen Neoral-Arm mit Steroidentzug. Zwar konnte die Studie ebenfalls eine Verbesserung der metabolischen Parameter im Hinblick auf eine geringere Inzidenz an Posttransplantations-Diabetes sowie eine Verbesserung der Fettstoffwechselparameter nachweisen, allerdings lag die Rate an akuten Abstoßungen nach sechs Monaten im Therapiearm mit 38 % vs. 24 % signifikant über der im Kontrollarm zu einer Steroiddauertherapie [5]. Inwieweit die unterschiedlichen Ergebnisse dieser beiden Studien durch die Verwendung von Neoral bzw. Tacrolimus oder aber durch den völligen Verzicht auf Steroide versus eines frühen Steroidtapering zu erklären sind, bleibt offen.

Die additive Gabe von Azathioprin nach Lebertransplantation scheint nach den Daten einer Studie aus Spanien keinen zusätzlichen Effekt auf eine Verbesserung des Patienten- bzw. des Transplantatüberlebens im Vergleich zu einer Zweifachkombination mit Tacrolimus und Kortikosteroiden zu haben. Allerdings war die Abstoßungsrate in dem Trippeltherapiearm mit 24 % vs. 41 % signifikant niedriger als in der Kontrollgruppe mit einer Zweifachkombination [6]. Erstmalig wurden dieses Jahr auch Langzeitergebnisse einer randomisierten, kontrollierten Studie zu einer Tacrolimus- versus Sandimmun-basierten Immunsuppression nach Lebertransplantation vorgestellt. Die Studie aus Deutschland zeigt, dass unter einer Tacrolimus-Steroid-basierten Immunsuppression verglichen mit einer Quadrupel-Therapie bestehend aus Ciclosporin, Azathioprin, Steroiden und ATG-Induktion, die Rate an Transplantatverlusten und Retransplantationen signifikant geringer ist. Die höhere Rate von De-Novo-Malignomen war in der Ciclosporin-Gruppe ebenfalls signifikant höher und lässt sich vermutlich im Wesentlichen auf die ATG-Induktion zurückführen [7]. Insgesamt unterstreichen die publizierten Studien die Bedeutung einer Tacrolimus-basierten Immunsuppression für die Lebertransplantation. Dies wird unterstützt durch die UNOS/OPTN-Daten aus den USA nach denen über 80 % aller lebertransplantierten Patienten auf eine Tacrolimus-basierte Dauertherapie eingestellt werden. Additiv erhalten ca. 50 % der Patienten in den USA MMF [8].

2.2 Perioperatives Management

Blutungskomplikationen während Lebertransplantation sind ein weiterhin klinisch relevantes Problem. Im Jahre 2005 sind insgesamt zwei prospektiv kontrolliert-randomisierte Studien zur Verwendung des rekombinanten Faktors VIIa zur Minimierung des intraoperativen Blutverlustes veröffentlicht worden. Zwar konnte in beiden Studien eine signifikante Reduktion der Gesamtzahl transfundierter Erythrozytenkonzentrate nicht nachgewiesen werden, allerdings konnte durch die Applikation des Faktors VIIa die Anzahl an Patienten, die eine Bluttransfusion benötigten signifikant reduziert werden. In beiden Studien wurde keine Zunahme thrombembolischer Komplikationen im Vergleich zur Placebogruppe beobachtet [9, 10].

Kennzeichen von Patienten mit einem fortgeschrittenen Leberversagen ist unter anderem ein niedriger systemischer vaskulärer Widerstand, verursacht durch eine periphere Vasodilatation. Durch die Narkose im Rahmen einer Lebertransplantation kann dieses Phänomen weiter verschärft werden mit der Folge eines erheblichen Blutdruckabfalles, was vielfach eine Volumsubstitution zur Folge hat. Neben einem ungünstigen Effekt auf die Transplantatfunktion durch die Infusion größerer Mengen freier Flüssigkeit, kann es perioperativ zu einer Verschiebung von Flüssigkeit in die Lungen mit nachfolgender Hypoxie und Störungen des pulmonalen Gasaustausches kommen. Eine mögliche postoperative Komplikation hieraus ist u.a. die Notwendigkeit einer Reintubation. In einer prospektiv randomisierten Studie konnte nun erstmalig gezeigt werden, dass durch die Applikation von Noradrenalin zusammen mit einem restriktiven Volumenmanagement die Reintubationsrate signifikant gesenkt werden konnte [11].

In einer ähnlichen Analyse wurde die Wirksamkeit von Dopamin sowie die Kombination von Dopamin und Noradrenalin auf die hämodynamische Stabilität im Rahmen der Lebertransplantation untersucht. Die Autoren kommen zu dem Schluss, dass sowohl durch Dopamin alleine, als auch durch Dopamin in Kombination mit Noradrenalin eine suffiziente Aufrechterhaltung der Hämodynamik erreicht werden kann. Allerdings war die Urinausscheidung in der Noradrenalingruppe signifikant höher [12]. Im Hinblick auf die erhebliche Problematik einer Einschränkung der Nierenfunktion nach alleiniger Lebertransplantation konnte jetzt durch eine Arbeitsgruppe in Japan gezeigt werden, dass die perioperative Applikation von synthetischem atrialen natriuretischen Peptid (ANP) zu einer signifikaten Reduktion von postoperativen Dialysen nach Lebertransplantation führt. ANP erhöht die glomeruläre Filtrationsrate, hemmt die Reninfreisetzung und hat generell einen protektiven Effekt auf die glomeruläre Funktion [13].

Fenoldopam ist ein schnell wirksamer Vasodilatator mit agonistischem Effekt auf den Dopamin-1-Rezeptor und mit einer nur moderaten Affinität für alpha-2-adrenerge Rezeptoren. In Tierversuchen konnte nachgewiesen werden, dass Fenoldopam Herzkranzarterien, Mesenterialgefäße sowie auch Nierenarterien dilatiert. Darüber hinaus kommt es sowohl zu einer Dilatation der efferenten und der afferenten Arteriolen der Niere. Erstmalig wurde nun Fe

noldopam in einer prospektiv randomisierten Studie bei Patienten im Rahmen der Lebertransplantation im Hinblick auf eine Verbesserung der Nierenfunktion untersucht. Die prospektiv-randomisierte Studie mit insgesamt 43 Patienten konnte nachweisen, dass unter der Therapie mit Fenoldopam der postoperative Anstieg der Harnstoff- und Kreatininwerte nach Lebertransplantation im Vergleich zu einem Kontrollkollektiv mit Dopamin-Supplementierung signifikant reduziert wird. Dabei waren die hämodynamischen Effekte und die Gesamturinmenge unter einer Dopamin- bzw. und Fenoldopam-Therapie vergleichbar [14].

2.3 Leberlebendspende und Split-Liver-Transplantation

In den USA ist der Rückgang der Leberlebendspenden neben der öffentlichen Diskussion nach einem Todesfall in New York im Jahre 2001 einerseits auf eine Veränderung der Allokationsrichtlinien durch die Adaptierung des MELD-(Model for Endstage Liver Disease) Score im Jahre 2002 für Patienten mit HCC sowie andererseits auf das Nachlassen eines Boost-Effektes zurückzuführen, im Rahmen dessen viele Patienten auf der Warteliste in relativ kurzer Zeit durch eine Lebendspende lebertransplantiert werden konnten. Inzwischen haben jedoch nur noch ca. 25 % der Patienten auf der Warteliste einen entsprechenden Lebendspender, so dass auch aus diesem Grunde die Transplantationszahlen gesunken sind [8].

Der Anteil der Lebendspendetransplantationen an allen Lebertransplantationen in Deutschland erreichte im Jahre 2001 mit 12,5 % einen Höchststand und ist in den darauf folgenden Jahren kontinuierlich auf zuletzt 7,3 % im Jahre 2004 abgesunken. Eine ähnliche Entwicklung hat sich auch in den USA vollzogen, wo ebenfalls die Anzahl der Lebendspendetransplantationen im Jahre 2001 ihren Höhepunkt erreicht hat und im Jahre 2002 wieder deutlich abfiel [1, 8]. Die Ursachen für die Zurückhaltung im Bereich der Leberlebendspende liegen zum einen in der ethischen Problematik einer nicht unerheblichen Gefährdung des potenziellen Spenders, aber auch in der Feststellung, dass die Implementierung der Leberlebendspende bisher nur einen geringen Einfluss auf die Reduktion der Mortalität auf der Warteliste für erwachsene Patienten hat [15]. Das Risiko, nach einer Leberlebendspende zu versterben liegt in den Vereinigten Staaten und Europa bei 0,3 bzw. unter 1 % und ist damit je nach Publikation ca. um den Faktor 10 bis 100 höher als nach einer Nierenlebendspende.

Eine weitere Möglichkeit, dem Organmangel zu begegnen stellt die Technik der Split-Liver-Transplantation entweder als Ex-situ-Split oder als In-situ-Split dar. Eine Arbeitsgruppe aus Belgien konnte in einer entsprechenden Analyse nachweisen, dass die Transplantatfunktionsrate und die Überlebensrate nach Splitlebertransplantation vergleichbar mit der nach klassischer Lebertransplantation sind, allerdings waren die technischen Komplikationen signifikant höher. Die In-situ-Split-Technik war sowohl mit einer geringeren Warm- bzw. Kaltischämiezeit, einer kürzeren Operationszeit sowie einer signifikant niedrigeren Zahl an Bluttransfusionen assoziiert [16]. In einer Multicenteranalyse anhand von 385 Leberlebendspenden konnte gezeigt werden, dass Empfängeralter und die Länge der Kaltischämiezeit signifikante Risikofaktoren für ein postoperatives Transplantatversagen darstellen. Darüber hinaus war eine Zentrumsmindestmenge von 20 Spenden pro Jahr mit einer signifikant niedrigeren Rate von postoperativen Transplantatversagen assoziiert. Dagegen stellten der MELD-Score sowie die Transplantatgröße keine signifikanten Prognoseparameter für das postoperative Outcome dar [17].

In einer italienischen Multicenteranalyse zur Splitlebertransplantation bei kindlichen Spendern konnte anhand von insgesamt 67 Transplantaten gezeigt werden, dass die Ergebnisse unter Verwendung kindlicher Splitlebern vergleichbar sind mit denen von Erwachsenen Spendern [18].

Kindliche Empfänger unter 10 kg können nach einer Metaanalyse unter Verwendung ausschließlich eines Lebermonosegmentes mit einer akzeptablen Transplantatfunktion und Patientenüberlebensrate transplantiert werden. Hierbei wurde das Dreiersegment in 78 % der Fälle und das Zweiersegment in 22 % der Fälle verwendet [19].

2.4 Lebertransplantation: Allokation

Für das Jahr 2006 ist die Neuordnung der Allokationsrichtlinien zur Lebertransplantation in Deutschland vorgesehen. Bisher erfolgt die Leberallokation entsprechend der Richtlinien der Bundesärztekammer aus dem Jahre 2000 nach einem Algorithmus, der die Kriterien Dringlichkeit, Wartezeit (40 %) sowie die Konservierungszeit (20 %) umfasst. Insgesamt bestehen nach dem alten System vier Dringlichkeitsstufen (HU, T1 bis T4). Nach den positiven Erfahrungen in den USA mit dem MELD-Score, welcher zu einer deutlichen Verbesserung der Objektivität in der Beurteilung der Dringlichkeit einer Lebertransplantation geführt hat, soll dieses Modell auch in Deutschland eingeführt werden. Für die Einführung des MELD-Systems spricht die Tatsache, dass die Wartezeit insgesamt ein schlechtes Kriterium für die Priorisierung von Patienten zur Lebertransplantation darstellt und dass andererseits die bisherige Einschätzung der Schwere einer Lebererkrankung auf zum Teil nicht standardisierten, zum Teil nicht objektivierbaren klinischen Variablen beruht hat. Inwieweit die Umstellung auf den MELD-Score zu einer Verbesserung der Organallokation in Deutschland führt, bleibt abzuwarten. Die Erfahrungen in den USA sind aber sehr vielversprechend.

2.5 Virale Hepatitis

Ein signifikantes Problem nach Lebertransplantation für Patienten mit chronischer Hepatitis C stellt nach wie vor die Rekurrenz der Grundkrankheit dar, welche oft zu einer progressiven Transplantatschädigung führt. Im letzten Jahr wurden nun insgesamt drei prospektiv-randomisierte Studien veröffentlicht, welche den prophylaktischen bzw. therapeutischen Effekt einer Peginterferon-alpha-2a-Therapie, einer Therapie mit humanem Hepatitis-C-Immunglobulin (Civacir) oder mit Standard-Interferon-alpha-2b bzw. pegyliertem Interferon (IFN) alpha-2b untersucht haben. Keine der publizierten Studien konnte jedoch eine länger andauernde Remission auch unter einer prophylaktischen Therapie nachweisen. In der Studie von Shergill wurde die im Protokoll vorgesehene Behandlungsdosis von IFN bzw. IFN plus Ribavirin nur in 15 % der Fälle erreicht. Unter Verwendung des Hepatitis-C-Immunglobulins konnte zwar eine Normalisierung der Transaminasen für die überwiegende Mehrzahl der behandelten Patienten erreicht werden, allerdings war in allen drei publizierten Studien die Ansprechrate in Form einer Suppression der HCV-RNA-Spiegel äußerst unbefriedigend. Damit bleibt die Therapie der rekurrenten Hepatitis C nach Lebertransplantation weiterhin ein klinisch relevantes Problem [20–22].

3 Nierentransplantation

3.1 Protokolle zur Minimalisierung der Immunsuppression

Da sich die initialen Ergebnisse nach Nierentransplantation kurzfristig kaum noch verbessern lassen, fokussiert sich das wissenschaftliche Interesse in den letzten Jahren zunehmend auf die Frage des chronischen Transplantatversagens sowie auf Protokolle zur Individualisierung und Minimierung der Immunsuppression bzw. auf Konzepte zur Toleranzinduktion. In Tierversuchen konnte nachgewiesen werden, dass eine Langzeitorganfunktion nach Nierentransplantation ohne eine kontinuierliche immunsuppressive Therapie möglich ist. Allerdings sind die bisherigen Ergebnisse zur Toleranzinduktion beim Menschen frustran [23].

Bisher konnte keine vollständige Toleranz nach Nierentransplantation für ein größeres Patientenkollektiv befriedigend nachgewiesen werden. Allerdings gibt es eine Reihe von Patienten, die nach entsprechenden immunsuppressiven Protokollen mit einer erheblichen Verminderung der Immunsuppression auskommen, was in der Fachliteratur als prope Toleranz, metastabile Toleranz oder partielle Toleranz beschrieben wird.

Trotz dieser Einschränkung scheint zur Zeit eine lymphozytendepletierende steroidfreie Immunsuppression ein sehr viel versprechender Ansatz in der Minimalisierung der effektiven kontinuierlichen Immunsuppression zu sein [23]. Der CD-52-spezifische monoklonale Antikörper Alemtuzumab (Campath-1H®) ist dabei ein wichtiger Entwicklungsschritt auf diesem Gebiet. Nach Campath-Induktion kommt es zu einer lange andauernden T-Lymphozytendepletierung sowie zu einer geringer ausgeprägten B-Zell- und Monozytendepletion. Auf dem American Transplantation Congress in Seattle 2005 wurde durch die Arbeitsgruppe um Ron Shapiro ein Protokoll vorgestellt, welches die Effektivität einer Campath-Induktionsbehandlung mit der einer Thymoglobulininduktion bei Empfängern unter einer Tacrolimus-Monotherapie vergleicht. Die präliminären Daten zeigen, dass Campath im Hinblick auf das Auftreten akuter Abstoßungsreaktionen dem Thymoglobulin signifikant überlegen ist. Darüber hinaus kam es unter einer Campath-Induktionsbehandlung zu einer Halbierung der Anzahl der Patienten mit einer verzögerten Transplantatfunktion im Vergleich zur Thymoglobulingruppe. Ca. 70 % der Patienten konnten anschließend auf eine sog. Spaced Monotherapie eingestellt werden, bei der die Tacrolimus-Applikationen auf Intervalle von bis zu einer Woche reduziert werden konnten. Nach dem Weaning zeigten allerdings in der Thymoglobulingruppe 46 % der Patienten akute Abstoßungsreaktionen, von denen ca. 20 % steroidresistent waren. In der Campath-Gruppe betrug der Anteil steroidresistenter

Abstoßungen 11 % bei einer Gesamtabstoßungsrate von 17 %.

Die bereits publizierten Daten zu dieser Studie zeigen, dass Campath im Hinblick auf die Verhinderung akuter Abstoßungen wesentlich effektiver zu sein scheint als Thymoglobulin. Allerdings bleibt festzuhalten, dass im Vergleich zu einer historischen Kontrollgruppe mit klassischer CNI-geführter Trippel-Immunsuppression das chronische Transplantatversagen (CAN) im selben Umfang auftrat wie in den beiden Therapiegruppen. Trotz der deutlich höheren Rate akuter Abstoßungen – insbesondere in der Thymoglobulingruppe – das Patienten- und Transplantatüberleben in den zwei Therapiegruppen und in der Kontrollgruppe vergleichbar [24].

Eine noch weitergehende Studie zur Minimalisierung der Immunsuppression nach Nierentransplantation wurde bereits im Jahre 2003 durch Kirk und Swanson publiziert [25]. Anhand von insgesamt sieben nicht sensibilisierten Nierentransplantatempfängern wurde die Wirksamkeit einer lymphozytendepletierenden Induktionsbehandlung durch Campath evaluiert. Insbesondere sollte die Frage beantwortet werden, ob eine T-Zell-Depletion eine Toleranzinduktion beim Menschen hervorruft. Die Patienten erhielten postoperativ keine Dauerimmunsuppression und wurden im Verlauf mittels Flowzytometrie und Protokollbiopsien überwacht. Die Ergebnisse dieser Pilotstudie zeigten damals, dass alle Patienten reversible Abstoßungsepisoden innerhalb des ersten Monats aufwiesen, wobei interessanterweise zu beobachten war, dass diese Abstoßungsepisoden hauptsächlich durch Monozyteninfiltrationen und nicht durch T-Zell-Infiltrationen hervorgerufen wurden. Auf der Grundlage dieser Versuche wurden nun im vergangenen Jahr die Ergebnisse einer Folgestudie an fünf Lebendspendetransplantatempfängern publiziert, die mit dem gleichen Protokoll, jedoch zusätzlicher Vorbehandlung mit 15-deoxyspergualin (DSG) therapiert wurden [26]. DSG ist eine Substanz, welche durch ihren inhibitorischen Effekt auf Monozyten- und Makrophagen-Toleranz in nicht menschlichen Primaten hervorruft. Erneut erhielt keiner der Patienten eine Dauerimmunsuppression. Die Arbeit zeigt enttäuschenderweise, dass alle Patienten, trotz der zusätzlichen Behandlung mit DSG im Vergleich zu dem historischen Kollektiv mit alleiniger Alemtuzumab-Induktionsbehandlung, multiple Abstoßungsepisoden erlitten, welche in ihrem Zeitverlauf, im histologischen Muster und in dem Gentransskriptionsprofil den Abstoßungen in der historischen Kontrollgruppe ähnelten.

Insgesamt zeigen die Arbeiten zur lymphozytendepletierenden Immunsuppression, dass insbesondere nach einer Campath-Induktionsbehandlung eine Minimalisierung der immunsuppressiven Schemata erreicht werden kann. Allerdings zeigen diese Daten auch sehr eindrücklich, welche Gefahren insbesondere im Hinblick auf akute Abstoßungen mit der Umsetzung solcher Protokolle verbunden sein können, so dass solche Toleranzschemata von einer breiten klinischen Anwendung sicherlich noch weit entfernt sind. Darüber hinaus konnte keine der Arbeiten bisher eine wirkliche Toleranzinduktion beim Menschen nachweisen. Auch konnte bisher ein Nutzen durch die Minimierung der Immunsuppression nicht zweifelsfrei bewiesen werden, insbesondere gibt es bisher keinerlei Untersuchungen zur Häufigkeit und Schwere des Auftretens der chronischen Allograft-Nephropathie (CAN). Es ist theoretisch denkbar, dass der potenzielle Nutzen einer Calcineurininhibitor-minimalisierten steroidfreien Immunsuppression im Hinblick auf die Progression des chronischen Transplantatversagens durch eine Schädigung des Transplantates durch subklinische Abstoßungen kompensiert wird.

Dass Campath eine sehr wirksame Substanz für die Induktionstherapie nach Organtransplantation darstellt, konnte darüber hinaus durch eine Studie mit insgesamt 90 Nierentransplantatempfängern nach postmortaler Organspende gezeigt werden. Die Patienten wurden in drei Immunsuppressionsarme mit verschiedenen Induktionsschemata randomisiert. Die Dauerimmunsuppression bestand in allen drei Gruppen aus Tacrolimus und MMF. Evaluiert wurden Thymoglobulin, Alemtuzumab und Daclizumab. Wichtig in der Beurteilung der Ergebnisse ist dabei, dass die Patienten in der Thymoglobulin- und Daclizumab-Gruppe zusätzlich Kortison sowie einen höheren Tacrolimus-Zielspiegel vom 8 bis 10 ng/ml erhielten. In der Campath-Gruppe dagegen erfolgte keine zusätzlich Kortison-Applikation und die Tacrolimus-Zielspiegel lagen mit 4 bis 7 ng/ml unterhalb derer in den beiden Vergleichsgruppen. Zusätzlich war die Dosis von MMF in dem Thymoglobulin- und in dem Daclizumab-Arm doppelt so hoch wie in dem Campath-Arm mit 2 g/Tag vs. 1 g/Tag. Die Rate an akuten Abstoßungen war in allen Gruppen mit 17 % nach einem Follow-Up von im median 15 Monaten vergleichbar. Auch die Rate an Nebenwirkungen war in allen Gruppen ähnlich. Die Ergebnisse zeigen, dass Patienten nach Campath-Induktionsbehandlung niedrigere CNI-Spiegel benötigen und in 80 % der Fälle unter den gegebenen Bedingungen eine Steroidfreiheit erreicht werden kann [27].

Eine weitere interessante Arbeit auf dem Gebiet der Minimalisierung der Dauer-Immunsuppression wurde im letzten Jahr durch eine Arbeitsgruppe aus Belgien publiziert. Die Studie umfasst insgesamt 151 Patienten mit einer primären Ciclosporin-MMF-Steroid-Immunsuppression, welche über einen Zeitraum von fünf Jahren nachbeobachtet wurden. 77 Patienten verblieben auf einer Ciclosporin-MMF-Steroid-Dauertherapie während 74 Patienten eine Ciclosporin-freie Immunsuppression mit alleiniger Gabe von MMF und Steroiden erhielten. Die Ergebnisse zeigen, dass in der MMF-Gruppe im Vergleich mit der Ciclosporin-MMF-Gruppe signifikant mehr akute Rejektionen auftraten. Daneben fand sich ein chronischer Transplantatverlust bei neun Patienten in der MMF-Gruppe verglichen mit nur drei Patienten in der Ciclosporin-MMF-Gruppe. Allerdings wies die MMF-Gruppe einen Trend zu einer verbesserten Kreatinin-Clearance auf, ohne dass die Differenz Signifikanzniveau erreichte. Die Studie ist deshalb interessant, weil sie zeigt, dass möglicherweise eine alleinige MMF-Dauertherapie im Langzeitverlauf keine ausreichende immunsuppressive Potenz hat und dass unter den gegebenen Studienbedingungen die Verbesserung der Kreatininclearance unter einer Calcineurininhibitor-freien Immunsuppression mit einer Zunahme an akuten Abstoßungen und auch chronischen Transplantatverlusten erkauft wird [28]. Diese Ergebnisse stehen allerdings im Gegensatz zu den Daten einer australischen Langzeitstudie zum Verlauf nach Ciclosporin-Entzug bei nierentransplantierten Patienten. Diese konnte nachweisen, dass Patienten mit kurzfristiger Ciclosporintherapie und anschließendem Umsetzen auf Azathioprin und Steroide eine bessere Langzeittransplantatfunktionsrate aufweisen als Patienten unter einer alleinigen Ciclosporin-Dauermedikation [29].

3.2 Calcineurininhibitoren

Neben der Frage der Minimalisierung der Immunsuppression sind im letzten Jahr eine ganze Reihe von Studien zur Nierentransplantation publiziert worden, welche die Wirksamkeit einer Tacrolimus-basierten Immunsuppression mit der einer Ciclosporin-basierten Immunsuppression verglichen haben. Eine Metaanalyse randomisiert-kontrollierter Studien der Cochrane-Renal-Group mit insgesamt 4102 Patienten kommt dabei zu dem Schluss, dass durch die Behandlung von 100 transplantierten Patienten mit Tacrolimus statt Ciclosporin im ersten Jahr nach Transplantation akute Abstoßungsepisoden bei zwölf Patienten und Transplantatverluste bei zwei Patienten verhindert werden können. Allerdings werden fünf Patienten im Vergleich zur Ciclosporin-basierten Immunsuppression einen insulinabhängigen Diabetes entwickeln [30]. Die Ergebnisse dieser Metaanalyse werden von den aktuellen Daten der European Tacrolimus vs. Ciclosporin Microemulsion Renal Transplantation Study Group mit einer mehr als 500 Patienten umfassenden randomisierten Studie bei einer

Nachbeobachtungsdauer von zwei Jahren gestützt [31].

In einer insgesamt 296 nierentransplantierte Patienten umfassenden Studie konnten Margreiter et al. zeigen, dass durch die Umstellung von einer Ciclosporin- auf eine Tacrolimus-basierte Immunsuppression die Ciclosporin-assoziierten Nebenwirkungen wie Hypertension, Hypertrichiose, Gingivahyperplasie und Hyperlipidämie sich – wenn auch in unterschiedlichem Umfang – nach Umstellung auf Tacrolimus besserten [32].

Daneben erscheint Tacrolimus bei Patienten mit beginnendem chronischem Transplantatversagen einen günstigen Einfluss auf die Nierentransplantatfunktion zu haben. In der zu diesem Thema publizierten Studie lag das mediane Serumkreatinin zum Zeitpunkt der Konversion bei 2,5 mg/dl. Alle Patienten hatten bis dahin Ciclosporin erhalten. Patienten, die hiernach auf Tacrolimus umgestellt wurden, zeigten einen Abfall des Serumkreatinins auf 2,3 mg/dl, wo hingegen bei Patienten, die nicht konvertiert wurden, sogar ein leichter Anstieg des Serumkreatinins auf 2,6 mg/dl beobachtet wurde. Die Diabetes- und Hyperglykämieinzidenz zeigten keine Unterschiede zwischen den beiden Gruppen, wohingegen die Tacrolimustherapierten Patienten signifikant niedrigere Cholesterin- und Low-Density-Lipoprotein-Spiegel sowie weniger Infektionen aufwiesen. Die Konversion von Ciclosporin-therapierten Patienten mit chronischem Transplantatversagen auf Tacrolimus scheint damit einen günstigen Einfluss auf die Entwicklung der Transplantatnierenfunktion zu haben [33].

Eine weitere relevante Arbeit zum Problem der schleichenden Verschlechterung der Nierentransplantat-Funktion im Langzeitverlauf wurde im Jahr 2005 im American Journal of Transplantation publiziert. Anhand von gepoolten Daten von insgesamt 10 278 konsekutiven Nierentransplantatempfängern aus fünf Zentren der USA wurde für verschiedene definierte Zeiträume seit 1984 der Abfall der errechneten glomerulären Filtrationsrate (GFR) über die

Zeit anhand einer Slop-Analyse bestimmt. Die Analyse zeigt, dass sich in den letzten Jahren der Abfall der glomerulären Filtrationsrate im Langzeitverlauf nach Nierentransplantation abgeflacht hat. Entsprechend scheinen sich die Langzeitergebnisse nach Nierentransplantation im Hinblick auf die GFR signifikant verbessert zu haben. Die Autoren kommen zu dem Schluss, dass eine stabile Langzeit-Transplantat-Funktion mit der modernen Immunsuppression möglich zu sein scheint [34].

3.3 C2-Monitoring

Die Validität des C2-Monitorings wurde durch eine Arbeitsgruppe der Charité anhand von 41 de novo nierentransplantierten Patienten unter Quadrupel-Immunsuppression mit Ciclosporin, MMF, Steroiden und Induktion mit Basiliximab überprüft. Nach sechs Monaten zeigte sich ein exzellentes Transplantat- und Patienten-Überleben von 98 % bei einer Rejektionsrate von 19 %. Allerdings erreichten in der ersten Woche nur wenige Patienten die geforderten C2-Spiegel von 1500 ng/ml (19 %). Nur 50 % erreichten trotz einer entsprechenden Dosis-Adaptation Spiegel von > 1200 ng/ml. Nach 14 Tagen hatten 63 % der Patienten einen Ziel-Spiegel von über 1500 ng/ml und 83 % der Patienten einen Ziel-Spiegel von über 1200 ng/ml erreicht. 35 % der Patienten hatten hierunter hohe Trough-Levels (> 300 ng/ml) oder aber auch dauerhaft niedrige C2-Spiegel von ca. 800 ng/ml, was die Autoren auf eine schlechte oder langsame Resorption des Medikamentes zurückführten. Viele Patienten in dieser Studie erlitten eine Ciclosporin-Toxizität infolge einer Überdosierung. Die Studie zeigt, dass die Verwendung des C_2-Werts für das Monitoring der Immunsuppression bei nierentransplantierten Patienten zu einer signifikanten Überdosierung von Ciclosporin bei einer relevanten Anzahl von Patienten führen kann [35]. Allerdings sind die in der Arbeit verwendeten Zielspiegel möglicherweise zu hoch. Die Ergebnisse der MO2ART-Studie zeigen, dass niedrigere C2-Zielspiegel in den Monaten vier bis sechs von ca. 1100 ng/ml bzw. 900 ng/ml und in den Monaten sieben bis zwölf von ca. 900 ng/ml bzw. 700 ng/ml zu vergleichbar guten Ergebnissen im Hinblick auf Transplantatfunktionsraten und Auftreten akuter Abstoßungen führen. Die Nebenwirkungsrate unter beiden Profilen war gering [36].

3.4 Steroid-freie Protokolle

In einer 239 erst- und zweit-nierentransplantierte Patienten umfassenden Studie konnte eine Arbeitsgruppe aus Minneapolis nachweisen, dass das frühe Absetzen der Steroid-Medikation nach bereits fünf Tagen keinen negativen Einfluss auf das Transplantat- und Patientenüberleben hat. Alle Patienten erhielten eine Thymoglobulin-Induktionsbehandlung. Untersucht wurden drei Gruppen: Ciclosporin-MMF und zwei Gruppen mit einer Tacrolimus-Sirolimus-Kombination jeweils mit unterschiedlichen Tacrolimus- bzw. Sirolimus-Zielspiegeln. Die Nierentransplantatfunktion, das Todesfall-zensierte Transplantatüberleben und das abstoßungsfreie Transplantatüberleben waren in allen drei Gruppen vergleichbar. Wundkomplikationen wurden signifikant häufiger bei den Sirolimus-therapierten Patienten beobachtet. Diese Studie unterstreicht, dass das frühe Absetzen einer Steroid-Medikation sicher ist und dass eine Steroid-Dauermedikation höchstwahrscheinlich für die Mehrzahl nierentransplantierter Patienten entbehrlich ist [37]. Zu ähnlichen Ergebnissen kommt auch eine Arbeit aus Manchester, die die Sicherheit einer Steroid-freien Immunsupression nach Basiliximab-Induktionstherapie untersucht hat [38].

Eine weitere Studie zur steroidfreien Immunsuppression nach Nierentransplantation wurde von einer Gruppe aus Frankreich im letzten Jahr publiziert. Die Studie ist aufgrund der hohen Zahl eingeschlossener Patienten von 538 äußerst relevant. Zwei Studienarme wurden untersucht: ein Daclizumab-Tacrolimus-MMF-Regime sowie ein Tacrolimus-MMF-Kortison-Regime. Die Inzidenz akuter Absto-

ßungen war in beiden Gruppen mit 16,5 % vergleichbar ebenso die Inzidenz von steroidresistenten akuten Abstoßungen (4,3 % vs. 5,0 %). Auch die Transplantat-Funktion im Verlauf bis zu einem Median von sechs Monaten war in beiden Gruppen vergleichbar. Patienten unter einer Tacrolimus-MMF-Steroid-Medikation zeigten jedoch signifikant häufiger einen insulinpflichtigen new onset-Diabetes mellitus und eine signifikante Erhöhung des Cholesterin-Spiegels im Vergleich mit einer Steroid-freien Immunsuppression. Diese Studie unterstreicht, dass eine Steroid-freie Tacrolimus-basierte Immunsuppression mit MMF und einer Induktionsbehandlung eine sichere und effektive Methode der Immunsuppression nach Nierentransplantation darstellt [39]. Andere Arbeiten dagegen zeigen, dass eine Steroid-Dauertherapie möglicherweise die Progression des chronischen Transplantatversagens verlangsamt und damit einen protektiven Effekt auf die transplantierte Niere haben könnte [40].

3.5 Sirolimus und Mycophenolat Mofetil

Inzwischen sind verschiedene Studien zur Konversion von Ciclosporin auf Sirolimus publiziert worden. In allen Studien konnte gezeigt werden, dass die Konversion auf Sirolimus einen günstigen Effekt auf die Funktion des Nierentransplantates hat [41]. Oberbauer et al. konnten nun in einer 430 Patienten umfassenden Studie nachweisen, dass das vollständige Absetzen der Ciclosporin-Medikation nach drei Monaten bei Patienten mit einer Ciclosporin-Sirolimus-Steroid-geführten initialen immunsuppressiven Therapie zu einer signifikanten Verbesserung des Transplantatüberlebens, der Transplantatfunktion und zu einem signifikant niedrigeren mittleren arteriellen Blutdruck führt [42]. Dieser Effekt ist unabhängig vom Ausgangskreatininwert bei allen nierentransplantierten Patienten nachweisbar und ist am stärksten ausgeprägt bei Patienten mit einer glomerulären Filtrationsrate von kleiner 45 ml/min [43].

Allerdings ist dabei zu bedenken, dass die Kombinationstherapie eines Calcineurininhibitors (CNI) mit Sirolimus möglicherweise per se schon ungünstiger ist als eine CNI-MMF-Kombination. Für Tacrolimus wurde dies durch eine Arbeitsgruppe aus Los Angeles anhand einer multizentrischen, randomisierten Studie nachgewiesen. Über 360 Patienten erhielten eine Basisimmunsuppression mit Tacrolimus und Steroiden wobei in dem einen Arm Patienten zusätzlich Sirolimus, in dem anderen Arm Patienten zusätzlich MMF erhielten. Die Ergebnisse zeigen, dass Patienten mit Tacrolimus-MMF-basierter Immunsuppression eine signifikant bessere Transplantatnierenfunktion und einen Trend zu einer höheren Kreatininclearance im Vergleich zu einer Tacrolimus-Rapamune-basierten Immunsuppression aufwiesen. Zusätzlich wurde die Studienmedikation in dem Sirolimus-Arm aufgrund von Nebenwirkungen signifikant häufiger reduziert als in dem MMF-basierten Studienarm [44].

3.6 Knochenstoffwechsel

Patienten mit chronischer Niereninsuffizienz haben Abnormalitäten in Bezug auf den Knochenmetabolismus, die Kalzium-Homöostase und daraus resultierend ein erhöhtes Risiko für Frakturen. Das Frakturrisiko für Patienten nach Nierentransplantation ist um den Faktor 4 höher als in der Durchschnittsbevölkerung und auch höher als das von Patienten an der Dialyse. Verschiedene Therapiestrategien sind in den letzten Jahren etabliert worden, um den Knochenmetabolismus von Patienten nach Nierentransplantation zu optimieren und das Frakturrisiko zu minimieren. In einer Cochrane-Analyse aus Neuseeland wurden nun diese verschiedenen klinischen Methoden im Hinblick auf ihre Effizienz hin untersucht. Die Metaanalyse umfasst insgesamt 23 Studien mit 1209 Patienten. Die Autoren fassen zusammen, dass bei insgesamt vorliegender nur suboptimaler Qualität der bisher publizierten Studien keines der untersuchten Therapie-Schemata einen signifikanten Einfluss auf das Risiko für Frakturen nach Nierentransplantation hatte. Bisphosphonate, Vitamin-D-Analoga und Calcitonin hatten allerdings einen günstigen Einfluss auf die Knochendichte im Bereich der lumbalen Wirbelsäule. Zusätzlich hatten Bisphosphonate und Vitamin-D-Analoga einen günstigen Einfluss auf die Knochendichte im Bereich des Femur-Halses. Damit bleibt die Frage einer effizienten Fraktur-Prophylaxe nach Nierentransplantation ein weiterhin ungelöstes Problem. Vor dem Hintergrund einer steigenden Zahl von Patienten mit einer Langzeittransplantatfunktion sind weitere prospektiv-randomisierte Studien zum Knochenstoffwechsel nach Nierentransplantation dringend notwendig [45].

3.7 Mortalität nach Nierentransplantation, Lipidstoffwechsel

Im Rahmen einer multizentrischen prospektiv-randomisierten Studie zur Effektivität des Lipidsenkers Fluvastatin nach Nieren- beziehungsweise Pankreas-/Nierentransplantation wurde der Kontrollarm mit über 1000 Patienten ohne Lipidsenker im Hinblick auf den prädiktiven Wert einer Kreatinin-Erhöhung für das Auftreten von kardialen und nicht-kardial bedingten Todesfällen evaluiert. Als Ausgangspunkt der Betrachtung diente der Kreatininwert sechs Monate nach Transplantation. Die Ergebnisse zeigen, dass jede Erhöhung des Baseline-Kreatinin-Wertes um 100 μmol/l (ca. 1,12 mg/dl) mit einer mehr als Verdoppelung des Mortalitätsrisikos verbunden ist. Alle Patienten erhielten eine Ciclosporin-basierte Immunsuppression; das Follow-up lag bei fünf Jahren. Die Schwelle, bei der eine deutliche Zunahme der Mortalität beobachtet wurde, lag bei einem Ausgangs-Kreatinin-Wert von ca. 200 μmol/l [46]. Risikofaktoren für einen Transplantatverlust waren Bluthochdruck, erhöhter Ausgangskreatininwert und Proteinurie [47].

Nierentransplantierte Patienten mit sowohl Tacrolimus- als auch mit Ciclosporin-basierter Immunsuppression zeigen oftmals Erhöhungen der Blutfette. Die Wirksamkeit des Lipid-Senkers Fluvastatin im Hinblick auf eine signifikante Reduktion kardiovaskulärer Todesfälle nach Nierentransplantation konnten Holdaas et al. in einer insgesamt 2102 nierentransplantierte Patienten umfassenden Multizenterstudie nachweisen. Dabei zeigten die Patienten mit einer Fluvastatin-Therapie über sechs Jahre eine Halbierung des Risikos für ein schwerwiegendes kardiales Ereignis. Die Daten unterstreichen die Notwendigkeit einer frühen und konsequenten Lipid-Senkung bei nierentransplantierten Patienten unter den gängigen immunsuppressiven Schemata [48]. Zwei weitere Arbeiten zur Verwendung von HMG-CoA-Reduktasehemmern nach Nierentransplantation konnten außerdem nachweisen, dass auch Simvastatin die atherogenen Lipide im Blut nierentransplantierter Patienten mit Ciclosporin bzw. Tacrolimus-basierter Immunsuppression signifikant absenkt [49, 50].

3.8 Nierenlebendspende

Trotz des deutlich höheren Mismatchs ist die Transplantat-Funktionsrate nach nichtverwandter Lebendnierenspende vergleichbar mit der nach Lebendnierenspende von Verwandten. Eine UNOS-Analyse anhand von 112 000 Lebendnierentransplantat-Empfängern, die zwischen 1991 und 2003 in den USA transplantiert wurden, konnte nun zeigen, dass die Transplantat-Funktionsraten von Organen von nicht verwandten Lebendnierenspendern, Eltern-auf-Kind-Spendern und Kind-auf-Eltern-Spendern vergleichbar waren. Allerdings zeigten sich signifikante Unterschiede zwischen den drei genannten Gruppen für Empfänger mit fokal-sklerosierender Glomerulonephritis, polyzystischen Nieren und Typ-I-Diabetes mellitus. Hier lag die Transplantat-Funktionsrate nach Eltern-auf-Kind-Spende signifikant unter der der übrigen Spender-/Empfänger-Konstellationen. Die Autoren sind der Meinung, dass

für die oben genannten drei Erkrankungen eine Lebendnierenspende von nicht verwandten Spendern beziehungsweise Kind-auf-Eltern-Spendern präferiert werden sollte. Neben genetischen Ursachen ist vor allem das erhöhte Spenderalter bei Eltern-auf-Kind-Spende für die schlechteren Ergebnisse verantwortlich [51].

Die Frage, ob die Nephrektomie im Rahmen der Lebendnierenspende total-laparoskopisch, laparoskopisch-handassistiert oder offen durchgeführt werden soll, ist weiterhin offen. Eine Arbeitsgruppe aus Korea hat nun nachweisen können, dass die handassistierte Lebendnierenspende ein sicheres und effektives Alternativverfahren zur offenen Spender-Nephrektomie darstellt und dass die Zeitspanne, die die Patienten benötigen, um wieder ihrer normalen Arbeit nachgehen zu können, in der laparoskopischen Gruppe signifikant niedriger war als in der offenen Gruppe [52].

3.9 Cytomegalievirus-(CMV-)Infektionen

CMV-Infektionen nach Nierentransplantation stellen bei den immunsupprimierten Patienten immer noch ein signifikantes Problem dar. Eine Arbeitsgruppe aus Griechenland hat sich mit der Effektivität und dem Sicherheitsprofil einer CMV-Prophylaxe mit oralem Ganciclovir versus Valacyclovir in einer offenen randomisierten, prospektiven Studie befasst. Die Ergebnisse zeigen, dass beide Substanzen im Rahmen einer dreimonatigen CMV-Prophylaxe gleichermaßen effektiv sind, dass jedoch die Behandlungskosten in der Valacyclovir-Gruppe 20 % höher waren verglichen mit denen der Ganciclovir-Gruppe. Allerdings bleibt festzustellen, dass in der Ganciclovir-Gruppe signifikant mehr bakterielle Infektionen auftraten und dass der einzige Fall einer organassoziierten CMV-Infektion ebenfalls in der Ganciclovir-Gruppe beobachtet wurde. [53]. Eine ähnliche Analyse hat in einer randomisierten Studie ebenfalls eine Gleichwertigkeit beider Substanzen in der Prävention von CMV-Infektionen nachweisen können. Interessanterweise war jedoch die Abstoßungsrate in der oralen Ganciclovir-Gruppe signifikant höher als in der Valacyclovir-Gruppe [54].

3.10 Varia

Eine Arbeitsgruppe aus Frankreich hat sich mit der Frage beschäftigt, ob sich Celsior-Lösung sowohl für die thorakale als auch die abdominelle Organentnahme eignet. Von August 1999 bis Juli 2000 wurden insgesamt 72 konsekutive Multiorganspenden durchgeführt. Aus diesen gingen 264 transplantierte Organe hervor. Das Einjahres-Patienten- und Transplantatüberleben war sowohl für die Niere, das Pankreas, die Leber als auch für Herz und Lunge entsprechend mit den Ergebnissen großer Sammel-Statistiken vergleichbar, so dass die Autoren zu dem Schluss kommen, dass sich Celsior als eine effektive und sichere Präservierungslösung im Rahmen der Multi-Organ-Entnahme sowohl für thorakale als auch abdominelle Organe eignet [55].

Eine Metaanalyse aus Italien hat sich mit der Frage der Hepatitis-C-Problematik bei Hepatitis-C-Antikörper-positiven Nierentransplantat-Empfängern beschäftigt. Die Metaanalyse umfasst acht klinische Studien mit insgesamt 6365 Patienten. Die Ergebnisse zeigen, dass das Vorhandensein von Anti-HCV-Antikörpern ein unabhängiger Risikofaktor für frühzeitigen Tod des Empfängers und für einen Transplantatverlust nach Nierentransplantation darstellt. Die Autoren führen dies darauf zurück, dass Patienten mit HCV-Antikörpern signifikant häufiger hepatozelluläre Karzinome und Leberzirrhosen entwickeln als HCV-negative Transplantat-Empfänger [56].

Die Frage, ob man im Rahmen einer Nierentransplantation die Ureteroneozystostomie mit einer Splint-Einlage schienen soll, wird weiterhin unter Transplantationschirurgen kontrovers diskutiert. Eine Arbeitsgruppe aus Ägypten hat hierzu eine Studie vorgestellt, bei der insgesamt 100 Patienten prospektiv randomisiert in zwei Gruppen aufgeteilt wurden: Patienten der ersten Gruppe erhielten eine routinemäßige Doppel-J-Splint-Einlage, die der zweiten Gruppe nicht. Eine standardisierte Ureteroneozystostomie nach Lich-Gregoir wurde in beiden Gruppen durchgeführt. In der ersten Gruppe wurde der Splint nach zwei Wochen entfernt. Beide Gruppen waren hinsichtlich der demographischen und klinischen Daten vergleichbar. Interessanterweise kam es in keiner der beiden Gruppen zur Entwicklung einer Ureter-Striktur. Allerdings traten erstaunlicherweise in der Gruppe mit Splint zwei Urin-Leckagen auf, während dies in der nicht gesplinteten Gruppe bei keinem Patienten beobachtet wurde. Zudem lag die Rate an postoperativen Harnwegsinfektionen in der gesplinteten Gruppe signifikant über der in der nicht gesplinteten Gruppe. Die Autoren schließen daraus, dass grundsätzlich die routinemäßige Anwendung einer Splint-Schienung nicht notwendig ist und dass diese limitiert werden sollte auf Patienten mit pathologischer Blasenentleerung [57].

Der dramatische Organmangel macht die zunehmende Verwendung von Organen von marginalen Spendern erforderlich. Ein signifikantes Problem bei transplantierten Nieren von marginalen Spendern besteht in der erhöhten Inzidenz von verzögerten Transplantat-Funktionen. Anhand einer Cochrane-Analyse wurde nun der Einfluss von Kalzium-Kanal-Blockern auf die Inzidenz der akuten tubulären Nekrose (ATN) evaluiert. Ausschließlich kontrolliert randomisierte Studien wurden in dieser Meta-Analyse zusammengefasst. Zehn Studien waren zur Daten-Analyse geeignet. Die Ergebnisse zeigen, dass die Verwendung von Kalzium-Kanal-Blockern in der perioperativen Phase nach Nierentransplantation mit einer Risiko-Reduktion für die Inzidenz des ATN (RR 0,57) sowie einer Risikoreduktion für eine verzögerte Transplantatfunktion (RR 0,51) verbunden ist. Die übrigen Parameter zwischen den beiden Gruppen waren im Hinblick auf die Transplantat-Funktionsrate, Mortalität und Dialyse-Häufigkeit vergleichbar. Signifikante Nebenwirkungen wurden nicht beobachtet. Die Studie kommt zu dem Schluss, dass die Gabe von Kalzium-Kanal-Blockern einen günstigen Einfluss auf eine Verhinderung einer verzögerten Transplantat-Funktion zu haben scheint, dass aber aufgrund der Heterogenität der untersuchten Studien eine definitive Klärung des Problems nicht möglich ist [58].

Eine weitere interessante Arbeit zur Nierentransplantation hat sich mit der Frage der kritischen Nephron-Masse im Verhältnis zum Körpergewicht beschäftigt. Ausgewertet wurde das Verhältnis von Nierentransplantatgewicht (n = 1142) vor Transplantation zu dem Körpergewicht des Empfängers. Die Arbeit zeigt, dass die Transplantatmasse im Verhältnis zum Körpergewicht einen signifikanten Einfluss auf das Auftreten einer Proteinurie und auf die Transplantat-Filtrationsrate hat. Die Transplantation kleiner Nieren auf größere Empfänger sollte vermieden werden [59].

4 Pankreas- und Inselzelltransplantation

4.1 Pankreastransplantation (Ganzorgantransplantation)

Die Anzahl durchgeführter Ganzorgan-Pankreastransplantationen ist in der Bundesrepublik Deutschland nach den vorläufigen Zahlen von Eurotransplant bis November 2005 im Vergleich zum Vorjahreszeitraum 2004 um über 10 % abgesunken. Im Jahre 2005 sind unter anderem die Ergebnisse der Euro-SPK 001-Studie veröffentlicht worden, die die Sicherheit, das Nebenwirkungsprofil und die metabolischen Konsequenzen einer Tacrolimus-basierten versus einer Ciclosporin-basierten Immunsuppression nach simultaner Pankreas-/Nierentransplantation vergleicht. Insgesamt wurden 205 Patienten eingeschleust, die begleitende Basisimmunsuppression erfolgte mit MMF und Steroiden. Alle Patienten erhielten eine T-Zell-depletierende Induktionstherapie. Die Ergebnisse zeigen, dass die Tacrolimus-therapierten Patienten signifikant weniger Abstoßungen und ein signifikant höheres Pankreastransplatüberleben im Vergleich zur Ciclosporin-Gruppe aufwiesen. Dabei fand sich kein Unterschied in Bezug auf die metabolischen Effekte der Immunsuppression außer einem signifikant niedrigeren Cholesterinspiegel in der Tacrolimusgruppe [60–62]. Interessanterweise traten Transplantatthrombosen in der Tacrolimus-Gruppe signifikant seltener auf als in der Sandimmun-Gruppe [63]. Die Studie zeigt ebenfalls, dass der immunologische Benefit einer Tacrolimus-basierten Immunsuppression verglichen mit einer Ciclosporin-Therapie zu einer signifikant verminderten Inzidenz von Relaparatomien und einer reduzierten Krankenhausaufenthaltsdauer führt. Eine erniedrigte Rate von Relaparotomien war assoziiert mit einem verbesserten Pankreas- und Nierentransplantat-Überleben [64]. Die Ergebnisse belegen eindrucksvoll die Wirksamkeit und das Sicherheitsprofil einer Tacrolimus-basierten Immunsuppression bei der Ganzorgan-Pankreastransplantation. Daneben wurde im Rahmen der Euro-SPK 001-Studie untersucht, ob das Ausmaß der Gewebeübereinstimmung einen Effekt auf die Funktionsrate sowohl des Pankreas- als auch des Nierentransplantates hat. Die Ergebnisse zeigen, dass zwar dass Risiko für Patienten mit einem Mismatch von 4–6, innerhalb von drei Jahren eine akute Abstoßung zu erleiden um den Faktor 2,6 höher ist als für Patienten mit einem Mismatch von unter 4, dennoch ergaben sich keine signifikanten Unterschiede im Hinblick auf die Transplantatfunktionsraten. Ob die erhöhte Rate akuter Abstoßungen einen negativen Effekt auf die Transplantatfunktionsraten im Langzeitverlauf hat, bleibt dagegen abzuwarten [65]. Die Frage einer steroidfreien Immunsuppression war im vergangenen Jahr ebenfalls Gegenstand von zwei Studien zur Pankreastransplantation [66, 67]. Die Studien zeigen zusammenfassend, dass sowohl ein steroidfreies immunsuppressives Regime sowie auch ein Steroidentzug nach Pankreastransplantation für die Mehrzahl der Patienten durchführbar sind. Damit ist – ähnlich wie bei der isolierten Nierentransplantation – eine Steroid-Dauermedikation bei der Pankreastransplantation für die überwiegende Mehrzahl der Patienten vermutlich entbehrlich.

4.2 Inselzelltransplantation

Die Inselzelltransplantation hat in den letzten Jahren erhebliche Fortschritte gemacht. In Deutschland sind die Zentren Gießen, München Rechts der Isar und Tübingen für die Zulassung zur Inselzelltransplantation evaluiert worden und inzwischen bei Eurotransplant zugelassen. Mit den neuesten methodischen Verbesserungen bei der Inselisolation und der Einführung potenterer und weniger diabetogener immunsuppressiver Schemata ist die Inselzelltransplantation nunmehr klinische Realität. Während ein großer Teil der Patienten im sog. „Edmonton-Protokoll" [68] noch zwei bis drei Spenderorgane benötigte, konnten Hering et al. [69] erstmals zeigen, dass bei Transplantation von Inseln von nur einem Spenderpankreas alle Patienten nach dem Eingriff kein Insulin mehr benötigten. Nach einem Jahr lag die Rate der Insulinunabhängigkeit noch bei 62,5 %.

Die oben genannten Erfolge dürfen jedoch keineswegs darüber hinwegtäuschen, dass die Langzeitergebnisse nach Inselzelltransplantation nach wie vor nicht zufriedenstellend sind. Im Jahre 2005 hat die Arbeitsgruppe aus Edmonton ihre 5-Jahres-Langzeitergebnisse von insgesamt 44 Patienten, die nach überwiegend mehrmaliger Inselzelltransplantation nach dem „Edmonton-Protokoll" insulinfrei wurden, publiziert [70]. Zwar konnte bei der Mehrzahl der Patienten (80 %) im Langzeitverlauf ein positives C-Peptid nachgewiesen werden, dennoch war nur eine verschwindend geringe Minderheit (ca. 10 %) insulinfrei. Die durchschnittliche Dauer der Insulinfreiheit lag bei 15 Monaten (6,2 bis 25,5 Monate). Zu bedenken ist ferner, dass die ca. 33 % primäre Therapieversager gleich zu Beginn der Behandlung herausgerechnet wurden, d.h. das gesamte Patientenkollektiv, welches konsekutiv trans-

plantiert wurde, umfasste insgesamt 65 Patienten. Allerdings erreichten 21 Patienten auch unter einer mehrfachen Inselzelltransplantation keine Insulinfreiheit und wurden bei den nachfolgenden Auswertungen und Ergebnissen gar nicht berücksichtigt. Dies bedeutet, dass die wirklichen Langzeitergebnisse noch deutlich schlechter sind. Dies ist umso bedeutsamer, da es sich bei Edmonton neben Miami und Minneapolis um eines der international führenden Inselzelltransplantationszentren handelt. Die Insulinfreiheitsraten der Mehrzahl der übrigen Zentren liegen traditionell zum Teil noch weit unter den von Edmonton publizierten Daten.

Die Ergebnisse zeigen, dass bisher die Inselzelltransplantation für die Langzeitbehandlung des insulinpflichtigen Diabetes mellitus weiterhin kein ausreichendes Potenzial besitzt. Und sie unterstreichen ferner die weiterhin bestehende Bedeutung der Ganzorgan-Pankreastransplantation. Die Pankreastransplantation ist zwar mit einem deutlich höheren perioperativen Risiko assoziiert, sie ist dennoch weiterhin die einzig klinisch etablierte Methode, welche durch die exzellenten Langzeitergebnisse die diabetischen Spätkomplikationen begrenzen oder positiv beeinflussen kann. Deshalb sind heute stringente Einschlusskriterien für eine alleinige Inseltransplantation notwendig. Dabei sind vor allem Kandidaten zu berücksichtigen, die stärkste Instabilitäten der Blutzuckerkontrolle und Wahrnehmungsstörungen im Niedrigzuckerbereich trotz optimaler Insulintherapie aufweisen [71]. Die zukünftige breite Anwendbarkeit der Inseltransplantation wird von den Erfolgen synergistischer und multizentrischer Forschung in allen kritischen Bereichen der Inselzelltransplantation abhängen.

Neben den Langzeitdaten aus Edmonton sind im letzten Jahr weitere interessante Arbeiten zur Inselzelltransplantation publiziert worden. So berichtete das Transplantationszentrum der Universität Kyoto im Oktober 2005 von der ersten erfolgreichen Inselzelltransplantation nach Lebendspende eines Hemipankreas [72].

Allerdings ist dies ein Verfahren, welches sicherlich nur in ausgewählten Fällen zur Anwendung kommen wird. Seit Jahren ethisch äußerst umstritten ist eine Studie aus Mexico [73], bei der insgesamt 12 diabetischen Patienten embryonale Schweineinseln kombiniert mit Sertoli-Zellen in einen subkutanen Kollagen-Pouch ohne Immunsuppression transplantiert wurden. Die Autoren haben hierzu nun ihre 4-Jahres-Nachbeobachtungsdaten vorgelegt. Dabei wurde bei der Hälfte der Patienten eine signifikante Reduktion des Insulinbedarfs beobachtet. Zwei Patienten waren sogar vorübergehend insulinfrei. Schweineinsulin konnte bei drei Patienten im Stimulationstest noch vier Jahre nach Transplantation nachgewiesen werden und keiner der transplantierten Patienten entwickelte eine PERV-Infektion (porcines endogenes Retrovirus). Inwiefern diese Daten wirklich glaubhaft sind und welche Schlüsse aus den Ergebnissen zu ziehen sind, bleibt abzuwarten.

5 Dünndarm-transplantation

Während die Dünndarmtransplantation in Deutschland erst an wenigen Patienten durchgeführt wurde, erzielt die Universität Pittsburgh in den USA als eines der weltweit führenden Dünndarmtransplantationszentren mittlerweile 1-Jahres-Überlebensraten von mehr als 90 %. Nach den UNOS-OPTN-Daten, welche aktuell nur bis zum Jahr 2003 vorliegen, wurden im Jahre 2003 in den USA 112 Dünndarmtransplantationen durchgeführt. Die Transplantatfunktionsraten haben sich in den letzten sechs Jahren leicht verbessert. Die aktuelle 1-Jahres-Transplantatfunktionsrate inklusive Patienten mit kombinierter Leber-Dünndarm-Transplantation lag nach den UNOS-Daten bei 69 %. Im Gegensatz zu den Trends der Leber- und Nierentransplantation hat sich die Lebend-Dünndarmspenden-Transplantation nicht durchsetzen können, da die

überwiegende Mehrzahl der auf der Warteliste registrierten potenziellen Empfänger jüngere Kinder waren, für die aus technischen Gründen ein Transplantat von einem erwachsenen Spender nicht in Frage kam [8].

Die Dünndarmtransplantation findet weiterhin häufig in Kombination mit der Transplantation eines weiteren Organes statt. In den USA beträgt der Anteil der kombinierten Dünndarmtransplantationen ca. 50 %. Dabei sank die Zahl der kombinierten Leber-/Dünndarm-Transplantationen seit dem Jahre 2000 leicht ab mit einer zu beobachtenden kompensatorischen Zunahme der Zahl der Leber-/Dünndarm-/Pankreastransplantationen [8].

Große Zentren berichten inzwischen über Serien mit 98 konsekutiven multiviszeralen Transplantationen. Die häufigste Grundkrankheit waren Gastroschisis und intestinale Dysmotilitätssyndrome bei kindlichen, sowie Mesenterialvenenthrombose und Traumata bei erwachsenen Empfängern. Das Patienten- und Transplantatüberleben lag bei 65 % bzw. bei 63 % nach einem Jahr und bei 49 % bzw. 47 % nach fünf Jahren. Dabei zeigte sich, dass ein Transplantationszeitpunkt vor 1998 mit einer signifikant schlechteren Funktionsrate assoziiert war. Daneben wurde die Funktionsrate durch eine Hospitalisierung vor dem Zeitpunkt der Transplantation und durch eine Campath 1 H Induktionstherapie bei Kindern negativ beeinflusst. Patienten ohne die oben genannten Risikofaktoren (n = 37; 15 Erwachsene, 22 Kinder) zeigten eine errechnete 1- bzw. 3-Jahres-Überlebensrate von 89 bzw. 71 %. Die Abstoßungsrate sank im Zeitraum nach 2001 verglichen mit dem Zeitraum vor 2001 signifikant von 68 auf 32 % ab [74].

Ein wesentliches Problem bei Patienten mit Kurzdarmsyndrom und totaler parenteraler Ernährung ist ein suffizienter zentral-venöser Zugang in der peri- und postoperativen Phase nach Dünndarmtransplantation. Auf dem 8. Internationalen Dünndarm-Transplantations-Symposium im September 2003 wurde ein neues Klassifikationssystem für Patienten mit

Kurzdarmsyndrom im Hinblick auf den venösen Gefäßstatus des Patienten vorgestellt. Dieses Klassifikationssystem wurde nun von der Universität Miami anhand von Patienten, die zwischen 1998 und 2003 Dünndarm-transplantiert wurden, evaluiert. Insgesamt wurden 91 Patienten mit insgesamt 106 Transplantationen eingeschlossen. 52 % der Patienten fielen in die Gruppe 1, d.h. keine thrombosierten Gefäße, 22 % der Patienten wurden in die Gruppe 2, d.h. ein okkludiertes Gefäß, oder erhöhtes Risiko für Gefäßthrombose klassifiziert. Etwa $^1/_4$ der Patienten wurden in Klasse 3 (multipel thrombosierte Gefäße) und 1,9 % in Klasse 4 (alle Gefäße thrombosiert) klassifiziert. 15 % der Patienten benötigten eine präoperative Angiographie um die venösen Zugangsmöglichkeiten zu evaluieren. Die überwiegende Mehrzahl der Patienten waren in Gruppe 3 oder Gruppe 4 klassifiziert; über 50 % der Patienten in diesen Gruppen benötigten zusätzlich eine venöse Angioplastie um einen ausreichenden Gefäßzugang zu gewährleisten. Die Autoren kommen zu dem Schluss, dass alle Patienten auf der Warteliste für eine Dünndarmtransplantation vor der Transplantation einem venösen Mapping mittels Dopplerultraschall unterzogen werden sollten. Patienten mit Klasse 3- und 4-Venenproblematik sollten eine Angiographie erhalten [75].

6 Organspende

6.1 Perspektiven der Hirntodspende in der Bundesrepublik Deutschland

Die Bundesrepublik Deutschland ist im Europäischen Vergleich weiterhin eines der Schlusslichter bei der Realisierung von Hirntodorganspenden. Allerdings bestehen erhebliche regionale Unterschiede. So ist das Spenderaufkommen traditionell in Mecklenburg-Vorpommern und in Brandenburg mehr als doppelt so hoch als in den südlichen Regionen, z.B. in Baden-Württemberg oder Bayern. Allerdings konnte durch verschiedene Maßnahmen die Spenderfrequenz in der Region Bayern im vergangenen Jahr um 45 % gesteigert werden. Dies ist insbesondere auf eine Zunahme von Meldungen potenzieller Organspender durch die Krankenhäuser zurückzuführen. Bayern ist das erste Bundesland, welches ein Ausführungsgesetz zum Transplantationsgesetz verabschiedet hat. Hierin wird geregelt, dass die Krankenhäuser mit Intensivstationen einen Transplantationsbeauftragten benennen müssen, der dem Ministerium Auskunft über die mögliche Eignung von Verstorbenen zur Organspende gibt [1]. Inwieweit das Bayerische Modell auf andere Regionen in der Bundesrepublik Deutschland übertragen werden kann, bleibt abzuwarten.

Allerdings zeigen diese Steigerungsraten sehr deutlich, dass der mögliche Pool von Organspendern in der Bundesrepublik Deutschland im Vergleich mit den bisherigen Spenderzahlen wesentlich größer ist. In einer Dänischen Analyse wurde die Anzahl potenzieller Organspender auf ca. 50 Spender pro Million Einwohner geschätzt. Bei einer aktuell vergleichbaren Rate an realisierten Organspenden von ca. 13 bzw. 12 Spenden pro Million Einwohner ist die Situation in Dänemark in etwa mit der in der Bundesrepublik Deutschland vergleichbar. Dies bedeutet im Umkehrschluss allerdings auch, dass zur Zeit bei nur etwa 25 % der potenziellen Spender eine Organspende auch realisiert wird. Die Hauptgründe für die Nichtdurchführung einer Organspende in Dänemark lagen im Wesentlichen in einer sehr hohen Ablehnungsrate von bis zu 50 % durch die Angehörigen sowie in dem Nichterkennen potenzieller Organspender durch die behandelnden Krankenhäuser [76].

Eine Studie aus den Niederlanden konnte in diesem Zusammenhang nachweisen, dass die Kommunikation zwischen Angehörigen und dem medizinischen Personal, welches in den Organspendeprozess involviert ist, eine wichtige Rolle in der Entscheidungsfindung im Hinblick auf eine mögliche Zustimmung zur Organspende spielt [77].

Eine Verbesserung der Organspendesituation in Deutschland hätte nicht nur für den individuellen Patienten, der auf ein Organangebot wartet Konsequenzen, sondern würde im Gesundheitswesen in erheblichem Umfang Kosten einsparen. Amerikanische Schätzungen gehen davon aus, dass bei einem Casemix von 80 % Standardnierentransplantationen und 20 % Nierentransplantationen von marginalen Spendern eine Gesamtkostenersparnis von ca. 142 000 US$ pro transplantierter Niere im amerikanischen Gesundheitssystem erreicht werden kann. Dabei liegen die geschätzten Kosteneinsparungen für die Lebertransplantation bzw. für die Herztransplantation mit ca. 200 000 bzw. 175 000 US$ noch über den Angaben für die Nierentransplantation. So seien allein durch die Steigerung der Zahl der Hirntodspenden zwischen 2003 und 2004 um 8 % im amerikanischen Gesundheitswesen ca. 30 Millionen US$ eingespart worden [78].

Im Jahre 2005 wurde darüber hinaus erstmalig der Einfluss der Art der gesetzlichen Regelung der Hirntodspende (hier vereinfacht Widerspruchslösung vs. Zustimmungslösung) auf die Spendefrequenz in verschiedenen europäischen Ländern, darunter Spanien, Österreich, Frankreich, Italien, Deutschland, England und den Niederlanden untersucht. Diese interessante Arbeit kommt zu dem Ergebnis, dass eine gesetzliche Organspenderegelung über eine Widerspruchslösung im Vergleich mit einer Zustimmungslösung nicht automatisch eine Steigerung der Zahl der Hirntodspenden zur Folge haben muss. Dies hängt damit zusammen, dass die Organspendefrequenz ganz wesentlich auch von der Mortalitätsrate desjenigen Bevölkerungsanteiles abhängig ist, der sich prinzipiell zu einer Organspende eignet. Länder mit einem hohen Spenderaufkommen wie z.B. Spanien haben in aller Regel auch eine höhere Mortalitätsrate von Patienten, die sich potenziell als Organspender eignen, d.h. Patienten nach (Verkehrs-) Unfällen und zerebralen Blutungen. Werden die Spenderzahlen für diese Unterschiede korrigiert, so zeigt sich, dass auch Länder mit einer Widerspruchslösung wie z.B.

die Niederlande eine hohe effektive Organspenderate erreichen [79].

6.2 Empfängersicherheit

Neben der positiven Entwicklung der Organspendezahlen in Bayern gab es leider im vergangenen Jahr in der Region Mitte einen dramatischen Zwischenfall, bei dem Organe einer Multiorganspenderin mit einer nicht diagnostizierten Tollwut auf insgesamt sechs Empfänger transplantiert wurden. Im Verlauf sind drei der Empfänger an den Folgen einer Tollwutinfektion verstorben. Dies ist nach einem Vorfall in den USA im Jahre 2004 weltweit der insgesamt zweite Fall einer Tollwutinfektion durch eine Organtransplantation (siehe hierzu Centers for Disease Control and Prevention; www.cdc.gov). Dieser Fall hat die Diskussion um die Empfängersicherheit, insbesondere bei der Übertragung von Organen von sog. „marginalen" Spendern in der Bundesrepublik Deutschland neu angeheizt. Allerdings bleibt festzustellen, dass in dem vorliegenden Fall eine Tollwutinfektion des Spenders durch keine der zur Zeit verfügbaren laborchemischen Untersuchungsmethoden hätte rechtzeitig festgestellt werden können. Die Diagnose wurde schließlich ex post anhand der vollständigen Untersuchung des Gehirns der Spenderin gesichert. Auch in Zukunft werden für verschiedene seltene Infektionskrankheiten zuverlässige Schnelltests fehlen. Dieser Fall demonstriert auf tragische Weise, dass trotz der enormen Erfolge auf dem Gebiet der Organtransplantation, ein – wenn auch extrem geringes – Restrisiko für den Empfänger im Hinblick auf die Übertragung von Infektionskrankheiten besteht und auf unbestimmte Zeit wohl auch bestehen bleiben wird [1].

Neben der Übertragung von Infektionskrankheiten wird möglicherweise auch das Risiko für die Übertragung von Malignomen durch die steigende Akzeptanz von Organen älterer Hirntodspender eine zunehmende Rolle spielen [80]. Nur durch eine sorgfältige präoperative Diagnostik und eine umfassende intraoperative

Evaluierung des Spenders lässt sich dieses Risiko auch zukünftig minimieren.

7 Xenotransplantation

Auf dem Gebiet der Xenotransplantation hat sich in den letzten Jahren ein erheblicher wissenschaftlicher Fortschritt vollzogen. Allerdings bleibt weiter völlig offen, ob die Xenotransplantation jemals zu einer relevanten klinischen Anwendung kommen wird.

Dennoch hat die Forschung auf dem Gebiet der Xenotransplantation zu einer substantiellen Erweiterung des Wissens auf verschiedenen benachbarten Gebieten geführt. Insbesondere hat Sie unser Verständnis für die Mechanismen der angeborenen Immunität und damit u.a. für die Struktur und Funktion von seit Geburt vorhandenen Antikörpern erheblich verbessert. Daneben haben die wissenschaftlichen Fortschritte auf dem Gebiet der Physiologie von Zuckermolekülen auf Zelloberflächen weitreichende Implikationen für andere klinische Bereiche wie z.B. die Krebsforschung oder auch die Forschung auf dem Gebiet der Autoimmunerkrankungen gehabt [81].

Klinische Xenotransplantation ist bereits heute in wenigen einzelnen Bereichen Realität. So wird bereits in einer Klinik in Hongkong Schweinehaut für bestimmte Patienten nach schweren Verbrennungen als Xenograft zur Flächendeckung verwendet [82]. Daneben erhielt bereits 1995 ein Patient mit schwerer fortgeschrittener AIDS-Erkrankung und fehlendem Ansprechen auf eine antivirale Tripeltherapie eine nicht-myeloablative Knochenmarkstransplantation von einem Pavian. Hierzu wurden nun im letzten Jahr die 8-Jahres-Verlaufsdaten publiziert. Zwar konnte trotz eines transienten Mikrochimerismus und einer klinischen und virologischen Verminderung der Viruslast ein längerfristiger Erfolg nicht erreicht werden; das Interessante an dieser Arbeit ist jedoch, dass keine Nebenwirkungen und auch keine nachweislichen Infektionen auftraten

[83]. Daneben findet die Xenotransplantation in Form von mikroverkapselten Schweineinseln in Einzelversuchen am Menschen bereits seit längerer Zeit klinische Anwendung. Die erste Arbeit auf diesem Gebiet wurde durch Groth aus Schweden bereits im Jahre 1994 publiziert [84].

Ein wesentlicher Fortschritt auf dem Gebiet der Xenotransplantation war die Etablierung eines Knock-out-Models für das alpha-1,3-Galaktosyltransferasegen (GT-KO-Schwein) durch die Verwendung der Kerntransfer/Embryotransfertechnik. Hierdurch kann die hyperakute Rejektion, welche durch die beim Menschen und anderen Primaten vorkommenden xenogenen Antikörper gegen den auf dem Schweineendothelium und anderen Zelloberflächen von niederen Säugern vorhandenen Zucker Galaktose-alpha-1,3-Galaktose (Gal) fast vollständig verhindert werden. Insgesamt sind ca. 1 % der menschlichen Immunglobuline gegen das alpha-Gal-Epitop gerichtet. Ein interessanter therapeutischer Ansatz in der Krebsforschung ergibt sich nun in der Transfektion menschlicher Tumorzellen mit einem Adenovirus, welcher das alpha-1,3-Gal-Gen trägt. Entsprechend transduzierte Krebszellen könnten dann durch die natürlich vorkommenden Anti-Gal-Antikörper zerstört werden [85].

Im letzten Jahr wurden außerdem die Ergebnisse einer Studie publiziert, die die klinische Effektivität von GT-KO-Schweinen anhand von Primatenversuchen überprüfen sollte. Insgesamt wurden acht Herzen von entsprechenden Knock-out-Schweinen in Paviane transplantiert. Sechs der acht Schweineherzen funktionierten zwischen zwei bis sechs Monaten, ein Schweineherz zeigte sogar eine Funktionsrate von 179 Tagen. Die Immunsuppression bestand in einem Anti-CD154-Antikörper, MMF und Methylprednisolon. Allerdings zeigte sich, dass alle transplantierten Herzen eine thrombotische Mikroangiopathie entwickelten, deren Ursache Gegenstand weiterer Forschung sein wird. Die Arbeit unterstreicht jedoch den zunehmenden Fortschritt auf dem Gebiet der Xenotransplantation [86].

Darüber hinaus besteht zurzeit Uneinigkeit darüber, ob die Verwendung von GT-KT-Schweinen möglicherweise zu einer vermehrten Infektion menschlicher Empfänger mit dem porcinen endogenen Retrovirus (PERV) führen könnte. In-vitro-Versuche in den letzten Jahren konnten nachweisen, dass die Präsenz von Gal auf den PERV-Viruspartikeln die Virusinaktivierung durch menschliches Serum fördert [87]. Damit liegt die Befürchtung nahe, dass Viren von transgenen Schweinen ohne Gal-Präsenz auf der Virushülle für den Menschen infektiöser sein könnten.

In einer neueren Arbeit aus Spanien, bei der anti-Gal-antikörperdepletierten Pavianen Schweineherzen bzw. Schweinenieren transplantiert wurden, konnten im Plasma keines der Empfängertiere PERV-spezifische Antikörper nachgewiesen werden. Allerdings waren PERV-DNA-Sequenzen im peripheren Blut, in mononukleären Zellen sowie in 89 % der Empfängertiere in der Milz und in Lymphknotenproben als Xenochimerismus nachweisbar. Die Autoren kommen zu dem Schluss, dass eine Xenotransplantation von Organen von GT-KT-Schweinen auf Primaten zu keiner Zunahme der Infektion mit PERV führt [88].

Ein weiteres Problem neben der humoralen Abstoßung stellt die biochemische Variabilität zwischen der Spezies Schwein und Mensch in Bezug auf die Blutviskosität, den Lebermetabolismus, verschiedene Enzyme und Hormone dar. Von speziellem Interesse ist hierbei die Frage der Inkompatibilität von Koagulationsfaktoren, welche zu einem prothrombotischen Zustand des Transplantates mit nachfolgender Thrombose nach Schwein-auf-Mensch-Xenotransplantation führen kann. Diese Inkompatibilitäten zwischen diskordanten Spezies stellen neben der Abstoßungsproblematik eine der Hauptbarrieren für den Einsatz der klinischen Xenotransplantation dar. Aktuelle Arbeiten haben nun erstmalig die Kompatibilität und Aktivität von verschiedenen Gerinnungsfaktoren des Schweines in humanem Plasma, welches für den untersuchten Faktor defizitär war, untersucht. Die Ergebnisse zeigen, dass porcine Koagulationsfaktoren das extrinsische und intrinsische Gerinnungssystem des Menschen aktivieren können. Dabei waren die Aktivitäten von AT III und bestimmter prokoagulatorischer Faktoren des Schweines höher verglichen mit denen des Menschen [89].

Literatur

[1]   Deutsche Stiftung Organtransplantation (DSO): www.dso.de

[2]   Yoshida EM, Marotta PJ, Greig PD et al.: Evaluation of renal function in liver transplant recipients receiving daclizumab (Zenapax), mycophenolate mofetil, and a delayed, low-dose tacrolimus regimen vs. a standard-dose tacrolimus and mycophenolate mofetil regimen: a multicenter randomized clinical trial. Liver Transpl 11 (2005) 1064–1072. [EBM Ib]

[3]   Reich DJ, Clavien PA, and Hodge EE: Mycophenolate mofetil for renal dysfunction in liver transplant recipients on cyclosporine or tacrolimus: randomized, prospective, multicenter pilot study results. Transplantation 80 (2005) 18–25. [EBM Ib]

[4]   Boillot O, Mayer DA, Boudjema K et al.: Corticosteroid-free immunosuppression with tacrolimus following induction with daclizumab: a large randomized clinical study. Liver Transpl 11 (2005) 61–67. [EBM Ib]

[5]   Pageaux GP, Calmus Y, Boillot O et al.: Steroid withdrawal at day 14 after liver transplantation: a double-blind, placebo-controlled study. Liver Transpl 10 (2004) 1454–1460. [EBM Ib]

[6]   Gonzalez MG, Madrazo CP, Rodriguez AB et al.: An open, randomized, multicenter clinical trial of oral tacrolimus in liver allograft transplantation: a comparison of dual vs. triple drug therapy. Liver Transpl 11 (2005) 515–524. [EBM Ib]

[7]   Jonas S, Neuhaus R, Junge G et al.: Primary immunosuppression with tacrolimus after liver transplantation: 12-years follow-up. Int Immunopharmacol 5 (2005) 125–128. [EBM Ib]

[8]   United Network for Organ Sharing / Organ Procurement and Transplantation Network (UNOS / OPTN): www.unos.org

[9]   Lodge JP, Jonas S, Jones RM et al.: Efficacy and safety of repeated perioperative doses of recombinant factor VIIa in liver transplantation. Liver Transpl 11 (2005) 973–979. [EBM Ib]

[10] Planinsic RM, van der MJ, Testa G et al.: Safety and efficacy of a single bolus administration of recombinant factor VIIa in liver transplantation due to chronic liver disease. Liver Transpl 11 (2005) 895–900. [EBM Ib]

[11] Ponnudurai RN, Koneru B, Akhtar SA et al.: Vasopressor administration during liver transplant surgery and its effect on endotracheal re-intubation rate in the postoperative period: a prospective, randomized, double-blind, placebo-controlled trial. Clin Ther 27 (2005) 192–198. [EBM Ib]

[12] Zhang LP, Li M, and Yang L: Effects of different vasopressors on hemodynamics in patients undergoing orthotopic liver transplantation. Chin Med J (Engl) 118 (2005) 1952–1958. [EBM Ib]

[13] Akamatsu N, Sugawara Y, Tamura S et al.: Prevention of renal impairment by continuous infusion of human atrial natriuretic peptide after liver transplantation. Transplantation 80 (2005) 1093–1098. [EBM Ib]

[14] Della RG, Pompei L, Costa MG et al.: Fenoldopam mesylate and renal function in patients undergoing liver transplantation: a randomized, controlled pilot trial. Anesth Analg 99 (2004) 1604–1609, table. [EBM Ib]

[15] Schemmer P, Mehrabi A, Friess H et al.: Living related liver transplantation: the ultimate technique to expand the donor pool? Transplantation 80 (2005) 138–141. [EBM IV]

[16] Sampietro R, Goffette P, Danse E et al.: Extension of the adult hepatic allograft pool using split liver transplantation. Acta Gastroenterol Belg 68 (2005) 369–375. [EBM Ib]

[17] Olthoff KM, Merion RM, Ghobrial RM et al.: Outcomes of 385 adult-to-adult living donor liver transplant recipients: a report from the A2ALL Consortium. Ann Surg 242 (2005) 314–323, discussion. [EBM III]

[18] Cescon M, Spada M, Colledan M et al.: Split-liver transplantation with pediatric donors: a multicenter experience. Transplantation 79 (2005) 1148–1153. [EBM III]

[19] Enne M, Pacheco-Moreira L, Balbi E et al.: Liver transplantation with monosegments. Technical aspects and outcome: a meta-analysis. Liver Transpl 11 (2005) 564–569. [EBM IIb]

[20] Chalasani N, Manzarbeitia C, Ferenci P et al.: Peginterferon alfa-2a for hepatitis C after liver transplantation: two randomized, controlled trials. Hepatology 41 (2005) 289–298. [EBM Ib]

[21] Davis GL, Nelson DR, Terrault N et al.: A randomized, open-label study to evaluate the safety and pharmacokinetics of human hepatitis C immune globulin (Civacir) in liver transplant recipients. Liver Transpl 11 (2005) 941–949. [EBM Ib]

[22] Shergill AK, Khalili M, Straley S et al.: Applicability, tolerability and efficacy of preemptive antiviral therapy in hepatitis C-infected patients undergoing liver transplantation. Am J Transplant 5 (2005) 118–124. [EBM Ib]

[23] McCauley J: Steroid-free lymphocyte depletion protocols. The potential for partial tolerance? Contrib Nephrol 146 (2005) 43–53. [EBM IV]

[24] Shapiro R, Basu A, Tan H et al.: Kidney transplantation under minimal immunosuppression after pretransplant lymphoid depletion with Thymoglobulin or Campath. J Am Coll Surg 200 (2005) 505–515. [EBM Ib]

[25] Kirk AD, Hale DA, Mannon RB et al.: Results from a human renal allograft tolerance trial evaluating the humanized CD52-specific monoclonal antibody alemtuzumab (CAMPATH-1H). Transplantation 76 (2003) 120–129. [EBM III]

[26] Kirk AD, Mannon RB, Kleiner DE et al.: Results from a human renal allograft tolerance trial evaluating T-cell depletion with alemtuzumab combined with deoxyspergualin. Transplantation 80 (2005) 1051–1059. [EBM III]

[27] Ciancio G, Burke GW, Gaynor JJ et al.: A randomized trial of three renal transplant induction antibodies: early comparison of tacrolimus, mycophenolate mofetil, and steroid dosing, and newer immune-monitoring. Transplantation 80 (2005) 457–465. [EBM Ib]

[28] Abramowicz D, Del Carmen RM, Vitko S et al.: Cyclosporine withdrawal from a mycophenolate mofetil-containing immunosuppressive regimen: results of a five-year, prospective, randomized study. J Am Soc Nephrol 16 (2005) 2234–2240. [EBM Ib]

[29] Gallagher MP, Hall B, Craig J et al.: A randomized controlled trial of cyclosporine withdrawal in renal-transplant recipients: 15-year results. Transplantation 78 (2004) 1653–1660. [EBM Ib]

[30] Webster AC, Woodroffe RC, Taylor RS et al.: Tacrolimus versus ciclosporin as primary immunosuppression for kidney transplant recipients: meta-analysis and meta-regression of randomised trial data. BMJ 331 (2005) 810. [EBM Ia]

[31] Kramer BK, Montagnino G, del CD et al.: Efficacy and safety of tacrolimus compared with cyclosporin A microemulsion in renal transplantation: 2 year follow-up results. Nephrol Dial Transplant 20 (2005) 968–973. [EBM Ib]

[32] Margreiter R, Pohanka E, Sparacino V et al.: Open prospective multicenter study of conversion to tacrolimus therapy in renal transplant patients experiencing ciclosporin-related side-effects. Transpl Int 18 (2005) 816–823. [EBM Ib]

[33] Waid T: Tacrolimus as secondary intervention vs. cyclosporine continuation in patients at risk for chronic renal allograft failure. Clin Transplant 19 (2005) 573–580. [EBM Ib]

[34] Kasiske BL, Gaston RS, Gourishankar S et al.: Long-term deterioration of kidney allograft function. Am J Transplant 5 (2005) 1405–1414. [EBM Ib]

[35] Schuetz M, Einecke G, Mai I et al.: Problems of cyclosporine absorption profiling using C2-monitoring. Eur J Med Res 10 (2005) 175–178. [EBM III]

[36] Stefoni S, Midtved K, Cole E et al.: Efficacy and safety outcomes among de novo renal transplant recipients managed by C2 monitoring of cyclosporine a microemulsion: results of a 12-month, randomized, multicenter study. Transplantation 79 (2005) 577–583. [EBM Ib]

[37] Kandaswamy R, Melancon JK, Dunn T et al.: A prospective randomized trial of steroid-free maintenance regimens in kidney transplant recipients: an interim analysis. Am J Transplant 5 (2005) 1529–1536. [EBM Ib]

[38] Parrott NR, Hammad AQ, Watson CJ et al.: Multicenter, randomized study of the effectiveness of basiliximab in avoiding addition of steroids to cyclosporine a monotherapy in renal transplant recipients. Transplantation 79 (2005) 344–348. [EBM Ib]

[39] Rostaing L, Cantarovich D, Mourad G et al.: Corticosteroid-free immunosuppression with tacrolimus, mycophenolate mofetil, and daclizumab induction in renal transplantation. Transplantation 79 (2005) 807–814. [EBM Ib]

[40] Laftavi MR, Stephan R, Stefanick B et al.: Randomized prospective trial of early steroid withdrawal compared with low-dose steroids in renal transplant recipients using serial protocol biopsies to assess efficacy and safety. Surgery 137 (2005) 364–371. [EBM Ib]

[41] Oberbauer R: Improved renal function in de novo renal transplant patients on sirolimus maintenance therapy following discontinuation of cyclosporine. Ther Drug Monit 27 (2005) 7–9. [EBM IV]

[42] Oberbauer R, Segoloni G, Campistol JM et al.: Early cyclosporine withdrawal from a sirolimus-based regimen results in better renal allograft survival and renal function at 48 months after transplantation. Transpl Int 18 (2005) 22–28. [EBM Ib]

[43] Russ G, Segoloni G, Oberbauer R et al.: Superior outcomes in renal transplantation after early cyclosporine withdrawal and sirolimus maintenance therapy, regardless of baseline renal function. Transplantation 80 (2005) 1204–1211. [EBM Ib]

[44] Mendez R, Gonwa T, Yang HC et al.: A prospective, randomized trial of tacrolimus in combination with sirolimus or mycophenolate mofetil in kidney transplantation: results at 1

year. Transplantation 80 (2005) 303–309. [EBM Ib]

[45] Palmer S, McGregor DO, and Strippoli GF: Interventions for preventing bone disease in kidney transplant recipients. Cochrane Database Syst Rev (2005) CD005015. [EBM Ia]

[46] Fellstrom B, Jardine AG, Soveri I et al.: Renal dysfunction as a risk factor for mortality and cardiovascular disease in renal transplantation: experience from the Assessment of Lescol in Renal Transplantation trial. Transplantation 79 (2005) 1160–1163. [EBM IIb]

[47] Fellstrom B, Holdaas H, Jardine AG et al.: Risk factors for reaching renal endpoints in the assessment of Lescol in renal transplantation (ALERT) trial. Transplantation 79 (2005) 205–212. [EBM IIb]

[48] Holdaas H, Fellstrom B, Jardine AG et al.: Beneficial effect of early initiation of lipid-lowering therapy following renal transplantation. Nephrol Dial Transplant 20 (2005) 974–980. [EBM Ib]

[49] Baigent C, Landray M, Leaper C et al.: First United Kingdom Heart and Renal Protection (UK-HARP-I) study: biochemical efficacy and safety of simvastatin and safety of low-dose aspirin in chronic kidney disease. Am J Kidney Dis 45 (2005) 473–484. [EBM Ib]

[50] Imamura R, Ichimaru N, Moriyama T et al.: Long term efficacy of simvastatin in renal transplant recipients treated with cyclosporine or tacrolimus. Clin Transplant 19 (2005) 616–621. [EBM Ib]

[51] Futagawa Y, Waki K, Gjertson DW et al.: Living-unrelated donors yield higher graft survival rates than parental donors. Transplantation 79 (2005) 1169–1174. [EBM IIb]

[52] Ku JH, Yeo WG, Han DH et al.: Hand-assisted laparoscopic and open living donor nephrectomy in Korea. Int J Urol 12 (2005) 436–441. [EBM Ib]

[53] Pavlopoulou ID, Syriopoulou VP, Chelioti H et al.: A comparative randomised study of valacyclovir vs. oral ganciclovir for cytomegalovirus prophylaxis in renal transplant recipients. Clin Microbiol Infect 11 (2005) 736–743. [EBM Ib]

[54] Reischig T, Jindra P, Mares J et al.: Valacyclovir for cytomegalovirus prophylaxis reduces the risk of acute renal allograft rejection. Transplantation 79 (2005) 317–324. [EBM Ib]

[55] Karam G, Compagnon P, Hourmant M et al.: A single solution for multiple organ procurement and preservation. Transpl Int 18 (2005) 657–663. [EBM III]

[56] Fabrizi F, Martin P, Dixit V et al.: Hepatitis C virus antibody status and survival after renal transplantation: meta-analysis of observational

studies. Am J Transplant 5 (2005) 1452–1461. [EBM III]

[57] Osman Y, li-El-Dein B, Shokeir AA et al.: Routine insertion of ureteral stent in live-donor renal transplantation: is it worthwhile? Urology 65 (2005) 867–871. [EBM Ib]

[58] Shilliday IR and Sherif M: Calcium channel blockers for preventing acute tubular necrosis in kidney transplant recipients. Cochrane Database Syst Rev (2005) CD003421. [EBM Ia]

[59] Giral M, Nguyen JM, Karam G et al.: Impact of graft mass on the clinical outcome of kidney transplants. J Am Soc Nephrol 16 (2005) 261–268. [EBM III]

[60] Arbogast H, Malaise J, Illner WD et al.: Rejection after simultaneous pancreas-kidney transplantation. Nephrol Dial Transplant 20 Suppl 2 (2005) ii11–7, ii62. [EBM Ib]

[61] Saudek F, Malaise J, Boucek P et al.: Efficacy and safety of tacrolimus compared with cyclosporin microemulsion in primary SPK transplantation: 3-year results of the Euro-SPK 001 trial. Nephrol Dial Transplant 20 Suppl 2 (2005) ii3–10, ii62. [EBM Ib]

[62] Secchi A, Malaise J, and Caldara R: Metabolic results 3 years after simultaneous pancreas-kidney transplantation. Nephrol Dial Transplant 20 Suppl 2 (2005) ii18–24, ii62. [EBM Ib]

[63] Kuypers DR, Malaise J, Claes K et al.: Secondary effects of immunosuppressive drugs after simultaneous pancreas-kidney transplantation. Nephrol Dial Transplant 20 Suppl 2 (2005) ii33–9, ii62. [EBM Ib]

[64] Steurer W, Malaise J, Mark W et al.: Spectrum of surgical complications after simultaneous pancreas-kidney transplantation in a prospectively randomized study of two immunosuppressive protocols. Nephrol Dial Transplant 20 Suppl 2 (2005) ii54–ii62. [EBM Ib]

[65] Berney T, Malaise J, Morel P et al.: Impact of HLA matching on the outcome of simultaneous pancreas-kidney transplantation. Nephrol Dial Transplant 20 Suppl 2 (2005) ii48–53, ii62. [EBM Ib]

[66] Cantarovich D, Karam G, Hourmant M et al.: Steroid avoidance versus steroid withdrawal after simultaneous pancreas-kidney transplantation. Am J Transplant 5 (2005) 1332–1338. [EBM Ib]

[67] Nakache R, Malaise J, and Van OD: A large, prospective, randomized, open-label, multicentre study of corticosteroid withdrawal in SPK transplantation: a 3-year report. Nephrol Dial Transplant 20 Suppl 2 (2005) ii40–7, ii62. [EBM Ib]

[68] Shapiro AM, Lakey JR, Ryan EA et al.: Islet transplantation in seven patients with type 1 diabetes mellitus using a glucocorticoid-free immunosuppressive regimen. N Engl J Med 343 (2000) 230–238. [EBM IIIb]

[69] Hering BJ, Kandaswamy R, Ansite JD et al.: Single-donor, marginal-dose islet transplantation in patients with type 1 diabetes. JAMA 293 (2005) 830–835. [EBM III]

[70] Ryan EA, Paty BW, Senior PA et al.: Five-year follow-up after clinical islet transplantation. Diabetes 54 (2005) 2060–2069. [EBM III]

[71] Shapiro AM, Lakey JR, Paty BW et al.: Strategic opportunities in clinical islet transplantation. Transplantation 79 (2005) 1304–1307. [EBM IV]

[72] Matsumoto S, Okitsu T, Iwanaga Y et al.: Insulin independence of unstable diabetic patient after single living donor islet transplantation. Transplant Proc 37 (2005) 3427–3429. [EBM IV]

[73] Valdes-Gonzalez RA, Dorantes LM, Garibay GN et al.: Xenotransplantation of porcine neonatal islets of Langerhans and Sertoli cells: a 4-year study. Eur J Endocrinol 153 (2005) 419–427. [EBM III]

[74] Tzakis AG, Kato T, Levi DM et al.: 100 multivisceral transplants at a single center. Ann Surg 242 (2005) 480–490. [EBM III]

[75] Selvaggi G, Gyamfi A, Kato T et al.: Analysis of vascular access in intestinal transplant recipients using the Miami classification from the VIIth International Small Bowel Transplant Symposium. Transplantation 79 (2005) 1639–1643. [EBM III]

[76] Madsen M and Bogh L: Estimating the organ donor potential in Denmark: a prospective analysis of deaths in intensive care units in northern Denmark. Transplant Proc 37 (2005) 3258–3259. [EBM III]

[77] Blok GA: The impact of changes in practice in organ procurement on the satisfaction of donor relatives. Patient Educ Couns 58 (2005) 104–113. [EBM III]

[78] Schnitzler MA, Lentine KL, and Burroughs TE: The cost effectiveness of deceased organ donation. Transplantation 80 (2005) 1636–1637. [EBM III]

[79] Coppen R, Friele RD, Marquet RL et al.: Opting-out systems: no guarantee for higher donation rates. Transpl Int 18 (2005) 1275–1279. [EBM III]

[80] Krapp JD, Brauer RB, Matevossian E et al.: Donor transmitted anaplastic carcinoma in a kidney-transplant recipient. Transpl Int 18 (2005) 1109–1112. [EBM IV]

[81] Parker W and Lesher AP: In pursuit of xenoreactive antibodies: where has it gotten us? Immunol Cell Biol 83 (2005) 413–417. [EBM IV]

[82] Chiu T and Burd A: „Xenograft" dressing in the treatment of burns. Clin Dermatol 23 (2005) 419–423. [EBM IV]

[83] Michaels MG, Kaufman C, Volberding PA et al.: Baboon bone-marrow xenotransplant in a patient with advanced HIV disease: case report and 8-year follow-up. Transplantation 78 (2004) 1582–1589. [EBM IV]

[84] Groth CG, Korsgren O, Tibell A et al.: Transplantation of porcine fetal pancreas to diabetic patients. Lancet 344 (1994) 1402–1404. [EBM IV]

[85] Galili U: The alpha-gal epitope and the anti-Gal antibody in xenotransplantation and in cancer immunotherapy. Immunol Cell Biol 83 (2005) 674–686. [EBM IV]

[86] Tseng YL, Kuwaki K, Dor FJ et al.: alpha1,3-Galactosyltransferase gene-knockout pig heart transplantation in baboons with survival approaching 6 months. Transplantation 80 (2005) 1493–1500. [EBM IIb]

[87] Fujita F, Yamashita-Futsuki I, Eguchi S et al.: Inactivation of porcine endogenous retrovirus by human serum as a function of complement activated through the classical pathway. Hepatol Res 26 (2003) 106–113. [EBM III]

[88] Moscoso I, Hermida-Prieto M, Manez R et al.: Lack of cross-species transmission of porcine endogenous retrovirus in pig-to-baboon xenotransplantation with sustained depletion of anti-alphagal antibodies. Transplantation 79 (2005) 777–782. [EBM III]

[89] Zhang L, Li Y, Jiang H et al.: Comparison of hepatic coagulant, fibrinolytic, and anticoagulant functions between Banna Minipig Inbred line and humans. Transplantation 79 (2005) 1128–1131. [EBM III]

V–1 Was gibt es Neues bei der Lungen- und Herz-Lungen-Transplantation?

H. Treede und H. Reichenspurner

1 Einleitung

Die perioperative Mortalität und Morbidität nach Lungen- und Herz-Lungen-Transplantation wird im Wesentlichen durch das Auftreten einer primären Graftdysfunktion (*Primary Graft Dysfunction* PGD) in den ersten sieben Tagen nach Transplantation bestimmt [1–4] Dieses zuweilen inhomogene klinische Syndrom unterschiedlichen Schweregrades gehört zum Alltag in der Therapie frisch transplantierter Patienten, war aber bis jetzt weder einheitlich definiert, noch lagen Konsensusvorschläge zur Therapie und Prophylaxe vor. Eine Arbeitsgruppe der Internationalen Gesellschaft für Herz- und Lungentransplantation (ISHLT) hat sich nun eingehend mit diesem Krankheitsbild beschäftigt und ganz aktuell ein Konsensuspapier verfasst, das erstmals eine einheitliche Definition des PGD, die Aufarbeitung der Risikofaktoren sowie Vorschläge für die Therapie gibt. Aus diesem Grund widmen wir das Kapitel in diesem Jahr der primären Transplantatdysfunktion.

2 Primäre Graftdysfunktion (*Primary Graft Dysfunction*) (PGD)

Der Schaden den eine Lunge während des Prozesses der Transplantation nimmt ist multifaktoriell bedingt und kann zu einer primären Dysfunktion des Organs nach Transplantation führen. Beginnend mit dem Hirntod des Spen-

ders über die Phase der Ischämie, der Organpreservation, der Transplantation bis zur Reperfusion des implantierten Organs sind die Möglichkeiten einer Schädigung des Transplantats vielfältig. Tritt eine Graftdysfunktion postoperativ auf, finden verschiedene Synonyme mit Hinblick auf die klinischen Erscheinungsformen Verwendung: Ischämie-Reperfusionsschaden, Reimplantationsödem, primäres Graftversagen, Posttransplantations-ARDS (ARDS = *Acute Respiratory Distress Syndrome*), akuter Lungenschaden (ALI = *Acute Lung Injury*) und andere. Dabei bestimmen die unterschiedlichen Schweregrade die Notwendigkeit und das Ausmaß der Therapie. Gerade unter der aktuellen Diskussion zur Erweiterung des Spenderpools durch Verwendung marginaler Organe kommt einer adäquaten Diagnostik und Therapie des PGD eine noch steigende Bedeutung zu.

Die Konsensusgruppe der ISHLT hat sich des Problems angenommen und nach Bildung von verschiedenen Arbeitsgruppen Leitlinien verfasst, welche die Definition des Krankheitsbildes, die spender- und empfängerassoziierten Risikofaktoren, die Prädiktoren für das Auftreten und das Überleben der Komplikation sowie die Therapie definieren.

2.1 Definition und Schweregrade

Eine primäre Graftdysfunktion tritt im Allgemeinen in den ersten Stunden bis drei Tagen nach Lungentransplantation auf und ist einheitlich charakterisiert durch eine schlechte Oxygenierung. Des Weiteren finden sich eine schlechte Lungencompliance, ein interstitielles/

alveoläres Ödem, pulmonale Infiltrate im Röntgenbild, ein erhöhter Lungengefäßwiderstand, intrapulmonale Shunts und ein akuter diffuser Alveolarschaden. Dem zu Grunde liegen viele zelluläre und molekulare Mechanismen in Abhängigkeit von spender- und empfängerabhängigen Faktoren. Die Entwicklung einer PGD nimmt dabei einen signifikanten Einfluss auf den Verlauf nach Lungentransplantation. Durch längere Beatmungs- und Intensivzeiten entstehen höhere Risiken für Morbidität und Mortalität, sowie höhere Kosten [5]. Für die Diagnosestellung PGD sollte das Vorliegen einer signifikanten Linksherzinsuffizienz sowie die Möglichkeit einer hyperakuten Abstoßung ausgeschlossen sein.

Folgende Einteilung soll eine Graduierung nach Schweregrad anhand des Oxygenierungsindex (PaO_2/FiO_2) ermöglichen (idealerweise gemessen bei einem FiO_2 von 1,0 und einem PEEP von 5 unter mechanischer Beatmung):

Grad 0 $PaO_2/FiO_2 > 300$
ohne radiologische Zeichen für Lungenödem

Grad 1 $PaO_2/FiO_2 > 300$
mit radiologischen Zeichen für Lungenödem

Grad 2 PaO_2/FiO_2 200–300
mit radiologischen Zeichen für Lungenödem

Grad 3 $PaO_2/FiO_2 < 200$
mit radiologischen Zeichen für Lungenödem

Zusätzlich zu den klinischen Parametern Oxygenierungsindex und Röntgendiagnostik wird noch der Zeitpunkt des Auftretens berücksichtigt (T-Score):

T 0: Innerhalb der ersten 6 h nach Lungenreperfusion

T 24: 24 h nach Reperfusion

T 48: 48 h nach Reperfusion

T 72: 72 h nach Reperfusion

Darüber hinaus macht eine Graduierung weniger Sinn weil im späteren Verlauf zunehmend andere Einflussfaktoren hinzukommen [6].

2.2 Risikofaktoren

In vielen Studien wurde versucht die Risikofaktoren für das Auftreten der PGD zu ermitteln.

Unter den spenderassoziierten Risikofaktoren unterscheidet man inhärente (Alter, Geschlecht, Erkrankungen, Raucheranamnese) und erworbene (Hirntod, prolongierte Beatmung, Aspiration, Pneumonie, Trauma, Transfusionen, hämodynamische Instabilität). Bei der Auswahl geeigneter Spenderorgane gelten als Hauptkriterien die Krankengeschichte, arterielle Blutgaswerte, Röntgen-Thorax-Befunde, Bronchoskopie und die Inspektion der Lunge zum Zeitpunkt der Entnahme [7]. Diese klinischen Marker erlauben jedoch keine Vorhersage des Ausganges der Transplantation. Es gibt jedoch Hinweise darauf, dass laborchemische Parameter unter Umständen als Prädiktoren gelten können. Untersuchungen haben z.B. ergeben, dass der Hirntod zu einer Steigerung der Interleukin-8-(IL8-)Spiegel in der bronchoalveolären Lavage (BAL) und im Lungengewebe führt. Die Höhe der Spiegel scheint mit der Inzidenz der PGD nach Reperfusion zu korrelieren [8, 9].

Eine wichtige Rolle bei der Entwicklung der PGD spielt die Lungenpreservation. Dabei nehmen sowohl die Temperatur (4 °C) und Menge der Lösung (60 ml/kg KG), der Druck bei der Infusion (10–15 mmHg), die Lungenbeatmung und -inflation (Druck 10–15 cm H_2O), die Temperatur bei Lagerung (4 °C), die Oxygenierung (FiO_2 0,3–0,5) und die Auswahl der Perfusionslösung (extrazellulär, kaliumarmes Dextran) Einfluss auf den möglichen Lungenschaden (empfohlene Werte in Klammern).

Eine gute Lungenkonservierung lässt längere Ischämiezeiten zu. Es gibt Berichte über erfolgreiche Transplantationen nach zehn bis zwölf Stunden Ischämie, allerdings gelten im Allgemeinen sechs bis acht Stunden als akzeptierte Limits [10].

Hinsichtlich der Empfänger-assoziierten Risikofaktoren konnte bisher keine Korrelation von Alter, Geschlecht oder Rasse mit dem Auftreten einer PGD nachgewiesen werden. Übergewicht (Body-Mass-Index [BMI] > 27–30) gilt zwar als signifikanter Risikofaktor für Frühmortalität und verlängerte Intensivzeiten, erhöht jedoch nicht die Wahrscheinlichkeit für eine PGD [11, 12]. Leber- und Nierenschädigungen, insbesondere bei Patienten mit primär pulmonaler Hypertonie, nehmen Einfluss auf die postoperativen Überlebensraten und können im Rahmen der pathophysiologischen Mechanismen auch das Auftreten einer Graftdysfunktion unterstützen, bzw. die Therapie erschweren. Per definitionem sollte bei Diagnose PGD eine Linksherzinsuffizienz ausgeschlossen sein, allerdings könnten auch leicht erhöhte pulmonalkapilläre Drücke für eine Ödemneigung in der vorgeschädigten Transplantatlunge sorgen. Patienten die am Thorax voroperiert sind (Retransplantation, Z.n. Lungenvolumenreduktion, Z.n. Korrektur kongenitaler Vitien u.a.) zeigen keine erhöhte Inzidenz an PGD solange keine anderen Risikofaktoren assoziiert sind. Auch die präoperative mechanische Beatmung erhöht nicht das Risiko einer PGD [13, 14].

Unterschiede in der PGD-Inzidenz sieht man allerdings bei den verschiedenen Grunderkrankungen die zur Lungentransplantation führen. Patienten mit obstruktiven Lungenerkrankungen wie COPD oder α-1-AT-Mangel scheinen das niedrigste Risiko (in einigen Studien nur 3 %) für das Auftreten einer frühpostoperativen Graftdysfunktion zu haben [15, 16]. Restriktive Lungenerkrankungen wie idiopathische Lungenfibrose oder cystische Fibrose folgen mit 10 % bis 33 % [15, 17]. Das größte Risiko für das Auftreten einer PGD tragen Patienten mit primär pulmonaler Hypertonie (PPH) (bis 59 % bei DLTX, 82 % bei SLTx) wobei die Schwere des Krankheitsbildes unmittelbaren Einfluss auf die Inzidenz nimmt [18]. Interessanterweise sinkt die Wahrscheinlichkeit für

das Auftreten einer PGD bei PPH nach Herz-Lungen-Transplantation (33 %) was nahe legt, dass die Herzfunktion des Empfängers einen signifikanten Einfluss nimmt.

Dagegen scheint die Art der Transplantation (DLTx, SLTx, HLTx) allein keinen Einfluss auf die Inzidenz der primären Graftdysfunktion zu nehmen. Das ISHLT-Register zeigt zudem eine vergleichbare perioperative Mortalität für Patienten nach SLTx und DLTx ganz unabhängig von der zugrunde liegenden Diagnose [19]. Die meisten Studien die sich mit der PGD beschäftigen konnten die Art der Transplantation nicht als Risikofaktor identifizieren [15, 20].

Kontrovers diskutiert wird, ob der Einsatz der Herz-Lungen-Maschine ein erhöhtes Risiko impliziert. Es ist unstrittig, dass der kardiopulmonale Bypass zu einer systemischen Inflammation mit Aktivierung von Zytokinen, Leukozyten und der Komplement-Kaskade führt [21]. Viele Studien berichten folgerichtig über eine erhöhte Inzidenz an PGD, zeigen aber auch, dass Patienten die mit Herz-Lungen-Maschine operiert werden längere Ischämiezeiten und/oder erhöhte pulmonalarterielle Drucke aufwiesen.

In einem geringen Prozentsatz kann die Transfusion von Blutprodukten zu einer sogenannten *Transfusion Related Acute Lung Injury* (TRALI) führen, insbesondere wenn Plasmabestandteile übertragen werden. TRALI imponiert in der Regel ca. ein bis zwei Stunden nach Transfusion wie ein ARDS mit Dyspnoe, Hypoxämie, Hypotension und beidseitigem Lungenödem. Im Gegensatz zum ARDS sind diese Erscheinungen jedoch in der Regel transient und verschwinden innerhalb von 72 h. Die Inzidenz von TRALI wird mit ca. 0,04–0,16 % pro transfundiertem Patienten angegeben [22]. Nur 6–10 % dieser Fälle zeigen einen fatalen Ausgang [23]. Dabei ist es naturgemäß schwer zwischen einem TRALI und einer PGD aus anderen Gründen zu unterscheiden.

Trotz aller Fortschritte in der operativen Technik können chirurgische Probleme immer noch das Auftreten einer primären Graftdysfunktion verursachen. Chirurgisch bedingte Anastomosenobstruktionen oder mechanische Obstruktion der linksatrialen Anastomose eventuell mit subsequenter Thrombose führen in den meisten Fällen zu einer frühen Graftdysfunktion bedingt durch pulmonalvenöse oder -arterielle Flussbehinderungen. Bei Nachweis solcher Gefäßstenosen liegt die Therapie der Wahl in der operativen Revision oder der Implantation von Stents nach Angioplastie [24].

2.3 Prävention

Durch Modifikation der Reperfusionstechnik kann die Inzidenz der PGD gesenkt werden. Seit langem ist bekannt, dass eine ganze Anzahl an zellulären Veränderungen mit der Reperfusion einhergehen. Neutrophilenaktivierung, Freisetzung von inflammatorischen Zytokinen, Proteasen und Elastasen sowie eine Verlegung des Kapillarbettes begünstigen das Auftreten frühpostoperativer Lungenschäden. Aus der großen Anzahl an tierexperimentellen Daten hat die Gruppe der UCLA eine Technik entwickelt die in einer großen Patientenkohorte zu einer deutlichen Verbesserung der postoperativen PGD-Inzidenz geführt hat. Die Reperfusion erfolgt mit leukozytendepletiertem Blut dem Nitroglycerin sowie Aspartat, Glutamat und Dextrose, pH-optimiert und Ca-angereichert, hinzugefügt werden. Dieses Reperfusat wird mit niedrigen Drücken (< 20 mmHg) dem pulmonalen Strombett zugeführt. Nach 10 min Reperfusion werden die Klemmen geöffnet und das Organ durchblutet. An 100 konsekutiven Patienten konnte die Inzidenz der schweren PGD Grad 3 auf 2,0 % gesenkt werden. Die 30-Tage-Überlebensrate betrug 96 % [25]. In derselben Studie wurde eine Subgruppenanalyse von marginalen Spenderorganen durchgeführt bei deren Transplantation ebenfalls die modifizierte Perfusionstechnik zum Einsatz kam. Diese Patienten zeigten keine erhöhte PGD-Inzidenz sowie keinen Unterschied in den frühpostoperativen und 1-Jahres-Überlebensraten im Vergleich zu Empfängern von Standard-Spenderorganen.

2.4 Auswirkungen der PGD

Die primäre Graftdysfunktion ist für die signifikante frühe postoperative Mortalität nach Lungentransplantation verantwortlich. Hinzu kommen die verlängerten Beatmungszeiten, verlängerte Intensivstations- und Krankenhausaufenthalte, erhöhte Kosten, sowie die vermehrten Co-Morbiditäten einschließlich einer erhöhten Inzidenz an obliterativer Bronchiolitis (OB) [26, 27]. Die Verbindung von PGD und obliterativer Bronchiolitis wurde schon lange vermutet. Eine PGD führt zu einer deutlichen Aktivierung der Immunantwort im transplantierten Organ. Der Transplantatschaden beginnt somit mit einer primären Graftdysfunktion, entwickelt sich über akute Abstoßungen und lymphozytenassoziierte Bronchiolitis zur obliterativen Bronchiolitis als irreversible Form der chronischen Abstoßung. Diese Hypothese wurde in zwei groß angelegten Studien untersucht. Dann, wenn im Rahmen einer PGD ein diffuser Alveolarschaden histopathologisch nachgewiesen werden konnte, wurde die Hypothese bestätigt [26, 28].

Als klinische Prädiktoren für das Überleben einer PGD auf der Intensivstation konnten in einer groß angelegten retrospektiven Studie an 259 Patienten nach multivariater Analyse vier Variablen gefunden werden, die als unabhängige Risikofaktoren für die Mortalität nach PGD gelten können:

Alter, Ischämiezeit, Oxygenierungsindex (PaO_2/FiO_2) sowie frühe hämodynamische Verschlechterung *(early hemodynamic failure)* EFH [29].

Ein verlässliches Modell zur Prädiktion des Ausganges einer PGD kann daraus allerdings nicht entwickelt werden.

2.5 Therapie

Die generellen Prinzipien der Therapie einer primären Graftdysfunktion wurden in mehreren Review Artikeln geschildert [30, 31, 32]. In den Grundzügen ähnelt die Behandlung der bei einem ARDS.

Die Flüssigkeitstherapie sollte vorsichtig so erfolgen, dass der Hämatokrit zwischen 25 und 30 % liegt. Durch Gabe von FFPs oder spezifischer Gerinnungsfaktoren sollte eine Optimierung der Blutgerinnung angestrebt werden. Ein protektives Beatmungsschema mit Druck kontrollierter Beatmung hat nachgewiesenermaßen einen positiven Effekt bei der Entwicklung einer PGD [33]. Emphysempatienten die eine Einzellunge erhalten profitieren unter Umständen von einer unabhängigen Beatmung der transplantierten Seite über einen Doppellumentubus. Die Gabe von inhalativem NO hat sich in Fällen einer PGD als nützlich erwiesen, insbesondere dann wenn eine Hypoxämie und/oder erhöhte pulmonalarterielle Drucke vorliegen. Nicht selten kann dadurch der Einsatz einer Extrakorporalen Membranoxygenierung (ECMO) vermieden werden. Dagegen liegen für die Gabe von niedrig dosiertem Prostaglandin E1 noch keine ausreichenden klinischen Daten vor. In Tierexperimenten konnte allerdings ein positiver Effekt auf die Entwicklung einer PGD nachgewiesen werden.

Der Ischämie-Reperfusions-Schaden nach Lungentransplantation führt zu einer signifikanten Veränderung der Zusammensetzung und Funktion des Surfactant. In einigen wenigen klinischen Studien konnte gezeigt werden, dass die Gabe von exogenem Surfactant eine mögliche Therapieoption darstellt [34], allerdings müssten erst randomisierte Studien erfolgen um hieraus eine Therapieempfehlung abzuleiten. Daneben erfolgten viele Versuche mit neuen Therapieschemata wie die Gabe von Komplement-Inhibitoren [35], Platelet-activating-Factor-Antagonisten [36]. Diese Studien zeigten einen positiven Effekt auf die frühen klinischen Parameter, machten aber keine Aussagen über die Langzeitergebnisse.

Unstrittig ist dagegen, dass der Einsatz der ECMO die einzige lebensrettende Maßnahme für Patienten darstellt, die auf die konventionelle Therapie nicht ansprechen. Dabei ermöglicht der frühe Einsatz der ECMO innerhalb der ersten 24 Stunden nach Auftreten einer schweren PGD Grad 3 deutlich bessere Überle-

bensraten. Ein Einsatz nach dem siebten Tag erscheint dagegen nicht mehr sinnvoll. Die Länge des ECMO-Einsatzes sollte vier bis sieben Tage nicht überschreiten, ein Überleben der Patienten ist ab dann nicht mehr zu erwarten, es sei denn eine Re-Transplantation steht in Aussicht [37].

Retransplantationen machen inzwischen mit 2 % einen relevanten Anteil an allen Lungentransplantationen aus. Allerdings gibt es wenig Literatur über die Ergebnisse von Re-Transplantationen im Rahmen eines primären Graftversagens. Die Überlebenszeiten nach Re-Transplantation sind erwartungsgemäß deutlich schlechter als nach primären Transplantationen, es sollten also nur selektive Patienten ohne weitere Organschäden für ein solches Vorgehen ausgewählt werden.

3 Zusammenfassung

Während des Prozess einer Lungentransplantation können durch multiple Mechanismen Schäden am transplantierten Organ entstehen, die zu einem Syndrom führen, das als Primäre Graftdysfunktion (PGD) definiert wird. Per definitionem erleiden alle transplantierten Patienten einen mehr oder weniger ausgeprägten Organschaden. Glücklicherweise wird dieser nicht immer klinisch manifest und kann in den meisten Fällen durch konservative Therapie mit gutem Ergebnis für den Patienten behandelt werden. In einigen Fällen ist man jedoch mit schweren Graftdysfunktionen konfrontiert die eine differenzierte herausfordernde Therapie erfordern. Die endgültige Manifestation einer PGD ist die Summe aus Schäden die der Spenderlunge, dem Prozess der Transplantation sowie verschiedenen Empfängerfaktoren zugeordnet werden können. Je mehr wir über die verschiedenen Komponenten dieser komplexen Schäden lernen, desto besser wird es gelingen, spezifische Therapiekonzepte zu entwickeln. Hierzu sollten gezielt prospektive multizentrische Studien durchgeführt werden. Auf dem Boden des hier vorgestellten Konsensus zur Definition, zur Abschätzung der Risikofaktoren sowie zur Therapie können prädiktive Modelle sowie Risikoscores entwickelt werden, die die Therapie des einzelnen Patienten verbessern können.

Literatur

[1] De Perrot M, Liu M, Waddell TK et al.: Ischemia-reperfusion induced lung injury. Am J Resp Crit Care Med 167 (2003) 490–511. [EBM Ib]

[2] Christie JD, Bavaria JE, Palevsky HI et al.: Primary graft failure following lung transplantation. Chest 114 (1998) 51–60. [EBM Ib]

[3] King RC, Binns OA, Rodriguez F et al.: Reperfusion injury significantly impacts clinical outcome after pulmonary transplantation. Ann Thorac Surg 69 (2000) 1681–1685. [EBM IIa]

[4] Christie JD, Kotloff RM, Pochettino A et al.: Clinical risk factors for primary graft failur following lung transplantation. Chest 124 (2003) 1232–1241. [EBM Ib]

[5] Christie JD, van Raemdonck D, de Perrot M et al.: Report of the ISHLT working group on primary lung graft dysfunction part I: Introduction and methods. J Heart Lung Transplant 24 (2005) 1451–1453. [EBM Ia]

[6] Christie JD, Carby M, Bag, R, Corris P et al.: Report of the ISHLT working group on primary lung graft dysfunction part II: Definition. A consensus statement of the International Society for Heart and Lung Transplantation. J Heart Lung Transplant 24 (2005) 1454–1459. [EBM Ia]

[7] Orens JB, Boehler A, de Perrot M et al.: A review of lung transplant donor acceptability criteria. J Heart Lung Transplant 22 (2003) 1183–1200. [EBM Ib]

[8] De Perrot M, Sekine Y, Fischer S et al.: Interleukin 8 release during early reperfusion predicts graft function in human lung transplantation. Am J Resp Crit Care Med 165 (2002) 211–215. [EBM IIb]

[9] Fisher AJ, Donnelly SC, Hirani N et al.: Elevated levels of interleukin 8 in donor lungs is associated with early graft failure after lung transplantation. Am J Resp Crit Care Med 163 (2001) 259–265. [EBM IIb]

[10] De Perrot M, Bonser RS, Dark J, Kelly RF, McGiffin D, Menza R et al.: Report of the ISHLT working group on primary lung graft dysfunction part III: Donor related risk factors and markers. J Heart Lung Transplant 24 (2005) 1460–1467. [EBM Ia]

[11] Kanasky WF, Anton SD, Rodriguez JR et al.: Impact of body weight on long term survival after lung transplantation. Chest 121 (2002) 401–406. [EBM IIa]

[12] Madill J, Gutierrez C, Grossmann J et al.: Nutritional assessment of the lung transplant patient: Body mass index as a predictor of 90-day mortality following transplantation. J Heart Lung Transplant 20 (2001) 288–296. [EBM IIa]

[13] Meyers BF, Lynch JP, Battafarano RJ et al.: Lung transplantation is warranted for stable, ventilator-dependent recipients. Ann Thorac Surg 70 (2000) 1675–1678. [EBM IIa]

[14] Baz MA, Palmer SM, Staples ED et al.: Lung transplantation after long term mechanical ventilation: results and 1-y follow-up. Chest 119 (2001) 224–227. [EBM IIa]

[15] Christie JD, Kotloff RM, Pochettino A et al.: Clinical risk factors for primary graft failure following lung transplantation. Chest 124 (2003) 1232–41. [EBM Ib]

[16] Cassivi SD, Meyers BF, Battafarano RJ et al.: Thirteen year experience in lung transplantation for emphysema. Ann Thorac Surg 74 (2002) 1663–1669. [EBM III]

[17] Vricella LA, Karamichalis JM, Ahmad S et al.: Lung and heart-lung transplantation in patients with endstage cystic fibrosis: The Stanford experience. Ann Thorac Surg 74 (2002) 13–17. [EBM IIb]

[18] Bando K, Keenan RJ, Paradis IL et al.: Impact of pulmonary hypertension on outcome after single-lung transplantation. Ann Thorac Surg 58 (1994) 1336–1342. [EBM IIb]

[19] Trulock EP, Edwards LB, Taylor DO et al.: The registry of the International Society for Heart and Lung Transplantation: Twentieth official adult lung and heart-lung transplant report. J Heart Lung Transplant (2003) 22: 625–35. [EBM Ib]

[20] Thabut G, Vinatier I, Stern JB et al.: Primary graft failure following lung transplantation: Predictive factors of mortality. Chest 121 (2002) 1876–1882. [EBM IIa]

[21] Wan S, LeClerc JL, Vincent JL: Inflammators response to cardiopulmonary bypass: mechanisms involved and possible therapeutic strategies. Chest 112 (1997) 676–692. [EBM IIa]

[22] Webert KE, Blajchman MA: Transfusion related acute lung injury. Transfus Med Rev 17 (2003) 252–262. [EBM IIb]

[23] Popovsky MA, Davenport RD: Transfusion related acute lung injury: Femme fatale? Transfusion 41 (2001) 312–315. [EBM IIb]

[24] Clark SC, Levine AJ, Hasan A et al.: Vacular complications of lung transplantation. Ann Thorac Surg 61 (1996) 1079–1082. [EBM IIa]

[25] Schickel GT, Ross DJ, Beygui R et al.: Modified reperfusion in clinical lung transplantation: The result of 100 consecutive cases. J Thorac Cardiovasc Surg (in press). [EBM IIb]

[26] Fiser SM, Tribble CG, Long SM et al.: Ischemia reperfusion injury after lung transplantation increases risk of late bronchiolitis obliterans syndrome. Ann Thorac Surg 73 (2002) 1041–1047. [EBM IIa]

[27] King RC, Binns OA, Rodriguez F et al.: Reperfusion injury significantly impacts clinical outcome after pulmonary transplantation. Ann Thorac Surg 69 (2000) 1681–1685. [EBM IIa]

[28] Fisher AJ, Wardle J, Dark JH, Corris PA: Nonimmune acute graft injury after lung transplantation and the risk of subsequent bronchiolitis obliterans syndrome (BOS). J Heart Lung Transplant 21 (2002) 1206–1212. [EBM IIb]

[29] Thabut G, Vinatier I, Stern JB et al.: Primary graft failure following lung transplantation: Predictive factors of mortality. Chest 121 (2002) 1876–1882. [EBM Ib]

[30] Snell G, Klepetko W, Perioperative lung transplant management. Eur Respir Mon 26 (2003) 130–142. [EBM Ib]

[31] Chakinala MM, Kollef MH, Trulock EP: Critical care aspects of lung transplant patients. J Intensive Care Med 17 (2002) 8–33. [EBM IIa]

[32] Goudarzi BM, Bonvino S: Critical care issues in lung and heart tranplantation. Crit Care Clin 19 (2003) 209–231. [EBM IIa]

[33] The Acute Respirators Distress Syndrome Network: Ventilation with lower tidal volumes as compared with traditional tidal volumes for acute lung injury and the acute respiratory distress syndrome. N Engl J Med 342 (2000) 1301–1308. [EBM Ib]

[34] Strueber M, Hirt SW, Cremer J et al.: Surfactant replacement in reperfusion injury after clinical lung transplantation. Intensive Care Med 25 (1999) 862–864. [EBM IIb]

[35] Keshavjee S, Davis RD, Zamora MR, de Perrot M , Patterson GA: A randomized, placebo controlled trial of complement inhibition in ischemia-reperfusion injury after lung transplantation in human beings. J Thorac Cardiovasc Surg 129 (2005) 423–428. [EBM IIa]

[36] Wittwer T, Grote M, Oppelt P et al.: Impact of PAF antagonist BN 52021 (Ginkolide B) on post ischemic graft function in clinical lung transplantation. J Heart Lung Transplant (2001) 20: 358–63. [EBM IIb]

[37] Shargall Y, Guenther G, Ahya V et al.: Report of the ISHLT working group on primary lung graft dysfunction part IV: Treatment. J Heart Lung Transplant 24 (2005) 1489–1500. [EBM Ia]

V–2 Was gibt es Neues in der Herztransplantation?

I. Kaczmarek

1 Transplantationsgesetz

Der Vorstand der Bundesärztekammer hat in seiner Sitzung vom 1. Mai 2005 auf Empfehlung der Ständigen Kommission Organtransplantation eine Änderung der Richtlinien zur Organtransplantation (§ 16 Transplantationsgesetz) beschlossen. Für die Herztransplantation sollen hier nur die wesentlichen Neuerungen herausgestellt werden.

Die bisherige Einteilung der Dringlichkeitsstufen in T (transplantabel) und HU (hochdringlich – high urgent) wurde um die Stufe U (urgent – dringlich) ergänzt. In der Neufassung des § 16 heißt es nun zu der Einstufung als HU: „Bei Patienten auf der Warteliste in akut lebensbedrohlicher Situation besteht eine besondere Dringlichkeit zur Transplantation. Sie werden daher vorrangig vor allen anderen Patienten transplantiert. Die Zuordnung des Patienten in diese Dringlichkeitsstufe muss besonders begründet werden. Empfänger, die diese Kriterien erfüllen, sind in der Regel bereits auf der Warteliste geführte Patienten, deren Zustand sich verschlechtert. Es handelt sich um Patienten mit terminaler Herzinsuffizienz, die im Zentrum auf der Intensivstation nach Ausschöpfung aller alternativer Behandlungsmöglichkeiten (ausgenommen ventrikuläre Unterstützungssysteme) trotz hoch dosierter Therapie mit Katecholaminen und Phosphodiesterase-Hemmern nicht rekompensierbar sind und Zeichen des beginnenden Organversagens aufweisen […]."

Eine Einstufung in die Kategorie U, die ebenfalls den Patienten der Kategorie T vorgezogen werden, kann bei Patienten erfolgen, „die stationär trotz höher dosierter Therapie mit Katecholaminen und Phosphodiesterase-Hemmern nicht rekompensierbar sind oder bei denen refraktäre Arrhythmien dokumentiert werden".

Weiterhin besteht die Möglichkeit Patienten, die einer Kunstherzunterstützung bedürfen, HU einzustufen, „wenn sie sich zunächst erholen und erst später methodenbedingte akut lebensbedrohliche Komplikationen erleiden".

Über die Einstufung der Dringlichkeit entscheidet weiterhin ein aus drei Experten zusammengesetztes anonymes Audit-Komitee, dem ein formeller Antrag, sowie die Originaldokumentation der Patientendaten vorgelegt wird.

Seit dem 1. September 2005 hat diese Neufassung des Transplantationsgesetzes Gültigkeit. Alle Patienten, die zuvor den HU-Status hatten, wurden in den U-Status zurückgestuft. Die Punktwerte, die die Patienten durch ihre Wartezeit ansammeln, werden in den Stufen T und U mit dem Faktor 1,2 multipliziert, wenn sich Spender und Empfänger in der gleichen Region befinden. Hierdurch soll die kurze Ischämiezeit als Faktor für die Erfolgsaussicht berücksichtigt werden. Weitere Faktoren für die Erfolgsaussicht wie z.B. ein prospektives HLA-matching kommen „aufgrund der Logistik von Organentnahme und -transplantation mit obligat kurzen Ischämiezeiten …" derzeit nicht in Betracht.

Natürlich ist es sinnvoll, akut lebensbedrohten Patienten zu helfen. Die Kriterien für eine HU-Listung sind jedoch so ausgerichtet, dass Patienten mit therapierefraktärer Herzinsuffizienz und sekundären Organkomplikationen am schnellsten ein Spenderherz zur Verfügung steht. Weiterhin werden Patienten mit Kunstherzsystemen bei dem Auftreten von Komplikationen bevorzugt. Diese zwei Patientengruppen haben jedoch möglicherweise eine geringere Erfolgsaussicht und Langzeitprognose als z.B. Patienten im Status U oder T.

Die Auswirkungen dieser Gesetzesänderung bleiben abzuwarten.

2 Immunsuppression

Zu den verschiedenen immunsuppressiven Therapieschemata in der Herztransplantation liefern zwei große prospektiv randomisierte, multizentrische Studien wichtige Erkenntnisse. Eisen et al. veröffentlichten die 3-Jahresergebnisse zum Vergleich von Mycophenolat Mofetil (MMF) versus Azathioprin in Kombination mit Cyclosporin und Steroiden nach HTx. Jeweils 289 Patienten erhielten entweder 1500 mg MMF zweimal täglich oder Azathioprin 1,5 bis 3 mg/kg in insgesamt vier Gaben täglich. Als primärer Endpunkt wurde das Überleben, und das Transplantatüberleben bzw. die Freiheit von einer Retransplantation untersucht. Nach drei Jahren überlebten in der MMF-Gruppe 88,2 % der Transplantate, während in der Azathioprin-Gruppe nur 81,7 % der Empfänger ohne Retransplantation überlebten (p < 0,01). Virale Infektionen und Diarrhöen traten gehäuft in der MMF-Gruppe auf, während Leukopenien, Arrhythmien und Herzinsuffizienz die prädominierenden Komplikationen in der Azathioprin-Gruppe darstellten. In der intracoronaren Ultraschalluntersuchung zeigte sich eine geringere Intimaproliferation bei mit MMF behandelten Patienten. Insgesamt schlussfolgern die Autoren, dass MMF die Sterblichkeit und das Transplantatversagen nach Herztransplantation gegenüber Azathioprin signifikant reduziert [1].

Kobashigawa et al. publizierten die 1-Jahresergebnisse einer multizentrischen Studie zum Vergleich der Schemata Tacrolimus/MMF, Cyclosporin/MMF und Tacrolimus/Sirolimus jeweils in Kombination mit Steroiden. In die drei Behandlungsarme wurden 343 Patienten randomisiert. Das Überleben und das Auftreten von Malignomen zeigte zu diesem Zeitpunkt der Analyse noch keine Unterschiede. Es bildete sich ein Trend ab hinsichtlich weniger behandelter Abstoßungen (ISHLT ≥ 3A) in den Tacrolimus-Gruppen (TAC/SRL = 25 %, TAC/MMF = 23 %, CYA/MMF = 37 %, p = 0,056). Bei dem Vergleich aller behandelten Abstoßungen ergab sich ein signifikanter Unterschied (TAC/SRL = 35 %, TAC/MMF = 42 %, CYA/MMF = 60 %, p < 0,001). Das Serumkreatinin war signifikant geringer in der Tacrolimus/MMF Gruppe (TAC/MMF 1,3 mg/dl, TAC/SRL 1,5 mg/dl, CYA/MMF 1,5 mg/dl; p = 0,032). In der Tacrolimus/Sirolimus-Gruppe traten weniger virale Infektionen auf und die koronare Intima-Proliferation fiel nach einem Jahr geringer aus. Die Autoren schlussfolgern, dass die Kombination aus Tacrolimus und MMF sicher und effektiv ist, während die Auswirkungen der verschiedenen Therapieschemata auf die koronare Transplantatvaskulopathie abzuwarten bleiben [2].

Ein ungelöstes Problem im Langzeitverlauf nach thorakaler Organtransplantation ist die Nephrotoxizität der klassischen Immunsuppressiva Tacrolimus und Cyclosporin. Unter dem Einsatz dieser Calcineurininhibitoren werden bis zu 20 % der herztransplantierten Patienten 10 Jahre nach der Transplantation intermittierend hämodialysiert. Dies ist mit einem Verlust an Lebensqualität, einer Verschlechterung der Langzeitprognose sowie hohen Therapiekosten verbunden. Nachdem durch Groetzner et al. erstmalig eine erfolgreiche Umstellung der Immunsuppression auf ein calcineurininhibitorfreies Therapieschema basierend auf Sirolimus und Mycophenolat Mofetil beschrieben wurde [3], gelang Meiser et al. erstmalig die de novo calcineurininhibitorfreie Immunsuppression nach Herztransplantation. In einer Pilotstudie erhielten die Patienten nach der Transplantation eine spiegeladaptierte Er-

haltungstherapie aus Sirolimus, Mycophenol-
säure und Prednisolon. Das Prednisolon wurde
nach 6 Monaten abgesetzt. Es bedurfte hierzu
einer Induktionsbehandlung mit Antithymozy-
tenglobulin (ATG), da Sirolimus aufgrund der
hohen Halbwertzeit nur langsam einen therapeutisch wirksamen Blutspiegel aufbaut. Bei einem Nachbeobachtungszeitraum von drei bis
zwölf Monaten betrug das Patientenüberleben
100 % bei einer Abstoßungsfreiheit von 75 %.
Die Autoren beschreiben jedoch eine hohe
Rate an Nebenwirkungen, die im Wesentlichen
durch die antiproliferativen Effekte des Sirolimus begründet sind. Zu nennen sind hier Perikardergüsse, Pleuraergüsse und periphere Ödeme sowie myelosuppressorische Effekte, Akne,
enorale Aphten, und gastrointestinale Nebenwirkungen sowie Hypertriglyzeridämie. Die
meisten Nebenwirkungen waren jedoch im
Verlauf rückläufig und führten bei keinem Patienten zu einem Studienabbruch. Die aufgrund der kardialen Einschränkungen vor der
Transplantation erhöhten Kreatininwerte nor-
malisierten sich nach der Transplantation und
stiegen im Verlauf nicht über die Norm an [4].
Somit konnte erstmalig eine nicht nephrotoxi-
sche Immunsuppression nach Herztransplantation durchgeführt werden. Aufgrund des ausgeprägten Nebenwirkungsprofils sollte diese
Therapieoption jedoch renalen Risikopatienten vorbehalten sein bis eine ausreichende Datenlage verfügbar ist.

Wie entscheidend für die Prognose nach HTx
eine gute Nierenfunktion ist, beschrieben
Groetzner et al. [5]. In einer Vergleichsstudie
wurden die Langzeitergebnisse von 221 Herztransplantierten denen von 13 kombiniert
Herz- und Nierentransplantierten gegenüber-
gestellt. Beide Gruppen wurden mit Tacrolimus immunsupprimiert. Nach fünf Jahren betrug das Überleben der Herz-Nieren-Empfän-
ger 92 % gegenüber 85 % bei Herztransplantierten. Die Freiheit von einer Transplantatvaskulopathie betrug nach vier Jahren 100 % gegenüber 75 % im Vergleichskollektiv.

Da die Anzahl älterer Patienten auch in der
Herztransplantation stetig zunimmt, ist es
wichtig, eine für diese Patienten „maßgeschnei-
derte" Immunsuppression zu entwickeln.
Kaczmarek et al. konnten in einer Vergleichs-
analyse von 349 Herztransplantierten zeigen,
dass Patienten, die zum Transplantationszeitpunkt über 65 Jahre alt waren, auch nach Anpassung der allgemeinen Lebenserwartung eine
signifikant schlechtere Prognose aufweisen. Bei
vergleichbarer Immunsuppression besteht in
höherem Alter ein höheres Risiko für Infektionen, Nierenversagen und maligne Tumoren.
Demgegenüber steht ein geringeres Risiko für
chronische Abstoßung und Vaskulopathie. Die
Autoren postulieren eine Abkehr vom herkömmlichen „one size fits all" Schema hin zu
einer individualisierten, dem Patienten angepassten Immunsuppression [6].

3 Abstoßungsmonitoring

Der Goldstandard der Abstoßungsdiagnostik
in der Herztransplantation ist weiterhin die
Endomyokardbiopsie. Die seit 1990 geltende
histologische ISHLT-Klassifikation (International Society for Heart and Lung Transplantation) der akuten Transplantatabstoßung verliert
nunmehr ihre Gültigkeit und wird durch eine
revidierte Fassung ersetzt. Eine Konsensuskonferenz der ISHLT hat eine neue Nomenklatur
beschlossen, die ab dem Jahr 2005 Gültigkeit
haben soll [7]. Die Abwesenheit von akuter zellulärer Abstoßung wird weiterhin als Grad 0 R
bezeichnet. Die früheren Grade 1A, 1B und 2
werden als 1 R („milde Abstoßung") zusammengefasst, da der Übergang einer 1B oder 2
Abstoßung in eine höhergradige Abstoßung
nicht zwangsläufig erfolgt und ein Grad 2 möglicherweise auf Fehlinterpretation eines Quil-
ty-Ausläufers beruht. Der frühere Grad 3A
wird nun als 2 R („moderate Abstoßung") bezeichnet, während die früheren Grade 3B und
4 als 3 R („schwere Abstoßung") zusammengefasst werden. Aufgrund der fehlenden klinischen Bedeutung der Subtypen Quilty-A und
Quilty-B, wird auf die Unterscheidung in A
und B verzichtet (Tab. 1).

Diese schlanke Form der Abstoßungsklassifikation legt nahe, dass die Grade 2 R und 3 R einer Abstoßungsbehandlung zugeführt werden sollten, wohingegen der Grad 1 R lediglich der Beobachtung bedarf. R beschreibt die revidierte Fassung um Verwechslungen mit dem alten Schema zu vermeiden. Die Anwesenheit oder Abwesenheit von akuter antikörpervermittelter Abstoßung wird als AMR 0 oder AMR 1 klassifiziert. Die Diagnose stützt sich hier außerdem auf immunhistochemische Färbungen, wie z.B. C4d, und auf die Anwesenheit von HLA-Antikörpern im Blut.

Bei der nichtinvasiven Abstoßungsdiagnostik findet das sogenannte „gene expression profiling" zunehmend an Bedeutung. Hierbei werden Gen-Expressionsprofile zirkulierender peripherer Leukozyten untersucht, um eine vermehrte Aktivierung zu detektieren. Eine Studie von Horwitz et al. konnte zeigen, dass die Kontrollen vor, während und nach akuten Abstoßungsreaktionen sehr gut mit Kontrollendomyokardbiopsien korrelierten. Die Autoren beobachteten nach Abstoßungsbehandlung zum Teil persistierende Aktivierungen der Gen-Expressionsprofile trotz negativer Biopsie. Hieraus könnte sich eine höhere Sensitivität dieses Testverfahrens gegenüber der EMB ableiten [8].

Evans et al. untersuchten die Auswirkungen dieses non-invasiven Abstoßungsmonitorings auf die Kosten im amerikanischen Gesundheitswesen und kommen zu dem Schluss, dass sich bis zu 12 Mio. Dollar jährlich einsparen ließen, wenn Endomyokardbiopsien dadurch verzichtbar werden [9]. Um den gänzlichen Verzicht auf Endomyokardbiopsien zu rechtfertigen, fehlen jedoch größere Studien.

Tab. 1: Neue standardisierte ISHLT-Klassifikation der akuten zellulären Abstoßung

2004		1990	
Grade 0 R	**No rejection**	**Grade 0**	**No rejection**
Grade 1 R, mild	Interstitial and/or perivascular infiltrate with up to 1 focus of myocyte damage	Grade 1, mild	
		A–Focal	Focal perivascular and/or interstitial infiltrate without myocyte damage
		B–Diffuse	Diffuse infiltrate without myocyte damage
		Grade 2 moderate (focal)	One focus of infiltrate with associated myocyte damage
Grade 2 R, moderate	Two or more foci of infiltrate with associated myocyte damage	Grade 3, moderate	
		A–Focal	Multifocal infiltrate with myocyte damage
Grade 3 R, severe	Diffuse infiltrate with multifocal myocyte damage ± edema, ± hemorrhage ± vasculitis	B–Diffuse	Diffuse infiltrate with myocyte damage
		Grade 4, severe	Diffuse, polymorphous infiltrate with extensive myocyte damage ± edema, ± hemorrhage + vasculitis

4 Herzunterstützungs-systeme

Auf dem Gebiet der Herzunterstützungssysteme stehen mit dem „Incor LVAD" und dem „CardioWest total artificial heart" neue Systeme zur Verfügung, die derzeit zur klinischen Anwendung kommen.

El-Banayosy et al. berichteten über die Ergebnisse des CardioWest-Systems, das 42 Patienten als totaler Herzersatz implantiert wurde. 22 Patienten verstarben postoperativ, elf Patienten wurden erfolgreich transplantiert und neun Patienten sind noch abhängig von der Kunstherzunterstützung. In Anbetracht der schlechten Ausgangssituation – alle Patienten hatten ein katecholaminrefraktäres Kreislaufversagen – sehen die Autoren ein Überleben von 48 % als hervorragendes Resultat an. Bemerkenswert ist weiterhin, dass vier Patienten mit dem Kunstherz nach Hause entlassen werden konnten. Mit der enorm großen Antriebskonsole des CardioWest ist dies nahezu unvorstellbar. Aus diesem Grund wurden diese Patienten mit einer mobilen Antriebseinheit des Berlin Heart EXCOR-Systems versorgt [10].

Schmid et al. veröffentlichten erste klinische Erfahrungen mit dem Berlin Heart Incor. Hierbei handelt es sich um eine implantierbare axiale Pumpe mit nicht pulsatilem Fluss zur linksventrikulären Unterstützung. Der Ansaugstutzen wird über die Herzspitze in die linke Kammer eingesetzt. Das Blut wird durch eine Axialpumpe, die im Herzbeutel zu liegen kommt, beschleunigt und über einen Ausführungsstutzen der aszendierenden Aorta zugeführt. Insgesamt wurden 15 Patienten mit dem Gerät versorgt, die sich alle in einem funktionellen NYHA-IV-Stadium befanden. Fünf Patienten wurden erfolgreich transplantiert, einer konnte vom Gerät entwöhnt werden. Sechs Patienten verstarben und drei sind noch an der Unterstützung. Bei sechs Patienten kam es zu thrombembolischen Komplikationen und vier Patienten hatten Blutungskomplikationen. Die

Ergebnisse sind somit denen anderer Unterstützungssysteme vergleichbar. Als Vorteil sehen die Autoren die kleine Pumpkammer und die Einfachheit der Implantation und Explantation. Außerdem kam es bei keinem der 15 Patienten zu einer geräteassoziierten Infektion [11].

Kaczmarek et al. berichteten über den Einsatz des pulsatilen, extrakorporalen, biventrikulären MEDOS-VAD-Systems in pädiatrischen Patienten. Bei sieben Kindern mit einem Durchschnittsalter von 7,3 Jahren wurde das MEDOS als „bridge to transplant" implantiert. Alle Patienten litten an einem beginnenden Multiorganversagen vor der Implantation. Das operative Überleben betrug 100 %. Späte Blutungskomplikationen, die zu einer Rethorakotomie führten, traten bei zwei Patienten auf. Zwei Patienten erlitten eine thrombembolische Komplikation. Bei zwei Patienten konnten diese durch den Austausch der Pumpkammern verhindert werden. Vier der sieben Patienten konnten erfolgreich transplantiert und entlassen werden (57 %). Drei Patienten verstarben an Spätkomplikationen des Gerätes ohne dass ein Organangebot eingegangen war [12].

5 Pädiatrische Herztransplantation

Durch den eklatanten Spendermangel ist insbesondere bei Kindern die Sterblichkeit auf der Warteliste mit 30–50 % enorm hoch. Nach der aufsehenerregenden Erstbeschreibung von ABO-inkompatiblen Herztransplantationen bei Säuglingen durch die Arbeitsgruppe um West et al. [13], gelang es nun erstmalig, diese Technik auch in Deutschland erfolgreich einzusetzen. Schmoeckel et al. berichten über die Herztransplantationen zweier fünf und sieben Monate alter Säuglinge der Blutgruppe 0, die je ein Spenderorgan mit der Blutgruppe A erhielten. Während der extrakorporalen Zirkulation erfolgte ein Plasmaaustausch zur Elimination von Anti-A-Antikörpern der Empfänger. Diese

Prozedur wurde mehrfach wiederholt, bis keine Anti-A-Antikörper mehr nachweisbar waren. Postoperativ wurde lediglich eine Standardimmunsuppression verabreicht. Die Anti-A-Antikörpertiter blieben zunächst niedrig und verschwanden dann vollständig. Es kam zu keiner hyperakuten oder akuten zellulären Abstoßungsreaktion [14]. Die Unreife des kindlichen Immunsystems ermöglicht die ABO-inkompatible Herztransplantation im Säuglingsalter wodurch die Sterblichkeit auf der Warteliste gesenkt werden kann. In-vitro-Versuche konnten zeigen, dass nach ABO-inkompatibler Transplantation die Empfänger-B-Zellen eine Anti-A- und Anti-B-spezifische Toleranz aufwiesen und trotz Stimulation eine Antikörperbildung ausblieb. Dies lag weder an einer Anergie oder einer systemischen Immunsuppression, da die gleichen Empfänger-B-Zellen gegen verschiedene andere Antigene mit einer gezielten Antikörperbildung reagierten [13].

Die Ergebnisse der Herztransplantation bei Kindern zeigen exzellente Langzeitergebnisse. Groetzner et al. beschreiben in einer Langzeit-Analyse von 50 herztransplantierten Kindern ein 5-Jahres-Überleben von 86 %. Kinder, die nach 1995 transplantiert wurden, wiesen sogar ein 5-Jahres-Überleben von 92 % auf. Die Autoren schlussfolgern, dass die Herztransplantation eine Alternative zur rekonstruktiven Chirurgie bei schwer korrigierbaren Patienten darstellt [15].

Die Wahl der richtigen Immunsuppression nach Kinderherztransplantationen ist weiterhin unklar und größere randomisierte Studien fehlen. Die Arbeitsgruppe um West et al. berichtete über eine randomisierte Studie zum Einsatz von Cyclosporin versus Tacrolimus bei 26 Kinderherztransplantationen. Eine Wirksamkeit konnte für beide Gruppen gezeigt werden, wobei Patienten mit persistierender Abstoßung in der Cyclosporin-Gruppe von einer Umstellung auf Tacrolimus profitierten. Eine niedrigere Abstoßungshäufigkeit in der Tacrolimus-Gruppe konnte bei der geringen Patientenzahl nicht nachgewiesen werden [16]. Der Einsatz von Sirolimus in der Kinderherztransplantation wurde von der gleichen Arbeitsgruppe analysiert. Insgesamt wurden 16 Kinder in die Analyse einbezogen. Die Gründe für die Sirolimusgabe waren Transplantatvaskulopathie, Abstoßung, Niereninsuffizienz und Calcineurininhibitor-Unverträglichkeit. Bei Patienten mit Abstoßungen, zeigte sich eine Verbesserung der Biopsieresultate nach Sirolimus-Gabe. Drei von vier Patienten mit Niereninsuffizienz zeigten eine verbesserte Nierenfunktion. Nebenwirkungen der Sirolimus-Therapie waren häufig und führten bei 3 Patienten zum Absetzen der Therapie. Am häufigsten beobachtet wurden Hyperlipidämie (38 %), gastrointestinale Beschwerden (31 %), Mund-Ulzerationen (26 %), Anämie und Neutropenie (12,5 %), Perikardergüsse (6 %) und eine interstitielle Lungenerkrankung (6 %) [17]. Im Wesentlichen entsprechen diese Ergebnisse denen in der Erwachsenenherztransplantation [4].

6 Transplantatvaskulopathie

Die protektiven Effekte von Mycophenolat Mofetil auf das Entstehen der Transplantatvaskulopathie wurden zuvor bereits erwähnt [1, 2]. Auch im Langzeitverlauf konnten diese nun belegt werden. Bei 273 Herztransplantierten mit einem Beobachtungszeitraum von 6,8 ± 1,9 Jahren wurden vier verschiedene Therapieschemata untersucht (Cyclosporin/Azathioprin, Tacrolimus/Azathioprin, Cyclosporin/MMF und Tacrolimus/MMF). Die Freiheit von einer Transplantatvaskulopathie betrug nach fünf Jahren in den Gruppen: 47 % (CyA/Aza), 66 % (CyA/MMF), 60 % (FK506/Aza), 70 % (FK506/MMF). Die Kombination Tacrolimus/MMF zeigte ein signifikant geringeres Auftreten von vaskulopathischen Veränderungen als die Cyclosporin/Azathioprin-Gruppe (Log Rank 7,58, p = 0,0059). Insgesamt zeigte sich auch ein besseres Überleben bei den mit MMF behandelten Patienten [18]. Studien, die einen Vergleich zwischen den Effekten von MMF und Sirolimus auf das Entstehen einer Transplantatvaskulopathie zulassen, sind noch nicht publiziert, oder zeigen einen noch zu kurzen Nachbeobachtungszeitraum.

7 Spenderauswahl

Bei den Kriterien, die bei der Akzeptanz eines potentiellen Spenderorgans in Betracht gezogen werden, spielt in einigen Zentren das Serumnatrium der Spender eine große Rolle, während andere diesen Parameter kaum in Betracht ziehen. Kaczmarek et al. kamen in einer Zentrumsanalyse von 336 Herztransplantationen zu dem Ergebnis, dass erhöhte Serumnatriumspiegel der Spender keinen Einfluss auf das postoperative Ergebnis hatten. Weder das primäre Graftversagen, noch die Transplantatvaskulopathie oder das Langzeitüberleben wurden durch hohe Natriumspiegel der Spender negativ beeinflusst. Die Autoren schlussfolgern, dass Herzen trotz erhöhter Serumnatriumkonzentrationen erfolgreich transplantiert werden können, wenn keine weiteren Risikofaktoren hinzukommen [19].

8 Humorale Abstoßung

Wie bereits erwähnt findet ein prospektives HLA-Matching in der Organallokation für Herzempfänger keine Anwendung. Kaczmarek et al. konnten in einer Zentrumsanalyse nachweisen, dass insbesondere ein HLA-DR-Matching mit einem verbesserten Überleben und einer geringeren Inzidenz der Transplantatvaskulopathie assoziiert ist. Die klassische HLA-Allokation, wie sie in der Nierentransplantation üblich ist, wurde auf 240 Herztransplantierte retrospektiv übertragen, was zu je 0–2 Mismatches für die Merkmale HLA-A, HLA-B und HLA-DR führte. Signifikante Unterschiede konnten in dieser Analyse für die HLA-DR-Merkmale gezeigt werden. Das 5-Jahres-Überleben der Patienten mit 0 HLA-DR-Mismatches betrug 100 % (n = 9), bei Patienten mit einem DR-Mismatch 82 % (n = 102) und bei 2 DR-Mismatches 75 % (n = 104; Log Rank 1MM vs. 2MM p < 0,05). Die Freiheit von Transplantatvaskulopathie nach fünf Jahren betrug 89 % (n = 9) bei HLA-identischen Empfängern, 61 % (n = 93) bei einem und 54 % (n = 92) bei zwei HLA-DR-Mismatches. Weiterhin wurde gezeigt, dass die derzeitige Allokation zu einer hohen Anzahl von Gesamtmismatches (4,8 von möglichen 6) mit potenziell schlechterer Langzeitprognose führt. Die Autoren plädieren für eine Berücksichtigung des HLA-DR-Matching in den Allokationskriterien um die Langzeitprognose zu verbessern. Hierbei führen sie an, dass die Empfängertypisierung bereits vor einer möglichen HTx erfolgt und eine HLA-DR-Bestimmung in einem Transplantationszentrum innerhalb von zwei Stunden mittels PCR-Analyse erfolgen kann [20].

Eine Erklärung für diese Feststellungen liegt in der Bildung von spendergerichteten HLA-Antikörpern. Tambur et al. untersuchten den Einfluss von neu gebildeten, spenderspezifischen HLA-Antikörpern nach Herztransplantation auf das Überleben, Abstoßungen und Transplantatvaskulopathie. Es wurde in HLA-Klasse-I- (Anti-HLA-A und Anti-HLA-B) und HLA-Klasse-II- (Anti-HLA-DR) Antikörper unterschieden. Während eines Beobachtungszeitraumes von 28 Monaten nach HTx traten bei 25 von 71 untersuchten Herztransplantierten HLA-Antikörper auf. Bei 18 Patienten (25,4 %) konnten HLA-Klasse-I- und bei elf Patienten (15,5 %) konnten HLA-Klasse-II-Antikörper nachgewiesen werden.

Die Länge der Ischämiezeit korrelierte mit dem Auftreten von HLA-Antikörpern. Patienten mit HLA-Antikörpern erlitten häufiger akute Abstoßungen. Nur HLA-Klasse-II-Antikörper (also gegen HLA-DR gerichtet) korrelierten hochsignifikant mit der Entstehung einer Vaskulopathie und dem Tod durch Graftversagen. Die Autoren schlussfolgern, dass die Messung von Markern der humoralen Abstoßung eine Prognoseabschätzung nach HTx zulässt. Für die Individualisierung der immunsuppressiven Therapie ist die Detektion von HLA-Antikörpern von zentraler Bedeutung [21].

Xydas et al. führten eine vergleichbare Analyse an 96 herztransplantierten Kindern durch. HLA-Antikörper der Klasse I fanden sich bei 20 % der Patienten. Es konnte jedoch kein Zusammenhang zu Vaskulopathie oder Abstoßungen gezeigt werden. Im Gegensatz dazu bestand eine hochsignifikante Korrelation zwischen HLA-Antikörpern der Klasse II (Anti-DR), die bei 39 % der Patienten nachgewiesen wurden, und einem schlechteren Überleben und einer frühen Entstehung der Transplantatvaskulopathie [22].

Ein histopathologischer Nachweis des Zusammenhangs zwischen HLA-Antikörpern und einer Vaskulopathie wird durch Smith et al. erbracht. Insgesamt wurden 221 Myokardbiopsien von Herztransplantierten und nicht transplantierten Kontrollen einer C4d-Färbung unterzogen. 21 von 25 Proben (84 %) von Patienten mit HLA-Antikörpern waren positiv für C4d, währen nur sieben von 60 Proben von Patienten ohne HLA-Antikörper C4d positiv waren. In vier von 44 Kontrollen gelang ebenfalls ein C4d-Nachweis. Die Autoren schlussfolgern somit, dass eine positive C4d-Färbung ein wichtiges Kriterium für die Diagnose einer antikörpervermittelten Abstoßung ist [23].

9 Neue Therapieansätze

Die meisten Studien zur Immunsuppression in der Transplantationsmedizin bemessen den Erfolg oder Misserfolg einer Medikation oder einer Medikamentenkombination an der erzielten Freiheit von akuten Abstoßungen in den ersten ein oder zwei Jahren nach Transplantation. Die akute Abstoßung ist vereinfacht dargestellt eine T-Zell-Reaktion. Wie im Kapitel über humorale Abstoßung geschildert wurde spielen sich im Langzeitverlauf antikörperver-

mittelte Abstoßungen ab. Diese wiederum sind B-Zell-vermittelt. Eine ständige T-Zell-Hemmung, auch als Erhaltungstherapie nach vielen Jahren ist derzeit der Standard in der Immunsuppression. Eine Antikörperproduktion lässt sich hiermit jedoch nur bedingt beeinflussen. Einen Ausweg aus diesem therapeutischen Dilemma könnte die selektive Depletion von B-Zellen darstellen. Garrett et al. berichten über eine Serie von acht Herztransplantierten, die eine Verschlechterung ihrer linksventrikulären Ejektionsfraktion um mindestens 25 % aufwiesen. Alle Patienten hatten keine zelluläre Abstoßung, zeigten jedoch positive Färbungen in der Endomyokardbiopsie für IgG und Komplement (C4d). Alle Patienten erhielten den gegen den CD-20-Rezeptor der B-Zellen gerichteten monoklonalen Antikörper Rituximab, der für die Behandlung von Lymphomen zugelassen ist. Vier Zyklen mit jeweils 375 mg/qm Körperoberfläche wurden verabreicht. Bei allen acht Patienten konnte die Ejektionsfraktion deutlich verbessert werden. Die Endomyokardbiopsien nach Therapie zeigten keine Anfärbbarkeit für IgG oder C4d. Schwerwiegende Infektionen oder sonstige Nebenwirkungen wurden nicht beobachtet. Die Autoren schlussfolgern, dass die Behandlung der humoralen Abstoßung mit Rituximab eine viel versprechende Alternative darstellt [24].

Viele weitere Antikörper sind derzeit in der Erprobung, mit denen möglicherweise spezifischer und nebenwirkungsfreier das Immunsystem beeinflusst werden kann. Hier sind vor allem das Campath-1 (Alemtuzumab) und das LEA29Y (Belatacept) zu nennen, die bereits in der Nierentransplantation zum Einsatz kommen. In der Herztransplantation gibt es dazu noch keine publizierten Daten.

Literatur

[1] Eisen JH, Kobashigawa J, Keogh A, Bourge R, Renlund D, Mentzer R, Alderman E, Valantine H, Dureau G, Mancini D, Mamelok R, Gordon R, Wang W, Mehra M, Constanzo MR, Hummel M, Johnson J and Mycophenolate Mofetil Cardiac Study Investigators: Three-Year Results

of a Randomized, Double-Blind, Controlled Trial of Mycophenolate Mofetil Versus Azathioprine in Cardiac Transplant Recipients. J Heart Lung Transplant 24 (5) (2005) 517–525. [EBM Ib]

[2] Kobashigawa JW, Miller LW, Felker GM, Russel SD, Ewald GA, Zucker M, Goldberg L, Eisen HJ, Rayburn BK, Wagoner LE, Philbin E, Pereira N, Czerska B, Kormos RL, Weston M, Conte J, Hosenpud J, Aaronson K, Hill J, Copeland JG, Czer L, Anderson A, Dec GW, Torre-Amione G, Yancy CW, Vega JD, Jarcho JA, Mancini D, Bhat G, First R, Fitzsimmons W, Pharm D, Tolzman D, Salm K, Gao J: 12 month report of a 3 arm multicenter comparison of Tacrolimus (TAC), MMF or TAC/Sirolimus (SRL) and steroids vs Cyclosporine microemulsion (CYA), MMF and steroids in de novo cardiac transplant recipients. J Heart Lung Transplant 24 (2, suppl. 1) (2005) S61–S62. [EBM Ib]

[3] Groetzner J, Meiser B, Landwehr P, Buehse L, Mueller M, Kaczmarek I, Vogeser M, Daebritz S, Ueberfuhr P, Reichart B: Mycophenolate mofetil and sirolimus as calcineurin inhibitor-free immunosuppression for late cardiac-transplant recipients with chronic renal failure. Transplantation 77(4) (2004) 568–574. [EBM IIa]

[4] Meiser B, Reichart B, Adamidis I, Uberfuhr P, Kaczmarek I: First experience with de novo calcineurin-inhibitor-free immunosuppression following cardiac transplantation. Am J Transplant 5(4Pt1) (2005) 827–831. [EBM IIa]

[5] Groetzner J, Kaczmarek I, Mueller M, Huber S, Deutsch A, Daebritz S, Arbogast H, Meiser B, Reichart B: Freedom From Graft Vessel Disease in Heart and Combined Heart- and Kidney-transplanted Patients Treated With Tacrolimus-based Immunosuppression. J Heart Lung Transplant 24(11) (2005) 1787–1792. [EBM IIa]

[6] Kaczmarek I, Sadoni S, Schmoeckel M, Lamm P, Daebritz S, Ueberfuhr P, Meiser B, Reichart B: The need for a tailored immunosuppression in older heart transplant recipients. J Heart Lung Transplant 24(11) (2005) 1965–1968. [EBM IIa]

[7] Stewart S, Winters GL, Fishbein MC, Tazelaar HD, Kobashigawa J, Abrams J, Andersen CB, Angelini A, Berry GJ, Burke MM, Demetris AJ, Hammond E, Itescu S, Marboe CC, McManus B, Reed EF, Reinsmoen NL, Rodriguez ER, Rose AG, Rose M, Suciu-Focia N, Zeevi A, Billingham ME: Revision of the 1990 Working Formulation for the Standardization of Nomenclature in the Diagnosis of Heart Rejection. J Heart Lung Transplant 24(11) (2005) 1710–1720. [EBM Ia]

[8] Horwitz PA, Tsai EJ, Putt ME, Gilmore JM, Lepore JJ, Parmacek MS, Kao AC, Desai SS, Goldberg LR, Brozena SC, Jessup ML, Epstein JA, Cappola TP: Detection of cardiac allograft rejection and response to immunosuppressive therapy with peripheral blood gene expression. Circulation 111(25) (2004) 3815–3821. [EBM Ib]

[9] Evans RW, Williams GE, Baron HM, Deng MC, Eisen HJ, Hunt SA, Khan MM, Kobashigawa JA, Marton EN, Mehra MR, Mital SR: The economic implications of noninvasive molecular testing for cardiac allograft rejection. Am J Transplant 5(6) (2005) 1553–1558. [EBM IIb]

[10] El-Banayosy A, Arusoglu L, Morshuis M, Kizner L, Tenderich G, Sarnowski P, Milting H, Koerfer R: CardioWest total artificial heart: Bad Oeynhausen experience. Ann Thorac Surg 80(2) (2005) 548–552. [EBM IIa]

[11] Schmid C, Tjan TD, Etz C, Schmidt C, Wenzelburger F, Wilhelm M, Rothenburger M, Drees G, Scheld HH: First clinical experience with the Incor left ventricular assist device. J Heart Lung Transplant 24(9) (2005) 1188–1194. [EBM IIa]

[12] Kaczmarek I, Sachweh J, Groetzner J, Gulbins H, Mair H, Kozlik-Feldmann R, Zysk S, Reichart B, Daebritz S: Mechanical Circulatory Support in Pediatric Patients with the MEDOS Assist Device. ASAIO Journal 51(5) (2005) 498–500. [EBM IIa]

[13] Fan X, Ang A, Pollock-Barziv SM, Dipchand AI, Ruiz P, Wilson G, Platt JL, West LJ: Donor-specific B-cell tolerance after ABO-incompatible infant heart transplantation. Nat Med 10(11) (2004) 1227–1233. [EBM IIa]

[14] Schmoeckel M, Daebritz SH, Kozlik-Feldmann R, Wittmann G, Christ F, Kowalski C, Meiser BM, Netz H, Reichart B: Successful ABO-incompatible heart transplantation in two infants. Transpl Int 18(10) (2005) 1210–1214. [EBM IIa]

[15] Groetzner J, Reichart B, Roemer U, Reichel S, Kozlik-Feldmann R, Tiete A, Sachweh J, Netz H, Daebritz S: Cardiac transplantation in pediatric patients: fifteen-year experience of a single center. Ann Thorac Surg 79(1) (2005) 53–60. [EBM IIa]

[16] Pollock-Barziv SM, Dipchand AI, McCrindle BW, Nalli N, West LJ: Randomized clinical trial of tacrolimus- vs cyclosporine-based immunosuppression in pediatric heart transplantation: preliminary results at 15-month follow-up. J Heart Lung Transplant 24(2) (2005) 190–194. [EBM Ib]

[17] Lobach NE, Pollock-Barziv SM, West LJ, Dipchand AI: Sirolimus immunosuppression in pediatric heart transplant recipients: a sin-

gle-center experience. J Heart Lung Transplant 24(2) (2005) 184–189. [EBM IIb]

[18] Kaczmarek I, Landwehr P, Meiser B, Groetzner J, Ueberfuhr P, Reichart B: Preventing cardiac allograft vasculopathy – long-term beneficial effects of MMF. J Heart Lung Transplant 24 (2, suppl. 1) (2005) 46. [EBM IIa]

[19] Kaczmarek I, Groetzner J, Mueller M, Landwehr P, Ueberfuhr P, Nollert G, Meiser B, Reichart B: Impact of donor serum sodium levels on outcome after heart transplantation. J Heart Lung Transplant 24(7) (2005) 928–931. [EBM IIa]

[20] Kaczmarek I, Landwehr P, Groetzner J, Meiser B, Ueberfuhr P, Reichart B: HLA-DR matching improves survival after heart transplantation – is it time to change allocation policies? J Heart Lung Transplant 24 (2, suppl. 1) (2005) 69–70. [EBMIIa]

[21] Tambur AR, Pamboukian SV, Costanzo MR, Herrera ND, Dunlap S, Montpetit M, Heroux A: The presence of HLA-directed antibodies after heart transplantation is associated with poor allograft outcome. Transplantation (2005) 80(8):1019–1025. [EBM IIa]

[22] Xydas S, Yang JK, Burke EM, Chen JM, Addonizio LJ, Mital SR, Itescu S, Hsu DT, Lamour J: Utility of Post-Transplant Anti-HLA Antibody Measurements in Pediatric Cardiac Transplant Recipients. J Heart Lung Transplant 24(9) (2005) 1289–1296. [EBM IIa]

[23] Smith RN, Brousaides N, Grazette L, Saidman S, Semigran M, Disalvo T, Madsen J, Dec GW, Perez-Atayde AR, Collins AB: C4d Deposition in Cardiac Allografts Correlates With Alloantibody. J Heart Lung Transplant (2005) 24(9):1202–1210. [EBM IIa]

[24] Garrett HE, Duvall-Seaman D, Helsley B, Groshart K: Treatment of Vascular Rejection with Rituximab in Cardiac Transplantation. J Heart Lung Transplant (2005) 24(9):1337–1342. [EBM IIb]

VI Was gibt es Neues in der Herzchirurgie?

G. Bachmann, Z. Szalay, M. Roth und W. P. Klövekorn

1 Darstellung der Koronargefäße mit CT und MRT

Als Goldstandard für die Diagnostik von Stenosen oder Verschlüssen der Koronargefäße bei der koronaren Herzerkrankung (KHK), an der sich alle anderen bildgebenden Verfahren messen lassen müssen, gilt die konventionelle katheterunterstützte Koronarangiographie. Bei einer Ortsauflösung von 0,2–0,3 mm und einer Zeitauflösung von 10–20 ms kann damit der gesamte koronare Gefäßbaum, einschließlich aller Seitäste und Kollateralgefäße sofort und mit hohem Kontrast abgebildet werden. Zudem kann mit dem Nachweis von hochgradigen Koronargefäßstenosen in gleicher Sitzung die Therapie mit speziellen Kathetern und aufmontierten Ballons oder Stents durchgeführt werden – oder aber eine Bypass-Operation oder eine alleinige konservative Therapie beschlossen werden. So wurden 2003 in Deutschland ca. 640 000 Koronarangiographien durchgeführt, wobei ca. 180 000 zur anschließenden Katheterrevaskularisation führten. Allerdings hat die Methode auch einige Limitationen. So kontrastiert die Koronarangiographie allein die Gefäßlumina, so dass Informationen zur Gefäßwand und zu extravasalen Strukturen nur indirekt möglich sind. Mit Kathetern von vier bis sechs FRENCH (F) und Schleusensystemen ist die Methode zwar relativ risikoarm, verlangt aber immer noch eine arterielle Punktion, die Sondierung der Koronarostien und die mehrmalige Injektion von 40–80 ml eines jodhaltigen Kontrastmittels. Schwerwiegende Komplikation (Blutung an der Punktionsstelle, Dissektionen und Perforationen an den sondierten Koronarien, Gefäßverschlüsse durch Kathetermanipulation, Kontrastmittelallergien) treten dabei in unter 1 % auf. Daher wurde in den letzten Jahren zunehmend Hoffnung in die CT und MRT gesetzt, welche die rein diagnostischen Koronarangiographien ohne unmittelbare Therapieindikation zumindest teilweise ersetzen soll. Beide Methoden sind schnell, hoch auflösend und nicht invasiv und haben das Potenzial, nicht nur die Lumina der Koronarien, sondern auch Strukturen der Gefäßwände, des Herzmuskels, der Herzkammern und des Klappenapparates direkt darzustellen.

2 Nachweis von Koronargefäßstenosen mit der MR-Koronarangiographie

Die Koronargefäße haben mit 1–3 mm einen relativ kleinen Durchmesser, zeigen einen individuell sehr variablen Verlauf und bewegen sich im Herzzyklus und unter Atmung mit, was besondere Anforderungen an die CT- und MRT-Technik stellt. Mit der Entwicklung starker Gradientensysteme, schneller 2D- und 3D-Techniken, verbesserter EKG-Triggerung zur Erfassung der Koronargefäßbewegung, Navigatoren zur Kontrolle der Zwerchfellbewegung und dem Einsatz von intravenösen Kontrastmitteln zur Verbesserung des Gefäßkontrastes wurde seit Mitte der 1990er-Jahre versucht, eine zulässige Diagnose von Koronarstenosen in der MRT zu erreichen. Eine kritische Würdigung von bisher 14 klinischen Studien zur Diagnose von Koronarstenosen haben Budoff et al. in einer Metaanalyse vorgenommen, die eine gemittelte Sensitivität von 77 % und eine Spezifität von 71 % für die MRT ergab [1]. In den darauf folgenden zwei Jahren sind nur noch wenige klinisch kontrollierte Studien veröffentlicht worden, die die MR-Koronarangiographie mit der Katheterangiographie verglichen haben. Bogaert et al. stellten eine Navigatortechnik mit einer Auflösung im Submilimeterbereich vor [2]. Die Sensitivität betrug 44 % bzw. 56 % und die Spezifität 95 % bzw. 84 % bei einer Übereinstimmung zwischen den beiden eingesetzten Auswertern von 80 %. Unsere Arbeitsgruppe hat eine Studie an 128 Patienten vorgestellt, bei der eine kontrastmittelunterstützte TrueFISP-3D- und eine FLASH-3D-Sequenz miteinander (und mit der Katheterangiographie) verglichen wurden, die jeweils in Atemstillstand des Patienten durchgeführt wurden [3]. Hierbei fand sich eine leichte Überlegenheit der TrueFISP (Sensitivität 89 % bzw. 86 %) gegenüber der FLASH-Sequenz (Sensitivität 81 % bzw. 78 %) für den Nachweis von relevanten Stenosen > 75 %. Eine wichtige Limitation für die MRT ist, dass nicht alle Gefäßsegmente gleich konstant in voller Länge abgebildet wurden. Von den insgesamt 384 proximalen, mittleren und distalen Segmenten waren nur 262 (68 %) sicher abzugrenzen, wobei insbesondere das distale Segment nur in 52 % bzw. 69 % für die linke und rechte Koronararterie dargestellt waren.

Als Fazit bleibt festzuhalten, dass die MR-Koronarangiographie immer noch zahlreiche Limitationen hat: Diagnose nur hochgradiger Stenosen > 50 % mit relativ hoher Sicherheit an den proximalen und mittleren Abschnitten der drei Hauptgefäße, unsicherer Nachweis von Stenosen an den distalen Gefäßabschnitten und Seitästen, keine Darstellung von Kollateralgefäßen und schließlich ein hohe Rate von nicht auswertbaren Untersuchungen von 25–

33 %. Trotzdem werden auch weiterhin Anstrengungen unternommen, die Limitationen der MR-Koronarangiographie zu überwinden. Eine Möglichkeit ist die Sequenzen noch schneller zu machen, um Bewegungsartefakte zu reduzieren. So setzte die Arbeitsgruppe um Spüntrup et al. aus Aachen eine (steady state free precession) SSFP-Sequenz mit radialer Abtastung des k-Raumes ein und konnte auf diese Weise die Bildqualität in der Darstellung der Koronargefäße verbessern [4]. Eine andere Möglichkeit liegt in der Erhöhung des intraluminalen Gefäßkontrastes durch konsequenten Einsatz von intravenös gegebenen Kontrastmitteln. Die seit nunmehr über 20 Jahren eingesetzten Gadolinium-Komplexe beginnen schon bei der ersten Gefäßpassage die Gefäßlumina zu verlassen und in das Interstitium zu gehen. Für die Koronardarstellung hat das zur Folge, dass das Kontrastmittel als Bolus gegeben werden und der Durchgang des Bolus durch die Koronararterie sorgfältig mit der Sequenz abgestimmt werden muss, so dass nur ca. 20–30 Sekunden für die Messung bleiben. Werden diese Besonderheiten bei der Applikation beachtet, kann mit diesem Kontrastmittel der Gefäßkontrast beträchtlich erhöht und die Nachweisrate von Koronarstenosen eindeutig verbessert werden [5].

Die neuen intravaskulären Kontrastmittel, von denen die meisten noch in klinischer Erprobung sind, bleiben demgegenüber wesentlich länger im Gefäßlumen, so dass dann prinzipiell zeitaufwendige, hochauflösende oder weniger artefaktanfällige Sequenzen zur Gefäßdarstellung eingesetzt werden können. Werden z.B. die Gd-Moleküle an große synthetische Polymere gebunden (SH L 643 A-Gadomer oder P 792-Vistarem), können die Moleküle die Gefäßwände nicht mehr passieren und verbleiben für ca. 10–30 Minuten im Gefäß. Eine andere Stoffklasse sind die „ultrasmall superparamagnetic iron oxides" (USPIOs) (NC 100 150-Clariscan und Ferrumoxytol), die abhängig von der Partikelgröße und der eingesetzten Sequenz einen Anstieg oder Verlust des Signals in T1- oder T2-gew. Sequenzen zeigen. Erste Studien an relativ wenigen gesunden Probanden zeigten, dass sich die Koronargefäße kontrastreicher abbilden lassen, so dass sie konstant bis in die Peripherie zu verfolgen sind [6]. Zudem sind die Gefäßkonturen schärfer und technische Abbildungsdaten wie Kontrast-Rausch-Abstand oder Signal-Rausch-Abstand besser [7]. Noch aber müssen weitere klinische Studien an größeren Patientenkollektiven zeigen, dass sich mit den intravaskulären Kontrastmitteln die Nachweisraten von Koronarstenosen tatsächlich verbessern lassen und sich der Anteil an nicht verwertbaren Befunden deutlich senken lässt [8].

3 Nachweis von Koronargefäßstenosen mit der CT-Koronarangiographie

Mit der Einführung von Mehrzeilen-Spiral-CTs (auch Multislice-CT (MSCT) oder Multidetektor-CT (MDCT)) im Jahre 1999 konnte die Untersuchung des Herzens soweit beschleunigt werden, dass das gesamte Herz mit seinen beiden Koronararterien in einem einzigen Atemanhaltemanöver erfasst werden konnte. Die zunächst verfügbaren Vier-Zeiler-Systeme waren noch mit den Problemen behaftet, eine lange Atemanhaltephase (ca. 30–40 Sekunden) zu verlangen, eine niedrige Herzfrequenz zu halten (< 60/min) und relativ hohe Kontrastmittelmengen einzusetzen (120–160 ml), weshalb vielfältige Artefakte und eine Rate nicht auswertbarer Befunde von ca. 25 % auftraten. Die ersten mit diesen Systemen publizierten klinischen Vergleichsstudien mit der Katheterangiographie erbrachten Nachweisraten für signifikante Gefäßstenosen von 58–81 % bei einem positiven Vorhersagewert für Gefäßstenosen von 59–85 % und einem hohen negativen Vorhersagewert von 96–98 % [9–11]. Budoff et al. haben in ihrer Metaanalyse von 2003 für den Vier-Zeiler-CT eine gemittelte Sensitivität

von 59 % und eine Spezifität von 89 % angegeben [1]. Zu berücksichtigen ist, dass die Kollektive aus 35–64 Patienten z.T. erheblich vorselektioniert waren und nicht auswertbare CTs oder Gefäßstenosen an den peripheren Gefäßabschnitten oder Seitästen für die Ermittlung der diagnostischen Genauigkeit nicht berücksichtigt wurden.

Mit den noch schnelleren 16- oder 64-Zeilen-Spiral-CTs konnten die technischen Probleme in den letzten zwei bis drei Jahren zumindest teilweise überwunden werden. Diese Systeme erfassen 16 bzw. 64 Schichten gleichzeitig bei einer Umlaufzeit des Strahler-Detektorsystems von 330–420 ms, einer Kollimation von 0,5–0,75 mm und einer Gesamtmesszeit über dem Herzen von ca. 10–20 Sekunden. Der eigentliche Untersuchungsgang ist für den Patienten wenig belastend und dauert nur zwei bis vier Minuten. Nach Lagerung auf dem Untersuchungstisch, Anlegen der EKG-Ableitung und Venenpunktion mit Anschluss eines Injektors für das Röntgenkontrastmittel, kann die Untersuchung mit einem Übersichtsbild beginnen, an dem die Messebene für das „Bolustracking" (erfasst automatisch den Durchgang des Kontrastmittels) und das Messvolumen über dem Herzen eingezeichnet werden. Beim eigentlichen Messdurchgang wird das Kontrastmittel automatisch nach einem festen Programm injiziert und die Datensammlung erfolgt zu einer vorher definierten Phase im Herzzyklus (meist in antegrader EKG-Triggerung in der Enddiastole oder Mitt-Systole). Man erhält ca. 200–400 Schichten mit einer Ortsauflösung von 0,5–0,6 mm und einer Zeitauflösung von 160–220 ms, aus denen dann mit einer geeigneten Rekonstruktionssoftware (z.B. MPR, MIP, Volumerendering) die Koronargefäße mit Verkalkungen, Plaques oder Stenosen vom Radiologen herausgearbeitet werden (Abb. 1a, 1b). Während so der Untersuchungsgang am Patienten standardisiert ablaufen kann, erfordert die Nachverarbeitung relativ viel Erfahrung und ca. 10–20 Minuten Zeit. Das große klinische Interesse an der 16- bzw. 64-Zeilentechnologie zeigte sich auch in der relativ großen

Zahl von klinisch kontrollierten Studien allein aus dem Jahr 2005, die Achenbach in einem Übersichtsartikel aufgelistet hat [12]. Die vier Arbeiten zum 16-Zeiler-CT und drei Arbeiten zum 64-Zeiler-CT an jeweils 50–103 Patienten kommen zu einer Nachweisrate für Koronarstenosen von 82–95 % bei einer Spezifität von 95–98 % und einem Anteil nicht beurteilbarer Untersuchungen von 0–12 %. Bemerkenswert ist der hohe Vorhersagewert von negativen Befunden von 96–98 %, so dass ein negativer Befund eine Koronarstenose sicher ausschließt. Auffällig ist auch, dass die Ergebnisse zwischen den Studien wesentlich geringer variieren als bei Studien mit 4-Zeiler-CT's. Das ist als Hinweis zu werten, dass Untersuchung und Auswertung mittlerweile weitgehend standardisiert und optimiert sowie relativ unabhängig vom Gerät und Messprotokoll sind. Trotz der guten Ergebnisse in den klinischen Studien und eindrucksvollen technischen Daten der neuen CT-Generationen wird die Rolle der CT als Ersatz des Herzkatheters immer noch kritisch gesehen. Die Detailauflösung der CT reicht noch nicht an die Katherangiographie heran und die Zeitauflösung ist wesentlich schlechter. Probleme in der Detektion von Koronarstenosen in der CT entstehen bei Patienten mit Arrhythmien, erhöhter Herzfrequenz, Stenosen in Metallstents und stark verkalkten Koronargefäßen. Bei Kontraindikationen zur Gabe des jodhaltigen Kontrastmittels (Niereninsuffizienz, Allergien) kann die Untersuchung nicht durchgeführt werden. Auch ist die Strahlendosis der CT zu beachten, die mit fünf bis zwölf mSv etwa in der Größenordnung einer diagnostischen Katheterangiographie liegt.

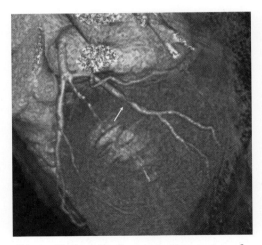

Abb. 1a: Hochgradige Stenose im Ramus circumflexus der linken Koronararterie im 16-Zeiler-CT (Pfeil). Der Patient präsentiert sich mit uncharakteristischen Thoraxschmerzen ohne Angina pectoris.

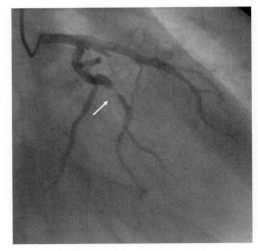

Abb. 1b: Korrespondierende konventionelle Katheterangiographie.

4 Bewertung der Relevanz von Koronarstenosen in der MRT

In der Planung von Bypass-Operationen wird oft die Frage nach der Relevanz von Koronargefäßstenosen gestellt und in vielen Fällen die Myokardszintigraphie herangezogen. Typische Fälle sind nachgewiesene Stenosen in der Koronarangiographie bei abgelaufenem Infarkt oder fehlende Kontraktilität in einem Myokardsegment. Mit der 1999 wieder entdeckten späten Anreicherung („late enhancement") durch Kim et al. [13] und nach zahlreichen klinischen Studien herrschte Klarheit, dass mit der MRT unter Ausnutzung des „late enhancement" nekrotische Myokardareale exakt hinsichtlich ihrer Ausdehnung und segmentalen Zuordnung beschrieben werden können. Zu dieser Frage schloss auch unsere Arbeitsgruppe eine Vergleichsstudie zwischen MRT und Myokardszintigraphie ab [14]. 92 Patienten mit Angina pectoris oder abgelaufenem Myokardinfarkt wurden mit der Katheterangiographie, Myokardszintigraphie und MRT untersucht. In der Katheterangiographie wurden Gefäßstenosen > 75 % bei 71 Patienten an 121 Gefäßen nachgewiesen. In der MRT fanden sich bei 41 Patienten Nekroseareale mit später Anreicherung, wobei 26 transmural und 15 subendokardial ausgedehnt waren. In der Szintigraphie wurden alle transmuralen, aber nur 3/15 der oft sehr schmalen subendokardialen Infarkte nachgewiesen. Der Grund für die Überlegenheit der MRT gegenüber der Szintigraphie (und auch dem PET) liegt in der besseren Ortsauflösung der MRT von 1,5–2 mm gegenüber der Szintigraphie (und dem PET) von 4–6 mm. Wenn in Verbindung mit nekrotischen Arealen die Kontraktilität gestört ist (das Areal ist hypo- oder akinetisch), dann sind die Aussichten auf Erholung in einem transmural-nekrotischen Areal schlecht und in einem nur subendokardial-nekrotischen Areal wesentlich besser. Weiterhin können mit der MRT auch rein ischämische Areale ohne Nekrose im Myokard aufgezeigt werden, wobei dann eine Revaskularisation der zugehörigen Herzkranzarterie generell sinnvoll ist. Hierzu werden meistens Perfusionsstudien unter Ausnutzung der Flussreserve unter Gabe von Adenosin oder Dipyridamol durchgeführt, wobei die Passage eines Kontrastmittelbolus durch das linksventrikuläre Myokard aufgezeichnet wird. Erst seit kurzem stehen auch kommerzielle Auswerteprogramme zur quantitativen Erfassung der regionalen Durchblutung zur Verfügung. Die Arbeitsgruppe um Nagel und Mitarb. [15] konnte zeigen, dass mit der quantitativen Auswertung (über regional zugeordnete und gefilterte Signalintensität-Zeit-Kurven) die MR-Perfusion wesentlich verbessert wird (Sensitivität: 88 %, Spezifität: 90 %) gegenüber der rein qualitativen-visuellen Auswertung (Sensitivität: 70 %, Spezifität: 78 %).

5 MRT und CT nach Bypass-Operationen

Die konventionelle Katheterangiographie gilt auch als Goldstandard in der morphologischen Bewertung von Bypassgefäßen, weil sie zuverlässige Informationen zur Offenheit der Bypasses und zum Zustand der nativen Koronargefäße liefert. CT und MRT gewinnen aber zunehmend Bedeutung in der nicht invasiven Nachsorge von Bypass-Operationen. Die venösen (aorto-koronaren) und auch arteriellen (Mammaria-)Bypasses haben meist größere Kaliber als die nativen Koronargefäße und bewegen sich weniger mit Herzzyklus, so dass eine Bildgebung in MRT oder CT besser möglich sein sollte als an den nativen Koronargefäßen. Zahlreiche Studien haben gezeigt, dass mit der MRT die Offenheit von Bypasses mit einer Sensitivität und Spezifität von über 90 % beurteilt werden kann (Übersicht unter Kreitner et al. [16]). Die Mehrzeilen-CTs haben gegenüber dem MRT den Vorteil, die Bypassgefäße zuverlässiger und im gesamten Verlauf, einschließlich der Anastomosen und der nativen

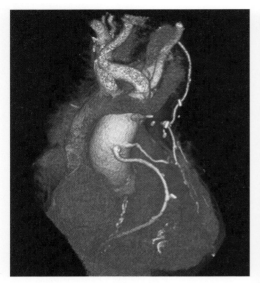

Abb. 2a: Patient nach Bypass-Operation mit zwei aorto-koronaren und einem LIMA-Bypass im CT.

Gefäße darzustellen (Abb. 2a, 2b). Eine italienische Arbeitsgruppe kontrollierte 57 Patienten mit 122 Bypasses (95 arterielle und 27 venöse) noch mit einem 4-Zeiler-CT und mit der konv. Angiographie nach [17]. Die CT zeigte 92/95 offene Bypasses und 26/27 verschlossene Bypasses richtig an, was einer Sensitivität von 93 % und einer Spezifität von 98% entspricht. Stenosen in Bypasses wurden mit einer Sensitivität und Spezifität von 80 % bzw. 96 % ebenfalls zuverlässig nachgewiesen. Auch zeigte die Arbeitsgruppe, dass arterielle (Mammaria-interna-)Bypasses mit einer Sensitivität und Spezifität von 100 % bzw. 99 % genau so sicher auf ihre Offenheit zu beurteilen waren wie die venösen (aorto-koronaren) Bypasses. Eine andere Arbeitsgruppe befasste sich mit der Beurteilbarkeit von angeschlossen nativen Koronargefäßen, die häufig massiv verkalkt sind und Stenosen schwer erkennbar machen [18]. Sie untersuchten 24 Patienten mit 60 Bypassgefäßen mit dem 16-Zeiler-CT (und mit der konv. Angiographie). An den Bypasses konnten alle 17 Verschlüsse und 5/6 Stenosen sicher diag-

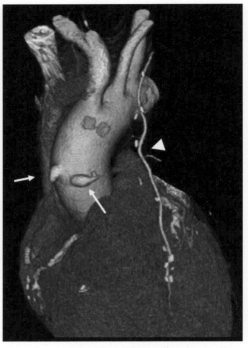

Abb. 2b: In diesem Fall sind beide venöse Bypasses verschlossen (Pfeile) und lediglich der arterielle LIMA-Bypass (Pfeilspitze) offen geblieben.

nostiziert werden. An den nativen Gefäßen (211 Segmente wurden bewertet) wurden verschlossene bzw. offene Segmente mit einer Sensitivität von 80 % und 90 % und einer Spezifität von 75 % und 73 % von zwei Auswerten erkannt. Trotz der mittlerweile nachgewiesenen Überlegenheit der schnellen CT-Geräte gegenüber der MRT scheint sich auch für die MRT eine Indikation zu ergeben, wenn es um die funktionelle Bewertung von Bypasses geht. Eine Studie befasste sich mit Flussmessungen und der koronaren Flussreserve an Bypassgefäßen [19]. Mammaria-interna-(LIMA)-Bypasses, wie sie hier bei einer minimal invasiven direkten koronar-arteriellen Bypass-Operation (MIDCAB) benutzt wurden, haben häufig einen gestreckten Verlauf und pulsieren distant vom Herzen weniger als die originären Koronargefäße. Daher sind Flussmessungen mit geschwindigkeitskodierten Gradientenecho-Sequenzen vor und nach Gabe eines Koronardilatators (z.B. Dipyridamol) zur Ausschöpfung der koronaren Flussreserve relativ einfach möglich. Von den nach untersuchten 19 LIMA-Bypasses nach MIDCAB waren vier komplett verschlossen und vier hochgradig stenosiert. Durch die Erfassung der Flusswerte und Flussanstiege unter Dipyridamol konnte ein stenosiertes Gefäß mit einer Sicherheit von 83 % diskriminiert werden. Zugleich zeigte die Arbeitsgruppe, dass sowohl die MRT als auch die CT geeignet sind, um Verlaufskontrollen nach neuen Techniken zur Bypass-Operation wie der MIDCAB durchzuführen.

6 Planung der herzchirurgischen Eingriffe

In der Herzchirurgie werden zunehmend Operationsmethoden eingesetzt, die auf die Herz-Lungen-Maschine oder aber die komplette mediane Sternotomie verzichten. Hierzu zählen die „off-pump coronary artery bypass" (OP-CAB), die „minimally invasive direct coronary artery bypass" (MIDCAB) oder auch die „totally endoscopic cornary artery bypass" (TE-CAB) Technik. Wichtig für den Erfolg der neuen Techniken ist eine sorgfältige Patientenselektion anhand akzeptierter Kriterien, wobei die konventionelle Koronarangiographie als Methode zur rein „intraluminalen" Kontrastierung oft nicht ausreicht. Die wichtigsten Fragen zur Operationsplanung betreffen den Zustand der nativen Koronarien (z.B. Nachweis von ausgeprägten Wandverkalkungen, Verlauf im epikardialen Fettgewebe, Nachweis von Muskelbrücken) und die Anatomie der arteriellen Anastomosengefäße (Verlauf, Aufzweigungen, Distanzen zum nativen Koronargefäß). Die neuen Mehrzeiler-CT's bieten sich aufgrund ihrer hohen Auflösung, dem sicheren Nachweis von Kalkplaques und der direkten Darstellung der Gefäßumgebung für die Planung der neuen Techniken an. Erste Studien an

noch relativ kleinen Patientenkollektiven unterstützen diese neuen Einsatzgebiete der CT [20]. Auch setzt sich der Trend weitgehend durch, in der Wahl der Bypasses von den venösen aorto-koronaren auf die ausschließlich arteriellen Bypasses überzugehen. Häufig müssen beide Mammaria internae benutzt werden, insbesondere wenn sequentielle Anastomosen („jumps") notwendig werden. Mit der CT-Angiographie können beide Mammariagefäße im gesamten Verlauf bis in die einzelnen Seitäste zuverlässig dargestellt und ihre Verwendbarkeit bereits präoperativ abgeklärt werden.

7 Zukünftige Entwicklungen

Die zukünftige Entwicklung der kardialen MRT und CT als nicht invasive Koronarangiographie in der Diagnostik der KHK und in der Planung und Kontrolle von Bypassgefäßen hängt sowohl von weiteren technischen Verbesserungen, aber auch von der Erarbeitung klarer Indikationen ab. CT und MRT sind rein diagnostische Methoden, während im Katheterlabor mit der Diagnosestellung auch eine sofortige Intervention möglich ist. Patienten mit den klinischen Zeichen einer Angina pectoris, Herzinfarktsymptomen und pathologischem EKG bzw. Labor haben eine hohe Wahrscheinlichkeit auf signifikante Koronarstenosen und sollten ohne Zeitverzug zur Therapie in das Katheterlabor geschickt werden. Eine wichtige Indikation für CT und MRT wird aber für Patienten mit relativ niedriger Prätestwahrscheinlichkeit auf Koronargefäßstenose erwartet; das sind Patienten mit wenigen Risikofaktoren auf KHK, uncharakteristischen Beschwerden oder unklaren Befunden in den Belastungstests. Eine wichtige Erkenntnis ist, dass der hohe Vorhersagewert eines negativen Befundes von CT oder MRT eine KHK bzw. eine Koronarstenose ausschließt und helfen kann, weitere invasive Diagnosemethoden zu vermeiden. Bei Patienten mit extrem niedriger Prätestwahrscheinlichkeit (junge Patienten, fehlende Risikofaktoren, keine Symptome) scheinen nicht von einer CT oder MRT zu profitieren. Hier ist besonders die erhöhte Rate falsch positiver Befunde zu beachten, die weitere unnötige invasive Diagnostik nach sich ziehen kann. Die klinische Akzeptanz der CT und MRT wird daher von weiteren Studien abhängen, die die Resultate der beiden Methoden in der Diagnose der KHK in exakter Abhängigkeit vom Symptomenkomplex bzw. der Prätestwahrscheinlichkeit auf Gefäßstenosen aufzeigen werden.

8 Kryoablation zur Behandlung von Vorhofflimmern in der Herzchirurgie

Vorhofflimmern (VHF) ist die häufigste Herzrhythmusstörung überhaupt. Die Inzidenz steigt mit höherem Alter und bei bestehender Mitralinsuffizienz [21]. VHF tritt bei 1 % der 50-Jährigen und bei 10–12 % der Achtzigjährigen auf [22]. Bei Patienten mit einem Mitralvitium ist VHF in bis zu 79 % anzutreffen [23] und stellt die häufigste Ursache für zerebrale Embolien dar. VHF ist diejenige Rhythmusstörung, welche am häufigsten zur stationären Krankenhausaufnahme führt. Neben dem Risiko für Thromboembolien, führt VHF zu einer hämodynamischen Einschränkung, langfristig zu einer Kardiomyopathie und die Folgen einer Dauerantikoagulation können sehr schwerwiegend sein [24]. In einem Kollektiv von 46 984 Patienten (davon 451 mit Vorhofflimmern) konnte die Cleveland Klinik/USA in einer multivariaten Analyse mit vergleichbaren Gruppen nachweisen, dass Vorhofflimmern bei Patienten, welche sich einer Bypass-Operation unterziehen, ein Marker für Hochrisikopatienten ist und, dass Vorhofflimmern alleine schon das Langzeitüberleben signifikant verkürzt [25]. Die Konversionsrate bei Patienten mit Vorhofflimmern, welche sich einer Mitralklappenre-

konstruktion ohne einen rhythmuschirurgischen Eingriff unterziehen, liegt bei nur 20 %. Dies alles bestätigt die Wichtigkeit, Vorhofflimmern in einen stabilen Sinusrhythmus zu konvertieren.

Obwohl viele Konzepte vorliegen, welche VHF durch ektope und Reentry-Kreisläufe erklären [26, 27] ist die zu Grunde liegende Ursache für diese Rhythmusstörung noch immer nicht vollständig geklärt.

Die 1987 von James Cox entwickelte Maze-Operation [28] ist immer noch der Goldstandard zur Behandlung von Vorhofflimmern.

Das Cox-Maze-Verfahren basiert auf der akzeptierten Annahme, dass VHF durch multiple „reentrante" Kreisläufe in den Vorhöfen verursacht wird. Durch das „Schneiden und Vernähen" wird die Weiterleitung dieser Kreisläufe verhindert und die normale Ausbreitung vom SA-Knoten möglich [28]. Die Effektivität dieses Verfahrens wird durch eine größer als 95%ige Freiheit von VHF nach einem mittleren Follow-up von 5 Jahren deutlich [29]. Trotz dieser Erfolge konnte sich die Maze-III-Operation wegen ihrer Komplexität, der verlängerten Extrakorporalzirkulationszeit und der erhöhten Morbidität nicht durchsetzen. Polymorbide Patienten und Patienten mit einer hochgradig eingeschränkten linksventrikulären Funktion kommen für die Maze-Operation nicht in Frage.

Neue Einblicke in die Pathogenese von VHF, insbesondere die Wichtigkeit der Pulmonalvenen (PV) in der Entstehung von VHF [30], haben die Entwicklung einfacherer Methoden vorangetrieben. Aus diesem Grund wurden einige Verfahren zur PV-Isolation entwickelt [31].

Mehrere Arbeitsgruppen, welche unterschiedliche Energieformen verwandten, konnten mit Beschränkung auf den posterioren linken Vorhof (LA) und die PV gute Ergebnisse erzielen. Es werden Erfolgsquoten zwischen 60 und 90 % berichtet [32–36].

Es konnte gezeigt werden, dass VHF erfolgreich durch Radiofrequenz-Ablation (RF) behandelt werden kann und die Ergebnisse mit denen nach Maze-OP vergleichbar sind (über eine Sternotomie oder eine Mini-Thorakotomie). Jedoch sind durch RF-Ablation Fälle von Ösophagusperforationen beschrieben worden [37]. Ein weiterer Nachteil ist, dass die Endothelläsionen, welche durch RF erzeugt werden, ein höheres Risiko für Thrombusformationen hervorrufen [38]. Bei der Suche nach anderen Energiequellen wurde die Kryoablation entwickelt.

Kryotherapie hat eine lange Geschichte bei der Behandlung von Arrhythmien und es ist die einzige Energieform, welche Bestandteil der ursprünglichen Maze-OP ist. Wenn die Kryosonde einmal am Vorhofmyokard anheftet, kommt es zum Temperaturabfall. Die intrazelluläre Eisformation ist tödlich für die Myozyten. Die resultierende Läsion ist charakterisiert durch eine scharf abgegrenzte Nekrose mit persistierenden Kollagenfasern [39]. Im Gegensatz dazu kommt es bei Energieformen, welche mit Wärme arbeiten, zu „nichtvitaler Kohle". Ein weiterer Vorteil der Kryoenergie ist, dass noch nie ein Schaden an benachbartem Gewebe beschrieben wurde. Durch die Kryoablation werden thermische Läsionen gesetzt, welche die kreisenden Erregungen, die für die Entstehung und die Aufrechterhaltung von AF verantwortlich sind, unterbrechen.

Die Kryosonde ist eine maximal 10 cm lange Sonde, welche in der Länge variabel und an einem flexiblen Handgriff angebracht ist. Der kühlende Effekt erreicht Temperaturen von bis zu minus 160 °C und wird durch den Joule-Thomson-Effekt erzeugt: Die Kühlung entsteht durch die Ausdehnung von komprimiertem Argon-Gas beim Durchtritt durch die kleinen Öffnungen im Bereich der Sonde, dadurch kommt es zu einem massiven Druckabfall. Für diese starke Ausdehnung vom Gas und dem Anstieg des Gasvolumens wird Energie benötigt, welche von der kinetischen Energie des Gases bereitgestellt wird. Eine Abnahme der kinetischen Energie ist gleich zu setzen mit einer Abnahme der Temperatur, dadurch kommt es zu gefrierenden Temperaturen im Bereich der Sonde. Eine gleichmäßig niedrige Temperatur im Bereich der Sonde wird durch eine regelmäßige Anordnung von mehreren Öffnungen im Bereich der Sonde erreicht.

Noch besteht keine einheitliche Meinung über die beste Energieform, und ob die Läsionen endo- oder epikardial appliziert werden sollten und ob am schlagenden oder am stillgestellten Herzen die Läsionen vorgenommen werden sollten. Einige Zentren führen rhythmuschirurgische Prozeduren über eine Minithorakotomie durch. Manche Operateure beschränken sich auf die Isolation der Pulmonalvenen [31], andere führen die gleichen Läsionen am linken und am rechten Vorhof durch wie bei der Maze-III-Operation [40]. Die Vorteile der Kryoablation gegenüber den hyperthermen Verfahren ist, dass das in der Tiefe liegende Gewebe geschützt ist. Mit unipolarer Radiofrequenzablation sind Ösophagusverletzungen beschrieben worden [41], bei 387 Patienten kam es bei vier Patienten (1 %) zu einer Ösophagusperforation mit neurologischen Komplikationen, ein Patient verstarb, alle wurden minimalinvasiv operiert. Das kann insbesondere bei Reoperationen wichtig sein, wenn das umliegende Gewebe nicht komplett mobilisiert werden kann.

Die verschiedenen Arbeitsgruppen arbeiten mit unterschiedlichen Temperaturen und einer unterschiedlichen Dauer der Anwendung. Einige arbeiten mit Temperaturen von nur minus 90 °C, andere mit bis zu minus 160 °C. Die Zeit der Kryoablation der jeweiligen Linie variiert zwischen ein und zwei Minuten. Ab wann sicher eine Transmuralität erzielt wird, und auch die Wichtigkeit einer histologisch bewiesenen transmuralen Läsion ist noch nicht geklärt. Es gibt auch Untersuchungen, bei denen Patienten ohne transmurale Läsion SR erreichen. Ob biatriale Läsionen erforderlich sind, konnte ebenfalls noch nicht geklärt werden. In einer Studie war zwar die biatriale Läsion der rein links atrialen überlegen, aber nur in der univariaten Analyse. In der multivariaten Analyse war biatrial nicht mehr überlegen [42].

Die Effektivität der Kryoablation ist sicher auch von der Tatsache abhängig, ob das Verfahren am schlagenden Herzen oder am stillgelegten Herzen durchgeführt wird, bzw., ob die Läsionen von endo- oder von epikardial angewendet werden. Bei der Kryoablation am schlagenden Herzen ist das Herz noch mit warmem Blut gefüllt und eine transmurale Läsion wird schlechter erreicht.

In einer Arbeit von Isobe et al. [43] wurden bei 77 herzchirurgischen Patienten über eine linksseitige vertikale Atriotomie mittels Kryoablation von endokardial die PV isoliert (minus 60 Grad für je 2 Minuten). Bei Entlassung waren 70 % der Patienten in einem stabilen SR. In dieser Untersuchung konnte gezeigt werden, dass die Dauer des VHF präoperativ und die Größe des linken Vorhofes wichtige Prädiktoren für das Ergebnis der Kryoablation sind. Patienten mit VHF von weniger als 3 Jahren in der Vorgeschichte waren bei Entlassung alle im SR, Patienten bei denen VHF länger als 10 Jahren bestand, waren alle trotz Kryoablation im VHF. Patienten mit einer präoperativen Vorhofgröße links von weniger als 45 mm waren bei Entlassung alle im SR, Patienten mit einem linken Vorhof größer 65 mm waren trotz der Kryoablation postoperativ alle im VHF. Diese Ergebnisse konnte auch schon für unterschiedliche Varianten der Maze-Operation gezeigt werden [44].

Die meisten Patienten mit einem „giant LA" zeigen wegen fibrotischen und kalzifizierenden Degenerationen des LA-Myokardiums keine effektive linksatriale Kontraktion. Je länger VHF besteht, desto ausgeprägter sind die strukturellen Veränderungen im Vorhof und umso wahrscheinlicher entsteht dann VHF auch an anderen Orten als den PV und dann ist Kryoablation der PV nicht mehr erfolgreich.

In einer prospektiven Untersuchung von Mack [45] wurden bei 63 Patienten bei denen ein herzchirurgischer Eingriff erfolgte endokardiale Läsionen durchgeführt (für die Dauer von 1 Minute, sobald minus 40 °C erreicht wurde). Die durchschnittliche Dauer des VHF präope-

rativ betrug 30,5 ± 4,5 Monate, die durchschnittliche linksatriale Größe betrug 5,5 cm. Die Ablationszeit betrug im Durchschnitt 16,8 Minuten. Der Zugang zum linken Vorhof erfolgte über die interatriale Grube, es sei denn, es bestand eine Trikuspidalklappeninsuffizienz oder eine Vorgeschichte von Vorhofflattern, dann wurde der transseptale Zugang gewählt und bei diesen Patienten wurde noch zusätzlich eine Isthmusablation durchgeführt (zwischen Cava inferior und Trikuspidalannulus), um postoperatives Vorhofflattern zu verhindern. 19 % der Patienten benötigten postoperativ einen Herzschrittmacher, 88,5 % waren nach 12 Monaten frei von VHF. Die Patienten wurden für 3 Monate mit Marcumar antikoaguliert (INR 2,5–3). Postoperatives VHF wurde mit Cordarex® therapiert. Falls nach 3 Monaten VHF oder Vorhofflattern bestand, wurden die Patienten kardiovertiert, bzw. abladiert. Während des stationären Aufenthalts hatten 60 % der Patienten wenigstens eine Episode von VHF oder Vorhofflattern, 13 % der Patienten wurden postoperativ wegen VHF kardiovertiert. Bei Entlassung nahmen 52 % der Patienten Cordarex® ein, beim follow-up nach 11,4 Monaten nur noch 3,4 %. Das Alter und die superiore septale Inzision waren Prädiktoren für die Notwendigkeit eines postoperativen Herzschrittmachers.

Einige Arbeitsgruppen sind davon überzeugt, dass für gute Resultate nach Kryoablation, links- und rechtsatriale Läsionen notwendig sind. In einer Arbeit von Gammie [40] wurden bei 38 Patienten die kompletten Maze-III-Läsionen mit der Kryosonde nachgezogen. Mit diesem Verfahren hatten 95% der Patienten nach einem mean follow-up von 12 Monaten SR.

Dass neben der klassischen Maze-Operation alternative Behandlungskonzepte für die intraoperative Therapie von VHF entwickelt worden sind, stellte eine wesentliche Bereicherung des therapeutischen Arsenals dar. Die Maze-Operation gilt zwar immer noch als der Goldstandard, ist aber zeitaufwendig und risikobehaftet und dadurch nicht für alle Patienten geeignet. Obwohl Cox 1995 feststellte, dass alle

Läsionen der Maze-III-Operation durchgeführt werden müssen, um gute Resultate zu erzielen [46], sind immer neue Konzepte und Linienführungen bei der Kryoablation entwickelt worden. Viele Fragen bleiben offen und können erst durch multizentrische Studien geklärt werden: Welche Läsionen sind die wichtigsten, welche Dauer der Kryoablation soll eingehalten werden, wann wird eine Transmuralität erzielt, ist eine Transmuralität obligat, sollten endo- oder epikardiale Anwendungen durchgeführt werden, ab welchen Parametern (Größe der Vorhöfe, LVESD, Dauer des VHF präoperativ) sind morphologische Veränderungen eingetreten, die einen dauerhaften Erfolg der Kryoablation verhindern. Ein nicht unwesentlicher Nachteil aller thermischen Verfahren im Vergleich zur Maze-Operation ist, dass eine Vorhofverkleinerung nicht erzielt wird. In den nächsten Jahren werden die ersten Ergebnisse von Langzeituntersuchungen zur Behandlung dieser sehr wichtigen Herzrhythmusstörung vorliegen.

Literatur

[1] Budoff MJ, Achenbach S, Duerinckx A: Clinical utility of computed tomography and magnetic resonance techniques for non-invasive coronary angiography. JACC 42 (2003) 1867–1878. [EBM IIa]

[2] Bogaert J, Kuzo R, Dymarkowski S et al.: Coronary artery imaging with real-time navigator three-dimensional turbo-field-echo MR coronary angiography. Initial experience. Radiology 226(2003) 707–716. [EBM IIa]

[3] Bachmann GF, Dill T, Kluge A et al.: Fast contrast-enhanced 3D MR angiography of coronary arteries: visible length, detection of stenosis, and limitations. Eur Radiol 12 (2002) 216. [EBM IIa]

[4] Spüntrup E, Kato M, Stuber M et al.: Coronary MR imaging using free-breathing 3D free precession with radial k-space sampling. Fortschr. Röntgenstr 175 (2003) 1330–1334. [EBM IIa]

[5] Deshpande VS, Li D: Contrast-enhanced coronary artery imaging using 3d trueFISP. Magn Reson Med 50 (2003) 570–577. [EBM IIa]

[6] Dirksen MS, Lamb HJ, Kunz P et al.: Improved MR coronary angiography with Use of a new rapid clearance blood pool contrast agent in pigs. Radiology 227 (2003) 802–8. [EBM Ib]

[7] Huber ME, Pätsch I, Schnackenburg B et al.: Performance of a new gadolinium-based intravascular contrast agent in free-breathing inversion recovery 3D coronary MRA. Magn Reson Med 49 (203) 115–121. [EBM IIa]

[8] Edelman RR: Contrast-enhanced MR imaging of the heart: overview of the literature. Radiology 232 (2004) 653–8. [EBM Ia]

[9] Nieman K, Oudkerk M, Rensing BJ et al.: Coronary angiography with multi-slice computed tomography. Lancet 24 (2001) 599–603. [EBM Ib]

[10] Achenbach S, Giesler T, Ropers D et al.: Detection of coronary artery stenosis by contrast-enhanced, retrospectively electrocardiographically-gated, multi-slice spiral computed tomography. Circulation 29 (2001) 2535–8. [EBM IIa]

[11] Knez A, Becker CR, Leber A et al.: Usefulness of multislice spiral computed tomography angiography for determination of coronary artery stenosis. Am J Cardiol 15 (2001) 1191–4. [EBM IIa]

[12] Achenbach S: Computertomographie des Herzens: Stellenwert im klinischen Alltag. Arzt und Krankenhaus 9 (2005) 265–269. [EBM III]

[13] Kim RJ, Fieno DS, Parrish TB et al.: Relationship of MRI delayed contrast enhancement to irreversible injury, infarct age, and contractile function. Circulation 100 (1999) 1992–2002. [EBM IIa]

[14] Bachmann G, Dill T, Kluge A et al.: Stress-Perfusion und Late Enhancement in der MRT zum Nachweis von Ischämien und Nekrosen am Herzen: Vergleich mit Szintigraphie und Koronarangiographie. Fortschr. Röntgenstr. 177 (2005) S171. [EBM IIa]

[15] Nagel E, Klein C, Pätsch I et al.: Magnetic resonance perfusion measurements for the non-invasive detection of coronary artery disease. Circulation 108 (2003) 432–427. [EBM IIa]

[16] Kreitner KF, Ehrhard K, Kunz RP et al.: Koronare Bypassdiagnostik mit CT und MRT – eine Bestandsaufnahme. Fortschr. Röntgenstr 176 (2004) 1079–1088. [EBM III]

[17] Marano R, Storto ML, Maddestra N et al.: Non-invasive assessment of coronary artery bypass graft with retrospectively ECG-gated four-row multi-detector spiral computer tomography. Eur Radiol 14 (2004) 1353–62. [EBM IIa]

[18] Nieman K, Pattynama PM, Rensing BJ et al.: Evaluation of patency after coronary artery bypass surgery: CT angiographic assessment of grafts and coronary arteries. Radiology 229 (2003) 749–756. [EBM IIa]

[19] Stauder NI, Stauder H, Fenchel M et al.: MR-Angiographie und Flussreservebestimmung nach minimal invasiver direkter Koronararterien-Bypass (MIDCAB) -Operation der linken

Arteria mammaria interna im Vergleich zum Mehrzeilen-CT. Fortschr Röntgenstr 177 (2005) 1094–1102. [EBM IIa]

[20] Begemann PGC, Arnold M, Detter C et al.: EKG-getriggerte 4-Zeilen-Sprial-CT des Herzens in der präoperativen Bildgebung vor minimal invasiver koronarer Bypass-Operation. Fortschr. Röntgenstr 177 (2005) 1084–93. [EBM IIa]

[21] Kannel WB, Wolf PA, Benjamin EJ, Levy D. Prevalence, incidence, prognosis, and predisposing conditions for atrial fibrillation: population-based estimates. Am J Cardiol 82 (1998) 2N-9N. [EBM Ia]

[22] Ryder KM, Benjamin EJ: Epidemiology and significance of atrial fibrillation. Am J Cardiol 84 (1999) 131–138. [EBM Ia]

[23] Cox JL, Schuessler RB, D'Agostino HJ et al.: The surgical treatment of atrial fibrillation. III: Development of a definitive surgical procedure. J. Thorac Cardiovasc Surg 101 (1991) 569–583. [EBM III]

[24] Benamin EJ, Wolf PA, D'Agostino HJ et al.: Impact of atrial fibrillation on the risk of death: the Framingham heart study. Circulation 98 (1998) 946–952. [EBM Ia]

[25] Quader MA, McCarthy PM, Gillininov AM et al.: Does preoperative atrial fibrillation reduce survival after coronary bypass grafting? Ann. Thorac. Surg 77 (2004) 1514–1524. [EBM Ib]

[26] Ten Eick RE, Singer DH. Electrophysiological properties of diseased human atrium. I. Low diastolic potential and altered cellular response to potassium. Circulation Res 44 (1979) 545–557. [EBM IIa]

[27] Cosio FG, Palacio J, Vidal JM et al.: Electrophysiological studies in atrial fibrillation. Slow conduction of premature impulse: a possible manifestation of the background for re-entry. Am J Cardiol 51 (1983) 122–130. [EBM Ib]

[28] Cox JL, Schuessler RB, Boineau JP: The development of the maze procedure for the surgical treatment of atrial fibrillation. Semin Thorac Cardiovasc Surg 12 (2000) 2–14. [EBM Ib]

[29] Prasad SM, Maniar HS, Camillo CJ et al.: The Cox maze III procedure for atrial fibrillation: long-term efficacy in patients undergoing lone versus concomitant procedures. J Thorac Cardiovasc Surg 126 (2003) 1822–1828. [EBM Ib]

[30] Haissaguerre M, Jais P, Shah DC et al.: Spontaneous initiation of atrial fibrillation by ectopic beats originating in the pulmonary veins. N Eng J Med 339 (1998) 659–666. [EBM Ib]

[31] Sueda T, Imai K, Orihashi O et al.: Efficacy of pulmonary vein isolation for the elimination of chronic atrial fibrillation in cardiac valvular surgery. Ann Thorac Surg 71 (2001) 1189–1193. [EBM IIa]

[32] Williams MR, Stewart JR, Bolling SF et al.: Surgical treatment of atrial fibrillation using radiofrequency energy. Ann Thorac Surg 71 (2001) 1939–1944. [EBM IIa]

[33] Doll N, Kiaii BB, Fabricius AM et al.: Intraoperative left atrial ablation (for fibrillation) using a new argon cryocatheter: early clinical experience. Ann Thorac Surg 76 (2003) 1711–1715. [EBM III]

[34] Knaut M, Tugtekin SM, Spitzer S et al.: Combined atrial fibrillation and mitral valve surgery using microwave technology. Semin Thorac Cardiovasc Surg 14 (2002) 226–231. [EBM III]

[35] Kress DC, Jasbir S, Krum D et al.: Radiofrequency ablation of atrial fibrillation during mitral valve surgery. Semin Thorac Cardiovasc Surg 14 (2002) 210–218. [EBM III]

[36] Giata F, Gallotti R, Calo L et al.: Limited posterior left atrial cryoablation in patients with chronic atrial fibrillation undergoing valvular heart surgery. J Americ Coll Cardiol 36 (2000) 159–166. [EBM III]

[37] Gillinov M, Petterson G, Rice TW: Esophageal injury during radiofrequency ablation of atrial fibrillation. J Thorac Cardiovasc Surg 122 (2001) 1239–1240. [EBM III]

[38] Lustgarten D: Cryothermal ablation. Mechanism of tissue injury and current experience in the treatment of tachyarrhythmias. Prog Cardiovasc Dis 41 (1999) 481–484. [EBM III]

[39] Gage AA, Baust JG: Cryosurgery – A review of recent advances and current issues. Cryo Lett 23 (2002) 69–78. [EBM III]

[40] Gammie JS, Laschinger JC, Brown J et al.: A multi-institutional experience with the cryomaze procedure. Ann Thorac Surg 80 (2005) 876–880. [EBM Ia]

[41] Doll N, Borger MA, Fabricius A: Esophageal perforation during left atrial ablation: is the risk too high? J Thorac Cardiovasc Surg 125 (2003) 836–842. [EBM III]

[42] Khargi K, Hutten BA, Lemke B et al.: Surgical treatment of atrial fibrillation; a systemic review. Eur J Cardiothorac Surg 27(2) (2005) 258–265. [EBM Ia]

[43] Isobe N, Taniguchi K, Oshima S et al.: Factors predicting success in cryoablation of the pulmonary veins in patients with chronic atrial fibrillation. Cir J 68(11) (2004) 999–1003. [EBM IIa]

[44] Szalay Z, Skwara W, Klövekorn WP et al.: Predictors of failure to cure atrial fibrillation with the Mini-Maze operation. J of Cardiac Surgery 19 (2004) 1–5. [EBM IIa]

[45] Mack CA, Milla F, Ko W et al.: Surgical treatment of atrial fibrillation using argon-based cryoablation during concomitant cardiac procedures. Circulation 30 (2005) I1–6. [EBM III]

[46] Cox JL, Jaquiss DB, Schuessler RB et al.: Modification of the maze procedure for atrial fibrillation and atrial flutter. II. surgical technique of the maze III procedure. J Thoracic Cardiovascular Surgery 110(2) (1995) 485–495. [EBM III]

VIII Was gibt es Neues in der Thorax-chirurgie?

H. Dienemann

1 Bronchialkarzinom, Stadium III A

Im Stadium III A (N2-positiv) des potenziell resektablen nicht-kleinzelligen Bronchialkarzinoms (NSCLC) hat sich ein Behandlungsschema, bestehend aus Induktionschemotherapie gefolgt von der Operation weitgehend durchgesetzt. Es geht zurück auf die Ergebnisse zahlreicher Phase-II-Studien und drei kleinerer Phase-III-Studien [1–6], die zeigen konnten, dass diese Strategie sowohl anwendbar ist als auch bessere Ergebnisse zeitigt im Vergleich zur alleinigen Operation. Die Rolle der Chirurgie im Falle einer residualen Erkrankung ipsilateraler mediastinaler Lymphknoten (N2-Befall) im Anschluss an die Induktionschemotherapie wird jedoch kontrovers beurteilt. Verschiedene Autoren [7, 8] konnten für diese Subgruppe 2-Jahres-Überlebensraten von nur etwa 10 % zeigen. Wesentlich günstigere Ergebnisse [9, 10] mit 5-Jahres-Überlebensraten von 20 bzw. 22 % wurden für Patienten berichtet, bei denen die Chemotherapie ein Down staging in Bezug auf den Lymphknotenstatus erreicht hatte (Übergang von N2 auf N0/N1). Die bedeutend schlechteren Ergebnisse der Patienten ohne Ansprechen oder mit nur partieller Remission sollten ein Anlass sein, diese Patienten vor Operation zu identifizieren und gegebenenfalls von der Operation auszuschließen. Weder die Positronen-Emissions-Tomographie (PET) noch die zervikale Staging-Mediastinoskopie besitzen unter diesen Umständen die ausreichende Sensitivität zur Unterscheidung von Patienten mit partieller oder

kompletter Remission von jenen ohne Ansprechen auf die Induktionstherapie. Port et al. [11] zeigten nun anhand einer retrospektiven Untersuchung, dass die „clinical response" einen signifikanten Prädiktor für das Überleben darstellen könnte. 78 Patienten mit histologisch gesichertem NSCLC mit N2-Befall hatten sich einer Induktionschemotherapie unterzogen. Innerhalb von zwei bis vier Wochen nach Abschluss der Chemotherapie erfolgte ein Re-Staging mittels Computertomogramm zur Zuordnung der Patienten in die Kategorien: komplette, partielle und minimale „response", „stable disease" und Progression. 15 Patienten mit Krankheitsprogress wurden von der Operation ausgeklammert. Die Resektionsquote betrug schließlich 66 % (52 von 78 Patienten), wobei 23 (44 %) eine „clinical response" aufgewiesen hatten. Die histologische Aufarbeitung kontrastierte mit der „clinical response" insofern, als lediglich 2 von 52 Patienten eine „complete response" erzielten und nur zwei Patienten eine minimal-residuale Erkrankung, während 48 Patienten (92 %) keine signifikante „pathological response" aufwiesen. Bei 33 Patienten war weiterhin ein N2-Befall nachweisbar, während 19 Patienten ein Down staging (13-mal N0) aufwiesen.

Die 5-Jahres-Überlebensrate für resezierte (n = 52) und nicht resezierte Patienten (n = 26) betrug 23 bzw. 12 % (p = 0,006). Die 5-Jahres-Überlebensrate der Patienten ohne residuale N2-Erkrankung war mit 30 % jedoch nicht signifikant höher gegenüber 19 % für die Patienten mit residualem mediastinalem Lymphknotenbefall. Dagegen ergab der Vergleich der Patienten mit klinischem Ansprechen auf die Induktionschemotherapie mit jenen ohne Ansprechen einen signifikanten Unterschied der 5-Jahres-Überlebensraten (55 versus 12 %; p = 0,001). Überraschend war, dass die multivariate Analyse den Faktor „residualer N2-Befall" nicht als unabhängigen Faktor identifizieren konnte.

Diese Ergebnisse legen nahe, dass Patienten mit einem radiologisch nachweisbaren Ansprechen auf Induktionschemotherapie unabhängig vom histologischen Nachweis eines Ansprechens in der N2-Position der Operation zugeführt werden sollten. Eine Absicherung dieser Daten durch andere Institutionen ist wünschenswert, da die Aussagekraft dieser Studie infolge geringer Fallzahl eingeschränkt ist. Im Übrigen lassen sich auch keine Empfehlungen zur Handhabung der Patienten mit „stable disease" ableiten. Es ist gezeigt worden, dass die pathologische „response" auf Chemotherapie durchaus auch ohne Volumenänderung und somit ohne „clinical response" einhergehen kann.

2 Diffusionskapazität nach Chemotherapie

Patienten im Stadium III A des NSCLC erfahren unter neoadjuvanter Chemotherapie (hauptsächlich Cisplatin-basiert) meistens eine Besserung der spirometrischen Daten sowie eine Reduktion der Diffusionskapazität. Trotz einer Zunahme der expiratorischen Einsekundenkapazität und der Vitalkapazität unter Chemotherapie ist die Rate postoperativer Komplikationen nicht reduziert. Leo et al. [12] untersuchten den Zusammenhang zwischen der Beeinflussung der Ventilationsparameter und der Diffusionskapazität für CO (DLCO) durch Induktionschemotherapie und deren Effekt auf die postoperative respiratorische Funktion. 30 Patienten im Stadium III A des NSCLC mit histologisch gesichertem Befall ipsilateraler mediastinaler Lymphknoten (N2-Befall) wurden prospektiv untersucht. Sie wurden nach drei Zyklen Cisplatin und Gemcita-

bin der Resektion zugeführt. Spirometrische Daten und DLCO wurden vor und nach Chemotherapie erfasst, die DLCO zusätzlich auf das Alveolarvolumen bezogen (DLCO/Va).

Alle 30 Patienten erhielten das vollständige Chemotherapieregime ohne respiratorische Komplikationen. Signifikante Verbesserungen (p < 0,05) wurden nach Chemotherapie ermittelt für das arterielle PO_2, die forcierte Sekundenausatemkapazität und die forcierte Vitalkapazität. Die Diffusionskapazität für CO als auch die DLCO/Va waren hochsignifikant eingeschränkt. Postoperativ verstarb ein Patient, vier weitere entwickelten respiratorische Komplikationen. Im Vergleich zu den Patienten mit komplikationslosem Verlauf hatten diese vier einen signifikant stärkeren Abfall der DLCO/Va (p = 0,03), während in der multivariaten Analyse der Einfluss eines Abfalls der DLCO allein auf die postoperativen respiratorischen Komplikationen nicht gezeigt werden konnte.

Ein erhöhtes Risiko postoperativer Komplikationen nach Induktionschemotherapie, insbesondere nach Pneumonektomie, ist bereits in der Vergangenheit gezeigt worden. Die vorliegende Studie belegt die Toxizität der in der neoadjuvanten Therapie häufig verwendeten Kombination von Cisplatin und Gemcitabin. Während sich im Verlauf einer Induktionschemotherapie die Ventilationsparameter bessern (Aufhebung der Obstruktion nach Aufgabe des Nikotinabusus, direkter Effekt der Chemotherapie auf die tumorbedingte Obstruktion zentraler Bronchialabschnitte), hat die pulmonale Toxizität der Substanzen offenbar einen gegenläufigen Effekt.

Diese prospektive Studie demonstriert, wenngleich an kleiner Patientenzahl, dass die bereits anekdotisch beschriebene Induktion eines „capillary leak syndrome" durch Chemotherapie [13–15] durchaus klinische Relevanz besitzt und durch Erfassung der DLCO/Va antizipiert werden kann. Abgesehen davon, dass diese Daten an größeren Kollektiven abgesichert werden müssen, ist im Hinblick auf die postoperative Bestrahlung zu klären, ob die pulmonale

Toxizität einen charakteristischen zeitlichen Verlauf aufweist.

3 Bronchialkarzinom, Nachweis residualer Tumorzellen

Zahlreiche Studien [16–18] konnten belegen, dass die Prognose des nicht-kleinzelligen Bronchialkarzinoms, welches nach den Standardkriterien der Pathologie als Frühstadium eingestuft wird, bezüglich seiner Prognose eine Beziehung zu disseminierten Tumorzellen (so genannte Mikrometastasen) aufweist. Insbesondere konnte eine Beziehung zwischen der Anwesenheit disseminierter Tumorzellen in Lymphknoten und einer ungünstigen Prognose demonstriert werden [19, 20]. Daher könnte der Nachweis sogenannter Mikrometastasen ein wichtiges Argument für eine adjuvante Systemtherapie sein.

Immunzytochemische Verfahren zum Nachweis disseminierter Tumorzellen sind entwickelt worden, eine routinemäßige Anwendung in der Aufarbeitung von Operationspräparaten hat sich jedoch bisher nicht durchsetzen können. Die Gründe dafür sind etwa der Verlust der Antigenexpression im entdifferenzierten Tumormaterial, der Nachweis von Zytokeratin und epithelialen Membranmarkern in nicht-epithelialen Zellen, die Notwendigkeit einer Standardisierung der Methode sowie die Subjektivität der Ablesung und nicht zuletzt der preisliche und finanzielle Mehraufwand. D'Cunha et al. [21] demonstrierten bereits, dass die quantitative real-time reverse Transkriptase-Polymerase-Kettenreaktion (RT-PCR) für carcino-embryonales Antigen (CEA) messenger-RNA (mRNA) eine weit größere Sensitivität als jede andere bekannte Technik besitzt in Bezug auf den Nachweis disseminierter Tumoreinzelzellen in Lymphknoten. Nosotti et al. [22] haben mit Hilfe dieser Technik nun erstmalig auch die klinische Relevanz an einem Kollektiv von 44 Patienten mit NSCLC im klinischen Stadium I demonstrieren können. Lichtmikroskopisch mit Hilfe der Hämatoxylin-Eosin-Färbung wurden 35 Patienten als N0, neun Patienten als N1 und kein Patient als N2 eingestuft. Auf dem Boden der quantitativen real-time RT-PCR erfolgte eine Reklassifikation, wonach 28 Patienten als N0, sieben als N1 und neun als N2 bezeichnet wurden. Die 44 Patienten wurden im Median 22,5 Monate nachbeobachtet und sieben Patienten entwickelten ein Tumorrezidiv. Die Analyse des krankheitsfreien Intervalls zeigte eine signifikante Stratifizierung entsprechend dem N-Status (p = 0,015).

Die Untersuchung zeigt, dass es mit Hilfe der real-time RT-PCR für CEA mRNA gelingt, Patienten, die sich nach herkömmlichen Kriterien im Frühstadium des NSCLC befinden, im Hinblick auf ihre Prognose durch Nachweis sogenannter Mikrometastasen zu stratifizieren. Darüber hinaus gelingt diese Stratifizierung insbesondere, wenn gleichzeitig die Lokalisation befallener Lymphknoten berücksichtigt wird. Diese Technik könnte zukünftig die bestenfalls semi-quantitative Immunhistochemie ablösen und damit wesentlich zu einer besseren Abschätzung des Rezidivrisikos der sogenannten Frühformen des NSCLC beitragen. Im Übrigen erweist sich einmal mehr die Unveräußerlichkeit einer vollständigen Lymphknotendissektion im Rahmen der Resektionsbehandlung, auch im Stadium clinical I bzw. angesichts radiologisch als „normal" eingestufter bzw. makroskopisch unauffälliger Lymphknoten.

4 Maligner Pleuraerguss

Ein maligner Pleuraerguss ist Ausdruck einer fortgeschrittenen Tumorerkrankung und wegen der ungünstigen Beeinflussung der Respiration eine Komplikation, der möglichst effizient als auch effektiv zu begegnen ist. Unter den sklerosierenden Agentien hat sich Talkum als die Substanz mit der höchsten Erfolgsrate herausgestellt, jedoch besteht Unklarheit, ob die Pleurodese durch Talkinsufflation anlässlich einer videoassistierten Thorakoskopie oder, weniger aufwändig, über eine einliegende Thoraxdrainage und Instillation einer Talkumsuspension erreicht werden soll. Eine durch die „Cooperative Groups Cancer and Leukemia Group B (CALGB)" initiierte multizentrische prospektive Studie [23] konnte 482 Patienten mit malignem Pleuraerguss primär einschließen. Unter der Voraussetzung, dass die Lungenexpansion nach Ergussdrainage über 90 % erreichen musste, konnten schließlich 163 Patienten der Modalität „Talksuspension über Thorakostoma" (TS), 177 Patienten der Modalität „Talkinsufflation anlässlich Thorakoskopie" (TTI) zugeordnet werden. Studienendpunkt war das ergussrezidivfreie Überleben am 30. Tag. Die Erfolgsrate für alle eingeschlossenen Patienten betrug 53 % (CI 46–59 %) für TS und 60 % (CI 53–66 %) für TTI, der Unterschied war jedoch statistisch nicht signifikant. Betrachtet man die Behandelten mit mehr als 90 % Ausdehnung der Lunge, so betrug die Erfolgsrate 56 % nach TS und 67 % nach TTI, der Unterschied war statistisch signifikant mit p = 0,045. Wiederum kein Unterschied war festzustellen bei Betrachtung der Patienten mit über 90-prozentiger Lungenausdehnung, die mehr als 30 Tage überlebten (71 % Erfolgsrate nach TS versus 78 % nach TTI).

Bezogen auf die Tumordiagnose stellte die Gruppe der Patienten mit Lungen- oder Mammakarzinom das größte Kollektiv dar; für dieses stellte sich das Verfahren der thorakoskopisch durchgeführten Pleurodese als signifikant überlegen dar (Erfolgsrate 82 % nach TTI versus 67 % nach TS für 78 Patienten, mit über 90-prozentiger Lungenexpansion und Überleben mehr als 30 Tage; p = 0,022). Die häufigste Komplikation der Talkumverabreichung war Fieber (34,7 % nach TS, 30,0 % nach TTI). Respiratorische Komplikationen wie Atelektase, Pneumonie oder respiratorisches Versagen wurden signifikant häufiger nach TTI (13,5 %) als nach TS (5,6 %) beobachtet. Toxizität

Grad 3 (nach National Cancer Institute Common Toxicity Criteria) wurde in 26 % nach TS und in 32 % nach TTI registriert, wobei Dyspnoe und Schmerzen die führenden Symptome waren. Behandlungsbezogene Todesfälle ereigneten sich nach TS (n = 7) sowie nach TTI (n = 9).

Angesichts einer vergleichbaren Effektivität bei Betrachtung des Gesamtkollektivs sollen jedoch stets die Bedingungen des Einzelfalles Berücksichtigung finden. Die Videothorakoskopie bietet die Chance einer direkten Inspektion der Pleura sowie der Aufhebung von Lokulationen. Darüber hinaus bietet sich unter Umständen eine partielle oder komplette parietale Pleurektomie an, so dass die Talkuminsufflation auf die mediastinale und diaphragmale Fläche beschränkt werden kann.

In Anbetracht der Morbidität beider Verfahren ist stets auch die alleinige Ergussdrainage durch kleinlumigen Katheter zu erwägen. Dieser Aspekt ist Gegenstand einer Nachfolgestudie der CALGB, in der randomisiert die Verabreichung einer Talkumsuspension mit der alleinigen Drainageeinlage verglichen wird.

5 Konsensus zur adjuvanten Therapie des nichtkleinzelligen Lungenkarzinoms im Stadium IB, II und IIIA (inzidentell)*

Zur adjuvanten Chemotherapie nach kompletter Tumorresektion in den frühen Stadien des NSCLC wurden seit Oktober 2003 fünf randomisierte Studien publiziert, von denen vier einen statistisch signifikanten Überlebensvorteil

---

* Konsensusstatement aus interdisziplinären Expertentreffen am 3. und 4. Juni 2005 in Hamburg sowie am 13. September 2005 in Frankfurt.

durch eine platinhaltige Zweierkombination belegen konnten. Dem interdisziplinären Expertenkreis (s. Beitragsende) war es bedeutsam, herauszustellen, welche Patienten gemäß dieser Datenlage einer adjuvanten Chemotherapie bedürfen. Da diese Therapie nach einem lungenchirurgischen Eingriff bei Patienten, die häufig pneumologische Begleiterkrankungen haben, durchgeführt wird, sollten Indikationsstellung und Durchführung bzw. Überwachung der Behandlung in Zentren mit entsprechender Expertise (pneumologisch-thoraxchirurgisch-thoraxonkologische Zentren) erfolgen. Ziel des vorliegenden Beitrags ist es, eine „Grundlinie" der Behandlungsindikation und -durchführung im interdisziplinären Konsens deutlich zu machen.

Grundsätzlich schließt die Indikationsstellung zur adjuvanten Chemotherapie nach kurativer Resektion in den frühen Stadien des nicht-kleinzelligen Lungenkarzinoms neben der Bewertung des Allgemeinzustandes und der postoperativen Erholung auch die Einschätzung von Komorbiditäten mit ein. Hierzu bedarf es, gerade angesichts des stattgehabten lungenchirurgischen Eingriffs und der Häufigkeit pneumologischer Begleiterkrankungen bei diesen Patienten, einer entsprechenden klinischen Erfahrung. Diese ist vorzugsweise in pneumologisch-thoraxchirurgischen-thoraxonkologischen Zentren gegeben. Daher ist es notwendig, dass die Indikation für diese Behandlung in diesen Zentren gestellt und deren Durchführung von diesen Zentren begleitet wird. Bei Risikopatienten (Pneumonektomie, signifikante Komorbidität) sollte die Behandlung vorzugsweise direkt in interdisziplinär organisierten Zentren (Pneumologie, Thoraxchirurgie, Strahlentherapie, Onkologie) erfolgen, da diese in der Regel bereits über längere Erfahrungen in der multimodalen Therapie des NSCLC verfügen.

5.1 Rationale für eine adjuvante Chemotherapie

Das nicht-kleinzellige Lungenkarzinom (NSCLC) wird in etwa 30 % der Fälle im Stadium I oder II diagnostiziert. Standardtherapie in diesen Stadien ist derzeit die komplette Resektion des Primärtumors mit systematischer mediastinaler Lymphknotendissektion. Trotz des kurativen Therapieansatzes ist die Langzeitprognose der betroffenen Patienten schlecht: Nach einer Untersuchung von Mountain liegen die 5-Jahres-Überlebensraten zwischen 67 % (T1N0M0) und 23 % (T1-3N2M0) (Tab. 1) [29]. Eine der wichtigsten Ursachen der schlechten Prognose dürfte die vergleichsweise hohe Inzidenz von Fernmetastasen sein, die nach kompletter Tumorresektion und systematischer Lymphknotendissektion vor allem darauf zurückgeführt wird, dass beim NSCLC häufig bereits zum Operationszeitpunkt Mikrometastasen vorhanden sind, die im weiteren Beobachtungsverlauf manifest werden.

Patienten in diesen frühen Stadien des NSCLC könnten daher in besonderem Maße von einer adjuvanten Systemtherapie profitieren. Allerdings konnte der Nutzen dieses Therapieansatzes mit den bis Anfang der 1990er-Jahre verfügbaren Substanzen nicht belegt werden. So zeigten zum Beispiel die Ergebnisse der ALPI-Studie, in der das MVP-Regime eingesetzt wurde, keine Verbesserung des Gesamtüberlebens [33]. In der 1995 publizierten Metaanalyse zum Stellenwert der Chemotherapie beim NSCLC, in der auch acht Studien zur adjuvanten Cisplatin-haltigen Therapie analysiert wurden, zeigte sich zwar eine Verbesserung der 5-Jahresüberlebensrate um 5 %, der Unterschied zur Beobachtungsgruppe war aber mit einem p-Wert von 0,08 statistisch nicht signifikant [34].

Einen eindeutigen Vorteil der adjuvanten Systemtherapie des frühen NSCLC belegen dagegen die 2004 und 2005 publizierten Ergebnisse der randomisierten Studien IALT [25], CALGB 9633 [35], NCIC JBR.10 [37] und ANITA [26], in denen Platin überwiegend mit Zytosta-

Tab. 1: 5-Jahres-Überlebensraten und Rezidivrisiko nach Resektion eines operablen NSCLC (nach Mountain [29])

Pathologisches Stadium		5-Jahres-Überleben (%)	Lokalrezidiv-Rate (%)
IA	T1N0M0	67	10
IB	T2N0M0	57	10
IIA	T1N1M0	55	
IIB	T2N1M0	39	12
	T3N0M0	38	
IIIA	T3N1M0	25	15
	T1-3N2M0	23	

tika der dritten Generation kombiniert wurde (Einzelheiten zu diesen Studien: s. Anhang).

5.2 Konsensus

5.2.1 Indikation für eine adjuvante Chemotherapie

Nach den Ergebnissen der randomisierten Studien IALT, CALGB 9633, NCIC JBR.10 und ANITA kann bei Patienten mit komplett reseziertem NSCLC in den Stadien IB bis IIIA (inzidentell) das Gesamt- und krankheitsfreie Überleben durch eine adjuvante platinhaltige Chemotherapie signifikant und klinisch relevant verlängert werden. Der Nutzen der adjuvanten Systemtherapie ist sowohl für die Stadien IB bis IIIA insgesamt (IALT, ANITA), IB und II (NCIC JBR.10) als auch für das Frühstadium IB allein (CALGB 9633) belegt.

Nach kompletter Tumorresektion (R0-Resektion) und systematischer Lymphknotendissektion sollte die adjuvante Chemotherapie daher allen Patienten in den frühen Stadien IB und II sowie im Stadium IIIA-inzidentell angeboten werden, wenn die Patienten sich nach einer Operation schnell (möglichst sechs Wochen, maximal 60 Tage nach der Operation) erholt haben, postoperativ einen guten Allgemeinzu-

stand zeigen (ECOG 0/1) und keine Kontraindikationen für eine Platin-haltige Chemotherapie vorliegen. Für die Indikationsstellung zur adjuvanten Therapie ist eine exakte Festlegung des Tumorstadiums und daher eine Resektion gemäß den thoraxchirurgisch-onkologischen Standards unerlässlich. Dies beinhaltet die komplette Tumorresektion (R0-Resektion) und systematische mediastinale Lymphknotendissektion (vgl. Anhang 1), sowie die standardisierte pathologische Aufarbeitung von Resektat und dissezierten Lymphknoten.

Aufgrund begrenzter und zum Teil widersprüchlicher Daten hinsichtlich des Benefits für Patienten im *Stadium IB* (die Subgruppenanalysen der Studien NCIC JBR.10 und ANITA zeigen für Patienten mit einem NSCLC im Stadium IB keinen signifikanten Überlebensvorteil für die adjuvante Chemotherapie) wird in dieser Gruppe allerdings eine individuelle Entscheidungsfindung empfohlen. Hierzu gehört zum Beispiel die Berücksichtigung des Patientenalters (strenge Indikationsstellung bei Patienten > 70 Jahre). Bei Komorbiditäten, die eine erhöhte Toxizität der Chemotherapie erwarten lassen, sollte die Indikationsstellung unter Berücksichtigung der Nutzen-Risiko-Konstellation besonders sorgfältig erfolgen.

Im *Stadium II* war der Überlebensvorteil in den randomisierten Studien dagegen so deutlich, dass hier auch bedeutsame Toxizitäten der adjuvanten Chemotherapie akzeptiert werden können. Auch Patienten mit einem NSCLC im *Stadium III* hatten einen signifikanten Überlebensvorteil durch die adjuvante Chemotherapie (siehe Anhang). Daher wird diese Behandlung auch im inzidentellen *Stadium IIIA* empfohlen. (Das inzidentelle Stadium IIIA ist definiert durch einen postoperativ bestätigten N2-Status bei primärer Negativität der histologischen/zytologischen Exploration des Mediastinums bzw. nicht vergrößerten/nicht suspekten mediastinalen Lymphknoten in der Primärdiagnostik.)

Eine weiter gefasste Indikationsstellung zur adjuvanten Therapie über das inzidentelle Stadium IIIA hinaus ist durch die vorliegenden Studien nicht belegt. Patienten mit suspekten mediastinalen Lymphknoten in der Primärdiagnostik und insbesondere solche mit bereits prätherapeutisch (histologisch/zytologisch) gesichertem N2-Status profitieren möglicherweise eher von einer präoperativen Behandlung.

5.2.2 Beginn der adjuvanten Chemotherapie

Aufgrund der aktuellen Datenlage soll die Therapie innerhalb der ersten sechs Wochen (nur bei Problemen innerhalb von maximal 60 Tagen) nach der Operation begonnen werden. Vorraussetzung für die Verabreichung einer platinhaltigen Chemotherapie sind die generelle Erholung des Patienten (postoperativer ECOG 0/1) und abgeschlossene Wundheilung.

Dies gilt auch insbesondere für pneumonektomierte Patienten, die durch Chemotherapie-bedingte Nebenwirkungen potenziell besonders gefährdet sind und in der Studie NCIC JBR.10 [24] die adjuvante Chemotherapie toxizitätsbedingt besonders häufig abbrachen (s. Anhang).

Bei dieser Patientengruppe ist daher unter adjuvanter Therapie eine engmaschige Kontrolle der Nutzen-Risiko-Konstellation (Hydrierung bei Cisplatin; Infektion der verbleibenden Restlunge) durchzuführen. Bestehen Zweifel im Hinblick auf die zumutbare Volumenbelastung (Hydrierung) sollte bei Patienten mit Pneumonektomie oder anderen komplexen Resektionsverfahren ein günstiges Cisplatin-Applikationsschema wie in der NCIC-Studie (50 mg/m^2, d1 + 8, q4w) eingesetzt werden.

Obwohl für die vor allem in Europa zunehmende Zahl der Patienten mit parenchymsparenden Operationen (sog. Manschettenresektionen) bisher noch keine entsprechenden Studiendaten vorliegen, wird auch für diese Patienten ein Therapiebeginn innerhalb von maximal 60 Tagen empfohlen.

5.2.3 Schemata

Für die adjuvante Chemotherapie des frühen NSCLC sollen Substanzen eingesetzt werden, deren Nutzen in der adjuvanten Situation durch Phase-III-Studien mit hinreichender Nachbeobachtung belegt ist.

Die Wirksamkeit und Verträglichkeit einer carboplatinhaltigen Kombination wurde in der relativ kleinen CALGB-Studie evaluiert, mit einem derzeit vergleichsweise kurzen Follow-Up von 34 Monaten (vgl. Anhang). Obwohl eine Kombination mit Carboplatin erfahrungsgemäß besser verträglich ist als entsprechende Cisplatin-haltige Regime und damit eventuell für pneumonektomierte Patienten eine empfehlenswerte Option sein könnte, wird dieses Platinderivat aufgrund der umfassenderen Datenlage für Cisplatin derzeit nicht als primäre Wahl für alle Patienten empfohlen.

In drei der vier positiven randomisierten Studien zur adjuvanten Therapie wurde eine Cisplatin-basierte Kombinationschemotherapie durchgeführt (IALT; ANITA; NCIC-JBR 10). 65 % der in diesen drei Studien adjuvant behandelten Patienten haben Vinorelbine als Kombinationspartner zum Cisplatin erhalten. Zugleich ist zu konstatieren, dass in diesen Studien die mediane Dosisintensität für Cisplatin bei 80 % (geplant 100 mg/m^2) und für Vinorelbin bei 50–60 % (geplant 30 mg/m^2 bzw. 25 mg/m^2 wöchentlich) lag. In einer weiteren positiven Studie wurde die Kombination von Carboplatin und Taxol eingesetzt. Allerdings sind in dieser Studie nur Patienten mit vergleichsweise kleiner Tumormasse (T2 N0) untersucht worden, was bei der Bewertung dieser Kombination berücksichtigt werden muss.

Unter Berücksichtigung der Studiendaten sowie der heute üblichen klinischen Praxis kann folgendes Schema eingesetzt werden: Vinorelbine 25 mg/m^2, D1+8/Cisplatin 80 mg/m^2, D1; qD22 bzw. Vinorelbine 25 mg/m^2, D1+8/Cisplatin 50 mg/m^2, D1+8; qD22. Dies entspricht der in den Studien tatsächlich applizierten medianen Dosisintensität und reflektiert zudem die aktuell gängige Praxis im NCI-Canada. Als Ziel wird die Verabreichung von vier Zyklen empfohlen.

5.2.4 Kontrolle

Während der Dauer der adjuvanten Chemotherapie muss ein enger Kontakt zwischen Patienten und Zentrum (gegebenenfalls unter Einbeziehung des Hausarztes) sichergestellt sein. Anzustreben ist eine wöchentliche klinische Untersuchung. Besonders wichtig ist dies bei pneumonektomierten Patienten, da diese ein erhöhtes Risiko für postoperative und chemotherapiebedingte Komplikationen haben. Wenn möglich, sollten diese Patienten zumindest einmal wöchentlich von einem Facharzt mit Expertise auf dem Feld der pneumologischen Onkologie oder einem Arzt aus einem entsprechenden interdisziplinären Behandlungsteam gesehen werden.

5.2.5 Supportivmaßnahmen

Die prophylaktische Gabe von Wachstumsfaktoren (G-CSF) wird nicht empfohlen.

In Anbetracht des hohen emetogenen Potenzials des Cisplatin-haltigen Regimes sollten die Patienten bereits im ersten Therapiezyklus eine effektive Antiemese mit einem HT3-Antagonisten/Dexamethason, gegebenenfalls in Kombination mit einem Neurokinin-1-Antagonisten, erhalten (Therapieempfehlungen der ASCO und MASCC).

5.2.6 Adjuvante Strahlentherapie

In der IALT- bzw. ANITA-Studie wurden 21 % bzw. 22 % aller eingeschlossenen Patienten postoperativ bestrahlt, d.h. die günstigen Daten werden in beiden Studien mit diesem Vorgehen generiert. Die weitere Analyse der in der ANITA-Studie im Stadium IIIA N2 adjuvant chemotherapierten Patienten zeigt zudem, dass in diesem Stadium eine zusätzliche Radiotherapie nach Abschluss der Chemotherapie zu einem größeren Überlebensvorteil führt als eine alleinige Chemotherapie [32].

Obwohl eine postoperative Strahlentherapie (PORT) das Lokalrezidiv-Risiko senkt, gibt es nach den dazu bisher vorliegenden Studiendaten keine Belege für einen statistisch signifikanten und/oder klinisch relevanten Überlebensvorteil. In der 1998 publizierten PORT-Metaanalyse [31] kam es im Vergleich zur alleinigen Operation bei Patienten im Stadium I und II sogar zu einer statistisch signifikanten Verschlechterung des Überlebens. Die Aussagekraft der Untersuchung wird allerdings dadurch erheblich eingeschränkt, dass in den zugrunde liegenden Studien Verfahren bzw. Techniken eingesetzt wurden, die heute als inadäquat gelten.

Für die adjuvante Radiotherapie im NSCLC-Stadium IA und IB zeigen andere Studien eine gute Verträglichkeit und keine erhöhte Inzidenz von schweren Nebenwirkungen. Neben einer signifikanten Verbesserung der lokalen Tumorkontrolle war ein Trend zu einer Verbesserung des 5-Jahres-Überlebens zu verzeichnen: 83 % [Radiotherapie] vs. 70 % [Beobachtung]. Bei einer relativ kleinen Patientenzahl (n = 202) war der Unterschied allerdings statistisch nicht signifikant [27, 28, 36].

Trotz fehlender randomisierter Studien herrscht aufgrund klinischer Erfahrungen Konsens darüber, dass Patienten mit einem erhöhten Lokalrezidiv-Risiko besonders im inzidentellen Stadium IIIA-N2 im Anschluss an die adjuvante Chemotherapie eine Bestrahlung (50 bis 56 Gy, konventionell fraktioniert) erhalten können. Ein erhöhtes Lokalrezidivrisiko zeigen darüber hinaus positive Schnittränder oder eine perinodale Infiltration an. Mit der Strahlentherapie sollte frühestens zwei Wochen nach dem Leukozytennadir begonnen werden.

Anhang

1 Systematische mediastinale Lymphknotendissektion

Die hiläre und mediastinale Lymphknotendissektion wird unabhängig von der Art des Resektionsverfahrens (Lobektomie, Pneumonektomie, Manschettenresektion) und der Lokalisation des Primärtumors möglichst en-bloc durchgeführt. Bei einer rechtsseitigen Thorakotomie sollten die hoch- (Level 2) und tief- (Level 4) paratrachealen Lymphknotenkompartimente, das subkarinale (Level 7) Lymphknotenkompartiment, sowie die tief mediastinalen (Level 8 und 9) Lymphknoten disseziert werden. Bei einer linksseitigen Thorakotomie sollte die Lymphadenektomie die Stationen tief-paratracheal (Level 4), subaortal (Level 5), paraaortal (Level 6), sowie subkarinal (Level 7) und tief-mediastinal (Level 8 und 9) beinhalten. (Bezeichnung der Lymphknotenstationen nach Mountain und Dresler [30]).

2 Studien zur adjuvanten Chemotherapie des frühen NSCLC

2.1 IALT

In den International Adjuvant Lung Cancer Trial wurden 1867 Patienten mit komplett reseziertem NSCLC im pathologischen Stadium I, II und III eingeschlossen (Tab. 2) [25]. Innerhalb von 60 Tagen nach der Operation wurden die Patienten randomisiert und mit einer cisplatinhaltigen Zweierkombination behandelt (n = 932) oder nur beobachtet (n = 935).

Um eine möglichst hohe Akzeptanz zu erreichen, konnten die teilnehmenden Zentren die Cisplatin-Dosierung und den Kombinationspartner (Etoposid, Vinorelbin, Vinblastin oder Vindesin) frei wählen. Cisplatin sollte in einer Dosierung von 80 bis 120 mg/m^2 gegeben werden, wobei in Abhängigkeit von der Einzeldosis drei oder vier jeweils drei- bzw. vierwöchige Zyklen appliziert werden sollten. Als kumulative Zieldosis von Cisplatin waren 300 bis 400 mg/m^2 vorgesehen. Etoposid sollte an drei Tagen/Zyklus in einer Dosierung von 100 mg/m^2 verabreicht werden. Die vorgesehenen Dosierungen von Vinorelbin, Vinblastin bzw. Vindesin betrugen wöchentlich 30 mg/m^2, 4 mg/m^2 bzw. 3 mg/m^2.

Eine adjuvante Radiotherapie war optional möglich. Im Vorfeld sollte von jedem Zentrum verbindlich festgelegt werden, ob und in welchem Stadien eine adjuvante Radiotherapie erfolgen sollte.

Wirksamkeit und Verträglichkeit

Nach einem medianen Follow-up von 56 Monaten zeigte sich eine statistisch signifikante Verbesserung der 5-Jahres-Überlebensrate (= primärer Studienendpunkt) von 40,4 % (Beobachtung) auf 44,5 % (adjuvante Chemotherapie) (HR: 0,86; 95 %-KI: 0,76-0,98; p < 0,03). Die 5-Jahres-Rate für das krankheitsfreie Überleben stieg von 34,3 % auf 39,4 % (HR: 0,83; 95 %-KI: 0,74–0,94; p < 0,003).

Bei 23 % der Patienten wurde mindestens eine Episode einer Grad-4-Toxizität (hauptsächlich Neutropenien) dokumentiert, sieben Patienten (0,8 %) starben aufgrund einer akuten Toxizität.

Compliance

Eine Cisplatindosis von zumindest 240 mg/m^2 erhielten 74 % der chemotherapierten Patienten. Im Chemotherapiearm wurden 200 (200/284; 70,4 %) von 284 (284/932; 30,5 %) für die Strahlentherapie vorgesehenen Patienten bestrahlt und im Kontrollarm 253 (253/288; 84,2 %) von 288 (288/935; 30,8 %).

2.2   CALGB 9633

Am Protokoll 9633 der Cancer and Leukemia Group B nahmen 344 Patienten (Tab. 2) mit einem NSCLC im Stadium IB teil [35]. Innerhalb von vier bis acht Wochen nach kompletter Resektion des Primärtumors erfolgte die Randomisierung zur adjuvanten Behandlung mit Paclitaxel/Carboplatin (200 mg/m^2/AUC 6, d1; q3w; 4 Zyklen) (n = 173) oder Beobachtung (n = 171). Eine intraoperative systematische mediastinale Lymphknotendissektion nach präoperativer mediastinoskopischer Exploration der mediastinalen Lymphknoten war in dieser Studie nicht zwingend vorgeschrieben. Auch war keine Strahlentherapie vorgesehen.

Wirksamkeit und Verträglichkeit

Die bei der ASCO-Jahrestagung 2004 präsentierten Ergebnisse nach einem medianen Follow-up von 34 Monaten zeigten, dass unter der adjuvanten Chemotherapie statistisch signifikant weniger Patienten gestorben waren als bei alleiniger Beobachtung (HR: 0,62; 95 % KI: 0,41–0,95; p = 0,028). Die berechneten 4-Jahres-Überlebensraten betrugen 71 % vs. 59 %. Neben dem Gesamtüberleben verbesserte die adjuvante Chemotherapie auch das krankheitsfreie Überleben (HR: 0,69; 95 % KI: 0,48–0,98; p = 0,035).

Die Verträglichkeit des Regimes wurde insgesamt als gut bewertet. Letale Toxizitäten wurden nicht dokumentiert, die Rate der Grad 3/4-Neutropenien betrug 36 %.

Tab. 2: Patientencharakteristika in den Studien IALT, CALGB 9633, NCIC JBR.10 und ANITA [nach 25, 26, 35, 37]

		IALT	CALGB 9633	NCIC JBR.10	ANITA
n		1867	344	482	840
Altersmedian	[Jahre]	59	61	61	59
Geschlecht	m/w [%]	80/20	64/36	65/35	86/14
ECOG	0/1 [%]	93	100	100	95
Stadium	IA [%]	10	–	–	–
	IB [%]	26	100	45	35
	II [%]	24	–	55	30
	IIIA [%]	40[1]	–	–	35
Art der Operation					
Lobektomie	[%]	65	89	76	63
Pneumonektomie	[%]	35	11	24	37

[1]   In der IALT-Studie waren auch Patienten im Stadium IIIB (1,5 %) eingeschlossen.

Compliance

55 % der Patienten erhielten die Therapie protokollgemäß. Bei 30 % der Patienten konnten zwar die vorgesehenen vier Zyklen verabreicht werden, die Dosis musste aber reduziert werden. 15 % erhielten weniger als vier Zyklen.

2.3 NCIC JBR.10

In die Intergroup-Studie des National Cancer Institute of Canada wurden 482 Patienten mit komplett reseziertem NSCLC im Stadium IB und II (exklusive T3N0M0) aufgenommen (Tab. 2) [37]. Innerhalb von sechs Wochen nach der Operation wurden sie randomisiert und adjuvant mit vier Zyklen Vinorelbin (25 mg/m^2, d1, 8, 15, 22; q4w / Cisplatin (50 mg/m^2, d1,8; q4w) behandelt (n = 243) oder beobachtet (n = 239). Die Vinorelbin-Dosis lag zunächst bei 30 mg/m^2, wurde dann jedoch nach 15 Monaten Studienlaufdauer wegen kritischer Toxizitäten auf 25 mg/m^2 reduziert. Im Operationsprotokoll dieser Studie war eine systematische Lymphknotendissektion vorgesehen; explizit herausgestellt wird, dass mediastinale Lymphknoten mit einer Größe > 1,5 cm im präoperativen CT in jedem Fall exploriert und reseziert werden sollten. Eine Strahlentherapie war nicht vorgesehen.

Wirksamkeit und Verträglichkeit

Nach einem medianen Follow-up von 62 Monaten zeigte sich für die adjuvant chemotherapierten Patienten ein signifikanter Überlebensvorteil: Die mediane Überlebensdauer betrug 94 Monate, im Vergleich zu 63 Monaten in der Kontrollgruppe (HR: 0,68; p = 0,009). Die entsprechenden 5-Jahres-Überlebensraten wurden mit 69 % vs. 54 % berechnet (p = 0,03).

Nach den Ergebnissen einer explorativen Subgruppenanalyse hatten Patienten mit einem NSCLC im Stadium IB keinen statistisch signifikanten Überlebensvorteil von der adjuvanten Chemotherapie (HR: 0,94; p = 0,79); im Stadium II war der Vorteil dagegen statistisch signi-

fikant (HR = 0,59; p = 0,004). Bei der Bewertung dieser Daten ist zu berücksichtigen, dass es sich um eine explorative Subgruppenanalyse handelt und Design und „Power" der Studie so angelegt waren, dass eine eindeutige Aussage nur für die Gesamtgruppe der behandelten Patienten getroffen werden kann.

Die Rate der Grad 3/4-Neutropenien erreichte 73 %; febrile Neutropenien traten jedoch nur in 7 % der Fälle auf. Die häufigsten nicht-hämatologischen Nebenwirkungen waren Fatigue, Anorexie, Übelkeit, Neuropathie und Obstipation. Die theapieassoziierte Letalität lag bei 0,8 %.

Compliance

Die Zieldosis (vier Zyklen mit der geplanten Cisplatin- und Vinorelbin-Dosis) erhielten 50 % der Patienten. Die Dosisreduktion bei den übrigen Patienten ging zu 29 % auf eine Ablehnung der Patienten und zu 13 % auf Toxizitäten zurück. Dabei waren pneumonektomierte Patienten wesentlich häufiger von schweren Toxizitäten (WHO-Grad 3/4) betroffen als Patienten mit Lobektomie (66 % vs. 34 %) [24].

2.4 ANITA

In die Phase-III-Studie der **A**djuvant **N**avelbine **I**nternational **T**rialist **A**ssociation wurden 840 Patienten mit komplett reseziertem NSCLC im pathologischen Stadium IB, II oder IIIA eingeschlossen (Tab. 2) [26]. Innerhalb von 42 Tagen nach der Operation erfolgte die Randomisierung und in der Therapiegruppe (n = 407) der Beginn der Behandlung mit Vinorelbin (30 mg/m^2/Woche, 16 Gaben über 20 Wochen) plus Cisplatin (100 mg/m^2, d1, 29, 57, 85). Die 433 Patienten der Kontrollgruppe wurden nur beobachtet. Eine adjuvante Strahlentherapie war möglich, wobei im Vorfeld von jedem Zentrum festgelegt wurde, ob und in welchen Stadien die Bestrahlung erfolgen sollte.

Wirksamkeit und Verträglichkeit

Die Langzeitprognose der Patienten wurde durch die adjuvante Chemotherapie statistisch signifikant und klinisch relevant verbessert: Nach einem medianen Follow-up von > 70 Monaten betrug das Gesamtüberleben (= primärer Endpunkt) in der Kontrollgruppe im Median 43,7 Monate, unter Vinorelbin/Cisplatin dagegen 65,8 Monate (HR: 0,79; 95%-KI: 0,66–0,95; p = 0,013). Das rezidivfreie Überleben nahm von 20,7 Monaten (Kontrollgruppe) auf 36,3 Monate (Vinorelbin/Cisplatin) ebenfalls statistisch signifikant zu (HR: 0,76; 95 %-KI: 0,64–0,90; p = 0,002).

Nach den Ergebnissen einer Stadien-spezifischen Subgruppen-Analyse verbesserte Vinorelbin/Cisplatin das Überleben im Stadium II und IIIA signifikant: Die entsprechenden 5-Jahres-Überlebensraten betrugen 52 % vs. 39 % (Stadium II) bzw. 42 % vs. 26 % (Stadium IIIA). Patienten im Stadium IB hatten in dieser Studie keinen Vorteil von der adjuvanten Systemtherapie (62 % vs. 63 %). Auch hier ist wieder ausdrücklich anzumerken, dass Design und Power der Studie so ausgelegt sind, dass lediglich für die Gesamtgruppe eine Aussage getroffen werden kann. Die Subgruppenanalyse hat explorativen Charakter.

Unter Cisplatin/Vinorelbin traten bei 86 % der Patienten Grad 3/4-Neutropenien auf, 8,5 % entwickelten eine febrile Neutropenie. Die häufigsten nicht-hämatologischen Nebenwirkungen vom Grad 3/4 waren Übelkeit/Erbrechen (27 %), Obstipation (5 %) und periphere Neuropathie (3 %). Die therapieassoziierte Letalität lag bei 1 %.

Compliance

Im Median lag die Dosisintensität für Cisplatin bei 76 % der geplanten Dosis und für Vinorelbin bei 56 % der geplanten Dosis. Im Chemotherapiearm erhielten 22 % der Patienten eine adjuvante Radiotherapie, im Operationsarm 38 %.

Teilnehmer an den interdisziplinären Expertenmeetings waren (in alphabetischer Reihenfolge):

Prof. Dr. Michael Bamberg, Tübingen, Priv.-Doz. Dr. Detlef Branscheid, Dr. Karl-Matthias Deppermann, Neuruppin, Prof. Dr. Hendrik Dienemann, Heidelberg, Dr. Nicolas Dickgreber, Hannover, Dr. Wilfried Eberhardt, Essen, Prof. Dr. Michael Flentje, Würzburg, Dr. Ulrich Gatzemeier, Großhansdorf, Dr. Sylvia Gütz, Leipzig, Prof. Dr. Frank Griesinger, Göttingen, Prof. Dr. Rudolf-Maria Huber, München, Dr. Krbek, Essen, Priv.-Doz. Dr. Heinz-Eckart Laack, Hamburg, Priv.-Doz. Dr. Diana Lüftner, Berlin, Prof. Dr. Norbert Niederle, Leverkusen, Dr. Martin Reck, Großhansdorf, Prof. Dr. Bernward Passlick, Freiburg, Prof. Dr. Christian Rübe, Homburg, Dr. Serke, Berlin, Prof. Dr. Schmidberger, Mainz, Prof. Dr. Martin Stuschke, Essen, Prof. Dr. Michael Thomas, Heidelberg, Prof. Dr. Dieter Ukena, Bremen.

Literatur

[1]   Roth JA, Fossella F, Komaki R et al.: A randomized trial comparing perioperative chemotherapy and surgery with surgery alone in resectable stage IIIA non-small-cell lung cancer. J Natl Cancer Inst 86 (1994) 673–680. [EBM Ib]

[2]   Roth JA, Atkinson EN, Fossella F et al.: Long-term follow-up of patients enrolled in a randomized trial comparing perioperative chemotherapy and surgery with surgery alone in resectable stage IIA non-small-cell lung cancer. Lung Cancer 21 (1998) 1–6. [EBM Ib]

[3]   Rosell R, Gomez-Codina J, Camps C et al.: Pre-resectional chemotherapy in stage IIIA non-small-cell lung cancer: a 7-year assessment of a randomized controlled trial. Lung Cancer 26 (1999) 7–14. [EBM Ib]

[4]   Capuzzo F, Selvaggi G, Gregorc V et al.: Gemcitabine and cisplatin as induction chemotherapiy for patients with unresectable stage IIIA-Bulky N2 and stage IIIB nonsmall cell lung carcinoma: an Italian lung cancer project observational study. Cancer 98 (2003) 128–134. [EBM IIb]

[5]   Sugarbaker DJ, Herndon J, Kohman LJ et al.: Results of cancer and leukemia group B protocol 8935. A multiinstitutional phase II trimodality trial for stage IIIA (N2) non-small-cell lung

cancer. J Thorac Cardiovasc Surg 109 (1995) 473-83; discussion 83-5. [EBM IIa]

[6] Depierre A, Milleron B, Moro-Sibilot D et al.: Preoperative chemotherapy followed by surgery compared with primary surgery in resectable stage I (except T1N0), II, and III non-small-cell lung cancer. J Clin Oncol 20 (2002) 247–253. [EBM IIa]

[7] Voltolini L, Luzzi L, Ghirebelli c et al.: Results of induction chemotherapy followed by surgical resection in patients with stage IIIA (N2) non-small cell lung cancer: the importance of the nodal down-staging after chemotherapy. Eur J Cardiothorac Surg 20 (2001) 1106–1112. [EBM IIb]

[8] Bueno R, Richards WG, Swanson SJ et al.: Nodal stage after induction therapy for stage IIIA lung cancer determines patient survival. Ann Thor Surg 70 (2000) 1826–1831. [EBM IIb]

[9] Martin J, Ginsberg RJ, Abolhoda A et al.: Morbidity and mortality after neoadjuvant therapy for lung cancer: the risks of right pneumonectomy. Ann Thorac Surg 72 (2001) 1149–1154. [EBM III]

[10] De Leyn P, Vansteenkiste J, Deneffe G et al.: Result of induction chemotherapy followed by surgery in patients with stage IIIA N2 NSCLC: importance of pre-treatment mediastinoscopy. Eur J Cardiothorac Surg 14 (1999) 608–614. [EBM IIb]

[11] Port JL, Korst RJ, Lee PC et al.: Surgical resection for residual N2 disease after induction chemotherapy. Ann Thorac Surg 79 (2005) 1686–1690. [EBM IIb]

[12] Leo F, Solli P, Spaggiari L et al.: Respiratory function changes after chemotherapy: an additional risk for postoperative respiratory complications? Ann Thorac Surg 77 (2004) 260–265. [EBM IIb]

[13] Vander Els N, Miller V: Successful treatment of Gemcitabine toxicity with a brief course of oral corticosteroid therapy. Chest 114 (1998) 1779–1781. [EBM III]

[14] Pavlakis B, Bell DR: Fatal pulmonary toxicity resulting from treatment with gemcitabine. Cancer 80 (1997) 286–291. [EBM III]

[15] De Pas T, Curigliano G, Franceschelli L et al.: Cemcitabine-induced systemic capillary leak syndrome. Ann Oncol 12 (2001) 1651–1652. [EBM III]

[16] Passlick B, Izbicki JR, Kubuschok B et al.: Immunohistochemical assessment of individual tumor cells in lymph nodes of patients with non-small lung cancer. J Clin Oncol 12 (1994) 1827–1832. [EBM IIb]

[17] Cote RJ, Beattie EJ, Chaiwun B et al.: Detection of occult bone marrow micrometastases in patients with operable lung carcinoma. Ann Surg 222 (1995) 415–423. [EBM IIb]

[18] Pantel K, Izbicki J, Passlick B et al.: Frequency and prognostic significance of isolated tumour cells in bone marrow of patients with non-small-cell lung cancer without overt metastases. Lancet 347 (1996) 649–653. [EBM IIb]

[19] Kubuschok B, Passlick B, Izbicki JR et al.: Disseminate tumor cells in lymph nodes as a determinant for survival in surgically resected non-small-cell lung cancer. J Clin Oncol 17 (1999) 19–24. [EBM IIb]

[20] Marchevsky AM, Qiao JII, Krajisnik S et al.: The prognostic significance of intranodal isolated tumor cells and micrometastases in patients with non-small cell carcinoma of the lung. J Thorac Cardiovasc Surg 126 (2003) 551–557. [EBM IIb]

[21] D'Cunha J, Cortis AL, Herndon JE et al.: Molecular staging of lung cancer: real-time polymerase chain reaction estimation of lymph node micrometastatic tumor cell burden in stage I non-small cell lung cancer: preliminary results of Cancer and Leukemia Group B Trial 9761. J Thorac Cardiovasc Surg 123 (2002) 484–491. [EBM IIb]

[22] Nosotti M, Falleni M, Palleschi A et al.: Quantitative real-time polymerase chain reaction detection of lymph node lung cancer micrometastasis using carcionoembryonic antigen marker. Chest 128 (2005) 1539–1544. [EBM IIb]

[23] Dresler CM, Olak J, Herndon JE et al.: Phase III intergroup study of talc poudrage vs talc slurry sclerosis for malignant pleural effusion. Chest 127 (2005) 909–915. [EBM Ib]

[24] Alam N, Shephard A, Winton T et al.: Compliance with post-operative adjuvant chemotherapy in non-small cell lung cancer. An analysis of National Cancer Institute of Canada and intergroup trial JBR.10 and a review of the literature. Lung Cancer 47 (2005) 385–394. [EBM III]

[25] Arriagada R, Bergmann B, Dunant A et al.: Cisplatin-based adjuvant chemotherapy in patients with completely resected non-small cell lung cancer. N Engl J Med 350 (2004) 351–360. [EBM IIa]

[26] Douillard JY, Rosell R, Delena M et al.: ANITA: Phase III adjuvant vinorelbine (N) and cisplatin (P) versus observation (OBS) in completely resected (Stage I-III) non-small-cell lung cancer (NSCLC) patients (pts): Final results after 70-month median follow-up. ASCO 2005, # 7013). [EBM Ib]

[27] Granone P, Trodella L, Margaritora S et al.: Radiotherapy versus follow-up in the treatment of pathological stage Ia and Ib non-small cell lung cancer. Early stopped analysis of a randomised

controlled study. Eur J Cardiothorac Surg 18 (2000) 418-424. [EBM Ib]

[28] Machtay M, Lee JH, Shrager JB et al.: Risk of death from intercurrent disease is not excessively increased by modern postoperative radiotherapy for high-risk resected non-small-cell lung carcinoma. J Clin Oncol 19 (2001) 3912–3917. [EBM III]

[29] Mountain CF: Revisions in the international system for staging lung cancer. Chest 111 (1997) 1710–1717. [EBM III]

[30] Mountain CF, Dresler CM: Regional lymph node classification for lung cancer staging. Chest 111(6) (1997) 1718–1723. [EBM III]

[31] PORT Meta-analysis Trialists Group: Postoperative radiotherapy in non-small cell lung cancer: systematic review and meta-analysis of individual patient data from nine randomized controlled trials. Lancet 352 (1998) 257–263. [EBM Ia]

[32] Rosell R, de Lena M, Carpagnano F et al.: ANITA: Phase III adjuvant vinorelbine (N) and cisplatin versus observation in completely resected (stage I-III) non small cell lung cancer patients. Lung Cancer 49 (Suppl. 2) (2005) S3. [EBM Ib]

[33] Scagliotti GV, Fossati R, Torri V et al.: Randomized study of adjuvant chemotherapy for completely resected stage I, II, or IIIA non-small-cell lung cancer. J Natl Cancer Inst 95 (2003) 1453–61. [EBM Ib]

[34] Stewart LA et al.: Chemotherapy in non-small cell lung cancer: A meta-analysis using updated data on individual patients from 52 randomized clinical trials. BMJ 311 (1995) 899–909. [EBM Ia]

[35] Strauss GM, Herndon J, Maddaus MA et al.: Randomized clinical trial of adjuvant chemotherapy with paclitaxel and carboplatin following resection in stage IB non-small cell lung cancer (NSCLC): Report of Cancer and Leukemia Group B (CALGB) Protocol 9633. J Clin Oncol 22 (2004) 621 (suppl # 7019). [EBM Ib]

[36] Trodella L, Granone P, Valente S et al.: Adjuvant radiotherapy in non-small cell lung cancer with pathological stage I: definitive results of a phase III randomized trial. Radiother Oncol 62 (2003) 11–19. [EBM Ib]

[37] Winton TL, Livingston R, Johnson D et al.: A prospective randomised trial of adjuvant vinorelbine and cisplatin in completely resected stage IB and II non-small-cell lung cancer. Intergroup JBR.10. N Engl J Med 352 (2005) 2589–2597. [EBM Ib]

IX Was gibt es Neues in der Gastrointestinalen, Hepatobiliären und Pankreaschirurgie?

W. Hartwig, P.O. Berberat, B.M. Künzli, M.W. Büchler und H. Friess

1 Ösophagus

1.1 Ösophaguskarzinom

1.1.1 Neoadjuvante Therapie

In unserem letztjährigen Buchbeitrag berichteten wir über eine Evidenz-basierte Übersicht zur neoadjuvanten und adjuvanten Therapie des Ösophaguskarzinoms [1]. Die Autoren kamen hierbei nach Analyse von 34 randomisierten Studien und sechs Metaanalysen zu dem Schluss, dass die alleinige chirurgische Resektion des Ösophaguskarzinoms auf der Basis der vorhandenen Daten die Standardtherapie darstellen sollte. Zwei aktuelle randomisierte Studien bestätigen diese Aussage. Burmeister et al. [2] verglichen an 256 randomisierten Patienten mit einem resektablem Ösophaguskarzinom (Adeno- oder Plattenepithelkarzinom) das alleinige chirurgische Vorgehen vs. eine neoadjuvante Radiochemotherapie mit nachfolgender Resektion. Die Radiochemotherapie setzte sich aus einer initialen Cisplatingabe gefolgt von Fluorouracil und einer Strahlentherapie mit einer Dosis von 35 Gy zusammen. Während nach neoadjuvanter Radiochemotherapie die Anzahl der R0-Resektionen größer und die der tumorbefallenen Lymphknoten geringer war als bei alleiniger chirurgischer Therapie, zeigten sich weder beim progressionsfreien noch beim Gesamtüberleben signifikante Unterschiede zwischen den beiden Therapieregimen. Lediglich Patienten mit einem Plattenepithelkarzinom schienen in der Subgruppenanalyse von einer neoadjuvanten Radiochemotherapie zu profitieren. Eine eindeutige Nutzenabschät-

zung war aufgrund der Gruppengröße jedoch nicht möglich.

Eine multizentrische randomisierte Studie aus Deutschland verglich eine alleinige Radiochemotherapie vs. Radiochemotherapie mit nachfolgender Resektion beim lokal fortgeschrittenen Plattenepithelkarzinom des Ösophagus [3]. Während mittels chirurgischer Therapie die lokale Tumorkontrolle signifikant verbessert wurde, war bei einer medianen Nachbeobachtungszeit von sechs Jahren kein signifikanter Unterschied im Gesamtüberleben zwischen den beiden Gruppen nachweisbar. Bei relativ hoher Therapie-assoziierter Mortalität in der Resektionsgruppe (12,8 % vs. 3,5 %, RCTx+Resektion vs. alleinige RCTx, respektive) war jedoch eine Divergenz der Überlebenskurven drei Jahre nach Therapie auffällig, die einen tendenziellen Benefit mit chirurgischer Therapie zeigte. Ob nun aber die Non-Responder auf Radiochemotherapie stärker von der Resektion profitieren als die Responder, wie dies eine Subgruppenanalyse dieser Arbeit nahe legt, muss in größeren Studien geklärt werden.

1.2 Gastroösophageale Refluxkrankheit (GERD)

Zahlreiche randomisiert kontrollierte Studien wurden im Jahr 2005 wieder zur chirurgischen Therapie der gastroösophagealen Refluxkrankheit publiziert. Im Wesentlichen bestätigen diese die im letztjährigen Band zusammengefassten Erkenntnisse. In einer aktuellen Arbeit wurden bei 217 randomisierten Patienten

Reflux-Kontrolle und Lebensqualität nach laparoskopischer Nissen-Fundoplikatio bzw. unter Dauertherapie mit Protonenpumpen-Inhibitoren untersucht. Die 24-Stunden-Manometrie zeigte drei Monate nach Fundoplikatio eine signifikant geringere Säureexposition des distalen Ösophagus als bei medikamentöser Therapie. Auch zeigte sich ein Jahr nach Fundoplikatio eine ausgeprägtere Verbesserung der Lebensqualität als unter Therapie mit Protonenpumpen-Inhibitoren [4]. Bei lediglich kurzem Follow-up bestätigt diese aktuelle Arbeit den Vorteil der chirurgischen Antireflux-Therapie gegenüber der medikamentösen Dauertherapie. Frühere Studien hatten ähnliche Ergebnisse auch im Langzeitverlauf ergeben [5, 6].

Die 360° Nissen-Fundoplikatio ist durch eine sehr effektive Kontrolle der Reflux-Symptomatik gekennzeichnet, jedoch scheint sie mit einer höheren Dysphagierate und mehr postprandialen „gas-bloat"-Problemen einher zu gehen als die 180° Semifundoplikatio [7–9]. Diese postoperativen Ergebnisse wurden in zwei aktuell publizierten randomisierten Arbeiten bestätigt. Ludemann et al. [10] zeigen in ihren 5-Jahres-Follow-up-Daten von initial 107 randomisierten Patienten [8] vergleichbare Ergebnisse bzgl. Sodbrennen oder Patientenzufriedenheit. Jedoch klagten signifikant mehr Patienten nach Nissen-Fundoplikatio über Dysphagie beim Verzehr fester Speisen und über „gas-bloat"-Probleme. Drei Patienten wurden aufgrund der Dysphagie-Beschwerden erneut operiert. Im Gegensatz hierzu wurde die Semifundoplikatio bei drei Patienten wegen persistierender Reflux-Beschwerden in eine 360° Nissen Fundoplikatio umgewandelt. Ähnliche Ergebnisse zeigten sich auch in einer Studie mit kürzerer Nachbeobachtungszeit [11]. Hier wurden 5 % der Patienten nach Nissen Fundoplikatio wegen persistierender Dysphagie revidiert.

Eine typische, wenn auch mit unterschiedlicher Häufigkeit beschriebene Komplikation nach laparoskopischer Fundoplikatio ist die Migration der Magenmanschette nach intrathorakal. Eine österreichische Arbeitsgruppe beschreibt dies in 26 % der Patienten innerhalb eines Jahres nach laparoskopischer Nissen-Fundoplikatio [12]. Durch Verstärkung der Hiatusplastik mit einem Polypropylene-Netz konnte das Auftreten dieser Komplikation in einer randomisierten Studie auf 8 % gesenkt werden. Jedoch war in der frühen postoperativen Phase die Dysphagierate bei diesen Patienten signifikant erhöht. Inwieweit sich diese Methode zum Verschluss großer paraösophagealer Hernien durchsetzten wird gilt abzuwarten. Der generelle Einsatz von alloplastischen Materialien bei der primären Fundoplikatio ist bis zum Vorliegen größerer Studien mit Langzeit-Follow-up sicherlich skeptisch zu sehen.

2   Magenkarzinom

2.1 Adjuvante Therapie

Trotz zweier Metaanalysen, welche einen Überlebensvorteil mit adjuvanter Chemotherapie nach kurativ reseziertem Adenokarzinom des Magens gezeigt hatten [13, 14] (bei jedoch größtenteils schlechter Qualität der zugrunde liegenden Studien) gilt die adjuvante Therapie nach kurativ reseziertem Magenkarzinom nicht als Standardtherapie. Dies bestätigend konnte eine multizentrische randomisierte Studie bei kurativ resezierten Stadium II-III-IVMO Karzinomen keinen Vorteil im 5- und 7-Jahresüberleben nach adjuvanter Chemotherapie (5FU, Cisplatin) zeigen [15]. Lediglich das Rezidivrisiko wurde signifikant gesenkt (p = 0,032). Aufgrund der Toxizität der Cisplatin-basierten Therapie erhielten jedoch nur knapp die Hälfte der Patienten mehr als 80 % der geplanten Therapiedosis. Die Studie wurde allerdings aufgrund der schleppenden Patientenrekrutierung nach 260 randomisierten Patienten geschlossen.

2.2 Operative Therapie

2.2.1 Lymphdissektion

Schon im letzten Jahr berichteten wir über eine japanische Studie mit 523 randomisierten Patienten, welche sowohl bei der D2- als auch D3-Lymphadenektomie beim Magenkarzinom akzeptable Daten zur Morbidität (21 vs. 28 %, respektive) und Mortalität (< 1 % je Gruppe) berichtete [16]. Dies steht im Gegensatz zu den Daten der großen holländischen Studie zur D1- vs. D2-Lymphadenektomie (*Dutch Gastric Cancer Trial*, DGCT) [17]. Hier fanden sich nach D2-Lymphadenektomie eine Morbidität von 43 % und eine Mortalität von 10 %. Aktuell wurde zur japanischen Arbeit nun eine Risikoanalyse bzgl. des Auftretens von postoperativen Komplikationen publiziert [18]. Hier zeigten sich in der multivariaten Analyse die distale Pankreasresektion und eine lange Operationsdauer (> 297 Minuten) als unabhängige Risikofaktoren für das Auftreten von Komplikationen. Bei Analyse der chirurgischen Major-Komplikationen (Anastomoseninsuffizienz, intraabdomineller Abszess, Pankreasfistel) fanden sich ebenso die Pankreasresektion und die lange Operationsdauer als unabhängige Risikofaktoren, zudem aber auch ein Body-Mass-Index ≥ 25 und ein hohes Alter (> 65 Jahre). Eine Splenektomie stellte in dieser Analyse keinen Risikofaktor dar. Die Autoren folgern hieraus, dass bei Ausschluss von morbiden älteren und von übergewichtigen Patienten die ausgedehnte Lymphadenektomie eine sichere Methode ist, solange eine Pankreasresektion nur bei pankreasinfiltrierenden Tumoren durchgeführt wird.

Die Cochrane Collaboration folgert nach Analyse von zwei randomisierten, zwei nicht-randomisierten und elf Kohortenstudien zur D1- vs. D2-Lymphadenektomie beim Adenokarzinom des Magens, dass weitere qualitativ gute randomisierte Studien notwendig sind, welche die chirurgische Lernkurve und Non-Compliance ausschließen sollten [19]. Hiernach geht die D2-Lymphadenektomie mit einem erhöhten Mortalitätsrisiko einher, welches mit der Splenektomie und Pankreatektomie, und möglicherweise auch mit der Erfahrung und dem Case-Load der Operateure assoziiert ist. In erfahrenen Zentren scheinen jedoch Patienten mit mittleren UICC-Stadien von der ausgedehnteren Lymphadenektomie zu profitieren.

2.2.2 Magen-/Jejunalsonde nach totaler Gastrektomie

Die Anastomoseninsuffizienz der Roux-Y-Ösophagojejunostomie ist eine seltene Komplikation nach totaler Gastrektomie, die allerdings mit einer hohen Morbidität und Mortalität assoziiert ist. In einer italienischen multizentrischen Studie wurde an 237 randomisierten Patienten der Effekt einer transnasal platzierten Magensonde (besser Jejunalsonde) auf die Anastomosenheilung und den postoperativen Verlauf untersucht [20]. Es zeigten sich keine Unterschiede in der Rate von postoperativen Major-Komplikationen und hier insbesondere der Anastomoseninsuffizienz (6,9 vs. 5,8 %, mit vs. ohne Sonde, respektive), der postoperativen Mortalität (0,95 vs. 0,8 %, mit vs. ohne Sonde, respektive), oder anderen Verlaufsparametern wie Dauer des Krankenhausaufenthalts, postoperativer Schmerz, Distension des Abdomens oder Passagebeginn. Die Autoren folgern hieraus, dass bei elektiver totaler Gastrektomie die Platzierung einer Magensonde unnötig ist.

2.2.3 Laparoskopische subtotale Gastrektomie

In einer italienischen prospektiv randomisierten Studie wurde die laparoskopische subtotale Magenresektion bei distalen Magenkarzinomen mit dem offenen Verfahren verglichen [21]. Bei 59 randomisierten Patienten mit lokalem Tumorleiden zeigte sich eine vergleichbare Morbidität (27,6 % vs. 26,7 %, offen vs. laparoskopisch, respektive) und Mortalität (6,7 % vs. 3,3 %, offen vs. laparoskopisch, respektive). Bei vergleichbarer Radikalität auch in Bezug auf die Lymphadenektomie (33,4 ± 17,4 vs. 30,0 ± 14,9 Lymphknoten, offen vs. laparoskopisch, respektive) fanden sich auch keine signifikanten Unterschiede im Langzeitverlauf. Sowohl das 5-Jahresüberleben als auch das tumorfreie Überleben war in beiden Gruppen vergleichbar (55,7 % und 54,8 % vs. 58,9 % und 57,3 %, offen vs. laparoskopisch, respektive). Ein geringerer geschätzter Blutverlust, ein früherer Kostaufbau und eine frühere Entlassung aus der stationären Überwachung waren bei dem laparoskopischen Vorgehen zu verzeichnen. Bei einer technisch anspruchsvollen Operationstechnik, insbesondere in Bezug auf die durchgeführte D2-Lymphadenektomie, bleibt dieses Verfahren aber sicherlich dem laparoskopischen Spezialisten vorbehalten.

2.2.4 Pylorus-erhaltende distale Gastrektomie

In einer japanischen multizentrischen Studie wurde bei Magenfrühkarzinomen untersucht, ob ein Erhalt des Pylorus bei distaler Magenresektion und BI-Rekonstruktion zu einem verminderten Dumping und besseren Langzeitverlauf führt [22]. Bei 74 randomisierten und in die Analyse eingehenden Patienten zeigte sich kein Unterschied in peri- oder frühen postoperativen Parametern (Operationsdauer, Blutverlust, Dauer bis zur Entfernung bzw. Häufigkeit der Reinsertion einer Magensonde, Dauer des Krankenhausaufenthalts, postoperativer Gewichtsverlust, Morbidität, Mortalität). Im Langzeitverlauf (Follow up > 3 Jahre), der mit Hilfe eines per Post verschickten Fragebogens evaluiert wurde, fand sich bei Pyloruserhalt signifikant seltener ein Frühdumping (8,3 % vs. 33,3 %) bei gleichem Gewichtsverlust. Die Daten müssen jedoch kritisch betrachtet werden, da in der Publikation unklar bleibt warum nur 45 Patienten in diese Analyse eingingen, während 54 Patienten den Fragebogen beantworteten.

3 Leber

3.1 Diagnostik

Neue Entwicklungsschritte in der Diagnostik von Lebertumoren, bessere Kenntnis der intrahepatischen Leberanatomie, präzisere und umfassendere chirurgische Behandlungsstrategien zusammen mit einer intensivierten interdisziplinären Zusammenarbeit verbessern die Prognose von Patienten mit Lebertumoren kontinuierlich.

Eine Optimierung der Behandlungsstrategie setzt eine möglichst komplette und präzise Diagnostik voraus. Der genauen Differenzierung und Charakterisierung eines Lebertumors kommt eine entscheidende, da therapiebestimmende Rolle zu.

Die Computertomographie (CT) besitzt seit Jahren einen zentralen Stellenwert in der präoperativen Abklärung eines unklaren Leberbefundes. Über die kontrastmittelverstärkte CT (ceCT) hinaus werden immer häufiger kombinierte diagnostische Verfahren wie beispielsweise Positronemissionstomographie (PET) und Computertomographie (CT) oder arterielle Portographie und hepatische Arteriographie eingesetzt und liefern für spezielle Fragestellungen wertvolle und auch therapiebestimmende Informationsgewinne [23, 24].

Zur Abklärung eines intrahepatischen Tumorrezidivs bei vorangegangener Leberresektion wegen kolorektaler Lebermetastasen, zeigt die Kombination von PET und CT gegenüber der ceCT eine höhere Spezifität und kann speziell extraheptische Rezidivtumoren zuverlässiger detektieren als die alleinige ceCT [23]. Der Informationsgewinn führte bei 21 % aller in dieser Studie untersuchten Patienten zu einer Änderung des therapeutischen Prozederes.

Fujishima et al. [24] untersuchten an 137 Patienten mit hepatozellulärem Karzinom (HCC) auf dem Boden einer chronischen Hepatitisinfektion die diagnostischen Möglichkeiten von der CT kombiniert mit arterieller Portographie und hepatischer Arteriographie gegenüber der alleinigen dynamischen CT-Untersuchung. Die kombinierte Untersuchungstechnik aus CT und arterieller Portographie oder CT plus hepatischer Arteriographie detektierte in 33 von 137 (24 %) Patienten zusätzliche HCC-Läsionen [24]. Insbesondere bei fortgeschrittenem HCC als auch bei HCC-Rezidiven waren die kombinierten Untersuchungsmethoden gegenüber der reinen dynamischen CT überlegen [24].

Mit Entwicklung der offen-konfigurierten Magnetresonanztomographie (MRT) kann man die räumlich bedingten Limitationen der geschlossenen MRT überwinden und schafft einen besseren Patientenzugang. Dies eröffnet neue chirurgisch-interventionelle Anwendungsmöglichkeiten wie beispielsweise die intraoperative MRT-Untersuchung [25]. Großangelegte randomisierte Studien müssen in der Zukunft die Möglichkeiten aber ggf. auch Limitationen dieser neuen Methode evaluieren.

Für die bessere Darstellung von Leberläsionen mit der MRT zeichnet sich in einer an 41 Patienten retrospektiv durchgeführten Studie Mangafodipir Trisodium aus [26]. Die Verabreichung von Mangafodipir verbessert die Differenzierbarkeit zwischen Adenomen, HCC und fokal nodulären Hyperplasien (FNH) oder Regenerationsknoten signifikant [26].

Eine andere beschriebene Art zur Signalverstärkung und Kontrastmehrung von T2-gewichteten *fast spin-echo* (SE) MRT findet sich in der Gadolinium verstärkten *gradient-recall-echo* (GRE) Darstellung. Durch die Kombination beider Techniken konnten signifikant mehr Leberläsionen präoperativ korrekt identifiziert werden [27].

In einer großangelegten prospektiven Studie mit insgesamt 402 Patienten wurde der diagnostische Wert einer Radioisotop-Knochenszintigraphie zum präoperativen Staging von Patienten mit hepatopankreatobiliären Tumoren untersucht [28]. Die Knochenaufnahmen zeigten in 377 Patienten (93,8 %) keinen Knochenbefall und bei 25 Patienten (6,2 %) konn-

ten ossäre Läsionen dargestellt werden [28]. Von den 25 positiven Befunden stellten sich 16 als falsch positiv heraus. Insgesamt stellen die Autoren fest, dass eine Knochenszintigraphie bei hepatopankreatobiliären Tumoren nicht routinemäßig durchgeführt werden sollte, sondern nur bei dringendem und begründetem Verdacht auf Vorliegen einer ossären Tumormanifestation, und selbst in dieser Situation sind der Informationsgewinn respektive die Auswirkungen auf die Therapie gering [28].

3.2 Allgemeines zur Leberchirurgie und Chirurgie von primären Lebertumoren

Das hepatozelluläre Karzinom (HCC) ist einer der häufigsten malignen Tumore weltweit. Obwohl Entstehungsfaktoren und Ätiologie des HCC gut charakterisiert sind und in den letzten Jahren z.T. große Fortschritte in der Therapie des HCC erzielt wurden, hat sich das Gesamtüberleben insgesamt kaum verändert [29]. Dies ist häufig auf das bereits fortgeschrittene Stadium und Ausbreitung des Tumors bei Diagnosestellung, limitierender Komorbidität (insbesondere Leberzirrhose), und den daraus folgenden beschränkten therapeutischen Möglichkeiten zurückzuführen. Ist eine komplette chirurgische Tumorresektion nicht möglich, können perkutane Interventionen, wie Äthanolinjektion und Radiofrequenzablation (RFA) oder transarterielle Therapieoptionen mittels Embolisation oder Chemoembolisation zur Anwendung kommen. Doch selbst diese weiterführenden therapeutischen Optionen können nur bei einem Teil der Patienten mit HCC angewandt werden, stellen sich doch der Großteil der Patienten mit HCC mit multizentrischer und oft organüberschreitender Erkrankung vor.

Die Leberteilresektion bildet nach wie vor die Basis der Therapie von HCC und dank Fortschritten im operativen, perioperativen und postoperativen Bereich und einer Mortalitätsrate von unter 5 %, können bis nahezu 80 %

des funktionellen Leberparenchyms reseziert werden [30]. Weil aber die Inzidenz einer Leberzirrhose und anderen Komorbiditäten bei Patienten mit HCC hoch ist, stellt sich die Frage nach Durchführbarkeit und Resektabilität immer wieder von neuem [31], denn eine Leberteilresektion birgt immer das Risiko einer postoperativen Leberdysfunktion mit nicht selten fatalem Ausgang. Dem verbleibenden funktionellen Residualvolumen der Leber kommt demnach eine entscheidende Bedeutung zu. Schindl et al. [32] zeigen in einer an 104 Patienten durchgeführten Studie, dass, neben Body-Mass-Index (BMI) und intraoperativem Blutverlust, die Gefahr einer Leberdysfunktion und Infektionsneigung eng mit dem Prozentsatz an verleibendem Residualvolumen der Leber korreliert. Als kritischen Wert an zu verbleibenden Residualvolumen beschreiben die Autoren 26,6 % [32]. Andererseits war es nicht möglich einen individuellen Risikoscore zu ermitteln, der für den Einzelnen das Risiko einer postoperativen Infektion hätte voraussagen können. Zusammengefasst zeigt diese Studie eine enge Korrelation zwischen Residualvolumen der Leber und Leberdysfunktion, nicht aber zwischen verbleibendem Residualvolumen und postoperativem Infektionsrisiko [32].

Portale Hypertension, veränderte Parenchymstruktur und verminderte hepatische Regenerationsfähigkeit erschweren die Kriterien für Resektionsgrenzen und Resezierbarkeit für Leberteilresektionen bei Patienten mit Leberzirrhose erheblich. Die Leberteilresektion wird auch bei Patienten mit Leberzirrhose häufig durchgeführt, doch müssen

- die Gesamtsituation des Patienten mit vorliegender Co-Morbidität,

- der Schweregrad der vorliegenden Erkrankung und die daraus zu erwartende Tolerierbarkeit der bevorstehenden Therapie und

- die Ausdehung des Tumors klar erörtert werden [31].

Auch eine erfolgreich verlaufene Operation kann zusätzliche Therapiemodalitäten bedingen. Besonders auf dem Gebiet der perkutanen Radiofrequenzablation (RFA) gibt es zahlreiche viel versprechende Studien. Shiina et al. [34] untersuchten in einer randomisiert kontrollierten Studie 232 Patienten mit HCC (Kriterien: weniger als drei Läsionen, jede unter 3 cm im Durchmesser) und eine Leberfunktion gemäß Child-Pugh Klasse A oder B. Der primäre Endpunkt war das Überleben, sekundärer Endpunkt die gesamthafte Rezidivrate und die lokale Tumorprogression. 118 Patienten erhielten die RFA und 114 Äthanolinjektionen. Die Anzahl Behandlungen waren in der RFA-Gruppe signifikant weniger (2,1 vs. 6,4 Behandlungsintervalle, p < 0,001) und die Hospitalisationszeit signifikant kürzer (10,8 vs. 26,1 Tage, p < 0,001). Die 4-Jahresüberlebensrate war 74 % in der RFA-Gruppe vs. 57 % in der Gruppe mit Äthanolinjektion. Die RFA-Gruppe wies gegenüber der Gruppe mit Äthanolinjektion eine um 46 % geringere Sterbenswahrscheinlichkeit, ein um 43 % kleineres Rezidivrisiko und eine 88 % geringere lokale Tumorprogressionsrate auf [34]. Die RFA kann wegen dem besseren Langzeitüberleben aber vergleichbaren Nebenwirkungen insbesondere bei kleinem HCC mit einer begrenzten Anzahl Leberläsionen gegenüber der Äthanolinjektion favorisiert werden [34].

Hong et al. [35] vergleichen die Effizienz der RFA und der chirurgischen Resektion in einer Gruppe von Patienten mit Child-Pugh-Score 5 und einer einzelnen HCC-Läsion kleiner als 4 cm im Durchmesser. 148 Patienten (RFA n = 55, chirurgische Resektion n = 93) wurden in diese Studie eingeschlossen. Die Lokalrezidivrate in der RFA-Gruppe war signifikant größer verglichen mit der Resektionsgruppe (p = 0,005), während die Inzidenz von Fernmetastasen nicht signifikant differierte (p = 0,30). Das kumulative 1- respektive 3-Jahresüberleben (p = 0,24) und das kumulative 1- respektive 3-Jahresintervall an rezidivfreiem Überleben (p = 0,54) waren nicht signifikant unterschiedlich. Trotz einer höheren Rate an Lokalrezidiven war die RFA für die Therapie einer einzelnen umschriebenen HCC-Läsion bei Patienten mit guter Leberfunktion gegenüber der chirurgischen Resektion in Bezug auf Fernmetastasenhäufigkeit und rezidivfreiem Überleben ebenbürtig [35].

Ein weiteres intensiv diskutiertes Kapitel befasst sich mit der Frage, ob eine neoadjuvante Chemotherapie eine Bedeutung für die Rate an postoperativen Komplikationen nach primärer Resektion von Lebermetastasen bei kolorektalem Karzinom aufweist [37]. Es wurden 64 Patienten eingeschlossen und zwei Gruppen gebildet. 32 Patienten erhielten eine neoadjuvante Chemotherapie, 32 Patienten die alleinige chirurgische Therapie. Eine signifikante Differenz zwischen den beiden Gruppen konnte für den primären Endpunkt, postoperative Morbidität/Mortalität, nicht ermittelt werden. Die neoadjuvante Chemotherapie scheint die postoperative Morbidität/Mortalität nicht zu erhöhen [37].

Ein anderer wesentlicher Faktor für Morbidität/Mortalität bei Leberresektionen ist zweifelsfrei der intraoperative Blutverlust [38]. In einer randomisiert kontrollierten Studie untersuchen Arita et al. [39] den Effekt eines *saline-linked* Radiofrequenzkoagulators *(dissecting sealer)* auf den intraoperativen Blutverlust. 94 konsekutive Patienten wurden in zwei Gruppen randomisiert. Insgesamt konnte keine signifikante Differenz zwischen Radiofrequenzkoagulator und der *clamp-crush*-Technik in Bezug auf Blutverlust während der Leberdissektion (median 373 vs. 535 ml, p = 0,252) und auch auf den totalen intraoperativen Blutverlust (665 vs. 733 ml, p = 0,45) festgestellt werden [39]. Die multivariate Analyse zeigte, dass der Gebrauch des Radiofrequenzkoagulators den intraoperativen Blutverlust nicht signifikant beeinflusst, während die Anzahl der Resektionen, Thorakotomien und Typ der Resektion einen signifikanten Effekt auf den Blutverlust hatten. Zusammenfassend bietet der Radiofrequenzkoagulator keinen substantiellen Vorteil gegenüber der *clamp-crush*-Technik im Bereich von Leberteilresektionen [39].

Primäre endokrine Lebertumoren sind eine Rarität, doch treten sie in ungefähr 5 % aller Patienten mit endokrinen Tumoren im Verdauungstrakt auf [40]. Maire et al. [40] beschreiben 17 endokrine Lebertumoren von insgesamt 393 untersuchten Patienten mit endokrinen Tumoren im Verdauungstrakt. Insgesamt wurden diese 17 Tumoren über durchschnittlich 43 Monate beobachtet. Das 1-, 3- und 5-Jahresüberleben betrug 100 %, 69 % respektive 51 %. Ein niedriger Differenzierungsgrad war der einzige Faktor, der signifikant mit einer schlechteren Prognose einherging [40].

3.3 Chirurgie von Lebermetastasen

Die Leber, als erste vorgeschaltete Filterstation des gastrointestinalen venösen Rückflusses, ist häufig Ort von hämatogenen Metastasen. Das Auftreten von Lebermetastasen bedeutete früher vielfach Inkurabuilität wegen organüberschreitender Erkrankung. Dass sich diese Philosophie in den letzten zwei Jahrzehnten geändert hat, liegt einerseits an der Verbesserung der operativen Technik, andererseits dank interdisziplinärer Zusammenarbeit an zusätzlichen kombinierten Therapieoptionen und sicherlich großen Fortschritten in der postoperativen Therapiephase. Es gibt mehrere Gründe, weshalb sich Patienten trotz Lebermetastasierung für eine chirurgische Therapie qualifizieren können. Erstens kann die Leber der einzige Ort von Metastasen sein. Zudem kann die Metastasierung aus wenigen einzelnen gut umschriebenen, biologisch wenig aggressiven Tumorherden bestehen [30]. Deshalb können Patienten mit beispielsweise kolorektalen Lebermetastasen, die trotz einer onkologischen Stadium-IV-Erkrankung, chirurgisch therapiert werden. Ein 5- resp. 10-Jahresüberleben von bis zu 40 % respektive 26 % kann bei akzeptabler Morbidität und Mortalität erreicht werden [30].

Nicht alle Patienten mit kolorektalen Lebermetastasen können von einer chirurgischen Therapie profitieren. Eine Arbeit von Benoist et al.

[41] nimmt sich dieser Problemstellung an und beschreibt Behandlungsstrategien bei Patienten mit kolorektalem Karzinom (CoCa) und synchron auftretenden nicht resezierbaren Lebermetastasen. 27 Patienten (Chemotherapiegruppe) mit asymptomatischem Colonkarzinom und nicht resezierbaren synchronen Lebermetastasen, ohne initialer Operation des Primarius, werden mit 32 Patienten verglichen, die die gleiche Konstitution und Krankheit aufweisen (Resektionsgruppe) wo aber vor der palliativen Chemotherapie der Lebermetastasen das primäre Colonkarzinom reseziert wurde [41]. In diesen beiden Gruppen zeigt sich kein signifikanter Unterschied im 2-Jahresüberleben. Einzig die gesamte Hospitalisationszeit war in der Resektionsgruppe doppelt so lang (22 Tage) verglichen mit der Chemotherapiegruppe (p = 0,003). Die systemische Chemotherapie ohne vorangehende Resektion des primären Colonkarzinoms wird gemäß Benoist et al. als Therapie der Wahl betrachtet, da das Gesamtüberleben nicht differiert und die Hospitalisationszeit ohne chirurgische Intervention signifikant verkürzt werden kann [41].

Eine Studie aus Holland mit insgesamt 102 Patienten [42] diskutiert mögliche prognostische Faktoren, die das Resultat nach Leberteilresektion bei Colonkarzinom determinieren. Bei einem errechneten 2- respektive 5-Jahresüberleben von 71 % respektive 29 % stellten sich die Anzahl von hepatischen Metastasen im CT (p = 0,012), das Intervall zwischen Resektion des Primarius und der hepatischen Metastasektomie (p = 0,012) und die Synchronizität des Primärtumors mit Lebermetastasen (p = 0,048) als unabhängig signifikante, das Langzeitüberleben bestimmende Parameter heraus [42]. Insgesamt schließen die Autoren aus den gewonnenen Daten, dass es keinen stringenten Parameter für die Voraussagbarkeit des Überlebens gibt [42].

Eine Studie von Weitz et al. [43] beschreibt Faktoren, die das perioperative und Langzeitergebnis in Patienten mit nicht-kolorektalen, nicht-neuroendokrinen Lebermetastasen (NCNN) beeinflussen. Insgesamt wurden 141

Patienten in die Studie eingeschlossen und retrospektiv ausgewertet. Die mittlere Nachsorgezeit betrug 26 Monate. Die errechnete 3-Jahres-, rezidivfreie Überlebenszeit betrug 30 % mit einem medianen Überleben von 17 Monaten. Die errechnete 3-Jahres-, krebsspezifische Überlebensrate war 57 % mit einem Median von 42 Monaten [43]. Als signifikant unabhängig prognostische Faktoren stellten sich die primäre Tumorentität und die Dauer des krankheitsfreien Intervalls des Primärtumors dar. Die Autoren folgern aus den gewonnenen Daten, dass eine Leberteilresektion wegen Lebermetastasen von NCNN sicher durchgeführt werden kann und in einem ausgewählten Patientengut ein Langzeitüberleben ermöglicht. Die hepatische Resektion von Metastasen sollte dann in Erwägung gezogen werden, wenn die gesamte Tumormasse chirurgisch entfernt werden kann und ein krankheitsfreies Intervall von mehr als zwei Jahren vorausgeht [43].

Ein anderer Gesichtspunkt zu der Frage, ob eine Tumorprogression unter Chemotherapie eine Kontraindikation für eine Leberresektion darstellt, wird von Adam et al. [44] in einer Studie an 131 konsekutiven neoadjuvant vorbehandelten Patienten untersucht, die eine Leberresektion wegen multipler kolorektaler Lebermetastasen erhielten. Es wurden drei Gruppen unterschieden. 58 Patienten (44 %) wurden leberteilreseziert nachdem sie eine objektivierbare Tumorverkleinerung unter Chemotherapie zeigten (Gruppe 1), 39 (30 %) nach Tumorstabilisierung (Gruppe 2) und 34 (26 %) wiesen trotz Chemotherapie eine Tumorprogression der kolorektalen Metastasen in der Leber auf. Das Gesamtüberleben nach einem, drei und fünf Jahren betrug 86 %, 41 % respektive 28 %. Das 5-Jahresüberleben war in Gruppe 3 hochsignifikant geringer (p < 0,0001) als in Gruppe 1 und 2. Auch das krankheitsfreie Intervall war signifikant kürzer in Gruppe 3. In der multivariaten Analyse waren die Tumorprogression unter Chemotherapie (p < 0,0001), erhöhtes präoperatives CA19-9 (p < 0,0001), die Anzahl an resezierten Metastasen (p < 0,001) und die Anzahl Chemotherapiezyklen (p < 0,04) nicht aber die Zusammensetzung der Chemotherapie signifikante Parameter und mit einem verminderten Überleben assoziiert [44]. Die Autoren kommen zu dem Fazit, dass eine Tumorprogression unter Chemotherapie vor der chirurgischen Therapie mit einer schlechten Prognose vergesellschaftet ist [44].

4 Gallenblase, Gallengänge

4.1 Laparoskopie

Die Laparoskopie hat sich in den letzten Jahren für die Behandlung von unkomplizierten Gallenblasenerkrankungen durchgesetzt. Die Operationstechnik und Instrumente sind stets weiterentwickelt worden und selbst roboterassistierte Verfahren werden heute klinisch eingesetzt. Aus diesem Grund ist die Laparoskopie für die Therapie von Gallenblasenerkrankungen nicht mehr wegzudenken und wird heute nahezu in allen Erdteilen angewendet.

Cengiz et al. [45] vergleichen in einer randomisierten Studie mit insgesamt 80 Patienten zwei Methoden der laparoskopischen Cholezystektomie. 37 Patienten wurden mit der Dissektionstechnik vom Calotschen Dreieck ausgehend unter Benutzung des Elektrokauters und 47 vom Fundus ausgehend *(fundus-first dissection)* mit *Ultrasonic-shears* operiert. Die Operationszeit war für die *Fundus-first*-Technik kürzer als für die Dissektion mit Elektrokauter ausgehend vom Calotschen Dreieck (46 vs. 61 min). Ebenso konnte die Hospitalisationszeit (2 vs. 3 Nächte) mit Anwenden der *Fundus-first*-Technik verkürzt werden. Weniger Schmerz und eine verkürzte Rekonvaleszenz wurden ebenso berichtet. Insgesamt halten die Autoren fest, dass die *Fundus-first*-Technik mit *ultrasonic-shears* gegenüber der Elektrokauterdissektion vom Calotschen Dreieck ausgehend schneller durchgeführt werden kann, mit weniger Schmerzen und Nausea verbunden ist [45].

Die Rolle der laparoskopischen Chirurgie in der Anwendung bei akuten Gallenblasenkrankheiten wurde von Peng et al. [46] untersucht. Dazu werden 385 Patienten mit Gallenblasensteinkrankheit (243 akute biliäre Beschwerden, 142 akute Cholezystitiden) und 15 ohne Steinbeteiligung beschrieben. Die Konversionsrate während der frühzeitig initiierten laparoskopischen Cholezystektomie war größer für steinbedingte Erkrankungen als bei Operationen wegen akuten biliären Schmerzen (19 vs. 4 %, p = 0,02). Bei Patienten mit akuter steinbedingter Cholezystitis war die Konversionsrate bei innerhalb von 48 Stunden nach Aufnahme durchgeführten Operationen signifikant kleiner als bei Operationen, die später als 48 Stunden nach Aufnahme durchgeführt wurden (p = 0,014). Eine elektive Cholezystektomie für eine vorangegangene akute Cholezystitis war ebenfalls mit einer höheren Konversionsrate verbunden im Vergleich zur elektiven Intervention bei biliär bedingten Schmerzen (p = 0,02). Konklusiv kann festgehalten werden, dass die laparoskopische Cholezystektomie für akute steinbedingte Cholezystitiden, wenn immer möglich, in den ersten 48 Stunden nach Aufnahme durchgeführt werden sollte [46].

Eine Studie von Osborne et al. [47] beschreibt eine mögliche technische Verbesserung der laparoskopischen Cholzystektomie (LapChol), indem sie drei 20 mm Ports propagieren anstelle der Standard-OP-Technik (zwei 5 mm Ports und zwei 10–12 mm Ports). Die Gallenblase wird über eine ggf. erweiterte periumbilikale Inzision steril geborgen. 60 Patienten wurden mit der neuen propagierten Methode operiert, 41 Patienten mit der Standard-laparoskopischen Technik. Kein Unterschied zeigte sich in Bezug auf Operationskosten und Komplikationsrate. Die Dauer des Eingriffs und der Krankenhausaufenthalt sowie die Menge an Narkotika und die Dauer bis zur erneuten Arbeitsfähigkeit stellten sich, im Vergleich zur Standard-Laparoskopie, als signifikant kürzer dar. Die Autoren folgern, dass weniger Inzisionen weniger Schmerzen verursachen und dies zur Verkürzung der Operationszeit, einem kürzeren

Krankenhausaufenthalt und einer schnelleren Rekonvaleszenz gegenüber der herkömmlichen Technik beitragen kann [47].

4.2 Karzinome der Gallenblase und Gallengänge

Insgesamt sind cholangiozelluläre Karzinome (CCC) im Vergleich zu anderen gastrointestinalen Tumoren selten, und ihre Prognose ist meist schlecht. Biliäre Neoplasien sind in intra- und extrahepatische CCC (darunter fallen Klatskin-Tumore, mittlere und distale extrahepatische Neoplasien), Gallenblasenkarzinome und ampulläre Karzinome unterteilt [48].

Die vermehrt eingesetzte Laparoskopie wird auch für die Therapie von T1- und T2-Gallenblasenkarzinomen diskutiert. Während für T1-Karzinome der Gallenblase einigermaßen Konsens in der Anwendungsmöglichkeit von einer laparoskopischen Resektion der Gallenblase besteht, wird die Anwendung der laparoskopischen Technik bei T2-Gallenblasenkarzinomen kontrovers diskutiert. Sun et al. [49] beschreiben 29 Patienten mit einem T1- oder T2-Gallenblasenkarzinom und beurteilen retrospektiv die Richtigkeit der präoperativen Diagnose, die intraoperativen Befunde und Prognose. Malignität wurde in 15 Patienten präoperativ vermutet. Nach erfolgtem Gefrierschnitt zeigten sich zwei Patienten mit T2-Tumoren und diese wurden wegen positivem Absetzungsrand noch in der gleichen Sitzung radikal operiert. Das 5-Jahresüberleben von Patienten mit T1- und T2-Gallenblasenkarzinomen betrug 100 % respektive 49,6 %. Insgesamt wurden die Patienten über durchschnittlich 45,8 Monate nachverfolgt. Die Mortalität für T1-Karzinome betrug 0 % und es traten keine Rezidive auf. In der T2-Gruppe starben in diesem Zeitraum drei Patienten, ein Patient zeigte ein Rezidiv. Zusammenfassend halten die Autoren fest, dass Patienten mit einem T1a- und T1b-Gallenblasenkarzinom laparoskopisch effektiv behandelt werden können, während für T2-Karzinome eine radikale offene Resektion, insbe-sondere wegen der Gefahr eines positiven Absetzungsrandes, notwendig ist [49].

Positive Absetzungsränder beeinflussen die Prognose von Tumorerkrankungen meist markant negativ. Stein et al. [50] untersuchten Auswirkungen von positiven Absetzungsrändern bei hilären Cholangiokarzinomen in Patienten, die einerseits operiert wurden und anderseits postoperativ eine adjuvante Radiotherapie erhielten. Insgesamt wurden 65 Patienten untersucht, wovon 28 in kurativer Absicht operiert werden konnten. Von diesen 28 Patienten erhielten 23 eine adjuvante Radiotherapie mit einer durchschnittlichen Dosis von 53 Gy. Die Patienten mit negativem Lymphknotenstatus wurden weiter abgeklärt und schließlich 16 Patienten in Bezug auf prognostische Signifikanz und positiven mikroskopischen Absetzungsrand analysiert. Sieben Patienten wiesen einen negativen Absetzungsrand auf, neun einen mikroskopisch positiven. Die mediane Nachsorgezeit betrug 55 Monate und das mediane Überleben gesamthaft betrachtet 24,5 Monate. Das mediane 5-Jahresüberleben betrug für die Absetzungsrand-negative Gruppe 21,5 Monate respektive 18,4 %; waren mikroskopische Tumorreste am Absetzungsrand zu finden, 26 Monate respektive 15 % (p = 0,45), womit kein statistisch signifikanter Unterschied zwischen den beiden Gruppen besteht. Die Autoren schließen daraus, dass ein positiver Absetzungsrand bei lymphknotenpositiven Patienten mit reseziertem hilärem Cholangiokarzinom kein zwingend negativ prognostischer Faktor sein muss, wenn die chirurgische Resektion durch eine postoperative Radiotherapie ergänzt wird [50].

5 Pankreas

5.1 Akute Pankreatitis

Erneut beschäftigten sich mehrere Arbeitsgruppen mit der Prävention der akuten Pankreatitis nach ERCP. Bereits in der experimentellen Pankreatitis konnte gezeigt werden, dass das Anti-Oxidans-N-Acetylcystein die Inzidenz und auch den Verlauf der akuten Pankreatitis beeinflussen kann. Allerdings konnte in einer kontrolliert randomisierten Studie mit 256 Patienten nach prä- und postinterventioneller intravenöser Gabe von N-Acetylcystein keine Senkung der Inzidenz der Post-ERCP-Pankreatitis beobachtet werden. Auch konnte kein Einfluss auf den Verlauf festgestellt werden [51].

Im Gegensatz dazu zeigte sich in zwei kontrolliert randomisierten Studien sowohl für den intravenös verabreichten Proteasen-Inhibitor Ulinastatin (406 Patienten), sowie für oral verabreichtes Allopurinol (243 Patienten) eine signifikante Reduktion der Pankreatitis-Inzidenz (2,9 % versus 7,4 %, $p < 0,05$ bzw. 3,2 % versus 17,8 %, $p < 0,001$), als auch eine mildere Verlaufsform der Post-ERCP-Pankreatitis [52, 53].

In der Diagnostik von Gallengangssteinen im Rahmen einer biliären Pankreatitis nimmt die Bedeutung der Magnet-Resonanz-Cholangiopancreatographie (MRCP) kontinuierlich zu. In einer prospektiv randomisierten Studie zeigte das MRCP in der Detektion der Gallengangssteine eine Sensitivität von 100 % bei einer Spezifität von 92 % (NPV 100 %, PPV 50 %), so dass die Autoren folgerten, dass bei einer abklingenden biliären Pankreatitis mit negativem MRCP auf eine präoperative ERCP verzichtet werden kann [54].

Die frühe enterale Ernährung scheint im Vergleich zur parenteralen Substitution, wie letztes Jahr in einer Metaanalyse gezeigt, signifikante Vorteile in der Behandlung der Patienten mit akuter Pankreatitis zu bringen. Eine neue randomisierte Studie, allerdings wiederum mit kleiner Patientenzahl (n = 28), bestätigte diese Resultate, indem die Gruppe der enteral ernährten Patienten deutlich weniger septische Komplikationen zeigte. Schließlich fanden sich auch signifikant geringere Kosten der enteralen im Vergleich zur parenteralen Ernährung (957 $ versus 2608 $, $p < 0,03$) [55].

In einer prospektiv randomisierten Studie konnte gezeigt werden, dass durch die enterale Zugabe von n-3 mehrfachungesättigten Fettsäuren (3,3 g Fischöl pro Tag) während der ersten Woche einer schweren Pankreatitis sowohl die jejunale Ernährungsphase als auch der Klinikaufenthalt signifikant verkürzt werden konnten [56]. Weiterhin bestätigt eine randomisierte Studie, dass die frühe enterale Ernährung bei der schweren akuten Pankreatitis mit gleich gutem Outcome über eine Magensonde verabreicht werden kann und damit auf die teurere und wesentlich schwieriger zu platzierende Jejunalsonde verzichtet werden kann [57].

Eine sehr interessante Untersuchung beschäftigte sich mit der Akzeptanz von acht bekannten internationalen Leitlinien zur Behandlung der schweren akuten Pankreatitis in Deutschland. Die Befragung wurde unter 190 Mitgliedern der Arbeitsgemeinschaft Leitender Gastroenterologischer Krankenhausärzte durchgeführt, wobei universitäre Zentren ausgeschlossen wurden, um das gesamte Schweregradspektrum der Erkrankung abzubilden und einen „referral bias" zu vermeiden. Die Studie wies mit 96 % eine sehr hohe Rückantwortquote auf, so dass ein „non-responder bias" ausgeschlossen werden konnte. Die meisten Leitlinieninhalte wurden in hohem Umfang befolgt, wobei sich Unsicherheiten bei der Indikation zur Kontrastmittelverstärkten Computertomographie, bei der prophylaktischen Gabe von Antibiotika, beim Zeitpunkt der Cholezystektomie bei biliärer Pankreatitis und schließlich bei der Wahl der Schmerztherapie ergaben [58].

5.2 Chronische Pankreatitis

Obwohl Nikotinabusus kein eindeutiger Risikofaktor für die Entwicklung einer chronischen Pankreatitis darstellt, konnte in einer multizentrischen retrospektiven Analyse gezeigt werden, dass Rauchen zu einer signifikant früheren Entwicklung einer alkoholbedingten chronischen Pankreatitis führt (4,7 Jahre früher, p = 0,001) mit deutlich mehr Verkalkungen [59].

Auch wenn nur ein kleiner Teil der Pankreaskarzinome aus einer chronischen Pankreatitis entstehen (5–6 %), ist bekannt, dass die chronische Pankreatitis ein deutlicher Risikofaktor darstellt (10- bis 20fach erhöhtes Risiko), und dass die Differenzierung zwischen einer entzündlichen Pankreaskopfvergrößerung und einem Pankreaskopfkarzinom mit der herkömmlichen Bildgebung sich oft äußerst schwierig darstellt. In einer kontrollierten Studie untersuchte man in diesem Zusammenhang die Bedeutung der Positron-Emissions-Tomographie (PET): 87 % (67/77) der chronischen Pankreatitis-Patienten zeigten im PET kein Signal, wobei sich für die Patienten mit einem Karzinom und einer chronischen Pankreatitis (6/6) wie die meisten Pankreaskarzinome (24/26) eine deutliche Positivität im PET fand [60]. Größere Studien werden zeigen müssen, ob das PET tatsächlich ein neues diagnostisches Verfahren darstellen könnte, um das Karzinom in der chronischen Pankreatitis zu identifizieren.

Der autoimmunen chronischen Pankreatitis (ACP) kommt immer mehr Bedeutung zu. Einerseits weil diese ein signifikanter Anteil der bis anhin als idiopatisch deklarierten chronischen Pankreatitiden darstellt, und andererseits weil die Differenzialdiagnose zum Pankreaskopfkarzinom oft äußerst schwierig ist. In Anbetracht, dass die ACP durch Steroide erfolgreich therapiert werden kann, wären entsprechend zuverlässige diagnostische Marker wichtig um Resektionen zu vermeiden. Anhand einer multizentrischen Studie mit 227 Patienten wurde versucht einen einfachen Index und Algorithmus zur Diagnosestellung vorzuschlagen [61]. Der Score setzt sich aus drei Parametern (Tab. 1) zusammen und ergibt 0–3 Punkte: 0 und 1 Punkt: wahrscheinlich keine ACP, 2 Punkte: mögliche ACP, 3 Punkte: wahrscheinliche ACP. Bei einer möglichen oder wahrscheinlichen ACP sollten IgG4- und CA-II-Antikörper im Serum gemessen werden. Sind beide erhöht wird ein Therapieversuch mit Steroiden empfohlen. Zukünftige Studien müssen den klinischen Wert dieses Vorgehens testen.

Die organerhaltende Chirurgie spielt bei der chronischen Pankreatitis eine wichtige Rolle. Insbesondere die duodenumerhaltende Pankreaskopfresektion nach Beger und die so genannte Frey-Operation bestehend aus einer limitierten Pankreaskopfresektion und einer longitudinalen Pankreatikojejunostomie, nehmen eine wichtige Rolle in der chirurgischen Therapie der chronischen Pankreatitis ein. Die Gruppe um Izbicki hat die Beger- und Frey-Operation in einer randomisierten Studie verglichen und zeigte nun die Langzeitergebnisse nach einem fast 9-jährigen Follow-up: sowohl bei der Spät-Mortalität (31 % versus 32 %), der exokrinen (88 % versus 78 %) und endokrinen Funktion (56 % versus 60 %), und auch bezüglich der Lebensqualität gab es keine signifikanten Unterschiede zwischen den beiden Operationsverfahren [62].

Tab. 1: Score der autoimmunen Pankreatitis

Parameter	Kriterien	Score
Klinik	keine akuten Attacken keine Schmerzen Ikterus/Cholestase weitere autoimmune Erkrankungen	2 oder mehr richtig = 1
Morphologie	keine Verkalkungen keine Pseudozysten keine Pankreasgangdilatation Pankreaskopftumor	2 oder mehr richtig = 1
Labor	Serum IgG und ANA	1 oder mehr erhöht = 1

5.3 Pankreaskarzinom

Diverse Studien haben sich wieder mit technischen Aspekten der chirurgischen Therapie beim Pankreaskarzinom beschäftigt. Dies beginnt bereits mit der Frage nach dem besten abdominellen Zugang. Sowohl die mediane wie auch die transversale Laparotomie werden bei der Chirurgie am Pankreas angewandt. Erstmalig wurden nun in einer randomisiert kontrollierten Studie mit 94 Patienten die beiden Methoden verglichen. Bezüglich der postoperativen Morbidität und dem Auftreten von Wundkomplikationen waren beide Gruppen vergleichbar. Allerdings fanden sich nach transversaler Laparotomie signifikant weniger Schmerzen im Wundgebiet und eine bessere Lungenfunktion [63].

Erneut wurde die Frage bearbeitet, ob der klassische oder der Pylorus-erhaltende Whipple die geeignetere Methode in der chirurgischen Therapie des Pankreaskarzinoms darstellt. In der neuen randomisiert kontrollierten Studie mit 214 Patienten wurden insbesondere die Langzeit-Resultate evaluiert. Im Langzeit-Überleben als auch bezüglich des postoperativen Gewichtsverlaufs zeigten sich keine Unterschiede zwischen den zwei Methoden nach einem medianen Follow-up von 63 Monaten. Die Pylorus-erhaltende Whipple-Operation scheint allerdings im frühen postoperativen Verlauf Vorteile zu bieten in Bezug auf die frühe Rückkehr zur Arbeit (nach sechs Monaten: 77 % versus 56 %; p < 0,05) [64].

Auch die Frage nach der optimalen Versorgung des abgesetzten Pankreas wurde erneut aufgegriffen. In einer randomisiert kontrollierten multizentrischen Studie wurde die Pankreatikojejunostomie (n = 68) mit der Pankreatikogastrostomie (n = 81) verglichen. In allen untersuchten Parametern, insbesondere der Fistelrate ergaben sich keine signifikanten Unterschiede [65]. Damit äußern sich bis anhin zwei randomisierte Studien für einen Vorteil der Pankreatikogastrostomie, und zwei weitere gleichrangige Studien für die Gleichwertigkeit der beiden Techniken. Eine definitive Antwort bleibt damit weiterhin offen.

Auch das Thema Octreotide wurde im Rahmen der nun neunten randomisiert kontrollierten Studie bearbeitet. In der neuen belgischen Studie bei insgesamt 105 Patienten fand sich kein Unterschied in der Fistelrate zwischen den zwei Gruppen (8,9 % versus 8,2 % Pankreasfisteln) [66].

Erstmalig wurde in Form einer retrospektiven multizentrischen Erhebung über die Erfahrungen in der laparoskopischen Pankreaschirurgie berichtet (127 Patienten). Die meisten Indikationen wurden für benigne Läsionen im Pankreasschwanz gestellt (87 % bzw. 89 %). So wurden Pylorus-erhaltende Whipple-Operationen (n = 3), Enukleationen (n = 21) und distale

Pankreatektomien mit (n = 24) und ohne (n = 58) Splenektomie durchgeführt. Die Gesamtkonversionsrate lag bei 14 %. Postoperativ zeigten sich keine Mortalität, eine Morbidität von 31 % (inklusive 17 % klinische Pankreasfisteln) und eine Reoperationsrate von 6,3 %. Nach im Median sieben Tagen wurden die Patienten entlassen [67]. Diese Daten sprechen für eine mögliche Rolle der Laparoskopie in der Pankreaschirurgie bei ausgewählten Fällen (z.B. benigne Läsionen, Pankreasschwanz). Kontrollierte Studien werden zeigen müssen, inwieweit diese Methode tatsächlich eine Zukunft hat.

Diverse Studien haben in den letzten Jahren demonstriert, dass die Pankreaschirurgie signifikant sicherer (d.h. geringere Mortalität und Morbidität) an Zentren mit hohen Operationszahlen durchgeführt wird. Bis anhin war nicht klar, ob sich dies auch auf die Langzeitresultate auswirken wird. An 2592 Pankreasresektionen in 1101 verschiedenen Kliniken in den Jahren 1995 und 1996 in Amerika wurde die 5-Jahres-Überlebensrate mit der Anzahl der Resektionen pro Klinik verglichen. Es fand sich ein signifikant längeres Überleben für Patienten, welche an so genannten „high-volume" Zentren (> 25 Pankreasresektionen/Jahr) operiert wurden (p < 0,001) [68]. Dies unterstreicht einmal mehr die Notwendigkeit der Zentralisation der Pankreaschirurgie als Mittel der Qualitätssicherung.

Neben den technischen Aspekten der Pankreasresektion, wurde auch die onkologische Radikalität erneut diskutiert: Die Bedeutung der radikalen Lymphadenektomie auf das Überleben konnte nun in der bereits vierten randomisiert kontrollierten Studie nicht bestätigt werden. Im medianen Überleben (26 versus 19 Monaten) wie in den 5-Jahres-Überlebensraten (16 % in beiden Gruppen) fanden sich keine signifikanten Unterschiede zwischen Standard- und radikaler Lymphadenektomie (15 versus 36 Lymphknoten im Median). Allerdings ging die radikale Lymphadenektomie mit vermehrten postoperativen funktionellen Problemen,

insbesondere was die Magen-Darm-Passage betrifft, einher [69].

Wie jedes Jahr haben sich viele Studien mit neuen palliativen Therapieansätzen beim Pankreaskarzinom auseinandergesetzt. In diesem Zusammenhang sollen nur die Phase-III-Studien kurz besprochen werden. Die Kombination von Radiotherapie mit 5-Fluorouracil und Mitomycin zeigte im Vergleich zu Radiotherapie alleine keine signifikante Verbesserung des Überlebens (8,4 versus 7,1 Monate), allerdings eine deutliche Steigerung der Toxizität [70]. Die Kombination Gemcitabine mit Oxalipatin (GemOx) brachte im Vergleich zu Gemcitabine alleine zwar keinen Überlebensvorteil (9 versus 7,1 Monaten), aber einen höheren klinischen Benefit (38 % versus 27 %, p < 0,05) [71]. Schließlich fand sich im Vergleich des 4fach-Schemas Cisplatin, Epirubicin, 5-Fluorouracil und Gemcitabine (PEFG) zu Gemcitabine alleine ein signifikant besseres Ansprechen auf die Therapie (38,5% versus 8,5%, p < 0,001) und auch bessere 1-Jahres-Überlebensraten (38,5% versus 21,3%, p < 0,05). Allerdings zeigten sich in der PEFG-Gruppe deutliche Nebenwirkungen mit 3.–4. Grad Neutro- und Thrombozytopenien [72, 73].

Schließlich konnte gezeigt werden, dass die wiederholte Messung des Serum CA19-9 im Verlauf der palliativen Behandlung mit Gemcitabine hoch signifikant mit dem klinischen Outcome korreliert und damit zum Therapie-Monitoring geeignet sind [74].

Die Kachexie ist ein zentrales Problem bei den meisten Pankreaskarzinompatienten und führt im Verlauf zu einer rasanten Verschlechterung des Allgemeinzustandes. Pro-inflammatorische Cytokine, wie z.B. TNF-α scheinen eine entscheidende Rolle in der Pathophysiologie der Kachexie zu spielen. In einer randomisiert kontrollierten Studie zeigte sich, dass durch die Gabe von Thalidomid, einem Inhibitor der TNF-α-Synthese, bei Patienten mit fortgeschrittenem Pankreaskarzinom das Gewicht stabilisiert und damit eine signifikante Steigerung der täglichen Aktivitäten erreicht werden konnte [75]. Thalidomid und ähnliche neue Präparate, welche auf die Kachexie wirken, könnten in den nächsten Jahren eine entscheidende Rolle bei der palliativen Therapie des Pankreaskarzinoms einnehmen.

Literatur

[1] Malthaner RA, Wong RK, Rumble RB, Zuraw L: Neoadjuvant or adjuvant therapy for resectable esophageal cancer: a systematic review and meta-analysis. BMC Med 2 (2004) 35. [EBM Ia]

[2] Burmeister BH, Smithers BM, Gebski V et al.: Surgery alone versus chemoradiotherapy followed by surgery for resectable cancer of the oesophagus: a randomised controlled phase III trial. Lancet Oncol 6 (2005) 659–668. [EBM Ib]

[3] Stahl M, Stuschke M, Lehmann N et al.: Chemoradiation with and without surgery in patients with locally advanced squamous cell carcinoma of the esophagus. J Clin Oncol 23 (2005) 2310–317. [EBM Ib]

[4] Mahon D, Rhodes M, Decadt B et al.: Randomized clinical trial of laparoscopic Nissen fundoplication compared with proton-pump inhibitors for treatment of chronic gastrooesophageal reflux. Br J Surg 92 (2005) 695–699. [EBM Ib]

[5] Lundell L, Miettinen P, Myrvold HE et al.: Continued (5-year) follow-up of a randomized clinical study comparing antireflux surgery and omeprazole in gastroesophageal reflux disease. J Am Coll Surg 192 (2001) 172–179. [EBM Ib]

[6] Spechler SJ, Lee E, Ahnen D et al.: Long-term outcome of medical and surgical therapies for gastroesophageal reflux disease: follow-up of a randomized controlled trial. JAMA 285 (2001) 2331–2338. [EBM Ib]

[7] Hagedorn C, Lonroth H, Rydberg L, Ruth M, Lundell L.: Long-term efficacy of total (Nissen-Rossetti) and posterior partial (Toupet) fundoplication: results of a randomized clinical trial. J Gastrointest Surg 6 (2002) 540–545. [EBM Ib]

[8] Watson DI, Jamieson GG, Pike GK, Davies N, Richardson M, Devitt PG: Prospective randomized double-blind trial between laparoscopic Nissen fundoplication and anterior partial fundoplication. Br J Surg 86 (1999) 123–130. [EBM Ib]

[9] Lundell L, Abrahamsson H, Ruth M, Rydberg L, Lonroth H, Olbe L: Long-term results of a prospective randomized comparison of total fundic wrap (Nissen-Rossetti) or semifundoplication (Toupet) for gastro-oesophageal reflux. Br J Surg 83 (1996) 830–835. [EBM Ib]

[10] Ludemann R, Watson DI, Jamieson GG, Game PA, Devitt PG: Five-year follow-up of a randomized clinical trial of laparoscopic total versus anterior 180 degrees fundoplication. Br J Surg 92 (2005) 240–243. [EBM Ib]

[11] Baigrie RJ, Cullis SN, Ndhluni AJ, Cariem A: Randomized double-blind trial of laparoscopic Nissen fundoplication versus anterior partial fundoplication. Br J Surg 92 (2005) 819–823. [EBM Ib]

[12] Granderath FA, Schweiger UM, Kamolz T, Asche KU, Pointner R: Laparoscopic Nissen fundoplication with prosthetic hiatal closure reduces postoperative intrathoracic wrap herniation: preliminary results of a prospective randomized functional and clinical study. Arch Surg 140 (2005) 40–48. [EBM Ib]

[13] Mari E, Floriani I, Tinazzi A et al.: Efficacy of adjuvant chemotherapy after curative resection for gastric cancer: a meta-analysis of published randomised trials. A study of the GISCAD (Gruppo Italiano per lo Studio dei Carcinomi dell'Apparato Digerente). Ann Oncol 11 (2000) 837–843. [EBM Ia]

[14] Hu JK, Chen ZX, Zhou ZG et al.: Intravenous chemotherapy for resected gastric cancer: meta-analysis of randomized controlled trials. World J Gastroenterol 8 (2002) 1023–1028. [EBM Ia]

[15] Bouche O, Ychou M, Burtin P et al.: Adjuvant chemotherapy with 5-fluorouracil and cisplatin compared with surgery alone for gastric cancer: 7-year results of the FFCD randomized phase III trial (8801). Ann Oncol 16 (2005) 1488–1497. [EBM Ib]

[16] Sano T, Sasako M, Yamamoto S et al.: Gastric cancer surgery: morbidity and mortality results from a prospective randomized controlled trial comparing D2 and extended para-aortic lymphadenectomy – Japan Clinical Oncology Group study 9501. J Clin Oncol 22 (2004) 2767–2773. [EBM Ib]

[17] Bonenkamp JJ, Songun I, Hermans J et al.: Randomised comparison of morbidity after D1 and D2 dissection for gastric cancer in 996 Dutch patients. Lancet 345 (1995) 745–748. [EBM Ib]

[18] Kodera Y, Sasako M, Yamamoto S, Sano T, Nashimoto A, Kurita A: Identification of risk factors for the development of complications following extended and superextended lymphadenectomies for gastric cancer. Br J Surg 92 (2005) 1103–1109. [EBM Ib]

[19] McCulloch P, Nita ME, Kazi H, Gama-Rodrigues J: Extended versus limited lymph nodes dissection technique for adenocarcinoma of the stomach. Cochrane. Database Syst Rev (2004) CD001964. [EBM Ia]

[20] Doglietto GB, Papa V, Tortorelli AP, Bossola M, Covino M, Pacelli F: Nasojejunal tube placement after total gastrectomy: a multicenter prospective randomized trial. Arch Surg 139 (2004) 1309–1313. [EBM Ib]

[21] Huscher CG, Mingoli A, Sgarzini G et al.: Laparoscopic versus open subtotal gastrectomy for distal gastric cancer: five-year results of a randomized prospective trial. Ann Surg 241 (2005) 232–237. [EBM Ib]

[22] Shibata C, Shiiba KI, Funayama Y et al.: Outcomes after pylorus-preserving gastrectomy for early gastric cancer: a prospective multicenter trial. World J Surg 28 (2004) 857–861. [EBM Ib]

[23] Selzner M et al.: Does the novel PET/CT imaging modality impact on the treatment of patients with metastatic colorectal cancer of the liver? Ann Surg 24 (2004) 1027–1034. [EBM IIa]

[24] Fujishima T et al.: Analysis of factors influencing hepatocellular carcinoma detection: efficient use of computed tomography during arterial portography and during hepatic arteriography. J Gastroenterol 40 (2005) 266–273. [EBM IIa]

[25] Martin RC, 2nd: Intraoperative magnetic resonance imaging ablation of hepatic tumors. Am J Surg 189 (2005) 388–394. [EBM IV]

[26] Scharitzer M et al.: Characterization of hepatocellular tumors: value of mangafodipir-enhanced magnetic resonance imaging. J Comput Assist Tomogr 29 (2005) 181–190. [EBM IIa]

[27] Kondo H et al.: Does T2-weighted MR imaging improve preoperative detection of malignant hepatic tumors? Observer performance study in 49 surgically proven cases. Magn Reson Imaging 23 (2005) 89–95. [EBM IIa]

[28] Sheth H et al.: Radioisotope bone scans in the preoperative staging of hepatopancreatobiliary cancer. Br J Surg 92(2) (2005) 203–207. [EBM IIa]

[29] Blum HE: Treatment of hepatocellular carcinoma. Best Pract Res Clin Gastroenterol 19 (2005) 129–145. [EBM IV]

[30] Bentrem DJ, Dematteo RP, Blumgart LH: Surgical therapy for metastatic disease to the liver. Annu Rev Med 56 (2005) 139–156. [EBM IV]

[31] Emond JC, Samstein B, Renz JF: A critical evaluation of hepatic resection in cirrhosis: optimizing patient selection and outcomes. World J Surg 29 (2005) 124–130. [EBM IV]

[32] Schindl MJ et al.: The value of residual liver volume as a predictor of hepatic dysfunction and infection after major liver resection. Gut, 54 (2005) 289–296. [EBM IIb]

[33] Saito S et al.: A novel 3D hepatectomy simulation based on liver circulation: application to liver resection and transplantation. Hepatology 41 (2005) 1297–1304. [EBM IIb]

[34] Shiina S et al.: A randomized controlled trial of radiofrequency ablation with ethanol injection for small hepatocellular carcinoma. Gastroenterology 129 (2005) 122–130. [EBM Ib]

[35] Hong SN et al.: Comparing the outcomes of radiofrequency ablation and surgery in patients with a single small hepatocellular carcinoma and well-preserved hepatic function. J Clin Gastroenterol 39 (2005) 247–252. [EBM IIa]

[36] Dodd GD, 3rd et al.: Percutaneous radiofrequency ablation of hepatic tumors: postablation syndrome. AJR Am J Roentgenol 185 (2005) 51–57. [EBM IIa]

[37] Yedibela S et al.: Neoadjuvant chemotherapy does not increase postoperative complication rate after resection of colorectal liver metastases. Eur J Surg Oncol 31 (2005) 141–146. [EBM IIa]

[38] Dixon E et al.: Vascular occlusion to decrease blood loss during hepatic resection. Am J Surg 190 (2005) 75–86. [EBM IV]

[39] Arita J et al.: Randomized clinical trial of the effect of a saline-linked radiofrequency coagulator on blood loss during hepatic resection. Br J Surg 92 (2005) 954–959. [EBM Ib]

[40] Maire F et al.: Primary endocrine tumours of the liver. Br J Surg, 92 (2005) 1255–1260. [EBM IIa]

[41] Benoist S et al.: Treatment strategy for patients with colorectal cancer and synchronous irresectable liver metastases. Br J Surg, 92 (2005) 1155–1160. [EBM IIa]

[42] Mutsaerts EL et al.: Prognostic factors and evaluation of surgical management of hepatic metastases from colorectal origin: a 10-year single-institute experience. J Gastrointest Surg 9 (2005) 178–186. [EBM IIa]

[43] Weitz J et al.: Partial hepatectomy for metastases from noncolorectal, nonneuroendocrine carcinoma. Ann Surg 241 (2005) 269–276. [EBM IIa]

[44] Adam R et al.: Tumor progression while on chemotherapy: a contraindication to liver resection for multiple colorectal metastases? Ann Surg 240 (2004) 1052–1061. [EBM IIa]

[45] Cengiz Y et al.: Randomized trial of traditional dissection with electrocautery versus ultrasonic fundus-first dissection in patients undergoing laparoscopic cholecystectomy. Br J Surg 92 (2005) 810–813. [EBM Ib]

[46] Peng WK et al.: Role of laparoscopic cholecystectomy in the early management of acute gallbladder disease. Br J Surg 92 (2005) 586–591. [EBM IIa]

[47] Osborne D et al.: Twenty-millimeter laparoscopic cholecystectomy: fewer ports results in

less pain, shorter hospitalization, and faster recovery. Am Surg 71 (2005) 298–302. [EBM IV]

[48] Wiedmann M et al.: [Current diagnostics and therapy for carcinomas of the bilary tree and gallbladder.]. Z Gastroenterol 43 (2005) 473–475. [EBM IV]

[49] Sun CD et al.: Laparoscopic cholecystectomy for treatment of unexpected early-stage gallbladder cancer. J Surg Oncol 91 (2005) 253–257. [EBM IIa]

[50] Stein DE et al.: Positive microscopic margins alter outcome in lymph node-negative cholangiocarcinoma when resection is combined with adjuvant radiotherapy. Am J Clin Oncol 28 (2005) 21–23. [EBM IIa]

[51] Katsinelos P, Kountouras J, Paroutoglou G, Beltsis A, Mimidis K, Zavos C: Intravenous N-acetylcysteine does not prevent post-ERCP pancreatitis: Gastrointest Endosc 62 (2005) 105–111. [EBM Ib]

[52] Tsujino T, Komatsu Y, Isayama H, Hirano K, Sasahira N, Yamamoto N, Toda N, Ito Y, Nakai Y, Tada M, Matsumura M, Yoshida H, Kawabe T, Shiratori Y, Omata M: Ulinastatin for pancreatitis after endoscopic retrograde cholangiopancreatography: a randomized, controlled trial: Clin Gastroenterol Hepatol 3 (2005) 376–383. [EBM Ib]

[53] Katsinelos P, Kountouras J, Chatzis J, Christodoulou K, Paroutoglou G, Mimidis K, Beltsis A, Zavos C: High-dose allopurinol for prevention of post-ERCP pancreatitis: a prospective randomized double-blind controlled trial: Gastrointest Endosc 61 (2005) 407–415. [EBM Ib]

[54] Hallal AH, Amortegui JD, Jeroukhimov IM, Casillas J, Schulman CI, Manning RJ, Habib FA, Lopez PP, Cohn SM, Sleeman D: Magnetic resonance cholangiopancreatography accurately detects common bile duct stones in resolving gallstone pancreatitis: J Am Coll Surg 200 (2005) 869–875. [EBM Ib]

[55] Louie BE, Noseworthy T, Hailey D, Gramlich LM, Jacobs P, Warnock GL: 2004 MacLean-Mueller prize enteral or parenteral nutrition for severe pancreatitis: a randomized controlled trial and health technology assessment: Can J Surg 48 (2005) 298–306. [EBM Ib]

[56] Lasztity N, Hamvas J, Biro L, Nemeth E, Marosvolgyi T, Decsi T, Pap A, Antal M: Effect of enterally administered n-3 polyunsaturated fatty acids in acute pancreatitis--a prospective randomized clinical trial: Clin Nutr 24 (2005) 198–205. [EBM Ib]

[57] Eatock FC, Chong P, Menezes N, Murray L, McKay CJ, Carter CR, Imrie CW: A randomized study of early nasogastric versus nasojejunal feeding in severe acute pancreatitis: Am J Gastroenterol 100 (2005) 432–439. [EBM Ib]

[58] Lankisch PG, Weber-Dany B, Lerch MM: Clinical perspectives in pancreatology: compliance with acute pancreatitis guidelines in Germany: Pancreatology 5 (2005) 591–593. [EBM III]

[59] Maisonneuve P, Lowenfels AB, Mullhaupt B, Cavallini G, Lankisch PG, Andersen JR, Dimagno EP, Andren-Sandberg A, Domellof L, Frulloni L, Ammann RW: Cigarette smoking accelerates progression of alcoholic chronic pancreatitis: Gut 54 (2005) 510–514. [EBM III]

[60] van Kouwen MC, Jansen JB, van Goor H, de Castro S, Oyen WJ, Drenth JP: FDG-PET is able to detect pancreatic carcinoma in chronic pancreatitis: Eur J Nucl Med Mol Imaging 32 (2005) 399–404. [EBM III]

[61] Aparisi L, Farre A, Gomez-Cambronero L, Martinez J, De Las Heras G, Corts J, Navarro S, Mora J, Lopez-Hoyos M, Sabater L, Ferrandez A, Bautista D, Perez-Mateo M, Mery S, Sastre J: Antibodies to carbonic anhydrase and IgG4 levels in idiopathic chronic pancreatitis: relevance for diagnosis of autoimmune pancreatitis: Gut 54 (2005) 703–709. [EBM III]

[62] Strate T, Taherpour Z, Bloechle C, Mann O, Bruhn JP, Schneider C, Kuechler T, Yekebas E, Izbicki JR: Long-term follow-up of a randomized trial comparing the beger and frey procedures for patients suffering from chronic pancreatitis: Ann Surg 241 (2005) 591–598. [EBM Ib]

[63] Proske JM, Zieren J, Muller JM: Transverse versus midline incision for upper abdominal surgery: Surg Today 35 (2005) 117–121. [EBM Ib]

[64] Seiler CA, Wagner M, Bachmann T, Redaelli CA, Schmied B, Uhl W, Friess H, Buchler MW: Randomized clinical trial of pylorus-preserving duodenopancreatectomy versus classical Whipple resection-long term results: Br J Surg 92 (2005) 547–556. [EBM Ib]

[65] Duffas JP, Suc B, Msika S, Fourtanier G, Muscari F, Hay JM, Fingerhut A, Millat B, Radovanowic A, Fagniez PL: A controlled randomized multicenter trial of pancreatogastrostomy or pancreatojejunostomy after pancreatoduodenectomy: Am J Surg 189 (2005) 720–729. [EBM Ib]

[66] Hesse UJ, DeDecker C, Houtmeyers P, Demeter P, Ceelen W, Pattyn P, Troisi R, deHemptinne B: Prospectively randomized trial using perioperative low-dose octreotide to prevent organ-related and general complications after pancreatic surgery and pancreatico-jejunostomy: World J Surg 29 (2005) 1325–1328. [EBM Ib]

[67] Mabrut JY, Fernandez-Cruz L, Azagra JS, Bassi C, Delvaux G, Weerts J, Fabre JM, Boulez J, Baulieux J, Peix JL, Gigot JF: Laparoscopic

pancreatic resection: results of a multicenter European study of 127 patients: Surgery 137 (2005) 597–605. [EBM III]

[68] Fong Y, Gonen M, Rubin D, Radzyner M, Brennan MF: Long-term survival is superior after resection for cancer in high-volume centers: Ann Surg 242 (2005) 540–544; discussion 544–547. [EBM III]

[69] Farnell MB, Pearson RK, Sarr MG, DiMagno EP, Burgart LJ, Dahl TR, Foster N, Sargent DJ: A prospective randomized trial comparing standard pancreatoduodenectomy with pancreatoduodenectomy with extended lymphadenectomy in resectable pancreatic head adenocarcinoma: Surgery 138 (2005) 618–628; discussion 628–630. [EBM Ib]

[70] Cohen SJ, Dobelbower R Jr., Lipsitz S, Catalano PJ, Sischy B, Smith TJ, Haller DG: A randomized phase III study of radiotherapy alone or with 5-fluorouracil and mitomycin-C in patients with locally advanced adenocarcinoma of the pancreas: Eastern Cooperative Oncology Group study E8282: Int J Radiat Oncol Biol Phys 62 (2005) 1345–1350. [EBM Ib]

[71] Louvet C, Labianca R, Hammel P, Lledo G, Zampino MG, Andre T, Zaniboni A, Ducreux M, Aitini E, Taieb J, Faroux R, Lepere C, de Gramont A: Gemcitabine in combination with oxaliplatin compared with gemcitabine alone in locally advanced or metastatic pancreatic cancer: results of a GERCOR and GISCAD phase III trial: J Clin Oncol 23 (2005) 3509–3516. [EBM Ib]

[72] Reni M, Cordio S, Milandri C, Passoni P, Bonetto E, Oliani C, Luppi G, Nicoletti R, Galli L, Bordonaro R, Passardi A, Zerbi A, Balzano G, Aldrighetti L, Staudacher C, Villa E, Di Carlo V: Gemcitabine versus cisplatin, epirubicin, fluorouracil, and gemcitabine in advanced pancreatic cancer: a randomised controlled multicentre phase III trial: Lancet Oncol 6 (2005) 369–376. [EBM Ib]

[73] Reni M, Passoni P, Bonetto E, Balzano G, Panucci MG, Zerbi A, Ronzoni M, Staudacher C, Villa E, Di Carlo V: Final results of a prospective trial of a PEFG (Cisplatin, Epirubicin, 5-Fluorouracil, Gemcitabine) regimen followed by radiotherapy after curative surgery for pancreatic adenocarcinoma: Oncology 68 (2005) 239–245. [EBM Ib]

[74] Ko AH, Hwang J, Venook AP, Abbruzzese JL, Bergsland EK, Tempero MA: Serum CA19-9 response as a surrogate for clinical outcome in patients receiving fixed-dose rate gemcitabine for advanced pancreatic cancer: Br J Cancer 93 (2005) 195–199. [EBM Ib]

[75] Gordon JN, Trebble TM, Ellis RD, Duncan HD, Johns T, Goggin PM: Thalidomide in the treatment of cancer cachexia: a randomised placebo controlled trial: Gut 54 (2005) 540–545. [EBM Ib]

X Was gibt es Neues in der kolorektalen Chirurgie?

F. Fischer, L. Mirow, O. Schwandner, U. Roblick, S. Farke und H.-P. Bruch

1 Qualitätssicherung

Qualitätsbewertungen und Leistungsvergleiche spielen in der modernen kolorektalen Chirurgie eine immer wichtigere Rolle. In multizentrischen Studien werden Ergebnisqualitäten anhand definierter Endpunkte gemessen, bewertet und verglichen, um letztendlich Qualitätsstandards erstellen und weiter entwickeln zu können [1, 2]. In der aktuellen Literatur steht in diesem Zusammenhang die Strukturqualität (Ausbildung, Qualifikation und Spezialisation des Chirurgen) im Mittelpunkt vieler Untersuchungen [3, 4, 5, 6]. Gervaz et al. beschreiben nach der Auswertung von 124 Studien einen statistisch signifikanten Zusammenhang zwischen der Dauer des postoperativen Ileus und der chirurgischen Spezialisierung in der kolorektalen Chirurgie [7]. Renzulli et al. bestätigen, dass die Kontrolle, die Ausbildung, das Training, die Spezialisation, die Fallzahlen des Chirurgen und die Fallzahlen der Klinik direkt das Behandlungsergebnis beeinflussen können [8]. Deshalb kommt modernen Ausbildungskonzepten eine immer größer werdende Bedeutung zu. Renwick et al. haben den Effekt dieser Konzepte auf die Ergebnisqualität nachgewiesen und darüber hinaus gezeigt, dass sich innerhalb eines überwachten Trainingsprogramms die Qualität während der Lernphase zwischen Ausbildern und Auszubildenden nicht unterscheidet [9].

Nach Harling et al. ist in Dänemark das Risiko bei der operativen Behandlung eines Rektumkarzinoms ein permanentes Colostoma zu erhalten, signifikant mit der Fallzahl des Krankenhauses vergesellschaftet ist [10]. Um höhere Fallzahlen zu erreichen, also die Prozessqualität zu optimieren, empfehlen Tan et al. die Einführung von klinischen Pfaden („clinical pathways") [11]. In einer kontrollierten Studie mit 204 Patienten ist nachgewiesen worden, dass die Ergebnisqualität nach kolorektalen Eingriffen durch Einführung eines klinischen Pfads signifikant gebessert wird.

Registrierungssysteme für (beinahe) Komplikationen sind in der Luftfahrt etabliert und haben in nicht unerheblichem Maße dazu beigetragen, die Qualität und damit die Sicherheit zu optimieren. Vrancken et al. berichten über Erfahrungen mit einem Registrierungssystem für Komplikationen in der kolorektalen Chirurgie [12]. Demnach können Ergebnisse mit Hilfe eines entsprechenden Registrierungssystems objektiviert und verglichen werden. Ein solches übergeordnetes System würde letztendlich die Basis für eine kontinuierliche Verbesserung medizinischer Protokolle in der Chirurgie bedeuten.

2 Fast-track-surgery

Während der letzten Jahre sind positive Ergebnisse intensivierter postoperativer Rehabilitationsprogramme nach großen abdominalen, thorakalen oder gefäßchirurgischen Eingriffen veröffentlicht worden. Es zeigt sich eine schnellere Erholung, geringere Komplikationsrate und ein kürzerer Krankenhausaufenthalt [13]. In diesem Zusammenhang ist von Kasparek et al. in einer kontrollierten prospektiven Studie an 19 Patienten und sieben gesunden Probanden untersucht worden, inwiefern die Kolonmobilität durch frühen Kostaufbau nach kolorektalen Eingriffen gesteigert werden kann [14]. Die Kolonmobilität ist in einem kombinierten manometrischen, barostatischen System gemessen worden, und der Effekt einer Mahlzeit mit 500 kcal ist zum einen bei gesunden Probanden evaluiert und im Anschluss bei 15 Patienten am ersten und zweiten postoperativen Tag untersucht worden. Vier Patienten dienten als Kontrollgruppe. In der Patientengruppe steigt der Kolonmobilitätsindex von 12 ± 5 mm Hg (Baseline) auf 65 ± 24 mm Hg (postprandial) am ersten postoperativen Tag. Am zweiten postoperativen Tag beträgt der Kolonmobilitätsindex 62 ± 17 mm Hg (Baseline und postprandial). In der Kontrollgruppe ohne orale Kost zeigt sich keine Veränderung der Kolonmobilität an beiden postoperativen Tagen. In der Gruppe der gesunden Probanden steigt die Kolonmobilität von 98 ± 52 mm Hg (Baseline) auf 151 ± 58 mm Hg (postprandial) (p < 0,05). Die Autoren ziehen den Schluss, dass der frühzeitige postoperative Kostaufbau die Kolonmobilität bei Patienten genauso wie bei gesunden Probanden steigern kann. So können prolongierte Kolonmobilitätsstörungen nach kolorektaler Chirurgie durch frühen oralen Kostaufbau vermindert werden.

Susa et al. berichten in einer prospektiv randomisierten kontrollierten Studie über die Erfahrungen mit einem Fast-Track-Konzept bei 40 Patienten nach elektiver kolorektaler Resektion [15]. Das multimodale Rehabilitationsprogramm beinhaltet die epidurale Analgesie, eine kurzstreckige Laparatomie, den frühzeitigen oralen Kostaufbau und die frühzeitige Mobilisierung. Die Kontrollgruppe wird mit einem konventionellen postoperativen Behandlungskonzept mit Schmerzkontrollprogramm therapiert. In der Fast-Track-Gruppe ist während der ersten 24 Stunden postoperativ die assistierte Beatmung kürzer, der Bedarf an Sedativa niedriger und der Schmerzmittelverbrauch geringer als in der Kontrollgruppe. Statistisch signifikante Unterschiede zeigen sich bezüglich des Einsatzes der Peristaltik (0,5 Tage versus 2,7 Tage), der gastrointestinalen Funktion (Defäkation) (2,8 Tage versus 5,8 Tage), des oralen Kostaufbaus (3,1 Tage versus 7,2 Tage) und der Selbstversorgung (3,3 Tage versus 6,9 Tage). Insgesamt zeigt auch diese Studie, dass mit multimodalen Rehabilitationskonzepten die postoperative Wiederherstellung schneller erreicht und das postoperative Ergebnis verbessert werden kann.

3 Kolorektales Karzinom

3.1 Pneumocolon-CT

Pickhardt et al. berichten über den Einsatz des Pneumocolon-CT bei 1233 Patienten mit kolorektalen Tumoren [16]. Die Sensitivität für Polypen < 8 mm beträgt 94 %. Cotton et al. untersuchen die Sensitivität des Pneumocolon-CT bei 613 Patienten in neun Zentren [17]. Die Sensitivität des Pneumocolon-CT beträgt 39 % für Polypen < 6 mm und 55 % für Polypen < 1 cm. Erschreckend erscheint, dass im Pneumocolon-CT zwei von acht Tumoren nicht erkannt worden sind. Da Auffälligkeiten im Pneumocolon-CT im Allgemeinen eine therapeutische Koloskopie nach sich ziehen, erscheint es unsicher, ob das Pneumocolon-CT eine kosteneffektive Alternative im Rahmen des Screenings für das kolorektale Karzinom darstellt. Allerdings bietet das Pneumocolon-CT besonders bei Risikopatienten und bei stenosierenden Tumoren, die für das Koloskop nicht passierbar sind, Vorteile.

3.2 MRT

Beets-Tan et al. untersuchen den Effekt auf die kurative Therapie und die Ergebnisqualität beim Rektumkarzinom durch ein präoperativ durchgeführtes MRT [18]. Die Autoren vergleichen zwei historische Kollektive von 1993 bis 1997 ohne MRT und von 1998 bis 2002 mit MRT. Die Rate der R0-Resektionen ist in diesem Zeitraum von 92,5 % auf 97 % (p = 0,08) gestiegen. Im gleichen Zeitraum ist der Anteil der Resektionen mit einem lateralen Tumorabstand > 1 mm von 84,4 % auf 92,1 % erhöht worden (p = 0,03). R1- oder R2-Resektionen in der ersten Periode sind in den meisten Fällen durch präoperativ nicht bekannte fortgeschrittene Tumore bedingt. In der zweiten Periode von 1998–2002 sind die Patienten mit Einbruch des Tumors in die mesorektale Faszie im MRT selektiert worden und neoadjuvant behandelt worden. Die Autoren schließen, dass die präoperativ durchgeführte MRT beim Rektumkarzinom einen positiven Effekt auf das Behandlungsergebnis besitzt.

3.3 PET

Mit Hilfe der PET können Läsionen, die mit anderen bildgebenden Verfahren diagnostiziert worden sind, näher charakterisiert werden. Unklar ist allerdings welchen Stellenwert die PET in der Routinediagnostik bei Patienten mit kolorektalem Karzinom erreichen kann und wie Veränderungen des Uptakes in der PET im Zeitverlauf mit tumorbiologischen Veränderungen korreliert werden können. Guillem et al. haben daher die Wirkung einer neoadjuvanten Radiochemotherapie beim Rektumkarzinom mit der PET untersucht [19]. Unterschiede im Tumoruptake in den PET-Scans sind mit den Langzeitergebnissen korreliert worden. Patienten nach neoadjuvanter Radiochemotherapie mit geringem Uptake in der PET zeigen demnach signifikant verbesserte krankheitsspezifische und rezidivfreie Intervalle.

3.4 Operation

Operationsergebnisse älterer Patienten nach fortgeschrittenem kolorektalem Karzinom sind von Chiappa et al. untersucht worden [20]. Die Autoren vergleichen Operationsergebnisse von älteren Patienten über 70 Jahre mit den Ergebnissen bei jüngeren Patienten. Bezüglich der perioperativen Mortalität und der Morbiditätsrate zeigen sich keine signifikanten Unterschiede.

Die 5-Jahres-Überlebensraten beider Gruppen unterscheiden sich signifikant (54 % versus 67 %; p = 0,03). Das Tumorstadium und die Radikalität der Chirurgie korreliert signifikant mit den Überlebensraten bei den älteren Patienten (p < 0,0001). Die Autoren schließen, dass die kolorektale Chirurgie bei Malignom und älteren Patienten mit akzeptierbarer Mortalitäts- und Morbiditätsrate und gutem Langzeitüberleben durchgeführt werden kann.

Saliangas et al. vergleichen Operationsergebnisse von 66 Patienten, die bei kompliziertem kolorektalen Karzinom im Notfall operiert worden sind mit 217 elektiv versorgten Patienten [21]. Bei 13,4 % der Patienten in Gruppe 1 ist eine Stenose nachgewiesen worden und bei 6,36 % der Patienten ist eine Perforation mit Peritonitis aufgetreten. Eine Stenose mit Perforation oder eine Massivblutung ist bei 1,4 % bzw. 2,1 % der Patienten diagnostiziert worden. 67,7 % der Patienten sind im Tumorstadium III und 14,1 % der Patienten im Stadium IV notfallmäßig operiert worden. In der Vergleichsgruppe sind 45,5 % der Patienten im Tumorstadium II und 29 % der Patienten im Tumorstadium III operativ versorgt worden. 45 Patienten sind kurativ und 21 palliativ operiert worden. Elf Jahre postoperativ sind 56 der 66 im Notfall operierten Patienten verstorben. Zehn Patienten sind rezidivfrei. Die Autoren schließen, dass die Behandlung des komplizierten kolorektalen Karzinoms eine hohe Komplikations-, Morbiditäts- und Mortalitätrate besitzt. Die 5-Jahres-Überlebensraten sind im Vergleich zu elektiv operierten Patienten deutlich herabgesetzt.

Caiazzo et al. berichten über Operationsergebnisse bei stenosierendem Kolonkarzinom [22]. Die Autoren folgern, dass eine subtotale Kolektomie mit primärer Anastomose sicher durch einen erfahrenen Chirurgen und bei Patienten mit gutem klinischem Allgemeinzustand, auch in der Notfallsituation, sicher durchgeführt werden kann. Auch ist der Heilungsverlauf eher vom Allgemeinzustand des Patienten, als von der chirurgischen Technik abhängig. Allerdings empfehlen die Autoren die Stomaanlage bei Chirurgen mit wenig Erfahrung in der kolorektalen Chirurgie und bei Hochrisikopatienten mit schlechter Prognose.

Vlot et al. berichten über 144 Patienten, die von 1996 bis 2001 wegen eines Rektumkarzinoms ohne praeoperative Darmvorbereitung und ohne Anlage eines Stomas anterior reseziert worden sind [23]. In sieben von 144 Fällen (4,9 %) ist eine Anastomoseninsuffizienz aufgetreten. Als mögliche Risikofaktoren für die Entwicklung einer Insuffizienz sind das männliche Geschlecht, die tiefe Anastomose, die Stapler-Anastomose und Patienten mit T3- oder T4-Tumoren oder Lymphknotenbefall isoliert worden. Allerdings sind die Unterschiede nicht statistisch signifikant. Die Patienten die aufgrund einer Anastomoseninsuffizienz verstorben sind, sind signifikant älter gewesen, als die Patienten mit Anastomoseninsuffizienz ohne letalen Ausgang (p < 0,05). Die Autoren schließen, dass die tiefe anteriore Resektion ohne mechanische Darmvorbereitung und ohne Stoma mit einer Insuffizienzrate < 5 % durchgeführt werden kann. Allerdings ist die Selektion der Patienten entscheidend.

Harward et al. vergleichen retrospektiv 3521 Patienten, die von 1986 bis 1994 eine abdominoperineale Rektumextirpation oder eine anteriore Rektumresektion wegen eines Rektumkarzinoms erhalten haben [24]. Die 5-Jahres-Überlebensrate nach anteriorer Rektumresektion ist signifikant besser als nach abdominoperinealer Rektumextirpation (p = 0,0064). Die anteriore Resektion ist häufiger von höher spezialisierten kolorektalen Chirurgen durchgeführt worden (p < 0,001). Von den Autoren wird vermutet, dass die unterschiedlichen 5-Jahres-Überlebensraten auf die unterschiedlichen Operationstechniken zurück zu führen sind. Allerdings darf die Expertise der Chirurgen nicht außer Acht gelassen werden, da anteriore Resektionen signifikant häufiger von höher spezialisierten kolorektalen Chirurgen durchgeführt worden sind. Deswegen unterstreicht diese Studie die Bedeutung des Chirurgen als Prognosefaktor, die Wichtigkeit der Ausbildung und die Bedeutung des Trainings.

Bezüglich der Lebensqualität nach anteriorer Resektion oder abdominoperinealer Rektumexstirpation ist zumindest derzeit noch keine abschließende Bewertung möglich. Auch die eingeschlossenen Studien im von Pachler und Wille-Jorgensen veröffentlichten systematischen Review erlauben noch keine abschließende Bewertung, ob die Lebensqualität nach anteriorer Rektumresektion der Lebensqualität nach abdominoperinealer Rektumexstirpation überlegen ist [25].

Die lokale Exzision des Rektumkarzinoms ist Gegenstand eines systematischen Reviews von Nastro et al. [26]. Bezüglich der Mortalität, der Morbidität und möglicher Funktionseinschränkungen bietet die lokale Exzision Vorteile im Vergleich zur abdominoperinealen Rektumexstirpation oder anterioren Rektumresektion. Für die erfolgreiche lokale Exzision ist die Patientenselektion der wichtigste Faktor. Allerdings sind spezifische Kriterien für die Patientenauswahl noch nicht allgemeingültig anerkannt. Ein systematischer Review erscheint schwierig, da adjuvante Therapieregimes und Follow-up-Strategien uneinheitlich sind. Entsprechendes gilt für die Rezidiv- und Überlebensraten. Nach Angabe der Autoren kann die lokale Exzision bei Patienten mit Tumorstadium T1 ohne Risikofaktoren durchgeführt werden. Für alle anderen Tumorstadien sind randomisierte multizentrische Untersuchungen, die die radikale Resektion und die lokale Exzision mit oder ohne adjuvante Therapie vergleichen, zu fordern.

4   Sigmadivertikulitis

Chapman et al. haben 337 Patienten, die auf Grund einer komplizierten Divertikulitis operiert worden sind, retrospektiv analysiert [27]. Die Mortalitätsrate beträgt 6,5 %. Bei 89,5 % der Patienten, die an einer perforierten Sigmadivertikulitis verstorben sind, ist es die Erstmanifestation der Erkrankung gewesen. Der Einsatz von Steroiden ist signifikant assoziiert mit einem erhöhten Perforations- und Mortalitäts-risiko (p ≤ 0,001; p = 0,002). Bei Co-Morbiditäten wie Diabetes, Erkrankungen des Kollagenstoffwechsels und Erkrankungen des Immunsystems ist die Mortalität signifikant erhöht (p = 0,006; p = 0,009; p = 0,003). Die Gesamtmorbidität beträgt 41,4 %. Als Risikofaktoren für eine erhöhte Morbidität sind ein höheres Lebensalter, das Geschlecht, die Einnahme von Steroiden, Co-Morbiditäten und die Perforation festgestellt worden. Zwar ist im Vergleich zu früheren Veröffentlichungen die Gesamtmortalität gesunken, aber die Mortalität nach perforierter Divertikulitis unverändert hoch. Hinzu kommt, dass bei der Mehrzahl der Patienten die komplizierte Divertikulitis als Erstmanifestation der Sigmadivertikulitis aufgetreten ist. Nach Autorenmeinung ist daher die Praxis der elektiven Resektion zur Reduzierung der Mortalität zumindest zu überdenken, da vor allem immunkompromitierte Patienten von einer früheren (prophylaktischen) Resektion profitieren könnten.

5 Colitis ulcerosa

Delaney et al. berichten über Langzeitergebnisse von 1895 Patienten nach ileumpouchanaler Anastomose bei Colitis ulcerosa [28]. Die Patienten sind ein, drei, fünf und zehn Jahre postoperativ untersucht worden. Demnach sind 96 % der Patienten mit dem Operationsergebnis zufrieden und 98 % der Patienten würden das Verfahren weiter empfehlen.

Die American Society of Colorectal Surgeons publiziert Therapieempfehlungen für die Colitis ulcerosa [29]. Indikationen für die Operation bei der akuten Colitis ulcerosa bestehen demnach bei der klinisch apparenten Perforation oder drohenden Perforation. In diesen Fällen sollte notfallmäßig operiert werden (Evidenzgrad III). Bei Patienten mit akuter Colitis ulcerosa, deren klinischer Zustand sich trotz adäquater medikamentöser Therapie verschlechtert oder sich nicht innerhalb von 48 bis 96 Stunden nach Therapiebeginn signifikant verbessert, sollte die Indikation zur Operation gestellt werden (Evidenzgrad III). Bei Versagen der konservativen medikamentösen Therapie ist die Operation indiziert (Evidenzgrad III). Bezüglich des Krebsrisikos wird empfohlen, dass die langdauernde Colitis ulcerosa endoskopisch überwacht werden sollte (Evidenzgrad IV). Die Proktokolektomie wird bei Patienten mit Karzinom, DALM (Dysplasia Associated Lesion or Mass), high-grade-Dysplasie und low-grade-Dysplasie empfohlen. Die Diagnose der Dysplasie sollte idealerweise von zwei unabhängigen gastrointestinalen Histopathologen bestätigt werden (Evidenzgrad III). Patienten mit Colitis ulcerosa und Obstruktion (Striktur), besonders bei langdauernder Erkrankung, sollten reseziert werden (Evidenzgrad III). Die totale oder subtotale Kolektomie mit endständigem Ileostoma ist die zu empfehlende Operationstechnik in der Notfallsituation (Evidenzgrad III). Die totale Proktokolektomie mit Ileostoma ist eine chirurgische Alternative bei Patienten mit Colitis ulcerosa (Evidenzgrad III). Die totale Proktokolektomie mit Ileum-Pouch analer Anastomose ist die zu empfehlende Operation für die meisten Patienten mit Colitis ulcerosa (Evidenzgrad III). Die Proktokolektomie mit Ileum-Pouch analer Anastomose ist bei ausgewählten Patienten mit Colitis ulcerosa und kolorektalem Karzinom zu empfehlen (Evidenzgrad IV). Die Proktokolektomie mit Ileum-Pouch analer Anastomose kann bei ausgewählten älteren Patienten mit Colitis ulcerosa empfohlen werden (Evidenzgrad III). Die Mukosektomie und Double-Stapling-Anastomose sind in den meisten Fällen geeignete Techniken (Evidenzgrad II). Die Pouch-Konfiguration sollte sich nach den Kenntnissen des Operateurs richten (Evidenzgrad II). Bei der Proktokolektomie kann bei ausgewählten Patienten auf die Anlage eines protektiven Ileostomas verzichtet werden (Evidenzgrad III). Die Routinekontrollen des Ileumpouches auf Dysplasien in der Ileummukosa erscheinen nicht gerechtfertigt (Evidenzgrad III). Nach Ileum-Pouch analer Anastomose tritt häufig eine Pouchitis auf, die in den meisten Fällen antibiotisch adäquat therapiert werden kann (Evidenzgrad II). Die kontinente Ileostomie ist eine chirurgische Alternative bei Patienten, die nicht für eine restaurative Proktokolektomie in Frage kommen, oder bei denen dieser Eingriff nicht durchgeführt werden kann (Evidenzgrad III).

6   Rektumprolaps

Marchal et al. vergleichen die Rektopexie nach Orr-Loygue mit der Operation nach Rehn-Delormé bei 109 Patienten mit komplettem Rektumprolaps [30]. Der mittlere Nachbeobachtungszeitraum beträgt 88 Monate. Nach Rektopexie beträgt die Komplikations- und Rezidivrate 33 % bzw. 4 %. Bei 33 % der Patienten ist die Obstipationssymptomatik postoperativ entweder verbessert oder beseitigt worden. Bei 58 % der Patienten hat sich die Symptomatik verschlechtert. 37 % der Patienten mit präoperativ bestehender Inkontinenz sind postoperativ kontinent, oder bezüglich der Inkontinenz deutlich gebessert. Nach Rehn-Delorme beträgt die Komplikations- und Rezidivrate 15 % bzw. 23 % bei einer Mortalität von 7 %. Die Obstipationssymptomatik ist postoperativ bei 54 % der Patienten gebessert oder beseitigt. Bei 12,5 % der Patienten hat sich die Symptomatik postoperativ verschlechtert. 42 % der präoperativ inkontinenten Patienten sind postoperativ kontinent oder bezüglich der Kontinenz deutlich gebessert. Die Daten bestätigen, dass transabdominelle Verfahren eine niedrigere Rezidiv- und höhere Komplikationsrate besitzen als perineale Verfahren. Die Operation nach Rehn-Delormé kann deshalb bei Risikopatienten, bevorzugt im höheren Lebensalter, trotz höherer Rezidivrate eine Alternative darstellen.

Brown et al. vergleichen die Operationsergebnisse bei Intussuszeption mit den Behandlungsergebnissen bei komplettem Rektumprolaps bei 69 Patienten [31]. 102 Patienten sind mit einer (Resektions-)Rektopexie behandelt worden, 41 Patienten mit hohem Operationsrisiko sind von perineal operiert worden. Patienten mit Intussuszeption sind signifikant jünger als die Patienten mit komplettem Rektumprolaps (p = 0,0002). In der Patientengruppe mit komplettem Rektumprolaps sind signifikant mehr Patienten lokal korrigiert worden (54 % versus 5 %; p = 0,0001). Bei sieben Patienten (10 %) ist ein Rezidivprolaps aufgetreten. In beiden Gruppen hat sich die fäkale Inkontinenz signifikant gebessert. Die Obstipationssymptomatik hat sich in der Gruppe mit Intussuszeption von 39 % auf 50 % verschlechtert und in der Gruppe mit komplettem Rektumprolaps von 42 % auf 35 % gebessert. Die Autoren stellen fest, dass besonders die Subgruppe der Patienten mit Intussuszeption und fäkaler Inkontinenz vom operativen Eingriff profitiert hat.

7   Proktologie

7.1 Hämorrhoiden

Die Vorteile der Stapler-Hämorrhoidopexie im Vergleich zur konventionellen Hämorrhoidektomie und zur Gummibandligatur sind in drei randomisierten Studien nachgewiesen worden.

Kairaluoma et al. haben 60 Patienten sechs Wochen und ein Jahr nach Stapler-Hämorrhoidopexie und konventioneller Hämorrhoidektomie randomisiert untersucht [32]. Demnach sind die medialen visuellen (Analog-)Schmerzskalen nach Stapler-Hämorrhoidopexie signifikant niedriger als nach konventioneller Hämorrhoidektomie (1,8 versus 4,3; p < 0,001). Die Dauer der Arbeitsunfähigkeit (8 Tage versus 14 Tage; p = 0,5) unterscheidet sich nicht signifikant. Sieben Patienten nach Stapler-Hämorrhoidopexie und ein Patient nach konventioneller Hämorrhoidektomie sind reoperiert worden. Postoperativ sind keine signifikanten Unterschiede bezüglich klinischer Symptomatik und Patientenzufriedenheit festgestellt worden.

Cheetham et al. vergleichen die konventionelle Hämorrhoidektomie mit der Stapler-Hämorrhoidopexie randomisiert bei 31 Patienten [33]. Die Schmerzscorewerte nach konventioneller Hämorrhoidektomie sind signifikant höher als nach Stapler-Hämorrhoidopexie (59 versus 19,6; p = 0,03), und die Dauer der Arbeitsunfähigkeit unterscheidet sich nicht signifikant (14 versus 10 Tage; p = 0,15). Nach Stapler-Hämorrhoidopexie sind zwei Patienten wegen einer Blutung reoperiert worden. Drei Patienten berichten 15 Monate postoperativ über persistierende perianale Schmerzen. Nach konventioneller Hämorrhoidektomie sind bei zwei Patienten sechs Wochen postoperativ Wundheilungsstörungen aufgetreten. Bei einem Patienten hat sich eine Analfissur entwickelt. Die Patientenzufriedenheit und die Residualsymptomatik zwölf Monate postoperativ unterscheiden sich nicht signifikant (p = 0,79). Die Autoren folgern, dass die Stapler-Hämorrhoidopexie zwar weniger schmerzhaft im Kurzzeitverlauf ist, sich aber bezüglich der Arbeitsunfähigkeit und der Langzeitsymptomatik nicht von der konventionellen Hämorrhoidektomie unterscheidet.

Peng et al. vergleichen randomisiert die Gummibandligatur bei Hämorrhoiden Grad III und IV mit der Stapler-Hämorrhoidopexie bei 55 Patienten zwei Wochen, zwei Monate und sechs Monate postoperativ [34]. Die Schmerzsymptomatik und der Schmerzmittelbedarf nach Stapler-Hämorrhoidopexie sind signifikant höher als nach Gummibandligatur (p = 0,001). Die Rezidivrate beider Techniken (16 %) unterscheidet sich nicht signifikant. Blutungen sind nach Gummibandligatur signifikant häufiger als nach Stapler-Hämorrhoidopexie (17 von 25 versus 8 von 30; p = 0,002). Bei fünf Patienten nach Gummibandligatur ist zusätzlich eine operative Hämorrhoidektomie durchgeführt worden. Nach Stapler-Hämorrhoidopexie sind zwei Patienten wegen Blutungen, ein Patient wegen Harnverhalt und drei Patienten wegen einer analen Stenose stationär behandelt worden, während nach Gummibandligatur keine derartige Komplikation aufgetreten ist. Die Autoren schließen, dass die Stapler-Hämorrhoidopexie bei Hämorrhoiden Grad III und Grad IV effektiver als die Gummibandligatur ist.

Aufgrund der Vorteile der Stapler-Hämorrhoidopexie hat die Operationstechnik in den letzten Jahren weite Verbreitung erfahren. Durch die Publikation einzelner Fallberichte zu septischen Komplikationen mit Todesfolge rücken unerwünschte Wirkungen der Operationstechnik ins Zentrum des wissenschaftlichen Interesses. Maw et al. haben diesbezüglich die Inzidenz der Bakteriämie nach Stapler-Hämorrhoidopexie und konventioneller Hämorrhoidektomie untersucht [35]. 205 Patienten sind eingeschlossen. Dazu werden vor und während des Eingriffs Blutkulturen abgenommen. In elf von 101 Patienten nach Stapler-Hämorrhoidektomie und in fünf von 98 Patienten nach konventioneller Hämorrhoidektomie sind die Blutkulturen positiv gewesen (p = 0,19). Als Bakterien sind hauptsächlich anaerobe Keime der anorektalen Standortflora nachgewiesen worden. Die Autoren haben keine klinischen Konsequenzen aus den Ergebnissen ableiten können. Zwar könne die transiente Bakteriämie den Eingriff komplizieren, besäße allerdings bei gesunden Erwachsenen keinen signifikanten Einfluss auf mögliche Komplikationen.

Nach Stapler-Hämorrhoidopexie können persistierende Hämorrhoiden, rezidivierende prolabierende Hämorrhoiden oder andere Komplikationen Reeingriffe nach sich ziehen. Brusciano et al. haben 232 Stapler-Hämorrhoidopexien nach Komplikationen und Reinterventionen untersucht [36]. In 65 Fällen sind Reinterventionen in fünf kolorektalen Zentren durchgeführt worden. 35 Patienten sind männlich und 30 weiblich, das mediane Alter beträgt 50 Jahre (29–81 Jahre). In allen Fällen ist die Indikation für die Erstoperation Hämorrhoiden Grad III oder Grad IV gewesen. Alle Reinterventionen sind wegen einer Komplikation oder wegen des unbefriedigenden Operationsergebnisses durchgeführt worden. Der mittlere Nachbeobachtungszeitraum beträgt 5,5 Monate nach der Reoperation. Die häufigste Indikation für die Reintervention ist der persistierende anale Schmerz bei 29 Patienten (45 %), die schwere postoperative Blutung bei 20 Patienten (31 %), eine Analfissur bei 16 Patienten (21 %), prolabierende Hämorrhoiden bei 12 Patienten (18 %), ein Rektumpolyp bei 11 Patienten (16 %), lokale Infektionen bei elf Patienten (16 %) und fäkale Inkontinenz bei sieben Patienten (11 %). Insgesamt sind 13 verschiedene Reoperationen durchgeführt worden. Konventionelle Hämorrhoidektomie, Entfernung der Klammernaht und Fissurektomie bzw. Sphinkterotomie stellen die häufigsten Operationen dar (n = 41). Ein Monat nach dem Reeingriff hat sich der visuell analoge Schmerzscore signifikant erniedrigt (5,6 ± 3,6 versus 3,0 ± 2,9; p < 0,001). Eine behandlungsbedürftige Blutung ist in 6 Fällen (10 %) aufgetreten, anale Strikturen, die dillatiert worden sind, bei drei Patienten (5 %) und eine fäkale Inkontinenz bei weiteren drei Patienten (5 %). 52 Patienten (80 %) sind bezüglich des Hämorrhoidalleidens rezidiv-frei. Die Autoren schließen, dass die häufigsten Ursachen für Reoperationen nach Stapler-Hämorrhoidopexie prolabierende Hämorrhoiden, Fissuren und Probleme bezüglich der Klammernaht sind. Reinterventionen sind vergesellschaftet mit einem höheren Nachblutungs- und Inkontinenzrisiko. Bezüglich der Symptomkontrolle sind sie in der Mehrheit der Fälle effektiv. Auf Grund des weiten Spektrums der unterschiedlichen Interventionsnotwendigkeiten bei komplizierter oder misslungener Stapler-Hämorrhoidopexie sollten diese Eingriffe dem erfahrenen kolorektalen Chirurgen vorbehalten bleiben

7.2 Analfissur

Von der American Society of Colon and Rectal Surgeons sind Empfehlungen zur Behandlung der Analfissur publiziert worden [37]. Demnach ist die konservative Therapie bei wenigen Nebenwirkungen sicher und effektiv und sollte den ersten Schritt in der Therapiekaskade dar-

stellen (Evidenzgrad II). Analfissuren können mit topischen Nitraten zur Schmerzreduktion therapiert werden, allerdings ist der Effekt der Heilungsrate bei Anwendung von Nitraten nur marginal besser, als der Einsatz von Placebo (Evidenzgrad I). Die topische Anwendung von Caliumkanalblockern besitzt eine niedrigere Nebenwirkungsrate als die Verwendung von Nitraten. Derzeit ist allerdings nicht letztendlich geklärt ob Calciumkanalblocker signifikante Vorteile im Vergleich zu Placebos besitzen (Evidenzgrad I). Butolinustoxininjektionen können bei Analfissuren eingesetzt werden, die trotz konservativer Maßnahmen nicht abheilen. Die Wirksamkeit liegt höher als bei Placebo. Allerdings besteht kein Konsensus bezüglich der Anzahl der Injektionen, der Effizienz, der Dosierung oder dem Applikationsort (Klasse II, Evidenzgrad II). Nach Empfehlung der ASCRS ist die laterale Sphinkterotomie die chirurgische Behandlung der Wahl bei der Behandlung der therapieresistenten Analfissur (Evidenzgrad I). Bezüglich der Effektivität sind die geschlossene oder die offene Sphinkterotomie nicht zu unterschiedlich (Evidenzgrad I). Eine Alternative zur lateralen Sphinkterotomie ist der „Advancement flap". In weiteren Studien ist allerdings diesbezüglich die Wirksamkeit zu überprüfen (Klasse II). Die operative Therapie sollte bei Versagen der konservativen Therapie auch ohne den Versuch der pharmakologischen Therapie empfohlen werden. Allerdings sind die Patienten über potenzielle Komplikationen der Operation aufzuklären (Evidenzgrad I).

7.3 Pilonidalsinus

In einer randomisierten Studie vergleichen Holzer et al. die Exzision des Pilonidalsinus mit primärem Wundverschluss unter Verwendung von Gentamycin-Collagenvlies und die Exzision mit anschließender offener Wundheilung bei 103 Patienten [38]. Die mittlere Dauer der Wundheilung beträgt 17 Tage nach primärem Verschluss und 68 Tage bei offener Wundbehandlung (p < 0,0001). Bei 14 von 51 Patienten (37 %) nach primärem Wundverschluss ist eine Sekundärheilung aufgetreten. Die Autoren schließen, dass trotz des Risikos einer Sekundärheilung durch den primären Wundverschluss unter Verwendung von Gentamycin-Collagenvlies nach Exzision eines Sinus pilonidalis der postoperative Heilungsverlauf signifikant verkürzt werden kann.

7.4 Sakralnervenstimulation

Leroi et al. berichten über eine Doppelblindstudie zur Überprüfung der Effektivität der Sakralnervenstimulation im Rahmen der fäkalen Inkontinenz bei 34 Patienten [39]. 27 dieser 34 Patienten sind in einer doppelblinden Crossover-Studie randomisiert, wobei in monatlichen Perioden stimuliert oder nicht stimuliert worden ist. Im Anschluss bestimmen die Patienten selbst die bevorzugte Einstellung (Stimulation oder keine Stimulation), die für weitere drei Monate durchgeführt wird. Während der Stimulation sind Inkontinenzperioden signifikant reduziert (p = 0,03). Dieses Ergebnis entspricht der Selbstbeurteilung der Patienten (p = 0,02). In den letzten drei Monaten der Studie sinkt die Häufigkeit fäkaler Inkontinenzepisoden bei stimulierten Patienten signifikant (p = 0,005). Sowohl die Symptomatik, als auch die Lebensqualität und die Sphinkterfunktion haben sich signifikant verbessert. Die Autoren schließen, dass die signifikante Verbesserung der fäkalen Inkontinenz während der Stimulationsphase nicht auf einer Placebowirkung beruht, sondern die Wirksamkeit der Sakralnervenstimulation belegt.

8 Adhäsionen

Parker et al. untersuchen adhäsionsbedingte Komplikationen nach kolorektalen Eingriffen. Demnach müssen im Mittel 9 % der Patienten im ersten Jahr nach einem kolorektalen Eingriff wegen Adhäsionsbeschwerden erneut stationär aufgenommen werden [40]. 8,9 % der Patienten haben unmittelbar adhäsionsbeding-

te Komplikationen oder Komplikationen, die vermeintlich adhäsionsbedingt sind. Vier Jahre nach dem kolorektalen Eingriff sind 19 % der Patienten mit möglichen oder direkten adhäsionsbedingten Komplikationen wieder stationär aufgenommen worden. Das relative Risiko einer adhäsionsbedingten Komplikation beträgt 29,7 % innerhalb von vier Jahren postoperativ. Die Autoren schließen, dass die kolorektale Chirurgie mit einer beträchtlichen Rate von adhäsionsbedingten stationären Wiederaufnahmen behaftet ist. Präventive Maßnahmen sollten in Betracht gezogen werden, um dieses Risiko zu mindern.

Beck et al. berichten in diesem Zusammenhang über den Einsatz von Seprafilm® in der kolorektalen Chirurgie bei entzündlichen Darmerkrankungen bei 1791 Patienten [41]. Vor dem Verschluss des Abdomens wird nach Randomisierung in zwei Gruppen Seprafilm® eingesetzt oder nicht. Der Unterschied zwischen beiden Gruppen bezüglich der Abszedierung (4 % versus 3 %) oder der Pulmonalarterienembolie (< 1 %) ist nicht signifikant. Fistellungen und Peritonitis treten gehäuft in der Gruppe mit Seprafilm® auf (2 % versus 1 %, p < 0,05). Eine Subgruppe von 289 Patienten bei denen Seprafilm® anastomosennah eingebracht worden ist, zeigt eine höhere Inzidenz von Fisteln (4,2 % versus 0,7 %), Insuffizienzen (6,9 % versus 2,4 %), Peritonitis (4,5 % versus 2 %) und Sepsis (3,1 % versus 1,2 %) im Vergleich zu 593 Patienten, bei denen kein Seprafilm® anastomosennah eingebracht worden ist.

Postoperative Adhäsionen führen häufig zur Dünndarmobstruktion. In den meisten Fällen können diese Obstruktionen konservativ behandelt werden, allerdings besteht kein Konsensus, wann die Operation zu empfehlen ist. Wasserlösliches Kontrastmittel, so ist in Studien gezeigt worden, kann als Indikator eingesetzt werden. Wenn das Kolon nach einem bestimmten Zeitraum nicht erreicht wird, ist von einer kompletten intestinalen Obstruktion auszugehen, die operativ behandelt werden sollte. In einer Cochrane-Analyse untersuchen Abbas et al. die Reliabilität von wasserlöslichen Kontrastmittel bezüglich der weiteren Therapieentscheidung (operativ versus konservativ) und der Dauer des stationären Aufenthaltes bei adhäsionsbedingten Dünndarmobstruktionen [42]. Demnach zeigt die Literatur, dass die Durchgängigkeit für wasserlösliches Kontrastmittel als prädiktiver Test für die konservative Behandlung von adhäsionsbedingten Dünndarmobstruktionen eingesetzt werden kann. Allerdings wird durch das Kontrastmittel nicht die Obstruktion gelöst, jedoch kann dadurch der Krankenhausaufenthalt verkürzt werden.

9   Operationstechnik

Die Anastomoseninsuffizienz als Majorkomplikation in der kolorektalen Chirurgie verursacht eine signifikante Erhöhung der 30-Tage-Mortalität, stellt die Hauptursache für Anastomosenstrikturen dar und ist beim kolorektalen Karzinom mit einer signifikant erhöhten Lokalrezidivrate vergesellschaftet [43, 44].

Von Biondo et al. sind Risikofaktoren für die Entwicklung einer Anastomoseninsuffizienz bei 208 Patienten nach linksseitiger Kolonresektion mit primärer Anastomose in der Notfallsituation untersucht worden [45]. Die Inzidenz der Anastomoseninsuffizienz beträgt demnach 5,7 % (12 Patienten). Insgesamt sind 17 Patienten aufgrund von Komplikationen reoperiert worden. Die Gesamtmortalität beträgt 6,2 % (13 Patienten). Als alleiniger unabhängiger Risikofaktor für die Entwicklung einer Anastomoseninsuffizienz ist von den Autoren das Übergewicht festgestellt worden.

Agnifili et al. untersuchen in einer prospektiv randomisierten Studie mit 126 Patienten nach kolorektaler Resektion den Einfluss der Omentumplastik auf die Rate der Anastomoseninsuffizienz [46]. Bei 18 Patienten (14,3 %) ist eine Anastomoseninsuffizienz aufgetreten. Vier dieser 18 Patienten (6,4 %) haben eine Omentumplastik erhalten, bei zwölf Patienten (21,9 %) ist intraoperativ keine Omentumplastik angefertigt worden (p < 0,05). Die Anzahl der Re-

operationen (3,2 % versus 14,1 %) und die Mortalität (3,2 % versus 7,8 %) unterscheiden sich zwischen beiden Gruppen signifikant. Als Risikofaktoren für die Entwicklung einer Anastomoseninsuffizienz sind die tiefe kolorektale Anastomose (unter 5 cm) und der Notfalleingriff isoliert worden. Die Autoren schließen, dass die Omentumplastik aufgrund ihrer mechanischen und biologischen Eigenschaften geeignet ist, die Insuffizienzrate nach kolorektaler Resektion zu senken und die Anzahl schwerer Anastomoseninsuffizienzen zu verringern.

In einer Cochrane-Analyse von Jesus et al. über 1140 Patienten zeigt sich allenfalls geringe Evidenz, dass die routinemäßige Drainage nach kolorektaler Anastomose vor Komplikationen bezüglich der Anastomose schützt [47]. Yeh et al. bestätigen die Ergebnisse in einer prospektiven Studie an 978 Patienten nach elektiver anteriorer Rektumresektion bei Rektumkarzinom [48]. Die klinische Insuffizienzrate beträgt 2,8 %. Unabhängige Risikofaktoren für eine Anastomoseninsuffizienz sind die Anlage einer Saugdrainage, Bluttransfusionen, schlechte Kolonpräparation und die tiefe kolorektale Anastomose (unter 5 cm). Dementsprechend wird von den Autoren festgestellt, dass die Einlage einer Drainage die Inzidenz der Anastomoseninsuffizienz nicht signifikant reduzieren kann, allerdings als Schutz vor einem möglichen Hämatom zu empfehlen ist.

10   Präoperative Darmvorbereitung

Die orale Darmspülung wird routinemäßig vor kolorektalen Eingriffen durchgeführt, um das Risiko postoperativer infektiöser Komplikationen zu vermindern. In einer prospektiv randomisierten Studie haben Bucher et al. 153 Patienten nach elektiven linksseitigen kolorektalen Eingriffen mit oder ohne Darmspülung untersucht [49]. Die Rate infektiöser Komplikationen (Anastomoseninsuffizienz, Abszess, Peritonitis und Wundinfektion) beträgt in Gruppe mit oraler Darmspülung 22 % und in der Gruppe ohne Darmvorbereitung 8 % (p = 0,028). Die Insuffizienzrate beider Gruppen unterscheidet sich nicht signifikant. Die extra-abdominelle Morbiditätsrate beträgt 24 % bzw. 11 % (p = 0,034) bei einer Krankenhaus-verweildauer von 9,9 Tagen bzw. 14,9 Tagen (p = 0,024). Die Autoren schließen, dass die elektive linksseitige kolorektale Chirurgie ohne mechanische Darmvorbereitung sicher und mit einer reduzierten postoperativen Morbidität vergesellschaftet ist. Um allerdings die Frage der praeoperativen mechanischen Darmvorbe-reitung endgültig zu klären, sind weitere pros-pektiv randomisierte Studien mit hohen Fall-zahlen durchzuführen.

Ram et al. bestätigen die Daten in einer pros-pektiven randomisierten Studie. Ein signifikan-ter Vorteil für die orale Darmvorbereitung in der elektiven kolorektalen Chirurgie kann demnach nicht nachgewiesen werden [50]. Wille-Jorgensen et al. haben ein systematisches Review bezüglich der Effizienz der mechani-schen Darmvorbereitung vor kolorektalen Re-sektionen durchgeführt [51]. Demnach ist die Darmvorbereitung nicht mit einem verminder-ten Insuffizienz-, Peritonitis- oder Wundinfek-tionsrisiko vergesellschaftet. Die Autoren wei-sen nach, dass die orale Darmspülung zu einem statistisch höheren Risiko für eine Anastomo-seninsuffizienz führt. Entsprechende Ergebnis-se einer Metaanalyse sind von Bucher et al. publiziert worden [52]. Die Autoren beschrei-ben keinen signifikanten Vorteil der oralen Darmspülung. Die Insuffizienzrate ist statis-tisch signifikant häufiger in der Gruppe nach oraler Darmspülung, während intraabdomi-nelle Infektionen, Wundinfektionen und die Reoperationsrate nicht statistisch signifikant häufiger in der Gruppe nach oraler Darmspü-lung aufgetreten sind.

Mahajna et al. untersuchen den Effekt der ora-len Darmvorbereitung auf die Verteilung von Darminhalt in der Peritonealhöhle während kolorektaler Eingriffe [53]. Die Autoren ver-muten, dass das Verteilen von Darminhalt die

Rate postoperativer infektionsbedingter Kom-plikationen steigern könnte. Durch die inadä-quate mechanische Darmvorbereitung, die zu einem sehr flüssigen Darminhalt führt, wird dieses Risiko noch verstärkt. Bucher et al. mer-ken an, dass die mechanische Darmvorberei-tung mit strukturellen und entzündlichen Ver-änderungen der Dickdarmwand einhergeht [54]. Diese entzündlichen Veränderungen sind bekannt als Risikofaktor für eine Anastomo-seninsuffizienz. Nach Autorenmeinung ist zu untersuchen, ob diese Veränderungen eine di-rekte Auswirkung der oralen Darmspülung auf eine mögliche erhöhte abdominelle Morbidität bedeuten können.

Literatur

[1] Engel J, Kerr J, Eckel R et al.: Quality of treat-ment in routine care in a population sample of rectal cancer patients. Acta Oncol 44 (2005) 65–74. [EBM III]
[2] Pera M, Pascual M: Quality standards in rectal cancer surgery. Gastroenterol Hepatol 28 (2005) 417–25. [EBM III]
[3] Goodfellow PB, Buchanan GN: The future of coloproctology in the UK: the trainees. view. Colorectal Dis. 7 (2005) 79–80. [EBM IV]
[4] Pahlman L, Karlbom U: Teaching efforts to spread TME surgery in Sweden. Recent Results Cancer Res. 165 (2005) 82–85. [EBM III]
[5] Peeters KC, van de Velde CJ: Surgical quality assurance in rectal cancer treatment: the key to improved outcome. Eur J Surg Oncol. 31 (2005) 630–635. [EBM III]
[6] Mack LA, Temple WJ: Education is the key to quality of surgery for rectal cancer. Eur J Surg Oncol. 31 (2005) 636–644. [EBM III]
[7] Gervaz P, Bucher P, Scheiwiller A et al.: The du-ration of postoperative ileus after elective colec-tomy is correlated to surgical specialization. Int J Colorectal Dis. 3 (2005) 1–5. [EBM III]
[8] Renzulli P, Laffer UT: Learning curve: the sur-geon as a prognostic factor in colorectal cancer surgery. Recent Results Cancer Res. 165 (2005) 86–104. [EBM III]
[9] Renwick AA, Bokey EL, Chapuis PH et al.: Ef-fect supervised surgical training on outcomes after resection of colorectal cancer. Br J Surg 92 (2005) 631–636. [EBM III]
[10] Harling H, Bulow S, Moller LN et al.: Hospital volume and outcome of rectal cancer surgery in Denmark. Colorectal Dis 7 (2005) 90–95. [EBM III]

[11] Tan JJ, Foo AY, Cheong DM: Colorectal clinical pathways: a method of improving clinical outcome. Asian J Surg 28 (2005) 252–256. [EBM III]

[12] Vrancken Peeters MP, Vrancken Peeters MJ, Corion LU et al.: Quality control of colorectal surgery with an extensive complication registration system. Dig Surg. 22 (2005) 168–173. [EBM III]

[13] Schwenk W, Muller JM: What is „Fast-track"-surgery? Dtsch Med Wochenschr. 11 (2005) 536–540. [EBM IV]

[14] Kasparek MS, Mueller MH, Glatzle J et al.: Postoperative colonic motility increases after early food intake in patients undergoing colorectal surgery. Surgery. 136 (2004) 1019–1027. [EBM IIb]

[15] Susa A, Roveran A, Bocchi A et al.: Fast-track approach to major colorectal surgery. Chir Ital. 56 (2004) 817–824. [EBM Ib]

[16] Pickhardt PJ, Choi JR, Hwang I et al.: Computed tomographic virtual colonoscopy to screen for colorectal neoplasia in asymptomatic adults. N Engl J Med 349 (2003) 2191–2200. [EBM III]

[17] Cotton PB, Durkalski VL, Pineau BC et al.: Computed tomographic colonography (virtual colonoscopy): a multicenter comparison with standard colonoscopy for detection of colorectal neoplasia. JAMA 291 (2004) 1713–1719. [EBM III]

[18] Beets-Tan RG, Lettinga T, Beets GL: Preoperative imaging of rectal cancer and its impact on surgical performance and treatment outcome. Eur J Surg Oncol. 31 (2005) 681–688. [EBM III]

[19] Guillem JG, Moore HG, Akhurst T et al.: Sequential preoperative fluorodeoxyglucose-positron emission tomography assessment of response to preoperative chemoradiation: a means for determining longterm outcomes of rectal cancer. J Am Coll Surg 199 (2004) 1–7. [EBM III]

[20] Chiappa A, Zbar AP, Bertani E et al.: Surgical treatment of advanced colorectal cancer in the elderly. Chir Ital 57 (2005) 589–596. [EBM III]

[21] Saliangas K, Economou A, Nikoloudis N et al.: Treatment of complicated colorectal cancer. Evaluation of the outcome. Tech Coloproctol 8 (2004) Suppl 199–201. [EBM III]

[22] Caiazzo P, Di Palma R, Pesce G, Pede A: Obstructing colon cancer – what's the surgical strategy? Ann Ital Chir 75 (2004) 455–460. [EBM III]

[23] Vlot EA, Zeebregts CJ, Gerritsen JJ et al.: Anterior resection of rectal cancer without bowel preparation and diverting stoma. Surg Today. 35 (2005) 629– 633. [EBM III]

[24] Haward RA, Morris E, Monson JR et al.: The long term survival of rectal cancer patients following abdominoperineal and anterior resection: results of a population-based observational study. Eur J Surg Oncol. 31 (2005) 22–28. [EBM III]

[25] Pachler J, Wille-Jorgensen P: Quality of life after rectal resection for cancer, with or without permanent colostomy. Cochrane Database Syst Rev. 2005 CD004323. [EBM IIa]

[26] Nastro P, Beral D, Hartley J et al.: Local excision of rectal cancer: review of literature. Dig Surg 22 (2005) 6–15. [EBM III]

[27] Chapman J, Davies M, Wolff B et al.: Complicated diverticulitis. Is it time to rethink the rules? Ann Surg 242 (2005) 576–583. [EBM III]

[28] Delaney CP, Fazio VW, Remzi FH et al.: Prospective, age-related analysis of surgical results, functional outcome, and quality of life after ileal pouch-anal anastomosis. Ann Surg 238 (2003) 221–228. [EBM III]

[29] Cohen JL, Strong SA, Hyman NH et al.: Practice Parameters for the Surgical Treatment of Ulcerative Colitis. Dis Colon Rectum 2005 Epub. [EBM III]

[30] Marchal F, Bresler L, Ayav A et al.: Long-term results of Delorme´s procedure and Orr-Loygue rectopexy to treat complete rectal prolapse. Dis Colon Rectum 48 (2005) 1785–1790. [EBM IIb]

[31] Brown AJ, Anderson JH, McKee RF et al.: Surgery for occult rectal prolapse. Colorectal Dis 6 (2004) 176–179. [EBM III]

[32] Kairaluoma M, Nuorva K, Kellokumpu I: Day-case stapled (circular) vs. diathermy hemorrhoidectomy: a randomized, controlled trial evaluating surgical and functional outcome. Dis Colon Rectum 46 (2003) 93–99. [EBM Ib]

[33] Cheetham MJ, Cohen CR, Kamm MA, Phillips RK: A randomized, controlled trial of diathermy hemorrhoidectomy vs. stapled hemorrhoidectomy in an intended day-care setting with longer-term follow-up. Dis Colon Rectum. 46 (2003) 491–497. [EBM Ib]

[34] Peng BC, Jayne DG, Ho YH: Randomized trial of rubber band ligation vs. stapled hemorrhoidectomy for prolapsed piles. Dis Colon Rectum 46 (2003) 291–297. [EBM Ib]

[35] Maw A, Concepcion R, Eu KW et al.: Prospective randomized study of bacteraemia in diathermy and stapled haemorrhoidectomy. Br J Surg. 90 (2003) 222–226. [EBM Ib]

[36] Brusciano L, Ayabaca SM, Pescatori M et al.: Reinterventions after complicated or failed stapled hemorrhoidopexy. Dis Colon Rectum 47 (2004) 1846–1851. [EBM III]

[37] Orsay C, Rakinic J, Perry WB et al.: Practice parameters for the management of anal fissures

(revised). Dis Colon Rectum 47 (2004) 2003–2007. [EBM Ib]

[38] Holzer B, Grussner U, Bruckner B et al.: Efficacy and tolerance of a new gentamicin collagen fleece (Septocoll) after surgical treatment of a pilonidal sinus. Colorectal Dis. 5 (2003) 222–227. [EBM Ib]

[39] Leroi AM, Parc Y, Lehur PA et al.: Efficiacy of sacral nerve stimulation for fecal incontinence. Results of a multicenter double-blind crossover study. Ann Surg 242 (2005) 662–669. [EBM Ib]

[40] Parker MC, Wilson MS, Menzies D et al.: Colorectal surgery: the risk and burden of adhesion-related complications. Colorectal Dis. 6 (2004) 506–511. [EBM IIa]

[41] Beck DE, Cohen Z, Fleshman JW et al.: A prospective, randomized, multicenter, controlled study of the safety of Seprafilm adhesion barrier in abdominopelvicsurgery of the intestine. Dis Colon Rectum 46 (2003) 1310–1309. [EBM Ib]

[42] Abbas S, Bissett IP, Parry BR: Oral water soluble contras for the management of adhesive small bowel obstruction. Cochrane Database Syst Rev 25 (2005) CD004651. [EBM Ib]

[43] Chambers WM, Mortensen NJ: Postoperative leakage and abscess formation after colorectal surgery. Best Pract Res Clin Gastroenterol. 18 (2004) 865–880. [EBM III]

[44] Branagan G, Finnis D: Prognosis after anastomotic leakage in colorectal surgery. Dis Colon Rectum 48 (2005) 1021–1026. [EBM III]

[45] Biondo S, Pares D, Kreisler E et al.: Anastomotic dehiscence after resection and primary anastomosis in left-sided colonic emergencies. Dis Colon Rectum 30 (2005) im Druck. [EBM III]

[46] Agnifili A, Schietroma M, Carloni A et al.: The value of omentoplasty in protecting colorectal anastomosis from leakage. A prospective rand-omized study in 126 patients. Hepatogastroenterology 51 (2004) 1694–1697. [EBM Ib]

[47] Jesus EC, Karliczek A, Matos D et al.: Prophylactic anastomotic drainage for colorectal surgery. Cochrane Database Syst Rev 18 (2004) CD002100. Review. [EBM Ia]

[48] Yeh CY, Tang R, Changchien CR et al.: Pelvic drainage and other risk factors for leakage after elective antrior resection in rectal cancer patients. Ann Surg 241 (2005) 9–13. [EBM III]

[49] Bucher P, Gervaz P, Soravia C et al.: Randomized clinical trial of mechanical bowel preparation versus no preparation before elective left-sided colorectal surgery. Br J Surg 92 (2005) 409–414. Erratum in: Br J Surg. 92 (2005) 1051. [EBM]

[50] Ram E, Sherman Y, Weil R et al.: Is mechanical bowel preparation mandatory for elective colon surgery? A prospective randomized study. Arch Surg 140 (2005) 285–288. [EBM Ib]

[51] Wille-Jorgensen P, Guenaga KF, Matos D et al.: Preoperative mechanical bowel cleansing or not? an updated meta-analysis. Colorectal Dis 7 (2005) 304–310. [EBM Ia]

[52] Bucher P, Mermillod B, Gervaz P et al.: Mechanical bowel preparation for elective colorectal surgery: a meta-analysis. Arch Surg 139 (2004) 1359–1365. [EBM Ib]

[53] Mahajna A, Krauss M, Rosin D et al.: Bowel preparation is associated with spillage of bowel contents in colorectal surgery. Dis Colon Rectum 48 (2004) 1626–1631. [EBM III]

[54] Bucher P, Gervaz P, Egger JF et al.: Morphologic alterations associated with mechanical bowel preparation before elective colorectal surgery: A randomized trial. Dis Colon Rectum (2005) Epub ahead of print. [EBM Ib]

XI Was gibt es Neues in der chirurgischen Onkologie des Gastrointestinaltrakts?

S. Pistorius, J.U. Schilling, D. Ockert und H.D. Saeger

1 Einleitung

Fast keine Tumorentität in der Chirurgie ist noch eine alleinige Domäne des onkologisch tätigen Chirurgen. Stattdessen sind multimodale Therapien seit geraumer Zeit Grundlage für eine stadiengerechte Behandlung. Spiegelten die entsprechenden Publikationen der vergangenen Jahre häufig die Bemühungen um eine Optimierung dieser Therapie insbesondere bei Patienten mit Ösophagus- und Rektumkarzinom wider, so rückten im Jahr 2005 auch Magen- und Pankreaskarzinom in den Blickpunkt des Interesses.

Da die Voraussetzung für eine stadiengerechte multimodale Therapie ein exaktes Staging bzw. Restaging darstellt, sollen in diesem Kapitel erneut die betreffenden aktuellen Studien erwähnt werden. Ebenso soll auf neue, palliative Therapieschemata eingegangen werden, die zu einer weiteren Prognoseverbesserung beitragen. 2005 wurden neue, interessante Daten über die Ergebnisse minimal-invasiver Techniken in der onkologischen Chirurgie publiziert. Kolon- und Rektumkarzinom werden in diesem Kapitel trotz zahlreicher Unterschiede in Staging und Therapie wieder in einem gemeinsamen Abschnitt behandelt.

Die Grundlage dieses Beitrages stellt wie in den vergangenen Jahren eine aktuelle Medline-Recherche sowie die Durchsicht wichtiger chirurgischer und onkologischer Journale dar.

2 Ösophaguskarzinom

Haupttodesursache bei Patienten mit nodal negativen Plattenepithelkarzinomen des Ösophagus sind offensichtlich nicht lokoregionäre Rezidive sondern Zweitkarzinome [1]. Adenokarzinome haben dabei insgesamt wahrscheinlich eine schlechtere Prognose als Plattenepithelkarzinome [2, 3].

2.1 Staging und Restaging

In den vergangenen Jahren wurden umfangreiche Studien bezüglich der Genauigkeit, Sensitivität und Spezifität von Endosonographie, CT und PET im Rahmen des initialen Stagings von Patienten mit Ösophaguskarzinom publiziert. Dabei scheint die Endosonographie in der korrekten Beurteilung sowohl des T-Stadiums (rund 80 % Genauigkeit) als auch des N-Stadiums (rund 75 % Genauigkeit) der CT überlegen, wie eine Analyse der Publikationen der letzten 20 Jahre zeigte [4]. Für die Beurteilung von möglichen Fernmetastasen könnte die PET/CT die effektivste Methode darstellen, da die FDG-PET einen Zugewinn an Genauigkeit gegenüber der CT von ca. 14 % ermöglicht [5].

Die Identifizierung von Respondern einer neoadjuvanten Behandlung hat für die Einschätzung der Langzeitprognose eine entscheidende Bedeutung. Die FDG-PET scheint für diese Fragestellung im Rahmen des Restaging ein geeignetes Verfahren mit einer Genauigkeit von bis über 80 % zu sein [6–8]. Für die FDG-PET/CT wurden sogar Werte bezüglich der Trefferquote von bis zu 89 % ermittelt [9].

2.2 Minimal-invasive Verfahren und Resektionstechnik

Patienten mit hochgradiger intraepithelialer Neoplasie bzw. Barrett-Frühkarzinomen des Ösophagus können offenbar effektiv durch photodynamische Therapie mit 5-Aminolävulinsäure behandelt werden. Dies zeigte eine Studie mit 66 Patienten, von denen 65 während eines Beobachtungszeitraums von über drei Jahren eine komplette Remission erreichten. Obwohl elf Patienten ein Lokalrezidiv entwickelten, spricht die beobachtete 5-Jahres-Überlebensrate von 97 % bzw. 80 % eindeutig für dieses Verfahren [10].

Die postoperativen Ergebnisse bezüglich der Mortalität, Gesamtmorbidität, Rate der Anastomoseninsuffizienzen und pulmonalen Komplikationen korrelieren bei resezierten Patienten am meisten mit der ASA-Klassifikation, wie eine retrospektive Analyse von 1192 Patienten zeigte [11].

Die Realisierung laparoskopisch-thorakoskopischer Ösophagusresektionen wurde bislang meist nur an kleinen Patientengruppen gezeigt, jedoch scheinen die Ergebnisse bzgl. des outcome vergleichbar mit denen bei konventionellem Vorgehen [12]. Laparoskopisch transhiatal operierte Patienten haben dabei eine mit acht Tagen bemerkenswert kurze mediane Hospitalisierungszeit [13].

Die chirurgischen Behandlungsergebnisse von Patienten mit Ösophaguskarzinom und Zustand nach Gastrektomie wurden in einer retrospektiven Analyse mit 72 Patienten untersucht. Dabei zeigte sich keine höhere postoperative Mortalität und Morbidität, jedoch eine, wenn auch gering, signifikant bessere Prognose dieser Patienten im Vergleich zu 876 nicht gastrektomierten Patienten [14].

Der Frage, inwieweit die in Japan häufig angewandte D3-Lymphadenektomie zu einer Prognoseverbesserung auch bei Patienten in westlichen Ländern führt, widmete sich eine belgische Studie mit 174 Patienten. Dabei fand sich eine hohe Gesamt-5-Jahres-Überlebensrate von 41,9 %. 25,8 der Patienten mit Adenokarzinom des distalen Ösophagusdrittels und 26,2 % der Patienten mit Plattenepithelkarzinom des mittleren Drittels hatten zervikale Lymphknotenmetastasen. Die 5-Jahres-Überlebensrate bei Patienten mit Karzinomen des mittleren Drittels und positiven zervikalen Lymphknoten betrug nach Kaplan Meyer berechnet 27,2 %, so dass von den Autoren aufgrund dieser guten Ergebnisse vorgeschlagen wurde, diese Lymphknotenmetastasen künftig nicht mehr als Fern- sondern regionale Metastasen zu klassifizieren.

2.3 Neoadjuvante Therapie

Bei Patienten mit lokal bzw. nodal fortgeschrittenen Ösophaguskarzinomen findet die neoadjuvante Radio-Chemotherapie zunehmend eine breite Anwendung, wenngleich deren Einsatz nicht zwangsläufig zu einer generellen Verbesserung des Überlebens führt [3, 15]. Offensichtlich profitieren nur Responder von dieser Therapie im Langzeitverlauf signifikant [16–18]. In manchen Studien zeigen mehr als die Hälfte dieser Patienten ein Ansprechen [19]. Dies wird neben der N-Klassifikation als unabhängiger Prognoseparameter eingeschätzt [20]. Es wird vorgeschlagen, diesen Faktor (pP) als zusätzlichen Parameter in die pTNM Klassifikation einzubinden [21]. Postoperative Mortalität und Morbidität werden durch die präoperative Behandlung wahrscheinlich nicht signifikant beeinflusst [22, 23].

Eine 172 Patienten umfassende, randomisierte Studie verglich die Behandlungsergebnisse von Patienten, die nach einer initialen Chemotherapie und darauf folgender kombinierten Radiochemotherapie (40 Gy) reseziert wurden, mit denen, die nicht reseziert wurden und dafür eine Aufsättigung der Bestrahlungsdosis auf 65 Gy erhielten. Obwohl die lokale Tumorkontrolle in der Gruppe der resezierten Patienten besser war, zeigte sich hinsichtlich des Gesamtüberlebens kein signifikanter Unterschied bei jedoch höherer Mortalität nach Operation [24]. Diese Ergebnisse hatten sich in ähnlicher

Weise auch in einer kleineren, retrospektiven Studie gezeigt [25].

3 Magenkarzinom

Trotz erheblicher Fortschritte bei der Behandlung des Magenkarzinoms während der letzten Jahre bleibt die Prognose für die Erkrankung weiterhin schlecht. Zum einen werden in der westlichen Welt im Allgemeinen meist höhere Tumorstadien diagnostiziert, zum anderen weisen auch Frühkarzinome häufig schon eine hämatogene bzw. lymphogene Tumorzelldissemination auf. Darüber hinaus besitzt das Magenkarzinom nur eine eingeschränkte Radio- und/oder Chemosensibilität, was den Wert einer (neo-)adjuvanten Therapie unsicher macht.

3.1 Prognosefaktoren

Die hohe Rezidivrate nach kurativer Resektion hat zu einer verstärkten Suche nach Markern geführt, die eine bessere Abschätzung des individuellen Risikos und damit eine Optimierung der multimodalen Therapie ermöglichen. Seit einigen Jahren sind tumorspezifische Antigene in der Peritoneallavage Gegenstand der klinischen Forschung. Dabei hat sich die quantitative Bestimmung von carcinoembryonalem Antigen (CEA mRNA) in der Peritoneallavage im Rahmen der Operation bei Magenkarzinom-Patienten als unabhängiger Prognosefaktor in Bezug auf ein peritoneales Rezidiv herausgestellt. In einer aktuellen Studie mit knapp 200 Patienten konnte der prognostische Wert dieses Markers mittels multivariater Analyse validiert werden [26]. Der Nachweis von Cytokeratin 20 (CK 20 mRNA) erwies sich im Rahmen einer japanischen Studie [27] nicht als alleiniger prognostischer Faktor, verstärkte jedoch den prognostischen Wert des CEA im Rahmen einer Multimarker-Analyse. Die stärkste prognostische Aussagekraft für das Gesamt-Überleben hat jedoch der Nachweis von Karzinomzellen in der Peritoneallavage im Rahmen der Staging-Laparoskopie, was in einer retrospektiven Analyse von 371 R0-resezierten Patienten gezeigt wurde [28]. Damit stellt sich zweifellos die Frage, ob diesbezüglich als „high risk" identifizierte Patienten von einer primären Operation profitieren.

3.2 Neoadjuvante und adjuvante Therapie

In einer multizentrischen Studie des UK Medical Research Council („MAGIC") an 503 Patienten mit Magenkarzinom im Stadium II und III wurde der Effekt einer perioperativen (neoadjuvanten und adjuvanten) Chemotherapie im Vergleich zur alleinigen Operation bei Patienten mit Adenokarzinomen des unteren Ösophagus (15 %), des gastroösophagealen Übergangs (11 %) und des Magens (74 %) untersucht. Die Chemotherapie bestand dabei in jeweils drei prä- und postoperativen Zyklen nach dem ECF-Schema (Epirubicin, Cisplatin und Fluorouracil). Nach einem medianen follow up von über drei Jahren fanden sich eine signifikant höhere 5-Jahres-Überlebensrate (36 % versus 23 %) und ein signifikant längeres progressionsfreies Überleben der Patienten mit Chemotherapie. Zu den Kritikpunkten an dieser vielbeachteten Studie zählen u.a. die fehlende routinemäßige Anwendung der Endosonographie und der Laparoskopie im Rahmen des Stagings sowie die unzureichende chirurgische Qualitätskontrolle. Das Operationsausmaß lag im Ermessen des Operateurs, für das Ausmaß der Lymphadenektomie (D1 oder D2) existierten im Studienprotokoll keine Empfehlungen. Die MAGIC-Studie ist ungeachtet dessen die erste große randomisierte Studie, die die Effektivität einer perioperativen Chemotherapie beim Magenkarzinom herausstellt [29].

Im Rahmen einer Metaanalyse [30] wurde der Effekt einer neoadjuvanten/adjuvanten Bestrahlung bzw. einer kombinierten Radiochemotherapie auf die Senkung der 3- und 5-Jahre-Überlebenszeit untersucht. Hierzu wurden zehn randomisierte Studien mit insgesamt über 1800 Patienten ausgewertet. Dabei zeigt sich bei den Patienten, die eine Bestrahlung erhielten, eine (gering) verbesserte 3-Jahres-Überlebensrate. In adjuvanter Intention scheint die kombinierte Radiochemotherapie der alleinigen Bestrahlung überlegen zu sein, wobei es jedoch einer subtilen Subgruppenanalyse zur Identifizierung potentieller Responder bedarf. Bei Patienten mit potentiell resektablem Magenkarzinom zeigte sich eine signifikant verringerte 3- und 5-Jahres-Sterblichkeit nach neoadjuvanter Radiatio und Resektion. Ähnlich wie bei Patienten mit Ösophaguskarzinom haben Responder auf eine neoadjuvante Behandlung offensichtlich eine signifikant bessere Prognose [29].

In einem Review [30] unter Berücksichtigung diverser Studien und eigener Expertise wurden von den Autoren Empfehlungen für den Einsatz einer (neo)adjuvanten Therapie gegeben. Patienten mit einem Standardrisiko sollten demnach nach Gastrektomie mit D2 Lympha-

denektomie nicht routinemäßig eine adjuvante Behandlung erhalten. Bei Tumoren mit eingeschränkter Aussicht auf R0-Resektion (T3/T4-Tumoren) wurde die neoadjuvante Therapie empfohlen. Das Ansprechen auf eine neoadjuvante Therapie ist am ehesten anhand des histomorphologischen Ausmaßes der Regression am Resektat abzuschätzen. Im Klinikum rechts der Isar der TU München werden insbesondere das Ansprechen auf eine neoadjuvante Therapie, das Vorhandensein von histopathologischen Risikofaktoren (das Ausmaß des lymphonodalen Tumorbefalls) sowie die Vollständigkeit der chirurgischen Resektion einschließlich einer D2-Lymphadenektomie als Entscheidungskriterien für oder gegen eine adjuvante Therapie herangezogen. Zur Beurteilung der LN-Ratio (Verhältnis aus befallenen zu resezierten LK) wird die Entfernung von mindestens 25 Lymphknoten im Rahmen der Gastrektomie gefordert (Abb. 1).

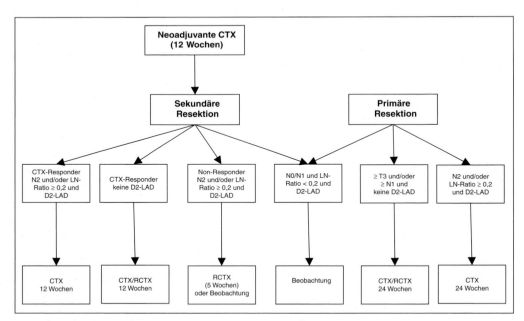

Abb. 1: Individuelle Therapieempfehlung für adjuvante Behandlungsstrategien bei Patienten mit neoadjuvant vorbehandeltem oder primär reseziertem Magenkarzinom [30]. (CTX = Chemo-Therapie, LN-Ratio = Verhältnis von infiltrierten zu entfernten LK, RCTX = Radio-Chemotherapie)

3.3 Palliative Therapie

In Anbetracht der unverändert schlechten Prognose insbesondere des metastasierten Magenkarzinoms unter konventionellen Therapien hat sich die Suche nach neuen Therapieansätzen weiter verstärkt. Der gravierende Unterschied zwischen Magenkarzinom und kolorektalem Karzinom im fortgeschrittenen Stadium in Hinblick auf die Lebenszeitverlängerung durch Chemotherapie wird u.a. auf spezifische molekulare Abläufe in den Tumorzellen zurückgeführt. Neue Therapiestrategien zielen deshalb auf eine Unterdrückung oder Modulation von molekularen Signalübertragungen innerhalb der Tumorzelle. Ein Ansatz hierzu wird in der Anwendung der EGFR-Inhibitoren (Epidermal growth factor receptor) gesehen. So kommt der EGFR-Antikörper Cetuximab (Erbitux®) bereits erfolgreich beim kolorektalen Karzinom zur Anwendung; Ergebnisse klinischer Studien beim Magenkarzinom stehen jedoch noch aus.

Bei der lokoregionären Tumorprogression wie auch bei der Metastasierung spielt die Neovaskularisierung des Tumorgewebes eine entscheidende Rolle. Der Zusammenhang zwischen Angioneogenese und Tumorwachstum bzw. -metastasierung gilt inzwischen als gesichert. Der Einsatz von Inhibitoren des VEGF (Vascular endothelial growth factor) als potentestem angiogenem Faktor soll auf diesem Weg Einfluss auf Tumorprogression und -metastasierung nehmen. Der rekombinante VGEF-Antikörper Bevacizumab (Avastin®) wird bereits klinisch bei mehreren Tumorentitäten evaluiert und eingesetzt.

Ein anderer Therapieansatz greift in den Zellzyklus von Targetzellen ein. Hier spielen zyklinabhängige Kinasen (cyclin dependant kinases, CDK) eine entscheidende Rolle. Unter den CDK-Inhibitoren ist Flavopiridol der derzeit am besten getestete. Hier kommt es durch die Besetzung der ATP-Bindungsstellen aller CDKs zur Verstärkung der chemotherapieinduzierten Apoptose. Insbesondere die Wirksamkeit des CDK-Inhibitors in Interaktion mit Taxanen ist Gegenstand derzeitiger klinischer Studien.

Weitere Therapieansätze werden durch die Testung von Apoptose-Promotern (Bortezomib) bzw. Matrix-Metalloproteinase-Inhibitoren (Marimastat) verfolgt und auch beim Magenkarzinom klinischen Studien unterzogen. Abschließende Ergebnisse bezüglich der Wertigkeit dieser Therapien stehen derzeit noch aus [33].

4 Kolorektales Karzinom

4.1 Staging und Restaging

Die TNM-Klassifikation stellt nach wie vor den Standard zur Prognosebeurteilung bei Patienten mit kolorektalem Karzinom dar. In Zukunft könnte sie jedoch um ein molekulares Staging ergänzt werden. Hinweise dafür zeigte eine cDNA-Microarray-basierte Studie von 43 Genen an 78 Proben von Kolonkarzinomresektaten. Dabei konnte mit einer Genauigkeit von 90 % hinsichtlich der Prädiktion der 3-Jahres-Überlebensrate ein exakteres Staging als durch die Dukes' Klassifikation erzielt werden [34].

Vielversprechende Ergebnisse bezüglich der Genauigkeit des prätherapeutischen Stagings von Patienten mit Rektumkarzinom mittels MRT lieferten die Daten der MERCURY-Studie [35, 36], zweifellos sind aber die hohen gerätetechnischen Anforderungen und radiologische Kompetenz mit ins Kalkül zu ziehen.

Im Rahmen des Restaging nach neoadjuvanter Radiochemotherapie des Rektumkarzinoms ist *das* Verfahren zur korrekten Beurteilung jedoch bisher offensichtlich noch nicht gefunden. Daten, wonach das T-Stadium nur in ca. der Hälfte der Fälle und das N-Stadium nur in ca. $^2/_3$ der Fälle mittels MRT korrekt beurteilt werden, sprechen eher gegen dieses Verfahren [37, 38].

4.2 Resektionstechnik und -verfahren

Die Ergebnisse laparoskopischer Resektionen wegen Kolonkarzinom sind sowohl im Kurz- als auch Langzeitverlauf offensichtlich gleichwertig [39, 40]. In Auswertung der Kurzzeitergebnisse der MRC-CLASSIC-Studie [41], bei der insgesamt 794 Patienten prospektiv randomisiert untersucht wurden, wurde dies eindrucksvoll demonstriert. Wie bei anderen komplexen Eingriffen sind auch bei laparoskopischen Kolonresektionen die Ergebnisse in sogenannten high-volume Zentren besser [42]. 2005 wurden nun auch Daten von größeren Patientengruppen mit laparoskopischen Resektionen von Rektumkarzinomen publiziert. Eine hohe Qualität der totalen mesorektalen Exzision (TME) ist offensichtlich auch mittels laparoskopischer Technik möglich [43, 44]. Einige deutsche und internationale Studien erzielen bezüglich der 3- und 5-Jahres-Überlebensraten ähnliche Ergebnisse wie beim konventionellen Vorgehen [45–50], jedoch zeigen andere bisherige Ergebnisse, dass die laparoskopische anteriore Rektumresektion gegenwärtig nicht allgemein empfohlen werden kann [41, 51].

Die Diskussion über die Anwendung von Resektionsverfahren mit eingeschränkter Radikalität bei neoadjuvant therapierten Patienten mit Rektumkarzinom im Stadium T > 1 hielt auch 2005 an. Bei neoadjuvant radiochemotherapierten Patienten im Stadium T2 N0, die in einer randomisierten, je 20 Patienten umfassenden Studie entweder transanal endoskopisch-mikrochirurgisch (TEM) oder laparoskopisch reseziert wurden, zeigte sich kein Unterschied bezüglich der Überlebensrate zwischen den beiden Gruppen [52]. Auch bei Patienten mit T2-3-Tumoren, die eine präoperative Bestrahlung erhielten und danach TEM-technisch reseziert wurden, lebten 71 der 100 in die Studie eingeschlossenen Patienten nach einem Follow-up von 90 Monaten [53].

Trotz dieser Ergebnisse muss erwähnt werden, dass die transanale oder TEM-technische Resektion in kurativer Zielsetzung zur Zeit weiterhin nur für T1N0 G1 Rektumkarzinome zu empfehlen ist. So zeigte eine Studie, dass 7 % der neoadjuvant radiochemotherapierten Patienten mit Rektumkarzinom im Stadium II Mikrometastasen in den untersuchten Lymphknoten aufwiesen [54].

4.3 Neoadjuvante und adjuvante Therapie

Ähnlich wie bei Patienten mit Ösophaguskarzinom ist auch bei Rektumkarzinompatienten das Ansprechen auf eine neoadjuvante Behandlung mit einer besseren Prognose verbunden, wobei möglicherweise beim Rektumkarzinom der Grad des Ansprechens weniger entscheidend sein könnte [55]. Jedoch haben Patienten mit einer mehr als 95 %igen Response wahrscheinlich eine deutlich verbesserte Langzeitprognose [56].

2005 wurden einige neue Ergebnisse zur neoadjuvanten Kurzzeitbestrahlung bei Rektumkarzinompatienten publiziert. Eine prospektiv randomisierte, polnische Studie verglich dabei die postoperativen Komplikationen von 153 präoperativ mittels Kurzzeitbestrahlung behandelter Patienten mit denen von 152 Patienten, die neoadjuvant eine kombinierte, klassische Radiochemotherapie erhielten. Dabei zeigte sich kein signifikanter Unterschied zwischen den beiden Patientengruppen [57]. Jedoch scheint die Kurzzeitbestrahlung bezüglich ihrer funktionellen Nebenwirkungen, insbesondere auf den Anal-Sphincterapparat weiterhin problematisch zu sein [58, 59], auch wenn kleinere Studien nicht über eine erhöhte Morbidität gegenüber nicht neoadjuvant bestrahlter Patienten berichten [60].

Eine intensivierte neoadjuvante Radiochemotherapie unter Verwendung von Irinotecan könnte zu einer erhöhten Rate von kompletten und partiellen Remissionen führen, wenngleich diese Ergebnisse bisher nur bei einer kleinen Patientengruppe erreicht werden konnten [61].

Bezüglich der prätherapeutischen Einschätzung des Ansprechens auf eine neoadjuvante

Behandlung bei Patienten mit Rektumkarzinom konnten im Jahr 2005 weitere prädiktive Marker identifiziert werden. Neben Bcl-2 und VEGF [62, 63] scheinen auch Cox-2 und Bax einen hohen prädiktiven Wert zu besitzen [64, 65]. Außerdem scheint eine hohe Thymidylat-Synthase und EGF-Expression bzw. bestimmte Polymorphismen in EGF signifikant mit einem schlechten Ansprechen und eine positive p27-Expression im neoadjuvant behandelten Tumorgewebe mit einem signifikant kürzeren rezidivfreien Überleben assoziiert zu sein [66–69]. Die Tumorresponse selbst wird offensichtlich durch einen p53- und Caspase-8-abhängigen apoptotischen Pathway vermittelt [70], wohingegen p53 selbst wahrscheinlich kein prädiktiver Marker ist [71].

Die adjuvante Chemotherapie bei Patienten mit Kolonkarzinom im Stadium III ist etablierter Standard und wird meist (noch) mit intravenöser Gabe von 5-FU und Leukovorin realisiert. Das orale Äquivalent Capecitabine ist mittlerweile jedoch als ebenbürtig bezüglich des krankheitsfreien Überlebens einzuschätzen, was durch eine knapp 2000 Patienten umfassende, prospektiv randomisierte Studie eindrucksvoll demonstriert werden konnte [72].

Bei Patienten im Stadium II und III führt eine zusätzlich zur systemischen Chemotherapie verabreichte regionale (d.h. intraperitoneale bzw. portale) Chemotherapie zu keiner weiteren Verbesserung der Überlebensrate [73], hingegen profitieren diese Patienten offensichtlich von einer zusätzlichen Gabe von Folinsäure zur konventionellen, systemischen 5-FU/Levamisol-Therapie. Die zusätzliche Gabe von Interferon-alpha hingegen zeigte keinen Vorteil, jedoch eine erhöhte Toxizität [74, 75]. Ebenso führt die adjuvante Therapie mit dem (in Deutschland mittlerweile nicht mehr zur Verfügung stehenden) monoklonalen Antikörper Edrecolomab bei Patienten mit Kolonkarzinom im Stadium II zu keiner signifikanten Verlängerung der Gesamtüberlebenszeit [76]. Insgesamt lässt sich konstatieren, dass es gegenwärtig keine Empfehlung gibt, bei Patienten mit Stadium II eine adjuvante Chemotherapie

durchzuführen [77], wenngleich möglicherweise einige Subgruppen von einer solchen Therapie profitieren könnten [78].

Da eine erhebliche individuelle Varianz sowohl bezüglich des Ansprechens auf eine adjuvante Chemotherapie als auch hinsichtlich der Prognose besteht, wurde in letzter Zeit verstärkt nach Markern gesucht, die eine diesbezügliche Prädiktion erlauben. Einer dieser Marker ist offensichtlich die Thymidylat-Synthase (TS). Dabei scheinen sowohl bestimmte Polymorphismen im Promotor [79], als auch die Höhe der Proteinexpression eine Rolle zu spielen. Eine niedrige TS-Expression ist offensichtlich mit einer signifikant besseren Prognose assoziiert, die durch eine adjuvante Chemotherapie wahrscheinlich nicht weiter verbessert werden kann [80].

Nachdem in den vergangenen Jahren verschiedene Studien mit teilweise widersprüchlichen Ergebnissen hinsichtlich der Prognoseprädiktion durch Nachweis einer hohen Mikrosatelliteninstabilität (MSI-H) von Tumorgewebe kolorektaler Karzinome publiziert worden sind, untersuchte 2005 eine Studie unter Einschluss von 183 Patienten mit Kolonkarzinom im Stadium III die prognostische Relevanz einer niedrigen Mikrosatelliteninstabilität (MSI-L). Dabei zeigte sich, dass MSI-L mit einer signifikant schlechteren Prognose bei diesen Patienten assoziiert war [81].

5 Pankreaskarzinom

5.1 Prognosefaktoren

Die Langzeitergebnisse der Therapie des duktalen Adenokarzinoms des Pankreas sind nach wie vor schlecht. Die Ursache für das Versagen der Therapie liegt in einer frühen Generalisierung des Leidens. In über der Hälfte der Patienten ließen sich bereits zum Zeitpunkt der Primärdiagnostik disseminierte Tumorzellen im Blut oder im Knochenmark finden, die durch die RT-PCR von Zytokeratin 20 nachgewiesen wurden [82]. Auch die histopathologische pN0-Klassifikation erscheint unsicher, da mit dem immunhistologischen Nachweis von Ber-EP4-positiven Zellen in 16 von 41 Fällen weitere disseminierte Tumorzellen gefunden wurden, die durch konventionelle histologische Untersuchung nicht nachweisbar waren [83]. Diese Zellen beeinflussen das Überleben, wie an der 5-JÜR gezeigt werden konnte.

5.2   Chirurgische Therapie

In einer kleinen, prospektiv randomisierten, unizentrischen Studie wurde die pyloruserhaltende Pankreaskopfresektion (PPPD) mit der Operation nach Whipple verglichen [84]. Dabei ergaben sich keine signifikanten Unterschiede hinsichtlich der Operationszeit, des Blutverlustes, der operativen Mortalität und des Langzeitüberlebens. Lediglich die Magenentleerung war bei der PPPD verzögert. Dies bestätigt im Wesentlichen die bisherigen Ergebnisse größerer Studien. Allerdings sind insgesamt nur 36 Patienten in die Studie mit einer Laufzeit von acht Jahren einbezogen worden.

Intraduktal papilläre muzinöse Neoplasien des Pankreas sind eine relativ neue histopathologische Entität, die mit zunehmender Häufigkeit diagnostiziert wird. In einer umfassenden Medline-Recherche wurde die aktuelle Literatur gesichtet. Die einzige kurative Therapie stellt die chirurgische Resektion dar. Unklar scheint das notwendige Ausmaß der Resektion. Die totale Pankreatektomie kann als Standardtherapie aufgrund der hohen Morbidität nicht empfohlen werden [85]. Lediglich bei Patienten mit einem extensiven intrapankreatischen Tumorwachstum scheint eine Pankreatektomie indiziert.

Yamaguchi et al. berichten über fünf Patienten, die wegen einer IPMN total pankreatektomiert wurden [86]. Die Resektionsränder waren bei vier Patienten tumorfrei. Lymphknotenmetastasen konnten bei keinem Patienten gefunden werden. Ein Patient starb aufgrund schwerwiegender Infektionen. Die anderen vier Patienten

konnten nach 29 bis 73 Tagen entlassen werden. Im weiteren Verlauf kam es bei drei Patienten zu hypoglykämischen Attacken und zwei entwickelten eine diabetische Retinopathie. Alle vier Patienten lebten noch zwischen zwei und elf Jahren nach dem Eingriff. Die Autoren folgerten, dass auch eine totale Pankreatektomie bei benigner und maligner IPMN gerechtfertigt sei.

Die Frage, ob man präoperativ bereits benigne von malignen IPMNs unterscheiden kann, versuchte eine koreanische Multizenterstudie retrospektiv zu beantworten [87]. Von sechs untersuchten Faktoren (Alter, Lokalisation, Gangerweiterung, wandständiger Knoten und Tumorgröße) erwiesen sich in der multivariaten Analyse drei als statistisch signifikant, nämlich die Gangerweiterung über 12 mm, der wandständige Knoten und die Tumorgröße über 30 mm. Gefrierschnitte können die Resektionsgrenzen bis auf wenige Ausnahmen verlässlich beurteilen. Bei 38 von 188 Patienten konnte die Schnellschnittuntersuchung einen Befall der Resektionsgrenze vorhersagen. Unterschiedliche Ergebnisse zwischen endgültiger und Schnellschnitthistologie wurden nur bei vier Patienten (3 %) gefunden [88].

Bis zu 10 % Rezidive werden berichtet [89]. Die Entscheidung, welches Resektionsausmaß gewählt wird, sollte den Allgemeinzustand des Patienten, sein Alter und den Befall des Pankreas in Betracht ziehen. Eine Pankreaskopfresektion ist offensichtlich eher ausreichend, die totale Pankreatektomie erscheint hingegen nur in wenigen Ausnahmefällen indiziert [90, 91]. IPMNs der Seitengänge entarten offenbar sehr selten und können daher auch kontrolliert werden, während IPMNs des Hauptgangs mit einer wesentlichen Dilatation eher operativ angegangen werden sollten.

5.3   Multimodale Therapie

Durch den neoadjuvanten Einsatz einer Radiochemotherapie mit 5-FU und Cis-Platin konnte bei 23 von 61 Patienten (21 %) ein Ansprechen des Tumors erzielt werden. Von diesen 23 primär als nicht resektabel eingeschätzten Patienten konnten 13 reseziert werden. Das mediane Überleben der resezierten Patienten lag bei 20 Monaten, während das der nicht resezierten Patienten nur elf Monate erreichte. Dies kann als Hoffnungsschimmer für die Verbesserung der Ergebnisse der Behandlung des Pankreaskarzinoms mit einer geeigneten Kombinationstherapie gewertet werden [92].

Die alleinige intraoperative Strahlentherapie zeigte in einer schwedischen Studie jedoch keine Verbesserung der Therapieergebnisse [93].

6 Lebermetastasen

6.1 Staging und Diagnostik

Die hohe Sensitivität der PET im Rahmen der Diagnostik von Lebermetastasen wurde in einer aktuellen Metaanalyse mit 94,6 % angegeben, signifikant höher als Spiral-CT (64,7 %) und MRT (75,8 %) [94], Einzelstudien gehen jedoch eher von 78 %–88 % aus [95, 96]. Die kombinierte PET/CT ist darüber hinaus bei der Diagnostik von Lokalrezidiven, extrahepatischen Metastasen und Rezidivmetastasen der CT überlegen [97]. Eine bereits durchgeführte Chemotherapie senkt jedoch die Sensitivität der FDG-PET bei der Detektion [98].

6.2 Resektion

Patienten unter laufender Chemotherapie mit progredienter Lebermetastasierung haben auch im Falle der kompletten Resektion der Lebermetastasen eine signifikant schlechtere Prognose. Die Indikation zur Resektion sollte bei diesen Patienten daher eher zurückhaltend gestellt werden [99]. Demgegenüber kann bei metastatischem Befall beider Leberlappen eine zweizeitige Leberteilresektion mit z.B. initialer Resektion der Metastasen im linken Leberlappen, zwischengeschalteter Embolisation des rechten Pfortaderhauptastes und nachfolgen-

der Resektion der Metastasen im rechten Leberlappen erfolgen und zu einer bemerkenswerten 3-Jahres-Überlebensrate von 54 % führen [100].

Die Tumorinfiltration der Vena cava inferior muss kein Ausschlusskriterium für eine Leberteilresektion sein, da dieses Vorgehen offensichtlich mit einer akzeptablen Mortalität von 6 % und einer 5-Jahres-Überlebensrate von knapp 50 % verbunden ist [101]. Bei Befall der Segmente 7 und 8 und der rechten Lebervene ist offensichtlich zur Hemihepatektomie rechts die Bisegmentektomie eine gute Alternative, die zu keiner wesentlichen Komprommittierung der postoperativen Leberfunktion führt [102].

Auf eine Biopsie resektabler Lebermetastasen sollte verzichtet werden, da 19 % dieser Patienten Implantationsmetastasen entwickeln können und die Gesamtüberlebensrate dadurch signifikant verringert wird [103].

6.3 Neoadjuvante Therapie

Im Falle einer primär irresektablen Lebermetastasierung kolorektaler Karzinome kann die vorgeschaltete Hochdosis-Chemotherapie nach dem FOLFOX4-Schema bei einem Drittel der Patienten zu einer Tumorreduktion (Downsizing) führen, die danach zum Teil eine komplette Resektion der Metastasen erlaubt [104]. Eine retrospektive Analyse der bis 2005 diesbezüglich durchgeführten Studien mit verschiedenen Chemotherapie-Schemata geht sogar von einer dann möglichen Resektionsrate von 24 %–54 % aus, wobei diese eng mit der Response korreliert [105].

6.4 Palliative Therapie

Die Radiofrequenzablation (RFA) von Lebermetastasen kolorektaler Karzinome ist zwar weiterhin als palliatives Therapiekonzept zu betrachten, jedoch können damit durchaus akzeptable 5-Jahres-Überlebensraten von bis zu 30 % erzielt werden, wenngleich die meisten Patienten intrahepatische Rezidive bzw. eine extrahepatische Progression zeigten [106]. Bemerkenswert scheinen jedoch neue Daten, dass ca. 4 % der Patienten mit perkutan abladierten malignen Lebertumoren Implantationsmetastasen im Bereich der Punktionsstelle entwickeln können [107] und im Tierexperiment die Anwendung der RFA zu einem Proliferationsschub von restierenden Tumorzellen führt [108]. Darüber hinaus bleibt das Problem der in der präoperativen Diagnostik nicht erkannten Leber- bzw. extrahepatischen Metastasen bei der perkutanen RFA-Anwendung, deren Rate mit 30 % bzw. 16 % angegeben wird [109].

Die Kombination von Oxaliplatin, Irinotecan, 5-FU und Leukovorin (FOLFOXIRI) führt offensichtlich in ersten Phase-II-Studien zu bemerkenswert hohen Responseraten von 72 %– 78 % und mittleren Überlebenszeiten von rund zwei Jahren [110, 111]. Dies sind ähnliche Ergebnisse wie bei der Kombination von sytemischer und arteriell hepatischer Oxaliplatin-Gabe [112], jedoch eindeutig bessere Ergebnisse als die Kombination von sytemischer 5-FU/Leukovorin-Chemotherapie und Chemoembolisation [113].

Bei der Planung einer palliativen Chemotherapie mit Cetuximab ist es offensichtlich notwendig, nicht nur den EGFR-Status des Primärtumors zu untersuchen, sondern auch den der Lebermetastasen, da der EGFR-Status beider Proben nicht zwangsläufig korreliert [114].

Da selbst nach kompletter Resektion von Lebermetastasen nur rund ein Drittel der Patienten noch nach fünf Jahren leben, gilt der Verhinderung von erneuten Lebermetastasen eine besondere Aufmerksamkeit. Einen diesbezüglich interessanten Ansatz bietet der Einsatz der Radioimmuntherapie. In einer Phase-II-Studie wurden 23 Patienten mit 131I-Iabetuzumab, einem monoklonalen Antikörper gegen CEA behandelt. Dabei konnte eine 5-Jahres-Überlebensrate von 51,3 % erzielt werden [115].

Lebermetastasen neuroendokriner Tumoren sollten möglichst aggressiv mittels Resektion, Ablation, ggf. Chemoembolisation behandelt werden, da damit selbst im Falle der inkompletten Behandlung eine deutliche Verbesserung der Überlebensrate erzielt werden kann [116].

Literatur

[1]   Sato Y, Motoyama S, Maruyama K et al.: A second malignancy is the major cause of death among thoracic squamous cell esophageal cancer patients negative for lymph node involvement. J Am Coll Surg 201 (2005) 188–193. [EBM III]

[2]   Khan OA, Alexiou C, Soomro I et al.: Pathological determinants of survival in node-negative oesophageal cancer. Br J Surg 91 (2004) 1586–1591. [EBM III]

[3]   Burmeister BH, Smithers BM, Gebski V et al.: Surgery alone versus chemoradiotherapy followed by surgery for resectable cancer of the oesophagus: a randomised controlled phase III trial. Lancet Oncol 6 (2005) 659–668. [EBM Ib]

[4]   Lightdale CJ, Kulkarni KG: Role of endoscopic ultrasonography in the staging and follow-up of esophageal cancer. J Clin Oncol 23 (2005) 4483–4489. [EBM III]

[5]   Kato H, Miyazaki T, Nakajima M et al.: The incremental effect of positron emission tomography on diagnostic accuracy in the initial staging of esophageal carcinoma. Cancer 103 (2005) 148–156. [EBM IIa]

[6]   Swisher SG, Maish M, Erasmus JJ et al.: Utility of PET, CT, and EUS to identify pathologic responders in esophageal cancer. Ann Thorac Surg 78 (2004) 1152–1160; discussion 1152–1160. [EBM III]

[7]   Swisher SG, Erasmus J, Maish M et al.: 2-Fluoro-2-deoxy-D-glucose positron emission tomography imaging is predictive of pathologic response and survival after preoperative chemoradiation in patients with esophageal carcinoma. Cancer 101 (2004) 1776–1785. [EBM III]

[8]   Westerterp M, van Westreenen HL, Reitsma JB et al.: Esophageal cancer: CT, endoscopic US, and FDG PET for assessment of response to neoadjuvant therapy-systematic review. Radiology 236 (2005) 841–851. [EBM Ia]

[9]   Cerfolio RJ, Bryant AS, Ohja B et al.: The accuracy of endoscopic ultrasonography with fine-needle aspiration, integrated positron emission tomography with computed tomography, and computed tomography in restaging patients with esophageal cancer after neoadjuvant chemoradiotherapy. J Thorac Cardiovasc Surg 129 (2005) 1232–1241. [EBM IIa]

[10] Pech O, Gossner L, May A et al.: Long-term results of photodynamic therapy with 5-aminolevulinic acid for superficial Barrett's cancer and high-grade intraepithelial neoplasia. Gastrointest Endosc 62 (2005) 24–30. [EBM IIb]

[11] Sauvanet A, Mariette C, Thomas P et al.: Mortality and morbidity after resection for adenocarcinoma of the gastroesophageal junction: predictive factors. J Am Coll Surg 201 (2005) 253–262. [EBM III]

[12] Martin DJ, Bessell JR, Chew A et al.: Thoracoscopic and laparoscopic esophagectomy: initial experience and outcomes. Surg Endosc 19 (2005) 1597–1601. [EBM IIb]

[13] Avital S, Zundel N, Szomstein S et al.: Laparoscopic transhiatal esophagectomy for esophageal cancer. Am J Surg 190 (2005) 69–74. [EBM IIb]

[14] Wada H, Doki Y, Nishioka K et al.: Clinical outcome of esophageal cancer patients with history of gastrectomy. J Surg Oncol 89 (2005) 67–74. [EBM III]

[15] Greer SE, Goodney PP, Sutton JE et al.: Neoadjuvant chemoradiotherapy for esophageal carcinoma: a meta-analysis. Surgery 137 (2005) 172–177. [EBM Ia]

[16] Brucher BL, Stein HJ, Zimmermann F et al.: Responders benefit from neoadjuvant radiochemotherapy in esophageal squamous cell carcinoma: results of a prospective phase-II trial. Eur J Surg Oncol 30 (2004) 963–971. [EBM IIb]

[17] Berger AC, Farma J, Scott WJ et al.: Complete response to neoadjuvant chemoradiotherapy in esophageal carcinoma is associated with significantly improved survival. J Clin Oncol 23 (2005) 4330–4337. [EBM III]

[18] Kesler KA, Helft PR, Werner EA et al.: A retrospective analysis of locally advanced esophageal cancer patients treated with neoadjuvant chemoradiation therapy followed by surgery or surgery alone. Ann Thorac Surg 79 (2005) 1116–1121. [EBM III]

[19] Pasini F, de Manzoni G, Pedrazzani C et al.: High pathological response rate in locally advanced esophageal cancer after neoadjuvant combined modality therapy: dose finding of a weekly chemotherapy schedule with protracted venous infusion of 5-fluorouracil and dose escalation of cisplatin, docetaxel and concurrent radiotherapy. Ann Oncol 16 (2005) 1133–1139. [EBM IIb]

[20] Stahl M, Wilke H, Stuschke M et al.: Clinical response to induction chemotherapy predicts local control and long-term survival in multimodal treatment of patients with locally advanced esophageal cancer. J Cancer Res Clin Oncol 131 (2005) 67–72. [EBM IIb]

[21] Swisher SG, Hofstetter W, Wu TT et al.: Proposed revision of the esophageal cancer staging system to accommodate pathologic response (pP) following preoperative chemoradiation (CRT). Ann Surg 241 (2005) 810-817; discussion 817–820. [EBM III]

[22] Zhang X, Watson DI, Jamieson GG et al.: Neoadjuvant chemoradiotherapy for esophageal carcinoma. Dis Esophagus 18 (2005) 104–108. [EBM III]

[23] Schneider PM, Baldus SE, Metzger R et al.: Histomorphologic tumor regression and lymph node metastases determine prognosis following neoadjuvant radiochemotherapy for esophageal cancer: implications for response classification. Ann Surg 242 (2005) 684–692. [EBM III]

[24] Stahl M, Stuschke M, Lehmann N et al.: Chemoradiation with and without surgery in patients with locally advanced squamous cell carcinoma of the esophagus. J Clin Oncol 23 (2005) 2310–2317. [EBM Ib]

[25] Kato H, Fukuchi M, Manda R et al.: The effectiveness of planned esophagectomy after neoadjuvant chemoradiotherapy for advanced esophageal carcinomas. Anticancer Res 24 (2004) 4091–4096. [EBM III]

[26] Ito S, Nakanishi H, Kodera Y et al.: Prospective validation of quantitative CEA mRNA detection in peritoneal washes in gastric carcinoma patients. Br J Cancer 93 (2005) 986–992. [EBM IIb]

[27] Kodera Y, Nakanishi H, Ito S et al.: Prognostic significance of intraperitoneal cancer cells in gastric carcinoma: detection of cytokeratin 20 mRNA in peritoneal washes, in addition to detection of carcinoembryonic antigen. Gastric Cancer 8 (2005) 142–148. [EBM IIb]

[28] Bentrem D, Wilton A, Mazumdar M et al.: The value of peritoneal cytology as a preoperative predictor in patients with gastric carcinoma undergoing a curative resection. Ann Surg Oncol 12 (2005) 347–353. [EBM IIb]

[29] Cunningham D, Allum WH, Stenning SP et al.: Perioperative chemotherapy in operable gastric and lower oesophageal cancer: final results of a randomised, controlled trial (the MAGIC trial, ISRCTN 93793971). 41st Annual Meeting of the ASCO; May 13–17 (2005) Abstract 4001.

[30] Fiorica F, Cartei F, Venturei A et al.: Impact of combined external radiotherapy on survival in gastric cancer: a systematic review and meta-analysis. Int J Radiation Oncol Biol Phys 63(Suppl 1) (2005) S280–S281.

[31] Ajani JA, Mansfield PF, Crane CH et al.: Paclitaxel-based chemoradiotherapy in localized gastric carcinoma: degree of pathologic re-

sponse and not clinical parameters dictated patient outcome. J Clin Oncol 23 (2005) 1237–1244. [EBM IIb]

[32] Lordick F, Siewert JR: Recent advances in multimodal treatment for gastric cancer: a review. Gastric Cancer 8 (2005) 78–85. [EBM Ia]

[33] Tabernero J, Macarulla T, Ramos FJ et al.: Novel targeted therapies in the treatment of gastric and esophageal cancer. Ann Oncol 16 (2005) 1740–1748. [EBM IV]

[34] Eschrich S, Yang I, Bloom G et al.: Molecular staging for survival prediction of colorectal cancer patients. J Clin Oncol 23 (2005) 3526–3535. [EBM IIb]

[35] Brown G, Daniels IR: Preoperative staging of rectal cancer: the MERCURY research project. Recent Results Cancer Res 165 (2005) 58–74. [EBM III]

[36] Strassburg J: Magnetic resonance imaging in rectal cancer: the MERCURY experience. Tech Coloproctol 8 Suppl 1 (2004) 16–18. [EBM III]

[37] Chen CC, Lee RC, Lin JK et al.: How accurate is magnetic resonance imaging in restaging rectal cancer in patients receiving preoperative combined chemoradiotherapy? Dis Colon Rectum 48 (2005) 722–728. [EBM III]

[38] Kuo LJ, Chern MC, Tsou MH et al.: Interpretation of magnetic resonance imaging for locally advanced rectal carcinoma after preoperative chemoradiation therapy. Dis Colon Rectum 48 (2005) 23–28. [EBM III]

[39] Veldkamp R, Kuhry E, Hop WC et al.: Laparoscopic surgery versus open surgery for colon cancer: short-term outcomes of a randomised trial. Lancet Oncol 6 (2005) 477–484. [EBM Ib]

[40] Jacob BP, Salky B: Laparoscopic colectomy for colon adenocarcinoma: an 11-year retrospective review with 5-year survival rates. Surg Endosc 19 (2005) 643–649. [EBM III]

[41] Guillou PJ, Quirke P, Thorpe H et al.: Short-term endpoints of conventional versus laparoscopic-assisted surgery in patients with colorectal cancer (MRC CLASICC trial): multicentre, randomised controlled trial. Lancet 365 (2005) 1718–1726. [EBM Ib]

[42] Kuhry E, Bonjer HJ, Haglind E et al.: Impact of hospital case volume on short-term outcome after laparoscopic operation for colonic cancer. Surg Endosc 19 (2005) 687–692. [EBM III]

[43] Breukink SO, Grond AJ, Pierie JP et al.: Laparoscopic vs open total mesorectal excision for rectal cancer: an evaluation of the mesorectum's macroscopic quality. Surg Endosc 19 (2005) 307–310. [EBM IIa]

[44] Breukink SO, Pierie JP, Grond AJ et al.: Laparoscopic versus open total mesorectal excision: a case-control study. Int J Colorectal Dis 20 (2005) 428–433. [EBM IIa]

[45] Schiedeck TH, Fischer F, Gondeck C et al.: Laparoscopic TME: better vision, better results? Recent Results Cancer Res 165 (2005) 148–157. [EBM IIb]

[46] Lechaux D, Redon Y, Trebuchet G et al.: [Laparoscopic rectal excision for cancer using total mesorectaol excision (TME). Long term outcome of a series of 179 patients.]. Ann Chir 130 (2005) 224–234. [EBM IIb]

[47] Barlehner E, Benhidjeb T, Anders S et al.: Laparoscopic resection for rectal cancer: outcomes in 194 patients and review of the literature. Surg Endosc 19 (2005) 757–766. [EBM III]

[48] Barlehner E, Benhidjeb T, Anders S et al.: Laparoscopic surgery for colon and rectal cancer. Surg Technol Int 13 (2004) 93–99. [EBM III]

[49] Dulucq JL, Wintringer P, Stabilini C et al.: Laparoscopic rectal resection with anal sphincter preservation for rectal cancer Long-term outcome. Surg Endosc (2005). [EBM III]

[50] Morino M, Allaix ME, Giraudo G et al.: Laparoscopic versus open surgery for extraperitoneal rectal cancer: a prospective comparative study. Surg Endosc (2005). [EBM IIa]

[51] Scheidbach H, Rose J, Huegel O et al.: Results of laparoscopic treatment of rectal cancer: analysis of 520 patients. Tech Coloproctol 8 Suppl 1 (2004) 22–24. [EBM IIb]

[52] Lezoche E, Guerrieri M, Paganini AM et al.: Transanal endoscopic versus total mesorectal laparoscopic resections of T2-N0 low rectal cancers after neoadjuvant treatment: a prospective randomized trial with a 3-years minimum follow-up period. Surg Endosc 19 (2005) 751–756. [EBM Ib]

[53] Lezoche E, Guerrieri M, Paganini AM et al.: Long-term results in patients with T2-3 N0 distal rectal cancer undergoing radiotherapy before transanal endoscopic microsurgery. Br J Surg 92 (2005) 1546–1552. [EBM IIb]

[54] Perez RO, Habr-Gama A, Nishida Arazawa ST et al.: Lymph node micrometastasis in stage II distal rectal cancer following neoadjuvant chemoradiation therapy. Int J Colorectal Dis 20 (2005) 434–439. [EBM III]

[55] Biondo S, Navarro M, Marti-Rague J et al.: Response to neoadjuvant therapy for rectal cancer: influence on long-term results. Colorectal Dis 7 (2005) 472–479. [EBM III]

[56] Guillem JG, Chessin DB, Cohen AM et al.: Long-term oncologic outcome following pre-

operative combined modality therapy and total mesorectal excision of locally advanced
rectal cancer. Ann Surg 241 (2005) 829-836;
discussion 836–828. [EBM III]

[57] Bujko K, Nowacki MP, Kepka L et al.: Postoperative complications in patients irradiated
pre-operatively for rectal cancer: report of a
randomised trial comparing short-term radiotherapy vs chemoradiation. Colorectal Dis 7
(2005) 410–416. [EBM Ib]

[58] Peeters KC, van de Velde CJ, Leer JW et al.:
Late side effects of short-course preoperative
radiotherapy combined with total mesorectal
excision for rectal cancer: increased bowel
dysfunction in irradiated patients – a Dutch
colorectal cancer group study. J Clin Oncol 23
(2005) 6199–6206. [EBM Ia]

[59] Widder J, Herbst F, Dobrowsky W et al.: Preoperative short-term radiation therapy (25 Gy,
2.5 Gy twice daily) for primary resectable rectal cancer (phase II). Br J Cancer 92 (2005)
1209–1214. [EBM IIb]

[60] Korkolis DP, Plataniotis GD, Gondikakis E et
al.: Short-term preoperative radiotherapy is a
safe approach for treatment of locally advanced rectal cancer. Int J Colorectal Dis 21
(2006) 1–6. [EBM IIb]

[61] Klautke G, Feyerherd P, Ludwig K et al.: Inten-
sified concurrent chemoradiotherapy with
5-fluorouracil and irinotecan as neoadjuvant
treatment in patients with locally advanced
rectal cancer. Br J Cancer 92 (2005) 1215–
1220. [EBM IIb]

[62] Zlobec I, Steele R, Nigam N et al.: A predictive
model of rectal tumor response to preoperative radiotherapy using classification and regression tree methods. Clin Cancer Res 11
(2005) 5440–5443. [EBM III]

[63] Zlobec I, Steele R, Compton CC: VEGF as a
predictive marker of rectal tumor response to
preoperative radiotherapy. Cancer 104 (2005)
2517–2521. [EBM III]

[64] Smith FM, Reynolds JV, Kay EW et al.:
COX-2 Overexpression in pretreatment biopsies predicts response of rectal cancers to neoadjuvant radiochemotherapy. Int J Radiat Oncol Biol Phys (2005). [EBM III]

[65] Chang HJ, Jung KH, Kim DY et al.: Bax, a
predictive marker for therapeutic response to
preoperative chemoradiotherapy in patients
with rectal carcinoma. Hum Pathol 36 (2005)
364–371. [EBM III]

[66] Jakob C, Liersch T, Meyer W et al.: Immunohistochemical analysis of thymidylate synthase, thymidine phosphorylase, and dihydro-
pyrimidine dehydrogenase in rectal cancer
(cUICC II/III): correlation with histopatholog-
ic tumor regression after 5-fluorouracil-based

long-term neoadjuvant chemoradiotherapy.
Am J Surg Pathol 29 (2005) 1304–1309.
[EBM III]

[67] Moore HG, Shia J, Klimstra DS et al.: Expression of p27 in residual rectal cancer after preoperative chemoradiation predicts long-term
outcome. Ann Surg Oncol 11 (2004) 955–961.
[EBM III]

[68] Giralt J, de las Heras M, Cerezo L et al.: The
expression of epidermal growth factor receptor results in a worse prognosis for patients
with rectal cancer treated with preoperative
radiotherapy: a multicenter, retrospective
analysis. Radiother Oncol 74 (2005) 101–108.
[EBM III]

[69] Zhang W, Park DJ, Lu B et al.: Epidermal
growth factor receptor gene polymorphisms
predict pelvic recurrence in patients with rectal
cancer treated with chemoradiation. Clin Cancer Res 11 (2005) 600–605. [EBM IIb]

[70] Kelley ST, Coppola D, Yeatman T et al.: Tumor Response to Neoadjuvant Chemoradiation Therapy for Rectal Adenocarcinoma Is
Mediated by p53-Dependent and Caspase
8-Dependent Apoptotic Pathways. Clin Colorectal Cancer 5 (2005) 114–118. [EBM IIb]

[71] Lopez-Crapez E, Bibeau F, Thezenas S et al.:
p53 status and response to radiotherapy in
rectal cancer: a prospective multilevel analysis.
Br J Cancer 92 (2005) 2114–2121. [EBM IIb]

[72] Twelves C, Wong A, Nowacki MP et al.:
Capecitabine as adjuvant treatment for stage
III colon cancer. N Engl J Med 352 (2005)
2696–2704. [EBM Ib]

[73] Nordlinger B, Rougier P, Arnaud JP et al.: Adjuvant regional chemotherapy and systemic
chemotherapy versus systemic chemotherapy
alone in patients with stage II-III colorectal
cancer: a multicentre randomised controlled
phase III trial. Lancet Oncol 6 (2005) 459–
468. [EBM Ib]

[74] Link KH, Kornmann M, Staib L et al.: Increase of survival benefit in advanced resectable colon cancer by extent of adjuvant treatment: results of a randomized trial comparing
modulation of 5-FU + levamisole with folinic
acid or with interferon-alpha. Ann Surg 242
(2005) 178–187. [EBM Ib]

[75] Schippinger W, Jagoditsch M, Sorre C et al.: A
prospective randomised trial to study the role
of levamisole and interferon alfa in an adjuvant therapy with 5-FU for stage III colon cancer. Br J Cancer 92 (2005) 1655–1662. [EBM
Ib]

[76] Hartung G, Hofheinz RD, Dencausse Y et al.:
Adjuvant therapy with edrecolomab versus
observation in stage II colon cancer: a multi-

center randomized phase III study. Onkologie 28 (2005) 347–350. [EBM Ib]

[77] Baddi L, Benson A, 3rd: Adjuvant therapy in stage II colon cancer: current approaches. Oncologist 10 (2005) 325–331. [EBM Ia]

[78] Grothey A, Sargent DJ: FOLFOX for stage II colon cancer? A commentary on the recent FDA approval of oxaliplatin for adjuvant therapy of stage III colon cancer. J Clin Oncol 23 (2005) 3311–3313. [EBM IV]

[79] Suh KW, Kim JH, Kim YB et al.: Thymidylate synthase gene polymorphism as a prognostic factor for colon cancer. J Gastrointest Surg 9 (2005) 336–342. [EBM III]

[80] Aguiar S, Jr., Lopes A, Soares FA et al.: Prognostic and predictive value of the thymidylate synthase expression in patients with non-metastatic colorectal cancer. Eur J Surg Oncol 31 (2005) 863–868. [EBM III]

[81] Kohonen-Corish MR, Daniel JJ, Chan C et al.: Low microsatellite instability is associated with poor prognosis in stage C colon cancer. J Clin Oncol 23 (2005) 2318–2324. [EBM III]

[82] Soeth E, Grigoleit U, Moellmann B et al.: Detection of tumor cell dissemination in pancreatic ductal carcinoma patients by CK 20 RT-PCR indicates poor survival. J Cancer Res Clin Oncol 131 (2005) 669–676. [EBM III]

[83] Milsmann C, Fuzesi L, Werner C et al.: [Significance of occult lymphatic tumor spread in pancreatic cancer.]. Chirurg 76 (2005) 1064–1072. [EBM III]

[84] Lin PW, Shan YS, Lin YJ et al.: Pancreaticoduodenectomy for pancreatic head cancer: PPPD versus Whipple procedure. Hepatogastroenterology 52 (2005) 1601–1604. [EBM Ib]

[85] Lai EC, Lau WY: Intraductal papillary mucinous neoplasms of the pancreas. Surgeon 3 (2005) 317–324. [EBM III]

[86] Yamaguchi K, Konomi H, Kobayashi K et al.: Total pancreatectomy for intraductal papillary-mucinous tumor of the pancreas: reappraisal of total pancreatectomy. Hepatogastroenterology 52 (2005) 1585–1590. [EBM IIb]

[87] Jang JY, Kim SW, Ahn YJ et al.: Multicenter analysis of clinicopathologic features of intraductal papillary mucinous tumor of the pancreas: is it possible to predict the malignancy before surgery? Ann Surg Oncol 12 (2005) 124–132. [EBM III]

[88] Couvelard A, Sauvanet A, Kianmanesh R et al.: Frozen sectioning of the pancreatic cut surface during resection of intraductal papillary mucinous neoplasms of the pancreas is useful and reliable: a prospective evaluation. Ann Surg 242 (2005) 774-778, discussion 778–780. [EBM IIb]

[89] Salvia R, Bassi C, Falconi M et al.: Intraductal papillary mucinous tumors of the pancreas. Surgical treatment: at what point should we stop? Jop 6 (2005) 112–117. [EBM III]

[90] Kloppel G, Kosmahl M, Luttges J: [Intraductal neoplasms of the pancreas: cystic and common.]. Pathologe 26 (2005) 31–36. [EBM III]

[91] Conlon KC: Intraductal papillary mucinous tumors of the pancreas. J Clin Oncol 23 (2005) 4518–4523. [EBM III]

[92] Sa Cunha A, Rault A, Laurent C et al.: Surgical resection after radiochemotherapy in patients with unresectable adenocarcinoma of the pancreas. J Am Coll Surg 201 (2005) 359–365. [EBM IIb]

[93] Ihse I, Andersson R, Ask A et al.: Intraoperative radiotherapy for patients with carcinoma of the pancreas. Pancreatology 5 (2005) 438–442. [EBM IIb]

[94] Bipat S, van Leeuwen MS, Comans EF et al.: Colorectal liver metastases: CT, MR imaging, and PET for diagnosis-meta-analysis. Radiology 237 (2005) 123–131. [EBM Ia]

[95] Truant S, Huglo D, Hebbar M et al.: Prospective evaluation of the impact of [18F]fluoro-2-deoxy-D-glucose positron emission tomography of resectable colorectal liver metastases. Br J Surg 92 (2005) 362–369. [EBM III]

[96] Wiering B, Krabbe PF, Jager GJ et al.: The impact of fluor-18-deoxyglucose-positron emission tomography in the management of colorectal liver metastases. Cancer (2005). [EBM III]

[97] Selzner M, Hany TF, Wildbrett P et al.: Does the novel PET/CT imaging modality impact on the treatment of patients with metastatic colorectal cancer of the liver? Ann Surg 240 (2004) 1027–1034; discussion 1035–1026. [EBM IIb]

[98] Akhurst T, Kates TJ, Mazumdar M et al.: Recent Chemotherapy Reduces the Sensitivity of [18F]Fluorodeoxyglucose Positron Emission Tomography in the Detection of Colorectal Metastases. J Clin Oncol 23 (2005) 8713–8716. [EBM III]

[99] Adam R, Pascal G, Castaing D et al.: Tumor progression while on chemotherapy: a contraindication to liver resection for multiple colorectal metastases? Ann Surg 240 (2004) 1052–1061; discussion 1061–1054. [EBM III]

[100] Jaeck D, Oussoultzoglou E, Rosso E et al.: A two-stage hepatectomy procedure combined with portal vein embolization to achieve curative resection for initially unresectable multiple and bilobar colorectal liver metastases. Ann Surg 240 (2004) 1037–1049; discussion 1049–1051. [EBM IIb]

[101] Nardo B, Ercolani G, Montalti R et al.: Hepatic resection for primary or secondary malignancies with involvement of the inferior vena cava: is this operation safe or hazardous? J Am Coll Surg 201 (2005) 671–679. [EBM IIb]

[102] Muratore A, Conti P, Amisano M et al.: Bisegmentectomy 7-8 as alternative to more extensive liver resections. J Am Coll Surg 200 (2005) 224–228. [EBM IIb]

[103] Jones OM, Rees M, John TG et al.: Biopsy of resectable colorectal liver metastases causes tumour dissemination and adversely affects survival after liver resection. Br J Surg 92 (2005) 1165–1168. [EBM III]

[104] Alberts SR, Horvath WL, Sternfeld WC et al.: Oxaliplatin, Fluorouracil, and Leucovorin for Patients With Unresectable Liver-Only Metastases From Colorectal Cancer: A North Central Cancer Treatment Group Phase II Study. J Clin Oncol (2005). [EBM IIb]

[105] Folprecht G, Grothey A, Alberts S et al.: Neoadjuvant treatment of unresectable colorectal liver metastases: correlation between tumour response and resection rates. Ann Oncol 16 (2005) 1311–1319. [EBM Ia]

[106] Gillams AR, Lees WR: Radio-frequency ablation of colorectal liver metastases in 167 patients. Eur Radiol 14 (2004) 2261–2267. [EBM IIb]

[107] Jaskolka JD, Asch MR, Kachura JR et al.: Needle tract seeding after radiofrequency ablation of hepatic tumors. J Vasc Interv Radiol 16 (2005) 485–491. [EBM III]

[108] von Breitenbuch P, Kohl G, Guba M et al.: Thermoablation of colorectal liver metastases promotes proliferation of residual intrahepatic neoplastic cells. Surgery 138 (2005) 882–887. [EBM IIb]

[109] Elias D, Sideris L, Pocard M et al.: Incidence of unsuspected and treatable metastatic disease associated with operable colorectal liver metastases discovered only at laparotomy (and not treated when performing percutaneous radiofrequency ablation). Ann Surg Oncol 12 (2005) 298–302. [EBM III]

[110] Masi G, Allegrini G, Cupini S et al.: First-line treatment of metastatic colorectal cancer with irinotecan, oxaliplatin and 5-fluorouracil/leucovorin (FOLFOXIRI): results of a phase II study with a simplified biweekly schedule. Ann Oncol 15 (2004) 1766–1772. [EBM IIb]

[111] Seium Y, Stupp R, Ruhstaller T et al.: Oxaliplatin combined with irinotecan and 5-fluorouracil/leucovorin (OCFL) in metastatic colorectal cancer: a phase I-II study. Ann Oncol 16 (2005) 762–766. [EBM IIb]

[112] Ducreux M, Ychou M, Laplanche A et al.: Hepatic arterial oxaliplatin infusion plus intravenous chemotherapy in colorectal cancer with inoperable hepatic metastases: a trial of the gastrointestinal group of the Federation Nationale des Centres de Lutte Contre le Cancer. J Clin Oncol 23 (2005) 4881–4887. [EBM IIb]

[113] You YT, Changchien CR, Huang JS et al.: Combining systemic chemotherapy with chemoembolization in the treatment of unresectable hepatic metastases from colorectal cancer. Int J Colorectal Dis 21 (2006) 33–37. [EBM IIb]

[114] Scartozzi M, Bearzi I, Berardi R et al.: Epidermal growth factor receptor (EGFR) status in primary colorectal tumors does not correlate with EGFR expression in related metastatic sites: implications for treatment with EGFR-targeted monoclonal antibodies. J Clin Oncol 22 (2004) 4772–4778. [EBM III]

[115] Liersch T, Meller J, Kulle B et al.: Phase II trial of carcinoembryonic antigen radioimmunotherapy with 131I-labetuzumab after salvage resection of colorectal metastases in the liver: five-year safety and efficacy results. J Clin Oncol 23 (2005) 6763–6770. [EBM IIb]

[116] Touzios JG, Kiely JM, Pitt SC et al.: Neuroendocrine hepatic metastases: does aggressive management improve survival? Ann Surg 241 (2005) 776–783; discussion 783–775. [EBM III]

XII Was gibt es Neues in der Unfall-chirurgie?

J.K.M. Fakler, W. Ertel und P.F. Stahel*

1 Neue Implantate

1.1 Marknagelung von Tibia-schaftfrakturen

1.1.1 Einführung

Die Verriegelungsmarknagelung für Tibia-schaftfrakturen ist seit den 1970er-Jahren etabliert und ermöglicht eine gewebeschonen-de, biologische Frakturversorgung [1]. Die in-tramedulläre Fixierung von Frakturen im pro-ximalen oder distalen Drittel der Tibia ist mit den konventionellen Marknagelsystemen je-doch problematisch [2]. Durch den weiten in-tramedullären Kanal im metaphysären Bereich sowie den oft kurzen Frakturfragmenten ist eine stabile Fixierung des Nagels schwierig, was zu sekundären Frakturdislokationen mit Achsenfehlstellungen führen kann [2, 3]. Durch Verwendung von Marknägeln mit zu-sätzlichen, diagonal angeordneten Verrie-gelungsmöglichkeiten, kann die Stabilität von metaphysären Tibiaschaftfrakturen, insbeson-dere im proximalen Bereich, erhöht werden [4]. Die Entwicklung von Marknägeln mit sehr distal angelegten Verriegelungsmöglichkeiten hat das Indikationsspektrum der Marknage-lung bei Tibiaschaftfrakturen zusätzlich auf distale metaphysäre Frakturen erweitert [2].

1.1.2 Der neue Expert™ Tibiamarknagel

Der Expert™ Tibiamarknagel (Fa. Clinical House, Bochum) wurde entwickelt, um das In-dikationsspektrum auf extrem proximale und extrem distale Tibiaschaftfrakturen zu erwei-tern (Abb. 1). Am proximalen Nagelende kön-nen bis zu fünf Verriegelungsbolzen einge-bracht werden (Abb. 2a). Die mediolateralen Standardverriegelungsmöglichkeiten können mit je einem statischen und dynamischen Ver-riegelungsbolzen besetzt werden. Proximal da-von ermöglichen drei weitere Verriegelungsop-tionen zusätzliche Stabilität im metaphysären Bereich. Neben der anteroposterioren Verrie-gelung können hier jeweils zwei weitere, im 45°-Winkel zueinander stehende Spongiosa-Verriegelungsschrauben eingebracht werden, um das proximale Fragment zu fixieren. Durch die Verschlusskappe kann eine der diagonal be-setzten Schrauben außerdem winkelstabil blo-ckiert werden (Abb. 2b). Verbesserte und er-weiterte Verriegelungsmöglichkeiten zeigen sich auch am distalen Ende des Expert™-Na-gels (Abb. 3a). Dies erlaubt erstmals, extrem distal gelegene metaphysäre Frakturen prob-lemlos mit einem intramedullären Kraftträger zu versorgen, zumal die abgeflachte Spitze des Expert™-Nagels bis kurz oberhalb der sub-chondralen Schicht des Pilons eingebracht wer-den kann (Abb. 3b). Neben der anteropaste-rioren und den beiden mediolateralen Verrie-gelungsmöglichkeiten wurde ganz distal am Nagelende eine zusätzliche diagonale Verrie-

* Die Autoren danken den folgenden Personen und Firmen für die zur Verfügung gestellten Abbildungen zu den Imp-lantaten: Herrn Sascha Penkow, Fa. Clinical House, Bo-chum (Expert™ nail); Frau Irina Strobach, Fa. Stryker, Duisburg (T2 PHN); Herrn Christian Maier, Fa. Hofer, Fürstenfeld, Österreich (DFD-PHP); Frau Heidmüller, Fa. Intraplant, Marl (Helix wire); Herrn Sven Kurzhauer, Fa. Zimmer, Freiburg i.B. (NCB-PHP).

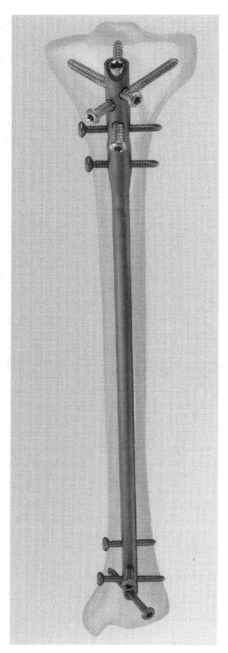

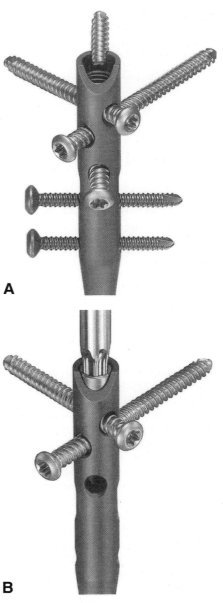

A

B

Abb. 1: Tibia Expert®-Nagel mit fünf proximalen und vier distalen Verriegelungsmöglichkeiten.

Abb. 2: Proximale Verriegelungsmöglichkeiten für den Tibia Expert®-Nagel: Statische und dynamische Verriegelung (blau) und zusätzliche Spongiosaverriegelungsschrauben (gold) für proximale Frakturen (A). Durch die Verschlussschraube kann die proximalste Spongiosaverriegelungsschraube winkelstabil fixiert werden (B).

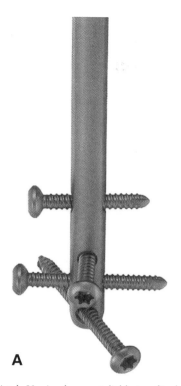
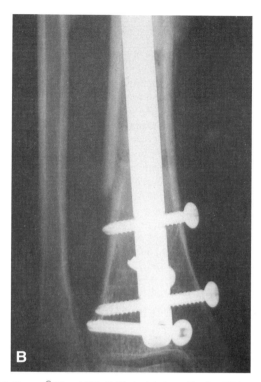

Abb. 3: Distale Verriegelungsmöglichkeiten für den Tibia Expert®-Nagel (A). Fallbeispiel einer distalen Tibiafraktur im dia-/metaphysärem Übergang bei einer 52-jährigen Patientin (B).

gelungsmöglichkeit geschaffen. Der Nagel bietet sowohl die Möglichkeit der aufgebohrten (kanülierten) als auch der unaufgebohrten Insertionstechnik.

Zusammenfassend lässt sich festhalten, dass mit dem neuen Expert™ Tibiamarknagel die Indikation zur Marknagelosteosynthese auf extrem distale oder extrem proximale Tibiaschaftfrakturen ausgedehnt werden kann. Zusätzliche diagonale und optionell winkelstabile Verriegelungsmöglichkeiten bieten hier eine hohe Stabilität bei Frakturen im metaphysären Bereich. Während aus der persönlichen Erfahrung der Autoren die innovativen Vorteile des Expert™ evident sind (z.B. Abb. 3b), sind objektive Daten aus prospektiven kontrollierten

Studien zu diesem neuen Implantat noch ausstehend.

1.2 Osteosynthese proximaler Humerusfrakturen – weiterhin ein ungelöstes Problem?

1.2.1 Einführung

Humeruskopffrakturen stellen überwiegend Frakturen des höheren Lebensalters dar. Etwa 75 % aller Humeruskopffrakturen treten nach dem 60. Lebensjahr auf, dabei sind Frauen dreimal häufiger betroffen als Männer [13, 15]. Der Anteil instabiler dislozierter Humeruskopffrakturen, die einer operativen Versorgung bedürfen, liegt bei etwa 40 % aller Fälle [13, 15].

Die operative Versorgung instabiler Oberarmkopffrakturen stellt weiterhin eine Herausforderung für den Chirurgen dar, zumal die oft schwierige primäre Reposition und Retention, eine hohe Gefahr der sekundären Dislokation sowie die Blutversorgung des Humeruskopfes hohe Anforderungen an die Operationstechnik stellen [15, 19]. Ein gutes funktionelles Ergebnis erfordert zudem eine schmerzfreie und frühfunktionelle Nachbehandlung des Schultergelenkes mit dem Ziel, muskuläre Atrophie, Kontrakturen und Adhäsionen des Schultergürtels zu vermeiden [19]. Der gemeinsame Anspruch an alle gelenkerhaltenden Osteosyntheseverfahren am Humeruskopf ist daher in einer möglichst anatomischen Reposition bei geringer chirurgischer Invasivität und gleichzeitig genügend hoher Stabilität zur frühfunktionellen Nachbehandlung zu sehen [19].

Die Modalitäten der operativen Versorgung proximaler Humerusfrakturen umfassen Schrauben-, Zuggurtungs- und Kirschnerdraht-Osteosynthese, die konventionelle Plattenosteosynthese, neuere winkelstabile Optionen, sowie intramedulläre Implantate bis hin zum endoprothetischen Humeruskopfersatz [15].

1.2.2 Die „double-fix-dynamic" proximale Humerusplatte (DFD-PHP)

Das dynamische Osteosyntheseverfahren mit der DFD-PHP (Fa. Hofer, Fürstenfeld, Österreich) beruht auf dem Prinzip zweier gegeneinander verschieblicher Platten, die frakturfern am proximalen Humerusschaft fixiert werden (Abb. 4). Das Implantat kann über den anterioren deltopectoralen Zugang bei offener Reposition oder minimal-invasiv über einen kleinen lateralen, transdeltoidalen Zugang eingebracht werden. Hierbei sind die drei langen Kopfschrauben winkelstabil in der Grundplatte verankert, sodass ein Zurückgleiten oder eine sekundäre Dislokation vermieden wird. Die Grundplatte ist über Langlöcher verschiebbar mit der Dynamisierungplatte verschraubt, die

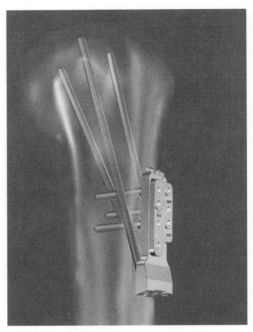

Abb. 4: „Double-Fix Dynamic Proximal Humerus Plate" (DFD-PHP) mit Dreipunktabstützung im Humeruskopf, winkelstabil fixierter Dynamisierungsplatte und dynamisch verschieblicher Grundplatte.

ihrerseits winkelstabil am Humerusschaft befestigt ist. Die Langlöcher ermöglichen einen Gleitweg von 3 mm in Schaftrichtung. Durch eine Sperrschraube können die Platten primär auch statisch gegeneinander fixiert und sekundär dynamisiert werden. Die Gefahr einer Schraubenperforation des Kopffragmentes wird hierdurch auf ein Minimum reduziert. Am proximalen Ende der Grundplatte wurde zudem durch Ösen die Möglichkeit geschaffen, Tuberculum-Fragmente im Sinne einer Zuggurtung an die Platte zu fixieren, was für das funktionelle Resultat von essentieller Bedeutung ist [14]. Dieses neue System verbindet das Konzept der Winkelstabilität mit einem dynamischen Verfahren. Das ideale Indikationsspektrum für die DFD-PHP umfasst Frakturen des AO-Typs 11-A2, A3, B, C1 und C2.

Das Implantat ist seit Ende 2004 im klinischen Einsatz. Erste Ergebnisse einer klinischen Studie mit knapp 50 Patienten sind demnächst zu erwarten.

1.2.3 Der Wendeldraht („Helix wire")

Im Vergleich zu offenen Operationstechniken weisen perkutane Bohrdraht- und Zuggurtungsverfahren ein verringertes Risiko für Humeruskopfnekrosen auf [5, 12]. Der Wendeldraht („Helix wire") bietet gegenüber diesen Verfahren zusätzlich den Vorteil einer stabileren Verankerung durch eine intramedulläre Dreipunktabstützung (Abb. 5). Des Weiteren verhindert die Wendelkonstruktion ein Zurückgleiten über die Zugangsbohrung und vermindert dadurch das Risiko einer sekundären Frakturdislokation [5, 7]. Nach geschlossener Reposition wird der Titandraht über ein Bohrloch im Humerusschaft mittels eines speziellen Setzinstrumentes bis in das Kopffragment eingedreht (Abb. 5a). Die Dreipunktabstützung der Titanwendel an der Kortikalis des Humerusschaftes, der Markrauminnenwand und der Kopfspongiosa gewährleistet eine stabile Fixation (Abb. 5b). Falls erforderlich, kann eine zusätzliche Titanwendel über ein zweites Bohrloch eingebracht werden. Komplexe mehrfragmentäre Humeruskopffrakturen können durch ergänzende Verschraubung in kanülierter perkutaner Technik oder durch Kirschnerdrähte auxiliär rotationsstabil fixiert werden [5].

Das Indikationsspektrum umfasst [5]:

- nicht dislozierte subkapitale Humerusfrakturen des Typs A2, mit dem Ziel einer frühfunktionellen Nachbehandlung ohne Ruhigstellung,

- dislozierte Frakturen des AO-Typs 11-A2, A3 und B-Typ

- komplexe Frakturen des AO-Typs 11-C als minimalinvasiver Versuch der Kopferhaltung, v.a. bei osteoporotischen Frakturen.

Die Titanwendel ermöglicht bei geringem iatrogenem Weichteilschaden eine biologische Frakturheilung mit guten funktionellen Ergebnissen, die vergleichbar mit anderen intramedullären Methoden sind [5, 6, 7, 11]. Gorschewsky und Kollegen untersuchten in einer prospektiven Studie 95 Patienten zu den Zeitpunkten drei, sechs und zwölf Monate nach Osteosynthese mit der Helixwendel [7]. Das Patientenalter lag im Mittel bei 70 Jahren. Hinsichtlich des Frakturtyps lagen nach der Neer-Klassifikation in 33 % der Fälle zwei Fragment-Frakturen, in 44,3 % drei und in 22,7 % vier Fragment-Frakturen vor [7]. Bei hoher Instabilität oder dislozierten Tubercula wurden eine zweite Helixwendel bzw. kanülierte Schrauben eingesetzt. Die postoperative Nachbehandlung bestand in einer Ruhigstellung für zwei bis drei Wochen mit intermittierenden Pendelübungen und anschließend funktioneller Nachbehandlung. Das klinische Ergebnis wurde mittels des standartisierten Constant-Scores erfasst, der die Parameter Kraft, Schmerz, Beweglichkeit und Alltagsaktivität einbezieht. Maximal können bei diesem Score 100 Punkte erreicht werden, wobei 100–86 Punkte einem sehr guten, 85–71 Punkte einem gutem, 70–56 Punkte einem zufrieden stellenden und weniger als 56 Punkte einem schlechten Ergebnis entsprechen. Nach einem Jahr wurde auf Basis des Constant-Scores bei 43,2 % der Patienten ein sehr gutes, bei 25,3 % ein gutes, bei 16,8 % ein zufriedenstellendes und bei 14,7 % ein schlechtes Resultat festgestellt [7]. Bezogen auf die Frakturentität erzielten die Zweifragmentfrakturen mit 95 Punkten im Mittel die besten Ergebnisse, Drei- und Vierfragmentfrakturen wiesen einen durchschnittlichen Wert von 73 und 53 Punkten respektive auf [7]. Im Gesamtkollektiv betrug der Constant-Score im Mittel 76,0 Punkte. Ein günstiges Ergebnis zeigt sich auch in Bezug auf die Komplikationsrate mit insgesamt 11,6 %, wobei in 5,3 % der Fälle über Humeruskopfnekrosen und in lediglich 2,1 % der Fälle über Pseudarthrosen berichtet wurde [7]. Die funktionellen Ergebnisse und Komplikationsraten sind vergleichbar mit anderen minimal-invasiven Verfahren der intramedullären Schienung, wobei diesen Studi-

A

B

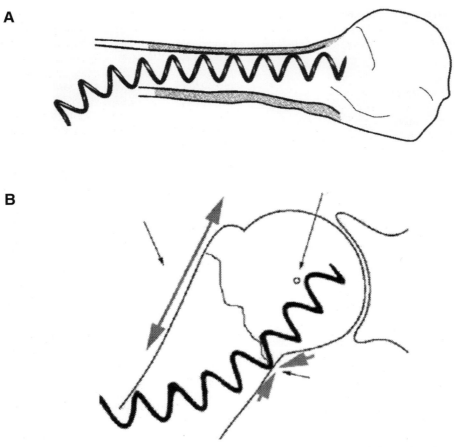

Abb. 5: Der Wendeldraht zur Versorgung proximaler Humerusfrakturen: Minimal-invasiver Zugang über die laterale Kortikalis (A) und schematisches Konzept der Dreipunktabstützung über laterale Kortikalis, Markrauminnenwand und Humeruskopf (B).

en ein zum Teil deutlich jüngeres Patientenkollektiv zugrunde liegt [5, 12].

Über wesentlich schlechtere funktionelle Ergebnisse nach Wendeldraht-Osteosynthese berichten Raissadat und Mitarbeiter [8]. Allerdings umfasste die Studie lediglich 15 Fälle, von denen nur zehn Patienten nachuntersucht wurden. Das Durchschnittsalter im gesamten Patientenkollektiv betrug 70 Jahre, hinsichtlich Frakturentität wurden nur Zwei- und Dreifragmentfrakturen nach Neer eingeschlossen. Über einen Nachuntersuchungszeitraum von durchschnittlich 14 Monaten standen schlussendlich lediglich sieben Patienten zur Verfügung. In diesem verbliebenen kleinen Kollektiv zeigten drei Patienten eine Frakturkonsolidierung mit gutem funktionellem Ergebnis (Constant-Score 80 oder mehr), während vier Patienten eine Pseudarthrose mit mäßig bis schlechtem funktionellen Ergebnis aufwiesen (Constant-Score 70 oder weniger) [8]. Ein generelles Fazit lässt sich aufgrund der geringen Patietenzahl nicht ziehen. Eine Erklärung für die dennoch hohe Pseudarthrosenrate könnte in einem zu aggressiven Nachbehandlungskonzept mit funktioneller Übungsbehandlung ab dem ersten postoperativen Tag liegen [8].

Insgesamt beurteilt stellt die Wendeldraht-osteosynthese ein einfach anzuwendendes, minimal-invasives Osteosyntheseverfahren mit einer unter definierten und standardisierten Bedingungen geringen Komplikationsrate und einem guten funktionellen Ergebnis für Zwei- und Dreifragmentfrakturen nach Neer dar.

1.2.4 Der neue T2™-Humerusmarknagel

Der herkömmliche proximale Humerusnagel (PHN) vereint die Aspekte geringer Invasivität bei hoher primärer Stabilität für die Versorgung von Humeruskopf-Frakturen [11, 21]. Antegrade Nagelsysteme mit winkelstabilen Verriegelungs-Möglichkeiten stehen seit kurzem zur Verfügung und bieten auch in osteoporotischem Knochen eine hohe Stabilität [9, 10].

Die intramedulläre Nagelung bei proximalen Humerusfrakturen weist eine hohe biomechanische Stabilität auf [20]. Die funktionellen Ergebnisse scheinen vielversprechend [9, 10, 11]. Mittelmeier et al. untersuchten in einer prospektiven Studie 221 Patienten mit einem Durchschnittsalter von 69 Jahren [9]. Die postoperative Nachbehandlung erfolgte mit aktiven und assistierten Übungsbehandlungen der Schulter ab dem dritten postoperativen Tag. Das funktionelle Ergebnis wurde drei, sechs und zwölf Monate postoperativ durch den Constant-Score ermittelt. Mit einem Nachuntersuchungszeitraum von einem Jahr oder länger konnten 64 Patienten erfasst werden. Der Constant-Score lag hier im Mittel bei 74,5 Punkten. Die Frakturentitäten verteilen sich auf 19 Zweifragment-, 34 Dreifragment- und 11 Vierfragmentfrakturen. Das Risiko von Humeruskopfnekrosen und Pseudarthrosen ist mit dieser minimal-invasiven Osteosynthesetechnik gering. Mittelmeier et al. berichten diesbezüglich über Raten von 4,3 % und 2,6 %, respektive, die an 115 nachuntersuchten Patienten ermittelt wurden [9]. Dem gegenüber besteht in diesem Patientenkollektiv eine

hohe Gesamtkomplikationsrate von 51 %, wobei einschränkend erwähnt werden muss, dass es sich meist um geringfügige Komplikationen handelt. Die Arbeitsgruppe um Stedtfeld berichtet über eine Gesamtkomplikationsrate von 16 % in einem prospektiv untersuchten Patientenkollektiv von 45 Patienten [11]. Das funktionelle Ergebnis nach zwölf Monaten wurde im Mittel mit einem Constant-Score von 85,7 Punkten angegeben.

Der neue T2™-Humerusmarknagel (Fa. Stryker, Duisburg, Deutschland) stellt eine technische Weiterentwicklung des PHN-Systems dar. Proximal ermöglichen vier anatomisch angeordnete Verriegelungsbolzen eine winkelstabile Fixation der einzelnen Kopffragmente (Abb. 6a). Ein Nylon-Ring in den Gewinden sichert die Verriegelungsschrauben vor dem Zurückgleiten (Abb. 6b). Die Krümmung des Nagels um 6° erlaubt die Insertion des Nagels lateral im Bereich des Tuberculum majus oder zentral durch die Gelenkfläche am Humeruskopf. Der zuletzt genannte Eintrittspunkt ist bei Frakturen mit Beteiligung des Tuberculum majus zu bevorzugen, um eine hohe primäre Stabilität zwischen subchondralem Knochen und proximalem Nagelende zu gewährleisten. Die Verriegelung wird mit einem modifizierten Zielinstrumentarium durchgeführt, das entsprechend der Bohrrichtung der lateralen, diagonalen und anteroposterioren Schrauben intraoperativ geschwenkt werden kann (Abb. 7). Der Zugang erfolgt minimal-invasiv über einen Delta-„Split"-Zugang oder über den deltopektoralen Zugang bei Notwendigkeit der offenen Reposition.

Der neue T2™-Humerusmarknagel ermöglicht eine frühfunktionelle Nachbehandlung. Durch weitere Modifikationen des Implantats, wie beispielsweise einem Nylonring im Gewinde, der die Verriegelungsschrauben gegen eine Dislokation sichert, kann möglicherweise die Komplikationsrate betreffend Sekundärdislokation und Pseudarthrose gesenkt werden. Die biomechanischen Vorteile des neuen Nagels müssen aber vorerst durch klinische Studien evaluiert werden.

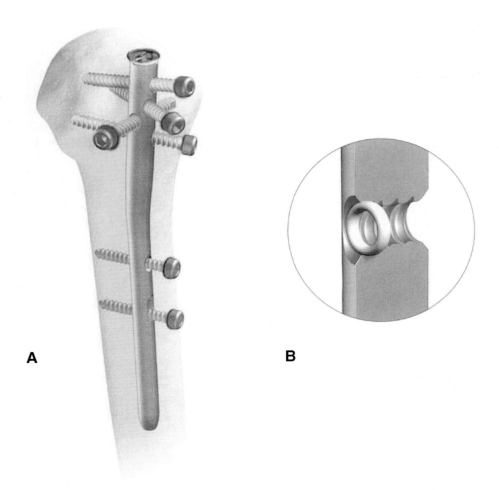

A   **B**

Abb. 6: Der T2™ Proximale Humerusnagel (A) mit schematischer Darstellung des neuen Verriegelungskonzepts zur Sicherung gegen Sekundärdislokation der Bolzen (Nylonring im Gewinde) (B).

1.2.5 „Non-Contact Bridging Proximal Humerusplate" (NCB-PH) – Möglichkeit der minimal-invasiven polyaxialen Winkelstabilität

Im Gegensatz zu den minimal-invasiven Verfahren ist durch die offene Reposition und Plattenosteosynthese eine exaktere Reposition und höhere Stabilität der Frakturen im Oberarmkopfbereich zu erzielen [15, 16]. Dies wird zum Preis eines zugangsbedingten größeren Weichteilschadens erkauft. Damit einhergehend ist nachgewiesen ein erhöhtes Risiko für Humeruskopfnekrosen [16, 17]. Weiterhin häufige Komplikationen der konventionellen Plattenosteosynthese sind die Materiallockerung mit konsekutiver sekundärer Frakturdislokation [16]. Die Einführung winkelstabiler Fixateurplatten führte zu einer erhöhten Ausreißfestigkeit vor allem auch im osteoporotischen Knochen [14, 16, 20]. In prospektiven

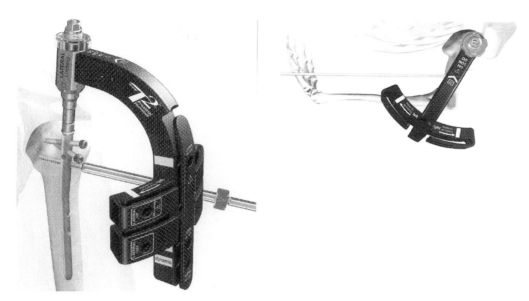

Abb. 7: Zielinstrumentarium zur 3-D-Verriegelung des T2™ Proximalen Humerusnagels.

klinischen Studien haben sich die Vorteile winkelstabiler Plattensysteme, wie der LPHP oder PHILOS, durch eine sehr niedrige Rate an Pseudarthrosen und sekundären Frakturdislokationen bestätigt [14, 16]. Die Arbeitsgruppe um Frankenhauser et al. untersuchte prospektiv 28 Patienten nach winkelstabiler Plattenosteosynthese einer Humeruskopffraktur [16]. Das durchschnittliche Alter der Patienten betrug 64 Jahre. Hinsichtlich des Frakturtyps erfolgte die Einteilung nach der AO-Klassifikation Frakturen des 11-A- (n = 4), -B- (n = 15) und -C-Typs (n = 9) [16]. Unmittelbar postoperativ erfolgte durch passive Bewegungsübungen eine funktionelle Nachbehandlung, wobei nach durchschnittlich zwei bis vier Wochen auch aktive Beübungen der Schulter erfolgten [16]. Im Rahmen von 1-Jahresnachkontrollen wurde ein durchschnittlicher Constant-Score von 74,6 Punkten erhoben [16]. Alle Frakturen zeigten im Verlauf eine knöcherne Konsolidierung, Pseudarthrosen wurden nicht beobachtet [16]. Als signifikante Komplikationen wurden in je zwei Fällen eine Humeruskopfnekrose und eine Verletzung des N. axillaris beschrie-

ben [16]. Operative Revisionen erfolgten in je einem Fall wegen eines tiefen Wundinfektes und wegen eines subacromialen Impingements durch die Platte. In beiden Fällen erfolgte eine Materialentfernung bei konsolidierter Fraktur [16].

Die Arbeitsgruppe von Lill et al. berichtete bei vergleichbarem Patientenkollektiv und Frakturverteilung über einen mittleren Constant-Score von 74 Punkten nach winkelstabiler Frakturversorgung mittels LPHP über einen Delta-„Split"-Zugang [14]. Allerdings betrug der Nachuntersuchungszeitraum nur drei Monate, so dass eine weitere Besserung des funktionellen Ergebnisses mit zunehmendem postoperativen Intervall anzunehmen ist [16]. Eine Pseudarthrose wurde nicht beschrieben. Eine operative Revision musste in drei Fällen erfolgen, zweimal aufgrund einer Schraubenperforation des Humeruskopfes und einmal wegen einer inkorrekten Reposition der Kopfkalotte [16].

Eine Weiterentwicklung der winkelstabilen Platten für Frakturen im Bereich des proximalen Humerus stellt die neue NCB-PH-Platte dar. Diese unterscheidet sich durch einige Innovationen gegenüber den bis anhin verfügbaren winkelstabilen Humerusplatten, wie der LPHP oder PHILOS. Ein wichtiges Detail stellt hier die Möglichkeit der polyaxialen winkelstabilen Fixierung der Humeruskopfschrauben dar. Diese können erstmals, je nach Erfordernis, in einem beliebig variablen Winkel bis zu 30° platziert und winkelstabil fixiert werden. Speziell geformte Schraubenköpfe verhindern den Kontakt der Platte mit dem Periost und reduzieren das Risiko einer kompromittierten periostalen Durchblutung. Eine zusätzliche kleine Platte zur Fixierung des Tuberkulum minus Fragmentes kann an die winkelstabile Humerusplatte montiert werden. Dieses System kann über einen Karbonzielbügel auch in minimal-invasiver Technik eingesetzt werden (Abb. 8), ähnlich dem „Less invasive stabiliza-

tion system" (LISS) für Frakturen des distalen Femurs und der proximalen Tibia. Hierzu wurde ein entsprechendes Zielinstrumentarium mit kanülierten Schrauben entwickelt (Abb. 9). Nach geschlossener Reposition erfolgt der Zugang über einen lateralen Delta-„Split". Die Schrauben werden mit Hilfe des Zielinstrumentariums über perkutane Stichinzisionen eingebracht. So lassen sich in klassischer Weise die Vorteile der winkelstabilen Plattenosteosynthese mit einer gewebeschonenden, „biologischen" Osteosynthesetechnik kombinieren. Demgegenüber ist zu berücksichtigen, dass eine exakte Reposition im Vergleich zum offenen Vorgehen schwieriger und die Gefahr einer iatrogenen Verletzung des N. axillaris potenziell erhöht ist. Inwieweit sich hieraus Vorteile gegenüber der konventionellen winkelstabilen Humerusplatte ergeben, muss sich in zukünftigen Studien erweisen.

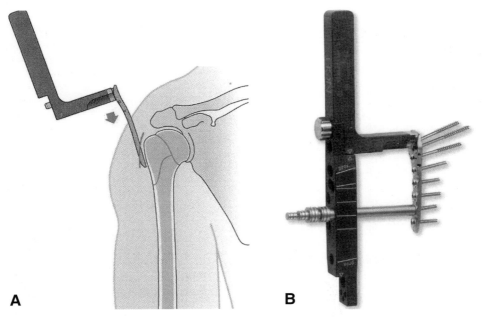

A   **B**

Abb. 8: Einbringen der „Non-Contact Bridging" (NCB) Humerusplatte mittels Karbon-Zielbügel über einen minimal-invasiven lateralen Delta-„Split"-Zugang (A, B).

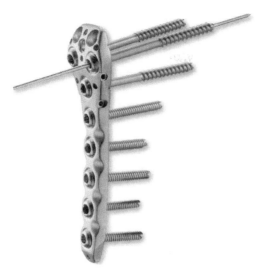

Abb. 9: „Non-Contact Bridging" (NCB) Humerusplatte mit kanülierten Schrauben für die minimal-invasive Technik.

2 Neue Knochenersatzstoffe

Verbesserte Implantate und Operationstechniken ermöglichen heute eine zunehmende Verbreitung komplexer Primäreingriffe und operativer Revisionen mit entsprechendem Bedarf an Knochengewebe [22]. Relevante Fortschritte sind diesbezüglich in den letzten Jahren auf dem Gebiet der Wirbelsäulenchirurgie, im Bereich komplexer endoprothetischer Revisionseingriffe sowie bei rekonstruktiven Eingriffen auf unfallchirurgischem Gebiet zu verzeichnen [22, 23, 24]. Transplantation von autologem Knochengewebe ist auf unfallchirurgischem und orthopädischem Gebiet nach wie vor das Standardverfahren zur Unterfütterung ossärer Defekte [22, 23, 24]. Trotz hoher Morbidität an der Entnahmestelle am Beckenkamm werden alleine in Deutschland jährlich über 70 000 autologe Knochentransplantationen durchgeführt [22]. Komplikationen nach Entnahme von Beckenkammspongiosa werden in

bis zu 50 % der Fälle beschrieben und umfassen chronische Schmerzen, Nachblutungen, Hämatome, Infektionen, Verletzung des N. cutaneus femoris lateralis, oder iatrogene Frakturen der Beckenschaufel [22, 25, 26, 27, 28].

Neben dem begrenzt zur Verfügung stehenden autologen Knochengewebe werden alternativ allogenes Knochenmaterial, demineralisierte Knochenmatrix, Knochenmarksaspirat, Hydroxylapatit-Calciumphosphate und neuerdings auch rekombinante Wachstumsfaktoren, wie z.B. die „bone morphogenic proteins" (BMP's) zur Behandlung von Knochendefekten eingesetzt.

Die wesentlichen Parameter der Knochenregeneration umfassen die Osteogenese, Osteoinduktion und Osteokonduktion. Diese Eigenschaften werden von Knochentransplantaten oder Knochenersatzstoffen gefordert und je nach Art des Materials unterschiedlich repräsentiert. Die osteogenetische Potenz beruht auf überlebenden Osteoblasten und Osteoprogenitorzellen im Transplantat, die am Empfängerort zu einer Knochenneubildung führen [24, 29, 30]. Die Osteoinduktion beschreibt die BMP-vermittelte Aktivierung von mesenchymalen Stammzellen aus dem umgebendem Gewebe, die in der Folge zu knochenproduzierenden Zellen differenzieren [24, 29]. Im Gegensatz dazu bezeichnet die Osteokonduktion die Eigenschaft des Materials, durch die Grundstruktur des Transplantates lediglich als dreidimensionale „Leitschiene" für die Einwanderung von Gefäßen und Osteoprogenitorzellen aus dem angrenzenden vitalen Knochen zu dienen [24, 29]. Obwohl allogene Knochentransplantate in der Regel ausgezeichnete osteokonduktive Eigenschaften aufweisen, stellt ein wesentlicher Nachteil hinsichtlich der biologischen Aktivität der Mangel an osteoinduktiven Eigenschaften dar. Jedoch sind auch diese mechanischen Charakteristiken teilweise durch die Aufbereitungsprozesse des Knochens in ihrer Qualität beeinträchtigt [24, 31]. Als weiterer wichtiger Nachteil allogener Ersatzstoffe ist das Risiko einer potentiellen Übertragung von Malignomen [32] oder infektiöser viraler Erkrankungen [33, 34], wenn auch sehr selten, nicht zu vernachlässigen.

Moderne synthetische Knochenersatzstoffe bieten deshalb für viele Indikationen eine sinnvolle Alternative. Sie verbinden je nach Zusammensetzung osteokonduktive Eigenschaften, Biokompatibilität und Resorbierbarkeit in unterschiedlicher Gewichtung. Nachteilig ist die fehlende osteoinduktive Komponente. Sowohl für Tricalciumphosphat (TCP) als auch für Hydroxylapatit konnte eine hohe Biokompatibilität und osteokonduktive Potenz bei stabilen mechanischen Eigenschaften nachgewiesen werden [24, 35, 36]. Die Komponenten unterscheiden sich jedoch hinsichtlich der Resorptionsgeschwindigkeit und struktureller sowie biomechanischer Eigenschaften [24, 37]. Keramisches TCP wird beispielsweise in vier bis acht Wochen biodegradiert [24]. Im Gegensatz dazu wird Hydroxylapatit nur sehr langsam abgebaut und hindert hierdurch das „remodelling" der Knochenstruktur [24]. Aus diesem Grund werden diese Materialien meist als kombinierte TCP/Hydroxylapatit Knochenersatzstoffe angeboten [24, 37]. In klinischen Studien konnte gezeigt werden, dass sich keramische Knochenersatzstoffe gut zur Augmentation metaphysärer Defekte eignen und aufgrund der hohen Primärstabilität einen früheren Belastungsaufbau erlauben als nach autologer Spongiosaplastik [38, 39]. Weitere mögliche Anwendungsgebiete stellen ausgedehnte knöcherne Defekte in Bereichen mit hoher mechanischer Belastung, wie z.B. an Acetabulum und Femur nach Hüftendoprothesenwechsel dar [36, 40]. Da diese Substanzen keine osteoinduktiven Eigenschaften aufweisen, werden TCP/Hydroxylapatit-Knochenersatzstoffe bei großen ossären Defekten in der Regel mit autogener Spongiosa in einem Mischungsverhältnis von 50 : 50 verwendet [41]. Als „Spongiosa-Expander" wird dieses Konzept bei Spondylodesen mit langstreckigen Instrumentationen zur Korrektur von Wirbelsäulendeformitäten propagiert [24].

Speziell für spongiösen Knochenersatz wurde ein ultraporöses β-Tricalciumphosphat mit einer Porengröße zwischen 1–1000 µm entwickelt, wobei 90 % des Volumens Poren sind [43]. Eine Porengröße zwischen 150–500 µm bietet optimale Voraussetzungen für eine Osteokonduktion mit Einsprossen von Gefäßen und knochenbildenden Zellen. Darüber hinaus wird ultraporöses β-TCP rasch resorbiert und von Knochen vollständig ersetzt [42, 43]. Als neues synthetisches Analog zu kortikalem Knochen wurde Cortoss®, ein Ersatzstoff mit bioaktiven Glaskeramikpartikeln entwickelt (Fa. Orthovita, PA, USA). Cortoss® besitzt eine hohe mechanische Stabilität vergleichbar mit kortikalem Knochen, verfügt über eine hohe Biokompatibilität und ist nicht resorbierbar. Gegenüber dem weltweit verwendeten Zement Polymethyl-Methacrylat (PMMA) bietet Cortoss® den Vorteil einer schnelleren Aushärtung. Außerdem werden bei Verwendung von Cortoss® sowohl die maximale exotherme Temperatur als auch die Dauer exothermer Temperaturspitzen im Vergleich zu PMMA deutlich reduziert, was die Entstehung von Gewebenekrosen minimiert. Die bioaktiven Eigenschaften der Glaskeramikpartikel fördern durch Ionentransfer die Anlagerung von Calciumphosphat und Knochen. Die hydrophile Oberfläche gewährleistet ein optimiertes Einpassen und Verankern mit dem Spenderknochen, wodurch eine mechanisch stabile Keramik-Knochen-Verbindung hergestellt wird. Histologische Untersuchungen konnten zeigen, dass bioaktive Glaskeramik in direkter Verbindung mit dem Knochen steht, während bei Verwendung von PMMA eine bindegewebige Abkapselung erfolgt. Indikationen für die Anwendung von Knochenersatzstoffen auf Basis einer bioaktiven Glaskeramik sind Vertebroplastie, vertebrale Augmentation, Augmentation von Schrauben in osteoporotischem Knochen und Ausgleich kortikaler Defekte [44, 45].

3 Neue Erkenntnisse zu rekombinanten Wachstumsfaktoren am Beispiel von BMP-7

Bone morphogenic proteins (BMP's) steuern die Schlüsselfunktionen bei der Knochenneubildung. Bisher wurden über 16 verschiedene BMP's identifiziert, die jeweils eine unterschiedliche osteogene Aktivität aufweisen [46, 47]. Sowohl in tierexperimentellen Modellen, als auch in klinischen Studien weitgehend am besten untersucht ist das rekombinante humane Protein BMP-7 (rhBMP-7), welches auch als „osteogenic protein-1" bezeichnet wird und kommerziell erhältlich ist (OP-1®; Stryker, Duisburg). Dieses Protein ist in der Lage, mesechchymale Osteoprogenitorzellen in osteoblastische Vorläuferzellen zu differenzieren und ist vor allem an der terminalen Differenzierung zu reifen Osteoblasten beteiligt [47, 48]. Am Tiermodell mit nicht-humanen Primaten konnte nach Applikation von rhBMP-7 bei segmentalen knöchernen Defekten des Ulnaschaftes eine deutlich verbesserte knöcherne Konsolidierung im Vergleich zur unbehandelten oder mit autologer Spongiosaplastik behandelten Kontrollgruppe demonstriert werden [49]. Am Beispiel der transpedikulären lumbalen Spondylodese bei Schafen konnte gezeigt werden, dass es bei Verwendung von synthetischem Knochenersatzstoff (Hydroxylapatit) in Kombination mit BMP-7 zu einer signifikant höheren knöchernen Fusionsrate kam, als mit Hydroxylapatit oder autologem Knochenspan alleine [50]. Auch am Modell der Distraktionsosteogenese [51] und am Frakturmodell mit vollständiger Devastierung des Frakturareals [52] wurde durch rhBMP-7 im Vergleich zur Kontrollgruppe eine signifikant vermehrte Knochenneubildung bzw. verbesserte Frakturheilung erzielt. Im Rahmen klinischer Studien wurde der Einfluss von rhBMP-7 auf das postoperative Ergebnis nach posterolateraler lumbaler Fusion untersucht [53, 54]. Johnsson et

al. konnten anhand radiomorphologischer und radiostereometrischer Erhebungen zeigen, dass sich zwischen rhBMP-7-Implantaten und autologen Knochentransplantaten kein signifikanter Unterschied ergab [53]. Unerwünschte Nebenwirkungen und Komplikationen durch die Verwendung von rhBMP-7 wurden nicht beschrieben. Allerdings ist bei der Knochenspanentnahme am Beckenkamm mit potenziellen Komplikationen an der Entnahmestelle zu rechnen, wie bereits im Kapitel zu den Knochenersatzstoffen detailliert beschrieben. Ähnliche Ergebnisse wurden durch Vaccaro et al. erbracht [54]. In dieser Behandlungsgruppe wurde im Rahmen einer posterolateraler lumbaler Fusion zu dem autologen Knochentransplantat zusätzlich rhBMP-7 appliziert. Der Vergleich mit einer historischen Kontrolle, bei denen der gleiche Eingriff ohne rhBMP-7 durchgeführt wurde, schränkt die Aussagekraft dieser Pilotstudie jedoch deutlich ein [54]. Eine andere klinische Studie konnte belegen, dass rhBMP-7 nach proximaler Fibula-Osteotomie und segmentaler Resektion zu deutlich vermehrter Knochenneubildung führt als in der Kontrollgruppe [55].

Die Arbeitsgruppe um Friedlaender untersuchte die Wirkung von rhBMP-7 bei Tibiapseudarthrosen [56]. In einer kontrollierten, prospektiven, randomisierten und teilweise geblindeten Studie wurden 124 Patienten über einen Zeitraum von zwei Jahren nachuntersucht. Die operative Revision der Pseudarthrose erfolgte mittels Marknagelosteosynthese und zusätzlicher lokaler Applikation von rhBMP-7 (n = 63) oder autologer Spongiosaplastik (n = 61). Neun Monate postoperativ war kein signifikanter Unterschied zwischen den beiden Gruppen betreffend ossärer Konsolidierung festzustellen [56]. Unerwünschte Nebenwirkungen und Komplikationen durch rhBMP-7 traten nicht auf. Im Gegensatz dazu wurde in der Gruppe mit Spongiosaplastik über eine hohe Morbidität an der Entnahmestelle am Beckenkamm von über 20 % berichtet [56]. In Deutschland ist rhBMP-7 (OP-1) für die Behandlung von Tibiapseudarthrosen zugelassen.

Nach bisherigem Kenntnisstand ist rhBMP-7 für diese Indikation hinsichtlich osteogener Effektivität mit einer autologen Spongiosaplastik vergleichbar. Allerdings wird durch Verwendung von OP-1 die hohe Begleitmorbidität der Spongiosaentnahme vermieden. Demgegenüber müssen die hohen Kosten der rekombinanten humanen Wachstumsfaktoren abgewogen werden.

4   Faktor VIIa als „Adjunct" zur Kontrolle des schweren traumatisch-hämorrhagischen Schocks?

Der akute Tod durch Verbluten stellt mit etwa 40 % nach dem schweren Schädel-Hirn-Trauma die zweithäufigste unfallbedingte Todesursache dar [57, 58]. Die typische Konstellation von Azidose, Hypothermie und Koagulopathie wird auch als „letale Trias" bei Patienten mit traumatisch-hämorrhagischem Schock bezeichnet [59, 60, 70]. Diese Patienten sind Kandidaten für eine chirurgische Blutstillung im Rahmen der „damage control" [59, 67]. Neben einer effektiven und möglich raschen chirurgischen Blutungskontrolle muss eine aggressive Schockbehandlung mit Volumen, Erythrozytenkonzentraten und Gerinnungsfaktoren erfolgen [59, 60]. Trotz Gabe von Konzentraten mit Gerinnungsfaktoren (FFP, PPSB), Fibrinogen und Thrombozyten gelingt es oft nicht, die massive Koagulopathie zu beseitigen. Zudem ist inzwischen erwiesen, dass Bluttransfusionen extrem gefährlich für Traumapatienten sind, indem sie als unabhängiger Risikofaktor die posttraumatische Infektionsrate und das Risiko eines Multiorganversagens im weiteren Verlauf signifikant begünstigen [61, 62]. Entgegen historischer Ansichten haben neuere Erkenntnisse belegt, dass der extrinsische Weg der Koagulationskaskade von entscheidender Bedeutung für die Blutstillung ist [58]. Die extrinsische Gerinnungskaskade wird über Faktor VII und den Gewebefaktor („tissue factor", TF) initiiert. Der aktivierte Faktor VIIa führt zur Aktivierung des Faktor X und in der Folge zur Produktion von Thrombin [63]. Der rekombinante humane Faktor VIIa (rFVIIa) ist seit den 1990er zur Behandlung der Hämophilie zugelassen und wird erfolgreich eingesetzt [64]. Daneben wurde wiederholt über eine erfolgreiche „off label" Anwendung des rFVIIa bei akuten chirurgischen Blutungszuständen sowie beim schweren traumatisch-hämorrhagischen Schock berichtet [65, 66].

In einer retrospektiven Studie wurden 29 Patienten mit rFVIIa behandelt und mit einer historischen Kontrollgruppe (n = 79) verglichen [66]. Die Autoren konnten nachweisen, dass durch „low dose" rFVIIa die Anzahl der Blut- und Thrombozytentransfusionen signifikant verringert werden konnte [66]. Weiterhin wurde festgestellt, dass die überlebenden Patienten in der rFVIIa behandelten Gruppe einen signifikant niedrigeren pH-Wert als Ausgangspunkt hatten als in der Kontrollgruppe. Dies scheint vor dem Hintergrund einer Korrelation zwischen Azidose und hoher Mortalität erwähnenswert [67], wenngleich anhand von In-vitro-Untersuchungen demonstriert werden konnte, dass rFVIIa in der Reversion der Azidose keinen bedeutenden direkten Effekt aufweist [68]. Sowohl die Anzahl verabreichter Gerinnungskonzentrate als auch die posttraumatische Sterblichkeit waren in beiden Gruppen ohne signifikanten Unterschied [66]. Ebenso ergab sich kein Unterschied hinsichtlich thromboembolischer oder infektiöser Komplikationen [66]. Die Ergebnisse der ersten beiden multizentrischen, prospektiv randomisierten Doppelblindstudien zur Anwendung von rFVIIa (NovoSeven®, Fa. NovoNordisk) bei Traumapatienten wurden kürzlich publiziert [69]. Hierbei schloss je ein Studienarm Patienten mit stumpfem Trauma (n = 143) bzw. mit penetrierenden Verletzungen (n = 134) ein. Die Applikation von rFVIIa zur Blutungskontrolle bei stumpfen Verletzungen zeigte im Vergleich zur Plazebogruppe eine signifikante Reduktion der Zahl transfundierter Blutkonserven [69]. Außerdem war die Notwendigkeit von Massivtransfusionen, d.h. die Gabe von mehr als 20 Erythrozytenkonzentraten, durch rFVIIa signifikant reduziert. Im Gegensatz zu diesen erfolgversprechenden Daten bei Patienten mit stumpfem Trauma waren die Endpunkte der Studie bei Patienten mit penetrierenden Verletzungen durch rFVIIa nicht signifikant beeinflusst [69]. In beiden Studienarmen zeigte sich ein Trend zu einer geringeren posttraumatischen Sterblichkeit sowie zu einer geringeren Anzahl schwerwiegender, traumainduzierter Komplikationen [69]. Zusammenfassend lässt sich erkennen, dass rFVIIa bei pathologischer Gerinnungssituation, wie sie im Rahmen des schweren traumatisch-hämorrhagischen Schocks besteht, regulierend eingreift und so möglicherweise der „letalen Trias" Koagulopathie, Hypothermie und Azidose entgegenwirkt [58, 59, 60, 69, 70]. Die Anzahl verabreichter Bluttransfusionen wird durch rVFIIa signifikant reduziert. Dies ist insofern von entscheidender klinischer Bedeutung, als dass Bluttransfusionen einen unabhängigen Risikofaktor für die Entstehung des posttraumatischen Multiorganversagens darstellen [61, 62].

Derzeit ist in den USA und in Europa je eine multizentrische prospektiv randomisierte Doppelblindstudie angelaufen, die konklusiven Aufschluss über den Nutzen von rFVIIa bei Patienten im schweren traumatisch-hämorrhagischen Schock bringen soll, insbesondere auch in Bezug auf die posttraumatische Mortalität.

5 Neue Generation lokaler Hämostatika für diffuse traumatische Blutungen

Seit vielen Jahren werden Fibrinkleber als zusätzliches Mittel zu den konventionellen Methoden der Blutstillung mit Erfolg zur lokalen Blutungskontrolle eingesetzt [78]. Das Konzept beruht auf der lokalen Applikation konzentrierter Plasmaderivate der terminalen Gerinnungskaskade [78]. Die ersten kommerziellen Fibrinkleber wurden Ende der 1980er in der Herzchirurgie routinemäßig eingesetzt [72, 85]. Seither haben Fibrinkleber wegen ihrer Vorteile einer verbesserten lokalen Hämostase, eines reduzierten intraoperativen Blutverlustes und kürzerer Operationszeiten weite Verbreitung in der Chirurgie und Endoskopie gefunden [76]. Gebräuchliche Anwendungsformen von Fibrinkleber sind Sprühflaschen, Spritzen und flexible Katheter für endoskopische Interventionen [76].

In den letzten Jahren hat die Anzahl der kommerziell erhältlichen topischen Hämostatika stark zugenommen. Abgesehen von Fibrinklebern und deren Varianten basieren die meisten dieser Produkte auf Cellulose, Gelatine, Kollagen oder Aldehydkleber (Übersicht in: [82]). Floseal™ repräsentiert eine topische Substanz der „neuen Generation", die auf dem Konzept der Matrixfusion beruht [82]. Hierbei wird kurz vor klinischem Gebrauch die Rindergelatinematrix mit topischer Thrombinlösung vermischt [82]. Beide Komponenten von Floseal™ gewährleisten eine effektive Hämostase. Darüber hinaus konnte ein synergistischer Effekt auf die lokale Hämostase durch Interaktion der zwei Komponenten gezeigt werden [82]. Hervorzuheben ist, dass der hämostatische Effekt von Floseal™ nicht von der Präsenz funktionsfähiger Plättchen oder Gerinnungsfaktoren, außer von Fibrinogen, abhängt [82].

Basierend auf positiven Sicherheits- und Effektivitätsdaten multizentrischer prospektiv randomisierter klinischer Studien, wurde Floseal™ vor kurzem von der FDA für den klinischen Gebrauch in den USA zugelassen [81–83]. In diesen Studien wurden Patienten, die sich einem Herz-/Gefäß- oder Wirbelsäulenchirurgischen Eingriff unterzogen, zur adjunktiven topischen Blutungskontrolle mit Floseal™ gegen eine herkömmliche thrombinbasierte Gelatine (Gelfoam®) randomisiert [81–83]. In diesen Studien wurde von einem positiven

Ergebnis ausgegangen, wenn das topische Hämostatikum die Blutung innerhalb von 10 Minuten stoppte. Während herzchirurgischer Eingriffe war Floseal™ hinsichtlich der lokalen Blutstillung innerhalb von zehn Minuten signifikant effektiver als die Kontrollsubstanz (94 % vs. 60 % der Patienten, P < 0,001) [81]. Ähnliche Ergebnisse zeigten sich für die korrespondierende Patientengruppe, die sich einem wirbelsäulenchirurgischen Eingriff unterzog [83]. Eine signifikante Blutungskontrolle konnte mit Floseal™ im Vergleich zur Kontrolle bereits nach drei Minuten erreicht werden (97 % vs. 71 % der Patienten, P < 0,0001) [83].

Eine kürzlich publizierte experimentelle Studie am Schweinemodell der Nephrektomie zeigte, dass die Kombination von Floseal™ und Fibrinkleber eine bessere Blutungskontrolle nach intraoperativer Gefäßverletzung bot als Fibrinkleber alleine [77]. Dies konnte in klinischen Studien an Patienten, die sich einer gefäßchirurgischen Operation unterzogen, bestätigt werden. Floseal™ führte hier schneller und effektiver zur Hämostase als ein thrombinbasiertes Gelatine-Hämostatikum [84, 89]. Beeindruckende Daten aus einer prospektiven randomisierten Studie an Patienten mit Epistaxis demonstrierten, dass Floseal™ effektiver und sicherer zur Blutungskontrolle eingesetzt werden konnte als konventionelle Maßnahmen, wie Nasentamponaden [79]. Andererseits muss auf dem Gebiet der endoskopischen Sinuschirurgie in Betracht gezogen werden, dass negative Langzeitfolgen, wie vermehrte lokale Adhäsionen und Entstehung von Narbengewebe, auftreten können [73, 74].

Polyethylen-glykolbasierte synthetische Kleber stellen eine weitere Klasse topischer Hämostatika der neuen Generation dar. Diese haben gegenüber den oben genannten Hämostatika den Vorteil, keine infektiösen Erkrankungen wie die spongiforme Enzephalitis zu übertragen und keine Antigenität hervorzurufen [87]. Synthetische Zweikomponentenkleber wie z.B. Focalseal™ werden nach erfolgter Vermischung unter dem Einfluss polarisierten Lichts einer Xenon-Lichtquelle polymerisiert [87]. Weitere synthetische Kleber der neuen Generation sind aus Albumin und Glutaraldehyd zusammengesetzt [75] oder werden als Hydrogele in sprühbarer Form angeboten [71]. Diese neuen synthetischen Hämostyptika haben sich sowohl im experimentellen Modell, als auch in klinischen Studien auf dem Gebiet der Herzchirurgie als effizient erwiesen [71, 87]. Weiterhin wurden der topischen synthetischen Glykosaminoglykan-Polymerfaser, auch als poly-N-acetyl-Glukosamin (p-Glc-NAc) bezeichnet, kürzlich vielversprechende Ergebnisse bei der Blutungskontrolle attestiert [88]. In einer doppelblind randomisierten prospektiven Studie konnte belegt werden, dass die lokale Applikation von p-Glc-NAc eine verbesserte Hämostase an der Punktionsstelle nach Herzkatheteruntersuchung ergab [80]. Außerdem wurde am Modell einer Milzblutung belegt, dass p-Glc-NAc eine bessere Hämostase gewährleistet als Fibrinkleber [86].

Basierend auf der vielversprechenden Datenlage, die überwiegend aus prospektiven randomisierten klinischen Studien hervorgeht, lässt sich zusammenfassen, dass topische Hämostatika der „neuen Generation", wie Floseal™ oder synthetische Substanzen, als Mittel der ersten Wahl zur adjunktiven lokalen Blutstillung eingesetzt werden sollten, wenn konventionelle Maßnahmen der Blutstillung versagen.

Literatur

[1]   Mosheiff R, Safran O, Segal D et al.: The unreamed tibial nail in the treatment of distal metaphyseal fractures. Injury 30 (1999) 83–90. [EBM III]

[2]   Fang CY, Chiang CC, Chuang TY et al.: Interlocking nails for displaced metaphyseal fractures of the distal tibia. Injury 36 (2005) 669–674. [EBM IIb]

[3]   Freedman EL, Johnson EE: Radiographic analysis of tibial fracture malalignment following intramedullary nailing. Clin Orthop Relat Res 315 (1995) 25–33. [EBM III]

[4]   Laflamme GY, Heimlich D, Stephen D et al.: Proximal tibial fracture stability with intramedullary nail fixation using oblique interlocking

screws. J Orthop Trauma 17 (2003) 496–502. [EBM IIb]

[5] Laminger KA: Die minimal invasive Osteosynthese proximaler Humerusfrakturen mit dem Wendeldraht. Operat Orthop Traumatol 16 (2004) 253–272. [EBM III]

[6] Wachtl SW, Marti CB, Hoogewoud HM et al.: Treatment of proximal humerus fracture using multiple intramedullary flexible nails. Arch Orthop Trauma Surg 120 (2000) 171–175. [EBM III]

[7] Gorschewsky O, Puetz A, Klakow A et al.: The treatment of proximal humeral fractures with intramedullary titanium helix wire by 97 patients. Arch Orthop Trauma Surg 125 (2005) 670–675. [EBM IIb]

[8] Raissadat K, Struben PJ, van Loon CJM: Helix wire osteosynthesis for proximal humeral fractures: unacceptable non-union rate in two- and three-part fractures. Arch Orthop Trauma Surg 124 (2004) 166–168. [EBM III]

[9] Mittelmeier TWF, Stedtfeld HW, Ewert A et al.: Stabilization of proximal humeral fractures with an angular and sliding stable antegrade locking nail (Targon PH). J Bone Joint Surg Am 85 (2003) 136–146. [EBM IIb]

[10] Mathews J, Lobenhoffer P: Ergebnisse der Versorgung instabiler Oberarmkopffrakturen bei geriatrischen Patienten mit einem neuen winkelstabilen antegraden Marknagelsystem. Unfallchirurg 107 (2004): 372–380. [EBM III]

[11] Stedtfeld HW, Attmannspacher W, Thaler K et al.: Fixation of humeral head fractures with antegrade intramedullary nailing. Zentralbl Chir 128 (2003) 6–11. [EBM IIb]

[12] Qidwai SA: Treatment of proximal humeral fractures by intramedullary Kirschner wires. J Trauma 50 (2001) 1090–1095. [EBM III]

[13] Kostler W, Strohm PC, Südkamp NP: Die proximale Humerusfraktur im hohen Lebensalter. Chirurg 74 (2003): 985–989. [EBM IV]

[14] Lill H, Hepp P, Rose T et al.: Die winkelstabile Plattenosteosynthese (LPHP) proximaler Humerusfrakturen über den kleinen anterolateralen Delta-Splitting-Zugang – Technik und erste Ergebnisse. Zentralbl Chir 129 (2004) 43–48. [EBM IIb]

[15] Voigt C, Lill H: Winkelstabile Plattenosteosynthese proximaler Humerusfrakturen. Trauma Berufskrankh 7 Suppl (2005) 10–14. [EBM IIb]

[16] Frankenhauser F, Boldin C, Schippinger G et al.: A new locking plate for unstable fractures of the proximal humerus. Clin Orthop Relat Res 430 (2005) 176–181. [EBM IIb]

[17] Zyto K, Ahrengart L, Sperber A et al.: Treatment of displaced proximal humeral fractures in elderly patients. J Bone Joint Surg Br 79 (1997) 412–418. [EBM Ib]

[18] Lill H, Hepp P, Korner J et al.: Proximal humeral fractures: how stiff should an implant be? Arch Orthop Trauma Surg 123 (2003) 74–81. [EBM IV]

[19] Hessmann MH, Sternstein W, Krummenauer F et al.: Osteosynthese von Oberarmkopffrakturen. Chirurg 75 (2004) 167–174. [EBM IIa]

[20] Hessmann MH, Hansen WS, Krummenauer F et al.: Locked plate fixation and intramedullary nailing for proximal humerus fractures: a biomechanical evaluation. J Trauma 58 (2005) 1194–1201. [EBM IIa]

[21] Hessmann MH, Sternstein W, Krummenauer F et al.: Internal fixation of proximal humeral fractures. Chirurg 76 (2005) 167–174. [EBM IV]

[22] Jäger M, Westhoff B, Wild A et al.: Knochenspanentnahme am Becken. Orthopäde 34 (2005) 976–994. [EBM Ia]

[23] Gamradt SC, Lieberman JR: Bone graft for revision hip arthroplasty: biology and future applications. Clin Orthop Relat Res 417 (2003): 183–194. [EBM IV]

[24] Marchesi DG: Spinal fusions: bone and bone substitutes. Eur Spine J 9 (2000) 372–378. [EBM IV]

[25] Arrington ED, Smith WJ, Chambers HG, Bucknell AL, Davino NA. Complications of iliac crest bone graft harvesting. Clin Orthop 329 (1996) 300–309. [EBM III]

[26] Banwart JC, Asher MA, Hassanein RS. Iliac crest bone graft harvest donor site morbidity: a statistical evaluation. Spine 20 (1995) 1055–1060. [EBM III]

[27] Dutting A, Thomas W, Lorenz H, Holst A: Komplikationen nach autologer Knochentransplantation am Entnahmeort. Z Orthop Ihre Grenzgeb 126 (1988) 44–47. [EBM III]

[28] Fowler BL, Dall BE, Rowe DE: Complications associated with harvesting autogenous bone graft. Am J Orthop 24 (1995) 895–903. [EBM IV]

[29] Khan SN, Cammisa FP, Sandhu HS et al.: The biology of bone grafting. J Am Acad Orthop Surg 13 (2005) 77–86. [EBM IV]

[30] Cypher TJ, Grossman JP: Biological principles of bone graft healing. J Foot Ankle Surg 35 (1996) 413–417. [EBM IV]

[31] Galea G, Kearney JN: Clinical effectiveness of processed and unprocessed bone. Transfusion Medicine 15 (2005) 165–174. [EBM IV]

[32] Palmer SH, Gibbons CL, Athanasou NA: The pathology of bone allograft. J Bone Joint Surg Br 81 (1999) 333–335. [EBM III]

[33] Simonds RJ, Holmberg SD, Hurwitz RL: Transmission of human immunodeficiency virus type I from a seronegative organ and tissue donor. N Engl J Med 326 (1992) 726–732. [EBM III]

[34] Conrad EU, Gretch DR, Obermeyer KR et al.: Transmission of the hepatitis-C virus by tissue transplantation. J Bone Joint Surg Am 77 (1995) 214–224. [EBM III]

[35] Zambonin G, Grano M: Biomaterials in orthopaedic surgery: effects of different hydroxyapatites and demineralized bone matrix on proliferation rate and bone matrix synthesis by human osteoblasts. Biomaterilas 16 (1995) 397–402. [EBM IV]

[36] Bolder SB, Verdonschot N, Schreurs BW et al.: Acetabular defect reconstruction with impacted morsellized bone grafts or TCP/HA particles: a study on the mechanical stability of cemented cups in an artificial acetabulum model. Biomaterials 23 (2002) 659–666. [EBM IV]

[37] Giannoudis PV, Dinopoulos H, Tsiridis E: Bone substitutes: An update. Injury 365 (2005) 20–27. [EBM IV]

[38] Jubel A, Andermahr J, Mairhofer J et al.: Use of injectable cement SRS Norian for tibial plateau fractures. Results of a prospective 30-month follow-up study. Orthopaede 33 (2004) 919–927. [EBM IIb]

[39] Horstmann WG, Verheyen CC, Leemans R: An injectable calcium phophate cement as a bone-graft substitute in the treatment of displaced lateral tibial fractures. Injury 34 (2003) 141–144. [EBM III]

[40] van Haaren EH, Smit TH, Phipps K et al.: Tricalcium-phosphate and hydroxyapatite bone-graft extender for use in impaction grafting revision surgery. J Bone Joint Surg Br 87 (2005) 267–271. [EBM IV].

[41] Verdonschot N, van Hal CT, Schreurs BW et al.: Time-dependend mechanical properties of HA/TCP particles in relation to morsellized bone grafts for use in impaction grafting. J Biomed Mater Res 58 (2001) 599–604 [EBM IV].

[42] Gazdag AR, Lane JM, Glaser D et al.: Alternatives to autogenous bone graft: efficacy and indications. J Am Acad Orthop Surg 3 (1995) 1–8. [EBM IV]

[43] Resnick DK: Vitoss Bone Substitute. Neurosurgery 50 (2002) 1162–1164. [EBM IV]

[44] Erbe EM, Clineff TD, Gualtieri G: Comparison of new bisphenol-a-glycidyl dimethylacrelate-based cortical bone void filler with polymethyl methacrylate. Eur Spine J 10 Suppl. (2001) 147–152. [EBM IV]

[45] Palussiere J, Berge J, Gangi A et al.: Clinical results of an open randomized study of a-bis-GMA composite in percutaneous vertebral augmentation. Eur Spine J 14 (2005) 982–991. [EBM IIb]

[46] Dimitriou R, Giannoudis PV: Discovery and development of BMPs. Injury 365 (2005) 28–33. [EBM IV]

[47] Cheng H, Jiang W, Phillips FM et al.: Osteogenic activity of the fourteen types of human bone morphogenic preteins (BMPs). J Bone Joint Surg Am 85 (2003) 1544–1552. [EBM IV]

[48] Asahina I, Sampath Tk, Nishimura I et al.: Human osteogenic protein-1 induces both chondroblastic and osteoblastic differentiation of osteoprogenitor cells derived from newborn rat calvaria. J Cell Biol 123 (1993) 921–933. [EBM IV]

[49] Cook SD, Wolfe MW, Salkeld SL et al.: Effect of recombinant human osteogenic protein-1 on healing of segmental defects in non-human primates. J Bone Joint Surg Am 77 (1995) 734–750. [EBM IV]

[50] Blattert TR, Delling G, Dalal PS et al.: Successful transpedicular lumbar interbody fusion by means of a composite of osteogenic protein-1 (rhBMP-7) and hydroxyapatite carrier: a comparison with autograft and hydroxyapatite in the sheep spine. Spine 27 (2002) 2697–2705. [EBM IIa]

[51] Mizumoto Y, Moseley T, Drews M et al.: Acceleration of regenerate ossification during distraction osteogenesis with recombinant human bone morphogenic protein-1. J Bone Joint Surg Am 85 (2003) 151–158. [EBM IV]

[52] Makino T, Hak DJ, Hazelwood SJ et al.: Prevention of atrophic non-union development by recombinant human bone morphogenic protein-7. J Orthop Res 23 (2005) 632–638. [EBM IV]

[53] Johnsson R, Stromqvist B, Aspenberg P: Randomized radiostereometric study comparing osteogenic protein-1 (BMP-7) and autograft bone in human noninstrumented posterolateral fusion: 2002 Volvo Award in clinical studies. Spine 27 (2002) 2654–2661. [EBM Ib]

[54] Vaccaro AR, Patel T, Fischgrund J et al.: A pilot safety and efficiacy study of OP-1 putty (rhBMP-7) as an adjunct to iliac crest autograft in posterolateral lumbar fusions. Eur Spine J 12 (2003) 495–500. [EBM IIb]

[55] Geesink RG, Hoefnagels NH, Bustra SK: Osteogenic activity of OP-1 bone morphogenic protein (BMP-7) in a human fibular defect. J Bone Joint Surg Br 81 (1999) 710–718. [EBM 1b]

[56] Friedlaender GE, Perry CR, Cole JD et al.: Osteogenic protein-1 (bone morphogenic protein-7) in the treatment of tibial nonunions. J Bone Joint Surg Am 83 Suppl. (2001) 151–158. [EBM Ib]

[57] Stein DM, Dutton RP: Uses of recombinant factor VIIa in trauma. Curr Opin Crit Care 10 (2004) 520–528. [EBM IV]

[58] Spahn DR, Rossaint R: Coagulopathy and blood component transfusion in trauma. Br J Anaesth 95 (2005) 130–139. [EBM IV]

[59] Stahel PF, Heyde CE, Ertel W: Current concepts of polytrauma management. Eur J Trauma, 31 (2005) 200–211. [EBM IV]

[60] Lynn M, Jeroukhimov I, Klein Y et al.: Updates in the management of severe coagulopathy in trauma patients. Intensive Care Med 28 (2002) 241–247. [EBM IV]

[61] Croce MA, Claridge JA, Fabian TC: Transfusions result in pulmonary morbidity and death after a moderate degree of injury. J Trauma 59 (2005) 19–24. [EBM IIb]

[62] Moore FA, McKinley BA, Moore EE: The next generation in shock resuscitation. Lancet 363 (2004) 1988–1996. [EBM IV]

[63] Monroe DM, Hoffmann M, Oliver JA et al.: Platelet activity of high-dose factor VIIa is dependent of tissue factor. Br J Haematol 99 (1997) 542–547. [EBM IV]

[64] Hedner U: Factor VIIa in the treatment of haemophilia. Blood Coagul Fibrinolysis 1 (1990) 145–151. [EBM IV]

[65] Khan AZ, Parry JM, Crowley WF et al.: Recombinant factor VIIa for the treatment of severe postoperative and traumatic hemorrhage. Am J Surg 189 (2005) 331–334. [EBM III]

[66] Harrison TD, Laskosky J, Jazaeri O et al.: „Low dose" recombinant activated factor VII results in less blood and blood product use in traumatic hemorrhage. J Trauma 59 (2005) 150–154. [EBM IIa]

[67] Asensio JA, McDuffie L, Petone P et al.: Reliable variables in the exsanguinated patient which indicate damage control and predict outcome. Am J Surg 182 (2001) 743–751. [EBM III]

[68] Meng ZH, Wolberg AS, Monroe DM III et al.: The effect of temperature and pH on the activitiy of factor VIIa: implications for the efficacy of high-dose factor VIIa in hypothermic and acidotic patients. J Trauma 55 (2003) 886–891. [EBM IIb]

[69] Boffard KD, Riou B, Warren B et al.: Recombinant factor VIIa as adjunctive therapy for bleeding control in severly injured trauma patients: two parallel randomized, placebo-controlled, double-blind clinical trails. J Trauma 59 (2005) 8–18. [EBM Ib]

[70] Gubler KD, Gentilello LM, Hassantash SA et al.: The impact of hypothermia on dilutional coagulopathy. J Trauma 36 (2004) 847–851. [EBM IIb]

[71] Bennett SL, Melanson DA, Torchiana DF et al.: Next-generation hydrogel films as tissue sealants and adhesion barriers. J Card Surg 18 (2003) 494–499. [EBM IV]

[72] Borst HG, Haverich A, Walterbusch G et al.: Fibrin adhesive: an important hemostatic adjunct in cardiovascular operations. J Thorac Cardiovasc Surg 84 (1982) 548–553. [EBM IV]

[73] Chandra RK, Conley DB, Haines GK 3rd et al.: Long-term effects of FloSeal packing after endoscopic sinus surgery. Am J Rhinol 19 (2005) 240–243. [EBM IIb]

[74] Chandra RK, Conley DB, Kern RC: The effect of FloSeal on mucosal healing after endoscopic sinus surgery: a comparison with thrombin-soaked gelatin foam. Am J Rhinol 17 (2003), 51–55. [EBM III]

[75] Chao HH Torchiana DF: BioGlue: albumin/glutaraldehyde sealant in cardiac surgery. J Card Surg 18 (2003) 500–503. [EBM IV]

[76] Dunn CJ, Goa KL: Fibrin sealant: a review of its use in surgery and endoscopy. Drugs 58 (1999) 863–886. [EBM IV]

[77] L'Esperance JO, Sung JC, Marguet CG et al: Controlled survival study of the effects of Tisseel or a combination of FloSeal and Tisseel on major vascular injury and major collecting-system injury during partial nephrectomy in a porcine model. J Endourol 19 (2005) 1114–1121. [EBM IV]

[78] MacGillivray TE: Fibrin sealants and glues. J Card Surg 18 (2003) 480–485. [EBM IV]

[79] Mathiasen RA, Cruz RM: Prospective, randomized, controlled clinical trial of a novel matrix hemostatic sealant in patients with acute anterior epistaxis. Laryngoscope 115 (2005) 899–902. [EBM Ib]

[80] Najjar SF, Healey NA, Healey CM, McGarry T, Khan B, Thatte HS, Khuri SF: Evaluation of poly-N-acetyl glucosamine as a hemostatic agent in patients undergoing cardiac catheterization: a double-blind, randomized study. J Trauma 57 (2004) 38–41. [EBM Ib]

[81] Oz MC, Cosgrove DM 3rd, Badduke BR, Hill JD, Flannery MR, Palumbo R, Topic N: Controlled clinical trial of a novel hemostatic agent in cardiac surgery. The Fusion Matrix Study Group. Ann Thorac Surg 69 (2000) 1376-1382. [EBM Ib]

[82] Oz MC, Rondinone JF, Shargill NS: FloSeal Matrix: new generation topical hemostatic sealant. J Card Surg 18 (2003) 486–493. [EBM Ia]

[83] Renkens KL Jr, Payner T D, Leipzig TJ, Feuer H, Morone MA, Koers JM, Lawson KJ, Lentz R, Shuey H Jr, Conaway GL et al.: A multicenter, prospective, randomized trial evaluating a new hemostatic agent for spinal surgery. Spine 26 (2001) 1645–1650. [EBM Ib]

[84] Reuthebuch O, Lachat ML, Vogt P, Schurr U, Turina M: FloSeal: a new hemostyptic agent in peripheral vascular surgery. Vasa 29 (2000) 204–206. [EBM IV]

[85] Rousou JA, Engelman RM, Breyer RH: Fibrin glue: an effective hemostatic agent for nonsuturable intraoperative bleeding. Ann Thorac Surg 38 (1984) 409-410. [EBM VI]

[86] Schwaitzberg SD, Chan MW, Cole DJ, Read M, Nichols T, Bellinger D, Connolly RJ: Comparison of poly-N-acetyl glucosamine with commercially available topical hemostats for achieving hemostasis in coagulopathic models of splenic hemorrhage. J Trauma 57 (2004) 29–32. [EBM IV]

[87] Torchiana DF: Polyethylene glycol based synthetic sealants: potential uses in cardiac surgery. J Card Surg 18 (2003) 504–506. [EBM IV]

[88] Vournakis JN, Demcheva M, Whitson A, Guirca R, Pariser ER: Isolation, purification, and characterization of poly-N-acetyl glucosamine use as a hemostatic agent. J Trauma 57 (2004) 2–6. [EBM IV]

[89] Weaver FA, Hood DB, Zatina M, Messina L, Badduke B: Gelatin-thrombin-based hemostatic sealant for intraoperative bleeding in vascular surgery. Ann Vasc Surg 16 (2002) 286–293. [EBM Ib]

XIII Was gibt es Neues in der endokrinen Chirurgie?

T.J. Musholt und P.B. Musholt

1 Schilddrüse

1.1 Diagnostik von Schilddrüsentumoren

1.1.1 Dünnschicht-Zytologie nach Feinnadelaspiration

Die Dignitätsbestimmung von Knoten der Schilddrüse ist für die Wahl der optimalen therapeutischen Option entscheidend. Trotz großer Anstrengungen auf dem Gebiet der Feinnadelaspirationszytologie bleibt dieses Diagnoseverfahren in hohem Maße von der Expertise des Punkteurs sowie des beurteilenden Zytologen abhängig. Entsprechend wird die Methode nicht generell in der Abklärung von Schilddrüsenerkrankungen angewandt, so dass weiterhin ein erheblicher Anteil der Schilddrüsenmalignome erst intra- bzw. postoperativ diagnostiziert wird. Zur Verbesserung der Differenzierung maligner und benigner Schilddrüsenerkrankungen mittels Feinnadelaspirationszytologie wurde bereits Anfang der 1990er-Jahre die Dünnschichtzytologie vorgestellt [1], welche nun auch zur Beurteilung von Feinnadelaspiraten der Schilddrüse eingesetzt wird. Rossi et al. untersuchten die Aussagekraft der Immunhistochemie zur Beurteilung von konventionellen Zytologien und Dünnschichtzytologien aus Feinnadelaspiraten follikulärer Neoplasien unter Verwendung von Antikörpern gegen HBME-1, Galectin-3 und RET sowie mittels einer Beurteilung der Kernpleomorphie der Zellen. Durch die genannten Verfahren wurde eine Spezifität von 75 bzw. 89 % erreicht. Die Dünnschicht-Zytologie führte zu einer Erhöhung der Zellularität und somit der Auswertbarkeit von Feinnadelaspirations-Punktionen (FNABs). Immunhistochemische Verfahren, welche für die Diagnose entscheidend sein können, lassen sich in den angereicherten Dünnschicht-Zytologien günstiger einsetzen [2].

1.1.2 Molekularbiologische Analysen zur Dignitätsbestimmung

Dennoch bleibt die zytologische Beurteilung von FNABs ein subjektives Untersuchungsverfahren mit individuellen Fehlermöglichkeiten. Eine objektivere Methode der Auswertung stellt unter Umständen eine molekulargenetische Charakterisierung des mittels Feinnadelaspiration gewonnenen Materiales dar. Eine Vielzahl von Arbeitsgruppen führt aus diesem Grunde Gen-Expressionsanalysen durch zur Identifizierung von Genen oder Genprodukten, welche konstante und reproduzierbare Expressionsunterschiede (Herauf- oder Herabregulierung) zwischen benignem und malignem Schilddrüsengewebe aufweisen. Durch die Analyse einer geeigneten Kombination von Genen erhofft man sich eine deutlich verbesserte diagnostische Sicherheit. Jarzab et al. analysierten zur nahezu 100 %igen Differenzierung von normalem Schilddrüsengewebe und papillären Karzinomen (PTC, papillary thyroid carcinoma) die kombinierten Expressionsmuster von 19 Genen [3]. Hamada et al. zeigten, dass sich allein mittels der Überexpression von SFT-PB (surfactant, pulmonary-associated protein B) und der verminderten Expression von trefoil factor 3 (TFF3) mit einer Sensitivität von

88,9 % bei einer Spezifität von 96,7 % das PTC von normalem Schilddrüsengewebe unterscheiden lässt [4]. Die kombinierte Expressionsanalyse von cyclin D2 (CCND2), protein convertase 2 (PCSK2) und prostate differentiation factor (PLAB) erlaubte eine Differenzierung von follikulären Adenomen und follikulären Karzinomen (follicular thyroid carcinoma, FTC) der Schilddrüse mit einer Sensitivität von 100 % bei einer Spezifität von 94,7 % [5]. Durch eine Kombination von sechs Genen (kit, Hs.296031, Hs.24183, LSM7, SYNGR2, C21orf4) waren Rosen et al. in der Lage, maligne Tumoren (PTC sowie überwiegend follikulär differenzierte PTC) und benigne Tumoren (follikuläre Adenome) zu differenzieren [6]. Die Anwendung validierter und standardisierter molekulargenetischer Analysen zur Beurteilung von Feinnadelpunktaten der Schilddrüse in der klinischen Routine erscheint somit in nicht allzu ferner Zukunft möglich.

1.1.3 Molekularbiologische Analysen in der Tumornachsorge

Zur Verlaufskontrolle im Rahmen der Tumornachsorge nach Resektion differenzierter Schilddrüsenkarzinome ist bisher die Bestimmung des Thyreoglobulins (TG) im Serum entscheidend. Dagegen hat sich die Bestimmung der mRNA-Expression des TG-Gens in peripherem Blut zur Erreichung einer höheren Sensitivität aufgrund illegitimer Transkription des Gens in Leukozyten als nicht sinnvoll erwiesen. Alternativ könnte die Analyse von oncofetalem Fibronectin (onfFN) die diagnostische Nachsorge von Schilddrüsenkarzinom-Patienten verbessern [7]. Hesse et al. konnten nachweisen, dass onfFN mRNA in 78 % der FTCs und 98 % der PTCs exprimiert wird, während Zellen des peripheren Blutes keine Expression aufweisen. Damit eignet sich das Gen als Marker zur Diagnose persistierender oder rezidivierender Tumore, welche die Fähigkeit zur TG-Produktion bereits verloren haben und sich bildgebend (noch) nicht darstellen lassen.

1.2 Chirurgisches Vorgehen

1.2.1 Koagulationstechniken

Die Chirurgie der Schilddrüse erhielt neue Impulse durch die Verwendung innovativer Koagulationsmethoden zur intraoperativen Blutstillung. Miccoli et al. [8] und Siperstein et al. [9] berichteten bereits 2002 über die Verwendung des Ultraschallskalpells (UltraCision®, Harmonic Scalpel®) im Rahmen der minimalinvasiven und offenen Schilddrüsenchirurgie. Als wesentlicher Vorteil wurde eine Verkürzung der Operationszeit von bis zu 30 Minuten im Vergleich zur konventionellen Elektrokoagulation und Ligatur beobachtet. In den vergangenen Jahren hat diese Anwendung größere Verbreitung gefunden [10–12]. Ortega et al. zeigten, dass der Einsatz des Gerätes keine Kostensteigerung beinhaltet [13]. Cordon et al. verglichen in einer prospektiv randomisierten Studie (60 Patienten) die Effektivität des Ultraschallskalpells mit der konventionellen Elektrokoagulation und Ligatur [14]. Die Autoren beobachteten eine signifikant kürzere Operationszeit (20 min) durch den Einsatz des Ultraschallskalpells. Die Zeitersparnis geht hierbei wesentlich auf die geringere Anzahl von Ligaturen zurück, welche bei Verwendung des Ultraschallskalpells im Mittel 1 (0–7) betrug, während im Rahmen der konventionellen Operationstechnik im Mittel 17 (6–28) Ligaturen verwendet wurden.

Als alternatives effektives Instrument wurde ein bipolares Koagulationsgerät (LigaSure®) in die Schilddrüsenchirurgie eingeführt. Kiriakopoulos et al. berichteten bei der Verwendung des bipolaren Koagulationsinstrumentes über keine wesentliche Verkürzung der Operationszeit im Vergleich zu konventionell operierten Patienten, der Einsatz führte jedoch zu einer deutlichen Steigerung der Gesamtkosten pro Operation [15]. Entsprechende Erfahrungen und Ergebnisse wurden von Sandonato et al. publiziert [16], während weitere Autoren eine geringe Reduktion der Operationszeit beschrieben [17–23]. Vorteile der Verwendung dieser innovativen Techniken in der Schilddrüsenchirurgie scheinen somit zumindest für das Ultraschallskalpell nachgewiesen. Allerdings wird sich der wesentliche Nutzen (Zeitersparnis) wohl nur in Abteilungen mit einer hohen Operationsfrequenz positiv auswirken.

1.2.2 Intraoperative und früh-postoperative Parathormon-Bestimmung bei Schilddrüsenresektionen

Der postoperative Hypoparathyreoidismus stellt die häufigste Komplikation nach bilateraler Schilddrüsenresektion dar. Zur frühzeitigen Identifizierung von Patienten, welche nach Schilddrüsenoperation eine Hypokalzämie entwickeln werden, wurde von einigen Autoren die intraoperative und/oder früh-postoperative Bestimmung des intakten Parathormones (PTH) propagiert. Insbesondere die intraoperative PTH-Bestimmung bietet bei deutlich erniedrigten Werten ggf. die Möglichkeit der intraoperativen Korrektur durch eine Autotransplantation von schlecht vaskularisiertem Nebenschilddrüsengewebe, falls eine solche Replantation nicht bereits erfolgt ist [24]. Darüber hinaus können Patienten, welche eine postoperative Calcium- und Vitamin-D-Substitution benötigen, durch die intraoperative [25, 26] oder früh-postoperative [27, 28] Bestimmung des Parathormons identifiziert werden. Insbesondere bei der durch finanzielle Zwänge (DRG-System) heute üblichen frühzeitigen Entlassung auch von Risikopatienten mit potenziell inadäquater Medikation können Sekundärkomplikationen die Folge sein. Die frühzeitige medikamentöse Therapie dieser Patienten führt zu einer größeren Patientenzufriedenheit, einer Verkürzung der Aufenthaltsdauer von Patienten mit passageren Hypokalzämien sowie zu einer Reduktion der Kosten [29, 30]. Diese positiven Ergebnisse der intraoperativen und/oder früh-postoperativen PTH-Bestimmung werden jedoch nicht einheitlich berichtet [31].

1.3 Schilddrüsenkarzinome

1.3.1 TNM-Klassifikation

Weiterhin kontrovers diskutiert wird die Änderung der TNM-Klassifikation (UICC, 5. Auflage 1997 und 6. Auflage 2002) und die u.a. damit verbundene Wertung der kleinen Schilddrüsenkarzinome durch den Einschluss von Primärtumoren mit einem Durchmesser ≤ 2 cm in die pT1-Kategorie (zuvor ≤ 1 cm). Nicht zuletzt aufgrund eindringlicher Proteste internationaler Fachgruppen wurde 2003 im TNM-Supplement das Tumorstadium pT1 in pT1a (Karzinome ≤ 1 cm, damit identisch zur alten pT1) und pT1b (> 1 bis 2 cm) unterteilt.

Anlässlich der Änderung der TNM-Klassifikation untersuchten Passler et al. den Verlauf von 403 Patienten mit differenziertem Schilddrüsenkarzinom (319 PTCs, 84 FTCs) in Bezug auf die Bedeutung der Größe des Primärtumors, wobei die Patienten in drei Gruppen mit Primärtumoren ≤ 1 cm (pT1a), > 1 bis 2 cm (pT1b) und > 2 bis 4 cm (pT2) eingeteilt wurden [32]. Während keiner der Patienten mit papillärem Karzinom aus der pT1a-Gruppe (n = 163) tumorbedingt verstarb, führte das PTC bei drei Patienten aus der pT1b-Gruppe (n = 80) und sechs Patienten aus der pT2-Gruppe (n = 76) zum Tode. Entsprechend wurde für die so genannten papillären Mikrokarzinome der pT1a-Gruppe eine signifikant bessere Überlebensrate im Vergleich zur pT1b-Gruppe beobachtet. Die Autoren schließen hieraus folgerichtig, dass die Zusammenfassung dieser Tumorstadien im Rahmen der 6. Auflage des TNM-Systems nicht gerechtfertigt erscheint. Obwohl eine multivariate Analyse der Patienten mit follikulärem Karzinom der Schilddrüse (n = 84) die Größe des Primärtumors als unabhängigen Einflussfaktor auf das Überleben der Patienten bestätigte, zeigte der Vergleich der Tumorstadien keine signifikanten Unterschiede hinsichtlich der tumorbedingten Überlebensrate [32]. Auch Machens et al. berichteten, dass die Größe des Primärtumors differenzierter Schilddrüsenkarzinome einen unabhängigen

Einflussfaktor auf das tumorbedingte Überleben darstellt [33]. Interessanterweise wurde ein deutlicher Anstieg des kumulativen Risikos für das Auftreten von Fernmetastasen sowohl bei PTCs als auch bei FTCs bei einer Tumorgröße jenseits von 2 cm beobachtet. Aus diesem Grunde wird eine eingehende Diagnostik und ggf. frühzeitige chirurgische Intervention bei Schilddrüsenknoten von mehr als 2 cm Durchmesser empfohlen. Die in der 6. TNM-Auflage definierte Grenze von 2 cm scheint somit eine klinische Relevanz zu besitzen. Eine weiterführende Diskussion um die klinische Bedeutung der Tumorgröße sowie um die therapeutischen Konsequenzen ist jedoch dringend erforderlich.

1.3.2   Onkogenese differenzierter Schilddrüsenkarzinome

Das zunehmende Wissen um die molekulare Tumorigenese differenzierter Schilddrüsenkarzinome bietet die Möglichkeit, histologische Subtypen mit spezifischen genetischen Veränderungen zu korrelieren. Bereits im Jahre 2000 zeigten Cheung et al. [34], dass ein Anteil der oxyphilen Karzinome (auch onkozytäre oder Hürthle-Zell-Karzinome genannt) Neukombinationen des RET-Proto-Onkogenes aufweisen (RET/PTC-Hybride) und aus diesem Grunde zumindest die Rearrangement-positiven Karzinome tumorgenetisch den papillären Karzinomen der Schilddrüse entsprechen. Für die RET/PTC-tragenden oxyphilen Karzinome wurde der Begriff Hürthle-Zell-PTC geprägt. Auch Musholt et al. bestätigten, dass etwa 25 % der oxyphilen Tumoren RET/PTC-Hybridgene exprimieren und somit eine molekulargenetische Analyse die Klassifizierung dieser histologisch schwer zuzuordnenden Subgruppe unterstützen kann [35]. Während RET/PTC-Neukombinationen als genetische Alteration spezifisch für PTCs eingestuft wurden, galt dies bisher auch in entsprechender Weise für den Nachweis des Hybriden PAX8-PPARgamma in FTCs. Castro et al. zeigten jedoch, dass diese Veränderung auch in einer histologischen Subform des papillären Karzinomes, nämlich dem

überwiegend follikulär differenzierten PTC, nachweisbar sind [36].

Aktivierende Punktmutationen des BRAF-Proto-Onkogens sind neben den bereits genannten RET/PTC-Neukombinationen kausal für die Entstehung papillärer Schilddrüsenkarzinome, wobei beide genetische Alterationen nicht kombiniert beobachtet werden [37]. Sowohl BRAF- als auch RET/PTC-assoziierte PTCs scheinen spezifische histologische Charakteristika aufzuweisen. BRAF-assoziierte PTC sind häufiger schlecht differenziert [38] und können durch eine zusätzliche Mutation des TP53-Genes zum undifferenzierten Karzinom fortschreiten [39], während dies für RET/PTC-assoziierte PTC bisher nicht beschrieben wurde. Folgerichtig zeigten Xing et al., dass BRAF-assoziierte PTC eine schlechtere Prognose aufweisen [40]. Trovisco et al. beobachteten ebenfalls eine Assoziation von Mutationen des BRAF-Proto-Onkogens mit spezifischen papillären Histotypen [41]. Im Gegensatz zu Xing et al. wiesen die von den Autoren untersuchten BRAF-assoziierten PTCs jedoch keine Merkmale aggressiveren Wachstums auf. Die Autoren beschrieben zudem neben der vorherrschenden BRAF-Mutation (V600E) eine bisher unbekannte Mutation des Proto-Onkogens (VK600-1E) [42]. Eine weitere BRAF-Variante (V599Ins, somatische in-frame Insertion eines zusätzlichen Valins) wurde von Carta et al. beschrieben [43]. Die Assoziation unterschiedlicher Mutationen mit spezifischen histologischen Charakteristika ist in erster Linie auf die Aktivierung unterschiedlicher intrazellulärer Signaltransduktionswege und somit spezifischen Expressionsmustern zurückzuführen [44]. Zu berücksichtigen ist jedoch, dass weitere genetische Veränderungen das phänotypische Erscheinungsbild der Karzinome zusätzlich beeinflussen. Ciampi et al. zeigten, dass nicht nur Punktmutationen des BRAF-Proto-Onkogens, sondern auch Neukombinationen entsprechend den bekannten RET/PTC-Hybridgenen zur Entartung von Follikelzellen der Schilddrüse führen können [45]. Ursächlich für die Neukombination von RET als auch von

BRAF scheint eine Exposition des betroffenen Patienten mit Gamma-Strahlung zu sein, welche dosisabhängig zu einer Zunahme dieser genetischen Alterationen führt [46]. Im Gegensatz hierzu sind die Punktmutationen des BRAF-Proto-Onkogens nicht strahleninduziert.

Während für die papillären Karzinome der Schilddrüse in mehr als 90 % eine genetische Ursache nachgewiesen werden kann, bleibt die Tumorigenese des überwiegenden Anteils follikulärer Karzinome – sofern sie nämlich nicht mit der Expression von PAX8-PPARgamma assoziiert sind – weitgehend im Dunkeln. Weber et al. konnten zeigen, dass möglicherweise das Tumorsuppressor-Gen aplysia ras homolog I (ARHI) frühzeitig eine Rolle im Rahmen der Onkogenese follikulärer Schilddrüsenkarzinome spielt [47]. Weitere Analysen sind jedoch erforderlich, um die Häufigkeit und Kausalität eines ARHI silencing in FTCs zu bestimmen.

1.3.3 Onkogenese des medullären Schilddrüsenkarzinoms

Die Assoziation des hereditären medullären Schilddrüsenkarzinoms (medullary thyroid carcinoma, MTC) mit aktivierenden Punktmutationen des RET-Proto-Onkogens ist hinlänglich bekannt. Dabei zeigte sich bisher eine nahezu 100 %ige Penetranz des Gendefektes, wobei der Zeitpunkt der Erkrankung in Abhängigkeit von der zugrunde liegenden RET-Mutation variiert. D'Aloiso et al. beschrieben nun erstmals eine Mutation des Codon 777 (RET/N777S, AAC zu AGC), welche sich durch einen späten Erkrankungsbeginn und eine möglicherweise nicht vollständige Penetranz auszeichnet [48]. Betrachtet man den nicht selten spät einsetzenden Erkrankungsbeginn im Rahmen eines familiären MTC (FMTC) und die in der Vergangenheit bereits publizierten – möglicherweise ebenfalls prädisponierenden – RET-Polymorphismen, erscheint eine molekularbiologische Analyse auch bei MTC-Patienten ohne positive Familienanamnese und bei älteren Patienten (> 45 Jahre) mit medullärem Karzinom zunehmend sinnvoll, um gefährdete Genträger der betroffenen Familie frühzeitig identifizieren zu können.

Dass die Aggressivität des medullären Schilddrüsenkarzinoms mit der zugrunde liegenden Mutation des RET-Proto-Onkogens assoziiert ist, wurde in der Vergangenheit immer wieder vermutet und zum Teil experimentell untermauert. Sowohl Musholt et al. [49] als auch Jain et al. [50] zeigten, dass unterschiedliche RET-Mutationen durchaus differierende Expressionsmuster durch Aktivierung alternativer intrazellulärer Signaltransduktionswege generieren, welche das unterschiedliche maligne Potential der Zellen erklären könnten. Analog zum differenzierten Schilddrüsenkarzinom spielen jedoch auch beim MTC weitere modifizierende genetische Veränderungen eine Rolle, deren Aufklärung noch aussteht.

2 Nebenschilddrüsen

2.1 Lokalisationsdiagnostik bei Hyperparathyreoidismus

Die präoperative Lokalisationsdiagnostik bei primärem Hyperparathyreoidismus (pHPT) wurde durch die Einführung des 11C-Methionin PET erweitert. Otto et al. [51] berichteten 2004 über positive Ergebnisse bei Patienten mit hyperfunktionellem Nebenschilddrüsengewebe bei pHPT (n = 16), sekundärem Hyperparathyreoidismus (sHPT) (n = 12) sowie rezidivierenden Nebenschilddrüsenkarzinomen (n = 2). Resultate der Halssonographie und des 99mTC-MIBI SPECT wurden verglichen mit den Befunden des 11C-Methionin PET und überprüft anhand der histologischen Untersuchung der Operationspräparate. Sowohl bei den Patienten mit pHPT als auch mit sHPT war das 11C-Methionin PET dem 99mTc-MIBI SPECT überlegen. Allerdings wurden laut Athanasoulis [52] die Möglichkeiten des 99mTc-MIBI SPECT hierbei nicht vollständig ausgenutzt. Beggs et al. untersuchten ebenfalls 51 HPT-Patienten, bei denen eine vergrößerte Nebenschilddrüse mit anderen bildgebenden Verfahren nicht darstellbar war, mittels 11C-Methionin PET [53]. Dabei erreichten die Autoren eine Sensitivität von 83 % bei einer Spezifität von 100 % und einer Genauigkeit von 88 %. Falsch-negative Ergebnisse waren dabei in erster Linie auf Lokalisationen im kaudalen Mediastinum zurückzuführen, welche außerhalb des Untersuchungsbereiches des 11C-Methionin PET lagen. Eine Miterfassung dieses Bereiches hätte nach Auffassung der Autoren die Ergebnisse noch verbessert, so dass das Verfahren insbesondere in komplizierten klinischen Situationen eine hilfreiche zusätzliche Untersuchungsmethode darstellt.

2.2 „Medikamentöse Parathyreoidektomie"

Die Therapie des pHPT und sHPT ist durch das Calcimimetikum Cinacalcet HCl (Sensipar®, Mimpara®) erweitert worden. Die hierdurch mögliche „medikamentöse Parathyreoidektomie" hat kürzlich wesentlichen Einfluss auf die Indikationsstellung zur konventionellen chirurgischen Parathyreoidektomie gewonnen [54]. Das oral zu applizierende Medikament wurde erfolgreich zur Behandlung des primären [55] und sekundären renal bedingten Hyperparathyreoidismus eingesetzt [56–59]. Auch bei persistierendem HPT nach erfolgter Nierentransplantation (so genannter tertiärer HPT) konnte Cinacalcet eine Normalisierung der Calcium- und Parathormonspiegel bewirken [60–62]. Durch den Einsatz des Medikamentes werden sowohl das intakte Parathormon (iPTH) als auch das tatsächlich biologisch aktive Parathormonmolekül (bio-intact PTH, biPTH) um etwa 15–38 % reduziert [63]. Die Wirkung entsteht durch eine Verschiebung der Calcium-Empfindlichkeit des Calcium-sensing-Rezeptors (CaR) auf der Zelloberfläche der Hauptzellen der Nebenschilddrüsen. Durch die konsekutiv verminderte Parathormonausschüttung kommt es ebenfalls zu einer signifi-

kanten Senkung der Serumcalciumspiegel und des Calcium/Phosphat-Produktes. Aufgrund des beschriebenen Ausmaßes der PTH-Senkung bietet sich Cinacalcet in erster Linie im Falle einer mäßigen bis mittleren Erhöhung des Parathormons an, um hierdurch eine Normalisierung des PTH, des Serumcalciums und des Calcium/Phosphat-Produktes zu erreichen. Andererseits bestehen bei deutlich erhöhten PTH-Werten Sekundärrisiken (Osteodystrophie, kardiovaskuläre Risiken), welche langfristig zu einer erhöhten Morbidität und Mortalität der Patienten führen können.

Tab. 1: Indikationen zur operativen Parathyreoidektomie bei sekundärem Hyperparathyreoidismus [54]

1. durchschnittliches iPTH > 85–95 pmol/L trotz optimaler Therapie
2. durchschnittliches iPTH > 50 pmol/L trotz optimaler Therapie in Verbindung mit einem der folgenden Kriterien:
• Spiegel des korrigierten Serum-Calciums > 2,4 mmol/L
• Spiegel des Serum-Phosphats > 1,6 mmol/L
• Ca-PO4-Produkt > 4 $mmol^2/L^2$
• fortschreitender Verlust der Knochendichte der Hüfte oder der Lendenwirbelsäule bei Osteoporose-Patienten trotz optimaler Therapie

Die konventionelle operative Parathyreoidektomie wird folglich auch weiterhin eine wesentliche Rolle in der Behandlung des Hyperparathyreoidismus spielen. Die Indikationen zur Parathyreoidektomie bei sekundärem Hyperparathyreoidismus sollten nach Elder jedoch neu definiert werden (Tab. 1) [54]. Der Autor betont jedoch einschränkend, dass derzeit keine vergleichenden Langzeitstudien zur konventionellen versus medikamentösen Parathyreoidektomie bei der Behandlung des sHPT zur Verfügung stehen. Fraglich bleibt auch, ob die Behandlung des primären und tertiären Hyperparathyreoidismus langfristig Erfolg versprechend ist, da diese pathophysiologisch mit einer Reduktion des Calcium-sensing-Rezeptors und des Vitamin-D-Rezeptors auf der Zelloberfläche der adenomatösen Nebenschilddrüsenzellen einhergehen und somit dem Medikament partiell der Angriffpunkt genommen ist. Sicher stellt jedoch das Calcimimetikum Cinacalcet bei milden Formen des HPT und bestehenden Kontraindikationen zur Operation eine hilfreiche alternative Therapie-Option dar.

2.3 Intraoperative Parathormon-Bestimmung bei sekundärem HPT

Die Diskussion um die optimierte Verwendung des intraoperativen Assays für intaktes Parathormon (IOiPTH oder auch QPTH für „quick intraoperative iPTH") hält weiter an. Barczynski et al. verglichen in einer prospektiv randomisierten Studie (n = 102) die Effektivität einer 6fachen (bis zu 60 min nach Resektion) versus einer 2fachen (10 min nach Resektion) IOiPTH-Bestimmung und belegten einen Einfluss des Laborresultates auf das chirurgische Vorgehen in 13–15 % der Eingriffe [64]. Zur Diagnose einer vollständigen Resektion allen hyperfunktionellen Nebenschilddrüsengewebes wurde eine 80 %ige Reduktion des IOiPTH gefordert. In 6–8 % der Fälle wurden hierdurch überzählige Drüsen und in 4–6 % Patienten mit weniger als drei Drüsen identifiziert. Die Ergebnisse werden im Wesentlichen von anderen Autoren bestätigt [65, 66]. Seehofer et al. zeigten, dass bei einem IOiPTH-Abfall unter 150 pg/ml 15 min nach Parathyreoidektomie mit einer Wahrscheinlichkeit von 98,7 % von einer vollständigen Resektion ausgegangen werden kann, betonten jedoch, dass Grenzfälle weiterhin schwierig zu beurteilen sind. Im Gegensatz hierzu berichteten Kaczirek et al., dass die intraoperative Bestimmung des PTH eine komplette Entfernung allen Nebenschilddrüsengewebes nicht verlässlich vorhersagt [67]. Die Autoren unterteilten Patienten mit sekundärem und tertiärem HPT (n = 35) entsprechend der postoperativen Ergebnisse in drei Gruppen: 1) vollständige Resektion mit PTH < 10 pg/ml, 2) „subtotale" Resektion mit PTH 10–65 pg/ml, und 3) „insuffiziente" Resektion mit PTH > 65 pg/ml. Bemerkenswert ist, dass Patienten aller Gruppen im Mittel die von Seehofer et al. geforderte Grenze von 150 pg/ml 15 min nach Parathyreoidektomie nicht unterschritten, jedoch andererseits in allen Gruppen durchschnittlich ein Abfall des Parathormons von mehr als 80 % zu verzeichnen war. Beide Kriterien waren also nicht in der Lage, in diesem Patientenkollektiv die Patientengruppen zu charakterisieren. Die Autoren schließen hieraus, dass die derzeit verwendeten IOiPTH-Assays keine Differenzierung einer vollständigen von einer unvollständigen Nebenschilddrüsenresektion erlauben.

3 Nebennieren

3.1 Hereditäre Phäochromozytome/Paragangliome

Mit der in jüngster Vergangenheit gelungenen Aufklärung der genetischen Prädisposition für familiäre Phäochromozytom/Paragangliom-Syndrome (PGL 1 bis 4) durch Mutationen von Untereinheiten eines mitochondrialen Enzymkomplexes (Succinatdehydrogenase, SDH) zeigt sich nun, dass etwa 25 % der bisher als sporadisch eingeordneten Phäochromozytome und Paragangliome hereditären Ursprungs sind. Die diagnostische Abklärung von Patienten mit vermutetem PGL-Syndrom erfordert aus diesem Grunde zum einen eine molekulargenetische Abklärung inclusive Familienscreening bei positivem Befund [68] und zum anderen den Ausschluss multipler Tumore, welche in der Regel nur in Kombination mehrerer bildgebender (CT, MRT) und szintigraphischer Verfahren dargestellt werden können. Neben dem Einsatz der ^{123}I-MIBG-Szintigraphie hat sich hierbei vor allem auch das ^{18}F-DOPA-PET bewährt [69]. ^{123}I-MIBG-Szintigraphie und ^{18}F-DOPA-PET können dabei zu widersprüchlichen bzw. ergänzenden Befunden führen, so dass sich der Einsatz beider Techniken empfiehlt [70]. Das therapeutische Vorgehen bei Vorliegen eines PGL-Syndroms ist abhängig von dem zugrunde liegenden Genotyp, welcher spezifische Phänotypen aufweist [71], sowie der Lokalisation ggf. vorhandener multipler Tumoren. Boedecker et al. beschrieben ihre Beobachtungen zur phänotypischen Ausprägung des PGL-1-Syndroms (SDHD-Mutation) anhand eines der größten bekannten Patientenkollektive [72]. Das PGL-1-Syndrom zeichnet sich durch einen nur geringen Anteil maligner Tumore aus, wobei die überwiegende Zahl der betroffenen Genträger Glomustumore der Carotis entwickeln, aber auch thorakale und abdominelle Paragangliome. Dass auch bei SDHD-Mutation eine maligne Entartung nicht ausgeschlossen ist, beobachteten Musholt et al. [70]. PGL-4- (SDHB-Mutation-) assoziierte Tumore sind dagegen häufiger maligne und können in Verbindung mit anderen Malignomen (Niere, Schilddrüse) auftreten. Aufgrund der sehr aufwändigen Diagnostik und des komplexen therapeutischen Vorgehens sollten Patienten mit hereditärem Phäochromozytom/Paragangliom in erfahrenen Zentren behandelt werden.

3.2 Funktionserhaltende Resektion benigner Nebennierentumore

Das endoskopische Vorgehen hat sich bereits seit einigen Jahren als bevorzugter Zugang bei benignen Nebennierentumoren begrenzter Größe durchgesetzt. Insbesondere im Rahmen der Behandlung hereditärer Erkrankungen, aber auch von Conn- und Cushing-Adenomen, wurde zur Vermeidung einer Nebenniereninsuffizienz eine ein- oder beidseitige subtotale Adrenalektomie durchgeführt. Nun vorliegende Ergebnisse dieses chirurgischen Vorgehens zeigen, dass eine funktionserhaltende Resektion laparoskopisch/retroperitonoskopisch möglich ist [73–76]. Ob die Vorteile der funktionserhaltenden Resektion das in Kauf genommene Risiko eines Rezidivs überwiegen, muss anhand weiterer Langzeitergebnisse ge

zeigt werden. Mehrere Gruppen berichteten jedoch, dass selbst Rezidiveingriffe offen oder erneut minimal-invasiv und funktionserhaltend durchgeführt werden können [75, 77, 78].

3.3 Minimal-invasive Chirurgie bei malignen Nebennierentumoren

Kontrovers wird weiterhin das Vorgehen bei Nebennierentumoren > 5–6 cm und prä- bzw. intraoperativ als maligne diagnostizierten Tumoren der Nebenniere diskutiert. Walz et al. [75] berichteten anhand ihres beeindruckenden Patientenkollektivs endoskopischer Nebennierenresektionen u.a. von 33 Patienten mit adrenalen Tumoren von mehr als 6 cm. Obwohl die Konversionsrate, die Operationszeit und der intraoperative Blutverlust dieser Gruppe signifikant höher war als bei Patienten mit Tumoren ≤ 6 cm, bestand eine vergleichbare postoperative Morbidität, so dass diese Eingriffe in spezialisierten Zentren durchgeführt werden können. Sechs der 33 Patienten wiesen Malignome auf, wobei in zwei Fällen Lokalrezidive und bei allen sechs Patienten Fernmetastasen auftraten. Ob eine offene Tumorresektion bessere Ergebnisse erzielt hätte, bleibt offen. Cobb et al. führten eine Meta-Analyse der Literatur durch und beschrieben 25 Fälle primärer Nebennierenkarzinome, welche im Zeitraum von 1998 bis 2004 von elf Autoren publiziert wurden [79]. Lokalrezidive oder eine intraperitoneale Aussaat wurden in 10 von 25 Patienten (40 %) beobachtet. Die Länge des tumorfreien Intervalls wurde für zehn Patienten angegeben und betrug im Mittel 34,1 Monate. Aufgrund der limitierten zur Verfügung stehenden Daten sollte ein endoskopisches Vorgehen bei Tumoren > 6 cm im Rahmen von kontrollierten Studien auf entsprechend spezialisierte Zentren beschränkt bleiben. Das Risiko des Vorliegens eines Malignoms beträgt bei diesen Tumoren etwa 25 %. Präoperativ malignitätsverdächtige Tumoren sollten in jedem Fall offen transabdominell reseziert werden.

4 Gastroenteropankreatische neuroendokrine Tumoren

4.1 Diagnostik von GEP-Tumoren

4.1.1 Chromogranin A

Die Bestimmung von Chromogranin A (CgA) in Serum oder Plasma hat sich als hilfreicher Marker in der Beurteilung bzw. Verlaufskontrolle gastroenteropankreatischer neuroendokriner (GEP) Tumoren durchgesetzt. Nehar et al. untersuchten das Serum-CgA (kommerzieller IRMA) bei insgesamt 285 Individuen (124 sporadische GEP-Tumoren, 34 MEN-1 assoziierte Tumoren, 127 gesunde Probanden) [80]. Die statistische Analyse der Kontrollgruppe führte zur Festlegung eines cut-off Levels von 130 µg/l CgA zur Differenzierung von Gesunden und erkrankten Personen. Ausgehend von diesem Schwellenwert wurde bei Patienten mit Gastrinomen und Glucagenomen eine Sensitivität von 100 % erreicht, während diese bei Insulinomen nur 20 % betrug. Hormon-sezernierende Tumore erreichten insgesamt eine höhere Sensitivität als funktionell inaktive Tumore. Die CgA-Spiegel korrelieren darüber hinaus mit der Progression des Tumors, wobei allerdings eine größere Schwankungsbreite der Chromogranin-A-Werte berücksichtigt wurde. Erst eine Änderung des Spiegels von mehr als 25 % wurde als signifikant eingestuft [80]. Zu beachten ist weiterhin, dass bei Applikation von Protonenpumpen-Inhibitoren, bei Vorliegen einer atrophischen Gastritis oder einer Niereninsuffizienz ebenfalls leicht erhöhte CgA-Serumwerte gemessen werden. Aufgrund dieser bekannten Problematik untersuchten Peracchi et al. in einer vergleichenden Studie die Plasma-CgA-Spiegel (kommerzieller ELISA) von 45 Kontrollpersonen, neun Patienten mit Typ-I-Karzinoiden des Magens und 43 Patienten mit chronisch-atrophischer Gastritis (davon 21 Fälle ohne ECL-Zell-Hyperplasie, 22 Fälle mit ECL-Zell-Hyperplasie) [81]. Patienten mit einer chronisch-atrophischen Gastritis mit und ohne begleitende Magenkarzinoide wiesen signifikant höhere Chromogranin-A-Werte auf als die Kontrollgruppe (p = 0,001). Allerdings bestanden keine signifikanten Unterschiede zwischen Patienten mit Karzinoiden und Patienten mit chronisch-atrophischer Gastritis mit oder ohne ECL-Zell-Hyperplasie. Dennoch korrelierten die Spiegel in der Gastritis-Gruppe mit dem Nachweis und dem Schweregrad der ECL-Zell-Hyperplasie (r(s) = 0,428, p < 0,01). Insgesamt betrug die Sensitivität und Spezifität der CgA-Bestimmung zum Nachweis von Magenkarzinoiden 100 % bzw. 23 %. Die Autoren schließen aus diesen Ergebnissen, dass die CgA-Spiegel zwar bei Patienten mit chronisch-atrophischer Gastritis den Grad der ECL-Zell-Hyperplasie widerspiegeln, jedoch nicht geeignet sind, aus der Gastritis-Gruppe Patienten mit bereits vorliegenden Karzinoiden zu identifizieren.

4.1.2 Lokalisationsdiagnostik

Die Lokalisation gastroenteropankreatischer neuroendokriner Tumoren sowohl bei Erstmanifestation als auch im Rahmen der Tumornachsorge bei vermutetem Rezidiv stellt ein entscheidendes Problem bei der Behandlung der betroffenen Patienten dar. Zur Lokalisationsdiagnostik bzw. zum Staging von GEP-Tumoren wurde das ^{18}F-DOPA-PET erfolgreich eingesetzt. Becherer et al. [82] untersuchten in einer vergleichenden Studie mit 23 Patienten, welche einen histologisch gesicherten neuroendokrinen Tumor aufwiesen, die Effektivität von ^{18}F-DOPA-PET, CT und Somatostatin-Rezeptor-Szintigraphie (SRS). Während ^{18}F-DOPA-PET zur Lokalisation von Tumorherden des Skelettes mit einer Sensitivität von 100 % bei einer Spezifität von 91 % die besten Ergebnisse erzielte, konnten Lungenmetastasen nur mit einer Sensitivität von 20 % bei einer Spezifität von 94 % dargestellt werden. Auch zur Beurteilung einer hepatischen Metastasierung war die SRS mit einer Sensitivität von 75 % und einer Spezifität von 100 % besser geeignet. Allerdings war das ^{18}F-DOPA-PET der SRS bei der bildgebenden Darstellung von Rezidiven oder Metastasen in allen anderen Organen überlegen. ^{18}F-DOPA-PET stellt somit eine wertvolle Ergänzung der zur Verfügung stehenden diagnostischen Verfahren dar.

Zum Nachweis insbesonders kleiner neuroendokriner Tumoren des Pankreas hat sich die endoskopische Sonographie bereits etabliert. Volmar et al. [83] analysierten in einer retrospektiven Studie die Ergebnisse von 1050 Feinnadelpunktionen, welche nach Lokalisationsdiagnostik mittels endoskopischer Sonographie, CT oder MRT über einen Zeitraum von fünf Jahren durchgeführt worden waren. Mit allen Verfahren wurde eine vergleichbare Sensitivität (78–80 %) und Spezifität (98,8–100 %) erzielt. Mittels der endoskopischen Sonographie konnte jedoch bei Pankreasläsionen kleiner als 3 cm eine signifikant bessere Genauigkeit erzielt werden.

4.1.3 Differenzialdiagnose des Hyperinsulinismus

Auf eine seltene Differenzialdiagnose zum Insulinom weisen Anlauf et al. hin [84]. Die Autoren untersuchten 15 Patienten mit persistierender hyperinsulinämischer Hypoglykämie, welche offenbar nicht durch ein Insulinom verursacht wurde. Histologische Kontrollpräparate 18 gesunder Pankreata wurden bei forensischen Sektionen gewonnen. Entsprechend dem pädiatrischen Krankheitsbild einer Nesidioblastose wurde auch in den Pankreata der adulten Patienten eine diffuse beta-Zell-Hyperplasie als Ursache des pathologischen Hyperinsulinismus nachgewiesen.

4.2 Ausmaß der chirurgischen Therapie bei neuroendokrinen Tumoren

4.2.1 Antrektomie bei Magenkarzinoiden Typ 1

Karzinoide des Magens stellen eine seltene Tumorentität dar, deren Inzidenz jedoch in den letzten Jahren zugenommen hat. Die Tumoren gehen in der Regel von gastralen ECL-Zellen aus, welche durch Gastrin zur Zellproliferation und zur Sekretion von Histamin angeregt werden. Unterschieden werden vier Typen neuroendokriner Tumoren des Magens. Die im proximalen Magen (Fundus und Corpus) lokalisierten Typ-1-Tumore sind assoziiert mit einer Hypergastrinämie, häufig als Folge einer chronisch-atrophischen Gastritis. Typ 2 umfasst Karzinoide des Magens, die mit der Multiplen Endokrinen Neoplasie (MEN1) assoziiert sind und nach Auftreten eines Gastrinoms zusätzlich entstehen können. Sporadische ECL-Karzinoide werden als Typ 3 bezeichnet, während Typ 4 sporadische Tumoren von anderen Zelltypen wie den G-Zellen oder EC-Zellen der Mucosa ausgehen und daher von einigen Autoren von anderen Typen des Magenkarzinoides abgegrenzt werden.

Die Empfehlungen zur chirurgischen Strategie bei Karzinoiden des Magens sind durchaus unterschiedlich und werden kontrovers diskutiert. Die Maßnahmen reichen von endoskopischen Abtragungen über chirurgische Exzisionen bis zur Gastrektomie mit Lymphadenektomie in Abhängigkeit von der Größe des Tumors und dem vorliegendem Typ. Borch et al. stellen eine der größten retrospektiven Studien für diese Patientengruppe vor [85]. Die Studie beinhaltet 65 Patienten, die in 24 schwedischen Kliniken behandelt wurden. 51 Patienten wurden aufgrund von Typ-1-Tumoren behandelt, 1 Patient bei Typ-2-Karzinoid (MEN1-assoziiert), 4 Patienten bei Typ-3-Karzinoid und 9 Patienten bei Typ-4-Karzinoid. Verglichen mit den restlichen Karzinoiden wiesen die Typ-1-Karzinoide die beste Prognose auf. Nur einer der Patienten verstarb bei metastasiertem Karzinoid 63 Monate nach Gastrektomie und Lymphadenektomie. 19 Patienten verstarben aus nicht tumorbezogener Ursache, somit waren die 5- und 10-Jahresüberlebensraten von 96 % bzw. 74 % vergleichbar mit den Überlebensraten nicht erkrankter Vergleichspersonen. Borch et al. schlussfolgerten, dass eine Typisierung der Magenkarzinoide von therapeutischer Relevanz ist, da Typ-1-Karzinoide nach Einschätzung der Autoren häufig zu aggressiv therapiert werden. Neben der endoskopischen Abtragung von bis zu fünf Karzinoiden (< 10 mm) favorisieren die Autoren bei Vorliegen von mehr als fünf Karzinoiden oder bei Tumoren, deren Größe mehr als 10 mm beträgt, eine Antrektomie mit ggf. chirurgischer Exzision der Karzinoide im Fundus und Corpus. Erst bei Vorliegen einer Infiltration der Serosa oder begleitenden Metastasen wird eine Gastrektomie mit Lymphadenektomie empfohlen. Insgesamt wurden in der Literatur nur 29 Fälle publiziert, in denen Patienten mit Typ-1-Karzinoiden durch eine Antrektomie therapiert wurden. In nahezu allen Fällen konnte nach dieser subtotalen Magenresektion ein Rückgang der Hypergastrinämie und konsekutiv auch der ECL-Zellproliferation beobachtet werden. In vier Fällen, welche nach Ansicht von Borch et al. ggf. nicht korrekt typisiert wurden, führte die Antrektomie nicht zum Erfolg. Obwohl die Antrektomie somit in diesen Fällen ein schlüssiges Therapiekonzept darstellt, bleibt zu berücksichtigen, dass bei Vorliegen einer atrophischen Gastritis bzw. einer perniziösen Anämie ein gering erhöhtes Risiko für Karzinome des Gastrointestinaltraktes, Melanome etc. besteht. In keinem der durch Antrektomie therapierten Fälle konnte jedoch bisher ein Adenokarzinom des Magens diagnostiziert werden, jedoch wurden andere begleitende Malignome wie ein Ösophaguskarzinom beobachtet. Aufgrund der seltenen Tumorentität können in der Zukunft nur weitere multizentrische Studien zeigen, ob die empfohlene konservative Vorgehensweise gerechtfertigt ist.

4.2.2 Ergebnisse der laparoskopischen Resektion bei neuroendokrinen Pankreastumoren

Die chirurgische Therapie neuroendokriner Pankreastumore erfordert abhängig von der Genese, von Typ und Lokalisation ein differenziertes Vorgehen. Aufgrund des häufig benignen Charakters der Läsionen werden zunehmend auch laparoskopische Techniken zur Resektion eingesetzt. Neben zahlreich existierenden kleineren Fallstudien publizierten Mabrut et al. [86] ihre Ergebnisse einer retrospektiven multizentrischen Studie zur laparoskopischen Pankreaschirurgie. Die Studie schließt u.a. 50 Patienten mit neuroendokrinen Tumoren (25 Insulinome, 25 neuroendokrine Pankreastumore) ein. Zusätzlich wurden Cystadenome, Pankreaspseudocysten, chron. Pankreatitis, Aneurysmen und wenige Malignome therapiert. 89 % der Tumore waren im linksseitigen Pankreas lokalisiert. Laparoskopisch wurden erfolgreich 21 Enukleationen, 24 linksseitige Pankreasresektionen mit Splenektomie, 58 linksseitige milzerhaltende Pankreasresektionen und drei pankreatoduodenale Resektionen durchgeführt. Die Konversionsrate betrug 14 %, die Pankreas-assoziierte Komplikationsrate 31 % (17 % klinisch auffällige Fisteln). 6,3 % der Patienten mussten revidiert werden. Die Autoren betonten zum einen die Notwendigkeit einer laparoskopischen Sonographie zur intraoperativen Festlegung der Resektionsgrenzen sowie zum anderen die Notwendigkeit einer adäquaten Versorgung der Pankreasresektionsfläche zur Vermeidung von Komplikationen, insbesondere von Fisteln. Die Verwendung eines Linearstaplers scheint zum suffizienten Verschluss der Resektionsfläche nicht ausreichend zu sein. Vergleichbare Ergebnisse berichteten Ayav et al. [87], welche im Rahmen einer retrospektiven Multicenterstudie 36 Patienten mit Insulinom zusammenfassten. Die operative Vorgehensweise umfasste 19 (52 %) Enukleationen, zwölf (33 %) Milz-erhaltende Pankreaslinksresektionen, drei (8 %) Pankreaslinksresektionen mit Splenektomie, eine Pankreatoduodenektomie und eine zentrale Pankreasresektion. Auch in dieser Serie zeigte sich eine hohe Konversionsrate mit 30 %, welche in erster Linie auf intraoperativ nicht zu lokalisierende Tumore zurückzuführen war. Die Pankreas-assoziierte Komplikationsrate betrug 30 % (sechs Fisteln, fünf Abszesse).

Vereinzelt wird von Autoren die Resektion multipler Insulinome in einem Patienten beschrieben, ohne auf das mögliche Vorliegen eines MEN1-Syndroms einzugehen. Das laparoskopische Vorgehen bei MEN1-Patienten erscheint jedoch aufgrund der häufig synchron auftretenden (hormon-inaktiven) neuroendokrinen Tumoren sowie der potenziell malignen Gastrinome problematisch. Fernandez-Cruz et al. [88] berichteten dennoch über zwei Patienten mit MEN1-assoziierten multiplen Insulinomen, bei denen eine laparoskopische Milz-erhaltende Pankreaslinksresektion durchgeführt wurde. Auf die unzureichende Datenlage und nicht definierte Indikationsstellung zum laparoskopischen Vorgehen bei neuroendokrinen Pankreastumoren wiesen Kaczirek et al. hin [89]. Die Autoren verglichen 34 Patienten mit organischem Hyperinsulinismus, welche offen operiert wurden und stellten dieses Patientengut den von 1996 bis 2004 in der Literatur publizierten Ergebnissen laparoskopisch rezesierter Patienten gegenüber. Die Autoren kamen zu dem Schluss, dass bei laparoskopischem Vorgehen der Anteil von Enukleationen zugunsten von Pankreaslinksresektionen sinkt. Darüber hinaus ist die Rate postoperativer Pankreasfisteln bei offenem Vorgehen niedriger (9 % versus 14 %). Tumore im Bereich des Pankreaskopfes sowie multiple Tumore des Pankreas sind nach Einschätzung der Autoren nicht für ein primär laparoskopisches Vorgehen geeignet.

4.3 Zollinger-Ellison-Syndrom als Erstmanifestation des MEN1-Phänotyps

Eine große prospektive Studie von Gibril et al. [90] konnte im Gegensatz zu früheren Untersuchungen aufzeigen, dass das Zollinger-Ellison-Syndrom (ZES) in 40 % der Fälle eine Erstmanifestation einer Multiplen Endokrinen Neoplasie Typ 1 (MEN1) darstellt. Das ZES wurde in 45 % der Fälle bereits vor dem Auftreten eines Hyperparathyreoidismus diagnostiziert, welcher bisher als vorwiegende Erstmanifestation eines MEN1 galt. Ebenfalls im Gegensatz zu früheren Studien trat das ZES in 50–60 % der MEN1-Patienten bereits vor dem 40. Lebensjahr auf. Das ZES verblieb nur in 8 % der Fälle die einzige Manifestation des MEN1, sobald eine eingehende Diagnostik erfolgte. Begleitend wurden Tumore der Hypophyse (60 %), der Nebenniere (45 %) und des Gastrointestinaltraktes (Karzinoide, 30 %) beobachtet. 25 % der MEN1-assoziierten ZES wiesen keine Familienanamnese auf. Die Stellung der Verdachtsdiagnose einer hereditären Genese (verifizierbar durch Mutationsanalyse des MEN1-Tumorsuppressor-Genes) kann in diesen Fällen zusätzlich durch die Tatsache erschwert sein, dass häufig (45 %) kein begleitender Hyperparathyreoidismus vorliegt.

4.4 Molekularbiologie (neuro)endokriner Tumore

Die Bedeutung von Punktmutationen des *RET*-Proto-Onkogenes insbesondere für medulläre Schilddrüsenkarzinome (MTCs) ist hinlänglich bekannt. Gartner et al. [91] untersuchten *RET*-Alterationen in einer Vielzahl anderer (neuro)endokriner Tumoren (3 Karzinoide, 1 Gastrinom, 6 Insulinome, 1 VIPom, 2 Phäochromozytome, 2 MTCs, 2 anaplastische Schilddrüsenkarzinome). Sie beobachteten die Expression von Splice-Varianten von RET sowie ein signifikant gehäuftes Auftreten eines heterozygoten Polymorphismus C/T (C Allel 1/T Allel 2) an Position 4099 in Intron 19 [91]. 54 gesunde Kontrollpersonen wiesen nur zu einem geringen Teil (20 %) eine Heterozygotie für den Polymorphismus auf, 80 % waren homozygot für Allel 1. Homozygote Formen des Polymorphismus (Allel 2) wiesen die Autoren ausschließlich in wenig differenzierten neuroendokrinen Tumoren nach. Obwohl die Gesamtzahl der Tumoren klein ist, deuten die Untersuchungen entgegen bisheriger Annahmen doch auf eine größere Rolle des *RET*-Proto-Onkogens für die Genese einer Vielzahl weiterer (neuro)endokriner Tumoren hin.

Abkürzungsverzeichnis

99mTC	Metastabiles Technetium-Isotop
biPTH	bio-intaktes Parathormon, biologisch aktives Parathormonmolekül
CaR	Calcium-sensing Rezeptor
CgA	Chromogranin A
DRG	Disease Related Groups, diagnose-orientierte Fallpauschalen
ECL	Enterochromaffin-like, neuroendokrine Zellen des Gastrointestinaltraktes
ELISA	Enzyme-Linked Immunosorbent Assay, immunologisches Nachweisverfahren
FNAB	Feinnadelaspirations-Punktion (engl.: biopsy)
FMTC	Familiäres medulläres Schilddrüsenkarzinom, hereditäres Tumorsyndrom
FTC	Follicular Thyroid Carcinoma, follikuläres Schilddrüsenkarzinom
GEP	Gastroenteropankreatisch
HPT	Hyperparathyreoidismus
IOiPTH	Intraoperativ bestimmtes intaktes Parathormon
IRMA	Immunoradiometrischer Assay, immunologisches Nachweisverfahren
MEN	Multiple Endokrine Neoplasie
MIBG	Meta-Iod-Benzylguanidin, Pharmakon für Szintigraphien
MIBI	Methoxyisobutylisonitril, Pharmakon für Szintigraphien
MTC	Medullary Thyroid Carcinoma, medulläres Schilddrüsenkarzinom
mRNA	Messenger Ribonukleinsäuren
onfFN	Oncofetales Fibronectin
PET	Positronen-Elektronen-Tomographie
PGL	Hereditäres Phäochromozytom/Paragangliom Syndrom
pHPT	Primärer Hyperparathyreoidismus
PTC	Papillary Thyroid Carcinoma, papilläres Schilddrüsenkarzinom
PTH	Parathormon
QPTH	Quick PTH, intraoperativer Schnelltest für Parathormon
sHPT	Sekundärer Hyperparathyreoidismus
SDH	Succinatdehydrogenase, mitochondrialer Enzymkomplex
SPECT	Single Photon Emission Computer Tomographie, Schnittbilddarstellung nach Applikation eines Radiopharmakons
SRS	Somatostatin-Rezeptor-Szintigraphie
TG	Thyreoglobulin
TNM	Tumor-Nodus-Metastasen, Einstufung von Tumorerkrankungen
UICC	Union internationale contre le cancer, Stadieneinteilung von Tumoren
VIP	Vasoaktives Intestinales Peptid, Intestinalhormon
ZES	Zollinger-Ellison-Syndrom

Literatur

[1] Kurtycz DF, Hoerl HD: Thin-layer technology: tempered enthusiasm. Diagn Cytopathol 23 (2000) 1–5. [EBM IV]

[2] Rossi ED, Raffaelli M, Minimo C, et al.: Immunocytochemical evaluation of thyroid neoplasms on thin-layer smears from fine-needle aspiration biopsies. Cancer 105 (2005) 87–95. [EBM III]

[3] Jarzab B, Wiench M, Fujarewicz K, et al.: Gene expression profile of papillary thyroid cancer: sources of variability and diagnostic implications. Cancer Res 65 (2005) 1587–1597. [EBM IIb]

[4] Hamada A, Mankovskaya S, Saenko V, et al.: Diagnostic usefulness of PCR profiling of the differentially expressed marker genes in thyroid papillary carcinomas. Cancer Lett 224 (2005) 289–301. [EBM IIb]

[5] Weber F, Shen L, Aldred MA, et al.: Genetic classification of benign and malignant thyroid follicular neoplasia based on a three-gene com-

bination. J Clin Endocrinol Metab 90 (2005) 2512–2521. [EBM IIb]

[6]   Rosen J, He M, Umbricht C, et al.: A six-gene model for differentiating benign from malignant thyroid tumors on the basis of gene expression. Surgery 138 (2005) 1050–1057. [EBM IIb]

[7]   Hesse E, Musholt PB, Potter E, et al.: Oncofoetal fibronectin-a tumour-specific marker in detecting minimal residual disease in differentiated thyroid carcinoma. Br J Cancer 93 (2005) 565–70. [EBM IIb]

[8]   Miccoli P, Berti P, Raffaelli M, et al.: Impact of harmonic scalpel on operative time during video-assisted thyroidectomy. Surg Endosc 16 (2002) 663–666. [EBM III]

[9]   Siperstein AE, Berber E, Morkoyun E: The use of the harmonic scalpel vs conventional knot tying for vessel ligation in thyroid surgery. Arch Surg 137 (2002) 137–142. [EBM III]

[10]   Mantke R, Pross M, Klose S, et al.: [The harmonic scalpel in conventional thyroid surgery. Possibilities and advantages]. Chirurg 74 (2003) 739–742. [EBM IIb]

[11]   Marchesi M, Biffoni M, Cresti R, et al.: [Ultrasonic scalpel in thyroid surgery]. Chir Ital 55 (2003) 299–308. [EBM Ib]

[12]   Casadei R, Perenze B, Vescini F, et al.: Usefulness of the ultrasonically activated shears in total thyroidectomy. Chir Ital 56 (2004) 843–848. [EBM IIb]

[13]   Ortega J, Sala C, Flor B, et al.: Efficacy and cost-effectiveness of the UltraCision harmonic scalpel in thyroid surgery: an analysis of 200 cases in a randomized trial. J Laparoendosc Adv Surg Tech A 14 (2004) 9–12. [EBM Ib]

[14]   Cordon C, Fajardo R, Ramirez J, et al.: A randomized, prospective, parallel group study comparing the Harmonic Scalpel to electrocautery in thyroidectomy. Surgery 137 (2005) 337–341. [EBM Ib]

[15]   Kiriakopoulos A, Dimitrios T, Dimitrios L: Use of a diathermy system in thyroid surgery. Arch Surg 139 (2004) 997–1000. [EBM IIa]

[16]   Sandonato L, Cipolla C, Graceffa G, et al.: +AFs-Bipolar electrothermic coagulation (ligasure bipolar vessel sealing system) in thyroid surgery+AF0. Chir Ital 55 (2003) 411–415. [EBM III]

[17]   Dilek ON, Yilmaz S, Degirmenci B, et al.: The use of a vessel sealing system in thyroid surgery. Acta Chir Belg 105 (2005) 369–372. [EBM III]

[18]   Shen WT, Baumbusch MA, Kebebew E, et al.: Use of the electrothermal vessel sealing system versus standard vessel ligation in thyroidectomy. Asian J Surg 28 (2005) 86–89. [EBM III]

[19]   Kirdak T, Korun N, Ozguc H: Use of ligasure in thyroidectomy procedures: results of a prospec-

tive comparative study. World J Surg 29 (2005) 771–774. [EBM IIa]

[20]   Manouras A, Lagoudianakis EE, Antonakis PT, et al.: Electrothermal bipolar vessel sealing system is a safe and time-saving alternative to classic suture ligation in total thyroidectomy. Head Neck 27 (2005) 959–962. [EBM Ib]

[21]   Lachanas VA, Prokopakis EP, Mpenakis AA, et al.: The use of Ligasure Vessel Sealing System in thyroid surgery. Otolaryngol Head Neck Surg 132 (2005) 487–489. [EBM III]

[22]   Parmeggiani U, Avenia N, De Falco M, et al.: Major complications in thyroid surgery: utility of bipolar vessel sealing (Ligasure Precise). G Chir 26 (2005) 387–394. [EBM III]

[23]   Petrakis IE, Kogerakis NE, Lasithiotakis KG, et al.: LigaSure versus clamp-and-tie thyroidectomy for benign nodular disease. Head Neck 26 (2004) 903–909. [EBM III]

[24]   Lo CY, Luk JM, Tam SC: Applicability of intraoperative parathyroid hormone assay during thyroidectomy. Ann Surg 236 (2002) 564–569. [EBM III]

[25]   Quiros RM, Pesce CE, Wilhelm SM, et al.: Intraoperative parathyroid hormone levels in thyroid surgery are predictive of postoperative hypoparathyroidism and need for vitamin D supplementation. Am J Surg 189 (2005) 306–309. [EBM III]

[26]   Higgins KM, Mandell DL, Govindaraj S, et al.: The role of intraoperative rapid parathyroid hormone monitoring for predicting thyroidectomy-related hypocalcemia. Arch Otolaryngol Head Neck Surg 130 (2004) 63–67. [EBM IIb]

[27]   Vescan A, Witterick I, Freeman J: Parathyroid hormone as a predictor of hypocalcemia after thyroidectomy. Laryngoscope 115 (2005) 2105–2108. [EBM III]

[28]   Lam A, Kerr PD: Parathyroid hormone: an early predictor of postthyroidectomy hypocalcemia. Laryngoscope 113 (2003) 2196–2200. [EBM III]

[29]   Payne RJ, Tewfik MA, Hier MP, et al.: Benefits resulting from 1- and 6-hour parathyroid hormone and calcium levels after thyroidectomy. Otolaryngol Head Neck Surg 133 (2005) 386–390. [EBM III]

[30]   Pelizzo MR, Piotto A, Toniato A, et al.: [PTH assay in the first postoperative day after thyroidectomy early predictor postoperative hypocalcemia?]. Ann Ital Chir 74 (2003) 511–515. [EBM III]

[31]   Del Rio P, Arcuri MF, Ferreri G, et al.: The utility of serum PTH assessment 24 hours after total thyroidectomy. Otolaryngol Head Neck Surg 132 (2005) 584–586. [EBM III]

[32]   Passler C, Scheuba C, Asari R, et al.: Importance of tumour size in papillary and follicular

thyroid cancer. Br J Surg 92 (2005) 184–189. [EBM III]

[33] Machens A, Holzhausen HJ, Dralle H: The prognostic value of primary tumor size in papillary and follicular thyroid carcinoma. Cancer 103 (2005) 2269–2273. [EBM III]

[34] Cheung CC, Ezzat S, Ramyar L, et al.: Molecular basis off hurthle cell papillary thyroid carcinoma. J Clin Endocrinol Metab 85 (2000) 878–882. [EBM IIb]

[35] Musholt PB, Imkamp F, von Wasielewski R, et al.: RET rearrangements in archival oxyphilic thyroid tumors: new insights in tumorigenesis and classification of Hurthle cell carcinomas? Surgery 134 (2003) 881–889; discussion 889. [EBM IIb]

[36] Castro P, Rebocho AP, Soares RJ, et al.: PAX8-PPAR{gamma} rearrangement is frequently detected in the follicular variant of papillary thyroid carcinoma. J Clin Endocrinol Metab (2005). [EBM IIb]

[37] Soares P, Trovisco V, Rocha AS, et al.: BRAF mutations and RET/PTC rearrangements are alternative events in the etiopathogenesis of PTC. Oncogene 22 (2003) 4578–4580. [EBM IIb]

[38] Soares P, Trovisco V, Rocha AS, et al.: BRAF mutations typical of papillary thyroid carcinoma are more frequently detected in undifferentiated than in insular and insular-like poorly differentiated carcinomas. Virchows Arch 444 (2004) 572–576. [EBM IIb]

[39] Quiros RM, Ding HG, Gattuso P, et al.: Evidence that one subset of anaplastic thyroid carcinomas are derived from papillary carcinomas due to BRAF and p53 mutations. Cancer 103 (2005) 2261–2268. [EBM IIb]

[40] Xing M, Westra WH, Tufano RP, et al.: BRAF Mutation Predicts a Poorer Clinical Prognosis for Papillary Thyroid Cancer. J Clin Endocrinol Metab (2005). [EBM IIb]

[41] Trovisco V, Soares P, Soares R, et al.: A new BRAF gene mutation detected in a case of a solid variant of papillary thyroid carcinoma. Hum Pathol 36 (2005) 694–697. [EBM IIb]

[42] Trovisco V, Soares P, Preto A, et al.: Type and prevalence of BRAF mutations are closely associated with papillary thyroid carcinoma histotype and patients' age but not with tumour aggressiveness. Virchows Arch 446 (2005) 589–595. [EBM IIb]

[43] Carta C, Moretti S, Passeri L, et al.: Genotyping of an Italian papillary thyroid carcinoma cohort revealed high prevalence of BRAF mutations, absence of RAS mutations and allowed the detection of a new mutation of BRAF oncoprotein (BRAF). Clin Endocrinol (Oxf) 64 (2006) 105–109. [EBM IIb]

[44] Musholt TJ, Brehm C, Hanack J, et al.: Identification of Differentially Expressed Genes in Papillary Thyroid Carcinomas with and without Rearrangements of the Tyrosine Kinase Receptors RET and/or NTRK1. J Surg Res 131 (2006) 15–25. [EBM IIb]

[45] Ciampi R, Knauf JA, Kerler R, et al.: Oncogenic AKAP9-BRAF fusion is a novel mechanism of MAPK pathway activation in thyroid cancer. J Clin Invest 115 (2005) 94–101. [EBM IIb]

[46] Caudill CM, Zhu Z, Ciampi R, et al.: Dose-dependent generation of RET/PTC in human thyroid cells after in vitro exposure to gamma-radiation: a model of carcinogenic chromosomal rearrangement induced by ionizing radiation. J Clin Endocrinol Metab 90 (2005) 2364–2369. [EBM IIb]

[47] Weber F, Aldred MA, Morrison CD, et al.: Silencing of the maternally imprinted tumor suppressor ARHI contributes to follicular thyroid carcinogenesis. J Clin Endocrinol Metab 90 (2005) 1149–1155. [EBM IIb]

[48] D'Aloiso L, Carlomagno F, Bisceglia M, et al.: In vivo and in vitro characterization of a novel germline RET mutation associated with low-penetrant non-aggressive familial medullary thyroid carcinoma. J Clin Endocrinol Metab (2005). [EBM IIb]

[49] Musholt TJ, Hanack J, Brehm C, et al.: Searching for non-RET molecular alterations in medullary thyroid carcinoma: expression analysis by mRNA differential display. World J Surg 29 (2005) 472–482. [EBM IIb]

[50] Jain S, Watson MA, DeBenedetti MK, et al.: Expression profiles provide insights into early malignant potential and skeletal abnormalities in multiple endocrine neoplasia type 2B syndrome tumors. Cancer Res 64 (2004) 3907–3913. [EBM IIb]

[51] Otto D, Boerner AR, Hofmann M, et al.: Preoperative localisation of hyperfunctional parathyroid tissue with 11C-methionine PET. Eur J Nucl Med Mol Imaging 31 (2004) 1405–1412. [EBM III]

[52] Athanasoulis T: 11C-methionine PET versus 99mTc-sestamibi in the pre-operative localisation of hyperfunctional parathyroid tissue. Eur J Nucl Med Mol Imaging 32 (2005) 514; author reply 515. [EBM IV]

[53] Beggs AD, Hain SF: Localization of parathyroid adenomas using 11C-methionine positron emission tomography. Nucl Med Commun 26 (2005) 133–136. [EBM III]

[54] Elder GJ: Parathyroidectomy in the calcimimetic era. Nephrology (Carlton) 10 (2005) 511–515. [EBM IV]

[55] Peacock M, Bilezikian JP, Klassen PS, et al.: Cinacalcet hydrochloride maintains long-term

normocalcemia in patients with primary hyperparathyroidism. J Clin Endocrinol Metab 90 (2005) 135–141. [EBM III]

[56] Quarles LD: Cinacalcet HCl: a novel treatment for secondary hyperparathyroidism in stage 5 chronic kidney disease. Kidney Int Suppl (2005) 24–28. [EBM III]

[57] Moe SM, Cunningham J, Bommer J, et al.: Long-term treatment of secondary hyperparathyroidism with the calcimimetic cinacalcet HCl. Nephrol Dial Transplant 20 (2005) 2186–2193. [EBM III]

[58] Lindberg JS, Culleton B, Wong G, et al.: Cinacalcet HCl, an oral calcimimetic agent for the treatment of secondary hyperparathyroidism in hemodialysis and peritoneal dialysis: a randomized, double-blind, multicenter study. J Am Soc Nephrol 16 (2005) 800–807. [EBM Ib]

[59] Shahapuni I, Mansour J, Harbouche L, et al.: How do calcimimetics fit into the management of parathyroid hormone, calcium, and phosphate disturbances in dialysis patients? Semin Dial 18 (2005) 226–238. [EBM IV]

[60] Kruse AE, Eisenberger U, Frey FJ, et al.: The calcimimetic cinacalcet normalizes serum calcium in renal transplant patients with persistent hyperparathyroidism. Nephrol Dial Transplant 20 (2005) 1311–1314. [EBM III]

[61] Leonard N, Brown JH: Persistent and symptomatic post-transplant hyperparathyroidism: a dramatic response to cinacalcet. Nephrol Dial Transplant (2005). [EBM III]

[62] Serra AL, Schwarz AA, Wick FH, et al.: Successful treatment of hypercalcemia with cinacalcet in renal transplant recipients with persistent hyperparathyroidism. Nephrol Dial Transplant 20 (2005) 1315–1319. [EBM III]

[63] Martin KJ, Juppner H, Sherrard DJ, et al.: First- and second-generation immunometric PTH assays during treatment of hyperparathyroidism with cinacalcet HCl. Kidney Int 68 (2005) 1236–1243. [EBM IIb]

[64] Barczynski M, Cichon S, Konturek A, et al.: A randomised study on a new cost-effective algorithm of quick intraoperative intact parathyroid hormone assay in secondary hyperparathyroidism. Langenbecks Arch Surg 390 (2005) 121–127. [EBM Ib]

[65] Elizondo ME, Diaz-Aguirregoitia FJ, Amondarain JA, et al.: Intraoperative monitoring of intact PTH in surgery for renal hyperparathyroidism as an indicator of complete parathyroid removal. World J Surg 29 (2005) 1504–1509. [EBM III]

[66] Seehofer D, Rayes N, Klupp J, et al.: Predictive value of intact parathyroid hormone measurement during surgery for renal hyperparathy-

roidism. Langenbecks Arch Surg 390 (2005) 222–229. [EBM III]

[67] Kaczirek K, Riss P, Wunderer G, et al.: Quick PTH assay cannot predict incomplete parathyroidectomy in patients with renal hyperparathyroidism. Surgery 137 (2005) 431–435. [EBM IIb]

[68] Amar L, Bertherat J, Baudin E, et al.: Genetic testing in pheochromocytoma or functional paraganglioma. J Clin Oncol 23 (2005) 8812–8818. [EBM III]

[69] Brink I, Hoegerle S, Klisch J, et al.: Imaging of pheochromocytoma and paraganglioma. Fam Cancer 4 (2005) 61–68. [EBM III]

[70] Musholt TJ, Weber MM, Fottner C, et al.: Hereditary paraganglioma syndrome PGL-1: diagnostic procedures for localisation of multifocal tumors and surgical strategy in an affected family. (abstract). Expl Clin Endocrinol Diabetes 113 (2005) 86. [EBM III]

[71] Neumann HP, Pawlu C, Peczkowska M, et al.: Distinct clinical features of paraganglioma syndromes associated with SDHB and SDHD gene mutations. Jama 292 (2004) 943–951. [EBM III]

[72] Boedeker CC, Neumann HP, Ridder GJ, et al.: Paragangliomas in patients with mutations of the SDHD gene. Otolaryngol Head Neck Surg 132 (2005) 467–470. [EBM III]

[73] Iihara M, Suzuki R, Kawamata A, et al.: Adrenal-preserving laparoscopic surgery in selected patients with bilateral adrenal tumors. Surgery 134 (2003) 1066–72; discussion 1072–1073. [EBM III]

[74] Diner EK, Franks ME, Behari A, et al.: Partial adrenalectomy: the National Cancer Institute experience. Urology 66 (2005) 19–23. [EBM III]

[75] Walz MK, Peitgen K, Diesing D, et al.: Partial versus total adrenalectomy by the posterior retroperitoneoscopic approach: early and long-term results of 325 consecutive procedures in primary adrenal neoplasias. World J Surg 28 (2004) 1323–1329. [EBM III]

[76] Ishidoya S, Ito A, Sakai K, et al.: Laparoscopic partial versus total adrenalectomy for aldosterone producing adenoma. J Urol 174 (2005) 40–43. [EBM III]

[77] Nambirajan T, Leeb K, Neumann HP, et al.: Laparoscopic adrenal surgery for recurrent tumours in patients with hereditary phaeochromocytoma. Eur Urol 47 (2005) 622–626. [EBM III]

[78] Brauckhoff M, Dralle H: [Recurrent operations on the adrenal glands]. Chirurg 76 (2005) 227–237. [EBM III]

[79] Cobb WS, Kercher KW, Sing RF, et al.: Laparoscopic adrenalectomy for malignancy. Am J Surg 189 (2005) 405–411. [EBM III]

[80] Nehar D, Lombard-Bohas C, Olivieri S, et al.: Interest of Chromogranin A for diagnosis and follow-up of endocrine tumours. Clin Endocrinol (Oxf) 60 (2004) 644–652. [EBM III]

[81] Peracchi M, Gebbia C, Basilisco G, et al.: Plasma chromogranin A in patients with autoimmune chronic atrophic gastritis, enterochromaffin-like cell lesions and gastric carcinoids. Eur J Endocrinol 152 (2005) 443–448. [EBM IIb]

[82] Becherer A, Szabo M, Karanikas G, et al.: Imaging of advanced neuroendocrine tumors with (18)F-FDOPA PET. J Nucl Med 45 (2004) 1161–1167. [EBM III]

[83] Volmar KE, Vollmer RT, Jowell PS, et al.: Pancreatic FNA in 1000 cases: a comparison of imaging modalities. Gastrointest Endosc 61 (2005) 854–861. [EBM III]

[84] Anlauf M, Wieben D, Perren A, et al.: Persistent hyperinsulinemic hypoglycemia in 15 adults with diffuse nesidioblastosis: diagnostic criteria, incidence, and characterization of beta-cell changes. Am J Surg Pathol 29 (2005) 524–533. [EBM III]

[85] Borch K, Ahren B, Ahlman H, et al.: Gastric carcinoids: biologic behavior and prognosis after differentiated treatment in relation to type. Ann Surg 242 (2005) 64–73. [EBM III]

[86] Mabrut JY, Fernandez-Cruz L, Azagra JS, et al.: Laparoscopic pancreatic resection: results of a multicenter European study of 127 patients. Surgery 137 (2005) 597–605. [EBM III]

[87] Ayav A, Bresler L, Brunaud L, et al.: Laparoscopic approach for solitary insulinoma: a multicentre study. Langenbecks Arch Surg 390 (2005) 134–140. [EBM III]

[88] Fernandez-Cruz L, Martinez I, Cesar-Borges G, et al.: Laparoscopic surgery in patients with sporadic and multiple insulinomas associated with multiple endocrine neoplasia type 1. J Gastrointest Surg 9 (2005) 381–388. [EBM IV]

[89] Kaczirek K, Asari R, Scheuba C, et al.: Organic hyperinsulinism and endoscopic surgery. Wien Klin Wochenschr 117 (2005) 19–25. [EBM III]

[90] Gibril F, Schumann M, Pace A, et al.: Multiple endocrine neoplasia type 1 and Zollinger-Ellison syndrome: a prospective study of 107 cases and comparison with 1009 cases from the literature. Medicine (Baltimore) 83 (2004) 43–83. [EBM III]

[91] Gartner W, Mineva I, Daneva T, et al.: A newly identified RET proto-oncogene polymorphism is found in a high number of endocrine tumor patients. Hum Genet 117 (2005) 143–153. [EBM IIb]

XIV Was gibt es Neues in der Kinderchirurgie?

M. L. Metzelder und B.M. Ure

1 Gastrointestinaltrakt

1.1 Ösophagus und Magen

Das optimale Verfahren zur Rekonstruktion der Speiseröhre bei langstreckiger Ösophagusatresie ist weiterhin strittig. Neben dem Hochzug von Magen oder Kolon wird die Transposition einer Jejunumschlinge empfohlen. Hierbei können kurze mesenteriale Gefäßarkaden einen spannungsfreien Hochzug und die Durchblutung des Transponates gefährden. Bax et al. [1] entwickelten die Technik der Ileumtransposition. Die Autoren postulierten, dass der mesenteriale Gefäßstiel des Ileum geeigneter sei. Die vielversprechende Technik kam mit ausgezeichnetem Ergebnis bei einem Kind mit langstreckiger Ösophagusatresie zur Anwendung.

Routinemäßige Endoskopien zur Verlaufsbeurteilung nach operativer Korrektur einer Ösophagusatresie werden häufig empfohlen, sind aber nicht allgemein akzeptiert. Im Rahmen einer prospektiven Studie untersuchten Deurloo et al. [2] 92 Kinder über einen Zeitraum von zehn Jahren nach Korrektur einer Ösophagusatresie. Bei einem Drittel der Patienten bestand Beschwerdefreiheit, zwei Drittel klagten über Dysphagie oder Sodbrennen. Die bei allen Patienten durchgeführte Ösophagogastroskopie zeigte in zwei Fällen makroskopisch eine relevante Ösophagitis und legte in zwei Fällen makroskopisch ein Barrett-Epithel nahe. Die histologische Aufarbeitung ergab demgegenüber bei 30 Patienten eine Ösophagitis, in drei Fällen eine gastrische Metaplasie, in keinem Fall eine intestinale Metaplasie. Die Autoren schlussfolgerten, dass sich aus diesen Daten keine Empfehlung zu einem generellen endoskopischen Screening nach Korrektur einer Ösophagusatresie ableiten lässt.

Kongenitale Ösophagusstenosen sind auf residuale tracheobronchiale Knorpelanteile in der Ösophagusmuskulatur zurückzuführen. Das therapeutische Standardverfahren ist die Resektion mit konsekutiver Ösophagusanastomose. Maeda et al. [3] stellten eine neue Technik ohne vollständige Durchtrennung der Speiseröhre vor. Die Autoren exzidierten den knorpelenthaltenden Muskelanteil unter Schonung der Mukosa. Anschließend erfolgte der transversale Verschluss der Ösophagusmuskulatur, wodurch die Enge beseitigt wurde. Die Technik wurde erstmalig bei einem einjährigen Mädchen durchgeführt. Über einen Zeitraum von einem Jahr war kein Stenoserezidiv zu verzeichnen.

Die operative Therapie des gastroösophagealen Refluxes (GERD) bei Kindern im Alter unter zwölf Monaten wird kontrovers diskutiert. Der Vorteil der frühzeitigen operativen Vorgehensweise bei Kindern mit rezidivierenden Aspirationspneumonien konnte erstmalig in einer europäischen Multicenterstudie mit 726 Kindern und einem Nachbeobachtungszeitraum von mindestens zwölf Monaten bestätigt werden [4]. 46 (6,3 %) der Kinder waren unter ein Jahr alt. Bei 35 Kindern (76 %) waren postoperativ keine respiratorischen Beschwerden, bei elf (24 %) eine signifikante Reduktion der Häufigkeit von Pneumonien zu verzeichnen.

Rothenberg [5] führte die laparoskopische Fundoplikatio nach Nissen an 1050 Kindern über einen Zeitraum von zehn Jahren durch. Die Konversionsrate betrug 0,2 %. Im Mittel dauerte die Operation bei den ersten 30 Patienten 109 Minuten und konnte mit zunehmender Erfahrung auf eine mittlere Operationsdauer von 38 Minuten bei den letzten 30 Patienten reduziert werden. Intraoperative Komplikationen traten bei 0,3 %, postoperative bei 4 % der Eingriffe auf. Der mittlere postoperative Krankenhausaufenthalt betrug 1,1 Tage. Mit dieser Arbeit wurde die hohe Sicherheit der laparoskopischen Fundoplikatio bei Kindern belegt, wobei die extrem kurze Krankenhausverweildauer in den USA beeindruckt. Der Autor blieb allerdings Informationen über die Indikationsstellung und die Effektivität der Operationen schuldig.

Die bei Erwachsenen etablierte endoluminale Stretta-Antirefluxbehandlung wurde von Liu et al. erstmalig bei acht Kindern im Alter von 11 bis 16 Jahren mit GERD eingesetzt [6]. Bei der endoluminalen Antirefluxbehandlung kommt es zu einer Radiofrequenz-vermittelten Induktion, bei der durch Kontraktion und Remodulation von kollagenem Bindegewebe im Bereich des unteren Ösophagussphinkters Antirefluxivität erreicht wird. Bei drei Kindern mit vorbestehender perkutan endoskopischer Gastrostomie waren Erbrechen und Nahrungsintoleranz im Rahmen von Nachuntersuchungen nicht mehr nachweisbar. Bei weiteren drei Kindern konnte bei Beschwerdefreiheit die Therapie mit Protonenpumpenhemmern beendet werden. Aufgrund des Versagens der Stretta-Prozedur erfolgte in einem Fall die Fortführung der medikamentösen Behandlung, in einem Fall eine Fundoplikatio. Komplikationen traten nicht auf. Diese präliminären Daten rechtfertigen noch keine Empfehlung der Stretta-Technik bei Kindern, doch ist der Einsatz insbesondere nach Voroperationen oder bei eingeschränkter Operabilität diskutabel.

1.2 Dünndarm

Die chirurgische Standardtherapie der Dünndarmatresie beinhaltet die Resektion des atretischen Abschnittes und eine möglichst primäre Anastomose über eine Oberbauchlaparotomie. Yamataka et al. [7] mobilisierten den Dünndarm laparoskopisch und eventrierten die betroffenen Darmabschnitte über einen umbilikalen Zugang. Die Autoren konnten anhand dieser Technik bei drei Kindern auf eine Oberbauchlaparotomie verzichten und erzielten ausgezeichnete kosmetische Ergebnisse. Die elastischen Faszienverhältnisse der Neonaten ermöglichten den Einsatz eines umbilikalen Expanders, wodurch der Dünndarm problemlos vor die Bauchdecke platziert und revidiert werden konnte.

Zur chirurgischen Therapie des Kurzdarmsyndromes als Folge kongenitaler Atresien oder ausgedehnter Dünndarmresektion wurden zahlreiche Techniken vorgestellt. Ziel von Darmverlängerungstechniken ist generell, die Darmpassage zu verzögern und Chymuskontaktzeit zu verlängern. Der Nachteil aller beschriebenen Techniken ist, dass eine Vergrößerung der absorbierenden Darmoberfläche nicht erreicht wird. Deshalb wird zudem versucht, die absorptive Kapazität des Darmes endogen zu stimulieren. Sukhotnik et al. [8] berichteten über eine signifikant erhöhte Enterozytenproliferations- und erniedrigte Enterozytenapoptosrate nach Insulininjektion bei Ratten mit experimentell angelegtem Kurzdarm. Mit Insulin konnte zudem im Vergleich zu einer Kontrollgruppe mit Kurzdarmsyndrom ohne Insulin eine signifikante Zunahme des Mukosagewichts, der Zottenlänge und der Kryptentiefe festgestellt werden. Untersuchungen hinsichtlich eines klinischen Einsatzes von Insulin beim Kurzdarmsyndrom stehen an.

In einer ersten klinischen Studie wurde bei fünf Kindern mit Kurzdarmsyndrom (< 25 % der alters-entsprechenden Darmlänge) Epidermal Growth Factor (EGF) in einer Dosis von 100 μg/kg oral appliziert [9]. Es kam zu einer signifikanten Erhöhung der Reabsorbtion von

3-0-Methylglykose, ohne dass Veränderungen der intestinalen Permeabilität zu verzeichnen waren. Die Autoren beobachteten für den Zeitraum der EGF-Substitution neben der verbesserten Absorptionsleistung eine Verminderung der Sepsisinzidenz. Diesen vielversprechenden Ergebnissen folgen jetzt Untersuchungen der optimalen Dosierung und der Langzeiteffekte der oralen EGF-Applikation.

Eine neue Technik der mechanischen Darmverlängerung wurde durch Park et al. [10] im Tierversuch etabliert und geprüft. Die Autoren isolierten an Ratten ein Jejunumsegment, leiteten ein Ende als Stoma aus und verschlossen das abdominell verbliebene Ende blind. Eine intraluminale Dehnung erfolgte, indem eine Schraube alle zwei Tage 5 mm tiefer eingebracht wurde. Nach zwei Wochen war die Länge der ausgeschalteten Jejunumschlinge verdoppelt. Inwiefern die Darmverlängerung mit einer Erhöhung von Resorptionsparametern einhergeht, bleibt zu prüfen.

Javid et al. [11] prüften an einer ersten Serie von fünf Patienten mit Kurzdarmsyndrom ihre zuvor im Tiermodell etablierte „Serial transverse enteroplasty" (STEP). Die Strategie beinhaltete die Verlängerung des Jejunumsegmentes durch serielle gegenüberliegende zick-zackartige Linearstaplernähte, die jeweils die halbe Darmzirkumferenz betreffen. Vier von fünf Patienten konnten über einen mittleren Beobachtungszeitraum von 17 Monaten untersucht werden. Bei einem Patienten konnte sechs Wochen postoperativ auf eine parenterale Substitution vollständig verzichtet werden. Eine signifikant verbesserte enterale Nahrungsaufnahme wurde bei drei Patienten erreicht. Die verbesserte Resorption ist nicht auf eine Erhöhung der Resorptionsfläche zurückzuführen, da diese bei der seriellen transversen Enteroplastik eher verkleinert wird. Anzunehmen ist eine Verlängerung der Passagezeit mit verlängertem Schleimhautkontakt des Darminhaltes.

Marker zur Erkennung einer frühzeitigen Abstoßungsreaktion nach Dünndarmtransplantation waren Gegenstand zahlreicher Studien.

Cheikhelard et al. [12] konnten im Tiermodell zeigen, dass in situ die Expression von NFκBp65 bereits vor histologischen Zeichen eine Dünndarmtransplantatabstoßung anzeigte. Ein klinischer Einsatz der Messung dieses Faktors ist interessant, da er eine frühzeitige Anpassung der immunsuppressiven Therapie nach allogener Transplantation ermöglichen würde.

1.3 Gallengangsatresie

Die Ätiologie der Gallengangsatresie (GGA) ist weiterhin unklar und die Prognose hinsichtlich einer Lebertransplantation abhängig vom Ausmaß der Fibrose und Zirrhose der Leber. Forschungsgegenstand zahlreicher Arbeitsgruppen ist daher die Prüfung laborchemischer Prädiktoren, um die Entwicklung einer Leberzirrhose frühzeitig zu erkennen. In einer retrospektiven Studie von Davenport et al. [13] wurden 61 Kinder mit GGA vor und nach Portoenterostomie hinsichtlich intrazellulärer Adhesionsmoleküle, deren Expression mit der entzündlichen Komponente bei GGA korreliert, verglichen. Lediglich der Serumspiegel von VCAM-1, nicht aber von ICAM-1 und E-Selectin hatte eine prognostische Bedeutung für den Verlauf nach Hepato-Portoenterostomie. Die klinische Relevanz der Messung von Serumspiegeln von Zelladhäsionsmolekülen bleibt allerdings nachzuweisen.

Kotb et al. [14] untersuchten die periportale Expression von CD4+ Helfer-T-Lymphozyten, cytotoxischen CD8+ T-Lymphozyten und CD68+-Makrophagen zur Verlaufsbeurteilung der progressiven Leberfibrose mit transplantationspflichtiger Leberzirrhose. Die Autoren korrelierten das Outcome von 32 Kindern mit GGA mit leberbioptisch und im Rahmen der Portoenterostomie gewonnenen Histologiebefunden. Dabei zeigte sich der höchste Anteil der CD68+-Makrophagen in den Periportalfeldern bei Kindern mit gutem Outcome. Die CD4+/CD8+-Ratio bei Kindern mit schlechtem Outcome, die innerhalb 18 Monaten postoperativ verstarben, war signifikant erhöht.

1.4 Morbus Hirschsprung und anorektale Malformation

Die transanal einzeitige Durchzugsoperation in der Behandlung des rektosigmoidalen Morbus Hirschsprung wird zunehmend propagiert, da durch das ausschließlich transanale Vorgehen auf eine Laparotomie oder Laparoskopie und auf ein Enterostoma verzichtet werden kann. Das funktionelle Outcome und im Besonderen die Transportleistung des Darmes ist an den bisher als Standardverfahren geltenden Techniken nach Duhamel, Soave, Rehbein oder Swenson zu messen. Zhang et al. [15] untersuchten 85 Patienten 6 bis 24 Monate nach transanalem Durchzug. Neun Patienten litten unter Stuhlschmieren, fünf unter Obstipation. Eine Hirschsprung-assoziierte Enterocolitis trat bei drei Patienten auf. Inkontinenz, Cuff-Infektionen und Anastomosenlecks waren nicht zu verzeichnen. Die Autoren arbeiteten heraus, dass ein signifikant besseres Outcome bei Kindern mit einer Länge des aganglionären Segments von weniger als 30 cm bestand. Von zwölf symptomatischen Patienten wiesen acht eine aganglionäre Segmentlänge größer 30 cm auf. Somit ist die transanal einzeitige Durchzugsoperation hinsichtlich der Frühergebnisse eine ausgezeichnete Behandlungsoption des rektosigmoidalen Morbus Hirschsprung, insbesondere bei der klassischen Form mit einer Segmentlänge < 30 cm.

1.5 Kongenitale Bauchwanddefekte

Ein besonderes Problem des primären Verschlusses kongenitaler Bauchwanddefekte ist die intraabdominelle Druckerhöhung mit einer konsekutiven Kompromittierung der intestinalen Blutversorgung und des kavalen und portalen Blutflusses. Aus Tierversuchen ist bekannt, dass ein primärer Verschluss der Bauchdecke ohne Beeinträchtigung der viszeralen Durchblutung bis zu einem intraabdominellen Druck von 20 mm Hg möglich ist. Olsevich et al. [16] führten intraoperative Messungen des Harn-blasendruckes bei 42 Neonaten durch. Ein problemloser primärer Bauchwandverschluss war bei 33 Neonaten mit einem Blasendruck < 16 mm Hg möglich. Bei allen Neonaten mit einem Druck > 27 mm Hg war die Anlage eines Silos mit nachfolgend schrittweisem Bauchwandverschluss unumgänglich. Letztere Fälle zeigten einen deutlich verzögerten Nahrungsaufbau.

Der schrittweise spontane Verschluss der Bauchwand ohne Narkose und Operation ist ein neues und nicht unumstrittenes Verfahren zur Behandlung der Gastroschisis. Hierbei kommt ein auf der Intensivstation ohne Narkose angelegter Silo-Sack zur Anwendung, mit dem nach einigen Tagen ein spontaner Verschluss der Bauchwand erzielt wird. Eine systematische Untersuchung der Vorteile der nicht-operativen Technik wurde erstmals von Davies et al. [17] an 31 konsekutiven Neonaten vorgestellt. Die Dauer des Aufenthalts auf der Intensivstation, der Zeitraum bis zum vollständigen Nahrungsaufbau und die stationäre Verweildauer waren bei 16 Neonaten mit spontanem Verschluss im Vergleich zu 15 Neonaten unter Narkosebedingungen signifikant kürzer. Eine signifikant höhere Inzidenz von Septikämien in ersterer Gruppe beeinflusste das bessere Outcome nicht.

2 Minimal invasive Chirurgie

2.1 Peumoperitoneum/ Immunologie

Häufig wird postuliert, dass die minimal invasive Chirurgie im Vergleich zur Ausführung konventioneller Operationen über eine Mini-Laparotomie nicht vorteilhaft ist. Jesch et al. [18] untersuchten immunologische Effekte der Laparoskopie versus Mini-Laparotomie versus vollständiger Laparotomie am Rattenmodell. Die Gesamt-Inzisionslängen bei Laparoskopie und Mini-Laparotomie waren identisch, doch kam es nach Laparoskopie zu einer signifikant geringeren Makrophagenstimulation in der Leber. Beide Laparotomiegruppen wiesen eine signifikante zirkulatorische Zytokinausschüttung auf, nicht aber die Laparoskopiegruppe. Die Autoren führten diese Effekte auf das während des Pneumoperitoneum eingebrachte CO_2 mit konsekutiver pH-Veränderung zurück.

In einer prospektiv randomisierten klinischen Studie verglichen McHoney et al. [19] die laparoskopische mit der offenen Fundoplikatio bei 40 Kindern hinsichtlich der Expression von Interleukin I und weiterer immunologischer Parameter. Nach 4, 24 und 48 Stunden war in keiner der Gruppen eine signifikante Veränderung der Serumspiegel von Malondialdehyd, Nitrat und Nitrit, Interleukin 10 und Tumornekrosefaktor alpha zu verzeichnen. In beiden Gruppen bestand ein signifikanter Anstieg des Interleukin 6. Die Expression von Interleukin 1 Rezeptor Antagonist war nach offener im Vergleich zur laparoskopischen Operation tendentiell, doch nicht signifikant erhöht. Inwiefern in dieser Studie die relevanten Endpunkte zu den relevanten Zeitpunkten erfasst wurden, ist zu diskutieren und sollte Gegenstand weiterer Untersuchungen sein.

Die Nierenfunktion während laparoskopischer Eingriffe war Gegenstand einer prospektiven Untersuchung an 30 Kindern von Gomez et al. [20]. Bei acht von neun Kindern im Alter < 1 Jahr kam es innerhalb von 45 Minuten nach Anlage des Pneumoperitoneums zur Anurie, sowie bei einem Drittel der älteren Kinder. Die Nierenfunktion war bis sechs Stunden postoperativ spontan normalisiert. Die Autoren wiesen darauf hin, dass die Steuerung der Flüssigkeitssubstitution während laparoskopischer Eingriffe nicht anhand der Urinausscheidung erfolgen darf, um eine Überwässerung zu vermeiden.

2.2 Schilddrüse

Die minimal-invasive video-assistierte Thyreoidektomie wird in wenigen Zentren im Kindes- und Jugendalter selektiv durchgeführt [21]. Als Kontraindikationen gelten große Strumen, medulläre und niedrig differenzierte Schilddrüsenkarzinome. Spinelli et al. [21] berichteten über kosmetisch ausgezeichnete Resultate bei 16 minderjährigen Patienten. Die Komplikationsrate und das Outcome waren im Vergleich zu einer konventionell operierten Serie von 200 Patienten derselben Altersgruppe nicht unterschiedlich.

2.3 Extrahepatische Gallenwege

Kinder mit progressiv familiär intrahepatischer Cholestase entwickeln unbehandelt regelhaft eine transplantationsbedürftige Leberzirrhose. Eine Galleableitung mittels Cholezystojejunostomie und Anlage eines endständigen Stomas zur Galleableitung kann dies verhindern. Metzelder et al. [22] führten den Eingriff erstmals bei vier Kindern laparoskopisch aus. Der Verlauf war in allen Fällen unkompliziert bei ausgezeichnetem kosmetischem Ergebnis.

Erste Serien zur laparoskopischen Exzision von Choledochuszysten bei Kindern wurden berichtet [23, 24]. Hierbei werden die Choledochuszystenresektion und die Hepatikojejunostomie laparoskopisch durchgeführt. Die Roux-Y-Anastomose erfolgt nach Vorverlagerung des auszuschaltenden Darmabschnittes über die Inzision des umbilikalen Trokars vor der Bauchwand. Li et al. [23] berichteten über 35 Kinder (33 Fälle mit Typ 1 und 2 mit Typ 4 gemäß Todani-Klassifikation), die sämtlich erfolgreich laparoskopisch reseziert und rekonstruiert wurden. Eine Galleleckage trat in einem Fall (3 %) auf. 34 Patienten wurden zwischen drei und sechs Tagen postoperativ entlassen, Nachuntersuchungen bis zu 1,5 Jahre nach dem operativen Eingriff zeigten einen regelrechten Verlauf in allen Fällen. Ure et al. [24] operierten elf Kinder. In zwei Fällen musste aufgrund von Verwachsungen im Bereich der Pfortader konvertiert werden. Bei einem Kind trat eine Galleleckage auf, die laparoskopisch übernäht werden konnte.

2.4 Minimal invasive Urologie

Minimal invasive Techniken zur Beseitigung der pyeloureteralen Obstruktion finden zunehmend Verbreitung. Gleichermaßen favorisiert wird das retroperitoneale und das transabdominale Vorgehen. Gegenstand von Diskussion ist, inwiefern die Technik bei Kindern im Alter unter einem Jahr, die das überwiegende Alterskollektiv stellen, anwendbar ist. Eine ausgezeichnete Durchführbarkeit der transabdominalen laparoskopischen Pyeloplastik konnte von Metzelder et al. [25] für Kinder jeglichen Alters belegt werden. Die mittlere Operationszeit betrug bei 14 Kindern im Alter unter einem Jahr 171 Minuten, bei 15 Kindern im Alter von ein bis sieben Jahre 169 Minuten und bei 17 älteren Kindern 173 Minuten. Die Konversions- und Komplikationsraten waren nicht signifikant unterschiedlich.

Bei der minimal invasiven Pyeloplastik wird der pyeloureterale Übergang vor Komplettierung der Anastomose üblicherweise geschient. Mit dem „Zeus Microwist Surgical System"-Roboter wurden im Tiermodell (Schwein) ungeschiente in fortlaufender Technik angefertigte Anastomosen untersucht [26]. Die mittlere Operationszeit betrug 76 Minuten inclusive des Aufbaus des Operationsroboters. Nach einem Monat wiesen alle sieben Tiere intakte Anastomosen bei der Sektion auf. Bei dem ersten Tier der Serie war jedoch eine ausgeprägte Hydronephrose evident. Die Vorteile der Roboterchirurgie werden nach Meinung der Autoren besonders bei anspruchsvollen minimal invasiven Operationen deutlich.

Besonders für minimal invasive Operationen bei kleinen Kindern wird aufgrund der räumlich begrenzten Verhältnisse der Einsatz von Endo-Vessel Sealing Systemen propagiert. In einer ersten Studie an Kindern wurde belegt, dass das Endo-Vessel Sealing System zu einer signifikanten Verkürzung der Operationsdauer bei gleichem Outcome führt. Bei der laparoskopischen Nephrektomie betrug die Operationsdauer 108 Minuten mit versus 167 Minuten ohne Endo-Ligasure™, da auf intraabdo-

minale Knüpf-Techniken verzichtet werden konnte [27].

Yeung et al. [28] berichteten über die minimal invasive transvesikale Ureterneuimplantation bei 16 Kindern mit vesikoureteralem Reflux. Vor Anlage des Pneumovesicum mit CO_2 wurde zunächst die Harnblase mit 0,9 %iger Kochsalzlösung aufgefüllt. Die Dissektion, Tunnelung und Neuimplantation der Ureteren wurde analog der konventionellen Technik nach Cohen mit intravesikal geknüpften Nähten bei 15 Kindern minimal invasiv bewerkstelligt. Die mittlere Operationszeit betrug 112 Minuten für die einseitige und 178 Minuten für die beidseitige Ureterneuimplantation und liegt damit deutlich über der Operationsdauer konventioneller Techniken. Die miktionszystourethro-graphisch dokumentierte Erfolgsrate betrug 96 % und entspricht damit der Erfolgsrate konventioneller Operationstechniken.

Zur Vermeidung postoperativer Hydrozelen nach laparoskopischer Varikozelektomie führten Tan et al. [29] eine transskrotale Injektion von Methylenblau zwischen Tunica vaginalis und Tunica albugiena durch. Dies ermöglichte nach Angabe der Autoren intraoperativ eine sichere Identifikation von Lymphgefäßen, doch stehen Langzeitergebnisse zum Nachweis des Vorteils der Methode aus.

2.5 Minimal invasive Trichter-brust-Korrektur

Erstmals wurden Ergebnisse nach minimal invasiven Eingriffen zur Korrektur von Trichterbrustrezidiven vorgestellt. Croituru et al. [30] berichteten über 50 Patienten, von denen 23 minimal invasiv in der Technik nach Nuss und 27 nach Ravitch voroperiert worden waren. Die Komplikationsrate der Rezidiveingriffe war im Vergleich zu primären Eingriffen erhöht, die mittlere Operationsdauer unterschied sich nicht. Bei 14 % der sekundär operierten Patienten trat ein drainagepflichtiger Pneumothorax, bei 8 % ein Hämatothorax, bei 8 %

Pleuraergüsse, bei 4 % eine Perikarditis, bei 4 % eine Pneumonie und bei 2 % eine Wundinfektion auf. Exzellente postoperative Ergebnisse wurden für 70 %, gute für 28 % und zufrieden stellende für 2 % der Patienten angegeben. Nach Materialentfernung bei 17 re-operierten Patienten, war das kosmetische Ergebnis bei acht Patienten (47 %) verbessert, bei sieben (41 %) gut, bei 1 (6 %) zufriedenstellend und bei 1 (6 %) nicht zufriedenstellend. Mit dieser Arbeit wurde die Durchführbarkeit der minimalen Trichterbrust-Rekorrektur unabhängig von der Art der vorangegangenen Korrektur belegt.

Mit der Verbreitung der minimal invasiven Technik nach Nuss nehmen Berichte über Komplikationen zu. Van Renterghem et al. [31] berichten über 7 von 102 Patienten, die nach der Nuss-Operation im Verlauf eine Materialinfektion entwickelten. Durch frühzeitige konsequente antibiotische Behandlung konnte in sechs von sieben Fällen der Bügel ohne Nachteil für den Patienten belassen und die Infektion ausgeheilt werden. Leonhardt et al. [32] berichteten über neuartige Komplikationen wie eine sternoklavikuläre Dislokation am 39. postoperativen Tag nach Nuss-Korrektur, sowie über einen Fall einer Massenblutung durch Arrosion eines Lungengefäßes bei der Stabentfernung.

Hendrickson et al. [33] favorisieren eine Modifikation der Nuss-Technik im Sinne einer linksseitigen anstelle der üblichen rechtsseitigen Thorakoskopie, um eine Optimierung der Übersichtlichkeit bei der Positionierung des Bügels zur Vermeidung kardiothorakaler Verletzungen zu erreichen.

Ein neuer Therapieansatz zur Trichterbrustkorrektur wurde von Schier et al. [34] vorgestellt. Mittels eines Vakuum-Lifters wurde bei 60 Patienten die eingesunkene Brustwand mindestens zweimal täglich über 30 Minuten bis zu fünf Stunden (Median 90 Minuten) angehoben. Nach einem Monat konnte bei 85 % der Patienten eine Brustkorbanhebung von 1 cm beobachtet werden. Nach fünfmonatiger Be-

handlung war bei zwölf Patienten (20 %) die Deformität beseitigt. Langzeitergebnisse stehen allerdings aus.

3 Kongenitale Zwerchfellhernie

Die klinischen Behandlungerfolge der kongenitalen Zwerchfellhernie (CDH) sind vom Ausmaß der assoziierten Lungenhypoplasie und der damit einhergehenden respiratorischen Insuffizienz abhängig. Die respiratorische Insuffizienz kann mit einem primären oder sekundären Surfactantmangel einhergehen, weshalb die routinemäßige Surfactantapplikation bei Kindern mit CDH diskutiert wird. In einer aktuellen Studie [35] erhielten 114 Neonaten nach intermittierender extracorporaler Membranoxygenierung (ECMO) und operativem Verschluss bei CDH Surfactant. Als Kontrollgruppe fungierten 334 Neonaten mit CDH ohne Surfactantapplikation. Hinsichtlich der Zielparameter Mortalität, Dauer der ECMO-Behandlung, Beatmungsdauer und Sauerstoffbedarf war für die Surfactantapplikation kein Vorteil festzustellen.

4 Parenterale Ernährung

Die Ätiologie der hepatischen Steatose als Folge einer langzeitparenteralen Ernährung ist weiterhin unbekannt. Javid et al. [36] verabreichten im Tierversuch während parenteraler Ernährung enteral Lipide. Über einen Zeitraum von 19 Tagen waren histologisch keine Anzeichen einer Steatosis hepatis nachweisbar. Demgegenüber entwickelten Mäuse mit ausschließlicher parenteraler Ernährung oder mit zusätzlicher intravenöser Lipidapplikation eine Leberverfettung. Mit dieser Arbeit konnte somit ein protektiver Einfluss bei gleichzeitiger parenteraler Ernährung für die enterale Lipidgabe gezeigt werden. Vor dem klinischen Einsatz bleibt zu klären, wie hoch der oral applizierte Lipidanteil beim Kind zu bemessen ist.

5 Mekoniumaspirations-Syndrom

Das Lungenversagen im Gefolge einer Mekoniumaspiration des Neonaten geht häufig mit Beatmungsproblemen einher. Friedlich et al. [37] untersuchten den Stellenwert der Stickoxyd-(NO)-Behandlung. Bei 22 von 49 Neonaten mit Lungenversagen hatte die NO-Applikation positive Effekte, sodass auf ECMO verzichtet werden konnte. Bei 27 NO-Non-Respondern war ECMO notwendig. Die Autoren konnten innerhalb der ersten sechs Stunden einer NO-Behandlung vorhersagen, ob eine ECMO-Behandlung erforderlich wird.

Kugelman et al. [38] untersuchten darüber hinaus den Stellenwert der veno-venösen im Vergleich zur arterio-venösen ECMO in der Behandlung des Mekonium Aspirations Syndroms. Die Auswertung von 114 veno-venös gegenüber zwölf arterio-venös mit ECMO über einen Zeitraum von zwölf Jahren behandelten Patienten zeigte gleich gute Ergebnisse. Ein Wechsel von veno-venöser zu arterio-venöser ECMO war lediglich bei zwei Patienten erforderlich, sodass die Autoren der veno-venösen ECMO unter der Voraussetzung, dass die Anlage eines 14 Fr. Katheters möglich ist, den Vorzug geben.

6 Tracheomalazie und Bronchomalazie

Die kongenitale Trachealstenose (CTS) bleibt eine Herausforderung und zeichnet sich durch eine hohe Mortalität aus, die nicht zuletzt auf eine kardiorespiratorische Komorbidität zurückzuführen ist. Chiu et al. [39] berichteten über 13 konsekutive Säuglinge, die mit einem mittleren Alter von vier Monaten operiert wurden. Die Autoren zeigten an dieser bislang jüngsten Patientenserie mit CTS, dass die präoperative Bildgebung das Ausmaß der Fehlbildung gegenüber dem tatsächlichen Operationsbefund regelhaft unterschätzte. Ein individualisiertes und interdisziplinäres Behandlungskonzept mit Slide-tracheoplasty bei fünf Patienten, Knorpel-patch-tracheoplasty bei vier, patch-and-slide-tracheoplasty und Ballondilatation bei jeweils einem Patient und konservativer Behandlung bei zwei Kindern kam zur Anwendung. Bei acht Patienten war der Einsatz eines kardiopulmonalen Bypasses notwendig. Lediglich acht Patienten (61 %) konnten in die häusliche Umgebung entlassen werden. Drei Patienten verstarben, zwei Patienten verblieben in stationärer Dauerbehandlung.

Bei der chirurgischen Korrektur von Stenosen der subglottischen Region oder der Trachea kann freier Rippenknorpel zur Anwendung kommen. Überschießende Granulationen stellen hierbei ein wesentliches Problem dar. Hashizume et al. [40] berichteten über die Transposition des 5. Rippenknorpels mit gefäßführendem Stiel, bestehend aus der Arteria und Vena thoracica interna. Bei drei Patienten mit subglottischer Stenose oder Trachealstenose konnte die vorbestehende Tracheostomie simultan verschlossen werden. Bei kurzer postoperativer Intubationsdauer, fand sich bronchoskopisch in allen Fällen weder eine erneute Enge noch eine Hypergranulation.

Die Behandlung der Tracheobronchomalazie kann mittels Aortopexie oder Einlage eines Stents erfolgen. Valerie et al. [41] untersuchten 25 Patienten, 14 mit endoluminalem Stenting und elf mit Aortopexie. Ersteres Verfahren ging mit einer höheren Therapieversagerquote einher. Die Aortopexie hatte eine höhere Komplikationsrate zur Folge. In der Gesamtbewertung kamen die Autoren zu dem Schluss, dass beide Behandlungsoptionen als gleichwertig anzusehen sind.

Die sogenannte cricopharyngeale Achalasie geht mit einer progredienten oberen Ösophagusstenose und beidseitiger Stimmbandparese einher. Behandlungskonzepte beinhalten die cricopharyngeale Dilatation, und temporäre Botulinustoxin-Injektionen. Ein neues operatives Verfahren wurde von Johnson et al. [42] vorgestellt. Die Autoren führten bei drei Patienten mit cricopharyngealer Achalasie eine cricopharyngeale Myotomy durch. Sie erzielten eine Reversion der Stimmbandparese bei zwei, eine Reversion der oberen Ösophagusstenose in allen Fällen.

7 Verschiedenes

Zahlreiche Untersuchungen zur Erhöhung der Zuverlässigkeit der präoperativen Diagnostik einer Appendizitis mit dem Ziel der Vermeidung unnötiger Operationen liegen vor. Ein möglicher Marker wurde von Apak et al. [43] vorgestellt. Im Tierversuch war bei induzierter Appendizitis ein signifikant höherer Anteil an 5-Hydroxyindolacetylsäure im Urin im Vergleich zu einer Kontrollgruppe zu messen. Passalqua et al. [44] berichteten über den Einsatz eines murinen Antigranulozyten-Antikörpers, der an Technetium-99m gekoppelt im Rahmen einer Single-Photon-Emissions-Computertomographie angewandt wurde. Das Verfahren wies hinsichtlich des Vorliegens einer akuten Appendizitis eine Sensitivität von 95 % und eine Spezifität von 90 % auf. Vor einer Empfehlung zum klinischen Einsatz bleiben diese Techniken insbesondere im Vergleich zur sonographischen und kernspintomographischen Diagnostik bei Kindern mit fraglicher Appendizitis zu prüfen.

Unklar ist, ob bei Kindern mit hämatopoetischer Erkrankung und Hypersplenismus vor einer anstehenden Stammzelltransplantation eine Splenektomie erfolgen soll. Es wird postuliert, dass die Entfernung der Milz das Risiko einer Graft-versus-host-Abstoßung (GVHD) reduziert, sie geht aber bekanntermaßen mit dem erhöhten Risiko eines „Owerhelming Postsplenectomy Sepsis Syndrome" (OPSIS) einher. Hall et al. [45] konnten durch eine partielle Splenektomie das Risiko für OPSIS nach Stammzelltransplantationen reduzieren. Die GVHD-Rate bei fünf partiell splenektomierten Kindern war derjenigen von vollständig splenektomierten und nicht-splenektomierten Kindern vergleichbar.

Große Gefäß- und Lymphmalformationen im Sinne von Hämangiomen und Lymphangiomen können interdisziplinär angegangen werden. Neben der operativen Exzision, lokalen Lasertherapie und Kryotherapie stehen Embolisationstechniken zur Verfügung. Smithers et al. [46] führten im Kaninchenversuch die Sklerosierung mit Ethanol versus Ethanol und zusätzlicher lokaler Injektion von Kollagenhydrogel an Vena-jugularis-Segmenten durch. Der Zusatz von Kollagenhydrogel ging histopathologisch mit einem Ausbleiben einer Rekanalisation einher. Für den klinischen Einsatz sind diese Ergebnisse vielversprechend. Die Anzahl resezierender Maßnahmen oder von Folgeprozeduren könnte durch die Injektion von Ethanol mit Kollagenhydrogel vermindert werden.

Die mechanische Darmvorbereitung vor resezierenden elektiven Eingriffen am Dünn- und Dickdarm ist ein gängiges Konzept. Leys et al. [47] verglichen retrospektiv 110 Patienten mit mechanischer Darmvorbereitung mit 33 Patienten ohne Darmvorbereitung. Hinsichtlich der Infektionsrate (1 vs. 0) und Anastomoseninsuffizienzrate (2 vs. 1) bestand kein signifikanter Unterschied zwischen beiden Gruppen. Diese Ergebnisse bleiben an einem größeren Kollektiv zu untersuchen. Es kann aber schlussgefolgert werden, dass eine routinemäßige Darmvorbereitung vor resezierenden Dünn- und Dickdarmeingriffen im Kindesalter nicht zu fordern ist.

Mehrere Arbeitsgruppen beschäftigen sich mit photodynamischen Techniken zur Malignomdetektion. Till et al. [48] inokulierten humane Hepatoblastomzellen in die Bauchhöhle von Ratten mit nachfolgendem Tumorwachstum über sieben Wochen. Bei der anschließenden Peritoneallavage erfolgte die photosensitive Markierung der Tumorzellen mit 5-Aminolävulinsäure. Laparoskopisch wurden alle Tumor-suspekten Läsionen erkannt, deren histopathologische Aufarbeitung in allen Resektaten Hepatoblastome bestätigte. Diese Technik könnte klinisch zur Metastasensuche bei Kindern eingesetzt werden.

Literatur

[1]   Bax NM, Van Renterghem KM: Ileal pedicle grafting for esophageal replacement in children. Pediatr Surg Int 21 (2005) 369–372. [EBM IV]

[2]   Deurloo JA, Ekkelkamp S, Taminiau JAJM et al.: Esophagitis and Barrett esophagus after correction of esophageal atresia. J Pediatr Surg 40 (2005) 1227–1231. [EBM IIa]

[3]   Maeda K, Hisamatsu C, Hasegawa T et al.: Circular myectomy for the treatment of congenital esophageal stenosis owing to tracheobronchial remnant. J Pediatr Surg 39 (2004) 1765–1768. [EBM IV]

[4]   Mattioli G, Bax K, Becmeur F et al.: European multicenter survey on the laparoscopic treatment of gastroesophageal reflux in patients aged less than 12 month with supraesophageal symptoms. Surg Endosc [epub] (August 2005). [EBM IIa]

[5]   Rothenberg SS: The first decade's experience with laparoscopic Nissen fundoplication in infants and children. J Pediatr Surg 40 (2005) 142–147. [EBM IV]

[6]   Liu DC, Somme S, Mavrelis PG et al.: Stretta as the initial antireflux procedure in children. J Pediatr Surg 40 (2005) 148–152. [EBM III]

[7]   Yamataka A, Koga H, Shimotakahara A et al.: Laparoscopy-assisted surgery for prenatally diagnosed small bowel atresia: simple, safe, and virtually scar free. J Pediatr Surg 39 (2004) 1815–1818. [EBM IV]

[8]   Sukhotnik I, Mogilner J, Shamir R et al.: Effect of subcutaneous insulin on intestinal adaption in a rat model of short bowel syndrome. Pediatr Surg Int 21 (2005) 132–137. [EBM IIb]

[9]   Sigalet DL, Martin GR, Butzner JD et al.: A pilot study of the use of epidermal growth factor in pediatric short bowel syndrome. J Pediatr Surg 40 (2005) 763–768. [EBM III]

[10]   Park J, Puapong DP, Wu BM et al.: Enterogenesis by mechanical lengthening: Morphology and function of the lengthened small intestine. J Pediatr Surg 39 (2004) 1823–7. [EBM IIb]

[11]   Javid PJ, Kim HB, Duggan CP et al.: Serial transverse enteroplasty is associated with successful short-term outcomes in infants with short bowel syndrome. J Pediatr Surg 40 (2005) 1019–1024. [EBM III]

[12]   Cheikelhard A, Go S, Canioni D et al.: Enhanced in situ of NF-κBp65 is an early marker of intestinal graft rejection in rats. J Pediatr Surg 40 (2005) 1420–1427. [EBM IIb]

[13]   Davenport M, Gonde C, Narayanaswamy B et al.: Soluble adhesion molecule profiling in preoperative infants with biliary atresia. J Pediatr Surg 40 (2005) 1464–1469. [EBM III]

[14]   Kotb MA, El Henawy A, Talaat S et al.: Immune-mediated liver injury: prognostic value of CD4+, CD8+, and CD68+ in infants with extrahepatic biliary atresia. J Pediatr Surg 40 (2005) 1252–1257. [EBM IIb]

[15]   Zhang SC, Bai YZ, Wang W et al.: Clinical outcome in children after transanal 1-stage endorectal pull-through operation for Hirschsprung disease. J Pediatr Surg 40 (2005) 1307–1311. [EBM III]

[16]   Olesevich M, Alexander F, Khan M et al.: Gastroschisis revisited: role of intraoperative measurement of abdominal pressure. J Pediatr Surg 40 (2005) 789–792. [EBM IIb]

[17]   Davies MW, Kimble RM, Cartwright DW: Gastroschisis: ward reduction compared with traditional reduction under general anesthesia. J Pediatr Surg 40 (2005) 523–527. [EBM III]

[18]   Jesch NK, Vieten G, Tschernig T et al.: Minilaparotomy and full laparotomy, but not laparoscopy, alter hepatic macrophage populations in a rat model. Surg Endosc 19 (2005) 804–810. [EBM IIa]

[19]   McHoney M, Eaton S, Wade A et al.: Inflammatory response in children after laparoscopic vs open Nissen fundoplication: a randomized controlled trial. J Pediatr Surg 40 (2005) 908–914. [EBM IIa]

[20]   Gómez Dammeier BH, Karanik E, Glüer S et al.: Anuria during pneumoperitoneum in infants and children: a prospective study. J Pediatr Surg 40 (2005) 1454–1458. [EBM III]

[21]   Spinelli C, Bertocchini A, Donatini G et al.: Minimally invasive video-assisted thyroidectomy: Report of 16 cases in children older than 10 years. J Pediatr Surg 39 (2004) 1312–1315. [EBM IV]

[22]   Metzelder ML, Bottlaender M, Melter M et al.: Laparoscopic partial external biliary diversion procedure in progressive familial intrahepatic cholestasis – A new approach. Surg Endosc [epub] (October 2005). [EBM IV]

[23]   Li L, Feng W, Jing-Bo F et al.: Laparoscopic-assisted total cyst excision of choledochal cyst and Roux-en-Y hepatoenterostomy. J Pediatr Surg 39 (2004) 1663–1666. [EBM IV]

[24]   Ure BM, Nustede R, Becker H: Laparoscopic resection of congenital choledochal cyst, hepaticojejunostomy, and externally made Roux-en-

Y anastomosis. J Pediatr Surg 40 (2005) 728–730. [EBM IV]

[25] Metzelder ML, Schier F, Petersen C et al.: Laparoscopic transabdominal pyeloplasty in children is feasible irrespective of the patient's age. J Urol (2005) [in press]. [EBM III]

[26] Lorincz A, Knight CG, Kant AJ et al.: Totally minimally invasive robot-assiste unstented pyeloplasty using the Zeus Microwrist Surgical System: an animal study. J Pediatr Surg 40 (2005) 418–422. [EBM IIa]

[27] Metzelder ML, Kuebler F, Petersen C et al.: Laparoscopic nephroureterectomy in children – A prospective study on LigasureTM versus Clip/Ligation. Eur J Pediatr Surg (2005) [in press]. [EBM III]

[28] Yeung CK, Sihoe JD, Borzi PA: Endoscopic cross-trigonal ureteral reimplantation under carbon dioxide bladder insufflation: a novel technique. J Endourol 19 (2005) 295–299. [EBM IV]

[29] Tan HL, Tecson B, Ee MZ et al.: Lymphatic sparing, laparoscopic varicocelectomy: a new surgical technique. Pediatr Surg Int 20 (2004) 797–798. [EBM IV]

[30] Croituru DP, Kelly Jr RE, Goretsky MJ et al.: The minimally invasive Nuss technique for recurrent or failed pectus excavatum repair in 50 patients. J Pediatr Surg 40 (2005) 181–187. [EBM IV]

[31] Van Renterghem KM, von Bismarck S, Bax NMA et al.: Should an infected Nuss bar removed? J Pediatr Surg 40 (2005) 670–673. [EBM IV]

[32] Leonhardt J, Feiter J, Ure BM et al.: Complications of minimally invasive repair of pectus excavatum. J Pediatr Surg (2005) [in press]. [EBM IV]

[33] Hendrickson RJ, Bensard DD, Janik JS et al.: Efficacy of left thoracoscopy and blunt mediastinal dissection during the Nuss procedure for pectus excavatum. J Pediatr Surg 40 (2005) 1312–1314. [EBM IV]

[34] Schier F, Bahr M, Klobe E: The vaccum chest wall lifter: an innovative, nonsurgical addition to the management of pectus excavatum. J Pediatr Surg 40 (2005) 496–500. [EBM III]

[35] Colby CE, Lally KP, Hintz SR et al.: Surfactant replacement therapy on ECMO does not improve outcome in neonates with congenital diaphragmatic hernia. J Pediatr Surg 39 (2004) 1632–1637. [EBM III]

[36] Javid PJ, Greene AK, Garza J et al.: The route of lipid administration affects parenteral nutrition-induced hepatic steatosis in a mouse model. J Pediatr Surg 40 (2005) 1446–1453. [EBM IIa]

[37] Friedlich P, Noori S, Stein J et al.: Predictability model of the need for extracorporal membrane oxygenation in neonates with meconium aspiration syndrome treated with inhaled nitric oxide. J Pediatr Surg 40 (2005) 1090–1093. [EBM III]

[38] Kugelman A, Gangitano E, Taschuk R et al.: Extracorporeal membrane oxygenation in infants with meconium aspiration syndrome: a decade of experience with venovenous ECMO. J Pediatr Surg 40 (2005) 1082–1089. [EBM III]

[39] Chiu PPL, Kim PCW, Forte V et al.: Recent challenges in the management of congenital tracheal stenosis: an individualized approach. J Pediatr Surg 40 (2005) 774–780. [EBM III]

[40] Hashizume K, Kanmori Y, Sugiyama M et al.: Vascular-pedicled costal cartilage graft for the treatment of subglottic and upper tracheal stenosis. J Pediatr Surg 39 (2004) 1769–1771. [EBM IV]

[41] Valerie EP, Durrant AC, Forte V et al.: A decade of using intraluminal tracheal/bronchial stents in the management of tracheomalacia and/or bronchomalacia : is it better than aortopexy? J Pediatr Surg 40 (2005) 904–907. [EBM III]

[42] Johnson DG, Gray S, Smith M et al.: Vocal fold paralysis and progressive cricopharyngeal stenosis reversed by cricopharyngeal myotomy. J Pediatr Surg 39 (2004) 1715–1718. [EBM IV]

[43] Apak S, Kazez A, Ozel SK et al.: Spot urine 5-hydroxyindoleacetic acid levels in the early diagnosis of acute appendicitis. J Pediatr Surg 40 (2005) 1436–1439. [EBM IIa]

[44] Passalqua AM, Klein RL, Wegener WA et al.: Diagnosing suspected acute nonclassic appendicitis with Sulesomab, a radiolabeled antigranulocyte antibody imaging agent. J Pediatr Surg 39 (2004) 1338–1344. [EBM IIa]

[45] Hall JG, Kurtzberg J, Scabolcs P et al.: Partial splenectomy before a hematopoetic stem cell transplantation in children. J Pediatr Surg 40 (2005) 221–227. [EBM IV]

[46] Smithers CJ, Vogel AM, Kozakewich HPW et al.: An injectable tissue-engineered embolus prevents luminal recanalization after vascular therapy. J Pediatr Surg 40 (2005) 920–925. [EBM IIa]

[47] Leys CM, Austin MT, Pietsch JB et al.: Elective intestinal operations in infants and children without mechanical bowel preparation: a pilot study. J Pediatr Surg 40 (2005) 978–982. [EBM III]

[48] Till H, Bergmann F, Metzger R et al.: Videoscopic fluorescence diagnosis of peritoneal and thoracic metastases from human hepatoblastoma in nude rats. Surg Endosc [epub] (June 2005). [EBM IIb]

XV Was gibt es Neues in der Plastischen Chirurgie?

S. Langer, H.U. Steinau und H.H. Homann

1 Perforator-Lappenplastiken

Die Weiterentwicklung von Perforator-Lappen ist auch im vergangenen Jahr fortgeschritten. In den vorausgegangenen Jahresbänden wurde von den Autoren in diesem Buch über die Prinzipien von Perforator-Lappen bereits berichtet. Kurz sei erwähnt, dass es sich um fasziokutane Lappen handelt, die durch ein Gefäß-Perforator-Paar versorgt werden. Muskulatur wird nicht in den Lappen integriert, die Hebedefektmorbidität bleibt somit mild. Perforator-Lappen können als freie Lappen und gestielt Verwendung finden [1–4].

2 TDAP-Lappen

Der A. thorakodorsalis Perforator-Lappen (TDAP) liegt am Vorderrand des M. Latissimus dorsi und besteht aus einer ca. Handgroßen Hautinsel in der vorderen bis mittleren Axillarlinie (Abb. 1). Dieser Lappen wurde in der Vergangenheit gestielt zur Defektdeckung von Defekten der äußeren Quadranten der Mamma eingesetzt. Der Perforator findet sich ca. 2 Finger breit dorsal des Vorderrands des M. Latissimus dorsi und kann z.B. bei der Präparation eines M. Latissimus dorsi Lappens (zu Übungszwecken) präpariert werden. Die Anatomie der Blutversorgung wurde von Thomas et al. aufgearbeitet [5]. Aufgrund seiner Lage wurde der TDAP-Lappen zur Rekonstruktion von Defekten in der Axilla erfolgreich verwendet [6]. Die Autoren berichten über 15 Narbenlösungen

nach Verbrennungen in der Axilla. Der TDAP-Lappen wurde bis zu 27 × 15 cm gehoben. 14 Hebedefekte konnten primär verschlossen werden, bei einem Patienten musste ein Hauttransplantat verwendet werden. Alle Lappen waren vollständig durchblutet, Nekrosen oder Lappenteilverluste werden nicht berichtet [6]. Auch Laredo-Ortiz et al. berichten von der Rekonstruktion von verbrannten Hautarealen an der Oberarmhinterseite mittels TDAP-Lappen [7]. Als Problemlösung bei Teilnekrosen im lateralen Anteil eines TRAM- oder DIEP-Lappens zur Brustrekonstruktion wurde der TDAP-Lappen vorgeschlagen [8]. Da die Zone IV eines TRAM- oder DIEP-Lappens als „letzte Wiese" der Durchblutung gilt werden in diesen Lappenanteilen häufig Teilnekrosen oder Wundheilungsstörungen gesehen. Hieraus resultierende Defekte können mittels eines gestielten TDAP-Lappen gedeckt werden.

Bei axillärer Hydradenitis suppurativa wird die Entfernung aller apokrinen Drüsen in der Achselhöhle gefordert. Rehmann et al. berichten von der Verwendung eines TDAP-Lappens zum Defektverschluss nach Exzision von axillärem Drüsengewebe bei vier Patienten. Der Lappen wurde im Sinne eines V-Y-Lappens am Perforator gehoben und nach cranial in die Axilla eingebracht [9]. Bei der Präparation des TDAP liegt der M. Latissimus dorsi bereits „anpräpariert" unter dem Lappen frei. In einer Arbeit aus Südkorea wurde daher bei zwei Patienten ein TDAP-Lappen und in Kombination mit einem M. latissimus dorsi Muskellappen verwendet. Sollte ein Patient aufgrund von zwei Defekten zwei Lappen benötigen, so ist der Vorteil dieser Methode, dass nur ein Hebe-

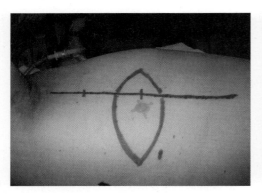

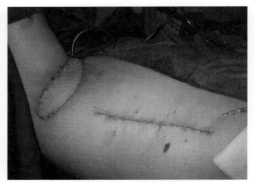

Abb. 1a: Patient mit Akne inversa in der rechten Axilla. In Linksseitenlage wird der TDAP-Perforator mittels Dopplersonde (rot) markiert. Die Umschneidungsfigur des Lappens ist blau eingezeichnet. Der Vorderrand des M. Latissimus dorsi und die Skapulaspitze sind schwarz markiert.

Abb. 1c: Der Lappen kann in den Defekt eingelegt, der Hebedefekt primär verschlossen werden.

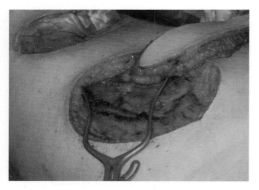

Abb. 1b: Die Umschneidungsfigur des Lappens wurde von horizontal auf vertikal geändert. Die Akne inversa wurde reseziert (links mit eingelegtem Tuch). Der Lappen (Größe ca. 6 × 12 cm) wurde an seinem Perforator gehoben und nach cranial präpariert. Der Vorderrand des M. latissimus dorsi muss für die Präparation eröffnet werden. Ein muskulärer Funktionsausfall ist nicht zu erwarten.

Der TDAP-Lappen als Compound-Lappen wird von Van Landuyt et al. aus Gent vorgestellt. Diese „Chimären-Lappen" bestehen aus Haut, Fett, Teile des M. Latissimus dorsi sowie Faszie des M. serratus. Bei neun Patienten konnte durch die Verwendung dieser Chimeren-Lappen der Defektverschluss von Fußsohlen- und Fußrückendefekten gelingen [12]. Der Chimären-Lappen wurde vom gleichen Autor auch in einer Arbeit über die Verwendung von Perforator-Lappen bei Kindern publiziert [13]. Des Weiteren wird von dem Implementieren von interthorakalen Nervenästen berichtet, die ggf. eine Innervation des Lappens erlauben [14]. Die Kombination des TDAP-Lappen mit Scapula-Anteilen wurde als Osteocutaner Lappen zur Rekonstruktion von Gaumen und Oberkieferdefekten bei zwei Patienten beschrieben [15]. Hierzu muss man erwähnen, dass der TDAP-Lappen in Seitenlage gehoben wird und somit bei der Defektdeckung im MKG-Bereich die intraoperative Umlagerung des Patienten erfolgen muss.

defekt resultiert, da die beiden Lappen „untereinander" liegen. Aus diesem Hebedefekt resultiert ein freier Muskel- und zusätzlich ein freier fasziokutaner Lappen [10, 11].

Daher sollte der Operateur auch an den Zeitaufwand der intraoperativen Umlagerung sowie alternativ an Lappen denken, die sich in Rückenlage des Patienten heben lassen.

3 Osteomyelitis und De- fektdeckung mittels Perforator-Lappen

Der Antero-lateral-thigh (ALT-Oberschenkel)- Lappen (Abb. 2) wird in Asien als Arbeitstier in der Weichgeweberekonstruktion und Defekt- deckung angesehen [16]. Der Lappen wird nach seinem Erfolg in Asien zunehmend auch in Europa eingesetzt [17, 18]. Der ideale Pati- ent ist schlank, womit sich die Indikation in Europa und den USA häufig limitiert. Der He- bedefekt am lateralen Oberschenkel lässt sich in der Regel primär verschließen und hinter- lässt eine leicht bogenförmige Narbe. Da der Lappen auch als „Compound" Lappen mit Muskulatur und Faszie des M. tensor fasziae latae gehoben werden kann, wurde 2005 von FC Wei et al. aus Teipeh eine Nomenklatur des ALT-Lappens publiziert [16]. Die Gruppe um FC Wei kann über die größte Erfahrung mit ALT-Lappen weltweit zurückblicken. Nach dem Besuch des Erstautors in dieser Klinik im Jahr 2004 werden auch in Bochum zunehmend ALT-Lappen zur Defektdeckung bei offenen Unterschenkelbrüchen, Osteitis und nach Tu- morresektion eingesetzt. Da der Lappen aus Haut und Fettgewebe besteht wird erneut die Frage aufgeworfen, ob Muskellappen bei frei- liegendem Knochen oder Implantaten zur De- fektdeckung gefordert werden sollen [19]. Hierzu wurden auch 2005 einige Arbeiten pu- bliziert. In einer belgischen Veröffentlichung wurden 22 freie Muskellappen mit 21 lokalen Fett-Faszienlappen bei offenen Unterschenkel- brüchen verglichen. Die Ergebnisse der Rekon- struktion der beiden Gruppen waren vergleich- bar gut, jedoch wurden in der Gruppe der frei- en Muskellappen, erwartungsgemäß, eine län- gere Operationszeit und ein längerer Kranken- hausaufenthalt festgestellt. Interessanterweise wurde von den Patienten der lokale Fett-Faszi- enlappen ästhetisch ansprechender gefunden [20]. In einer Arbeit von Hong et al. aus Korea werden 28 ALT-Perforator-Lappen zur Defekt- deckung nach Debridement bei Osteomyelitis

am Unterschenkel vorgestellt. In sechs dieser ALT-Lappen wurde Muskulatur des M. vastus lateralis im Sinne eines Compound-Lappens in- tegriert. Auch in dieser Arbeit wird der Sinn von gut durchbluteter Muskulatur zur Defekt- deckung vs. Fett-Lappen diskutiert. Aufgrund des guten Ergebnisses wird von den Autoren geschlossen, dass ein ALT-Lappen zur Defekt- deckung bei radikal debridierter Osteomyelitis sehr gut geeignet ist den Defekt entgültig zu verschließen [21]. In der Arbeit von Hong et al. konnte in sieben Fällen der Lappen nach eini- gen Wochen erneut gehoben und die Fraktur mittels Spongiosatransplantat einen Osteosyn- these-Verfahrenswechsel erfahren. Kein Lap- pen musste sekundär ausgedünnt werden, wie dies häufig der Fall bei voluminösen Muskel- lappen ist [21]. Einer anderen Auffassung sind Gonzales und Weinzweig. Die Autoren berich- ten von 33 freien und lokalen Muskellappen die bei Unterschenkeldefekten mit Osteomyeli- tis operiert wurden. Die Autoren berichten von guten Ergebnissen durch die Verwendung von Muskulatur [22]. Aus Gent wird eine Arbeit zur Verwendung von DIEP-Lappen zur Defekt- deckung publiziert. 28 DIEP-Lappen wurden zur Defektdeckung an der unteren Extremität verwendet. Die Autoren folgern bei guten und stabilen postoperativen Ergebnissen, dass der DIEP-Lappen nicht nur zur Brustrekonstrukti- on geeignet ist, sondern auch zur Defektde- ckung an der unteren Extremität [14].

Die Defektdeckung bei durchblutungskompro- mittierten Extremitäten stellt den Plastischen Chirurgen häufig vor das Problem einen Lap- pen an das letzte Gefäßsegment anzuschließen und damit die Durchblutung der Extremität nochmals zu vermindern. Mittels 13 ALT- Durchfluss-Lappen konnten Koshima et al. Unterschenkeldefekte verschließen und den ar- teriellen Einstrom in den Unterschenkel be- wahren [23]. Der Lappen konnte schneller als „normale" ALT-Lappen gehoben werden, er ist auch für sog. „Eingefäßbeine" verwendbar. Bei der Defektdeckung an der oberen Extremität könnte ein derartiger ALT-Durchfluss-Lappen z.B. bei Gewebedefekten, die eine Unterarmar-

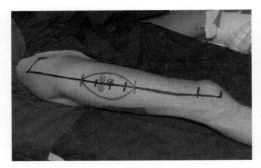

Abb. 2a: Die Umschneidungsfigur eines ALT-Lappens vom lateralen Oberschenkel. Die Perforatoren wurden mittels Dopplersonde identifiziert und rot markiert.

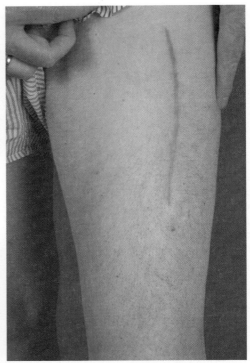

Abb. 2c: Der Hebedefekt eines ALT-Lappens ist mild. Ein muskulärer Ausfall besteht nicht.

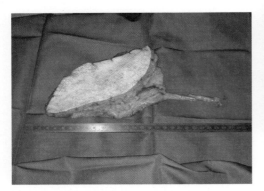

Abb. 2b: Der am Gefäßstiel gehobene Lappen besteht aus Haut und Fettgewebe. Er kann nun mikrovaskulär translantiert werden.

terie beinhalten ebenfalls erfolgreich eingesetzt werden. Hier wurden bisher eine End-zu-Seit-Anastomose oder ein kontralateraler freier Radialis-Durchfluss-Lappen vom Unterarm verwendet, der jedoch einen unschönen Hebedefekt aufweist.

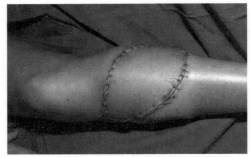

Abb. 2d: Der Lappen kann z.B. zur Defektdeckung nach Resektion eines Weichteilsarkoms am proximalen Unterschenkel (pT1a cN0 cM0) verwendet werden.

4 Brustrekonstruktion

Welches Verfahren, bzw. welcher Lappen zur Rekonstruktion der Brust bei der individuellen Patientin verwendet werden sollte bleibt diskussionswürdig und wird von Tachi in einer Übersichtsarbeit erneut diskutiert [24]. Prinzipiell sollte das gewählte Verfahren patientenspezifisch, sicher, nachvollziehbar und bei jeder Patientin durchführbar sein. Hierbei sollte eine möglichst geringe Hebedefektmorbidität resultieren. In einer Übersichtsarbeit zur partiellen Brustrekonstruktion äußern sich Levine et al. im Sinne eines Algorithmus. Insbesondere bei steigenden Zahlen zur brusterhaltenden Therapie und Tumorexzisionen oder Lumpektomien werden Teil-Rekonstruktionen der Mamma immer häufiger [25]. Die Autoren geben drei Gefäßstiel-Optionen an, die über die Präparation eines TDAP-Lappens bis zu einem Intercostalarterien-Perforator Lappen reicht. Nicht vergessen sollte man hierbei, dass die Präparation des letztgenannten eine Fleißarbeit darstellt, viele Stunden Operationszeit benötigt und nicht in die Hand des Ungeübten gehört.

Der M. Latissimus-Lappen als sichere Rekonstruktionsmöglichkeit auch von Teilen der Brust sollte in diesem Zusammenhang nicht vergessen werden [26].

Die Rekonstruktion nach Ablatio mittels DIEP-Lappen sollte zum Standardverfahren der Brustrekonstruktion gehören [27–30]. Der Lappen wurde in der Vergangenheit zur einfachen und bilateralen Brustrekonstruktion verwendet [31]. Eine Arbeit aus Taiwan untersuchte die Bedeutung der „letzten Wiese" des Lappens, der Zone IV. Bei Zone IV handelt es sich um das Lappenareal, welches am entferntesten vom eintretenden Perforator in den Gewebeblock lokalisiert ist. Dieses Lappenareal wurde in der Vergangenheit bei gestielten und freien TRAM-Lappen meist verworfen. Cheng et al. berichten nun, dass bei 74 DIEP-Lappen bei nur einem Lappen die Zone IV entfernt werden musste. Lappenteilverlust wurde in 3 % der Fälle gesehen. 10 % der Lappen zeig-

ten einen Fettgewebeuntergang über einem Areal von 2×2 bis 4×5 cm. Diese Areale wurden dann wohl einer sekundären Nekrosenentfernung zugeführt. Die Autoren rechtfertigen das Belassen der Zone IV mit den geringen Komplikationsraten und den guten ästhetischen Resultaten. Die Frage ist, inwieweit man das Volumen der Zone IV wirklich benötigt [32].

Spezielle Fragestellungen bezüglich der Lappenwahl werfen sich immer dann auf, wenn die Patientin z.B. am Bauch voroperiert wurde [33]. In einer Arbeit von Heller wird von 43 Patientinnen berichtet, die einen TRAM-Lappen zur Brustrekonstruktion erhielten [34]. Bei 26 der Patientinnen wurde der TRAM-Lappen als modifizierter Hemi-TRAM-Lappen operiert, da die Blutversorgung über die Mittellinie nicht gesichert war. Hieraus resultierte ein Volumenverlust des Lappens. Bei neun Patientinnen konnte jedoch über die Mittellinie hinaus die Zone II des TRAM-Lappens zur Transplantation verwendet werden. Die Autoren folgern, dass bei Patientinnen mit Mittellinien-Laparotomienarbe nur in Ausnahmefällen ein „ganzer" TRAM-Lappen gehoben werden kann. Als Problemlösung kann ggf. die Hautinsel weiter cranial, oberhalb des Nabels begonnen werden, wenn die Narbe unterhalb des Nabels beginnt.

Eine stattgehabte Radiatio der Thoraxwand ist für die Wahl der Anschlussgefäße in die Planung eines freien Gewebetransfers mit einzubeziehen. In einer Arbeit aus Texas wurden 106 freie TRAM-Lappen untersucht, die auf den bestrahlten Thorax transplantiert wurden. Von diesen wurden 45 auf die A. mammaria interna und 55 auf die A. thoracodorsalis genäht. Bezüglich des Lappenüberlebens wurden keine Unterschiede gefunden. Die Multivarianzanalyse ergab nur eine höhere Inzidenz für eine Komplikation bei Rauchern in Kombination mit der Verwendung der thorakodorsalen Gefäße [35]. Weiterhin wurde auch 2005 der Zeitpunkt der Brustrekonstruktion diskutiert. Spear et al. untersuchten 150 gestielte TRAM-Lappen. Erstaunlicherweise wurden bezüglich des Lappenüberlebens keine Unterschiede gefunden bei Lappen die bestrahlt wurden, im Vergleich zu Lappen, deren Transplantationsgebiet (Thorax) bestrahlt wurde oder Lappen ohne irgendeinen Einfluss durch Strahlentherapie [36]. Unterschiede wurden jedoch im Bereich des ästhetischen Erscheinungsbildes der Lappen (Hyperpigmentation, Lappenkontraktur) dokumentiert.

5 SIEA-Lappen

Die Entwicklung des DIEP-Lappens aus dem TRAM-Lappen wird durch die anatomische Feinheit des Superficial-Inferior-Epigastric-Artery-(SIEA)-Lappens nochmals übertroffen. Durch die Verwendung des superfiziellen Durchblutungssystems der vorderen Bauchwand kann die Bauchwandmuskulatur komplett geschont werden. Sogar die als besonders gewebeschonende Präparation der Perforatoren beim DIEP-Lappen und der Erhalt der aufpräparierten Muskulatur wird durch diesen Lappen überholt. Bereits 1975 wurde die Anatomie des SIEA-Lappens durch Taylor et al. beschrieben [37]. Leider wurde im Jahr 2005 keine Arbeit über die Verwendung des SIEA-Lappens zur Brustrekonstruktion publiziert. Eine Publikation aus Japan befasst sich mit der Verwendung des SIEA-Lappens zur Gewinnung von Füllmaterial (Bauchfett) zur Wiederherstellung der Gesichtskontur bei Gesichtsdeformität [38]. In dieser Arbeit wird ein SIEA-Fettlappen (ohne Hautanteile) in einer Größe von ca. 10 × 5 cm gehoben und kann z.B. an die A. facialis angeschlossen werden, um Defekte im Gesichtsbereich kosmetisch zu füllen.

Literatur

[1]   Kim JT: New nomenclature concept of perforator flap. Br J Plast Surg 58 (2005) 431–440. [EBM IV]

[2]   Klein S, Hage JJ, de Weerd L: [Perforator flaps – the evolution of a reconstructive surgical technique]. Ned Tijdschr Geneeskd 149 (2005) 2392–2398. [EBM IV]

[3]   Faramarz FK, Martin E, Paraskevas A, Petit F, Lantieri L: [Coverage of pelvis and thigh region by pedicled perforator flap like Deep inferior epigastric perforator (DIEP). Ann Chir Plast Esthet 50 (2005) 733–738. [EBM III]

[4]   Hallock GG: The superior epigastric (RECTUS ABDOMINIS) muscle perforator flap. Ann Plast Surg 55 (2005) 430–432. [EBM III]

[5]   Thomas BP, Geddes CR, Tang M, Williams J, Morris SF: The vascular basis of the thoracodorsal artery perforator flap. Plast Reconstr Surg 116 (2005) 818–822. [EBM III]

[6]   Er E, Ucar C: Reconstruction of axillary contractures with thoracodorsal perforator island flap. Burns 31 (2005) 726–730. [EBM III]

[7]   Laredo-Ortiz C, Salvador-Sanz J, Marquez Mendoza M, Navarro-Sempere L, Castellar Najera E, Novo-Torres A, et al.: Pedicled thoracodorsal arterial perforator flap for reconstruction of a large defect post-burn in posterior side of the arm. Burns 31 (2005) 108–112. [EBM III]

[8]   de Weerd L, Woerdeman LA, Hage JJ: The lateral thoracodorsal flap as a salvage procedure for partial transverse rectus abdominis myocutaneous or deep inferior epigastric perforator flap loss in breast reconstruction. Ann Plast Surg 54 (2005) 590–594. [EBM III]

[9]   Rehman N, Kannan RY, Hassan S, Hart NB: Thoracodorsal artery perforator (TAP) type I V-Y advancement flap in axillary hidradenitis suppurativa. Br J Plast Surg 58 (2005) 441–444. [EBM III]

[10] Mun GH, Lim SY, Hyon WS, Bang SI, Oh KS: A novel reconstruction of 2 distinct defects: concomitant use of a thoracodorsal artery perforator flap and its corresponding muscle flap. Ann Plast Surg 55 (2005) 676–678. [EBM III]

[11] Kim JT: Two options for perforator flaps in the flank donor site: latissimus dorsi and thoracodorsal perforator flaps. Plast Reconstr Surg 115 (2005) 755–763. [EBM III]

[12] Van Landuyt K, Hamdi M, Blondeel P, Monstrey S: The compound thoracodorsal perforator flap in the treatment of combined soft-tissue defects of sole and dorsum of the foot. Br J Plast Surg 58 (2005) 371–378. [EBM III]

[13] Van Landuyt K, Hamdi M, Blondeel P, Tonnard P, Verpaele A, Monstrey S: Free perforator flaps in children. Plast Reconstr Surg 116 (2005) 159–169. [EBM IV]

[14] Van Landuyt K, Blondeel P, Hamdi M, Tonnard P, Verpaele A, Monstrey S: The versatile DIEP flap: its use in lower extremity reconstruction. Br J Plast Surg 58 (2005) 2–13. [EBM III]

[15] Bidros RS, Metzinger SE, Guerra AB: The thoracodorsal artery perforator-scapular osteocutaneous (TDAP-SOC) flap for reconstruction of

palatal and maxillary defects. Ann Plast Surg 54 (2005) 59–65. [EBM III]

[16] Wei FC, Celik N, Jeng SF: Application of „simplified nomenclature for compound flaps" to the anterolateral thigh flap. Plast Reconstr Surg 115 (2005) 1051–1055; discussion 1056–1057. [EBM IV]

[17] Lewin JS, Barringer DA, May AH, Gillenwater AM, Arnold KA, Roberts DB, et al.: Functional outcomes after laryngopharyngectomy with anterolateral thigh flap reconstruction. Head Neck (2005). [EBM IIb]

[18] Felici N, Felici A: A new phalloplasty technique: the free anterolateral thigh flap phalloplasty. Br J Plast Surg (2005). [EBM IIb]

[19] Duffy FJ, Jr., Brodsky JW, Royer CT: Preliminary experience with perforator flaps in reconstruction of soft-tissue defects of the foot and ankle. Foot Ankle Int 26 (2005) 191–197. [EBM III]

[20] Verhelle N, Vranckx J, Van den Hof B, Heymans O: Bone exposure in the leg: is a free muscle flap mandatory? Plast Reconstr Surg 116 (2005) 170–177; discussion 178–181. [EBM III]

[21] Hong JP, Shin HW, Kim JJ, Wei FC, Chung YK: The use of anterolateral thigh perforator flaps in chronic osteomyelitis of the lower extremity. Plast Reconstr Surg 115 (2005) 142–147. [EBM III]

[22] Gonzalez MH, Weinzweig N: Muscle flaps in the treatment of osteomyelitis of the lower extremity. J Trauma 58 (2005) 1019–1023. [EBM III]

[23] Koshima I, Fujitsu M, Ushio S, Sugiyama N, Yamashita S: Flow-through anterior thigh flaps with a short pedicle for reconstruction of lower leg and foot defects. Plast Reconstr Surg 115 (2005) 155–162. [EBM III]

[24] Tachi M, Yamada A: Choice of flaps for breast reconstruction. Int J Clin Oncol 10 (2005) 289–297. [EBM IV]

[25] Levine JL, Soueid NE, Allen RJ: Algorithm for autologous breast reconstruction for partial mastectomy defects. Plast Reconstr Surg 116 (2005) 762–767. [EBM IV]

[26] Munhoz AM, Sturtz G, Montag E, Arruda EG, Aldrighi C, Gemperli R et al.: Clinical outcome of abdominal wall after DIEP flap harvesting and immediate application of abdominoplasty techniques. Plast Reconstr Surg 116 (2005) 1881–1893. [EBM IIb]

[27] De Greef C: Breast reconstruction by DIEP free flap: about 100 cases. Ann Chir Plast Esthet 50 (2005) 56–61. [EBM III]

[28] Neyt MJ, Blondeel PN, Morrison CM, Albrecht JA: Comparing the cost of delayed and immediate autologous breast reconstruction in Belgium. Br J Plast Surg 58 (2005) 493–497. [EBM IV]

[29] Garvey PB, Buchel EW, Pockaj BA, Gray RJ, Samson TD: The deep inferior epigastric perforator flap for breast reconstruction in overweight and obese patients. Plast Reconstr Surg 115 (2005) 447–457. [EBM III]

[30] Nahabedian MY, Tsangaris T, Momen B: Breast reconstruction with the DIEP flap or the muscle-sparing (MS-2) free TRAM flap: is there a difference? Plast Reconstr Surg 115 (2005) discussion 445–446. [EBM III]

[31] Lozano JA, Escudero FJ, Colas C: Breast reconstruction with microsurgical perforator flaps. An Sist Sanit Navar 28 (2005) 73–79. [EBM IV]

[32] Cheng MH, Robles JA, Gozel Ulusal B, Wei FC: Reliability of zone IV in the deep inferior epigastric perforator flap: A single center's experience with 74 cases. Breast (2005). [EBM IIb]

[33] Das-Gupta R, Busic V, Begic A: Deep inferior epigastric perforator flap (DIEP) for breast reconstruction in the presence of a midline vertical scar. Br J Plast Surg (2005). [EBM III]

[34] Heller L, Feledy JA, Chang DW: Strategies and options for free TRAM flap breast reconstruction in patients with midline abdominal scars. Plast Reconstr Surg 116 (2005) 753–759; discussion 760–761. [EBM III]

[35] Temple CL, Strom EA, Youssef A, Langstein HN: Choice of recipient vessels in delayed TRAM flap breast reconstruction after radiotherapy. Plast Reconstr Surg 115 (2005) 105–113. [EBM III]

[36] Spear SL, Ducic I, Low M, Cuoco F: The effect of radiation on pedicled TRAM flap breast reconstruction: outcomes and implications. Plast Reconstr Surg 115 (2005) 84–95. [EBM III]

[37] Taylor GI, Daniel RK: The anatomy of several free flap donor sites. Plast Reconstr Surg 56 (1975) 243–253.

[38] Koshima I: Short pedicle superficial inferior epigastric artery adiposal flap: new anatomical findings and the use of this flap for reconstruction of facial contour. Plast Reconstr Surg 116 (2005) 1091–1097. [EBM III]

XVII   Was gibt es Neues in der postoperativen Schmerztherapie?

Postoperative Schmerztherapie bei traumatologisch-orthopädischen Operationen

C. Eichhorn und M. Steinberger

1   Einleitung

Durch Integration einer suffizienten perioperativen Schmerztherapie in ein multimodales, interdisziplinäres Rehabilitationskonzept können sowohl die Patientenzufriedenheit als auch die perioperative Morbidität relevant verbessert werden. Dies konnte in mehreren Studien für abdominalchirurgische und urologische Operationen eindrucksvoll bestätigt werden [1–5].

Bereits prä- und intraoperativ werden Maßnahmen ergriffen, die durch Minimierung der traumabedingten Stressreaktion einer reflektorischen Organdysfunktion und einer Sensibilisierung des nozizeptiven Systems vorbeugen sollen. Zusammen mit einer suffizienten Schmerztherapie kann dadurch die postoperative Rehabilitation deutlich beschleunigt werden [6]. Wesentliche Komponenten eines entsprechenden Konzepts sind in Tabelle 1 zusammengefasst.

Der Begriff „multimodales Management" wird allerdings in der Literatur im Zusammenhang mit der postoperativen Schmerztherapie uneinheitlich gebraucht. Das Spektrum der Definitionen reicht von der schlichten Kombination mehrerer Analgetika bis zu einer interdisziplinären und berufsgruppenübergreifenden Rehabilitation unter obligater Anwendung von Regionalanästhesieverfahren [6, 8, 9].

Im folgenden Text wird unter einem multimodalen Vorgehen die Integration einer *balancier-*

Tab. 1: Komponenten eines optimierten perioperativen Managements [7]

- präoperative Patienteninformation und Optimierung der Organfunktionen
- perioperative Stressreduktion durch Regionalanästhesieverfahren, minimal-invasive OP-Techniken, intraoperative Normothermie und medikamentöse Stressabschirmung (z.B. β-Blocker)
- effektive Schmerztherapie mit Vermeidung von Übelkeit und Erbrechen
- Modifikation der postoperativen Rehabilitation mit einer frühen oralen Ernährung und Mobilisation sowie einer Reduktion von Drainagen bzw. Sonden

ten Analgesie, d.h. der Kombination mehrerer Analgetika möglichst zusammen mit einem *Regionalanalgesieverfahren,* in ein optimiertes, interdisziplinäres Rehabilitationskonzept verstanden (Abb.1).

Nach traumatologisch-orthopädischen Operationen können infolge der hohen Dichte an Nozizeptoren im Periost und den ligamentären Strukturen erhebliche Schmerzen auftreten [9, 10]. Insbesondere die funktionelle Übungsbehandlung in der frühen postoperativen Phase ist häufig mit starken Schmerzen verbunden. Eine suffiziente Analgesie ist deswegen eine wesentliche Voraussetzung für eine effektive Physiotherapie und trägt somit entscheidend zu einer optimalen postoperativen Rehabilitation bei [11]. Daher sollen im Folgenden Komponenten einer auf Knochenchirurgie zugeschnittenen perioperativen Schmerztherapie be-

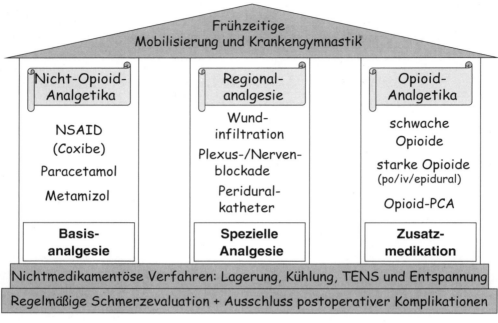

Abb. 1: Komponenten eines „multimodalen" postoperativen Schmerztherapiekonzepts

schrieben und auf die verfügbare Evidenz hin beleuchtet werden.

tiert z.B. als patienten-kontrollierte Analgesie (PCA) zur Verfügung stehen [9].

2 Konzept der multimodalen, postoperativen Schmerztherapie in der traumatologisch-orthopädischen Chirurgie

Die in Abbildung 1 dargestellten Komponenten eines multimodalen Schmerztherapiekonzeptes bestehen aus einer medikamentösen Basisanalgesie, mit einem oder mehreren Nichtopioid-Analgetika, die falls möglich durch ein Regionalkatheterverfahren (spezielle Analgesie) ergänzt wird. Für die Behandlung von Durchbruchschmerzen sind Opioide gut geeignet und sollten jedem Patienten bedarfsadap-

2.1 Basisanalgesie mit einem oder mehreren Nichtopioid-Analgetika

NSAID sind seit Jahren bewährte Analgetika zur postoperativen Schmerztherapie bei traumatologisch-orthopädischen Operationen, wobei insbesondere die antiphlogistische Wirkung und ihre Anreicherung im sauren Entzündungsgebiet als vorteilhaft gelten. In Metaanalysen bestätigten sich die gute analgetische Wirksamkeit, aber auch die dosisabhängigen unerwünschten Wirkungen wie Nephrotoxizität, erhöhtes Risiko für gastrointestinale Erosionen und Ulcera sowie die vermehrte Blutungsneigung durch Hemmung der Thrombozytenaggregation [12–17]. Risikopatienten sollten deswegen immer eine Ulcusprophylaxe erhalten. Koelz und Michel empfehlen in einem aktuellen Review hierfür die Verwendung eines Protonenpumpenhemmers oder das erheblich weniger gut tolerierte Misoprostol. Die geringe Säurehemmung von H_2-Blockern ist zur Vermeidung eines NSAID-induzierten Ulcus unzureichend [18].

In den letzten Jahren haben die Hinweise auf eine relevante *Beeinflussung der Knochenheilung durch NSAID* zugenommen. Untersuchungen an Zellkulturen bestätigen eine dosisabhängige Hemmung der Osteoblastentätigkeit, wobei die benötigten Dosierungen über den üblichen Plasmakonzentrationen liegen [19–21].

Tab. 2: Beeinflussung der Frakturheilung durch Cyclooxygenasehemmstoffe im Tierexperiment [22–28]

Autor	Studiendesign	Ergebnisse
Bergenstock et al. [22]	Acetaminophen 60 mg/kg/Tag, Acetaminophen 300 mg/kg/Tag, Celecoxib 3 mg/kg/Tag oder Celecoxib 6 mg/kg/Tag (Ratten; n = 75, Therapiedauer 10 Tage)	Unvollständige Frakturheilungen und Pseudarthrosen nach 8 Wochen signifikant häufiger in der Celecoxibgruppe. Acetaminophen ohne negativen Effekt auf die Knochenheilung.
Endo et al. [23]	Etodolac 20 mg/kg/Tag für 7 Tage postop., 21 Tage postop. oder nur in der 3. postop. Woche (Ratten; n = 20)	Etodolac in der 1. postop. Woche führte zu signifikant schlechterer Frakturheilung. Bei Applikation nur in der 3. postop. Woche kein Einfluss auf die Knochenheilung.
Brown et al. [24]	Indomethacin 1 mg/kg/Tag oder Celecoxib 3 mg/kg/Tag (Ratten; n = 57, Therapiedauer 4–12 Wochen)	Nach 4 Wochen nur in der Indomethacingruppe signifikant schlechtere Frakturheilung. Nach 12 Wochen in keiner Gruppe signifikante Veränderungen nachweisbar.
Beck et al. [25]	Tramadol 20 mg/kg/Tag für 21 Tage, Diclofenac 5 mg/kg/Tag für 7 Tage, Diclofenac 5 mg/kg/Tag für 21 Tage (Ratten; n = 21)	In beiden Diclofenacgruppen signifikant schlechtere Stabilitätswerte als in der Placebo- bzw. Tramadolgruppe.
Gerstenfeld et al. [26]	Ketorolac 4 mg/kg/Tag, Parecoxib 0,3 mg/kg/Tag oder Parecoxib 1,5 mg/kg/Tag (Ratten; n = 48, Therapiedauer 21–35 Tage)	In der Ketorolac- und hochdosierten Parecoxibgruppe nach 21 Tagen signifikant mehr unvollständige Frakturheilungen. Nach 35 Tagen bei allen Tieren vollständige Kallusbildung.
Endo et al. [27]	Etodolac 20 mg/kg/Tag (Ratten; n = 8, Therapiedauer 21 Tage)	In der Etodolacgruppe signifikant schlechtere Stabilitätswerte.
Akman et al. [28]	Diclofenac 1 mg/Tag oder Diclofenac 2 mg/Tag (Ratten; n = 54, Therapiedauer 10 Tage).	Keine signifikanten Unterschiede

Die in Tabelle 2 aufgeführten Tierexperimente zeigen jedoch auch bei normalen Dosierungen eine signifikante Verzögerung der Frakturheilung. Eine Erklärung hierfür könnte in der Tatsache liegen, dass durch Anreicherung im entzündlich veränderten Knochengewebe höhere Konzentrationen vorliegen als im Serum. Inwieweit diese Ergebnisse auch auf den Menschen übertragbar sind und ob die verzögerte Knochenheilung eine klinische Relevanz besitzt kann nach aktueller Datenlage nicht sicher beurteilt werden [29, 30]. Aufgrund der ungeklärten Situation wird in einigen Reviews eine möglichst kurze postoperative Anwendung empfohlen. Zudem wird bei Patienten mit Risikofaktoren für eine gestörte Knochenheilung, wie z.B. Zigarettenrauchen, Diabetes mellitus oder pAVK eine strenge Indikationsstellung gefordert [31, 32].

Bei den *selektiven Cox-2-Hemmern* konnten ähnliche Einflüsse auf die Frakturheilung gefunden werden (Tab. 2). Zudem wurde in aktuellen Stellungnahmen der europäischen Arzneimittelbehörde EMEA [33] und der amerikanischen Zulassungsbehörde FDA [34] das in einigen Studien festgestellte erhöhte Risiko für kardiovaskuläre Ereignisse als ein Klasseneffekt der Coxibe angesehen. Die Arzneimittelkommission der deutschen Ärzteschaft hatte bereits davor empfohlen, auf Coxibe in der perioperativen Phase ganz zu verzichten [35].

Zuletzt war in einer Studie an koronarchirurgischen Patienten bereits nach 10-tägiger Behandlungsdauer mit Parecoxib bzw. Valdecoxib ein erhöhtes kardiovaskuläres Risiko festgestellt worden [36].

Die EMEA schränkte daraufhin die Zulassung für die postoperative Anwendung der Substanzen stark ein.

Der Hersteller von Parecoxib, dem einzigen zurzeit in Deutschland für die postoperative Schmerztherapie zugelassenen Cox-2-Hemmer, hat infolgedessen die Liste der Kontraindikationen um weitere Erkrankungen ergänzt (Tab. 3).

Tab. 3: Neue Kontraindikationen für Parecoxib (Dynastat®) seit 4/05 [37]

- Herzinsuffizienz NYHA II-IV
- Schmerzen nach koronaren Bypass-Operationen
- Klinisch gesicherte koronare Herzkrankheit oder zerebrovaskuläre Erkrankung
- Patienten mit erheblichen Risikofaktoren für kardiovaskuläre Ereignisse (z.B. Hypertonie, Hyperlipidämie, Diabetes mellitus, Rauchen) oder einer peripheren arteriellen Verschlusskrankheit sollten nur nach einer sorgfältigen Nutzen-Risiko-Abwägung mit Dynastat® behandelt werden

Die Veröffentlichungen der FDA unterscheiden hingegen nicht zwischen NSAID und selektiven Cox-2-Hemmern. Demnach führen beide Substanzgruppen in der Langzeiteinnahme zu einem vermehrten Auftreten von kardiovaskulären Komplikationen. Mit Ausnahme von koronarchirurgischen Eingriffen ist laut FDA das Risiko bei *kurzzeitiger* Einnahme in der postoperativen Phase nicht erhöht und deswegen werden für die Akutschmerztherapie in den ersten fünf Tagen weiterhin sowohl NSAID als auch selektive Cox-2-Hemmer empfohlen [34].

Zusammenfassend kommen Brack et al. in einer kritischen Neubewertung von Cyclooxygenase-2-Inhibitoren zu der Empfehlung, diese Substanzen beim Vorhandensein von kardiovaskulären Risikofaktoren nur sehr zurückhaltend einzusetzen, da der Nutzen im Vergleich zu den möglichen schwerwiegenden Komplikationen nur gering ist [38].

Als neue Substanz für die postoperative Schmerztherapie wird demnächst für *Lumiracoxib* (Prexige®) die Marktzulassung in Deutschland beantragt werden. Lumiracoxib hat unter allen bisher zugelassenen Substanzen die höchste Cox-2-Selektivität und besitzt als einziges Coxib-Molekül einen leichten Säurecharakter, der eine Anreicherung in entzündlich veränderten Geweben bewirkt. Daher könnte sich die Substanz für die perioperative Schmerztherapie als besonders geeignet herausstellen [39]. In einer Vergleichsstudie zu

NSAID konnte für Lumiracoxib bei Langzeiteinnahme keine signifikant erhöhte Rate an thromboembolischen Ereignissen gefunden werden [40]. Für eine ausreichende klinische Beurteilung müssen jedoch weitere Studien abgewartet werden.

Zudem stehen mit *Paracetamol* und *Metamizol* weitere Nichtopioid-Analgetika zur Verfügung, bei denen bisher keine relevante Hemmung der Knochenheilung oder ein erhöhtes Risiko für kardiovaskuläre Komplikationen nachgewiesen wurde. Paracetamol besitzt im Vergleich zu NSAID eine schwächere analgetische Wirkung [41]. Die Wirksamkeit bei postoperativen Schmerzen auch im Bereich der Knochenchirurgie ist jedoch hinreichend belegt [42–44]. Bei Beachtung der Dosisgrenzen hat Paracetamol darüber hinaus das beste Wirkungs-Nebenwirkungsprofil aller Nichtopioid-Analgetika [45]. In neueren Studien zur Pharmakokinetik konnte gezeigt werden, dass die *enterale Resorption von Paracetamol* interindividuell großen Schwankungen unterliegt und bei einzelnen Patienten nach oraler Gabe in der frühen postoperativen Phase trotz hoher Dosierung kein analgetisch wirksamer Plasmaspiegel erreicht werden kann [46]. Daher muss die Relevanz früherer vergleichender Studien zur Wirksamkeit von enteral verabreichtem Paracetamol kritisch überdacht werden. In jedem Fall scheint aus diesen Überlegungen heraus die Anwendung der *intravenös applizierbaren Paracetamol-Zubereitung* zur perioperativen Schmerztherapie derzeit die sinnvollste Variante zu sein.

In einer Dosisfindungsstudie zur Prophylaxe der heterotopen Ossifikation nach Hüfteingriffen erwies sich 75 mg Diclofenac pro Tag als ausreichend effektiv und in *Kombination mit Paracetamol* äquianalgetisch zu einer Diclofenac-Tagesdosis von 150 mg. Bei der höheren Dosis traten jedoch signifikant mehr gastrointestinale Komplikationen auf [47]. Obwohl in Studien zu der Kombination von Paracetamol und NSAID keine bessere Analgesie gegenüber einer reinen NSAID-Anwendung nachzuweisen war [41, 48], könnte in Zukunft der NSAID-einsparende Effekt von Paracetamol bei orthopädisch-traumatologischen Operationen eine Rolle spielen, falls sich die NSAID-induzierte Hemmung der Knochenheilung auch in klinischen Studien als bedeutsam herausstellt.

2.2 Postoperative Opioidtherapie

Falls durch eine Basisanalgesie mit Nichtopioid-Analgetika und evtl. Regionalkatheterverfahren keine ausreichende Schmerzreduktion erreichbar ist, sollte frühzeitig eine zusätzliche Medikation mit *Opioiden* erfolgen [9]. Die peristaltikhemmende Wirkung der Opioide spielt bei traumatologisch-orthopädischen Operationen meistens nur eine geringe Rolle, außerdem kann eine schmerzbedingte Immobilität ihrerseits eine postoperative Obstipation verursachen. Eine suffiziente Opioidtitration nach Knocheneingriffen stellt wegen der meist stark belastungsabhängigen Schmerzintensität eine Herausforderung dar. Während die Schmerzen *in Ruhe* meist gut zu behandeln sind, treten *bei Belastung* (also z.B. im Rahmen einer notwendigen Krankengymnastik oder bei Mobilisierung) oft extreme Schmerzspitzen auf [11]. Um diese effektiv zu lindern werden deutlich höhere Opioidmengen benötigt, die wiederum in Ruhe zu einer relativen Überdosierung mit ausgeprägter Sedierung führen können und somit einer zügigen Rehabilitation entgegenwirken.

Zur zeitnahen bedarfsadaptierten individuellen Opioidtitration stehen die Methoden der patientenkontrollierten Analgesie in Form einer oralen Medikation sowie als intravenöse bzw. in Zukunft möglicherweise auch transdermalen Applikation mittels elektronischer bzw. mechanischer Medikamentenpumpen zur Verfügung.

Zur Sicherheit und Praktikabilität einer *oralen* postoperativen Schmerztherapie mit starken Opioiden sind in letzter Zeit einzelne Studien durchgeführt worden. Erste Ergebnisse liegen u.a. für die Anwendung von retardiertem Morphin und Oxycodon vor. Dabei konnte jeweils gezeigt werden, dass die perioperative orale Anwendung starker Opioide in retardierter Zubereitung bei ausgewählten traumatologischen Operationen eine sichere und der intravenösen patientenkontrollierten Opioidgabe hinsichtlich der Patientenzufriedenheit ebenbürtige Variante darstellt [49, 50]. Es fehlen jedoch noch entsprechende klinische Studien mit ausreichenden Patientenzahlen um hier eine generelle Empfehlung abzuleiten.

Eine mögliche Bereicherung des Methodenspektrums könnte ein *elektronisch steuerbares Fentanyl-Pflaster* auf Iontophoresebasis sein, bei dem per Knopfdruck über einen Potenzialgradienten eine definierte Menge Fentanyl an die Haut abgegeben wird. Ein entsprechendes System für eine solche Form der nichtinvasiven PCA hat die Phase der Zulassungsstudien durchlaufen und wird aller Voraussicht nach dieses Jahr in Deutschland zugelassen werden. Die bisher verfügbaren Daten zur Praktikabilität und Patientenzufriedenheit liefern jedoch widersprüchliche Ergebnisse [51, 52].

2.3 Rückenmarknahe und periphere Regionalanalgesieverfahren

Eine Leitungsblockade durch ein Regionalanästhesieverfahren führt zu einer hervorragenden intra- und postoperativen Analgesie. Die kontinuierliche Bestückung eines eingelegten Katheters ermöglicht eine Fortführung der regionalen Schmerzblockade in der weiteren postoperativen Phase. Insbesondere bei bewegungsabhängigen Schmerzen (z.B. bei Krankengymnastik und Mobilisation) sind regionale Katheterverfahren einer systemischen Analgesie deutlich überlegen. Sie ermöglichen eine suffiziente Schmerzreduktion bei minimalen systemischen Nebenwirkungen. Daher sind Regionalverfahren für die postoperative Schmerztherapie nach Knochen- und Gelenkoperationen besonders geeignet.

In mehreren Metaanalysen konnten die signifikant bessere Analgesie, aber auch eine höhere Patientenzufriedenheit unter Regionalverfahren im Vergleich zu einer systemischen Schmerztherapie bestätigt werden [53–55].

Bei der lumbalen Periduralkatheteranalgesie können methodenbedingte unerwünschte Nebenwirkungen, wie z.B. Hypotonie, Blasenentleerungsstörungen und – abhängig von der Konzentration des Lokalanästhetikums – eine Beeinträchtigung der Beinmotorik auftreten. Durch Kombination von niedrig konzentrierten Lokalanästhetika (z.B. Ropivacain 0,1 %) mit einem Opioid und evtl. Clonidin konnte in Studien eine suffiziente Analgesie ohne motorische Blockade erreicht werden [56–58]. Gravierende Komplikationen mit persistierenden neurologischen Störungen sind zwar extrem selten, machen aber das Verfahren zu einer Domäne des geübten Anästhesisten [9] und stellen hohe Ansprüche an eine intakte Blutgerinnung [59]. Daher kommen bei Extremitäteneingriffen vermehrt periphere Leitungsanästhesien zur Anwendung.

Eine Übersicht über etablierte Verfahren zur peripheren und rückenmarknahen Leitungsanästhesie gibt Tabelle 4. Für Eingriffe an der Schulter und im Armbereich haben sich Nervenblockaden über verschiedene Zugangswege zum Plexus brachialis bewährt. Hier kann meist mit einer Injektion bzw. Katheteranlage eine nahezu vollständige Analgesie erreicht werden, die in Studien insbesondere bei Schultereingriffen einer systemischen Schmerztherapie deutlich überlegen war [60]. Bei Hüft- und Knieoperationen kann durch einen Femoraliskatheter eine suffiziente Analgesie erreicht werden ohne dass hierfür eine vollständige Blockade im gesamten OP-Gebiet notwendig wäre [61, 62]. Dauri et al. fanden bei Patienten nach vorderer Kreuzbandplastik mit Periduralkatheter- oder Femoraliskatheteranalgesie eine vergleichbare Schmerzreduktion [63]. Diese Ergebnisse konnten Barrington et al. in einer aktuellen Studie bei Patienten nach Implantation einer Knie-Endoprothese bestätigen [64]. Durch Kombination eines N. femoralis-Katheters mit einer zusätzlichen Ischiadiusblockade kann die Analgesie bei Knieeingriffen noch zu-

Tab. 4: Typische Indikationen für regionale Katheterverfahren

OP-Gebiet	Thorakale Periduralkatheteranalgesie	Lumbale Periduralkatheteranalgesie	Interskalenäre Blockade des Plexus brachialis	Vertikal-infraklavikuläre Blockade des Plexus brachialis	Axilläre Blockade des Plexus brachialis	Psoaskompartment-Block des Plexus lumbalis	Blockade des N. femoralis (früher „3in1"- Katheter)	Distale Blockade des N. ischiadicus
Schulter			x					
Oberarm			(x)	(x)				
Ellenbogen				x	x			
Unterarm und Hand				x	x			
Rumpfwand	x	x						
Becken und Hüfte		x				x	x	
Oberschenkel		x				x	x	
Knie		x				x	x	(x)
Unterschenkel		x						x
Fuß		x						x

sätzlich verbessert werden [65]. Auch für Fußoperationen ist ein Ischiadikuskatheter hervorragend geeignet [66].

Eine Neuerung auf dem Sektor der *Pharmakologie der Lokalanästhetika* ist die Markteinführung des linksdrehenden Bupivacain-Isomers Levobupivacain. Unter dem Handelsnamen Chirocain® ist die Substanz seit September 2004 auch in Deutschland verfügbar. Die pharmakologischen Eigenschaften von Chirocain® (insbesondere analgetische Potenz und Wirkdauer) sind vergleichbar mit denen des Razemats, jedoch weist Levobupivacain eine deutlich höhere therapeutische Breite auf. Es ist zu erwarten, dass in Zukunft Levobupivacain mit Ropivacain um die Marktführung bei den Lokalanästhetika konkurrieren wird.

Weitere Entwicklungen auf dem Sektor Lokalanästhetika sind allerdings in den nächsten Jahren nicht zu erwarten [67], daher kommt der Anwendung und Evaluierung geeigneter *Medikamentenmischungen* eine zentrale Bedeutung zu.

2.4 Weitere Komponenten einer perioperativen Schmerztherapie

Durch intraartikuläre Gabe von Lokalanästhetika, Opioiden oder Clonidin konnte in kleineren Studien eine periphere Analgesie erreicht werden [68–70]. Der analgetische Effekt nach intraartikulärer Applikation von Lokalanästhetika ist jedoch signifikant geringer als bei Gabe derselben Dosis im Rahmen einer regionalen Leitungsanästhesie [60, 71]. In einer aktuellen Metaanalyse konnte zudem keine signifikante Schmerzreduktion durch eine intraartikuläre Opioidapplikation nachgewiesen werden [72]. Derzeit hat die intraartikuläre Medikamentengabe im Rahmen eines balancierten Analgesiekonzepts keinen Stellenwert.

Im Rahmen einer aktuellen kleineren Studie an 36 Patienten überprüften Blumenthal und Mitarbeiter Praktikabilität und Wirksamkeit einer *kontinuierlichen Infiltration des Wundgebietes über einen perforierten Katheter* nach Entnahme eines Knochenspans aus dem Beckenkamm zur Schulterrekonstruktion. Unter Infusion von 5 ml/h Ropivacain 0,2% über 48 h postoperativ hatte sich nicht nur eine unmittelbare Reduktion der Schmerzen im Operationsgebiet in Ruhe und bei Bewegung gezeigt, es konnte darüber hinaus auch bei einer Nachuntersuchung nach drei Monaten eine signifikante Reduktion der spontanen und triggerbaren Schmerzen an der ehemaligen Entnahmestelle im Vergleich zur Kochsalzinfusion festgestellt werden [73]. Ob aus dieser interessanten Beobachtung in Zukunft allgemeine Empfehlungen abgeleitet werden können, muss freilich in weiteren Untersuchungen mit höheren Fallzahlen ermittelt werden.

In der Abdominalchirurgie konnte belegt werden, dass bestimmte *Operationstechniken* (segmentale Schnittführung, minimal-invasive Eingriffe, Vermeidung von Drainagen) mit verringertem Gewebstrauma eine verminderte Stressreaktion auf den Organismus bedeuten. Prinzipiell lässt sich ähnliches auch für Eingriffe an Knochen und Gelenken postulieren, hierfür gibt es bislang jedoch keinen ausreichenden wissenschaftlichen Beleg.

Es konnte jedoch in einer neueren Studie an 54 Patienten gezeigt werden, dass das Anlegen einer *Blutsperre* bei der Osteosynthese von Unterschenkelfrakturen zu einer verstärkten Schwellung und einer signifikant höheren postoperativen Schmerzintensität über mindestens sechs Wochen führen kann. Nach den Ergebnissen dieser randomisierten kontrollierten Studie resümierten die Autoren, dass für eine Osteosynthese am Knöchel eine Blutsperre nicht empfohlen werden kann [74].

3 Perioperatives Management

Entscheidend für eine effektive perioperative Schmerztherapie ist die Einbettung der einzelnen Komponenten in ein Gesamtkonzept [9].

Wesentliche Fragen sind dabei:

- Wie ist die Zuständigkeit für die postoperative Schmerztherapie zwischen den chirurgischen und anästhesiologischen Abteilungen geregelt?

  - Voraussetzung für ein funktionierendes Schmerztherapiekonzept ist eine geregelte Kooperation zwischen Anästhesisten und Chirurgen. Die Betreuung der Patienten mit Regionalanästhesiekatheter sollte interdisziplinär erfolgen, dabei ist eine ständige Präsenz entsprechend geschulten Personals unabdingbar. Am besten ist hierfür ein interdisziplinärer Akutschmerzdienst geeignet [9].

  - Formulierungsempfehlungen für entsprechende Vereinbarungen gibt eine gemeinsame Veröffentlichung des Berufsverbandes deutscher Anästhesisten und des Berufsverbandes der deutschen Chirurgen [75].

– Sowohl für die Integration von Regionalanästhesieverfahren (am Beispiel der
Hüftendoprothetik) als auch für die Einrichtung von interdisziplinären Akut-
schmerzdiensten konnten anhand von
Musterkalkulationen relevante Kosten-
spareffekte demonstriert werden [9].

- Welche Komponenten eines solchen Konzepts sind am jeweiligen Haus unter medizinischen und ökonomischen Gesichtspunk-
ten realisierbar?

– Hausinterne Standards werden sich insbesondere unter dem Hintergrund der
zunehmenden ökonomischen Zwänge
nach den Möglichkeiten vor Ort richten
müssen. Individuelle Standards können
zweckmäßigerweise in Form von *Clinical
pathways („Behandlungspfaden")* formuliert werden, die beispielhaft den
Standardweg eines Patienten mit einem
bestimmten Krankheitsbild durch das
betreffende Krankenhaus beschreiben
[9]. Eine Hilfestellung zur Festlegung
hausinterner prozedurenspezifischer
Standards möchte das internationale
Projekt „PROSPECT" (**pro**cedure **speci**-
fic postoperative pain management) geben. Das interdisziplinäre Expertengre-
mium stellt auf der Internetseite
www.postoppain.org die jeweils aktuelle
wissenschaftliche Evidenz zur Planung
eines prozedurenspezifischen Vorgehens
zur Verfügung.

- Inwieweit sind alle beteiligten Berufsgruppen in das Konzept eingebunden?

– Insbesondere die routinemäßige Dokumentation der Schmerzintensität durch
Pflegepersonal und Ärzte nimmt eine
zentrale Stellung in der Verbesserung der
postoperativen Schmerztherapie einer
Abteilung ein. Auch unter dem Gesichtspunkt eines Qualitätsmanagementkon-
zepts ist es unabdingbar, engmaschig
Messparameter zu erheben, um die Leistung der Abteilung auf einem bestimmten Sektor evaluieren und ggf. kontinu-

ierlich verbessern zu können. Dies wird
in allen einschlägigen Veröffentlichungen
betont und immer wieder wird auf das in
Deutschland noch vorhandene Defizit
bei der Schmerzmessung hingewiesen
[76, 77].

4 Resumée

Eine multimodale, postoperative Schmerztherapie führt zu einer verbesserten Analgesie, höheren Patientenzufriedenheit und Verkürzung
des stationären Aufenthaltes [78–80]. In mehreren Studien konnte gezeigt werden, dass
durch intraoperative Narkosemitteleinsparung
unter Regionalanästhesie ein früheres Erwa-
chen und eine signifikant verbesserte Vigilanz
am Operationstag erreicht wird. Dies ist v.a. in
der ambulanten Chirurgie ein entscheidender
Vorteil [81, 82].

Zudem konnte unter Regionalverfahren eine
bessere Beübbarkeit der betroffenen Extremitäten nachgewiesen werden. Jedoch fehlen bislang klare Belege für eine langfristige Verbesserung des funktionellen Outcomes.

Unter regionaler Analgesie ist der systemische
Opioidbedarf in der gesamten perioperativen
Phase signifikant reduziert [66, 71], wobei bisher nicht eindeutig belegt ist, inwieweit eine
Opioideinsparung bei Knocheneingriffen wirklich zu einer relevanten Verbesserung der postoperativen Rehabilitation führt.

Es ist zu vermuten, dass sich in Zukunft mit zunehmender Datenlage einzelne Eingriffe her-
auskristallisieren werden, bei denen die Patienten in besonderem Maße von Regionalanalgesieverfahren profitieren.

Ein bislang wenig beachteter Aspekt betrifft
den zunehmenden Stellenwert einer qualitativ
hochwertigen postoperativen Schmerztherapie
bei der Auswahl von Krankenhäusern durch
potenzielle Patienten. Simanski und Mitarbeiter konnten in einer aktuellen Patientenbefra-
gung zeigen, dass von 161 befragten Patienten

einer chirurgischen Klinik 90 % dem (postoperativen) Schmerz eine sehr große oder große Bedeutung zumaßen. 73,1 % der Patienten würden gezielt eine chirurgische Abteilung mit ausgewiesen guter Schmerztherapie aufsuchen [83].

Zusammenfassend kann festgestellt werden:

Multimodale Konzepte zur postoperativen Schmerztherapie, die sich in der Allgemeinchirurgie bewährt haben, lassen sich entsprechend modifiziert auch bei traumatologisch-orthopädischen Operationen umsetzen. Eine besondere Bedeutung kommt dabei den peripheren Regionalkatheterverfahren zu, durch die nach aktueller Datenlage sowohl die postoperative Analgesie als auch die Patientenzufriedenheit positiv beeinflusst wird [78–80, 84]. Es ist zu erwarten, dass die Bedeutung der postoperativen Schmerztherapie in Zukunft vor allem auch im Hinblick auf den Faktor Patientenzufriedenheit als wettbewerbsrelevantes Qualitätskriterium stark zunehmen wird.

Literatur

[1] Bardram L et al.: Rapid rehabilitation in elderly patients after laparoscopic colonic resection. Br J Surg 87 (2000) 1540–1545. [EBM III]

[2] Schwenk W et al.: „Fast-track-Kolonchirurgie". Chirurg 75(2004) 508–514. [EBM III]

[3] Gatt M et al.: Randomized clinical trial of multimodal optimization of surgical care in patients undergoing major colonic resection. Br J Surg 92 (2005) 1354–1362. [EBM 1b]

[4] Brodner G et al.: Multimodal perioperative management – combining thoracic epidural analgesia, forced mobilization and oral nutrition – reduces hormonal and metabolic stress and improves convalescence after major urologic surgery. Anesth Analg 92 (2001) 1594–1600. [EBM 1b]

[5] Firoozfard B et al.: Fast-track open transperitoneal nephrectomy. Scand J Urol Nephrol 37 (2003) 305–308. [EBM III]

[6] Kehlet H, Wilmore DW: Multimodal strategies to improve surgical outcome. The American Journal of Surgery 183 (2002) 630–641. [EBM Ib]

[7] Wilmore DW, Kehlet H: Management of patients in fast track surgery. BMJ 322 (2001) 473–476. [EBM Ib]

[8] American Society of Anesthesiologists: Practice Guidelines for Acute Pain Management in the Perioperative Setting. Anesthesiology 100 (2004) 1573–1581. [EBM IV]

[9] Jage J et al.: Postoperative Schmerztherapie – eine interdisziplinäre Notwendigkeit. Dtsch Arztebl 102 (2005) 361–366. [EBM Ia/b]

[10] Schwemmer et al.: Perioperative Schmerzbehandlung in der Schulterchirurgie. Schmerz 18 (2004) 475–480. [EBM Ib]

[11] Jage J: Essentials der postoperativen Schmerztherapie, Thieme-Verlag, Stuttgart (2004) 114, 130. [EBM Ib]

[12] Po AL, Zhang WY: Analgesic efficacy of ibuprofen alone and in combination with codeine or caffeine in post-surgical pain: a meta-analysis. Eur J Clin Pharmacol 53 (1998) 303–311. [EBM Ia]

[13] Barden et al.: Single dose oral diclofenac for postoperative pain (Cochrane Review). In: The Cochrane Library (2004) Issue 3. [EBM Ia]

[14] Lee A et al.: The effects of nonsteroidal anti-inflammatory drugs (NSAIDs) on postoperative renal function: a meta-analysis. Anaesth Intensive Care 27 (1999) 574–580. [EBM Ia]

[15] Ofman J et al.: A metaanalysis of severe upper gastrointestinal complications of nonsteroidal antiinflammatory drugs. J Rheumatol 29 (2002) 804–812. [EBM Ia]

[16] Marret E et al.: Effects of postoperative, nonsteroidal, antiinflammatory drugs on bleeding risk after tonsillectomy. Anesthesiology 98 (2003) 1497–1502. [EBM Ia]

[17] Moniche s et al.: Nonsteroidal antiinflammatory drugs and the risk of operative site bleeding after tonsillectomy: a quantitative systematic review. Anesth Analg 96 (2003) 68–77. [EBM Ia]

[18] Koelz HR, Michel B: Nichtsteroidale Antirheumatika – Magenschutztherapie oder Cox-2-Hemmer? Dtsch Arztebl 101 (2004) 3041–3046. [EBM Ib]

[19] Matziolis G et al.: Modification of human osteoblasts by various analgesics. Unfallchirurg 105 (2002) 527–531. [EBM IIb]

[20] Sell S et al.: Effect of diclofenac on human osteoblasts and their stromal precursors in vitro in relation to arthroplasty. Z Rheumatolog 58 (1999) 13–20. [EBM IIb]

[21] Kaspar D, Hedrich CM et al.: Diclofenac hemmt die Proliferation und Matrixbildung osteoblastärer Zellen. Unfallchirurg 108 (2005) 18–24. [EBM IIb]

[22] Bergenstock M et al.: A Comparison Between the Effects of Acetaminophen and Celecoxib on Bone Fracture Healing in Rats. J Orthop Trauma 19 (2005) 717–723. [EBM IIb]

[23] Endo K et al.: Cyclooxygenase-2 inhibitor delays fracture healing in rats. Acta Orthop 76 (2005) 470–474. [EBM IIb]

[24] Brown KM et al.: Effect of COX-2-specific inhibition on fracture-healing in the rat femur. J Bone Joint Surg Am 86 (2004) 116–123. [EBM IIb]

[25] Beck A et al.: Influence of diclofenac (group of nonsteroidal anti-inflammatory drugs) on fracture healing. Arch Orthop Trauma Surg 123 (2003) 327–332. [EBM IIb]

[26] Gerstenfeld LC et al.: Differential inhibition of fracture healing by non-selective and cyclooxygenase-2 selective non-steroidal anti-inflammatory drugs. J Orthop Res 21 (2003) 670–675. [EBM IIb]

[27] Endo K et al.: Cyclooxygenase-2 inhibitor inhibits the fracture healing. J Physiol Anthropol Appl Human Sci 21 (2002) 235–238. [EBM IIb]

[28] Akman S et al.: Effect of diclofenac sodium on union of tibial fractures in rats. Adv Ther 19 (2002) 119–125. [EBM IIb]

[29] Radi ZA, Khan NK: Effects of cyclooxygenase inhibition on bone, tendon and ligament healing. Inflamm Res 54 (2005) 358–366. [EBM Ib]

[30] Seidenberg AB, An YH: Is there an inhibitory effect of Cox-2 inhibitors on bone healing? Pharmacol Res 50 (2004) 151–156. [EBM Ib]

[31] Beck A et al.: Nonsteroidal Anti-Inflammatory Drugs (NSAIDs) in the Perioperative Phase in Traumatology and Orthopedics Effects on Bone Healing. Oper Orthop Traumatol 17 (2005) 569–578. [EBM Ib]

[32] Gerstenfeld LC, Einhorn TA: Cox inhibitors and their effects on bone healing. Expert Opin Drug Saf 3 (2004) 131–136. [EBM Ib]

[33] EMEA: European Medicines Agency concludes action on Cox-2 inhibitors. London (2005). www.emea.eu.int [EBM IV]

[34] FDA Public Health Advisory: FDA Announces Important Changes and Additional Warnings for COX-2 Selective and Non-Selective Non-Steroidal Anti-Inflammatory Drugs (NSAIDs). USA (2005). www.fda.gov/cder/drug/infopage/COX2/default.htm [EBM IV]

[35] Arzneimittelkommission der deutschen Ärzteschaft: Kardiovaskuläre Nebenwirkungen sind ein Klasseneffekt aller Coxibe: Konsequenzen für ihre künftige Verordnung. Dtsch Arztebl 49 (2004) A 3365. [EBM IV]

[36] Nussmeier NA et al.: Complications of the COX-2 Inhibitors Parecoxib and Valdecoxib after Cardiac Surgery. NEJM 352 (2005) 1081–1091. [EBM Ib]

[37] Pfizer Pharma GmbH: Fachinformation zu Dynastat® (Parecoxib), Änderung vom Februar 2005. [EBM IV]

[38] Brack A, Rittner HL, Schäfer M: Kritische Neubewertung von Zyklooxygenase-2-Inhibitoren in der perioperativen Schmerztherapie. Anaesthesist 54 (2005) 1032–1038. [EBM Ib]

[39] Rordorf CM, Choi L, et al.: Clinical pharmacology of lumiracoxib: a selective cyclo-oxygenase-2 inhibitor. Clin Pharmacokinet 44 (2005) 1247–1266. [EBM Ib]

[40] Farkouh ME et al.: Comparison of lumiracoxib with naproxen and ibuprofen in the Therapeutic Arthritis Research and Gastrointestinal Event Trial (TARGET), cardiovascular outcomes: randomised controlled trial. Lancet 364 (2004) 675–684. [EBM Ib]

[41] Romsing J et al.: Rectal and parenteral paracetamol, and paracetamol in combination with NSAIDs, for postoperative analgesia. Br J Anaesth 88 (2002) 215–216. [EBM Ia]

[42] Barden J et al.: Single dose oral paracetamol (acetaminophen) for postoperative pain. Cochrane library CD 004602 (2004). [EBM Ia]

[43] Remy C et al.: Effects of acetaminophen on morphine side-effects and consumption after major surgery: meta-analysis of randomized controlled trials. Br J Anaesth 94 (2005) 505–513. [EBM Ia]

[44] Sinatra RS et al.: Efficacy and Safety of Single and Repeated Administration of 1 Gram Intravenous Acetaminophen Injection (Paracetamol) for Pain Management after Major Orthopedic Surgery. Anesthesiology 102 (2005) 822–831. [EBM Ib]

[45] Kehlet H, Werner MU: Role of paracetamol in the acute pain management. Drugs 63 (2003) 15–22. [EBM Ib]

[46] Holmér Petterson P, Öwall A et al.: Early bioavailability of Paracetamol after oral or intravenous administration. Acta Anaesthesiol Scand 48 (2004) 867–870. [EBM Ib]

[47] Handel M et al.: Dose-dependent efficacy of diclofenac-colestyramine on pain and periarticular ossifications after total hip arthroplasty: a double-blind, prospective, randomised trial. Arch Orthop Trauma Surg 124 (2004) 483–485. [EBM Ib]

[48] Hiller A et al.: Propacetamol and diclofenac alone and in combination for analgesia after elective tonsillectomy. Acta Anaesthesiol Scand 48 (2004) 1185–1189. [EBM Ib]

[49] Bellissant E, Estèbe J-P, Sébille V et al.: Effect of preoperative oral sustained-release morphine sulphate on postoperative morphine requirements in elective spine surgery. Fundam Clin Pharmacol 18 (2004) 709–714. [EBM Ib]

[50] Rohr P, Lang R, Kiefer R-T.: Postoperative Analgesie mit retardiertem Oxycodon (Oxygesic®) im Vergleich zu intravenösem Piritramid „on demand" nach Totalhüftendoprothetik – eine

Pilotstudie Posterbeitrag auf dem Deutschen Schmerzkongress Oktober 2005 Bremen. [EBM IIa]

[51] Chelly JE, Grass J et al.: The safety and efficacy of a fentanyl patient-controlled transdermal system for acute postoperative analgesia: a multicenter, placebo-controlled trial. Anesth Analg 98 (2004) 427–433. [EBM Ib]

[52] Viscusi ER et al.: Patient-controlled transdermal fentanyl hydrochloride vs. intravenous morphine pump for postoperative pain: a randomized controlled trial. JAMA 291 (2004) 1333–1341. [EBM Ib]

[53] Choi PT et al.: Epidural analgesia for pain relief following hip or knee replacement. Cochrane Database Syst Rev CD 003071 (2003). [EBM Ia]

[54] Parker MJ et al.: Nerve blocks (subcostal, lateral cutaneous, femoral, triple, psoas) for hip fractures. Cochrane Database Syst Rev CD 001159 (2001). [EBM Ia]

[55] Wu CL, Naqibuddin M, Fleisher LA: Measurement of Patient Satisfaction as an Outcome of Regional Anesthesia and Analgesia: A Systematic Review. Reg Ana Pain Med 26 (2001) 196–208. [EBM Ia]

[56] Kampe S et al.: The continuous epidural infusion of ropivacaine 0,1 % with 0,5 µg/ml sufentanil provides effective postoperative analgesia after total hip replacement: a pilot study. Can J Anesth 50 (2003) 580–585. [EBM Ib]

[57] Sveticic G et al.: Combinations of Bupivacaine, Fentanyl, and Clonidine for Lumbar Epidural Postoperative Analgesia. Anesthesiology 101 (2004) 1381–1393. [EBM IIa]

[58] Kampe S et al.: Postoperative Analgesia with No Motor Block by Continuous Epidural Infusion of Ropivacaine 0,1 % and Sufentanil After Total Hip Replacement. Anesth Analg 89 (1999) 395–398. [EBM Ib]

[59] Gogarten W et al.: Rückenmarksnahe Regionalanästhesie und Thromboembolieprophylaxe/antithrombotische Medikation. Anästh & Int 44 (2003) 218–230. [EBM IV]

[60] Singelyn FJ, Lhotel L, Fabre B: Pain relief after arthroscopic shoulder surgery: a comparison of intraarticular analgesia, suprascapular nerve block, and interscalene brachial plexus block. Anesth Analg 99 (2004) 589–592. [EBM IIa]

[61] Szczukowski M et al.: Femoral Nerve Block for Total Knee Arthroplasty Patients. A Method to Control Postoperative Pain. J Arthro 19 (2004) 720–725. [EBM Ib]

[62] Gille J et al.: Akutschmerztherapie bei Patienten mit hüftgelenknahen Frakturen N. femoralis-Katheter-Analgesie vs. systemische Schmerztherapie unter Anwendung eines klinikinternen

Organisationsmodells. Anaesthesist (2005) Online first. [EBM IIa]

[63] Dauri M et al.: Comparison of epidural, continuous femoral block and intraarticular analgesia after anterior cruciate ligament reconstruction. Acta Anaesthesiol Scand 47 (2003) 20–25. [EBM Ib]

[64] Barrington MJ et al.: Continuous Femoral Nerve Blockade or Epidural Analgesia After Total Knee Replacement: A Prospective Randomized Controlled Trial. Anesth Analg 101 (2005) 1824–1829. [EBM Ib]

[65] Ben-David B et al.: Analgesia After Total Knee Arthroplasty: Is Continuous Sciatic Blockade Needed in Addition to Continuous Femoral Blockade? Anesth Analg 98 (2004) 747–749. [EBM IIa]

[66] Cooper J et al.: Sciatic Nerve Blockade Improves Early Postoperative Analgesia After Open Repair of Calcaneus Fractures. J Orthop Trauma 18 (2004) 197–201. [EBM Ib]

[67] Sabrine A, Lyons G.: New local anesthetic analgesics. In: Bountra C, Muglani R, Schmidt W (ed.): Pain-Current understanding, emerging therapies and novel approaches to drug discovery, Marcel Dekker, New York (2003) 795–801. [EBM III]

[68] Goodwin RC, Amjadi F, Parker RD: Short-term analgesic effects of intra-articular injections after knee arthroscopy. Arthroscopy 21 (2005) 307–312. [EBM Ib]

[69] Oeltjenbruns J, Schäfer M: Anwendungsmöglichkeiten und Stellenwert der peripheren Opioidanalgesie. Schmerz 19 (2005) 447–455. [EBM Ib]

[70] Sadjak A et al.: Periphere analgetische Wirkung durch intraartikulär verabreichtes Clonidin. Schmerz (2005) Online first [EBM Ib]

[71] Iskandar H et al.: Femoral block provides superior analgesia compared with intra-articular ropivacaine after anterior cruciate ligament reconstruction. Reg Anaesth Pain Med 28 (2003) 29–32. [EBM Ib]

[72] Rosseland LA: No evidence for analgesic effect of intra-articular morphine after knee arthroscopy: A qualitative systematic review. Reg Anaesth Pain Med 30 (2005) 83–98. [EBM Ia]

[73] Blumenthal S, Dullenkopf A, Rentsch K et al.: Continuous infusion of ropivacaine for pain relief after iliac crest bone grafting for shoulder surgery. Anaesthesiology 102 (2005) 392–397. [EBM Ib]

[74] Konrad G, Markmiller M, Lenich A. et al.: Tourniquets may increase postoperative swelling and pain after internal fixation of ankle fractures. Clin Orthop 433 (2005) 189–194. [EBM Ib]

[75] Ergänzung der Vereinbarung zur Organisation der postoperativen Schmerztherapie des Berufsverbandes Deutscher Anästhesisten und des Berufsverbandes der Deutschen Chirurgen: Formulierungshilfen zur Umsetzung der Organisationsmodelle zur postoperativen Schmerztherapie in bettenführenden Kliniken / Abteilungen. Anästh Intensivmed 45 (2004) 467–472. [EBM IV]

[76] Angster R, Hainsch-Müller I: Postoperative Schmerztherapie. Anaesthesist 54 (2005) 505–531. [EBM Ib]

[77] Geissler B, Neugebauer E et al.: Qualitätsmanagement in der postoperativen Schmerztherapie. Chirurg (2004) 687–693. [EBM IIb]

[78] Navas AM, Gutierrez TV, Moreno ME: Continuous peripheral nerve blockade in lower extremity surgery. Acta Anaesthesiol Scand 49 (2005) 1048–1055. [EBM Ib]

[79] Skinner HB, Shintani EY: Results of a multimodal analgesic trial involving patients with total hip or total knee arthroplasty. Am J Orthop 33 (2004) 85–92. [EBM Ib]

[80] Capdeville X et al.: Effects of perioperative analgesic technique on the surgical outcome and duration of rehabilitation after major knee surgery. Anesthesiology 91 (1999) 8–15. [EBM Ib]

[81] Hadzic A et al.: Peripheral Nerve Blocks Result in Superior Recovery Profile Compared with General Anesthesia in Outpatient Knee Arthroscopy. Anesth Analg 100 (2005) 976–981. [EBM Ib]

[82] Hadzic A et al.: For Outpatient Rotator Cuff Surgery, Nerve Block Anesthesia Provides Superior Same-day Recovery over General Anesthesia. Anesthesiology 102 (2005) 1001–1007. [EBM Ib]

[83] Simanski C, Lefering R et al.: Die Qualität der postoperativen Schmerztherapie beeinflusst die Krankenhauswahl – Ergebnisse einer anonymen Patientenumfrage. Schmerz (2005). [EBM III]

[84] Australian and New Zealand College of Anaesthetists and Faculty of Pain Medicine: Other regional and local analgesic techniques (Chapter 7.5, 119-124) in: Acute Pain Management: Scientific Evidence (2005). [EBM Ib]

XIX Was gibt es Neues im Qualitätsmanagement?

M. Ziegler und A. Ekkernkamp

1 Auswirkungen der Bundestagswahlen 2005

Das zurückliegende Jahr 2005 war politisch geprägt durch einen Wahlkampf mit teils sehr gegensätzlichen Positionen der Parteien zum Gesundheitswesen und dem Wahlergebnis, das die beiden größten Parteien anschließend in eine große Koalition zwang. Im Koalitionsvertrag sind daher etliche Fragen nicht im Detail geregelt, sondern die Notwendigkeit der Einigung innerhalb eines jeweiligen Zeitfensters festgeschrieben. Es bleibt abzuwarten, ob zu allen offenen Punkten in Zukunft eine Einigung erzielt werden kann.

Gerade wegen der noch nicht abschließenden Einigung ist zu erwarten, dass der Wortlaut des Koalitionsvertrages im Streitfall maßgeblich sein wird. Das ist – neben der grundsätzlichen Information zu den gesundheitspolitischen Zielen der neuen Bundesregierung – auch ein wesentlicher Grund, die das Gesundheitswesen betreffenden Passagen hier wörtlich und ungekürzt zu zitieren:

1.1 Koalitionsvertrag (Auszüge)

1.1.1 Unfallversicherung

Die Globalisierung und der Wandel von der Industrie- zur Dienstleistungsgesellschaft wirken sich zunehmend auf die gesetzliche Unfallversicherung aus. Wir werden den Auftrag des Deutschen Bundestages aus der letzten Legislaturperiode aufgreifen und in einer Bund-Länder-Arbeitsgruppe ein Konzept für eine Reform der Unfallversicherung entwickeln, um das System auf Dauer zukunftssicher zu machen. Wesentliche Ziele sind eine Straffung der Organisation, die Schaffung leistungsfähiger Unfallversicherungträger und ein zielgenaueres Leistungsrecht. Ein Gesetzentwurf soll den gesetzgebenden Körperschaften bis zur Mitte der Legislaturperiode vorgelegt werden

1.1.2 Allgemeine Fragen der Gesundheitspolitik

Gesundheitsstandort Deutschland

Die Standortbedingungen und die Innovationsmöglichkeiten der Pharmaindustrie in Deutschland werden gestärkt. Die Arbeit der Task Force „Pharma" mit den Schwerpunkten wie Verbesserung des Zulassungssystems in Deutschland, Stärkung der klinischen Forschung und Förderung der Rahmenbedingungen der Biotechnologie in Deutschland wird unter Berücksichtigung der Belange der mittelständischen Pharmaindustrie fortgeführt.

Das Bundesinstitut für Arzneimittel und Medizinprodukte soll in eine moderne Deutsche Arzneimittel- und Medizinprodukteagentur umgebaut und damit eine international konkurrenzfähige Zulassungsagentur werden. Hierfür werden wir zügig den Gesetzentwurf einbringen.

Vor dem Hintergrund der älter werdenden Gesellschaft ist ein Leuchtturmprojekt „Konzertierte Aktion Demenz-Behandlung" notwendig. Wir werden die entsprechenden Kooperationen mit den betroffenen Partnern aufnehmen.

Prävention, Gesundheitsvorsorge und Rehabilitation

Die Prävention wird zu einer eigenständigen Säule der gesundheitlichen Versorgung ausgebaut. Mit einem Präventionsgesetz soll die Kooperation und Koordination der Prävention sowie die Qualität der Maßnahmen der Sozialversicherungsträger und -zweige übergreifend und unbürokratisch verbessert werden. Hierzu sind die Aktionen an Präventionszielen auszurichten. Bund und Länder müssen ergänzend zu den Sozialversicherungsträgern weiterhin ihrer Verantwortung gerecht werden.

Vor dem Hintergrund der demografischen Entwicklung ist ein Gesamtkonzept der Betreuung und Versorgung pflegebedürftiger, behinderter und alter Menschen notwendig. Leistungen müssen darauf ausgerichtet sein, Behinderungen, chronischen Erkrankungen und Pflegebedürftigkeit entgegen zu wirken. Der medizinischen Rehabilitation kommt hier eine besondere Bedeutung zu. Deshalb muss insbesondere der Grundsatz „Prävention und Rehabilitation vor Pflege" gestärkt werden. Pflegebedürftigkeit darf nicht dazu führen, dass erforderliche Leistungen zur medizinischen Rehabilitation und Teilhabe nicht erbracht werden.

Wir wollen die großen Volkskrankheiten wie Krebs und Herz-Kreislauferkrankungen zurückdrängen. Hierfür werden wir die vorhandenen Erfassungssysteme optimieren, vernetzen und im Bedarfsfall ergänzen, um bundesweit valide Datenerhebungen zu gewährleisten.

Die Risikoerkennung und -bewertung von Arzneimitteln nach deren Markteinführung wird durch den Aufbau eines Netzes nationaler Pharmakovigilanzzentren verbessert.

Patientenrechte

Den begonnenen Weg zu einer stärkeren Patientenpartizipation setzen wir mit dem Ziel fort, die Informations- und Beteiligungsrechte der Patientinnen und Patienten auszubauen und die Transparenz zu erhöhen. Die Rechtssicherheit von Patientenverfügungen wird gestärkt.

Biomedizin

Genetische Untersuchungen bei Menschen werden in den Bereichen gesetzlich geregelt, die angesichts der Erkenntnismöglichkeiten der Humangenetik einen besonderen Schutzstandard erfordern, um die Persönlichkeitsrechte der Bürgerinnen und Bürger zu schützen. Durch diese gesetzliche Regelung soll zugleich die Qualität der genetischen Diagnostik gewährleistet werden.

Infektionsschutz

Die gesundheitspolitische Schlüsselstellung des Robert Koch-Instituts insbesondere im Hinblick auf die wachsenden potenziell erheblichen Gesundheitsgefährdungen der Bevölkerung (zum Beispiel SARS, Gefahr einer Influenza-Pandemie) soll ausgebaut und institutionell gefördert werden.

Angesichts des weltweit dramatischen Anstiegs der HIV-Neuinfektionen und AIDS-Erkrankungen sowie der auch in Deutschland deutlichen Zunahme an HIV-Infektionen müssen die Bekämpfungsmaßnahmen und Aufklärungskampagnen effektiv auf Veränderungen im Schutzverhalten der Bevölkerung und internationale Entwicklungen reagieren. Die im Juli 2005 beschlossene HIV/AIDS-Bekämpfungsstrategie wird in einem gemeinsam mit den Ländern, Kommunen und Verbänden zu entwickelnden Aktionsplan umgesetzt.

Drogen- und Suchtpolitik

Die Drogen- und Suchtpolitik steht weiterhin auf den vier bewährten Säulen Prävention, Therapie, Schadensminderung und Repression. Grundlage ist der geltende Aktionsplan Drogen und Sucht. Die in der EU-Drogenstrategie 2005–2012 niedergelegten Vorgaben zur

Angebots- und Nachfragereduzierung werden konsequent umgesetzt.

1.1.3 Krankenversicherung

Sicherung einer nachhaltigen und gerechten Finanzierung

Die hohe Qualität unseres Gesundheitswesens ist international anerkannt und muss im Interesse aller, die auf seine Leistungsfähigkeit angewiesen sind, erhalten bleiben. Mit über 4 Millionen Arbeitsplätzen ist das Gesundheitswesen der größte Beschäftigungszweig in Deutschland. Auch dies ist von großer politischer Bedeutung.

Eine hochwertige medizinische Versorgung für jedermann hat bereits heute ihren Preis. Hinzu kommen weiter steigende Kosten durch den medizinischen Fortschritt und die demographische Entwicklung.

Dieser Herausforderung kann unser Gesundheitswesen nur dann gerecht werden, wenn seine Finanzierungsbasis durch wirtschaftliches Wachstum und insbesondere den Erhalt und die Schaffung von sozialversicherungspflichtigen Arbeitsplätzen gestärkt wird.

Um den Kostendruck zu bewältigen, bedarf es aber auch einer Modernisierung des Gesundheitssystems. Die Effizienz des Systems ist durch eine wettbewerbliche Ausrichtung zu verbessern.

Darüber hinaus sieht die Koalition eine ihrer großen Herausforderungen darin, die dauerhafte Leistungsfähigkeit unseres Gesundheitswesens durch stabile Finanzstrukturen zu sichern. Die Parteien haben hierzu unterschiedliche Konzepte entwickelt, die „Solidarische Gesundheitsprämie" (CDU und CSU) und die „Bürgerversicherung" (SPD), die sich nicht ohne weiteres miteinander vereinbaren lassen. Wir wollen für diese Frage im Laufe des Jahres 2006 gemeinsam eine Lösung entwickeln. Erforderlich ist ein Konzept, das dauerhaft die Grundlage für ein leistungsfähiges, solidarisches und demografiefestes Gesundheitswesen

sichert. Wir werden dabei Erfahrungen anderer Länder und wissenschaftliche Konzepte vorurteilsfrei prüfen.

Ein fairer Wettbewerb zwischen privaten Krankenversicherungen und gesetzlichen Krankenkassen muss auf den Erhalt eines pluralen Systems und der Kassenvielfalt zielen. Die freie Arzt- und Kassenwahl bleibt erhalten.

Eine wachsende Zahl von Bürgerinnen und Bürgern ist heute ohne Versicherungsschutz. Ein moderner Sozialstaat muss sicherstellen, dass niemand ohne Versicherungsschutz bleibt und solchen Versicherten, die den Schutz verloren haben, eine Rückkehrmöglichkeit zur jeweiligen Versicherung angeboten wird.

Um Wahlmöglichkeiten der Versicherten auszuweiten und den Wettbewerb innerhalb der PKV zu stärken, sollen die individuellen Altersrückstellungen bei Wechsel zwischen privaten Versicherungen übertragen werden können. Darüber hinaus soll geprüft werden, ob und wie eine Übertragung der Altersrückstellungen auch bei Versicherten erfolgen kann, die von einer privaten zu einer gesetzlichen Krankenversicherung wechseln.

Wettbewerbliche und freiheitliche Ausrichtung des Gesundheitswesens

Das parteiübergreifend vereinbarte GKV-Modernisierungsgesetz hat spürbare strukturelle Änderungen in der Gesundheitsversorgung über wettbewerbliche Anreize gebracht. Dieser Weg muss konsequent weitergegangen werden. Dies betrifft sowohl die Krankenversicherung als auch die Leistungserbringung. Die Zielsetzungen des GMG, insbesondere

- die Erweiterung der Wahl- und Entscheidungsmöglichkeiten der Versicherten,

- die Intensivierung des Wettbewerbs um Qualität und Wirtschaftlichkeit,

- die Erhöhung der Transparenz über Angebote, Leistungen und Abrechnung,

- die Verminderung des bürokratischen Aufwands,

müssen stringenter verfolgt werden. Bei einer wettbewerblichen Orientierung der gesetzlichen Krankenversicherung müssen alle Teilnehmer grundsätzlich gleichen Rahmenbedingungen unterliegen.

Kassenartenübergreifende Fusionen sollen ermöglicht werden, mit dem Ziel die Effizienz der Kassenorganisation zu erhöhen. Voraussetzungen hierfür sind eine Verschärfung und Präzisierung des Haftungsrechts und die Vermeidung marktbeherrschender Stellung. Funktion und Organisation der Steuerung auf Verbandsebene und in der gemeinsamen Selbstverwaltung sind neu zu ordnen, damit Entscheidungen schneller, transparenter und zuverlässiger ausfallen. Mit der Neuordnung der Organisation müssen die bestehenden Aufsichtsbefugnisse von Bund und Ländern angepasst werden.

Zwingende Voraussetzung einer stärker wettbewerblichen Orientierung der Krankenversicherung ist die Vereinfachung und Weiterentwicklung des Risikostrukturausgleichs, so dass die Zielgenauigkeit erhöht und die Morbiditätsrisiken besser abgebildet werden. Geeignete Kriterien dazu werden gemeinsam entwickelt. Hierzu ist eine ausreichende Datenbasis zu schaffen. Die bisher vorgelegten Vorschläge zur Berücksichtigung der Morbiditätsrisiken werden gemeinsam überprüft.

Der Bereich der Gesundheitsversorgung soll durch die Schaffung flexiblerer Rahmenbedingungen konsequent wettbewerblich ausgerichtet werden. Krankenkassen und Leistungserbringer sollen stärker über Umfang, Preise und Qualität verhandeln können, ohne dass der Sicherstellungsauftrag der Kassenärztlichen Vereinigungen ausgehöhlt wird.

Strukturelle Reform der einzelnen Leistungsbereiche

- Ärztliche Versorgung: Nicht nur in den ländlichen Gebieten der neuen Länder ist absehbar, dass es in Folge des Ärztemangels zu Versorgungsengpässen in der ambulanten Versorgung kommen kann. Daher müssen schnellstmöglich Hindernisse beseitigt

werden, die einer flächendeckenden Versorgung entgegenstehen. Geeignete Maßnahmen zur Liberalisierung der vertragsärztlichen Tätigkeit sind unter anderem die Verbesserung der Anstellungsmöglichkeiten bei und von Vertragsärzten, die Flexibilisierung der Bedarfsplanung auf Landesebene oder die gleichzeitige Ermöglichung einer Tätigkeit in der ambulanten und der stationären Versorgung. Wir werden das ärztliche Vergütungssystem fortentwickeln und vereinfachen, um eine qualitativ hochwertige Versorgung aller Versicherten in der GKV auch in Zukunft zu gewährleisten. Ziel muss es sein, ein Vergütungssystem zu schaffen, das Transparenz schafft und in dem die heutige Systematik verstärkt durch Pauschalvergütungen kombiniert mit Einzelvergütungsmöglichkeiten für spezielle Leistungen ersetzt wird. Die komplexen Regelungen zur Einführung eines neuen Vergütungssystems müssen unter Berücksichtigung von Morbiditätskriterien vereinfacht und in einem professionellen Verfahren erarbeitet werden. Für ambulante Leistungen in Krankenhäusern und bei niedergelassenen Ärzten sollten vergleichbare Vergütungen geschaffen werden. Die Aufgaben und Verantwortlichkeiten der Kassenärztlichen Vereinigungen werden neuen Bedingungen angepasst. Es wird geprüft, inwieweit nichtärztliche Heilberufe stärker in Versorgungskonzepte einbezogen werden können. Es wird eine Behandlungspflicht zu bestimmten Gebührensätzen für privatversicherte Personengruppen, wie zum Beispiel Beihilfeberechtigte und Standardtarifversicherte, sowohl bei wahlärztlichen Leistungen in Krankenhäusern als auch bei ambulanten Leistungen niedergelassener Ärzte geschaffen. Die dafür vorgesehenen abgesenkten Gebührensätze werden in der Gebührenordnung für Ärzte (GOÄ) und für Zahnärzte (GOZ) verbindlich verankert.

- Zahnärztliche Versorgung: Die Wirkungen befundorientierter Festzuschüsse beim Zahnersatz einschließlich einer adäquaten

Vergütung für zahntechnische Leistungen müssen überprüft werden. Die Gebührenordnung für Zahnärzte muss weiterentwickelt werden.

- Krankenhausversorgung: Spätestens 2008 ist der ordnungspolitische Rahmen für die Krankenhausversorgung nach dem Ende der Konvergenzphase festzulegen. Um Fehlentwicklungen zu vermeiden, soll geprüft werden, ob die Kalkulationsmethode der DRGs den Pflegeaufwand und die Kosten der Weiterbildung angemessen abbildet. Für die belegärztliche Vergütung soll im DRG-System eine Regelung gefunden werden. Das GKV-Modernisierungsgesetz hat flexible Vertragsmöglichkeiten geschaffen, um die strikte Trennung von ambulanter und stationärer Versorgung zu überwinden. In der Praxis haben sich solche Verträge jedoch nicht durchgesetzt. Daher ist zu überprüfen, inwieweit Hindernisse für solche Vertragsgestaltungen beseitigt werden können.

- Besondere Versorgungsformen: In der integrierten Versorgung soll die Anschubfinanzierung über das Jahr 2006 hinaus bis zum 1. Januar 2008 verlängert werden. Ziel der integrierten Versorgung muss es sein, Fach- oder Sektorengrenzen zu überwinden, Versorgungsqualität zu erhöhen, Transparenz bei Angebot und Wirkung herzustellen sowie bevölkerungsbezogene Flächendeckung zu erreichen. Um den Verwaltungsaufwand bei den Disease-Management-Programmen (DMP) zu reduzieren und Multimorbidität zu berücksichtigen, ist die Schaffung eines einheitlichen Rahmens für alle Programme erforderlich. Dabei soll die Möglichkeit geprüft werden, alle gesetzlichen Krankenkassen zur Durchführung der DMP nach einem einheitlichen Qualitätsstandard zu verpflichten und somit auf Einzelzertifizierung zu verzichten. Die Verknüpfung mit dem Risikostrukturausgleich ist mit der Entscheidung über einen weiterentwickelten Ausgleich neu zu gestalten. Speziell im letzten Lebensabschnitt ist die gesundheitliche und

pflegerische Versorgung in Deutschland zu verbessern. Viele Menschen wünschen sich, auch bei schweren Erkrankungen bis zuletzt zu Hause versorgt zu werden. Unsere heutigen Angebote tragen diesen Bedürfnissen nur unzureichend Rechnung. Daher müssen im Leistungs-, Vertrags- und Finanzierungsrecht der gesetzlichen Kranken- und Pflegeversicherung Regelungen zur besseren palliativmedizinischen Versorgung verankert werden. Um dem demografischen Wandel Rechnung zu tragen, müssen Versorgungsstrukturen und -prozesse entsprechend den Bedürfnissen älterer Menschen angepasst werden (Reha vor Pflege, ambulant vor stationär). Den alters- und geschlechtsspezifischen Besonderheiten muss die Gesundheitsversorgung stärker Rechnung tragen.

- Arzneimittelversorgung: Fehlentwicklungen bei der Arzneimittelversorgung müssen korrigiert werden. Die Gewährung von Naturalrabatten an Apotheker wird ausgeschlossen. Die dadurch frei werdenden Rationalisierungsreserven werden durch eine Preissenkung bei Generika in Höhe von 5 % zu Gunsten der GKV erschlossen. Um Preiserhöhungen zu vermeiden, dürfen die Preise für alle Arzneimittel für zwei Jahre nicht erhöht werden. Um den Pharmastandort Deutschland zu stärken, sind echte Innovationen mit therapeutischem Zusatznutzen erwünscht. Deshalb sind diese klar zu definieren, von Scheininnovationen eindeutig abzugrenzen und unterliegen nicht den Festbetragsregelungen. Unter dieser Voraussetzung wird das Festbetragssystem entsprechend nachjustiert, um Entscheidungsprozesse zu beschleunigen. In den Festbetragsgruppen werden vorhandene Wirtschaftlichkeitsreserven erschlossen. Die individuelle Verantwortung des Arztes für seine Verordnungspraxis wird gestärkt. Es ist zu prüfen, wie eine Verwendung von nicht verabreichten Opiaten und anderen Medikamenten nach dem Tod eines Patienten in Hospizen und Heimen möglich wird.

Sicherstellung laufender Vorhaben

Die Arbeiten an der Einführung der elektronischen Gesundheitskarte werden zielgerichtet fortgeführt. Der Missbrauch der Versichertenkarte muss konsequent bekämpft werden.

Das Gesetz über die Arbeitgeberumlage für Mutterschutzleistungen wird umgehend verabschiedet.

Dem terminbezogenen Veränderungsbedarf für gesetzliche Fristen im Bereich der integrierten Versorgung, für die Weiterentwicklung des Risikostrukturausgleichs und der ärztlichen Vergütung ist Rechnung zu tragen.

Bei Verweigerung der Zahlung der Praxisgebühr werden die Gerichtskosten beim Schuldner erhoben, ohne die Leistungserbringer oder die Kostenträger zu belasten.

1.1.4 Pflegeversicherung

Sicherung einer nachhaltigen und gerechten Finanzierung

Um angesichts der demographischen Entwicklung sicherzustellen, dass die Pflegebedürftigen auch in Zukunft die Pflegeleistungen erhalten, die sie für eine ausreichende und angemessene Pflege zu einem bezahlbaren Preis brauchen, ist die Ergänzung des Umlageverfahrens durch kapitalgedeckte Elemente als Demographiereserve notwendig.

An der Nahtstelle von Kranken- und Pflegeversicherung müssen Präventions- und Rehabilitationsleistungen zur Vermeidung von Pflegebedürftigkeit deutlich verbessert werden. Im Gegenzug verbleibt die Finanzierung der Behandlungspflege als Daueraufgabe bei der Pflegeversicherung.

Im Gegensatz zur Krankenversicherung haben gesetzliche und private Pflegeversicherung einen einheitlichen Leistungsumfang. Die Kalkulationsgrundlagen für die Beiträge der Versicherten und die Risikostrukturen sind jedoch unterschiedlich. Beide Versicherungssysteme sollen auch in Zukunft die Pflegeversicherung anbieten. Zum Ausgleich der unterschiedlichen Risikostrukturen wird ein Finanzausgleich zwischen gesetzlicher und privater Pflegeversicherung eingeführt. Der Kapitalstock wird dafür nicht angegriffen.

Verbesserungen auf der Leistungsseite

Die Leistungen der Pflegeversicherung sind seit 1995 unverändert geblieben und unterliegen daher einem schleichenden Wertverfall. Zunehmend müssen deshalb Pflegebedürftige von der Sozialhilfe unterstützt werden. Die Pflegeleistungen sollen daher dynamisiert werden.

Die gegenwärtige Spreizung zwischen den einzelnen Pflegestufen ist im Hinblick auf die Anreizwirkung und die bedarfsgerechte Versorgung zu überarbeiten. Dazu bedarf es einer Nachjustierung der Pflegeleistungen mit dem Ziel der Stärkung des Grundsatzes „ambulant vor stationär".

Der besondere Hilfe- und Betreuungsbedarf zum Beispiel der Demenzkranken soll künftig durch die Pflegeversicherung besser berücksichtigt werden. Dazu bedarf es mittelfristig auch der Überarbeitung des Pflegebegriffs, der die aktuellen Erkenntnisse der Pflegewissenschaften berücksichtigt.

Pflegeheime und ambulante Pflegedienste werden durch eine Vielzahl von Regelungen, Verwaltungsvorschriften, Dokumentationspflichten und anderen bürokratischen Auflagen beschwert. Einen Teil ihrer Arbeitszeit verbringen professionelle Pflegekräfte mit entbehrlichem Verwaltungsaufwand. Maßnahmen zur Qualitätssicherung müssen primär am Ergebnis orientiert sein. Die derzeit geltenden Bestimmungen werden deshalb in diesem Sinne vereinfacht und harmonisiert und der Verwaltungsaufwand wird reduziert. Dabei werden die Vorschläge des „Runden Tisches Pflege" einbezogen.

Die vielfachen Abstimmungs- und Schnittstellenprobleme zwischen der Kranken- und Pflegeversicherung, die von der Definition der jeweiligen Bedarfstatbestände bis hin zu Finanzierungs- und Leistungserbringungsfragen reichen, müssen überwunden werden. Insbesondere ist zu prüfen, wie der bisher nicht ausreichend praktizierte Grundsatz „Reha vor und bei Pflege" – einschließlich der geriatrischen und gerontopsychiatrischen Reha – durch sachgerechte Zuordnung von Leistungen und deren Finanzierung besser zur Geltung gelangt.

Der Pflegeurlaub im Rahmen der Familienpflege sollte ausgeweitet werden.

Es müssen geeignete Maßnahmen (zum Beispiel integrierte Pflegeausbildung) getroffen werden, um in der Zukunft genügend professionelle Pflegekräfte für die Pflege zu gewinnen und die Qualität der Pflege zu sichern.

Alternative Wohn- und Betreuungsangebote sind ebenso zu fördern wie niedrigschwellige Angebote (beispielsweise zur Unterstützung der häuslichen Pflege).

Das Gesetz zur Sicherung einer nachhaltigen und gerechten Finanzierung der Pflegeversicherung wird bis zum Sommer 2006 vorgelegt.

2 Der Qualitätsbericht der Krankenhäuser

Die meisten Krankenhäuser sind der Verpflichtung des § 137 SGB V fristgerecht nachgekommen und haben einen Qualitätsbericht für das Jahr 2004 vorgelegt.

Auch wenn die Anzahl der an die Krankenkassen übermittelten DRGs sowie OPS- und ICD-Codes sämtlichen Krankenhäusern vorlag, verursachte die Zusammenstellung für den Bericht an vielen Krankenhäusern mehr Aufwand, als zunächst eingeplant.

Das hat unter anderem den Grund in unpräzisen Vorgaben: Sollen zum Beispiel nur die „Operationen" oder auch die übrigen OPS-Code-Gruppen in die Top-10-Listen aufgenommen werden? Ersteres führt dazu, dass Herzkatheterleistungen komplett aus der Liste

herausfallen, letzteres dazu, dass wenig aussagekräftige Prozeduren wie CT und Bluttransfusionen in die Spitzenplätze aufrücken und dort die eigentlich aussagefähigen Eingriffe verdrängen. Bei den OPS-Codes gibt es solche für den operativen Zugang, die zusätzlich zum eigentlichen Eingriff angegeben werden müssen. Da es immer mehrere Operationsverfahren gibt, die über denselben Zugang möglich sind, finden sich die Zugangscodes in der Rangfolge der häufigsten Eingriffe vor den zugehörigen Operationen. Im Extremfall ist die Liste der Top 10 bereits mit unspezifischen Prozeduren (s.o.) und Zugangscodes gefüllt, bevor die eigentlich interessanten Haupteingriffe kommen. Mit diesem Problem sind die Krankenhäuser unterschiedlich umgegangen, sodass eine Vergleichbarkeit nicht gewährleistet ist.

Ein weiteres Problem ist der unterschiedliche Detaillierungsgrad, der in den einzelnen Katalogabschnitten festzustellen ist. Je differenzierter die Codierung möglich ist, desto seltener wird jeder einzelne Code verwendet. Die Fachgesellschaften haben sich in unterschiedlicher Weise bei der Erstellung und Fortschreibung der OPS-Codes eingebracht – das führt im Qualitätsbericht zu eingeschränkter Vergleichbarkeit.

Die DRGs fassen kostenäquivalente Behandlungen zusammen. Dabei kann es dazu kommen, dass sehr heterogene Tatbestände in einer DRG vereinigt wurden. Für Patienten ist die Aussagekraft von DRG-Häufigkeiten abgeleiteter Statistiken von geringem Wert, weil sie ja Hilfe für die Behandlung einer bestimmten Erkrankung suchen, und nicht für eine Gruppe kostenäquivalenter Patienten.

Es könnten hier noch eine Fülle weiterer Kritikpunkte zur ersten Fassung des gesetzlichen Qualitätsberichts zusammengetragen werden. In der bisherigen Form ist er noch nicht geeignet, Patienten und zuweisenden Ärzten eine wirkliche Hilfestellung für das im jeweiligen Einzelfall geeignete Krankenhaus zu geben, auch wenn einige Krankenkassen bzw. deren Dachorganisationen sich daran gemacht haben, die Daten der über 2000 vorliegenden Qualitätsberichte in Datenbanken zusammenzufassen und für ihre Mitglieder aufbereitet zugänglich zu machen.

Wegen der angestrebten Aufbereitung per EDV sind die Krankenkassen auch sehr daran interessiert, den Qualitätsbericht in einem standardisierten Format (XML) und nicht nur als abgespeicherte Datei im Format einer Textverarbeitung zu erhalten.

Mit einer elektronisch leichter zu verarbeitenden Fassung würden aber die oben angerissenen Kritikpunkte nicht aus der Welt geschafft.

Viele Krankenhäuser insbesondere der Maximalversorgung monieren an der bisherigen Fassung des Qualitätsberichts die Tatsache, dass sich der Bericht an herkömmlichen abteilungsbezogenen Krankenhausstrukturen orientiert und dass z.B. das Angebot und der Nutzen interdisziplinärer Organzentren nicht hinreichend darstellbar ist, schon gar nicht im Basisteil, der dann Quelle der Auswertungen der Krankenkassen ist.

Von Patientenvertretern wird am Qualitätsbericht zu Recht kritisiert, dass er viele Zahlen enthält, die dem Patienten wenig sagen, aber zur eigentlichen Qualität, nämlich die der Behandlungsergebnisse, keine Aussage macht.

Es ist daher zu erwarten, dass der Qualitätsbericht nicht in der vorliegenden Form weiterbestehen wird, sondern dass aus den Erfahrungen der ersten Runde Verbesserungspotenziale abgeleitet und hoffentlich auch umgesetzt werden. Sollte der Qualitätsbericht zu einer wirklich aussagefähigen Darstellung weiterentwickelt werden, dann wird für die Krankenhäuser angesichts ihres schnellen strukturellen Wandels die Veröffentlichung nur alle zwei Jahre nicht akzeptabel sein, weil zwischenzeitliche Angebotsveränderungen nicht ihren Weg in die Datenbanken der Krankenkassen finden würden. Es ist offen, ob der Qualitätsbericht zukünftig jährlich abgegeben werden muss, oder ob die Krankenhäuser das Recht erhalten, auch innerhalb der zwei Jahre eine aktualisierte Version des Berichts zu veröffentlichen und über die vorgegebenen Kanäle weiterzureichen.

3 Gemeinsamer Bundesausschuss

3.1 Beschlüsse

Die Beschlüsse des Gemeinsamen Bundesausschusses (G-BA) können auf der Webseite www.g-ba.de abgerufen werden.

Die meisten Beschlüsse zur Methodenbewertung betreffen spezielle Behandlungssituationen verschiedener Fachrichtungen. Deswegen kann hier nur die allgemeine Empfehlung ausgesprochen werden, die vorliegenden Beschlüsse regelmäßig durchzusehen, ob für die eigene Tätigkeit relevante Entscheidungen vorliegen.

Eine insbesondere für den Bereich der niedergelassenen Vertragsärzte wichtige Entscheidung ist die über die OTC-Präparate (over the counter = nicht rezeptpflichtige Medikamente), die entgegen der generellen Regelung bei bestimmten Indikationen zu Lasten der gesetzlichen Krankenversicherung verordnet werden dürfen.

Die Beschlüsse des G-BA erlangen durch die Veröffentlichung im Bundesgesetzblatt Verbindlichkeit. In einigen Fällen ist es zu Meinungsverschiedenheiten zwischen dem Bundesministerium für Gesundheit und soziale Sicherheit (BMGS) sowie dem B-GA gekommen. Der G-BA hat seine Unabhängigkeit dadurch klargestellt, dass er gegen aus seiner Sicht sachlich nicht gerechtfertigte Ersatzvornahmen Klage einreicht (z.B. gegen BMGS-Richtlinie zur enteralen Ernährung).

Zwei wichtige Entscheidungen seien hier speziell hervorgehoben und im Wortlaut zitiert:

Der § 137 SGB V bestimmt, dass die nach § 108 SGB V zugelassenen Krankenhäuser ein einrichtungsinternes   Qualitätsmanagement aufzubauen haben. Wie die grundsätzlichen

Anforderungen dazu aussehen, hatte der G-BA bereits 2004 erarbeitet, am 22.12.2005 wurde die Vereinbarung im Bundesanzeiger veröffentlicht. Wegen ihrer grundsätzlichen Bedeutung ist sie hier vollständig im Wortlaut wiedergegeben.

Ebenfalls durch Veröffentlichung im Bundesanzeiger am 31.12.2005 ist die Richtlinie des Gemeinsamen Bundesausschusses über grundsätzliche Anforderungen an ein einrichtungsinternes Qualitätsmanagement für die an der vertragsärztlichen Versorgung teilnehmenden Ärzte, Psychotherapeuten und medizinischen Versorgungszentren am 1.1.2006 in Kraft getreten. Auch sie ist hier wörtlich wiedergegeben.

Anschließend folgt – ebenfalls im Vollzitat – die Vereinbarung des Gemeinsamen Bundesausschusses zur Fortbildung der Fachärzte im Krankenhaus vom 20. Dezember 2005, veröffentlicht im Bundesanzeiger am 12.01.2006.

Hier nicht zitiert ist die Regelung zu Mindestmengen. Einrichtungen, in denen Leber-, Nieren- oder Stammzelltransplantationen bzw. Operationen an Ösophagus oder Pankreas vorgenommen werden bzw. Kniegelenkstotalendoprothesen implantieren, wird die Beachtung der unter www.g-ba.de zu findenden regelmäßig aktualisierten Beschlüsse zu Mindestmengen dringend empfohlen.

3.1.1 Vereinbarung gemäß § 137 Abs. 1 Satz 3 Nr. 1 SGB V über die grundsätzlichen Anforderungen an ein einrichtungsinternes Qualitätsmanagement für nach § 108 SGB V zugelassene Krankenhäuser

Präambel

Diese Vereinbarung legt auf der Grundlage von § 137 Abs. 1 Satz 3 Nr. 1 SGB V die Ziele und die grundsätzlichen Anforderungen an ein einrichtungsinternes Qualitätsmanagement fest. Aufgrund der individuellen Ausgangsbedingungen des einzelnen Krankenhauses muss der Krankenhausträger das Modell des internen Qualitätsmanagements auf der Basis der grundsätzlichen Anforderungen dieser Vereinbarung frei auswählen können.

Grundlage für ein anwendbares Qualitätsmanagementmodell sollte das Prinzip des umfassenden Qualitätsmanagements sein. Dieses Prinzip beinhaltet die Elemente:

- Patientenorientierung
- Verantwortung und Führung
- Wirtschaftlichkeit
- Prozessorientierung
- Mitarbeiterorientierung und -beteiligung
- Zielorientierung und Flexibilität
- Fehlervermeidung und Umgang mit Fehlern
- Kontinuierlicher Verbesserungsprozess

Diese Elemente sollten verknüpft werden mit der Verpflichtung zu einer ethischen, moralisch und humanitären Werteorientierung (Qualitätskultur).

§ 1 Ziele des einrichtungsinternen Qualitätsmanagements

(1) Qualitätsmanagement ist ein Instrument der Organisationsentwicklung und kommt damit in erster Linie dem Patienten zu Gute. Es dient letztlich der Gesamtorganisation des betrieblichen Geschehens und ist insofern Bestandteil der Leistungserbringung im Krankenhaus als Ganzes. Im Zuge eines zunehmenden Wettbewerbs wird Qualität und Patientenzufriedenheit im Krankenhaus immer stärker zu einem Faktor des Unternehmenserfolges. Qualitätsmanagement in der stationären Versorgung ist in seiner Gesamtheit eine ureigene Aufgabe der Krankenhausträger und ein Ausdruck der Führungs- und Verantwortungsstruktur des einzelnen Krankenhauses.

Qualitätsmanagement ist ebenso Ausdruck der Kooperation aller an der Versorgung des Patienten Beteiligten innerhalb und außerhalb des Krankenhauses.

(2) Das Krankenhaus muss aufgrund der Vielfalt der Krankenhauslandschaft und den krankenhausindividuellen Besonderheiten, die unter anderem im Leistungsspektrum, in den Patienten, in der Trägerschaft und in der regionalen Ansiedlung zum Ausdruck kommen, die Art und Weise der Umsetzung des Qualitätsmanagements auswählen können. Gemeinsame Grundlage von Qualitätsmanagementmodellen ist die Bewertung und Optimierung, die sich u.a. in der Methodik im „Plan-Do-Check-Act"-Zyklus (nach Deming) niederschlägt. Prioritäres Ziel des Qualitätsmanagements ist die patientenorientierte Prozessoptimierung.

(3) Qualitätsmanagement muss durch alle Mitarbeiter mit Leben gefüllt und sowohl im Außenverhältnis durch die tägliche Arbeit für die Patienten und ihre Angehörigen als auch im Innenverhältnis für die Mitarbeiter untereinander spürbar werden. Hierfür kann eine Begutachtung des Qualitätsmanagements durch Externe in Form einer Fremdbewertung oder Zertifizierung unterstützend sein. Der Motivationsschub einer externen Beurteilung ist nicht zu unterschätzen.

(4) Qualitätssicherungsmaßnahmen sind integraler Bestandteil des Qualitätsmanagements. Insofern bieten auch die externen Qualitätssicherungsmaßnahmen gemäß §§ 137/112 SGB V Erkenntnisse und Unterstützung für ein systematisches einrichtungsinternes Qualitätsmanagement.

§ 2 Grundsätzliche Anforderungen an die Ablauforganisation

(1) Qualitätsmanagement ist als Bestandteil der Unternehmenspolitik des Krankenhauses zu betrachten.

(2) Der Krankenhausträger sollte das Qualitätsmanagement als Unternehmensziel verankern.

(3) Die Krankenhausleitung sollte die Steuerung der Prozesse festlegen einschließlich der Festlegung der jeweiligen Prioritäten. Die Krankenhausleitung ist verantwortlich für die operative Umsetzung.

(4) Im Mittelpunkt der Prozessoptimierung steht die Patientenorientierung.

(5) Krankenhausträger, Krankenhausleitung und alle übrigen Mitarbeiter haben sich im Bewusstsein ihrer Verantwortung für die Qualität ihrer Leistungen, für die Beachtung der Qualitätssicherung und für die Realisierung der Regelungen zum Qualitätsmanagement einzusetzen.

(6) Die organisatorischen und ökonomischen Voraussetzungen und Auswirkungen sowie der Zusammenhang zu den übrigen Zielen und Rahmenbedingungen der Patientenversorgung sollten verdeutlicht werden.

(7) Die Kernprozesse sollen in der Organisation festgelegt und umgesetzt werden.

(8) Die Krankenhausleitung sollte regelmäßig extern und intern über die Ziele und Maßnahmen des Qualitätsmanagements informieren.

(9) Die Krankenhausmitarbeiter sind zielgerichtet über Qualitätssicherung und Qualitätsmanagement zu informieren. Sie sollten geschult und motiviert werden, um ihre Aufgaben fachgerecht wahrzunehmen und ein verstärktes Qualitätsbewusstsein entwickeln zu können.

(10) Die Krankenhausleitung sollte im Rahmen ihrer Möglichkeiten Fortbildungen vorsehen. Entsprechende Initiativen der Krankenhausmitarbeiter sollten von der Krankenhausleitung unterstützt und gefördert werden.

(11) Die leitenden Mitarbeiter haben ihrer Vorbildfunktion entsprechend die unter den jeweiligen individuellen Gegebenheiten dezentral festgelegten Ziele und Maßnahmen des internen Qualitätsmanagements im Rahmen des Personalmanagements durch ihr Verhalten vor dem Hintergrund interprofessioneller Kooperation und Abstimmung zu fördern.

(12) Die Ergebnisse der externen Qualitätssicherung gemäß §§ 137, 112 SGB V sollten in-

nerhalb der Abteilung berufsgruppenübergreifend diskutiert werden. Falls erforderlich sollten gemeinsam Verbesserungsmöglichkeiten abgeleitet werden.

§ 3 Grundsätzliche Anforderungen an die Aufbauorganisation

(1) Es sollte ein übergeordnetes zentrales Gremium mit enger Anbindung an die Krankenhausleitung eingerichtet werden. Aufbauorganisatorisch ist dies insbesondere denkbar als zentrale Arbeitsgruppe in Form eines „Lenkungsgremiums" bzw. einer „Steuergruppe", in der leitende Mitarbeiter und ggf. Delegierte dezentraler Arbeitsgruppen auf Bereichsebene vertreten sind oder als „Stabsstelle QM" mit einem hauptverantwortlichen QM-Beauftragten.

(2) Aufgaben des übergeordneten zentralen Gremiums sind die Steuerung, Koordinierung und Realisierung der in den dezentralen Arbeitsgruppen konzipierten Maßnahmen der internen Qualitätssicherung. Darüber hinaus sind die Bereiche des Krankenhauses über Fragen der internen Qualitätssicherung zu informieren und zu beraten. Die Erstellung eines Zeit- und Aktivitätenplanes ist hierbei unerlässlich. Die Krankenhausleitung sollte die operative Umsetzung beratend begleiten.

(3) Dezentrale Arbeitsgruppen auf Bereichsebene sollten zur systematischen Überprüfung der Arbeitsbereiche und Arbeitsabläufe auf Verbesserungsmöglichkeiten und ggf. Erarbeitung hausinterner Regelungen zur internen Qualitätssicherung eingerichtet werden. Die Regelungen sollten flexibel und individuell den jeweils konkreten Gegebenheiten angepasst werden.

§ 4 Sonstige Anforderungen und mögliche finanzielle Auswirkungen

(1) Ausgehend von den krankenhausindividuellen Ausgangsbedingungen ist unter den gegebenen Voraussetzungen ein Optimum an Qualitätsmanagement zu realisieren, das krankenhausintern und organisatorisch bewältigbar sein muss.

(2) Maßnahmen des Qualitätsmanagements müssen, wie alle anderen Krankenhausleistungen auch, der Forderung nach Effektivität und Wirtschaftlichkeit genügen. Die Erarbeitung von Maßnahmen zur internen Qualitätssicherung erfordert eine kritische Überprüfung und Beurteilung der alltäglichen Arbeitsabläufe im Krankenhaus. Hieraus kann ein zusätzlicher Aufwand im Personal- und Sachmittelbereich resultieren, der sich langfristig amortisieren kann.

(3) Kosten und Nutzen des Qualitätsmanagements sollten im Einzelfall evaluiert, anhand der eigenen Ausgangsbedingungen ermittelt und bewertet werden.

(4) Für die Akzeptanz von Qualitätsmanagement ist es unerlässlich, dass die Krankenhausmitarbeiter eingehend informiert und integriert werden, ihnen die nötigen Freiräume geschaffen und Ressourcen zur Verfügung gestellt werden. Auf Maßnahmen, die mit dem vorhandenen Personal nicht oder nur mit größter Mühe realisiert werden können, sollte solange verzichtet werden, bis sich vertretbare Lösungen ergeben. Eine sorgfältige Planung ist Voraussetzung für die funktionelle Ausgestaltung von entsprechenden Maßnahmen.

3.1.2 Richtlinie des Gemeinsamen Bundesausschusses über grundsätzliche Anforderungen an ein einrichtungsinternes Qualitätsmanagement für die an der vertragsärztlichen Versorgung teilnehmenden Ärzte, Psychotherapeuten und medizinischen Versorgungszentren

§ 1 Zweck der Richtlinie

Die an der vertragsärztlichen Versorgung teilnehmenden Ärzte, Psychotherapeuten und medizinischen Versorgungszentren sind nach § 135a Abs. 2 Nr. 2 des Fünften Buches Sozialgesetzbuch (SGB V) verpflichtet, ein einrichtungsinternes Qualitätsmanagement einzuführen und weiterzuentwickeln. Dabei hat der Aufwand in einem angemessenen Verhältnis, insbesondere in Bezug auf die personelle und strukturelle Ausstattung, zu stehen. Die grundsätzlichen Anforderungen an ein einrichtungsinternes Qualitätsmanagement hat der Gemeinsame Bundesausschuss durch Richtlinien nach § 92 in Verbindung mit § 136a Satz 1 Nr. 1 2. Alt. SGB V zu bestimmen. Soweit sich die Vorschriften dieser Richtlinie auf Vertragsärzte beziehen, gelten sie entsprechend für alle an der vertragsärztlichen Versorgung teilnehmenden Ärzte, Psychotherapeuten und medizinischen Versorgungszentren.

§ 2 Ziele eines einrichtungsinternen Qualitätsmanagements

Die Einführung und Weiterentwicklung eines einrichtungsinternen Qualitätsmanagements dient der kontinuierlichen Sicherung und Verbesserung der Qualität der medizinischen und psychotherapeutischen Versorgung. Dies erfordert bei allen Aktivitäten eine systematische Patientenorientierung. Qualitätsmanagement soll die Arbeitszufriedenheit der Praxisleitung und -mitarbeiter erhöhen; Qualitätsmanagement ist Aufgabe aller Praxismitarbeiter und ist von der Praxisleitung in eine an konkreten Zielen ausgerichtete Praxispolitik und -kultur einzubetten. Durch die Identifikation relevanter Abläufe, deren systematische Darlegung und dadurch hergestellte Transparenz sollen Risiken erkannt und Probleme vermieden werden. Wesentliche Bedeutung kommt dabei der Objektivierung und Messung von Ergebnissen der medizinischen und psychotherapeutischen Versorgung zu. Qualitätsmanagement zielt darauf ab, alle an der Versorgung Beteiligten angemessen einzubeziehen. Dies setzt eine strukturierte Kooperation an den Nahtstellen der Versorgung voraus.

§ 3 Grundelemente eines einrichtungsinternen Qualitätsmanagements

Die Grundelemente eines einrichtungsinternen Qualitätsmanagements sind

1. im Bereich „Patientenversorgung"

   a) Ausrichtung der Versorgung an fachlichen Standards und Leitlinien entsprechend dem jeweiligen Stand der wissenschaftlichen Erkenntnisse,

   b) Patientenorientierung, Patientensicherheit, Patientenmitwirkung, Patienteninformation und -beratung,

   c) Strukturierung von Behandlungsabläufen.

2. im Bereich „Praxisführung/Mitarbeiter/Organisation"

   a) Regelung von Verantwortlichkeiten,

   b) Mitarbeiterorientierung (z.B. Arbeitsschutz, Fort- und Weiterbildung),

   c) Praxismanagement (z.B. Terminplanung, Datenschutz, Hygiene, Fluchtplan),

   d) Gestaltung von Kommunikationsprozessen (intern/extern) und Informationsmanagement,

   e) Kooperation und Management der Nahtstellen der Versorgung,

   f) Integration bestehender Qualitätssicherungsmaßnahmen in das interne Qualitätsmanagement.

§ 4 Instrumente eines einrichtungsinternen Qualitätsmanagements

Als Instrumente eines einrichtungsinternen Qualitätsmanagements sind insbesondere zu nutzen:

a) Festlegung von konkreten Qualitätszielen für die einzelne Praxis, Ergreifen von Umsetzungsmaßnahmen, systematische Überprüfung der Zielerreichung und erforderlichenfalls Anpassung der Maßnahmen,

b) regelmäßige, strukturierte Teambesprechungen,

c) Prozess- und Ablaufbeschreibungen, Durchführungsanleitungen,

d) Patientenbefragungen, nach Möglichkeit mit validierten Instrumenten,

e) Beschwerdemanagement,

f) Organigramm, Checklisten,

g) Erkennen und Nutzen von Fehlern und Beinahefehlern zur Einleitung von Verbesserungsprozessen,

h) Notfallmanagement,

i) Dokumentation der Behandlungsverläufe und der Beratung,

j) qualitätsbezogene Dokumentation, insbesondere

aa) Dokumentation der Qualitätsziele und der ergriffenen Umsetzungsmaßnahmen,

bb) Dokumentation der systematischen Überprüfung der Zielerreichung (z.B. anhand von Indikatoren) und der erforderlichen Anpassung der Maßnahmen.

§ 5 Zeitrahmen für die Einführung eines einrichtungsinternen Qualitätsmanagements

(1) Ein einrichtungsinternes Qualitätsmanagement ist gemäß § 6 Abs. 2 Nr. 1 und Nr. 2 innerhalb von vier Jahren nach der Aufnahme der Tätigkeit als Vertragsarzt vollständig einzuführen und im Anschluss an die Selbstbewertung nach § 6 Abs. 2 Nr. 3 gemäß § 6 Abs. 3 weiterzuentwickeln.

(2) Vertragsärzte, die zum Zeitpunkt des In-Kraft-Tretens dieser Richtlinie bereits an der vertragsärztlichen Versorgung teilnehmen, müssen ein einrichtungsinternes Qualitätsmanagement gemäß § 6 Abs. 2 Nr. 1 und Nr. 2 innerhalb von vier Jahren nach dem In-Kraft-Treten dieser Richtlinie vollständig einführen und im Anschluss an die Selbstbewertung nach § 6 Abs. 2 Nr. 3 gemäß § 6 Abs. 3 weiterentwickeln.

§ 6 Einführung und Weiterentwicklung

(1) Die Einführung und Weiterentwicklung des einrichtungsinternen Qualitätsmanagements erfolgt unter Berücksichtigung der Praxisgegebenheiten schrittweise in den in den Absätzen 2 und 3 beschriebenen Phasen.

(2) Die Einführung gliedert sich in die Phasen „Planung", „Umsetzung" und „Überprüfung":

1. Phase I „Planung":

In dem Zeitraum von längstens zwei Jahren nach In-Kraft-Treten der Richtlinie oder bei späterer Niederlassung nach Aufnahme der vertragsärztlichen Tätigkeit sind Maßnahmen, die der Planung eines einrichtungsinternen Qualitätsmanagements dienen, durchzuführen. Hierzu gehören mindestens eine schriftliche Selbstbewertung des Ist-Zustandes der Praxis hinsichtlich der Ziele und Inhalte des einrichtungsinternen Qualitätsmanagements nach den §§ 2 bis 4 und die Festlegung von konkreten Zielen für den Aufbau des einrichtungsinternen Qualitätsmanagements. Die Teilnahme an Fortbildungskursen zum einrichtungsinternen Qualitätsmanagement – insbesondere im Hinblick auf die Grundelemente und Instrumente nach den §§ 3 und 4 – wird empfohlen. In Praxen, in denen mehrere Vertragsärzte tätig sind, ist ein für das einrichtungsinterne Qualitätsmanagement zuständiger Vertragsarzt zu benennen. Zusätzlich wird für Praxen, in denen mehr als drei vollzeitbeschäftigte nichtärztliche Mitarbeiter tätig sind, empfohlen, einen für das einrichtungsinterne Qualitätsmanagement zuständigen nicht-ärztlichen Mitarbeiter zu benennen.

2. Phase II „Umsetzung":

In dem Zeitraum von längstens zwei weiteren Jahren sind auf der Grundlage der in Phase I erfolgten Analysen und Planungen konkrete Umsetzungsmaßnahmen zur Einführung eines einrichtungsinternen Qualitätsmanagements zu ergreifen. Dabei müssen bis zum Ende dieses Zeitraums alle Grundelemente nach § 3 unter Verwendung aller Instrumente nach § 4 eingeführt werden. Die Einführung kann schrittweise in frei gewählter Reihenfolge erfolgen.

3. Phase III „Überprüfung":

In dem Zeitraum von längstens einem weiteren Jahr ist eine Selbstbewertung der Praxis hinsichtlich der Einführung der Grundelemente und Instrumente nach den §§ 3 und 4 einschließlich der jeweiligen Zielerreichung vorzunehmen. Dies kann auf der Grundlage von Nachweisen und Messungen der Prozess- und Ergebnisqualität (siehe Anlage 1) erfolgen, z.B. in Form von Patientenbefragungen sowie Auswertungen dokumentierter Beschwerden und erfasster Fehler.

(3) Danach schließt sich die Phase der fortlaufenden Weiterentwicklung des einrichtungsinternen Qualitätsmanagements durch den Vertragsarzt an. Hierzu gehört eine mindestens jährlich durchzuführende Selbstbewertung der Praxis hinsichtlich der ergriffenen Maßnahmen zur Weiterentwicklung der Grundelemente und Instrumente nach den §§ 3 und 4 einschließlich der jeweiligen Zielerreichung.

§ 7 Qualitätsmanagement-Kommissionen

(1) Die Kassenärztlichen Vereinigungen richten zur Bewertung der Einführung und Weiterentwicklung des einrichtungsinternen Qualitätsmanagements Qualitätsmanagement-Kommissionen mit mindestens drei Mitgliedern ein. Die Mitglieder einer Qualitätsmanagement-Kommission müssen eine besondere Qualifikation im Qualitätsmanagement besitzen (z.B. Zusatzbezeichnung „Qualitätsmanagement" der Bundesärztekammer oder vergleichbare Qualifikationen) und sind zur Neutralität verpflichtet. Die Landesverbände der Krankenkassen und die Verbände der Ersatzkassen auf Landesebene sollen insgesamt einen zusätzlichen Vertreter mit entsprechender Qualifikation in eine Qualitätsmanagement-Kommission entsenden.

(2) Die Bewertung des erreichten Einführungs- und Entwicklungsstandes erfolgt nach den inhaltlichen Vorgaben dieser Richtlinie auf der Grundlage der Darlegung nach § 8 Satz 1 bis 3. Bei der Bewertung sind die Besonderheiten der einzelnen Praxis (z.B. kein Patientenkontakt oder keine Mitarbeiter) zu berücksichtigen. Die Ergebnisse der einzelnen Bewertungen sind durch die Qualitätsmanagement-Kommission standardisiert zu dokumentieren.

(3) Die Qualitätsmanagement-Kommissionen nehmen ihre Tätigkeit spätestens im fünften Quartal nach dem Inkrafttreten dieser Richtlinie auf.

(4) Die Kassenärztliche Vereinigung übermittelt die Ergebnisse jedes Kalenderjahres gemäß Anlage 2 bis zum 30. April des Folgejahres an die Kassenärztliche Bundesvereinigung. Diese fasst die Ergebnisse der Kassenärztlichen Vereinigungen, gegliedert nach Fachgebieten und Kassenärztlichen Vereinigungen, in einem Bericht zusammen und stellt diesen bis zum 30. Juni des Folgejahres dem Gemeinsamen Bundesausschuss zur Verfügung.

§ 8 Darlegung

Die Kassenärztlichen Vereinigungen fordern jährlich mindestens 2,5 % zufällig ausgewählte Vertragsärzte zu einer schriftlichen Darlegung des erreichten Einführungs- und Entwicklungsstandes des einrichtungsinternen Qualitätsmanagements ihrer Praxis auf. Die Darlegung umfasst mindestens Angaben zum zeitlichen Ablauf und zu den ergriffenen Maßnahmen im Sinne von § 6 Abs. 2 und 3 sowie entsprechende Unterlagen. Falls die eingereichten Unterlagen für eine Bewertung nicht ausreichen, kann die Qualitätsmanagement-Kommission weitere Unterlagen von dem Vertragsarzt anfordern oder ihn auffordern, seine Maßnahmen zur Einführung und Weiterentwicklung des einrichtungsinternen Qualitätsmanagements mündlich vor der Kommission darzulegen. Kommt die Qualitätsmanagement-Kommission bei ihrer Bewertung mehrheitlich zu dem Ergebnis, dass der nach § 6 vorgegebene Einführungs- und Entwicklungsstand des Qualitätsmanagements noch nicht erreicht ist, berät sie den Vertragsarzt, wie der erforderliche

Stand in einem angemessenen Zeitraum erreicht werden kann.

§ 9 Evaluation

Nach Ablauf von fünf Jahren nach Inkrafttreten dieser Richtlinie überprüft der Gemeinsame Bundesausschuss den Grad der Einführung und Weiterentwicklung des einrichtungsinternen Qualitätsmanagements im Sinne der Richtlinie. Gleichzeitig überprüft der Gemeinsame Bundesausschuss die Wirksamkeit und den Nutzen des Qualitätsmanagements im Hinblick auf die Sicherung und Verbesserung der vertragsärztlichen Versorgung insbesondere auf der Grundlage der zusammenfassenden Berichte nach § 7 Abs. 2 Satz 5 sowie von publizierten Studien, die versorgungsrelevante Ergebnisse der Einführung von Qualitätsmanagementsystemen und -verfahren insbesondere in der Bundesrepublik Deutschland untersuchen. Besonderer Stellenwert kommt dabei vergleichenden Studien zu, die anhand von Ergebnisindikatoren Aussagen zur Wirksamkeit von Qualitätsmanagementsystemen zulassen (siehe Anlage 1). Anschließend entscheidet der Gemeinsame Bundesausschuss auf der Grundlage der Bewertung der bis dahin vorhandenen Wirksamkeits- und Nutzennachweise nach Satz 2 über die Akkreditierung von Qualitätsmanagementsystemen und über die Notwendigkeit von Sanktionen für Vertragsärzte, die das einrichtungsinterne Qualitätsmanagement unzureichend einführen oder weiterentwickeln.

§ 10 Inkrafttreten

Die Richtlinie tritt am Tag nach ihrer Bekanntmachung im Bundesanzeiger in Kraft.

Anlage 1

Einsatz und Entwicklung von Qualitätsindikatoren zur Überprüfung der Wirksamkeit von einrichtungsinternem Qualitätsmanagement

1. Qualitätsindikatoren nach den Nummern 2 und 3 sind ein nützliches Werkzeug für die Förderung und Darlegung von vertragsärztlicher Versorgungsqualität. Dies gilt sowohl für die Ebene der einzelnen Vertragsärzte (§ 6 Abs. 2 Nr. 3 Satz 2) als auch für die Ebene der vertragsärztlichen Versorgung im Ganzen im Hinblick auf die Bewertung von Wirksamkeit und Nutzen von Qualitätsmanagementsystemen (§ 9 Satz 2 und 3).

2. Ein Qualitätsindikator muss eine messbare Größe zur aussagekräftigen Abbildung der Gesundheitsversorgung sein. Für den Indikator muss belegt sein oder zumindest ein fachlicher Konsens bestehen, dass er dazu geeignet ist, medizinische oder psychotherapeutische Versorgungsqualität im zeitlichen Verlauf darstellbar zu machen.

3. Qualitätsindikatoren müssen zuverlässig und valide sein und sollen im Regelfall aus bereits angewandten Indikatorensystemen für die Gesundheitsversorgung ausgewählt werden. Um ein umfassendes Versorgungsabbild zu erhalten, sollen sich die Indikatoren auf verschiedene Bereiche wie die Praxisorganisation, Prävention, Diagnostik und Therapie häufiger Erkrankungen sowie die Patientenorientierung in der Versorgung beziehen.

4. Zur Aufwandsbegrenzung empfiehlt sich insbesondere die Nutzung ohnehin dokumentierter, weil vorgeschriebener oder empfohlener Indikatoren der vertragsärztlichen Versorgungsqualität, z.B. im Rahmen der im SGB V vorgesehenen Disease-Management-Programme nach § 137f oder der Qualitätssicherungsverfahren nach z.B. § 115b Abs. 1, § 135 Abs. 2, §§ 135a, 136 und 136a SGB V.

5. Praxisübergreifende Studien und Forschungsprogramme im Sinne des § 9 Satz 2 und 3 sollen bei der Wirksamkeitsbestimmung von

Qualitätsmanagementsystemen für die vertragsärztliche Praxis Zusammenstellungen von möglichst evidenzbasierten Qualitätsindikatoren nutzen, die – ausgewogen und differenziert im Hinblick auf die Bereiche nach Nummer 3 Satz 2 und auf die einzelnen Fachgebiete – relevante Aspekte der medizinischen oder psychotherapeutischen Versorgungsqualität erfassen. Dazu gehört die Prüfung negativer Effekte des Indikatoreneinsatzes (z.B. Vernachlässigung relevanter Versorgungsaspekte durch einseitige Fokussierung auf indikatorbelegte Versorgungsbereiche oder auf ausgewählte Tracerdiagnosen) durch den Einsatz geeigneter „Gegenindikatoren". Zur Einbeziehung der Patientenperspektive sollen bei der Indikatorenauswahl strukturierte Publikationen von Patientenorganisationen ausgewertet werden. Die Risikostruktur der Patientenkollektive ist in Evaluationsstudien angemessen zu berücksichtigen, da hiervon die Aussagekraft eines Qualitätsindikators abhängt.

Anlage 2

Berichterstattung der Kassenärztlichen Vereinigungen und der Kassenärztlichen Bundesvereinigung über einrichtungsinternes Qualitätsmanagement

Die Berichtspflicht der Kassenärztlichen Vereinigungen und der Kassenärztlichen Bundesvereinigung gemäß § 7 Abs. 2 Satz 4 und 5 umfasst für jedes Kalenderjahr folgende Angaben:

1. Anzahl der eingerichteten Qualitätsmanagement-Kommissionen nach § 7 Abs. 1,

2. Anzahl der Bewertungen nach § 7 Abs. 2 Satz 1,

3. Anzahl der Beratungsgespräche nach § 8 Satz 4,

4. Anzahl der geprüften Vertragsärzte, die noch nicht mit der „Planung" nach § 6 Abs. 2 Nr. 1 begonnen haben,

5. Anzahl der geprüften Vertragsärzte, die mit der „Planung" nach § 6 Abs. 2 Nr. 1 begonnen haben,

6. Anzahl der geprüften Vertragsärzte, die mit der „Umsetzung" nach § 6 Abs. 2 Nr. 2 begonnen haben,

7. Anzahl der geprüften Vertragsärzte, die alle Elemente und Instrumente nach den §§ 3 und 4 eingeführt und mit der „Überprüfung" nach § 6 Abs. 2 Nr. 3 begonnen haben,

8. Anzahl der geprüften Vertragsärzte, die mit der Weiterentwicklung nach § 6 Abs. 3 begonnen haben.

3.1.3 Vereinbarung gemäß § 137 Abs. Vereinbarung des Gemeinsamen Bundesausschusses zur Fortbildung der Fachärzte im Krankenhaus vom 20. Dezember 2005

§ 1 Zweck und Regelungsgegenstand

(1) Die fachärztliche Fortbildung dient dem Erhalt und der dauerhaften Aktualisierung der fachärztlichen Qualifikation für die qualitätsgesicherte Versorgung der Patienten im Krankenhaus. Der Gemeinsame Bundesausschuss regelt zu diesem Zweck auf Grundlage von § 137 Abs. 1 S. 3 Nr. 2 SGB V die Fortbildungsverpflichtung für Fachärzte im Krankenhaus.

(2) Die Vereinbarung gilt für alle in nach § 108 SGB V zugelassenen Krankenhäusern tätigen Fachärzte, aber nicht für Belegärzte im Sinne von § 121 Abs. 2 SGB V und für ermächtigte Ärzte nach § 116 SGB V. Ein Facharzt ist in diesem Sinne für ein Krankenhaus tätig, wenn er aufgenommene Patienten innerhalb des nach dem Krankenhausplan geförderten Bereichs behandelt.

§ 2 Umfang und Zeitraum der Fortbildungsverpflichtung

(1) Im Krankenhaus tätige Fachärzte müssen innerhalb von fünf Jahren an Fortbildungsmaßnahmen teilnehmen, die nach Anerkennung entsprechend dem Fortbildungszertifikat der Ärztekammern mit insgesamt 250 Fortbildungspunkten bewertet wurden. Von den 250 Fortbildungspunkten müssen mindestens 150 Punkte durch fachspezifische Fortbildung erworben worden sein. Unter fachspezifischer Fortbildung sind Fortbildungsinhalte zu verstehen, die dem Erhalt und der Weiterentwicklung der fachärztlichen Kompetenz dienen.

(2) Für im Krankenhaus tätige Fachärzte beginnt der Fünfjahreszeitraum zum 01.01.2006. Bei späterer Aufnahme der Tätigkeit ist der im Vertrag zwischen Krankenhaus und Facharzt bestimmte erste Arbeitstag maßgeblich. Ist der Facharzt über einen Zeitraum von mindestens drei Monaten nicht im Krankenhaus tätig, wird der Fristlauf dadurch gehemmt. Für die Fristberechnung gelten die §§ 187 ff. BGB entsprechend.

§ 3 Fortbildungsnachweis

Die in § 2 Abs. 1 Satz 1 geforderte Fortbildung gilt als nachgewiesen, wenn der Facharzt ein Fortbildungszertifikat der Ärztekammer vorlegt. Die Unterscheidung in fachspezifische und sonstige Fortbildung trifft der Facharzt selbst; er lässt sich diese Unterscheidung vom Ärztlichen Direktor schriftlich bestätigen.

§ 4 Nachweispflege

(1) Die Nachweise gemäß § 3 sind dem Ärztlichen Direktor des Krankenhauses vorzulegen, in dem der verpflichtete Arzt nach Ablauf der Fünfjahresfrist tätig ist.

(2) Der Ärztliche Direktor hat die Einhaltung der Fortbildungsverpflichtung nach dieser Vereinbarung der in seinem Krankenhaus tätigen Fachärzte zu überwachen und zu dokumentieren.

§ 5 Nachholen der Fortbildung

Hat ein Facharzt zum Ende des für ihn maßgeblichen Fünfjahreszeitraums ein Fortbildungszertifikat nicht vorgelegt, kann er die gebotene Fortbildung binnen eines folgenden Zeitraumes von höchstens zwei Jahren nachholen. Die nachgeholte Fortbildung wird auf den folgenden Fünfjahreszeitraum nicht angerechnet. Er ist vom Ärztlichen Direktor darauf hinzuweisen.

§ 6 Pflichten der Krankenhausleitung

(1) Die Krankenhausleitung belegt die Fortbildung der in ihrem Krankenhaus tätigen Fachärzte durch einen vom Ärztlichen Direktor erstellten Bericht.

(2) In dem Bericht sind

- alle der Fortbildungspflicht unterliegenden Ärzte mit dem Zeitraum anzugeben, zu dem sie der Fortbildungspflicht bis einschließlich dem vorhergehenden Jahr unterlegen haben, sowie

- Fortbildungsnachweise nach § 3 für die Ärzte aufzunehmen, die den Fünfjahreszeitraum im vorhergehenden Jahr erfüllt haben. Auf Nachfrage sind Einzelnachweise zu erbringen.

(3) In dem Qualitätsbericht nach § 137 Abs. 1 S. 3 Nr. 6 SGB V ist anzugeben, in welchem Umfang die Fortbildungspflichten erfüllt wurden. Die Fortbildungsnachweise sind im Krankenhaus in geeigneter Form öffentlich bekannt zu machen.

§ 7 Anrechnung von Fortbildungspunkten und Übergangsregelung

(1) Auch Fortbildungspunkte, die erworben wurden, bevor der Arzt den Verpflichtungen dieser Vereinbarung unterlag, sind anzurechnen, wenn die zugrunde liegende Fortbildung höchstens zwei Jahre vor dem Eintritt in die Fortbildungspflicht nach dieser Vereinbarung begonnen wurde und sie nach § 3 angerechnet werden können.

(2) Unter den Voraussetzungen des Absatz 1 können auch Fortbildungspunkte angerechnet werden, die bereits für den Nachweis von Fortbildungsverpflichtungen nach § 95d SGB V verwendet wurden oder über den erforderlichen Wert von 250 Fortbildungspunkten hinaus im vorangegangenen Fünfjahreszeitraum erworben wurden.

(3) Wechselt ein Facharzt in den Zuständigkeitsbereich eines anderen Ärztlichen Direktors, ist ihm auf seinen schriftlichen Antrag hin die Anerkennung bereits abgeleisteter Fortbildungen zu bescheinigen.

§ 8 Inkrafttreten

Die Vereinbarung tritt am 01.01.2006 in Kraft.

3.2 Zusammenfassung

Gegenüber den Beschlüssen des G-BA zu einzelnen Therapien sind die Beschlüsse zu allgemeinen Anforderungen (Qualitätsmanagement, Fortbildung) in ihren Auswirkungen tiefergreifend, auch wenn sie nicht einhellig so wahrgenommen werden. Es sollte zumindest kein Zweifel darüber bestehen, dass ihre Einhaltung eingefordert werden wird.

Was ist also zu tun?

Es ist zu empfehlen, z.B. die Beschlüsse des G-BA zu den Anforderungen an ein einrichtungsinternes Qualitätsmanagement nicht als Zwang, sondern als positive Anregung aufzufassen. Die Bemühung, eine gute Qualität zu erzielen, wurde ja nicht erst mit den Beschlüssen des G-BA erfunden, sondern hat auch in der Vergangenheit zu gezielten Maßnahmen in den einzelnen Krankenhäusern und Arztpraxen etc. geführt.

Deswegen ist es sinnvoll, zunächst eine Bilanz des Bestehenden zu verfertigen und sie den Forderungen des G-BA gegenüberzustellen. Meist werden zu einem systematischen Qualitätsmanagement noch einige Bindeglieder fehlen, die aber mit vertretbarem Aufwand eingefügt werden können.

Die Forderung nach einer Zertifizierung des Qualitätsmanagements ist in den Forderungen des G-BA nicht enthalten. Der eigentliche Nutzen einer solchen Zertifizierung liegt im sogenannten „Feed back", der Rückmeldung der externen Prüfer über mögliche Verbesserungspotenziale.

4 Zwischenbilanz KTQ

Die gesetzliche Verpflichtung zur Einführung eines einrichtungsinternen Qualitätsmanagements haben dazu geführt, dass Krankenhäuser sich an den am Markt verfügbaren Angeboten orientiert haben, z.B.

- DIN EN ISO 9000
- European Foundation for Quality Management (EFQM)
- Joint Commission on Accreditation of Healthcare Organizations (JCAHO)
- Kooperation für Qualität und Transparenz (KTQ)

Zahlreiche Krankenhäuser entschließen sich, nach einer Einführungsphase auch eine externe Überprüfung des aufgebauten Qualitätsmanagements vornehmen zu lassen.

Die Verfahren hinsichtlich des Umfangs einer solchen externen Überprüfung sind unterschiedlich flexibel: DIN EN ISO und EFQM lässt sich auch in Teilbereichen einführen, in ganzen Krankenhäusern oder sogar in Verbünden.

JCAHO ermöglicht die Anwendung im einzelnen Krankenhaus, aber auch im Verbund.

KTQ ist auf Krankenhausstandorte festgelegt. Krankenhausverbünde, bei denen bestimmte übergeordnete Aufgaben nur an einem Standort für alle anderen angeschlossenen Häuser übernommen werden (z.B. Beschaffung, Küche, Wäscherei etc.) entziehen sich insofern der vollständigen Begutachtung bei der Betrachtung nur einzelner Standorte.

KTQ hat zum Jahresende 2005 einschließlich pCC/KTQ-Zertifikate mehr als 350 Zertifikate für Krankenhäuser erteilt, zusätzlich seit neuestem für einige Reha-Einrichtungen und Arztpraxen. Die hohe Zahl der Krankenhauszertifikate wurde allerdings dadurch begünstigt, dass sich die Anforderungen durch die Einführung eines neuen Kriterienkatalogs und der Notwendigkeit, nicht insgesamt mindestens 55 % der möglichen Punkte erhalten zu müssen, sondern in jeder der sechs Kategorien (Patientenorientierung in der Krankenversorgung, Sicherstellung der Mitarbeiterorientierung, Sicherheit im Krankenhaus, Informationswesen, Krankenhausführung, Qualitätsmanagement). Damit war es bislang möglich, deutlich unterdurchschnittliche Leistungen in einem dieser Bereich mit guten Ergebnissen in anderen zu kompensieren. Das hat dazu geführt, dass einzelne Krankenhäuser gerade im Qualitätsmanagement die Vorgaben des G-BA nicht erfüllen, aber dennoch ein KTQ-Zertifikat erhalten haben. Das wird zukünftig nicht mehr möglich sein.

Bis April 2006 können bereits früher beantragte Zertifizierungsverfahren noch nach den alten Regeln abgeschlossen werden, was zur derzeitigen verstärkten Nachfrage geführt hat. Lediglich die Krankenhäuser, die bereits nach Ablauf des ersten dreijährigen Zertifikates eine Rezertifizierung angestrebt haben, mussten bereits die neuen Bestimmungen einhalten. Nicht alle Krankenhäuser haben ihr Zertifikat erneuert.

Auf längere Sicht wird sich der Erfolg von KTQ genau an diesem Punkt messen lassen: Eine Zertifizierung eines Krankenhauses gibt über den Feed-Back-Bericht der Krankenhausleitung meist eine Fülle von Anregungen für mögliche weitere Verbesserungen. Nur wenn ein ausreichend großer Teil dieser Anregungen zu tatsächlichen Verbesserungen führt, dann lohnt sich der personelle und finanzielle Aufwand. Erst eine Rezertifizierung kann als Bestätigung dafür gesehen werden, weil sich die Krankenhausleitung in Kenntnis von Kosten und Nutzen dafür entschieden hat. Zudem

kann erst dann beurteilt werden, ob das, was bei der Erstzertifizierung noch in den Schritten Plan und Do steckte, dann auch zu Check und Act geführt und das Durchlaufen des kompletten Qualitätskreises zu nachweisbaren Verbesserungen geführt hat.

Die bei einer Zertifizierung von Krankenhäusern erzielten Punkte werden nicht veröffentlicht. Deshalb ist es für Krankenhäuser oft schwer, bei der Selbsteinschätzung zu Beginn des Verfahrens das angemessene Niveau zu treffen. Meist führt das zu einer zu hohen Selbsteinschätzung, vermutlich in der Hoffnung, dass sich die Visitoren dem anschließen werden.

Als Faustregel kann gelten, dass nach den bisherigen Bewertungsregeln ein Krankenhaus mit 55 % bis 60 % der Maximalpunkte durchaus kein „schlechtes" Krankenhaus sein muss, auch wenn es noch Möglichkeiten der Verbesserung wahrnehmen kann. Über 70 % kann man nur durch ein langjährig bestehendes ausgefeiltes Qualitätsmanagement erreichen, denn hierzu sind auch Nachweise der Wirksamkeit von Check- und Act-Schritten des PDCA-Zyklus erforderlich.

Das KTQ-Verfahren wurde in den vergangenen Jahren kontinuierlich weiterentwickelt. Auch die zunehmende Routine der Zertifizierungsstellen und der Visitoren führen zu einer Stabilisierung des Verfahrens. Dennoch wird auch hier die Devise gelten müssen, dass das Bessere der Feind des Guten ist.

Nur wenn die Weiterentwicklung auch in Zukunft gelingt, dann wird sich das KTQ-Verfahren im Bereich Krankenhäuser auf Dauer als Marktführer etablieren können.

Für die Bereiche Rehabilitation und Arztpraxen steht das jeweilige KTQ-Verfahren erst am Anfang. Eine aussagefähige Zwischenbilanz wird sich hier erst in einigen Jahren ziehen lassen, wenn die ersten Zertifikate abgelaufen sind und Rezertifizierungen stattgefunden haben.

Literatur

Bundesgesetzblatt www.bundesgesetzblatt.de
Gemeinsamer Bundesausschuss www.g-ba.de
Institut für Wirtschaftlichkeit und Qualität im Gesundheitswesen www.iqwig.de

Kooperation für Transparenz und Qualität
www.ktq.de
International Organization for Standardization
www.iso.ch
European Foundation for Quality Management
www.efqm.org
Joint Commission on Accreditation of Healthcare
Organizations www.jcaho.org

XXI Was gibt es Neues in der Orthopädie?

M. Rickert und V. Ewerbeck

1 Hüftendoprothetik

In der Hüft- und Knieendoprothetik bestimmen vor allem neue Implantatentwicklungen und deren erste klinische und experimentelle Erfahrungen das Gebiet der Innovationen. Auf zwei Entwicklungen soll im Folgenden eingegangen werden. Da die zu versorgenden Patienten heutzutage immer jünger und aktiver werden, haben die beschriebenen Entwicklungen das Ziel, knochenerhaltend bzw. -sparend zu sein. Auf dem Gebiet der Hüftendoprothetik trifft dies vor allem auf die Wiedereinführung des Oberflächenersatzes und die ersten Erfahrungen mit Kurzschaftprothesen zu.

1.1 Oberflächenersatz

Es besteht ein erneuertes Interesse hinsichtlich der Versorgung von jungen Arthrosepatienten mit Oberflächenersatzprothesen. Nach den schlechten Ergebnissen mit solchen Implantaten in den siebziger und achtziger Jahren ist man heute so weit, dass man diese Prothesen als Metall-Metall-Gleitpaarung anbieten kann. Hierdurch scheint das Hauptproblem der historischen Prothesen, nämlich der schnelle Verschleiß der Polyethylenpfannen, beseitigt zu sein. Erste Studien aus den Entwicklerzentren zeigen ermutigende Ergebnisse. Amstutz et al. [1] berichten die Ergebnisse der ersten 400 Implantate, bei denen die Pfanne zementfrei und das femorale Implantat zementiert befestigt wurde. Die Patientengruppe bestand aus jungen, aktiven Patienten mit einem Durchschnittsalter von 48 Jahren (73 % Männer). Nach einem mittleren Follow-up von 3,5 Jah-

ren wurden 3 % der Implantate zu einer konventionellen Hüfttotalendoprothese gewechselt. Die Prothesenüberlebensrate war 94,4 % nach vier Jahren. Auch McMinn und Daniel [2] berichten über ihre ersten Erfahrungen mit einem ähnlichen Implantat. Hier war die Versagerquote 0,02 % (1 aus 440) nach durchschnittlich 3,3 Jahren. Eine der Hauptkomplikationen bei diesem Verfahren stellt die Schenkelhalsfraktur dar. Mont et al. [3] berichten über eine Frakturrate von 22 % in den ersten 50 Fällen. Im weiteren Verlauf der folgenden 150 Fälle konnten sie eine weitere Fraktur feststellen (0,6 %). Dies zeigt zum einen die ausgeprägte Lernkurve bei der doch technisch anspruchsvollen Operation. Bei korrekter Durchführung liegt die Frakturrate jedoch in einem akzeptablen Bereich. Dies wird auch durch eine Multicenter-Studie von Shimmin et al. [4] bestätigt, die 3497 Implantationen aus 89 Zentren analysierte. Hier konnte bei 50 Patienten eine Schenkelhalsfraktur festgestellt werden (Inzidenz: 1,46 %). In einer biomechanischen Analyse konnten Silva et al. [5] die Indikationen für die Implantation einer solchen Prothese genauer definieren. Die Röntgenbildanalyse von Oberflächenersatzprothesen im Vergleich zu konventionellen Prothesen zeigte, dass Patienten mit einer Beinlängendifferenz von mehr als 1 cm oder mit einem geringen femoralen Off-set besser mit einem konventionellen Implantat versorgt sind. Auch die Freisetzung von Schwermetallionen (Co, Cr) aus den Gelenkflächen in das Blut des Patienten ist ein Thema, das die Forschung zur Zeit beschäftigt. Es ist bis heute nicht sicher geklärt, ob diese Metallionen bei den Patienten eine allergische Reaktion auf das Implantat auslösen können und ob diese Metalle möglicherweise kanzerogen wirken könnten. Da diese Prothesen insbesondere bei jungen und aktiven Patienten eingesetzt werden, beschäftigte sich eine Studie von Heisel et al. [6] mit der Frage, inwieweit die Aktivität der Patienten die Freisetzung der Metallionen beeinflusst. Sieben Patienten wurden über einen Zeitraum von zwei Wochen engmaschig kontrolliert. Während einer Ruhewoche, eines Laufbandtests und einer Aktivitätswoche wurden insgesamt 14 Blutproben pro Patient hinsichtlich der Ionenkonzentration im Serum analysiert. Die Studie konnte belegen, dass die Aktivität keinen direkten Einfluss auf die Höhe der im Blut gefundenen Konzentrationen hatte; die Autoren folgerten aus diesen Ergebnissen, dass insbesondere junge und aktive Patienten nicht einer erhöhten Ionenkonzentration ausgesetzt sind.

1.2 Kurzschäfte

Aktuell drängen diverse Varianten von so genannten Kurzschaftprothesen oder schenkelhalserhaltenden Prothesen auf den Markt. Diese kurzen und meist metaphysär verankernden Schäfte schonen patienteneigene Knochensubstanz. Gleichzeitig lassen sich diese unter Schonung der Trochanter-major-Region implantieren und sind daher sehr gut für minimal invasive Zugangswege geeignet.

Ob diese neuen Designs genauso rotationsstabil sind wie die „klassischen" Prothesenschäfte und ob sie nicht eine höhere Frakturgefahr in sich bergen, versuchen wir derzeit in unserem Labor für Biomechanik und Implantatforschung zu untersuchen. Als Zwischenergebnis kann man festhalten, dass es in dieser Gruppe Modelle gibt, die sich wie ein starrer Körper im Femur verhalten, und dass diese fehlende Elastizität zu klinischen Problemen wie z.B. Schaftschmerzen führen kann. Die Untersuchungen hierzu sind aber noch nicht abgeschlossen.

2 Biomechanik modularer Hüftgelenkimplantate

In der modernen Hüftendoprothetik haben sich modulare Prothesensysteme sowohl in der Primär- als auch in der Revisionsendoprothetik durchgesetzt.

In der Primärversorgung sind zweiteilige modulare Systeme zum Standard geworden, die sich aus einem Schaft und einem Kopf zusammensetzen. Der Vorteil solcher Systeme gegenüber Monoblockprothesen (einteilig) liegt in der Kombination unterschiedlicher Materialien und Variationen der Schenkelhalslänge durch Verwendung unterschiedlicher Prothesenköpfe.

Um die Hüftgeometrie, und somit Biomechanik des Hüftgelenks noch besser rekonstruieren zu können, stehen seit jüngster Zeit dreiteilige modulare Primärimplantate zur Verfügung. Diverse Unternehmen haben Patente angemeldet und dreiteilige modulare Hüftendoprothesen auf den Markt gebracht oder stehen kurz vor der Markteinführung [7–12].

Im Gegensatz zu zweiteiligen modularen Hüftendoprothesen weisen dreiteilige modulare Hüftendoprothesen einen austauschbaren Schenkelhals (Adapter) auf, der zwischen Schaft und Gelenkkopf eingebracht wird.

Nach Implantation des Schaftes in den Femur werden der Adapter und das Implantat mittels einer konischen Steckverbindung zusammengefügt. Durch Variation der Adaptergeometrie bzw. variabler Ausrichtung des Adapters in Relation zum Schaft können etwaige Fehllagen des Implantates im Femur ausgeglichen werden.

Die Vielzahl extramedullärer Korrekturmöglichkeiten (Länge des Schenkelhalses, varische/valgische Variation bzw. Ante-Retroversion des Schenkelhalses, Offset des Femurkopfes) während des chirurgischen Eingriffs werden als wesentlicher Vorteil dieser neuen Systeme angesehen.

Die Konusverbindungen werden je nach Hersteller unterschiedlich ausgeführt. Am Markt existieren runde, ovale und profilierte Konusgeometrien, die in rein kraftschlüssige und kombinierte (kraft- und formschlüssige) Verbindungen unterteilt werden können (Abb. 1).

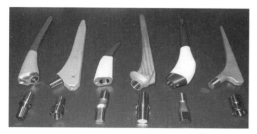

Abb. 1: Modulare Prothesen (Schaft- und Halskomponente) unterschiedlicher Hersteller

Von besonderer Bedeutung ist die Konusverbindung zwischen Schenkelhalsadapter und Prothesenschaft, da diese Verbindung stärker unter mechanischem Stress steht (Einleitung von Biege- und Drehmomenten über den Hebelarm des Schenkelhalses) als die Konusverbindung zwischen Schenkelhals und Kopf (relativ zentrale Einleitung der Kräfte).

Großes Interesse gilt daher der Fragestellung, inwiefern sich das Design der unterschiedlichen Hersteller und die Fertigungstoleranz der Konusverbindung auf das Materialverhalten und die Menge des Materialabtrages im menschlichen Körper aufgrund von Fretting (Reibkorrosion) in den konischen Verbindungen auswirken.

Das Materialverhalten muss in zweierlei Hinsicht kritisch betrachtet werden. Das Einbringen einer weiteren Komponente in die Prothese führt zwangsläufig zu einer Schwachstelle (Materialermüdung durch statische und dynamische Belastung) in der mechanischen Struktur. Hinzu kommt das Risiko von Metallverlusten

(Partikel und Ionen) durch Korrosionseffekte am Materialinterface [13], die zu Drittkörperverschleiß [14] führen und die Entstehung von Osteolysen [15] begünstigen können.

Bisherige Studien wurden nur an einem Prothesendesign durchgeführt und ermöglichen keinen direkten Vergleich zwischen den unterschiedlichen Ausführungsarten der Prothesen [16–20].

Ein aktuelles biomechanisches Forschungsprojekt im Labor für Biomechanik und Implantatforschung der Orthopädischen Universitätsklinik Heidelberg umfasst daher die Untersuchung von Primärendoprothesen mit modularen Schenkelhälsen auf Korrosionseffekte und ihre mechanische Ermüdung.

Dabei werden Prothesen unterschiedlicher Hersteller in einem einheitlichen Verfahren untersucht und miteinander verglichen.

Um die physiologisch auftretenden Bewegungen und Kräfte zu simulieren, werden die Prothesen einem Dauerschwingversuch nach ISO 7206-4/6 [21, 22] unterzogen. Die Zyklenzahl wird dabei auf 10 Mio. heraufgesetzt. Die Prüffrequenz wird variiert und beträgt für 100 000 Zyklen 3 Hz und im Wechsel für 900 000 Zyklen 15 Hz. Die Prothesen befinden sich während der Untersuchung in verdünntem Rinderserum welches auf 37° temperiert wird. Von dem Serum werden Proben entnommen und mittels ICPMS („Inductively Coupled Plasma Mass Spectrometer") auf ihre Metallkonzentration hin untersucht. Hinzu kommt die gravimetrische Bestimmung des Abriebs am Schenkelhals.

3 Schulterendoprothetik

In der Schulterchirurgie erfreut sich die sog. inverse Prothese in Deutschland und europaweit in den letzten Jahren vor allem bei lang bestehenden, irreparablen Rotatorenmanschettendefekten mit eingetretenem Humeruskopfhochstand und kombiniertem Defekt der glenohumeralen Gelenkfläche zunehmender Beliebtheit.

Nachdem die konventionelle ungekoppelte Schulterendoprothetik in der operativen Behandlung von Patienten mit unbalanzierten Rotatorenmanschettenmassendefekten und korrespondierender Omarthrose nicht zum Erfolg führte, wurden neue operative Strategien entwickelt. Die Mitte der achtziger Jahre vom Franzosen Grammont entwickelte inverse Prothese gilt hierbei in der operativen Therapie der Cuff-tear-Arthropathie beim älteren Menschen als erfolgversprechendste Variante.

Vom Prinzip her handelt es sich um eine teilgekoppelte (semiconstraint) Prothese, die aus fünf Teilen besteht und im Prinzip eine gegen die Pfannenfläche verschraubte Glenosphäre mit einer humeralen konkaven Pfanne verbindet, die epiphysär im Humerus durch eine Schaftfixierung gehalten wird. Die Glenoidkomponente besteht hierbei aus einer großen, konvexen metallischen Glenosphäre ohne Hals mit einem Durchmesser von 36 oder 42 mm, die auf einer Hydroxylapatit-beschichteten Grundplatte (Metaglene) befestigt ist, die wiederum zementfrei durch einen Zentralstift („central plug") und vier divergierende Schrauben im Glenoid verankert wird. Der modulare humerale Anteil besteht aus einem konischen Schaft (zementfrei oder zementiert) sowie einer metaphysären Komponente mit einer nahezu horizontalen Ausrichtung und einer Inklination von 155°, auf der eine konkave Polyethylenoberfläche aufsitzt und mit der Glenosphäre kommuniziert. Biomechanisch liegen dieser Prothese folgende Überlegungen zugrunde: Die erzielte Medialisierung des Rotationszentrums rekrutiert einerseits mehr Anteile des Deltamuskels zur Verbesserung der Abduktion und Elevation als Ersatz für die insuffiziente Rotatorenmanschette und reduziert gleichzeitig durch den verringerten Offset die Scherkraft auf die glenoidale Komponente. Des Weiteren erhöht die Distalisierung des Humerus die Spannung auf die Deltamuskulatur, während die Größe der Glenosphäre die Stabilität und das Bewegungsausmaß erhöht (s. Abb. 2).

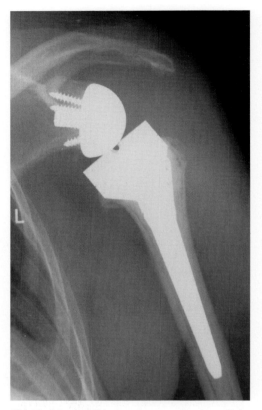

Abb. 2: Röntgenbild einer inversen Prothese, linke Schulter

Die Hauptindikation für die Implantation einer inversen Prothese ist die Rotatorenmanschettendefekt-Arthropathie mit einer mehr oder weniger persistierenden Pseudoparalyse der Schulter aufgrund einer irreparablen Rotatorenmanschettenmassenruptur. Weiterhin wird sie bei folgenden Krankheitsbildern angewandt: Revisionsoperationen, Patienten mit entzündlich-rheumatischen Schultererkrankungen, schweren Mehrfragmentfrakturen, oder auch Tumorerkrankungen der Schulter.

Die kurz- und mittelfristigen klinischen Ergebnisse (bis sieben Jahre) nach Implantation einer inversen Prothese sind durchaus ermutigend. Sie berichten über eine deutliche Verbesserung des nicht altersadjustierten Constant-Scores auf durchschnittliche Werte von 60–70, eine hohe Zufriedenheitsrate der Patienten in ca. 80 % sowie eine deutliche Schmerzreduktion. Beachtlich ist die signifikante Verbesserung der Elevation von Werten von 50°–70° präoperativ auf Werte bis 120°–140° postoperativ, während sowohl die Außen- als auch die Innenrotation kaum eine Verbesserung erfuhren. Die Revisionsraten in diesem Zeitraum lagen durchschnittlich zwischen 10 und 20 %. Die besten Ergebnisse ließen sich bei der Cuff-tear-Arthropathie erzielen, wohingegen die Ergebnisse nach Revisionsoperationen und auch bei rheumatoider Arthritis sowie bei Patienten in jüngerem Alter schlechter ausfielen.

Während, wie erwähnt, die Patienten nach Implantation einer inversen Prothese eine erhebliche Verbesserung ihrer Elevation und Abduktion erfahren, bleiben die aktive Innenrotation und vor allem die Außenrotation eingeschränkt, letztere insbesondere bei insuffizientem oder fettig infiltriertem M. teres minor. Weiterhin stellt sich die intraoperative Ausbalancierung der Muskelspannung des M. deltoideus oft schwierig dar, was in einer Instabilität oder sogar Luxation resultieren kann. Ein häufiges Phänomen ist das Impingement der humeralen Komponente im Scapulahalsbereich, was bereits kurzfristig radiologisch zu Lysen führt und einen Polyethylenabrieb verursachen kann, wobei die klinische Relevanz dieser Erscheinung noch nicht geklärt ist. Das Prothesendesign scheint hingegen einer Lockerung der Glenoidkomponente eher entgegenzuwirken, problematischer stellt sich die Fixierung im Humerusbereich dar, vor allem bei Revisions- und Frakturoperationen.

Aufgrund ihrer kurz- bis mittelfristigen klinischen Ergebnisse hat sich die inverse Prothese als gute operative Therapieoption in der Behandlung der Manschettendefektarthropathie erwiesen. Indikationen können neben irreparablen Rotatorenmanschettendefekten mit Pseudoparalyse der Schulter, Frakursituationen, Revisionsoperationen nach fehlgeschlagener Endoprothetik oder auch Tumoren sein.

Eine Ausweitung dieser Indikationen, zum Beispiel auf klinische Gegebenheiten wie der primären Omarthrose – der Domäne der konventionellen nicht gekoppelten Schulterendoprothetik – entbehrt derzeit einer evidenzbasierten Grundlage und erscheint nicht sinnvoll. Vielmehr sollten die Indikationen im Augenblick limitiert sein auf ältere Patienten über 70 Jahren mit schlechter Funktion und starken Beschwerden, die einem der oben genannten klinischen Krankheitsbilder der Schulter entsprechen, da

- noch keine Langzeitergebnisse dieser OP-Technik vorliegen und

- die Revisionsoperation einer inversen Prothese oft ein großes Problem darstellt.

4 Wirbelsäulenchirurgie

In der Wirbelsäulenchirurgie geht der Trend zu den so genannten „Non-Fusion-Techniken" bei denen trotz Stabilisierung das Bewegungssegment erhalten wird. Hierzu zählen Bandscheibenprothesen, dynamische Spondylodesen und interspinöse Implantate.

Während für alle Bandscheibenendoprothesen die kurz- bis mittelfristigen Ergebnisse sehr ermutigend sind, fallen die Langzeitergebnisse uneinheitlich aus [23, 24]. Ein 17-Jahresergebnis liegt nun erstmals für die Charité-Prothese vor, in der sich zeigte, dass es in 60 % der Fälle zu einer Spontanfusion der benachbarten Wirbelkörper kam. Diese Patienten waren klinisch besser, als die Gruppe, bei der die Prothese beweglich blieb. Anschlussdegenerationen der benachbarten Bewegungssegmente fanden sich jedoch nicht. Dass die Prothese die Spondylodese ablöst, ist indes nicht zu erwarten, da sie bei Beachtung der Kontraindikationen nur für ca. 5 % der Patienten in Frage kommt [25].

Eine Alternative stellen dynamische Spondylodesen (z.B. Dynesys-System) dar. Nach einer anfänglichen Euphorie und Ausweitung des Indikationsspektrums ergaben sich hier nur mäßige mittelfristige Ergebnisse [26]. Bei beginnender Degeneration ohne wesentliche Instabilität und nach Nukleotomien und dorsalen Dekompressionen zeigte sich jedoch ein Nutzen dieses Implantates [27, 28].

Eine weitere Möglichkeit zur dynamischen Instrumentierung stellen die interspinösen Implantate dar [29]. Diese können minimalinvasiv implantiert werden und führen über eine interspinöse Distraktion zu einer Entlordosierung und somit Erweiterung des Spinalkanales und Entlastung der Facettengelenke. Im Gegensatz zur dynamischen Spondylodese (s.o.) vermindern sie jedoch nicht die Flexion. Erste klinische Studien belegen einen positiven Effekt gegenüber der alleinigen konservativen Therapie, ein Vorteil im Vergleich zur Laminotomie konnte jedoch noch nicht nachgewiesen werden [30].

Ein weiterer Trend ist der Einsatz von Navigationssystemen zur Minimierung des operativen Zugangsweges (MIS). Ziel ist hier nicht, den Hautschnitt zu verkleinern, sondern möglichst wenig Rückenmuskulatur zu schädigen. Bei der perkutanen Spondylodese können die Pedikelschrauben computerassistiert implantiert werden. Da ein Oberflächenmatching hier nicht möglich ist, empfiehlt sich der Einsatz eines intraoperativen Computertomographen oder eines Iso-C 3D-Bogens (Fa. Siemens). Die Längsträger können z.B. über das Sextant-System ebenfalls perkutan eingeschoben werden [31, 32]. Die ventrale Fusion kann in gleicher Sitzung entweder von ventral als „Mini-anterior lumbar interbody fusion" (ALIF) [33] oder ebenfalls von dorsal als percutane transforaminale Fusion „transforaminal lumbar interbody fusion" (TLIF) [34] durchgeführt werden. Hierfür werden ähnlich einer Nukleotomie von dorsal Dilatatoren eingesetzt, durch die dann die Laminektomie und Fusion in gewohnter Weise durchgeführt wird.

5   Schmerztherapie – Neues zum diskogenen lumbalen Rückenschmerz

Das derzeitige Konzept des diskogenen Rückenschmerzes beruht auf der Annahme, dass dieser durch eine spezifische Pathologie der Bandscheibe hervorgerufen wird. So ist das Ziel zahlreicher bildgebender und histologischer Untersuchungen, ein pathomorphologisches Korrelat des Schmerzes zu finden. Zunächst muss jedoch zwischen einer physiologisch alternden Bandscheibe einerseits und einer pathologisch veränderten Bandscheibe andererseits unterschieden werden. Es ist hinreichend belegt, dass eine degenerativ veränderte Bandscheibe nicht zwangsläufig Schmerzen verursacht. Auch eine umfangreiche MRT-Studie an über 400 Vierzigjährigen fand keine Assoziation zwischen lumbalen Rückenschmerzen und den meisten degenerativen Veränderungen [35]. Gibt es nun neue Hinweise für spezifische diskogene Ursachen lumbaler Rückenschmerzen und, wenn ja, wie lassen sich diese von physiologischen Alterungsprozessen unterscheiden?

Beim akuten Rückenschmerz – mit und ohne Radikulopathie – finden sich signifikant häufiger Bandscheibenvorfälle als bei symptomlosen Probanden [36]. Jedoch existieren keine bildmorphologischen Kriterien zur Einschätzung des Risikos der Schmerzchronifizierung. Demgegenüber sind psychologische Variablen wie etwa Angst und Depressivität entscheidende Faktoren im Chronifizierungsprozess [37] und sind durch spezifische Schmerzfragebögen gut evaluierbar [38].

Als morphologisches Erklärungsmodell für chronische lumbale Rückenschmerzen wurde in der Literatur der letzten Jahre ein Riss des Anulus fibrosus mit Irritation der Nervenenden durch saure Metabolite des ausgetretenen Nucleus pulposus herausgearbeitet. Eine neue histologische Studie wies entlang eines diskographisch nachgewiesenen Risses im dorsalen Anulus vaskularisiertes Granulationsgewebe mit nozizeptiven Nervenfasern nach [39] und diskutiert dies als mögliche diskogene Rückenschmerzursache. Dementsprechend zeigten zwei Studien an jeweils etwa 50 Patienten eine enge Korrelation des in der MRT sichtbaren und als „high-intensity-zone" (HIZ) bezeichneten Risses des dorsalen Anulus mit dem Bestehen chronischer lumbaler Rückenschmerzen [40, 41]. Ob diese HIZ jedoch eng mit Schmerzen korreliert, muss zur Zeit noch als ungeklärt gelten, denn auch bei symptomlosen Probanden wurden bei 6–56 % MR-tomographisch sichtbare anuläre Risse gefunden [42] und die HIZ als nicht verlässlich für die Darstellung schmerzhafter Rupturen des Anulus fibrosus bezeichnet [43]. Auch eine weitere Studie an 148 Patienten zeigte keine Assoziation von neu aufgetretenen bildgebenden Veränderungen wie z.B. Rissen des Anulus fibrosus mit LWS-Beschwerden [44].

Aus der Darstellung der HIZ wurden auch therapeutische Konsequenzen gezogen, indem mit der Entwicklung der IDET (intradiskale Elektrothermokoagulation) Faserrisse behandelt werden sollen. Wenn als pathomorphologisches Korrelat innerviertes Granulationsgewebe angenommen wird, so können Nozizeptoren des Faserringes koaguliert werden und das entstehende Granulationsgewebe diesen festigen. In einer prospektiven, Plazebo-kontrollierten Studie konnte jedoch gezeigt werden, dass die IDET-Gruppe keine signifikant besseren Ergebnisse als die Plazebogruppe erreichte [45]. Die Frage ist, ob die MRT bei der Darstellung degenerativer Erkrankungen zu sensitiv ist, da eine Pathologie zur Darstellung kommt, die nicht für die Klinik des Patienten verantwortlich ist oder benötigen wir neue bildgebende Methoden die neben der Morphologie unter anderem auch die Beurteilung der Biochemie der Bandscheibe zulassen? Ex vivo wurden Veränderungen des Kollagen- und Proteoglykangehaltes der degenerativ veränderten Bandscheibe gezeigt [46] und dies als Schritt auf

dem Weg zum Einsatz der MR-Spektroskopie zur Bestimmung von Biomarkern in vivo gewertet. Haughton et al. [47] haben diesbezüglich eine Übersicht über neue bildgebende Methoden zur Darstellung der Bandscheibe publiziert.

Es bleibt darüber hinaus die Frage, ob der chronische lumbale Wirbelsäulenschmerz durch einen spezifischen schadhaften Zustand bzw. eine mechanische Störung allein ausreichend erklärt werden kann? Zum einen scheinen genetische Einflüsse für die Prävalenz von Rückenschmerzen eine Bedeutung zu haben [48], auch wenn eindeutige Belege aus epidemiologischen Studien fehlen, ebenso wie ein geringerer Ausbildungsstand und Arbeitslosigkeit [49]. Andererseits ist ein großer Einfluss von psychischen Komorbiditäten bekannt: So konnten als wichtigster Vorhersagefaktor für das Auftreten neuer LWS-Beschwerden depressive Symptome bestimmt werden [44]. Eine weitere umfangreiche prospektive Studie an Patienten mit milden lumbalen Rückenschmerzen zeigte, dass die Entstehung von starken Rückenschmerzen am ehesten durch Erhebung psychosozialer Faktoren vorhergesagt werden kann, wohingegen morphologische Variable nach MRT und Diskographie nur eine sehr schwache Assoziation zeigten [50].

Zuletzt bleibt offen, ob die heutige differenzierte operative Therapie, wie z.B. durch IDET und Nucleusprothese, gerechtfertigt ist, wenn der pathomorphologische Ursachenanteil des Rückenschmerzes noch nicht gänzlich geklärt ist.

6 Rehabilitation – Lokomotionstherapie bei zentralen Paresen

In der Rehabilitation von Patienten mit Gehfunktionsstörungen in Folge zentraler Paresen hat sich in den letzten Jahren das Laufbandtraining mit der Möglichkeit der definierten

Körpergewichtsentlastung („body weight supported treadmill training" = BWSTT) als sinnvolle Ergänzung zur konventionellen Gangschulung etablieren können. In einer Reihe von klinischen Studien sowohl an chronisch inkomplett Querschnittgelähmten als auch an Schlaganfallpatienten konnten die positiven Effekte des manuell assistierten BWSTT nachgewiesen werden [51]. Durch das BWSTT kann der Patient eine therapeutisch bedeutsame Zahl von Schreitbewegungen innerhalb einer Therapieeinheit wiederholt ausführen, was für die Förderung der Neuroplastizität der Neuronennetzwerke von Rückenmark und Gehirn bedeutsam ist. Im Jahre 2003 wurde in den USA erstmalig eine randomisierte, kontrollierte Studie mit akuten, inkomplett Querschnittgelähmten (ASIA B, C, D) initiiert, um den Nachweis liefern zu können, dass ein manuelles Laufbandtraining die Gehfähigkeit stärker verbessert als ein standardisiertes, physiotherapeutisches Gangtraining. Die Studie wurde nach 100 inkludierten Patienten abgebrochen, da keine signifikanten Unterschiede zwischen den Gruppen festgestellt werden konnten. Dieses Ergebnis kann dahingehend gewertet werden, dass die Spontanerholungseffekte bei dem heterogenen Patientenkollektiv der akut Querschnittgelähmten die therapieinduzierten Effekte übertreffen und dass das BWSTT ein ergänzendes, aber nicht ersetzendes Therapieverfahren darstellt [52].

Das Bewegungstraining von Patienten mit zentralen Paresen unter Berücksichtigung der Prinzipien der trainingsinduzierten Neuroplastizität bringt einen erheblichen Personal- und Zeitaufwand mit sich, so dass innerhalb der letzten zehn Jahre neuartige Therapieroboter sowohl für die untere [53] als auch für die obere Extremität [54] entwickelt worden sind. Die klinische Evaluierung dieser Systeme fand allerdings erst vor kurzem statt: So konnte im Rahmen einer Baseline-Studie an chronischen, inkomplett gelähmten Patienten die Effektivität einer motorgetriebenen Gehorthese (Lokomat) nachgewiesen werden [55]. Die Patienten konnten nach einem achtwöchigen intensiven Lokomattraining ihre Gehgeschwindigkeit und ihre Gehstrecke gegenüber dem Baselineintervall um ca. 50 % verbessern.

Kürzlich wurden die effektivsten afferenten Triggersignale des spinalen Gangprogramms beim Menschen durch Pertubationsversuche an komplett Querschnittgelähmten entschlüsselt [56]. Dadurch konnte mit der Entwicklung von neuartigen technischen Geräten zur therapeutischen Nutzung dieser Schlüsselreize begonnen werden. Erste Ansätze zur Kreislaufstabilisierung von Tetraplegikern mit einer frischen, kompletten Rückenmarksschädigung in der Frühstphase der Rehabilitation konnten mittels einer Pilotstudie nachgewiesen werden [57]. Durch die unmittelbar bevorstehende klinische Einführung von neuroregenerativen und -protektiven Substanzen [58] werden Verfahren zur automatisierten Bewegungstherapie für die funktionelle Integration von neu entstandenen Nervenverbindungen noch wesentlich an Bedeutung gewinnen.

7   Grundlagenforschung – cDNA-Arrays als neues Werkzeug

Mit Hilfe der cDNA-Array-Technologie ist es möglich, gleichzeitig eine sehr große Anzahl an Genen quantitativ zu erfassen. Chip-basierte Techniken bieten zusätzlich den großen Vorteil, mit geringen Probemengen arbeiten zu können, was bei der Verwendung humanen Probenmaterials ein entscheidender Vorteil ist. Im Folgenden werden zwei aktuelle Arbeiten vorgestellt, die cDNA-Arrays im Bereich orthopädischer Grundlagenforschung einsetzten.

7.1   Osteolysen von Totalendoprothesen

Ein seit längerer Zeit in der Orthopädie bekanntes Problem ist die aseptische Lockerung von Totalendoprothesen (TEP). In den letzten

Jahren konnten durch die Grundlagenforschung Ursachen und biologische Prozesse aufgeklärt werden, die für die mit der Lockerung verbundenen Osteolysen, also dem Abbau kalzifizierten Knochens, verantwortlich sind. Im Laufe der Zeit entsteht an den TEP-Oberflächen ein Materialabrieb, der auch bei ordentlicher Funktion der Endoprothesen nie völlig vermeidbar ist. Schwächere Materialien wie ultra-hochmolekulares Polyethylen (PE) der Hüftpfanne geben dabei mehr Mikropartikel ab als Titan-Aluminium-Vanadium- (TiAlV) oder Kobalt-Chrom-Legierungen des Hüftkopfes. Makrophagen (Fresszellen) nehmen aus diesem Abrieb Mikropartikel der kritischen Größe 0,1–1 μm auf und reagieren hierauf mit der Aktivierung einer Vielzahl von Entzündungsmediatoren und Zytokinen, wobei sich die Interleukine IL-1, IL-6 und der Tumor-Nekrose-Faktor α (TNF-α) als Schlüsselmoleküle herausstellten. Diese Faktoren führen erstens zu einer verstärkten Rekrutierung von Osteoklasten-Vorläuferzellen aus dem Gefäßsystem. Osteoklasten sind vielkernige Riesen-Zellen, die in der Lage sind Knochen zu resorbieren und durch Fusion von Osteoklasten-Vorläuferzellen entstehen. Das von Makrophagen produzierte TNF-α/IL-1 kann zweitens Osteoblasten und Stromazellen dazu anregen, weitere Faktoren freizusetzen. Diese fördern zunächst die Vermehrung der Osteoklasten-Vorläufer und führen schließlich dazu, dass aus diesen Vorläuferzellen reife Osteoklasten entstehen. Drittens kann TNF-α reife Osteoklasten zur verstärkten Resorption von Knochen stimulieren [59].

Ganz aktuell wurden nun von Garrigues et al. [60] in einem In-vitro-System die molekularen Folgen der Aktivierung von Makrophagen durch verschiedene Abriebpartikel mit Hilfe von cDNA-Arrays untersucht. Molekularbiologische und bioinformatische Analysen bestätigten die erhöhte Expression der bereits bekannten Schlüsselmoleküle TNF-α, IL-1 und IL-6. Daneben identifizierten die Autoren aber eine Vielzahl weiterer Gene, die in die biologischen Prozesse, die bei der aseptischen TEP-

Lockerung eine Rolle spielen, eingeordnet werden können. Bemerkenswert war hierbei, dass durch Mikropartikel bestehend aus PE sehr viel mehr Gene aktiviert wurden als durch Ti-AlV. Somit schloss auch hier das ultra-hochmolekulare Polyethylen am ungünstigsten ab. Es sollte in Zukunft auf verbesserte Materialeigenschaften insbesondere bei diesem Werkstoff als Endoprothesenmaterial geachtet werden, da nicht nur die Partikelmenge besonders hoch, sondern auch deren Wirkung besonders nachteilig zu sein scheint.

7.2 Induktion von Bandscheiben-ähnlichen Zellen aus humanen adulten mesenchymalen Stammzellen

Das Potenzial adulter mesenchymaler Stammzellen (MSC) in Richtung von Knorpel-, Knochen-, Fett-, oder Muskelgewebe zu differenzieren ist mittlerweile gut etabliert [61]. Ihre Kapazität zur Differenzierung in Bandscheiben-ähnliche Zellen konnte nun in einer Arbeit von Steck et al. gezeigt werden [62]. Hierzu wurden aus Knochenmark isolierte MSC in einer Hochdichtekultur in Gegenwart von TGFβ, Dexamethason und Vitamin C differenziert. Diese Bedingungen werden bisher für die Differenzierung von MSC hin zu Knorpelzellen bevorzugt. Das veränderte Genexpressionsprofil wurde mit einem cDNA-Array ermittelt, der wichtige Markermoleküle von Knorpel, Knochen und Stammzellen abfragte. Nach TGFβ induzierter Differenzierung waren die mesenchymalen Stammzellen positiv für Typ-II-Kollagen und schalteten eine große Zahl von Genen an, die charakteristisch für Chondrozyten sind, darunter Aggrekan, Dekorin, Fibromodulin und COMP. Allerdings war die Stärke, mit der diese Gene verwendet wurden, dem Bandscheibengewebe sehr viel ähnlicher als artikulärem Knorpelgewebe, und die Zellen waren, wie Bandscheibengewebe auch, positiv für Typ-I-Kollagen und Osteopontin. Die differenzierten Stammzellen eignen sich für Tissue-

Engineering-Projekte von Bandscheibengewebe möglicherweise besser als aus dem Gewebe isolierte und expandierte primäre Bandscheibenzellen, da diese während ihrer Kulturdauer im Monolayer stark dedifferenzieren und viele gewebetypische Differenzierungsmarker abschalten. Diese Arbeit zeigte somit, dass mesenchymale Stammzellen ein Genexpressionsprofil annehmen, das dem von nativem Bandscheibengewebe sehr viel ähnlicher ist, als dem von artikulärem Gelenkknorpel. Somit stellen diese Zellen eine attraktive Quelle dar, aus der Bandscheiben-ähnliche Zellen zu gewinnen sind. Um den molekularen Phänotyp von Chondrozyten aus hyalinem Knorpel zu erreichen, müssen die Induktionsbedingungen für mesenchymale Stammzellen weiter verbessert werden.

8 Muskuloskeletale Tumoren

Nach den entscheidenden Fortschritten in der Therapie primär maligner Knochentumoren in den letzten drei Jahrzehnten steht die heutige Entwicklung in erster Linie unter dem Vorzeichen der Kontinuität und konsequenten Weiterentwicklung des multimodalen Therapieregimes.

Nachdem im Rahmen dieses Therapieansatzes, welcher neben der präoperativen Polychemotherapie und der chirurgischen Intervention, postoperativ je nach Entität eine Chemo-, bzw. eine Radio-/Chemotherapie beinhaltet, die durchschnittliche 5-Jahres-Überlebensrate von Patienten mit primären Knochenmalignomen von ursprünglich 10–20 % auf über 70 % gesteigert werden konnte, ist in den letzten Jahren keine signifikante Steigerung der Überlebensraten zu verzeichnen gewesen.

Im Vordergrund der Weiterentwicklung des multimodalen Therapieansatzes steht hierbei eine präzisere Subklassifizierung der Patienten mit Hilfe neuer, klinischer Prognosefaktoren, welche in den Folgestudien von COSS 96 (Euramos-1, Osteosarkom) und EICESS (Euro-Ewing 99, Ewingsarkom) berücksichtigt werden. Insbesondere bei Patienten mit bereits bestehender Metastasierung bei Erstdiagnose erhofft man hierdurch eine Effizienzsteigerung der angepassten multimodalen Therapie. Des Weiteren konnte im Rahmen der Neuauflage der oben genannten Multicenterstudien die Anzahl der partizipierenden Länder gesteigert werden, so dass nun neben zwölf europäischen Ländern auch die USA und Kanada beteiligt wurden.

Neben den angesprochenen klinischen Prognosefaktoren, wie z.B. der Metastasierung bei Erstdiagnose, wird im Bereich der Grundlagenforschung intensiv nach Prognosefaktoren auf molekularbiologischer Ebene gesucht. Neben der Evaluierung spezifischer Genexpressionsmuster, die bereits auf einige prognoserelevante Gene hinweisen [63], scheint hierbei auch die Analyse der Tumorvaskularisierung einen hoffnungsvollen Parameter, sowohl zur Identifikation von Hochrisikopatienten [64], als auch als Ansatz künftiger neoadjuvanter Therapieoptionen [65] darzustellen.

Im Rahmen der chirurgischen Behandlung primärer Knochentumoren ermöglichten die Protokolle der multimodalen Therapie zusätzlich eine lokale Tumorkontrolle unter Extremitäten-erhaltenden Operationsverfahren. Insbesondere vor dem Hintergrund einer verbesserten postoperativen Lebensqualität werden diese Verfahren bis heute der Amputation vorgezogen. Obwohl die Limb-salvage-Verfahren (LSS) unverändert das Ziel der chirurgischen Behandlung von Knochenmalignomen darstellen, zeigen neue Multicenterstudien, dass eine Amputation einer LSS bezüglich der individuell empfundenen postoperative Lebensqualität der Patienten nicht unterlegen ist.

Die kombinierte Evaluation verschiedener „Quality of Life"-scores (FLZ, EORTC, QLQ-C30, MSTS) ergab hierbei eine in manchen sozialen Lebensbereichen subjektiv höher eingeschätzte Lebensqualität bei amputierten Patienten [66].

Unabhängig vom operativen Verfahren scheint demnach in einem auf den Patienten individuell abgestimmten Vorgehen sowie einer guten Patientenführung der Schlüssel zu einer hohen postoperativen Lebensqualität und Zufriedenheit des Patienten zu liegen.

Auf dem Gebiet der Weichteilsarkome konnte durch die Einführung neuer Therapieschemata ebenfalls eine Erhöhung der Überlebensraten erreicht werden. Die neoadjuvante Chemotherapie sowie die intra- und postoperative Strahlentherapie sind hierbei von besonderer Bedeutung [67].

Eine enge Verknüpfung und Zusammenarbeit der an diesen Therapieansätzen beteiligten Disziplinen wie der Orthopädischen Chirurgie, der Onkologie und Strahlentherapie, wie sie z.B. im Rahmen des Nationalen Zentrums für Tumorerkrankungen (NCT) in Heidelberg stattfindet, haben sich hierbei als Basis für den Erfolg interdisziplinärer Therapien erwiesen. In einer solchen Zusammenarbeit besteht die entscheidende Voraussetzung für eine effiziente Weiterentwicklung multimodaler Therapiekonzepte und die Durchführung neuer klinischer Studien.

Als Therapie der Wahl des Chondrosarkomes stellt sich aufgrund dessen Strahlen- und Chemotherapieresistenz nach wie vor die chirurgische Resektion dar; trotz einiger experimenteller Therapieansätze im Tiermodell [68], ist es bisher nicht gelungen, hiervon erfolgreiche Therapieoptionen abzuleiten.

Anmerkungen

Besonderer Dank für ihre Unterstützung gilt den Herren Heisel, Thomsen, Kretzer, Buchner, Geiger, Hempfing, Rupp, Steck und Kunz.

Literatur

[1] Amstutz HC, Beaule PE, Dorrey FJ, LeDuff MJ, Campbell PA, Gruen TA: Metal-on-metal hybrid surface arthroplasty: two to six-year follow-up study. J Bone Joint Surg Am 86 (2004) 28–39. [EBM IIa]

[2] Daniel J, Pynsent PB, McMinn DJ: Metal-on-metal resurfacing of the hip in patients under the age of 55 years with osteoarthritis. J Bone Joint Surg Br 86 (2004) 177–184. [EBM IIa]

[3] Mont MA, Ragland P, Bezwada H, Thomas CM, Etienne G: The results of Metal-on-metal Resurfacing Hip Arthroplasty: Learning Curve Stratification of Results. Presented at the 2005 Annual Meeting of the American Academy of Orthopaedic Surgeons, Washington DC, 23.–27. Februar: Paper 410. [EBM IIa]

[4] Shimmin AJ, Back D: Femoral neck fractures following Birmingham hip resurfacing: a national review of 50 cases. J Bone Joint Surg Br 87 (2005) 463–464.

[5] Silva M, Lee KH, Heisel C, Deal Rosa MA, Schmalzried TP: The biomechanical results of total hip resurfacing arthroplasty. J Bone Joint Surg Am 86 (2004) 40–46.

[6] Heisel C, Silva M, Skipor AK, Jacobs JJ, Schmalzries TP: The relationship between activity and ions in patients with metal-on-metal bearing hip prosthesis. J Bone Joint Surg Am 87 (2005) 781–787.

[7] Patentschrift US 4 957 510, Sep. 1990

[8] Patentschrift WO 96 17553, Jun. 1996

[9] Patentschrift DE 199 40 348 A1, Nov. 2000

[10] Patentschrift DE 199 40 348 C2, Apr. 2003

[11] Patentschrift DE 101 58 558 A1, Jun. 2003

[12] Patentschrift DE 102 04 224 A1, Aug. 2003

[13] Bobyn JD, Tanzer M, Krygier JJ, Dujovne AR, Brooks CE: Concerns with modularity in total hip arthroplasty. Clin Orthop. 298 (1994) 27–36.

[14] Agins HJ, Alcock NW, Bansal M, Salvati EA, Wilson PD Jr, Pellicci PM, Bullough PG.: Metallic wear in failed titanium-alloy total hip replacements. A histological and quantitative analysis. J Bone Joint Surg Am. 70 (1988) 347–56.

[15] JJ, Urban RM, Schajowicz F, Gavrilovic J, Galante JO: Particulate-Associated Endosteal Osteolysis in Titanium- base Alloy Cementless Total Hip Replacement. In: Particulate Debris from Medical Implants: Mechanisms of Formation and Biological Consequences ASTM STP 1144, American Society for Testing and Materials, Philadelphia, (1992) 52–60.

[16] Monti L, Cristofolini L, Viceconti M: Interface biomechanics of the Anca Dual fit hip stem: an

in vitro experimental study. Proc Inst Mech Eng [H]. 215 (2001) 555–64.

[17] Viceconti M, Baleani M, Squarzoni S, Toni A: Fretting wear in a modular neck hip prosthesis. J Biomed Mater Res 35 (1997) 207–216.

[18] Viceconti M, Ruggeri O, Toni A, Giunti A: Design-related fretting wear in modular neck hip prosthesis. J Biomed Mater Res 30 (1996) 181–186.

[19] Krygier JJ, Dujovne AR, Bobyn JD: Fatigue behavior of titanium femoral hip prosthesis with proximal sleeve-stem modularity. J Appl Biomater. 5 (1994) 195–201.

[20] Schramm M, Wirtz DC, Holzwarth U, Pitto RP: The Morse taper junction in modular revision hip replacement-a biomechanical and retrieval analysis. Biomed Tech (Berl). 45 (2000) 105–109.

[21] ISO 7206-4:2002: Implants for surgery – Partial and total hip joint prostheses – Part 4: Determination of endurance properties of stemmed femoral components.

[22] ISO 7206-6:1992: Implants for surgery – Partial and total hip joint prostheses – Part 6: Determination of endurance properties of head and neck region of stemmed femoral components.

[23] Putzier M, Funk JF, Schneider SV, Gross C, Tohtz SW, Khodadadyan-Klostermann C, Perka C, Kandziora F: Charite total disc replacement-clinical and radiographical results after an average follow-up of 17 years. Eur Spine J (2005)

[24] Lemaire JP, Carrier H, Sari Ae, Skalli W, Lavaste F: Clinical and radiological outcomes with the Charite artificial disc: a 10-year minimum follow-up. J Spinal Disord Tech 18 (2005) 353–359.

[25] Huang RC, Lim MR, Girardi FP, Cammisa FP, Jr: The prevalence of contraindications to total disc replacement in a cohort of lumbar surgical patients. Spine 29 (2004) 2538–2541.

[26] Grob D, Benini A, Junge A, Mannion AF: Clinical experience with the Dynesys semirigid fixation system for the lumbar spine: surgical and patient-oriented outcome in 50 cases after an average of 2 years. Spine 30 (2005) 324–331.

[27] Putzier M, Schneider SV, Funk J, Perka C: Application of a dynamic pedicle screw system (DYNESYS) for lumbar segmental degenerations – comparison of clinical and radiological results for different indications. Z Orthop Ihre Grenzgeb 142 (2004) 166–173.

[28] Putzier M, Schneider SV, Funk JF, Tohtz SW, Perka C: The surgical treatment of the lumbar disc prolapse: nucleotomy with additional transpedicular dynamic stabilization versus nucleotomy alone. Spine 30 (2005) 109–114.

[29] Christie SD, Song JK, Fessler RG: Dynamic interspinous process technology. Spine 30 (2005) 73–78.

[30] Zucherman JF, Hsu KY, Hartjen CA, Mehalic TF, Implicito DA, Martin MJ, Johnson DR, Skidmore GA, Vessa PP, Dwyer JW, Puccio S, Cauthen JC, Ozuna RM: A prospective randomized multi-center study for the treatment of lumbar spinal stenosis with the X STOP interspinous implant: 1-year results. Eur Spine J 13 (2004) 22–31.

[31] Radek M, Zapalowicz K, Radek A: [Minimally invasive percutaneous transpedicular lumbar spine fixation. Operative technique and a case report]. Neurol Neurochir Pol 39 (2005)150–156.

[32] Mac MM: Computer-guided percutaneous interbody fixation and fusion of the L5-S1 disc: a 2-year prospective study. J Spinal Disord Tech 18 (2005) 90–95.

[33] Lee SH, Choi WG, Lim SR, Kang HY, Shin SW: Minimally invasive anterior lumbar interbody fusion followed by percutaneous pedicle screw fixation for isthmic spondylolisthesis. Spine J 4 (2004) 644–649.

[34] Schwender JD, Holly LT, Rouben DP, Foley KT: Minimally invasive transforaminal lumbar interbody fusion (TLIF): technical feasibility and initial results. J Spinal Disord Tech 18 (2005) 1–6.

[35] Kjaer P, Lebouef-Yde C, Korsholm L, Sorensen J, Bendix T: Magnetic Resonance Imaging and low back pain in sdults: A diagnostic imaging study of 40-year old men and woman. Spine 3010 (2005) 1173-1180. [EBM IIb]

[36] Modic M, Obuchowski N, Ross J, Brant-Zawadzki M, Grooff P, Mazanec D, Benzel E: Acute low back pain and radiculopathy: MR imaging findings and their prognostic role and effect on outcome. Radiology 2372 (2005) 597–604. [EBM Ib]

[37] Michalski D, Hinz A: Severity of chronic back pain. Assessment with the Mainz Pain Staging System. Schmerz 8 (2005). [EBM IIb]

[38] Neubauer E, Junge A, Pirron P, Seeman H, Schiltenwolf M: HKF-R10 - Screening for predicting chronicity in acute low back pain (LBP): a prospective clinical trial. Eur J Pain 29 (2005). [EBM IIb]

[39] Peng B, Wu W, Hou S, Li P, Zhang C, Yang Y: The pathogenesis of discogenic low back pain. J Bone Joint Surg [Br] 87-B (2005) 62–67. [EBM IIb]

[40] Peng B, Shuxun H, Wenwen W, Chunli Z, Yi Y: The pathogenesis and clinical significance of a high-intensity zone (HIZ) of lumbar intervertebral disc on MR imaging in the patient with dis-

cogenic low back pain. European Spine Journal: electronic (2005). [EBM IIb]

[41] Chae-Hun L, Won-Hee J, Byung-Chul S, Dong-Hyun K, Kee-Yong H, Chun-Kun P: Discogenic lumbar pain: association with MR imaging and CT discography. European Journal of Radiology 543 (2005) 431–437. [EBM III]

[42] Battie M, Videman T, Parent E: Lumbar disc degeneration. Spine 29 (2004) 2679–2690. [EBM Ia]

[43] Carragee E, Hannibal M: Diagnostic evaluation of low back pain. Orthop Clin North Am 351 (2004) 7–16. [EBM IV]

[44] Jarvik JG, Hollingworth W, Heagerty P, Haynor DR, Boyko E, Deyo RA: Three-year incidence of low back pain in an initially asymptomatic cohort: Clinical and imaging risk factors. Spine 3013 (2005) 1541–1548. [EBM IIb]

[45] Freeman B, Fraser R, Cain C, Hall D, Chapple D: A randomized, double-blind, controlled trial: Intradiscal electrothermal therapy versus placebo for the treatment of chronic discogenic low back pain. Spine 3021 (2005) 2369–2377. [EBM Ib]

[46] Keshari K, Lotz J, Kurhanewicz J, Majumdar S: Correlaton of HR-MAS Spectroscopy derived metabolite concentrations with collagen and proteoglycan levels and Thompson grade in the degenerative disc. Spine 3023 (2005) 2683–2688. [EBM IIb]

[47] Haughton V: Medical imaging of intervertebral disc degeneration: currents status of imaging. Spine 2923 (2004) 2751–2756. [EBM IV]

[48] Flamme CH: Übergewicht und Bandscheibenschaden. Biologie, Biomechanik und Epidemiologie. Orthopäde 34 (2005) 652–657. [EBM IV]

[49] Neuhauser H, Ellert U, Ziese T: Chronic back pain in the general population in Germany 2002/2003: prevalence and highly affected population groups. Gesundheitswesen 6710 (2005) 685–693. [EBM IIb]

[50] Carragee E, Alamin T, Miller J, Carragee J: Discographic, MRI and psychological determinants of low back pain disability and remission: a prospective study in subjects with benign persistent back pain. Spine 51 (2005) 24–35. [EBM IIb]

[51] Dietz V, Harkema SJ: Locomotor activity in spinal cord-injured persons. J Appl Physiol 96 (2004) 1954–1960. [EBM Ia]

[52] Dobkin BH, Havton LA: Basic advances and new avenues in therapy of spinal cord injury. Annu Rev Med 55 (2004) 255–282. [EBM Ib]

[53] Hesse S, Schmidt H, Werner C, Bardeleben A: Upper and lower extremity robotic devices for rehabilitation and for studying motor control. Curr Opin Neurol. 16 (2003) 705–710. [EBM Ia]

[54] Hidler J, Nichols D, Pelliccio M, Brady K: Advances in the understanding and treatment of stroke impairment using robotic devices. Top Stroke Rehabil. 12 (2005) 22–35. [EBM Ia]

[55] Wirz M, Zemon DH, Rupp R, Scheel A, Colombo G, Dietz V, Hornby TG: Effectiveness of automated locomotor training in patients with chronic incomplete spinal cord injury: a multicenter trial. Arch Phys Med Rehabil. 86 (2005) 672–680. [EBM Ib]

[56] Dietz V, Muller R, Colombo G. Locomotor activity in spinal man: significance of afferent input from joint and load receptors. Brain 125 (2002) 2626–2634. [EBM Ib]

[57] Colombo G, Schreier R, Mayr A, Plewa H, Rupp R: Novel Tilt Table with integrated robotic stepping mechanism: Design Principles and Clinical Application. Proceedings of the IEEE 9th International Conference on Rehabilitation Robotics (abstract), (2005) 227–230. [EBM Ib]

[58] Curt A, Schwab ME, Dietz V: Providing the clinical basis for new interventional therapies: refined diagnosis and assessment of recovery after spinal cord injury. Spinal Cord 42 (2004) 1–6.

[59] Ingham E, Fisher J: The role of macrophages in osteolysis of total joint replacement. Biomaterials 26 (2005) 1271–1286. [EBM Ia]

[60] Garrigues GE, Cho DR, Rubash HE et al.: Gene expression clustering using self-organizing maps: analysis of the macrophage response to particulate biomaterials. Biomaterials 26 (2005) 2933–2945. [EBM IIa]

[61] Pittenger MF, Mackay AM, Beck SC et al.: Multilineage potential of adult human mesenchymal stem cells. Science 284 (1999) 143–147. [EBM Ib]

[62] Steck E, Bertram H, Abel R et al.: Induction of intervertebral disc-like cells from adult mesenchymal stem cells. Stem Cells 23 (2005) 403–411. [EBM IIa]

[63] Fellenberg J, Krauthoff A, Pollandt K, Delling G, Parsch D: Evaluation of the predictive value of Her-2/neu gene expression on osteosarcoma therapy in laser-microdissected paraffin-embedded tissue. Laboratory Investigation. 84 (2004) 113–121.

[64] Kreuter M, Bieker R, Bielack SS et al.: Prognostic relevance of increased angiogenesis in osteosarcoma. Clinical Cancer Research. 10 (2004) 8531–8537.

[65] Heymach JV: Angiogenesis and antiangiogenic approaches to sarcomas. Current Opinion in Oncology. 13 (2001) 261–269.

[66] Zahlten-Hinguranage A, Bernd L, Ewerbeck V, Sabo D: Equal quality of life after limb-sparing or ablative surgery for lower extremity sarco-

mas. British Journal of Cancer. 91 (2004) 1012–1014. [EBM IIa]

[67] Richter HJ, Treiber M, Wannenmacher M, Bernd L. Intraoperative radiotherapy as part of the treatment concept of soft tissue sarcomas. Der Orthopäde 32 (2003) 1143–1150. [EBM IIa]

[68] Seto M, Wakabayashi H, Yamazaki T, Sonoda J, Shinto Y, Uchida A. Gene therapy of chondrosarcoma using retrovirus vectors encoding the herpes simplex virus thymidine kinase gene. International Journal of Oncology. 14 (1999) 1137–1141.

XXII Was gibt es Neues in der Wundbehandlung?

S. Beckert, A. Königsrainer und S. Coerper

1 Einleitung

Die Therapie von chronischen Wunden war in der Vergangenheit von einer therapeutischen „Polypragmasie" dominiert. Verschiedenste Lokaltherapeutika wurden ohne eine vorherige zielgerichtete Diagnostik unkritisch angewendet und bei ausbleibendem Therapieerfolg gegeneinander ausgetauscht. Zudem waren diese Therapeutika nur in den seltensten Fällen auf der Grundlage wissenschaftlicher Untersuchungen eingesetzt worden, sondern die Indikation basierte auf den persönlichen subjektiven Erfahrungen der jeweiligen Behandler. Einer der größten Fortschritte der letzten Jahre bestand darin, nicht mehr isoliert eine mehr oder minder optimierte Lokaltherapie durchzuführen, sondern derartige Krankheitsbilder im Rahmen interdisziplinärer Konzepte durch eigens dafür etablierte Wundzentren, die in Schwerpunktkrankenhäusern angesiedelt sind, zu behandeln. Mit Hilfe eines speziellen Wunddokumentationssystems gelang es, die Behandlung dieser Problemwunden nach gemeinsamen Standards zu organisieren und diese zusätzlich durch wissenschaftliche Evaluation zu überprüfen, um langfristig auch die Ergebnisse molekularbiologischer Forschung in die Behandlung einfließen zu lassen. Die ersten Daten eines auf einer wissenschaftlichen Basis konzipierten Netzwerkes, dem Wundnetz e.V., fanden internationale Anerkennung [1]. Dadurch wurde auch eine Grundlage geschaffen, neue Therapieformen an einem großen Patientenkollektiv unter standardisierten Bedingungen zu untersuchen und auszuwerten.

2 Das diabetische Fußsyndrom

Das Ziel der Deklaration von St. Vinzent (1989), die Amputationsrate bei Patienten mit diabetischem Fußsyndrom innerhalb von 5 Jahren zu halbieren, konnte bisher leider nicht erreicht werden. Chronische Wunden diabetischer Ursache münden auch heute noch in einem hohen Prozentsatz in einer Major-Amputation, womit eine deutlich verminderte Lebensqualität einhergeht.

Mit dem Einsatz der Vakuumtherapie (VAC) konnte ein großer Fortschritt erzielt werden. Interessant ist dabei, dass die Vakuumtherapie bereits großzügig klinisch eingesetzt wurde, obwohl der zugrundeliegende pathophysiologische Mechanismus bisher nicht geklärt ist. Als mögliches Wirkungsprinzip werden ein debridierender Effekt, der Abtransport von Wundflüssigkeit sowie die Stimulation der Zellproliferation diskutiert [2].

Neue Erkenntnisse konnten ferner auf dem Gebiet der Druckentlastung gewonnen werden. So zeigte eine prospektiv randomisierte Studie, dass durch Anwendung eines nicht abnehmbaren „total contact cast" verbesserte Heilungsraten verglichen mit einem wechselbaren „Entlastungsschuh" erzielt werden können [3]. Wird dieser „Entlastungsschuh" jedoch in eine nicht mehr wechselbare Variante abgeändert, zeigen sich keine Unterschiede mehr in den Abheilungsraten [4]. Dies beweist indirekt eindrücklich die Bedeutung der Patientencompliance auf den Heilungsverlauf.

Die Analyse einer prospektiv erhobenen Datensammlung konnte einen engen zeitlichen Zusammenhang zwischen Beginn einer Nierenersatztherapie und einer Zunahme der Inzidenz von Major-Amputationen bei Patienten mit diabetischem Fußsyndrom nachweisen, wobei sich eine Hämodialyse nachteiliger als eine Peritonealdialyse auf die Amputationsrate auswirkte [5].

3 Das venöse Ulkus

Entscheidend für eine erfolgreiche Therapie eines Ulkus cruris venosum ist nach wie vor eine suffiziente und konsequente Kompressionstherapie. Zusätzlich konnte jedoch in einer prospektiv kontrollierten Kohortenstudie aufgezeigt werden, dass durch ein chirurgisches Debridement mit nachfolgender Kompressionstherapie die Heilung von venösen Ulzera signifikant beschleunigt werden kann [6]. Das Thema Hauttransplantation wurde erneut durch eine Cochrane Meta-Analyse untersucht: Lediglich für Apligraf®, welches jedoch in Europa derzeit nicht mehr erhältlich ist, konnte eine beschleunigte Heilung verglichen mit Kompressionstherapie und feuchter Wundbehandlung nachgewiesen werden. Eine Spalthauttransplantation oder autologe Keratinozytensheets erbrachten keinen signifikanten Benefit. Zu bemerken bleibt aber, dass die einzelnen Studien von teilweise doch mangelhafter methodischer Qualität waren [7].

Jünger et al. konnten in einer Multizenterstudie zeigen, dass durch einen individuell angepassten Kompressionsstrumpf gesteigerte Abheilungsraten verglichen mit Kurzzugbinden zu erzielen sind [8].

4 Revaskularisierung

Die Prognose von chronischen Wunden hängt wesentlich von den lokalen Durchblutungsverhältnissen ab. In der Vergangenheit wurde als Verfahren der Wahl die Bypass-Chirurgie angesehen, wobei damit sowohl aufgrund des Eingriffs selbst als auch aufgrund der zahlreichen Co-Morbiditäten eine nicht geringe perioperative Mortalität verbunden war. Faglia et al. konnten nun in einer prospektiven Studie zeigen, dass die periphere transluminale Angioplastie zur Revaskularisierung ischämischer diabetischer Wunden durchaus als Alternative zum klassischen Bypass-Verfahren in Betracht zu ziehen ist. Diese umfangreiche Untersuchung anhand von 993 Patienten dokumentierte Offenheitsraten von 88 % nach 5 Jahren bei einer mit 1,7 % doch geringen Rate an Major-Amputationen [9].

Eine Singlecenterstudie von Kudo et al. bei Patienten mit kritischer Ischämie konnte einen Extremitätenerhalt in 89 % der Fälle innerhalb von 5 Jahren nach erfolgter perkutaner transluminaler Angioplastie (PTA) nachweisen. Die Offenheitsraten waren dabei von der Lokalisation der Stenose, dem Ausmaß der arteriellen Hypertonie und der Anzahl der Stenosen abhängig [10].

5 Moderne Wundauflagen und Wundverbände

Auch in diesem Kalenderjahr wurden wiederum zahlreiche Fallberichte und Studien, die sich mit der Auswirkung von modernen Wundauflagen und Verbänden auf die Abheilungsraten beschäftigen, publiziert. Prospektiv randomisierte, kontrollierte Studien fanden sich dabei jedoch nur wenige. Eine prospektive kontrollierte Multizenterstudie vermochte an venösen Ulzera signifikant gesteigerte Abheilungsraten nach Therapie mit einem Verband, der aus Dünndarmschleimhaut von Schweinen entwickelt wurde (OASIS), nachzuweisen [11]. Leider werden in dieser Arbeit keine Angaben über den Schweregrad der venösen Insuffizienz gemacht. Bei diabetischen Wunden war der obengenannte Verband in einer weiteren Studie mindestens genau so effektiv wie eine Behandlung mit Regranex®. Statistisch bestand zwischen beiden Gruppen nur knapp kein signifikanter Unterschied (p = 0,055), wobei das Volumen der Studie mit 73 Patienten doch eher gering war [12].

6 Physikalische Wundbehandlung

Die Suche nach adjuvanten Therapieformen, um die Abheilung kutaner Läsionen zu beschleunigen, ist weiter ungebrochen. Einige Beachtung hat dabei in letzter Zeit die Behandlung mit nieder-energetischem Laserlicht erfahren, da In-vitro-Untersuchungen sowohl eine gesteigerte Zellproliferation als auch eine gesteigerte Kollagensynthese nachgewiesen hatten [13–15]. Eine erste prospektiv kontrollierte Studie konnte jedoch keinen Vorteil bei venösen Ulzera nachweisen, wobei als Messparameter die Wundverkleinerung nach 28 und 90 Tagen gewählt wurde [16].

Durch wiederholte Ultraschalltherapie konnte in einer prospektiven, kontrollierten Multizenterstudie eine signifikant beschleunigte Heilungsrate diabetischer Ulzera nachgewiesen werden, wobei dieser Effekt bereits nach 12 Wochen Therapie zu beobachten war [17]. Vermehrte Nebenwirkungen wurden nicht beobachtet.

Literatur

[1] Coerper S, Wicke C, Pfeffer F, Köveker G, Becker HD: Documentation of 7051 Chronic Wounds Using a New Computerized System Within a Network of Wound Care Centers. Arch Surg 139 (2004) 251–258. [EBM III]

[2] Venturi ML, Attinger CE, Mesbahi AN, Hess CL, Graw KS: Mechanisms and clinical applications of the vacuum-assisted closure (VAC) Device: a review. Am J Clin Dermatol 6 (2005) 185–94. [EBM III]

[3] Armstrong DG, Lavery LA, Wu S, Boulton AJ: Evaluation of removable and irremovable cast walkers in the healing of diabetic foot wounds: a randomized controlled trial. Diabetes Care 28 (2005) 551–4. [EBM Ib]

[4] Katz IA, Harlan A, Miranda-Palma B, Prieto-Sanchez L, Armstrong DG, Bowker JH, Mizel MS, Boulton AJ: A randomized trial of two irremovable off-loading devices in the management of plantar neuropathic diabetic foot ulcers. Diabetes Care 28 (2005) 555–9. [EBM Ib]

[5] Game FL, Chipchase SY, Burden RP, Jeffcoate WJ: Close temporal association between established renal failure and the incidence of both foot ulcers and major amputatio in diabetes mellitus. 5. Annual DSFG Meeting, Greece 45 (2005). [EBM IV]

[6] Williams D, Enoch S, Miller D, Harris K, Price P, Harding KG: Effect of sharp debridement using curette on recalcitrant nonhealing venous leg ulcers: a concurrently controlled, prospective cohort study. Wound Repair Regen 13 (2005) 131–7. [EBM Ib]

[7] Jones JE, Nelson EA: Skin grafting for venous leg ulcers. Cochrane Database Syst Rev 2005(1): CD001737. [EBM Ia]

[8] Junger M, Wollina U, Kohnen R, Rabe E: Efficacy and tolerability of an ulcer compression stocking for therapy of chronic venous ulcer compared with a below-knee compression bandage: results from a prospective, randomized, multicentre trial. Curr Med Res Opin 20 (2004) 1613–23. [EBM Ia]

[9] Faglia E, Dalla Paola L, Clerici G, Clerissi J, Graziani L, Fusaro M, Gabrielli L, Losa S, Stella A, Gargiulo M, Mantero M, Caminiti M, Ninkovic S, Curci V, Morabito A: Peripheral angioplasty as the first-choice revascularization procedure in diabetic patients with critical limb ischemia: prospective study of 993 consecutive patients hospitalized and followed between 1999 and 2003. Eur J Vasc Endovasc Surg 29 (2005) 620–7. [EBM IIa]

[10] Kudo T, Chandra FA, Ahn SS: The effectiveness of percutaneous transluminal angioplasty for the treatment of critical limb ischemia: a 10-year experience. J Vasc Surg 41 (2005) 423–35; discussion 435. [EBM III]

[11] Mostow EN, Haraway GD, Dalsing M, Hodde JP, King D: Effectiveness of an extracellular matrix graft (OASIS Wound Matrix) in the treatment of chronic leg ulcers: a randomized clinical trial. J Vasc Surg 41 (2005) 837–43. [EBM Ib]

[12] Niezgoda JA, Van Gils CC, Frykberg RG, Hodde JP: Randomized clinical trial comparing OASIS Wound Matrix to Regranex Gel for diabetic ulcers. Adv Skin Wound Care 18 (2005) 258–66. [EBM Ib]

[13] Posten W, Wrone DA, Dover JS, Arndt KA, Si-
lapunt S, Alam M: Low-level laser therapy for
wound healing: mechanism and efficacy. Dermatol Surg 31 (2005) 334–40. [EBM III]

[14] Vinck E, Coorevits P, Cagnie B, De Muynck M,
Vanderstraeten G, Cambier D: Evidence of
changes in sural nerve conduction mediated by
light emitting diode irradiation. Lasers Med Sci
20 (2005) 35–40. [EBM III]

[15] Vinck EM, Cagnie BJ, Cornelissen MJ, De-
clercq HA, Cambier DC: Green light emitting
diode irradiation enhances fibroblast growth

impaired by high glucose level. Photomed Laser
Surg 23 (2005) 167–71. [EBM III]

[16] Kokol R, Berger C, Haas J, Kopera D: [Venous
leg ulcers: no improvement of wound healing
with 685-nm low level laser therapy. Randomised, placebo-controlled, double-blind
study]. Hautarzt 56 (2005) 570–5. [EBM Ib]

[17] Ennis WJ, Foremann P, Mozen N, Massey J,
Conner-Kerr T, Meneses P: Ultrasound therapy
for recalcitrant diabetic foot ulcers: results of a
randomized, double-blind, controlled, multicenter study. Ostomy Wound Manage 51
(2005) 24–39. [EBM Ib]

XXIV–1 Was gibt es Neues in der genetischen Chirurgie? – Familiäres Pankreaskarzinom

P. Langer und D. K. Bartsch

Im Verlauf des letzten Jahres haben sich bezüglich des hereditären bzw. familiären Pankreaskarzinoms nur wenige neue Erkenntnisse ergeben, auf die in diesem Kapitel fokussiert wird.

1 Epidemiologie

Entgegen früheren Hypothesen, dass sich eine familiäre Häufung bei 5–10 % aller Pankreaskarzinom-Fälle findet, konnten zwei kürzlich publizierte prospektive Studien aus Schweden und Deutschland zeigen, dass eine familiäre Häufung des ductalen Pankreaskarzinoms (PC) sich nur bei 1,9–2,7 % der Pankreaskarzinom-Fälle findet, sofern die strikten Kriterien einer Bestätigung des PC durch Histologie oder zumindest medizinische Berichte zugrunde gelegt werden [1, 2].

In der Literatur herrschte in der Zwischenzeit ein wenig Konfusion bezüglich des Gebrauchs des Terminus „familiäres" oder „hereditäres Pankreaskarzinom", da eine große phänotypische Heterogenität existiert. Die meisten Autoren glauben inzwischen, dass eine überwiegend syndromspezifische Klassifikation der einzige Weg ist, um die unterschiedlichen Formen des hereditären Pankreaskarzinoms voneinander zu trennen. Es hat sich inzwischen weiter bestätigt, dass eine vererbte Prädisposition zum PC in drei unterschiedlichen Szenarien auftritt. Das erste Szenario umfasst hereditäre Tumorprädispositionssyndrome, welche primär durch einen anderen klinischen Phänotyp als das PC charakterisiert sind, jedoch mit einem erhöhten Risiko für die Entstehung eines PC

assoziiert sind. Hierzu zählen das Peutz-Jeghers-Syndrom, das familiäre atypische Multiple-Mole-Melanom (FAMMM) oder Melanom-Pankreaskarzinom-Syndrom (MPCS), das hereditäre nicht-polypöse, kolorektale Karzinom (HNPCC), der familiäre Brust- und Eierstockkrebs (HBOC) und die familiäre adenomatöse Polyposis coli (FAP) und möglicherweise das PC-Basalzellkarzinom-Syndrom [Übersicht in 3, 4].

Für alle diese Tumor-Prädispositionssyndrome konnten die ursächlichen Gendefekte inzwischen identifiziert werden. Allerdings machen diese Tumor-Prädispositionssyndrome nur einen kleinen Teil der hereditären Pankreaskarzinome (ca. 10 %) aus und abgesehen vom Peutz-Jeghers-Syndrom (36 %) und vom MPCS (17 %) liegt das kumulative Lebenszeit-Risiko, ein PC zu entwickeln, um oder unter 5 %.

Das zweite klinische Szenario umfasst die hereditäre Pankreatitis (HP) und die cystische Fibrose, bei welchen genetisch determinierte frühzeitige Veränderungen der Bauchspeicheldrüse zur Entwicklung eines PC prädisponieren können. Die autosomal-dominant vererbte HP wird durch Mutationen des kationischen Trypsinogen-(PRSS-)1-Gens hervorgerufen. In einigen anderen HP-Familien konnten Keimbahnmutationen im Serinprotease-Inhibitor, Kazal Typ 1-Gen (SPINK1) nachgewiesen werden, wobei SPINK 1 aber möglicherweise nur als Modifier-Gen agiert [5]. Patienten mit HP haben ein kumulatives Lebenszeitrisiko von 40 % für die Entstehung eines PC, wobei dieses Risiko in Fällen mit einer väterlichen Vererbung und bei Zigarettenrauchern weiter erhöht sein soll [6].

Die zystische Fibrose ist eine der häufigsten lebensverkürzenden vererbten Erkrankungen. Mutationen im Cystic Fibrosis Transmembran-Regulator (CFTR)-Gen zerstören die Lokalisation und Funktion des CAMP-vermittelten Chloridkanals. Die Hauptpathologie der zystischen Fibrose resultiert aus der Obstruktion der Gänge in zahlreichen Organen, einschließlich des Pankreas, durch mucinöse Sekrete. Es existieren einige wenige Berichte, die ein erhöhtes Risiko für die Entwicklung eines PC bei Patienten mit zystischer Fibrose aufzeigen [7, 8]. Da aber die Gesamthäufigkeit von berichteten PC's in Familien mit zystischer Fibrose sehr gering ist, ist es derzeit schwierig abzuschätzen, welchen Anteil CFTR-Mutationen am hereditären PC-Risiko wirklich ausmachen.

Im Gegensatz zu den zwei zuvor angeführten klinischen Szenarien wird der Terminus familiäres Pankreaskarzinom (FPC) von den meisten Experten auf Familien mit zwei oder mehr erstgradigen Verwandten mit PC, die nicht die Kriterien eines anderen vererbten Tumorsyndroms erfüllen, angewandt. Dies ist inzwischen eine von einer Konsensuskonferenz anerkannte Definition des FPC (9). FPC-Familien machen den Großteil der Fälle (ca. 60–70 %) mit hereditärem PC aus. In den meisten FPC-Familien liegt der Erkrankung ein autosomal-dominanter Erbgang zugrunde. Das Risiko, an einem PC zu erkranken, erhöht sich in FPC-Familien mit der Anzahl der betroffenen Individuen. In einer kürzlich publizierten prospektiven Studie der „National Familial Pancreatic Tumor Registry" (NFPTR) der USA zeigt sich ein 6,4faches Risiko in Familien mit zwei betroffenen Individuen, ein 32fach erhöhtes Risiko für die Entwicklung eines PC's in Familien mit drei oder mehr erstgradig verwandten Betroffenen [10]. Zudem konnte eine kürzliche Studie an 106 europäischen FPC-Familien erstmals den Nachweis führen, dass bei FPC-Familien häufig das Phänomen der Antizipation vorliegt, da Patienten der jüngeren Generation etwa zehn Jahre früher erkrankten als ihre betroffenen Eltern

[11]. Diese Daten werden durch eine kürzliche Studie an 826 PC-Patienten aus den USA unterstützt [12]. Hierbei zeigte sich ebenfalls, dass Patienten mit einem FPC früher erkranken als Patienten mit nicht familiärer Erkrankung. So lag das Erkrankungsalter bei 36,7 % der FPC-Fälle unter 50 Jahren gegenüber nur 18,3 % bei den sporadischen PC-Fällen (p = 0,01). Zudem deutete auch diese Studie daraufhin, dass Rauchen eine bedeutende Rolle beim Risiko bzw. der Promotion des PC bei Patienten mit FPC spielt.

2 Molekulargenetische Untersuchungen beim PC

Im Gegensatz zu Studien bei anderen hereditären Tumorsyndromen wie z.B. HNPCC oder FAP, ist die Suche nach dem „Hauptgen" für das FPC bisher leider erfolglos geblieben. Ein Hauptgrund dafür ist, dass das FPC eine genetisch heterogene Gruppe umfasst. Zudem sind Familien mit vielen betroffenen Familienmitgliedern über mehrere Generationen, die für die Identifikation von chromosalen Loci, welche mit der Erkrankung gekoppelt sind, erforderlich sind, leider sehr selten.

Nach wie vor ist der am häufigsten identifizierte Gendefekt beim FPC eine Keimbahnmutation im BRCA2-Gen, der bei 17–29 % der FPC-Familien identifiziert wird [10, 13]. Zudem hat eine kürzliche Studie gezeigt, dass die BRCA2-K3326X-Alteration signifikant häufiger bei Individuen mit einem FPC (5,6 %) als bei Kontrollen (1,2 %) auftritt (p < 0,01) und daher zum PC-Risiko beitragen soll [14].

Da ein kürzlicher Bericht eine Koppelung von Chromosom 4q32-34 und einer einzelnen Familie mit „early onset" PC und endokriner Pankreasinsuffizienz zeigte, wurde dieser mögliche Locus bei 77 europäischen FPC-Familien mit insgesamt 231 betroffenen Individuen im Rahmen einer Haplotyp-Analyse untersucht.

Bei dieser Untersuchung fand sich keine potenzielle Koppelung der 77 europäischen FPC-Familien mit dem Locus 4q32-34, so dass es sich hierbei wahrscheinlich nicht um einen Hauptgenlocus für das FPC handelt [eigene umpublizierte Daten].

Keine oder wenige, nicht eindeutig klassifizierbare Keimbahnveränderungen wurden in den Kandidaten-Genen STK11/LKB1, RNASEL und CHEK2 identifiziert [15–17]. Eine Untersuchung des RNASEL-Gens, welches für die sog. Ribonuklease L kodiert, bei 36 FPC und 75 sporadischen PC-Patienten sowie bei 108 Kontrollen ergab den Nachweis der Glu265X-Mutation bei einem familiären und einem sporadischen PC-Fall, jedoch bei keinem der Kontrollfälle. Zudem konnte gezeigt werden, dass homozygote Mutationsträger der Arg462Gln-Variante ein 3,5fach erhöhtes Risiko haben, ein PC zu entwickeln, und dass diese Variante bei FPC-Patienten mit einem höheren Tumorstadium und einer früheren Fernmetastasierung assoziiert ist als bei Patienten mit dem Wildtyp-Genotyp. Die Autoren schlussfolgerten aus den Daten, dass diese Varianten des RNASEL-Gens möglicherweise als sog. Modifier-Gen zum sporadischen wie auch familiären Pankreaskarzinom beitragen [16].

Auch bleibt die Bedeutung einer NOD2-3020insC Keimbahnmutation relativ unklar, da sie bei zwei von 31 FPC-Patienten (7 %) und bei 3 % der Kontrollen nachgewiesen werden konnte [18]. Eine kürzliche Studie postulierte eine Beziehung zwischen einer familiären Krebshäufung, einschließlich einiger weniger Fälle mit PC, und dem Polymorphismus TRP149X des ARLTS1-Gens [19]. Allerdings konnten wir bisher keine relevanten ARLTS1-Alterationen bei 20 FPC-Indexpatienten nachweisen, so dass eine bedeutende Rolle dieses Gens für die Entstehung des FPC wenig wahrscheinlich ist [eigene, nicht publizierte Daten].

3 Prävention und Früherkennung des familiären Pankreaskarzinoms

Im Rahmen der Beratung einer Risikoperson sollte nicht nur eine individuelle Abschätzung des PC-Risikos erfolgen, sondern auch auf Möglichkeiten einer Risiko-Reduktion eingegangen werden. Hierbei spielt das Zigarettenrauchen eine entscheidende Rolle, da durch ein Rauchverzicht das Risiko für ein PC bei Angehörigen von FPC-Familien wahrscheinlich um den Faktor 2–3 gesenkt werden kann [20]. Chemopräventive Maßnahmen zur Reduzierung des PC-Risikos stehen bisher nicht zur Verfügung.

Inzwischen konnte durch einzelne kleine Beobachtungsstudien gezeigt werden, dass Hochrisikopersonen für ein PC von einem Früherkennungsprogramm profitieren können [21–24]. Entsprechend einer Konsensus-Konferenz sollten derartige Screening-Programme in Expertenzentren im Rahmen multidisziplinär geprüfter Protokolle prospektiv erfolgen [9]. Als Hochrisikopersonen werden alle Personen angesehen, die ein > 10faches Risiko für die Entstehung eines PC haben [9]. Dazu zählen Personen mit mindestens zwei erstgradig Verwandten mit PC, Personen mit Peutz-Jeghers-Syndrom, Personen mit hereditärer Pankreatitis, p16-Mutationsträger aus einer MPCS-Familie und BRCR2- oder HNPCC-Mutationsträger mit mindestens 1 PC-Fall bei einem erst- oder zweitgradig Verwandten.

Die meisten Experten bevorzugen ein Endosonographie (EUS)-basiertes Screening [22, 23, 24]. Canto et al. von der „National Familial Pancreatic Tumor Registry" der USA untersuchten 38 Hochrisikopersonen aus 17 FPC-Familien mittels EUS als Eingangsuntersuchung [22]. 6 von 38 Patienten (15 %) zeigten bei der initialen EUS tumorverdächtige Befunde, welche bei allen sechs Patienten durch die ERCP bestätigt wurden. Bei diesen sechs Patienten mit dem Verdacht auf ein PC wurde eine partielle Pankreasresektion vorgenommen, wobei sich in der pathologischen Aufarbeitung der Präparate ein ductales Adenokarzinom, eine benigne, intraductale papilläre mucinöse Neoplasie (IPMT) und vier benigne Läsionen ergaben. In allen sechs Pankreasresektaten wurden PanIN-1 und -2-Läsionen festgestellt. Somit betrug der diagnostische Ertrag für die Aufdeckung klinisch bedeutsamer Pankreasneoplasien 5,3 % (2 von 38). Die Autoren schlussfolgerten aus ihren Daten, dass ein EUS-basiertes Screening von asymptomatischen Hochrisikopersonen prävalente resektable Pankreasneoplasien aufdecken kann, aber falsch positive Befunde nicht selten sind. Diese Daten werden inzwischen auch durch die Ergebnisse der Nationalen Fallsammlung für familiäre Pankreaskarzinome der Deutschen Krebshilfe (FaPaCa) bestätigt [23]. Im Rahmen des entsprechend Abbildung 1 durchgeführten prospektiv, kontrollierten Früherkennungsprogramms wurden inzwischen bei 39 Hochrisiko-Personen insgesamt 74 Untersuchungen mittels EUS, MRT und MRCP durchgeführt. Bei 13 (33 %) Hochrisikopersonen fanden sich in der EUS und bei acht Patienten (21 %) in der MRT Läsionen im Pankreas, wobei vier hoch-

gradig suspekt auf einen Tumor erschienen. Bei diesen vier Personen erfolgte eine operative Exploration des Pankreas mit partieller Resektion, bei der es auf Grund eines fehlenden Nachweises eines Karzinoms in der Schnellschnitt-Histologie blieb. Die endgültige histologische Aufarbeitung der Präparate ergab einmal den Befund eines Pankreas-Lipoms, zweimal eine fokale Pankreasfibrose mit PanIN-1b-Läsion und einmal eine ductale Gangzyste mit PanIN-1b-Läsion. Die pathologische Bedeutung dieser PanIN-Läsion als Vorläufer-Stufe zum PC ist bisher nicht eindeutig geklärt. Bei diesen Daten ist festzustellen, dass die Anzahl der identifizierten Pankreasläsionen in vorgenannten Studien nur die Prävalenz solcher Läsionen in kleinen, hochselektionierten Patientengruppen reflektieren, die über eine begrenzte Zeitperiode beobachtet wurden, so dass bisher keine definitiven Schlüsse gezogen werden können. Daher sind multizentrische, kontrollierte prospektive Studien mit Langzeitevaluation erforderlich, um die Prävalenz von Pankreasneoplasien bei Hochrisikopersonen, sowie auch den diagnostischen Nutzen eines klinischen Früherkennungsprogramms beim PC zu bestimmen.

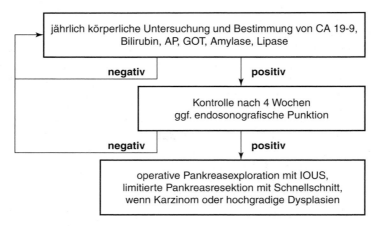

Abb. 1: Algorithmus des Früherkennungsprogramms für Pankreaskarzinome der Nationalen Fallsammlung für Familiäre Pankreaskarzinome der Deutschen Krebshilfe (FaPaCa)

4 Chirurgie beim hereditären PC

Basierend auf den bisher vorliegenden Daten ist eine Probelaparotomie indiziert, wenn bei einer Hochrisikoperson in der bildgebenden Diagnostik eine tumorverdächtige Läsion im Pankreas identifiziert wurde, die resektabel erscheint [9]. Die meisten Autoren empfehlen eine totale Pankreatektomie bei intraoperativem Nachweis eines PC, da die Patienten häufig multifokale Dysplasien und Karzinome im Pankreas aufweisen [21, 23, 24]. Lediglich von der „National Familial Pancreatic Tumor Registry" der USA wird eine limitierte Pankreasresektion (Whipple-Operation oder Pankreaslinksresektion) je nach Lokalisation des PC mit engmaschiger Nachbeobachtung favorisiert, um die exokrine und endokrine Pankreasfunktion so lange wie möglich zu erhalten [22].

Im klinischen Alltag steht allerdings meist präoperativ eine definitive PC-Diagnose nicht fest, sondern es ist im Rahmen der Früherkennung lediglich eine suspekte Läsion im Pankreas festgestellt worden. In diesem recht häufigen Fall plädieren die meisten Autoren inzwischen dafür, zunächst eine partielle Pankreasresektion (PPPD) oder Pankreaslinksresektion je nach Lokalisation der suspekten Läsion vorzunehmen, die nur dann zur totalen Pankreatektomie im Sinne einer prophylaktischen Erweiterung der Operation ausgeweitet wird, wenn sich im intraoperativen Schnellschnitt hochgradige PanIN-Läsionen (PanIN 2b oder 3) bzw. ein Karzinom nachweisen lassen [23, 24]. Die Rationale hierfür ist, dass im Falle eines falsch positiven Befundes, welcher nach den wenigen vorliegenden Früherkennungsdaten durchaus vorkommt, die Morbidität der totalen Pankreatektomie, insbesondere der Briddle-Diabetes, vermieden wird.

Sollte eine totale Pankreatektomie bei FPC-Patienten mit multifokalen, hochgradigen PanIN-Läsionen durchgeführt worden sein, kann eine anschließende Pankreastransplantation Teil des Therapiekonzepts sein. So berichteten Charpentier et al. [25] über einen 42-jährigen Mann aus einer FPC-Familie, bei dem auf Grund von multifokalen PanIN-2b und -3-Läsionen eine totale Pankreatektomie erfolgte und ein Jahr nach der totalen Pankreatektomie eine Pankreastransplantation vorgenommen wurde. Der Patient war 15 Monate nach der Transplantation insulinfrei und zeigte keinen Hinweis auf ein PC bzw. Metastasen in der bildgebenden Diagnostik.

Theoretisch ist nach totaler Pankreatektomie wegen höhergradiger PanIN-Läsion bei Hochrisikopersonen von FPC-Familien auch eine Autotransplantation von Inselzellen denkbar. Dieses erstmals 1977 von Sutherland et al. [26] beschriebene Verfahren ist inzwischen ein etabliertes Verfahren für die fortgeschrittene, ausgebrannte chronische Pankreatitis. Voraussetzung hierfür ist allerdings eine schnelle und eindeutige histologische Beurteilung des resezierten Pankreas, in dem lediglich PanIN-Läsionen und kein PC nachgewiesen werden dürfen. Die Autotransplantation kann entweder über eine externalisierte Netzvene intraportal oder interventionell direkt über die Pfortader erfolgen [27]. Daten über diese theoretisch denkbare Therapieoption liegen für Hochrisikopatienten des FPC allerdings bisher nicht vor.

Abschließend bleibt festzuhalten, dass nach wie vor keine Daten vorliegen, die eine prophylaktische Pankreatektomie bei asymptomatischen Hochrisikopersonen für ein hereditäres PC, einschließlich Trägern prädisponierender Mutationen, in der bildgebenden Diagnostik mit einem unauffälligen Pankreas rechtfertigen würden.

Literatur

[1] Hemminki K, Li X: Familial and second primary pancreatic cancers: a nationwide epidemiologic study from Sweden. Int J Cancer 103 (2003) 525–530. [EBM IIb]

[2] Bartsch DK, Fendrich V, Slater EP et al.: RNASEL germline variants are associated with pan-

creatic cancer. Int J Cancer 117 (2005) 718–722. [EMB IIa]

[3] Habbe N, Bartsch DK: Familial Cancer Syndromes. Endocrinol & Metabolism Clin N Am, in press. [EBM IIa]

[4] Sina-Frey M, Bartsch DK, Grundey, T, Grützmann R, Rieder H: Pancreatic cancer inversus Basacell Carcinoma. Lancet 361 (2003) 180. [EBM III]

[5] Witt H, Luck W, Hennies HC et al.: Mutations in the gene and coding Serinprotease inhibitor, Kazal Type I, associated with chronic pancreatides Nat Genet 25 (2000) 213–216. [EBM IIa]

[6] Lowenfels AB, Maisonneuve P: Risk factors for pancreatic cancer. J Cell Biochem 95 (2005) 649–656. [EBM III].

[7] Tedesko FJ, Braun R, Schumann BM: Pancreatic Carcinoma and a Patient with cystic Fibrosis. Gastrointest Endoscopy. 32 (1986) 25–26. [EBM III]

[8] Zongales GK, Faber G, Dalldorf FE et al.: Association of pancreatic adeno carcinoma, mild lung deseas and delta F 508 mutation in a cystic fibrosis patient. Clin Chem 40 (1994) 1972–1974. [EBM III]

[9] Brand R, Rubinstein C, Lerch MM et al.: Consensus guidelines for councelling patients at risk for developing pancreatic cancer. Pancreatology, im Druck. [EBM IV]

[10] Klein AP, Brune KA, Petersen GM et al.: Prospective risk of pancreatic cancer in familial pankreatic cancer kindreds. Cancer Res 64 (2004) 2634-2638. [EBM II]

[11] Mc Faul CD, Greenhalf W, Earl J at al.: Anticipation in familial panreatic cancer. GUT, (Published online). [EBM IIb]

[12] James TA, Sheldon DG, Rajput, A et al.: Risk factors associated with earlier age of onset in familial pancreatic carcinoma. Cancer 101 (2004) 2722–2726. [EBM III]

[13] Hahn SA, Greenhalf W, Ellis I et al.: BRCA2-germline mutations of familial pancreatic carcinoma. J Natl Cancer Inst 95 (2003) 214–221. [EBM IIb]

[14] Martin ST, Matsubayashi H, Rogers CD et al.: Increased prevalence of the BRCA2 polymorphic stop codon K3326X among individuals with familial pancreatic cancer. Oncogene 24 (2005) 3652–3656. [EBM IIb]

[15] Grützmann R, Mc Faul C, Bartsch DK et al.: No evidence for germline mutations of the LKB 1/STK11-Gen in familial pancreatic carcinoma. Cancer Lett 214 (2004) 63–68. [EBM IIb]

[16] Bartsch DK, Fendrich V, Slater EP et al.: RNA-SEL germline variants are associated with pancreatic cancer. Int J Cancer 2005 117 (2005) 718–722. [EBM IIa]

[17] Bartsch DK, Krjusewski K, Fendrich V et al.: Low frequence of CHEK2-mutations in familial pancreatic cancer. Fam Cancer; in press.

[18] Nej K, Bartsch DK, Sina-Frey M et al.: The NOD3020insC mutation and the risk of familial pancreatic cancer. Hered Cancer Clin Pract 2 (2004) 1409–1500. [EBM IIb]

[19] Calin GA, Trapasso F, Shimitsu, M et al.: Familial cancer associated with a polymorphism in ARLTS1. N Engl J Med 352 (2005) 1667–1676. [EBM IIb]

[20] Rulyak SJ, Loewenfels AB, Maisonneuve P et al.: Risk factors for the development of pancreatic cancer in familial pancreatic cancer kindreds. Gastroenterology 124 (2003) 1292–1299. [EBM IIb]

[21] Brentnall, TA, Bronner MP, Byrd DR et al.: Early diagnosis in treatment of pancreatic dysplasia in patients with familial history of pancreatic cancer. Ann Intern Med 131 (1999) 247–252. [EBM IIb]

[22] Canto MI, Goggins M, Yeo CJ et al.: Screening for pancreatic neoplasia in highrisk individual: an EUS-based approach. Clin Gastroenterol Hepatol 2 (2004) 608–621. [EBM IIb]

[23] Langer P, Rothmund M, Bartsch DK: Prophylactic surgery of the pancreas. Chirurg 77 (2006) 25–32. [EBM III]

[24] Brentnall TA: Management strategies for patients with hereditary pancreatic cancer. Curr Treat Options Oncol 6 (2005) 437–445. [EBM III]

[25] Charpentier, KP, Brander TA, Bronner MP et al.: A new indication for pancreas transplantation: High grade pancreatic dyplasia. Clin Transplant 18 (2004) 104–107. [EBM III]

[26] Sutherland DE, Matas AJ, Najarian JS: Pancreas and islet transplantation. World J Surg 2 (1977) 185–187. [EBM III]

[27] Nath, DS, Kellog TA, Sutherland DR: Total pancreatactomy with intraportal auto-islet-transplantation using a temporarely exteriorized omental vein. J Am Coll Surg 199 (2004) 995. [EBM III]

XXIV–3 Was gibt es Neues in der genetischen Chirurgie? – Regenerative Medizin

H.G. Machens

1 Aktueller Stand

Die Diskussion um embryonale Stammzellen in Deutschland sowie um die Technologie des therapeutischen Klonens hat 2005 an Kontroversität und Schärfe zugenommen, seit bekannt wurde, dass von Hwang et al. publizierte Daten falsch sind. Die Arbeitsgruppe um Hwang et al. hatte behauptet, Zellkerne von Oozyten gesunder Spenderinnen effizient durch Fibroblastenzellkerne aus Hautbiopsaten von Patienten mit angeborenen Immundefiziten, posttraumatischen Rückenmarksschäden oder juvenilem Diabetes ersetzen zu können. Die neu geschaffenen Zellen seien erfolgreich blastozytär weiterentwickelt und daraus verschiedene Stammzelllinien mit den neu erworbenen pathologisch-genetischen Mustern generiert worden [1]. Experimente anderer Arbeitsgruppen haben gezeigt, dass Stammzelllinien, die vor dem 01. Januar 2002 angelegt wurden und der Forschung in Deutschland nach wie vor zur Verfügung stehen, für den klinischen Einsatz nicht verwendbar sind. Sie enthalten Komponenten tierischer Proteine, die beim Menschen sehr wahrscheinlich zu einer verstärkten immunologischen Antwort auf diese Zellen führen würden. Es wird daher inzwischen von wissenschaftlicher wie politischer Seite öffentlich gefordert, neue embryonale Stammzelllinien unter exakt definierten Bedingungen ohne tierische Proteine anzulegen und verfügbar zu machen. Um eine Vielzahl verschiedener Gewebetypen erzeugen und darüber hinaus Stammzelllinien mit unterschiedlichem Potenzial nutzen zu können, wird außerdem gefordert, größere Serien von menschlichen embryonalen Stamm-

zelllinien sicher aufzubewahren. Auf diese Weise sollen die Voraussetzungen für den therapeutischen Einsatz solcher Zelllinien unter kontrollierten Bedingungen geschaffen werden, wie es bereits innerhalb der EU (Großbritannien, Schweden, Dänemark) vorgemacht wird. Nach wie vor bestehen aber Bedenken, dass ein verbreiterter Einsatz dieser neuen Technologien einer über das therapeutische Klonen hinausgehenden Anwendung mit dem Ziel einer Reproduktion humaner Organsysteme Tür und Tor öffnet. Gleichzeitig wird zu Recht darauf verwiesen, dass postnatal gewebespezifisch (z.B. aus Nabelschnur, Plazenta und Eihaut) gewonnene Stammzellen zwar nicht die biologisch-regenerativen Fähigkeiten embryonaler Stammzellen haben, aber dennoch ein hohes Maß an Multi- oder vielleicht auch nur Unipotenz aufweisen, die zu nutzen eine ethisch unbedenkliche und gleichzeitig technologisch ebenso anspruchs- wie verdienstvolle Aufgabe darstellt [2].

Als weiterer Diskussionsschwerpunkt innerhalb der Regenerativen Medizin kristallisiert sich die therapeutische Angiogeneseinduktion heraus, was sowohl für die klinische Anwendung als auch für ex vivo konstruierte Tissue Engineering Produkte gilt [3]. Neben Zell-basierten Technologien richtet sich das Interesse industrieller Partner dabei vor allem auf die Herstellung von GLP-Produkten, welche primär ohne zelluläre Biokomponenten auskommen und nur mehr als proteinbasierte ‚intelligente‘ Matrix zur gesteuerten Freisetzung angiogenetischer Signalproteine in vivo funktionieren. Solche Medizinprodukte erreichen eine signifikante Marktbreite, die einer autologen Zell-basierten Individualrezeptur versagt bleibt, und wecken damit die Bereitschaft industrieller Partner zur finanziellen Unterstützung.

Mit Hilfe des Bundes und der Länder hat die Schwerpunktforschung in der Regenerativen Medizin weiter an Struktur gewonnen. Im Mai 2005 genehmigte die DFG der TU Dresden den bundesweit ersten Sonderforschungsbereich zur Stammzellforschung, ein Forschungszentrum „Regenerative Therapien" wird dort ebenfalls durch die DFG ab September 2005 für den Zeitraum von zwölf Jahren mit insgesamt 60 Millionen Euro gefördert werden. Der Nationale Arbeitskreis „Regenerative Medizin" hat Empfehlungen für einen Maßnahmenkatalog zur Forschungsförderung der Regenerativen Medizin ausgearbeitet (s. www.regmednet.uni-leipzig.de), die bereits an vielen Standorten umgesetzt werden.

Insgesamt hat sich die Regenerative Medizin innerhalb der letzten fünf Jahre national wie international zu einem der wachstumsstärksten Forschungssegmente innerhalb der Medizin entwickelt, abzulesen an der Höhe verteilter Fördermittel und an den publizierten IF-Werten. Deutlich langsamer gestaltet sich der Umsetzungsprozess experimenteller Erkenntnisse aus einigen Bereichen der Regenerativen Medizin für die Klinik. Besonders für zelltherapeutische Produkte bestehen derzeit noch erhebliche Markteintrittsbarrieren.

2 Neue Therapiekonzepte

2.1 Kardiovaskuläres System

2.1.1 Herzmuskel

Ischämische und nicht-ischämische Kardiomyopathien sind im Focus einiger klinischer Phase-II-Studien, die als primäres Zielkriterium eine Verbesserung der linksventrikulären Auswurffraktion nennen. Dabei fällt eine zentrenabhängige Diversifizierung zelltherapeutischer Ansätze nach Patienten, verwendeter Zellart und Applikationsform auf, die eine Metaanalyse dieser Studien erschwert. Dimmeler et al. geben zu bedenken, dass sowohl im akut infarzierten als auch im narbig umgebauten Herzmuskelgewebe endo- und extravasal applizierte Zellen eigentlich nur bei gleichzeitiger nutritiver Perfusion im Zielgebiet kardiomyozytär transdifferenzieren können, was die Bedeutung einer therapeutischen Angiogenese vor Ort unterstreicht [4]. Die gleiche Arbeitsgruppe konnte in einer Phase-II-Studie mit 1-Jahres-follow-up zeigen, dass sowohl Progenitorzellen aus dem Knochenmark (CD 34, 45 und 133 [+]) als auch Progenitorzellen aus dem peripheren Blut mit vorwiegend endothelialen Oberflächeneigenschaften (KDR, CD 31 und 105 [+]) die systolische Auswurffraktion bei Patienten mit Stentimplantation nach akutem Myokardinfarkt signifikant gegenüber Patienten ohne Zelltherapie verbessern, ohne eine reaktive Myokardhypertrophie zu induzieren [5]. Für den Differenzierungsprozess endothelialer Progenitorzellen in Kardiomyozyten spielt E-Cadherin nach neuesten Erkenntnissen von Koyanagi et al. eine wesentliche Rolle [6]. In anderen therapeutischen Ansätzen wird durch Stimulation mit EPO, SDF-1 oder G-CSF das ‚homing' von kardiomyozytären oder endothelialen Vorläuferzellen im geschädigten Herzmuskelgewebe gefördert. Ma et al. konnten zeigen, dass akut infarziertes Myokardgewebe der immunsupprimierten NOD/scid Maus SDF-1 signifikant exprimiert, humane CD 45 (+) Nabelschnurblutzellen dort selektiv einwandern und an einem vaskulären Remodeling aktiv beteiligt sind [7].

2.1.2 Herzklappen

Eine Kopie der normalen menschlichen Herzklappe aus autologem Material mit unbegrenzter Haltbarkeit und Wachstumspotenzial nach Implantation im Kindesalter bleibt eine Vision [8]. Als Hauptprobleme gelten weiterhin fixierungsbedingte Veränderungen (meist Glutaraldehyd) der allo- oder xenogenen Matrix [9], persistente Xenoantigene (z.B. porcines alpha-Gal Epitop) [10] und technische Probleme mit der Rebesiedlung azellularisierter Klappengerüste durch Endothelzellen, Fibroblasten oder glatte Gefäßmuskelzellen [11]. Synthetisch hergestellte Polymergerüste kommen ebenfalls nicht ohne eine Zellularisierung aus, da sie ansonsten in vivo komplett resorbiert werden [9]. Eine klinische Anwendung dezellularisierter Allografts (Synergraft™) als Pulmonalisklappenersatz findet trotz anfänglicher Misserfolge bei Kindern [12] derzeit wieder mehr Beachtung [13]. Offensichtlich spielt die Zellularisierung für die biologische Funktion der Klappenmatrix eine entscheidende Rolle, so dass inzwischen auch Stammzellbesiedlungen von Allografts favorisiert werden [14].

2.1.3 Herzschrittmacher

Tierexperimentelle Studien legen nahe, dass Zell- und Gentherapie in der Zukunft eine Rolle als biologisch dauerhafte Ersatzverfahren für die in ihrer Lebensdauer beschränkten Herzschrittmachergeräte spielen können [15, 16]. Dazu gehört neben humanen embryonalen Stammzellen inzwischen auch der Einsatz von genetisch modifizierten adulten Kardiomyozyten, welche beta2-adrenerge Rezeptoren oder atypische Membranionenkanäle auf ihrer Oberfläche exprimieren. Allerdings befindet sich dieses Konzept wegen der Komplexität des autochthonen Herzschrittmachersystems derzeit noch im präklinischen Stadium.

2.1.4 Gefäßersatz

Die Gefäßchirurgie sucht weiter nach biologisch kompatiblen und dauerhaft haltbaren Implantaten zum Ersatz großkalibriger Gefäße (Aorta, A. carotis, kardiale und periphere Bypasschirurgie). Während bei Gefäßen mit einem Innendurchmesser von > 5 mm vor allem das Herstellen einer druckstabilen Wandung zielführend ist, spielt bei Gefäßen mit kleinerem Durchmesser die Reduzierung der Thrombogenität eine wesentliche Rolle. Komplett de-

gradierbare Materialien (Polyepsilonaminocapronsäure [PCL], Polyglycolsäure [PGA], Polylactid [PLA]) stehen als kleinkalibriger Gefäßersatz (2–4 mm) wegen ihrer hohen Thrombogenität nicht zur Verfügung, da sie ebenso wie freiliegende, dezellularisierte Kollagenmatrices ein hohes thrombogenes Risiko besitzen [17]. Da es beim Menschen nicht zu einer spontanen Reendothelialisierung von dezellularisierten Gefäßmatrices kommt und solche Matrices inzwischen mittels chemischer Prozesse strukturerhaltend dezellularisiert werden können, liegt ein Schwerpunkt aktueller Arbeiten auf der ex vivo Rezellularisierung von allogenen und xenogenen Gefäßwandmatrices oder von azellularisierter Dünndarmsubmukosa („small intestinal submucosa") [9, 18]. Mit der Wachstumsproblematik von großkalibrigem Gefäßersatz im Kindesalter hat sich seit einigen Jahren eine japanische Arbeitsgruppe beschäftigt und kürzlich ihre bisherigen Ergebnisse publiziert. Dabei wurde durch Hydrolysierung ein Copolymer (l -lactid und -caprolacton [50 : 50]) porosiert (20–100 µm Porengröße), mit nichttypisierten autologen Knochenmarkzellen besiedelt und durch einen PLA-Mantel stabilisiert. 41 von 42 Grafts funktionierten nach einem Beobachtungszeitraum von 16,7 Monaten (Median) komplikationsfrei [19].

2.1.5 Stents

Durch eine deutliche Zunahme interventionell-kardiologischer Eingriffe hat die Zahl diagnostizierter In-Stent-Restenosen weltweit die Marke von 250 000 überschritten [20]. Allerdings besteht Hoffnung, dass die Inzidenz in den nächsten Jahren weniger steil ansteigt. Ein Vergleich herkömmlicher Stents mit Paclitaxel-beladenen Stents zeigt, dass letztere auch kalzifizierte koronare Primärläsionen signifikant länger erfolgreich offen halten können [21]. Welches der seit ca. zwei Jahren im Markt befindlichen Medikamente sich durchsetzen wird, kann derzeit nicht gesagt werden. Fest steht, dass die verschiedenen Generika bei unterschiedlichen Krankheitsbildern ihre Wirksamkeit ungleich entfalten. So konnte gezeigt werden, dass Sirolimus-freisetzende Stents bei Nicht-Diabetikern die Koronarperfusion länger verbessern als Paclitaxel-Stents. Bei Diabetikern hingegen waren keine signifikanten Unterschiede zwischen den beiden Substanzen zu finden [22]. Hier gilt es abzuwarten, welche klinischen Ergebnisse die Langzeitstudien verschiedener neuerer Produkte mit Laufzeiten von 18–24 Monaten ergeben. Erste Ergebnisse dazu sind für Mitte nächsten Jahres zu erwarten.

2.1.6 Therapeutische Angiogenese

Innerhalb der Regenerativen Medizin setzt sich zunehmend die Überzeugung durch, dass wir derzeit einen Paradigmenwechsel vom Tissue Engineering hin zur Tissue Regeneration erleben [23]. Den menschlichen Körper als Bioreaktor zu nutzen, ihm zu helfen, ohne ihn zu schädigen, bleibt weiterhin eine Herausforderung an die moderne Medizin. In diesem Zusammenhang spielt die therapeutische Angiogeneseinduktion eine herausragende Rolle, da jedes Zell-Matrix-Produkt in vivo über eine adäquate Vaskularisierung verfügen muss, um den erforderlichen Stoffwechselvorgängen und biologischen Interaktionen gerecht zu werden. In der klinischen Medizin (Patienten mit pAVK, chronisch ischämischer Myokardinsuffizienz und Diabetes) ebenso wie in der experimentellen Medizin (Tissue Engineering) zeichnet sich eine zunehmende Favorisierung Zell-basierter Technologien ab, die alle das Ziel verfolgen, körpereigene Blutgefäße zur Neubildung anzuregen (echte „Angiogenese"), endotheliale Vorläuferzellen oder geeignete Stammzellen aus dem Knochenmark und peripheren Blut zur Blutgefäßbildung anzuregen („Vaskulogenese") oder weitere Zellen (glatte Gefäßmuskelzellen, Perizyten) für die Wandstabilisierung bereits geformter Blutgefäße zu nutzen („Arteriogenese") (Abb. 1). Gentherapeutische Ansätze mit direkter Vektorapplikation in das Zielgewebe haben zwar tierexperimentell, aber bisher nicht klinisch zu überzeugenden reproduzierbaren Ergebnissen geführt und sind nach wie vor weit vom routinemäßi-

gen Einsatz am Patienten entfernt. Dies liegt vor allem an der fehlenden pharmakologisch-dynamischen Berechenbarkeit solcher System in vivo: es bleibt ungewiss, welche und wie viele Zellen nach direkter Vektorapplikation in vivo transfiziert werden, wie hoch und wie dauerhaft die Expression therapeutischer Proteine in vivo ist und welche patientenspezifischen immunologischen Auswirkungen die Präsentation antigener Vektorstrukturmaterialien in vivo hat. Die Berichte von Kastrup et al. zeigen, dass der direkte Gentransfer zwar sicher durchgeführt werden kann, der therapeutische Erfolg einer VEGF[165]-Monotherapie bei „no-option"-Patienten mit Angina pectoris jedoch sehr begrenzt ist [24]. Inzwischen hat sich auch die Erkenntnis durchgesetzt, dass eine alleinige Stimulierung autochthoner Endothelzellen unter Ischämiebedingungen keinen wesentlichen Erfolg haben wird, solange nicht weitere, für eine Angiogeneseinduktion kompetente Zellen vor Ort gelangen [25]. Ebenso wird es nicht ausreichend sein, auf den therapeutischen Effekt eines einzelnen angiogenen Proteins (z.B. VEGF) zu hoffen, das in der hierarchischen Organisation der Angiogeneseinduktion eine untergeordnete Rolle spielt. Neuere Studien konzentrieren sich deshalb auf die Expression von Schlüsselproteinen, die eine multifaktorielle Kaskade angiogener Signale koordinierend steuern (z.B. „hypoxia-inducible factor" (HIF)) [26]. Verbesserte Zellsortierungstechnologien (Automated Single-Cell Sorting) mit integrierten intelligenten Bildanalysealgorithmen haben dazu beigetragen, dass Zell-basierte Technologien zunehmend klinische Bedeutung erlangen: autologe Zellen können inzwischen innerhalb eines einzelnen Prozesses intraoperativ vom Patienten gewonnen, isoliert, charakterisiert und anschließend wieder reappliziert werden, was nach EU-Richtlinien mit weitaus weniger GLP-/GMP-Auflagen verbunden ist als die Prozessaufteilung in einen operativen und einen räumlich getrennten extraoperativen Arbeitsbereich. Neben der Zell-basierten Therapie haben in letzter Zeit auch solche Verfahren Bedeutung erlangt, die eine Rekrutierung endothelialer Vorläuferzel-

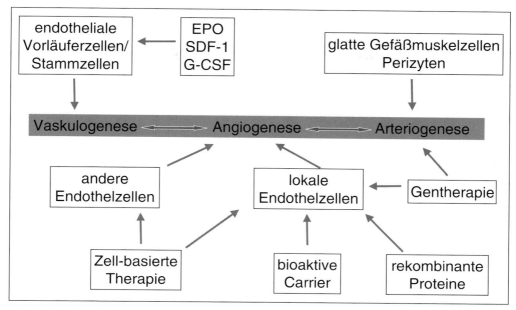

Abb. 1: Techniken der Angiogeneseinduktion in vivo. Derzeit werden solche Verfahren favorisiert, die auf eine Stimulierung von Progenitorzellen abzielen oder solche, die Zell-basierte Techniken mit gentherapeutischen Ansätzen verbinden. Für die Industrie sind bioaktive Carrier von besonderem Interesse.

len oder angiogener Stammzellen in das Zielgebiet stimulieren. Dazu gehören neben SDF-1 und G-CSF vor allem Erythropoietin (EPO), dem in niedriger therapeutischer Dosierung eine wichtige Rolle für die Zytoprotektion und auch für die Angiogenese zugeschrieben wird. Offensichtlich spielen für diese Vorgänge EPO-Rezeptoren (β_1- und β_2-Rezeptoren) an der Zelloberfläche eine Rolle, die nicht für die Erythropoese, sondern für den Erhalt zellulärer Funktionen zuständig sind [27, 28]. Bisher durchgeführte Tierexperimente zeigen, dass EPO auch unter erschwerten Bedingungen im diabetischen Tier eine signifikante Verbesserung der Wundheilung erreichen kann [29]. Die im Jahr 2007 zu erwartenden ersten Ergebnisse bereits begonnener klinischer Multizenterstudien werden zeigen, ob diese therapeutischen Hoffnungen auch klinisch erfüllt werden können.

2.2 Kutanes und subkutanes System

2.2.1 Haut

Bisher gibt es keinen adäquaten biologischen Ersatz für das Organ Haut. Autologe Spalthauttransplantate heilen bei gut vaskularisiertem Wundgrund bereits innerhalb von vier bis fünf Tagen ein. Das Hauptproblem in der biotechnologischen Herstellung liegt im Fehlen eines dermalen Gefäßplexus und der daraus resultierenden primär bestehenden Ischämie der transplantierten dermalen Ersatzmatrix. Nicht selten und besonders bei großflächigen Wunden nach akuter schwerer Verbrennungsverletzung kommt es dann durch Eindringen von Keimen zu einem Totalverlust der ungeschützten Matrix. Falls die Matrix tatsächlich auf dem Wundgrund einheilt, entwickelt sich im besten Falle ein kollagenreiches Substrat, dessen narbiger Umbau durch eine verzögert einsetzende Vaskularisierung noch begünstigt wird. Um eine dermale Regeneration zu fördern, hat man verschiedene Verfahren entwickelt, die primär bioartifizielle Matrix durch autologe oder sogar allogene Zellen zu bioaktivieren. Verschiedene Studien haben diesbezüglich bestätigt, dass autologe Fibroblasten den allogenen Fibroblasten biologisch deutlich überlegen sind, da sie eine schnellere Epithelialisierung vom Wundrand her erlauben bei gleichzeitig weniger narbiger Schrumpfung des Matrixgewebes [30]. Deshalb versuchen einige Arbeitsgruppen derzeit, bereits ex vivo eine Matrix derart zu prävaskularisieren, dass diese, ähnlich wie autologe oder allogene Spalthaut durch Anbindung autochthoner Gefäßsysteme an die implantierten präformierten Gefäße, innerhalb von vier bis sechs Tagen deutlich schneller reperfundiert werden kann [31]. Besondere Anstrengungen werden derzeit unternommen, einzeitig ex vivo einen Hautersatz herzustellen, der sowohl dermale als auch epidermale Strukturen und Zellen aufweist. Einer Arbeitsgruppe aus Taiwan scheint dies kürzlich gelungen zu sein, indem sie 3T3-feeder Fibroblasten über sechs Tage auf einer lyophilisierten Kollagenmatrix unilateral ansiedelte. Die Gegenseite war mit PCL beschichtet, auf der humane Keratinozyten nach drei Tagen konfluent waren. Ex-vivo-Untersuchungen zeigten, dass diese zweischichtige Hautmatrix über 28 Tage stabil blieb [32]. Unsere Arbeitsgruppe hat in einem anderen Verfahren nur unter Verwendung humaner Keratinozyten und Fibroblasten vom gleichen Spender im Nacktmausmodell ebenfalls einzeitig einen vollschichtigen Hautersatz produzieren können, der innerhalb von vier Wochen 15 mm² durchmessende Vollhautdefekte in der nu/nu Maus komplett zur Abheilung bringen konnte [33]. Allerdings waren die verwendeten Zellen genetisch modifiziert worden, um VEGF/bFGF (Fibroblasten) und PDGF-BB (Keratinozyten) temporär exprimieren zu können.

Neue Untersuchungen von Hachiva et al. im Nacktmausmodell belegen, dass humane Melanozyten sich spontan nach In-vivo-Applikation in den basalen Schichten der Epidermis niederlassen und dort nach UVB-Lichtexposition Melanin produzieren können [34]. Im klinischen Einsatz befindet sich derzeit noch keines der genannten Präparate. Einige aktuelle kommerziell erhältliche Produkte verwenden allogene Zellen zur Bioaktivierung der Matrix:

- Hyaluronsäurematrix mit Keratinozyten (Laserskin™) oder Fibroblasten (Hyalograft 3D™)

- Kollagengel mit Fibroblasten und Keratinozyten (Apligraf™, Orcel™)

- Polylactid-glycol-Matrix mit Fibroblasten (Dermagraft™)

In zwei weiteren Produkten werden autologe Keratinozyten in einer Fibrinsuspension (Bioseed™) oder eine Kombination von autologen Fibroblasten und Keratinozyten in einem biodegradierbaren Kopolymer (Polyactive™) verarbeitet. Die weiteste klinische Verbreitung finden derzeit noch trotz der genannten Nachteile weiterhin azelluläre Präparate als permanenter (Integra™, Alloderm™) oder temporärer Hautersatz (Transcyte™, Biobrane™) [35]. In mehreren Studien wird derzeit untersucht, ob eine In-vivo-Zellularisierung transplantierter azellulärer Matrices durch Mobilisierung angiogenetisch kompetenter Stammzellen aus dem peripheren Blut oder aus dem Knochenmark die biologische Aktivität und damit das Überleben solcher Matrices verbessern kann.

2.2.2 Fettgewebe

Die Regeneration von Fettgewebe zur Auffüllung angeborener oder erworbener Defekte ist limitiert durch energieabhängige Stoffwechselprozesse im Zellverband. Inzwischen besteht Einigkeit darüber, dass eine ausreichende Vaskularisierung transplantierter Gewebevolumina eine Vorbedingung für das Überleben der Zellen darstellt. Dolderer et al. gelang es in diesem Zusammenhang, Gewebevolumina von 78 ccm Größe und mit 60 % anteiligen hyperplastischen Adipozyten in einer Matrixkammer mit implantiertem Gefäßstiel in vivo zu generieren.

Nach Transposition des Gewebeblocks blieben die Adipozyten auch nach 22 Wochen über den Gefäßstiel ernährt, ohne zu fibrosieren [36]. Zuvor waren bereits kleinere vaskularisierte Volumina mit der gleichen, von Morrison et al. entwickelten Technik publiziert worden. Die wesentliche Bedeutung von Zell-Matrix-Interaktionen für die Regeneration von adipogenem Gewebe wird auch deutlich durch Untersuchungen von Hemmrich et al., die eine signifikante Verbesserung der Vaskularisierung von adipozytär besiedelten Hyaluronestermatrices bei einer Porengröße von 400 μm fanden [37]. Die meisten Forschergruppen beschäftigen sich allerdings weiterhin mit Zelltechnologien zur Herstellung hypoxieresistenter adipogener Gewebestrukturen durch Kokultur von Präadipozyten oder deren Vorläuferzellen mit anderen Zellkomponenten. Frye et al. haben im Bioreaktor-Kokulturverfahren zeigen können, dass Präadipozyten durch Endothelzellen auch unter hypoxischen Bedingungen ohne Zugabe von erythrozytären Sauerstoffträgern vital bleiben [38]. Durch Präkonditionierung von mesenchymalen Stammzellen in Adipozytenkulturmedium und anschließende Koppelung von Zellklustern an PLGA-spheroide gelang es Choi et al., in vivo vitale Fettgewebestrukturen herzustellen [39]. Von Heimburg et al. fanden, dass Präadipozyten einen deutlich geringeren Sauerstoffverbrauch aufweisen als reife Fettzellen, was sie damit auch als geeigneter für eine Zelltransplantation in vivo erscheinen lässt [40]. Einige dieser Entwicklungen sind bereits auf dem Weg in eine präklinische Safety-Study (Phase 1).

2.3 Muskuloskeletales System

2.3.1 Muskel

Die Regeneration von verloren gegangenem Muskelgewebe stellt ein sehr anspruchsvolles Forschungsgebiet dar. Dies liegt vor allem an der Komplexität des neuromuskulären Systems, welches ohne die gleichzeitige Ausbildung sensorischer Elemente und motorischer Endplatten im Muskel nicht funktionsfähig ist. Patienten mit posttraumatisch verloren gegangenen Muskelfunktionen können durch reaktive Hypertrophie benachbarter Muskelgruppen diese zumindestens partiell ersetzen. Muskelerkrankungen, die mit einer degenerativen Zerstörung von Muskelgewebe einhergehen (Muskeldystrophie, myotone Dystrophie, Ionenkanaldefekte), galten jedoch lange als unheilbar. Allerdings zeigen neue Ergebnisse, dass durch spezielle flowzytometrische Isolationsverfahren muskuläre Satellitenzellen aus Wildtyp-Muskelzellen isoliert werden können, die nach Retransplantation in vivo funktionell im Muskelgewebe wieder reintegriert werden [41]. Zuvor haben bereits Collins et al. zeigen können, dass Satellitenzellen in Anwesenheit intakter kotransplantierter Myozyten über ein sehr hohes myogenes regeneratives Potenzial verfügen, welches dem von Stammzellen entspricht [42]. Weiter gibt es Beweise, dass auch Stammzellen des Knochenmarkes das Potenzial zur myogenen Regeneration haben [43]. Zell-basierte Therapien werden damit in Zukunft wesentlichen Anteil an neuen regenerativen Strategien zur Behandlung degenerativer Muskelerkrankungen haben.

2.3.2 Knochen

Rapid prototyping (RP) ist ein biotechnologisches Verfahren, das die individuelle passgenaue Lieferung von Biomaterialien zum Defektersatz ermöglicht. Für die Regeneration kleiner knöcherner Defekte in der Zahn-, Mund-, Kiefer- und Gesichtschirurgie werden solche Technologien deshalb seit einiger Zeit eingesetzt. Allerdings ergibt sich dabei die Frage, ob die verwendeten Materialien osteokonduktiv oder sogar -induktiv sein können. Polymere (PLAGA) waren bis vor kurzem die bevorzugten Materialien für RP-Technologien, jedoch ist die Porosität dieser Stoffe begrenzt, was eine Zellularisierung erschwert. Williams et al. gelang es jedoch kürzlich, mittels Lasertechnologie eine ausreichend große Porosität in PCL Scaffolds zu schaffen, so dass BMP-7 exprimierende Fibroblasten sich in der Matrix ansiedeln und osteoinduktiv wirken konnten [44]. Seitz et al. haben einen RP-Prozess entwickelt unter Verwendung von Hydroxyapatit, der Produkte mit einer Porengröße von 450 μm liefert und eine Matrixvaskularisierung in vivo erlaubt [45]. Die klinische Umsetzbarkeit solcher Verfahren ist durch die Veröffentlichung der „Final Rule" der FDA vom 24.11.2004 („Current Good Tissue Practice for Human Cells, Tissues and Cellular and Tissue-based Product Establishments") jedoch an noch striktere Bedingungen geknüpft worden. Der Trend wird daher wieder in Richtung Medizinprodukte gehen, die mit azellulären Matrices sich diesen Vorgaben entziehen und so eine größere Marktbreite erreichen können. Dazu werden auch zunehmend Produkte gehören, wie sie bereits von verschiedenen Autoren beschrieben wurden: inerte Materialien mit inkorporierten so genannten „intelligenten" Matrices, die mit osteoinduktiven Proteinen vernetzt sind und diese im Rahmen der Biodegradierung in vivo freisetzen [46, 47]. Zuletzt setzten Geiger et al. erfolgreich eine genaktivierte Matrix ein, um nicht nur die Osteogenese, sondern auch die Vaskularisierung innerhalb der Matrix zu beschleunigen [48].

2.3.3 Knorpel

Das weltweite Marktpotenzial für Knorpelersatzmaterialien im orthopädischen Bereich zeigt weiter ein sehr dynamisches Wachstum an. Bisher wurden autologe Chondrozytentransplantate (ACT) am häufigsten eingesetzt. Ob dies jedoch nach der deutlichen rechtlichen Verschärfung der Rahmenbedingungen für „good tissue practice" (GTP)-Produkte so bleibt, darf bezweifelt werden. Vielmehr drängen auch hier azelluläre „intelligente" Matrixprodukte auf den Markt, die unter Einsatz der Mikrofrakturierungstechnik nach Steadman (MF) eine sekundäre Matrixbesiedlung mit chondrogen differenzierungsfähigen MSC induzieren sollen. Derzeit häufen sich Berichte mit zwei- bis dreijährigem follow-up über gute bis sehr gute regenerative Ergebnisse mit der MF [49, 50]. Becher und Thermann fanden so-

gar keine altersabhängigen signifikanten Unterschiede. Patienten > 50 Jahre hatten demnach keine schlechteren Ergebnisse vorzuweisen als Patienten < 50 Jahre [51]. Allerdings berichten Gudas et al. in einer prospektiv-randomisierten Studie gegenüber der MF deutlich bessere funktionelle Ergebnisse, wenn Patienten eine osteochondrale Mosaikplastik erhalten hatten [52]. Bisher liegen nur wenige Studien vor, die einen direkten Vergleich von ACT mit der MF vornehmen. Bachmann et al. fanden in einer MRI-Studie mit 2-Jahres-follow-up radiologisch und klinisch bessere Ergebnisse für die ACT (hier MACI-Technik) [53], während Knutsen et al. nach dem gleichen Beobachtungszeitraum in einer histologisch-klinischen Doppelblindevaluierung keine signifikanten Unterschiede für beide Behandlungsmethoden ausmachen konnten [54]. In einer tierexperimentellen Studie hatten Dorotka et al. die besten funktionellen Ergebnisse, wenn ACT mit MF kombiniert wurden [55]. Die Voraussetzungen und Ausschlusskriterien für eine ACT wurden kürzlich definiert [56]. Demnach sollte ein Knorpelschaden nach ICRS Grad III–IV bestehen mit 3–10 cm² Defektgröße und ein noch tragfähiger Umgebungsknorpel vorhanden sein. Eine Altersbeschränkung wird nicht ausdrücklich genannt, obwohl naturgemäß bessere Ergebnisse bei jüngeren Patienten mit höherem regenerativen Potenzial zu erwarten sind. Krettek et al. empfehlen die ACT derzeit nur bei Patienten bis zum 50. Lebensjahr und sehen in diesem Verfahren noch keine Alternative zur Endoprothetik [57].

Für Nase und Ohren gibt es weitere, vielversprechende experimentelle Ansätze zur Generierung entsprechender hyaliner Strukturen aus gleichartigem Donorgewebe [58, 59], jedoch konnte bisher noch kein Patient klinisch davon profitieren. Kürzlich publizierte eine japanische Arbeitsgruppe den ersten Fall einer Regeneration von Trachealgewebe bei einer 78-jährigen Patientin. Die rechten Hälften von drei Trachealringen waren hier durch ein Marlex™-mesh mit Kollagen ersetzt worden. Nach zwei Monaten war die Matrix epithelialisiert.

Die Patientin lebt seit zwei Jahren komplikationsfrei [60].

2.3.4 Sehnen und Ligamente

Laborchemisch und tierexperimentell wurden im letzten Jahr viele Versuche unternommen, die einzigartigen biologischen und physikalischen Eigenschaften von Sehnen in vitro und in vivo zu kopieren. Auch hier hat sich die Erkenntnis durchgesetzt, dass autologe Zell-Matrix-Scaffolds einer azellulären Struktur deutlich überlegen sind. Vor allem werden zu diesem Zweck Fibroblasten verwendet, weil sie eine signifikante Kollagen-Typ-I-Produktion in vivo in Gang setzen können [61]. Wesentlichen Anteil an der Adhäsionsfähigkeit applizierter Fibroblasten hat dabei die Matrixkomposition. Majima et al. konnten mit einer Alginat-Chitosan-Hybridmatrix eine deutliche Verbesserung der Fibroblastenadhäsion, verglichen mit reinen Alginatpräparaten, erreichen. Die in vitro hergestellten Konstrukte tolerierten Zugkräfte bis zu 200 MPa [62]. Lu et al. verwendeten Fibronectin zur Vorbehandlung von verschiedenen Polyglycol-lactid-Matrices und fanden eine deutlich verbesserte Adhäsions- und Expressionsfähigkeit von Kaninchenfibroblasten aus dem anterioren Kreuzband [63]. Neben Fibroblasten werden vor allem mesenchymale Stammzellen für derartige Zell-basierte Techniken verwendet. Eine wesentliche Rolle für die Expression extrazellulärer Matrixproteine und zytoskeletaler Elemente in diesen Zellen spielen dabei FGF-2-dosisabhängige Effekte, wie Hankemeier et al. in einer In-vitro-Studie zeigen konnten [64]. Einen interessanten klinischen Ansatz zur In-vivo-Regeneration chirurgisch readaptierter Sehnenstümpfe haben unlängst Curtis et al. publiziert [65]. Die Autoren verwendeten Polydiaxanon-(PDS)-Röhrchen als Leitschiene für die aussprossenden Tenocyten und als Schutz vor synovialen Verklebungen. Die Autoren berichten in einer kleinen Serie an Sprague-Dawley-Ratten über exzellente Regenerationsergebnisse, auch wenn die Sehnenstümpfe nach chirurgischer Duchtrennung nicht reapproximiert wurden.

2.4 Nervensystem

Inzwischen liegen auch in Deutschland erste Ergebnisse vor mit dem NeuraGen™ Nerveguide, einem bioartifiziellen azellulären Conduit aus Kollagen-Typ-I: Aus unserer Arbeitsgruppe konnten Lohmeyer et al. bei fünf von sechs Patienten mit Durchtrennungen des N. medianus, des N. ulnaris oder einer seiner palmaren Äste eine nahezu vollständige 2-Punktediskriminierung ab zwölf Monate nach Trauma diagnostizieren. Zuvor hatten bereits Taras et al. über ihre größtenteils positiven Erfahrungen mit diesem Conduit bei 73 bisher behandelten Patienten berichtet [66]. Weitere Studien müssen belegen, ob dieses Verfahren, welches die Entnahme eines Spendernerven zur Überbrückung von Nervendefekten bis 2 cm ersetzen soll, seinen Platz im klinischen Alltag behaupten kann. Die Herstellerfirma arbeitet bereits an einer Zulassung für Nervendefektstrecken bis zu 3 cm.

Aus den Niederlanden wird über ein weiteres, aus resorbierbarem Polymer hergestelltes Conduit (Neurolac®) berichtet, welches ebenfalls mit Erfolg bei kurzstreckigen peripheren Nervendefekten eingesetzt werden kann [67]. Auch Battiston et al. gehen in ihrem Review über Conduits bei kurzstreckigen Defekten davon aus, dass azelluläre Grafts in Zukunft bessere Marktchancen haben werden [68]. Ob die Präformierung einer basallaminären Leitschiene innerhalb des Conduits dem gerichteten Wachstum aussprossender Axone nützt oder eher schadet, wird derzeit noch kontrovers diskutiert. Stang et al. sahen zuletzt in der Präformierung eines longitudinalen Kollagenskelettes im Conduit keinen Nutzen für die axonale Regeneration, auch wenn Schwannzellen der Matrix beigefügt worden waren [69]. Gleichzeitig wird deutlich, dass es bis auf weiteres keinen Ersatz für das N.-suralis-Interponat als langstreckiges autologes Conduit geben wird, solange es neben der fehlenden Neurotrophie noch keine ausreichenden Möglichkeiten zur verbesserten Vaskularisierung langstreckiger bioartifizieller Conduits gibt.

Trotz spektakulärer Einzelfallberichte [70] bestehen leider weiterhin noch keine Aussichten für Patienten mit posttraumatischen Schädigungen des Rückenmarkes auf nutzbringende Therapien mit Zell-basiertem (Stammzellen) oder molekularbiologischem (MAG, Nogo-66, OMgp) Ansatz [71].

2.5 Gastrointestinales System

2.5.1 Leber

Im Gegensatz zu Herz und Lunge gibt es für die Leber bioartifizielle Systeme, die unter Verwendung von lebenden Zellen eine extrakorporale Unterstützung bei Organausfall leisten sollen. Bisher haben die derzeit verfügbaren extrakorporalen bioartifiziellen hepatischen Unterstützungssysteme noch keine Verbesserung der Überlebensrate bei Patienten mit akutem Leberversagen erreichen können, auch leider nicht im Sinne eines „bridging to transplantation" [72]. Für artifizielle Systeme wurde in einer Metaanalyse, die allerdings nur Daten bis 2002 umfasste, eine klinische Verbesserung der Überlebensrate von Acute-in-chronic-Patienten um 33 % berichtet [73]. Die meisten Hoffnungen werden derzeit in Reaktorsysteme gesetzt, die zur Entgiftung des Patientenblutes artifizielle sowie bioartifizielle Systeme einsetzen, welche zusätzlich eine marginale hepatische Syntheseleistung übernehmen können. Auf diesem Prinzip basieren die Systeme des HepatAssist™ sowie der Modular Extracorporal Liver Support (MELS®), welches in einer neueren Version mit humanen Hepatozyten arbeitet. Für das HepatAssist™-System liegen seit 2004 ermutigende Ergebnisse für Patienten mit akutem Leberversagen, auch direkt post transplantationem vor [74]. Die Entwicklung bioartifizieller, Zell-basierter Unterstützungssysteme geht zunehmend in Richtung einer vermehrten Nutzung humaner Leberzellen, da hierdurch einige der bekannten Probleme mit xenogenem Material oder mit Tumorzelllinien umgangen werden können. Außerdem wird in vielen europäischen Ländern die Verwendung porciner Leberzellen für die Anwendung bioartifizieller Verfahren am Menschen untersagt [75]. Eine interessante Neuentwicklung stellt hinsichtlich der funktionellen Testung humaner Hepatozyten der SlideReactor® dar. Dieses Gerät erlaubt intravitalmikroskopische Zell-Zell- und Zell-Matrix-Screening-Analysen von Leberzellen auch hinsichtlich ihrer Eignung für regenerative Therapien (z.B. in Bioreaktoren) [76]. Regenerative therapeutische Ansätze zur In-vivo-Behandlung akut oder chronisch geschädigten Lebergewebes haben durch die Entdeckung der so genannten „Ovalzellen" und mesenchymalen Stammzellen mit hepatogenem Entwicklungspotenzial in den letzten Jahren deutlich zugenommen [77]. Ob aber Ovalzellen, die in der adulten Leber erhebliches regeneratives Potenzial aufweisen und sowohl in hepatozytäre als auch biliäre Zellen differenzieren können, tatsächlich nur eine Regeneration benigner Gewebestrukturen induzieren, bleibt vorsichtig abzuwarten [78]. Kürzlich berichteten am Esch et al. [79] über eine 2,5fach gesteigerte Proliferationsrate linkslateraler Lebersegmente bei drei Patienten mit portaler Embolisation des rechten Leberlappens. Die Arbeitsgruppe hatte bei diesen Patienten direkt nach Embolisation autologe CD 133 (+) Stammzellen aus dem Knochenmark intraportal appliziert. Andere haben berichtet, durch protein-basierte Therapien signifikante regenerative hepatische Effekte mittels rhHGF-Stimulation im Tierversuch [80] erreicht zu haben. Der leberspezifische Wachstumsfaktor ALR (Augmenter of Liver Regeneration) spielt nach neuesten tierexperimentellen Ergebnissen von Thasler et al. offensichtlich eine wichtige integrative Rolle in der Koordination von Geweberegeneration und intrahepatischer metabolischer Aktivität. Die Arbeitsgruppe konnte zeigen, dass die bekannte, aber bisher noch nicht verstandene Downregulierung von Cytochrom P450 während der hepatischen Regenerationsphase durch ALR gesteuert wird [81].

2.5.2 Gallenwege

Die bioartifizielle Herstellung extrahepatischer Gallengänge als In-vivo-Ersatz verlorener Gallenwege befindet sich weiter im labor- und tierexperimentellen Stadium. Miyazawa et al. ersetzten einen Teil des porcinen Ductus Choledochus durch ein bioresorbierbares Polymer [82]. Nach sechs Monaten war bei allen Tieren das Gangsystem offen und komplett epithelialisiert, unabhängig davon, ob die Matrix primär mit autologen Stammzellen des Knochenmarkes besiedelt worden war oder nicht.

2.5.3 Pankreas

Diabetes Typ 1 kann heute erfolgreich durch Inselzelltransplantationen behandelt werden. Als nachteilig erweist sich wie überall in der Transplantationschirurgie der relative Mangel an Spendergewebe. Mit wachsendem Erfolg wird deshalb versucht, die β-Zellen des Pankreas aus anderen autologen Zellen zu gewinnen oder Zelllinien aufzubauen, die funktionell ebenbürtig sind. Ruhnke et al. gelang es kürzlich, humane Monozyten aus dem peripheren Blut zu isolieren und derart in vitro zu manipulieren, dass diese Zellen phänotypische und funktionelle Charakteristika von Hepatozyten und Beta-Zellen des Pankreas aufwiesen. Nach Transplantation in die Leber immunkompromittierter diabetischer Mäuse konnte so in diesen Tieren eine euglykämische Stoffwechsellage erzeugt werden [83]. Andere Autoren haben berichtet, dass transplantierte allogene Stammzellen aus dem Knochenmark zwar die Entwicklung eines Diabetes aufhalten, nach Manifestation einer diabetischen Stoffwechsellage diese jedoch nicht mehr rückgängig machen konnten [84]. Allerdings waren die verwendeten Zellen, anders als in der o.g. Kieler Arbeitsgruppe, auch nicht prädifferenziert worden. Einen gentherapeutischen Ansatz, der gegen die Entwicklung einer Autoimmunität in β-Zellen des Pankreas gerichtet ist, publizierten Luo et al. Ein replikationsdefizitärer adenoviraler Vektor, der für TGF-β1 kodiert, wurde Diabetes-Typ-1-Mäusen systemisch gegeben. Zuvor

hatten die Tiere syngene Inselzellen subkapsulär in die Niere erhalten, die bei nichtbehandelten Tieren innerhalb von 17 Tagen destruiert waren. Bei behandelten Tieren blieben die transplantierten Inselzellen endokrin aktiv. Im Pankreasgewebe dieser Tiere kam es nach Behandlung sogar zu einer funktionell stabilen Reaktivierung autochtoner Inselzellen [85]. Gentechnologische und Zell-basierte Therapiestrategien werden nach Ansicht vieler Experten in naher Zukunft noch eine größere Bedeutung für die Behandlung des Diabetes Typ 1 erlangen [86].

2.6 Urogenitales System

2.6.1 Niere

Die Niere hat ein sehr hohes Maß an regenerativer Kapazität, deutlich erkennbar an der reaktiven papillären Hypertrophie nach komplettem Funktionsausfall der kontralateralen Niere. Inzwischen ist bekannt, dass renale Progenitorzellen ihren Sitz in der Papillenregion haben [87]. Kürzlich kultivierten Kitamura et al. aus dem S3-Segment von Rattennephronen eine Zelllinie, die nach therapeutischer Applikation in einem isogenen Ischämie-Reperfusionsmodell ausgefallenen Nephrone ersetzen konnten [88]. Ebenso konnten mehrere Gruppen unabhängig voneinander zeigen, dass die postischämische Regeneration renaler Tubuli nicht von Stammzellen des Knochenmarkes unterstützt wird, wie man noch vor kurzem glaubte [89, 90]. Hingegen scheint die endotheliale Regeneration der Glomerula durch Stammzellen des Knochenmarkes stattzufinden [91]. Damit wird deutlich, dass renale Regenerationsvorgänge funktionsspezifisch und durch unterschiedliche Zellsysteme unterstützt werden. Inzwischen wurden auch Ergebnisse zur biotechnologischen Herstellung einzelner funktioneller Anteile des Nierenparenchyms publiziert. So gelang es Wang und Takezawa, aus den Nierenglomeruli von Mäusen epitheliale und mesangiale Zellen zu isolieren, diese mit einer Kollagenmembran stabil zu verbinden und das ganze Kokultursystem länger als einen Monat in vitro stabil und funktionell aktiv zu erhalten [92]. Die Arbeitsgruppe von Humes aus Ann Arbor publizierte, dass sie bereits erfolgreich Patienten mit akutem Nieren- und Multiorganversagen durch Parrallelschaltung von Hämofiltration mit einem bioartifiziellen System aus 10^9 humanen renalen Tubuli dialysiert habe. Der Biodialysator übernahm verschiedene nierentypische metabolische und endokrinologische Funktionen und ermöglichte, dass sechs von zehn Patienten länger als 30 Tage überlebten [93].

2.6.2 Harnleiter und Harnblase

Zur Regeneration des Ureters waren in diesem Jahr keine neuen Beiträge zu finden. Zuletzt zeigten Osman et al., dass Ureterdefekte von 3 cm Länge nicht durch eine azelluläre Matrix funktionell ersetzt werden können [94].

Die Harnblase ist besonders in letzter Zeit im Focus des Tissue Engineering, während alleinige zell-therapeutische Ansätze hier bisher keine Anwendung fanden. Als Matrix wurde in den meisten Ansätzen „porcine small intestine submucosa (SIS)" verwendet. Einige Autoren berichten über eine erfolgreiche Regeneration von Harnblasenwand nach deren Ersatz durch zellfreie SIS im Tierexperiment [95, 96]. Dabei stellen Kropp et al. fest, dass SIS vom distalen Ileum deutlich bessere regenerative Eigenschaften aufweist als SIS vom proximalen Jejunum. Die meisten neuen regenerativen Ansätze zielen jedoch darauf ab, Zellen ex vivo in der Matrix anzusiedeln und das Zell-Matrix-Produkt anschließend in vivo einzusetzen. Lakshmanan et al. gingen bereits so weit, aus humanem Embryonalgewebe eine Zelllinie zu züchten, die ein passendes Genexpressionsprofil zu glatten Gefäßmuskelzellen und Urothelzellen aus humanem Harnblasengeweben aufwies. Ex-vivo-Kokulturen auf SIS zeigten, dass durch Kombination dieser drei Zelltypen eine beschleunigte und komplette Matrixzellularisierung möglich war [97]. Im Rattenmodell regenerierte die gleiche Arbeitsgruppe erfolgreich

Harnblasendefekte durch SIS-Matrix, welche allein mit der gleichen humanen Stammzelllinie besiedelt war [98]. Lu et al. verwendeten zum gleichen Zweck Skelettmuskelzellen der Ratte, die innerhalb von zehn Tagen die Dehnbarkeit von SIS-Implantaten in vivo signifikant verbessern konnten [99]. Zuletzt gelang es Zhang et al., mononukleäre Zellen des Knochenmarkes in SIS so zu integrieren, dass im allogenen Hundemodell diese Matrix innerhalb von zehn Wochen in vivo eine ähnliche Struktur annahm wie nach Verwendung von glatten Muskelzellen der Harnblasenwand [100].

Literatur

[1] Hwang HS, Roh SI, Lee BC et al.: Patient-specific embryonic stem cells derived from human SCNT blastocysts. Science 308 (2005) 1777–1783.

[2] Aigner J, Eblenkamp M, Wintermantel E: Funktioneller Gewebe- und Organersatz mit postnatalen Stammzellen. Chirurg 76 (2005) 435–444. [EBM Ia]

[3] Machens HG, Mailänder P: Regenerative Medizin und Plastische Chirurgie. Chirurg 76 (2005) 474–480. [EBM Ia]

[4] Dimmeler S, Zeiher AM, Schneider MD: Unchain my heart: the scientific foundations of cardiac repair. J Clin Invest 115 (2005) 572–583. [EBM IV]

[5] Schachinger V, Assmuss B, Britten MB et al.: Transplantation of progenitor cells and regeneration enhancement in acute myocardial infarction: final one-year results of the TOPCARE-AMI Trial. J Am Coll Cardiol 44 (2004) 1690–1699. [EBM Ib]

[6] Koyanagi M, Urbich C, Chavakis E et al.: Differentiation of circulating endothelial progenitor cells to a cardiomyogenic phenotype depends on E-cadherin. FEBS Lett 579 (2005) 6060–6066. [EBM IIa]

[7] Ma N, Stamm C, Kaminski A et al.: Human cord blood cells induce angiogenesis following myocardial infarction in NOD/scid-mice. Cardiovasc Res 66 (2005) 4–6. [EBM IIa]

[8] Vesely I: Heart valve tissue engineering. Circ Res 97 (2005) 743–755. [EBM Ia]

[9] Teebken OE, Wilhelmi M, Haverich A: Tissue engineering für Herzklappen und Gefäße. Chirurg 76 (2005) 453–466. [EBM Ia]

[10] Kasimir MT, Rieder E, Sebacher G et al.: Presence and elimination of the xenoantigen gal (alpha 1,3) gal in tissue-engineered heart

valves. Tissue Eng 11 (2005) 1274–1280. [EBM IIa]

[11]   Wilcox HE, Korossis SA, Booth C et al.: Biocompatibility and recellularization potential of an acellular porcine heart valve matrix. J Heart Valve Dis 14 (2005) 228–236. [EBM IIa]

[12]   Simon P, Kasimir MT, Sebacher G et al.: Early failure of the tissue engineered porcine heart valve SYNERGRAFT in pediatric patients. Eur J Cardiothorac Surg 23 (2003) 1002–1006. [EBM IV]

[13]   Tavakkol Z, Gelehrter S, Goldberg CS et al.: Superior durability of SynerGraft pulmonary allografts compared with standard cryopreserved allografts. Ann Thorac Surg 80 (2005) 1610–1614. [EBM IIa]

[14]   Sutherland FW, Perry TE, Yu Y et al.: From stem cells to viable autologous semilunar heart valve. Circulation 111 (2005) 2783–2791. [EBM IIa]

[15]   Kehat I, Khimovich L, Caspi O et al.: Electromechanical integration of cardiomyocytes derived from human embryonic stem cells. Nat Biotechnol 22 (2004) 1282–1289. [EBM IIb]

[16]   Mocini D, Colivicchi F, Santini M: Stem cell therapy for cardiac arrhythmias. Ital Heart J 6 (2005) 267–271. [EBM Ia]

[17]   Kannan RY, Salacinski HJ, Butler PE et al.: Current status of prosthetic bypass grafts: a review. J Biomed Mater Res B Appl Biomater 74 (2005) 570–581. [EBM Ia]

[18]   Borschel GH, Huang YC, Calve S et al.: Tissue engineering of recellularized small-diameter vascular grafts. Tissue Eng 11 (2005) 778–786. [EBM IIa]

[19]   Shin'oka T, Matsumura G, Hibino N et al.: Midterm clinical result of tissue-engineered vascular autografts seeded with autologous bone marrow cells. J Thorac Cardiovasc Surg 129 (2005) 1330–1338. [EBM IIa]

[20]   Schiele TM: Current understanding of coronary in-stent restenosis. Pathophysiology, clinical presentation, diagnostic work-up, and management Z Kardiol 94 (2005) 772–790. [EBM Ia]

[21]   Moussa I, Ellis SG, Jones M et al.: Impact of Coronary Culprit Lesion Calcium in Patients Undergoing Paclitaxel-Eluting Stent Implantation (a TAXUS-IV Sub Study). Am J Cardiol 96 (2005) 1242–1247. [EBM Ib]

[22]   Stettler C, Allemann S, Egger M et al.: Efficacy of drug eluting stents in patients with and without diabetes mellitus: indirect comparison of randomised controlled trials. Heart 2005 Oct 26, Epub ahead of print. [EBM Ia]

[23]   Bader A: Regenerative Medicine: from Tissue Engineering to Tissue Regeneration. Int J Artif Org 28 (2005) 284 [abstract]. [EBM IV]

[24]   Kastrup J, Jorgensen E, Ruck A et al: Direct intramyocardial plasmid vascular endothelial growth factor-A165 gene therapy in patients with stable severe angina pectoris A randomized double-blind placebo-controlled study: the Euroinject One trial. J Am Coll Cardiol 45 (2005) 982–988. [EBM Ib]

[25]   Losordo DW, Dimmeler S: Therapeutic angiogenesis and vasculogenesis for ischemic disease: part II: cell-based therapies Circulation 109 (2004) 2692–2697. [EBM Ia]

[26]   Yla-Herttuala S, Markkanen JE, Rissanen TT: Gene therapy for ischemic cardiovascular diseases: some lessons learned from the first clinical trials. Trends Cardiovasc Med 14 (2004) 295–300. [EBM Ia]

[27]   Leist M, Ghezzi P, Grasso G et al.: Derivatives of erythropoietin that are tissue protective but not erythropoietic. Science 305 (2004) 239–942. [EBM Ib]

[28]   Brines M, Grasso G, Fiordaliso F et al.: Erythropoietin mediates tissue protection through an erythropoietin and common beta-subunit heteroreceptor. Proc Natl Acad Sci U S A 101 (2004) 14907–14912. [EBM Ib]

[29]   Galeano M, Altavilla D, Cucinotta D et al.: Recombinant human erythropoietin stimulates angiogenesis and wound healing in the genetically diabetic mouse. Diabetes 53 (2004) 2509–2517. [EBM Ib]

[30]   Morimoto N, Saso Y, Tomihata K et al.: Viability and function of autologous and allogeneic fibroblasts seeded in dermal substitutes after implantation. J Surg Res 125 (2005) 56–67. [EBM Ib]

[31]   Tremblay PL, Hudon V, Berthod F et al.: Inosculation of tissue-engineered capillaries with the host's vasculature in a reconstructed skin transplanted on mice. Am J Transplant 5 (2005) 1002–1010. [EBM Ib]

[32]   Dai NT, Yeh MK, Liu DD et al.: A co-cultured skin model based on cell support membranes. Biochem Biophys Res Commun 329 (2005). [EBM Ib]

[33]   Liu F, Egana T, Lindenmaier W et al.: Construction of tissue engineered skin by genetically modified human keratinocytes and fibroblasts in a collagen-GAG-matrix. Langenbecks Arch Surg 390 (2005) 475 [abstract]. [EBM IIb]

[34]   Hachiva A, Sriwiriyanont P, Kaiho E et al.: An in vivo mouse model of human skin substitute containing spontaneously sorted melanocytes demonstrates physiological changes after UVB

irradiation. J Invest Dermatol 125 (2005) 364–372. [EBM Ib]

[35] Horch RE, Kopp J, Kneser U et al.: Tissue engineering in cultured skin substitutes. J Cell Mol Med 9 (2005) 592–608. [EBM Ia]

[36] Dolderer JH, Findlay MW, Cooper-White J et al.: In vivo tissue engineering of vascularized adipose tissue for reconstruction of soft tissue defects: an important step towards human application. Int J Artif Org 28 (2005) (abstract). [EBM Ib]

[37] Hemmrich K, von Heimburg D, Rendchen R et al.: Implantation of preadipocyte-loaded hyaluronic acid-based scaffolds into nude mice to evaluate potential for soft tissue engineering Biomaterials 26 (2005) 7025–7037. [EBM Ib]

[38] Frye CA, Wu X, Patrick CW: Microvascular endothelial cells sustain preadipocyte viability under hypoxic conditions. In Vitro Cell Dev Biol Anim 41 (2005) 160–164. [EBM Ib]

[39] Choi YS, Park SN, Suh H: Adipose tissue engineering using mesenchymal stem cells attached to injectable PLGA spheres Biomaterials 26 (2005) 5855–5863. [EBM Ib]

[40] von Heimburg D, Hemmrich K, Zachariah S et al.: Oxygen consumption in undifferentiated versus differentiated adipogenic mesenchymal precursor cells. Respir Physiol Neurobiol 146 (2005) 107–116. [EBM Ib]

[41] Montarras D, Morgan J, Collins C et al.: Direct isolation of satellite cells for skeletal muscle regeneration. Science 309 (2005) 2064–2067. [EBM Ib]

[42] Collins CA, Olsen I, Zammit PS et al.: Stem cell function, self-renewal, and behavioral heterogeneity of cells from the adult muscle satellite cell niche. Cell 122 (2005) 289–301. [EBM Ib]

[43] Dezawa M, Ishikawa H, Itokazu T et al.: Bone marrow stromal cells generate muscle cells and repair muscle degeneration. Science 309 (2005) 314–7. [EBM Ib]

[44] Williams JM, Adewunmi A, Schek RM et al.: Bone tissue engineering using polycaprolactone scaffolds fabricated via selective laser sintering. Biomaterials 26 (2005) 4817–4827. [EBM Ib]

[45] Seitz H, Rieder W, Irsen S et al: Three-dimensional printing of porous ceramic scaffolds for bone tissue engineering. J Biomed Mater Res B Appl Biomater 74 (2005) 782–788. [EBM Ib]

[46] Walboomers XF und Jansen JA: Bone tissue induction, using a COLLOSS-filled titanium fibre mesh-scaffolding material Biomaterials 26 (2005) 4779–4785. [EBM Ib]

[47] Schmoekel HG, Weber FE, Schense JC et al.: Bone repair with a form of BMP-2 engineered for incorporation into fibrin cell ingrowth matrices. Biotechnol Bioeng 89 (2005). [EBM Ib]

[48] Geiger F, Bertram H, Berger I et al.: Vascular Endothelial Growth Factor Gene-Activated Matrix (VEGF(165)-GAM) Enhances Osteogenesis and Angiogenesis in Large Segmental Bone Defects. J Bone Miner Res 20 (2005) 2028–2035. [EBM Ib]

[49] Akgun I, Kesmezacar H, Ogut T et al.: Arthroscopic microfracture treatment for osteonecrosis of the knee. Arthroscopy 21 (2005) 834–843. [EBM IIb]

[50] Mithoefer K, Williams RJ 3rd, Warren RF et al.: The microfracture technique for the treatment of articular cartilage lesions in the knee. A prospective cohort study. J Bone Joint Surg Am 87 (2005) 1911–1920. [EBM IIa]

[51] Becher C, Thermann H: Results of microfracture in the treatment of articular cartilage defects of the talus. Foot Ankle Int 26 (2005) 583–589. [EBM IIa]

[52] Gudas R, Kalesinskas RJ, Kimtys V et al.: A prospective randomized clinical study of mosaic osteochondral autologous transplantation versus microfracture for the treatment of osteochondral defects in the knee joint in young athletes. Arthroscopy 21 (2005) 1066–1075. [EBM Ib]

[53] Bachmann G, Basad E, Lommel D et al.: NMR-Untersuchungen zum Vergleich Matrix-unterstützter autologer Chondrozytentransplantate (MACI) und der Mikrofrakturierungstechnik. Radiologe 44 (2004) 773–782. [EBM IIb]

[54] Knutsen G, Engebretsen L, Ludvigsen TC et al.: Autologous chondrocyte implantation compared with microfracture in the knee. A randomized trial. J Bone Joint Surg Am 86 (2004) 455–464. [EBM Ib]

[55] Dorotka R, Windberger U, Macfelda K et al.: Repair of articular cartilage defects treated by microfracture and a three-dimensional collagen matrix. Biomaterials 26 (2005) 3617–3629. [EBM IIa]

[56] Behrens P, Bosch U, Bruns J et al.: Indikations- und Durchführungsempfehlungen der Arbeitsgemeinschaft Geweberegeneration und Geweersatz zur Autologen Chondrozytentransplantation. Z Orthop Ihre Grenzgeb 142 (2004) 529–539. [EBM IV]

[57] Krettek C, Jagodzinski M, Zeichen J: Knorpelzelltransplantation – eine Alternative zur Endoprothese? Chirurg 76 (2005) 467–473. [EBM Ia]

[58] Richmon JD, Sage AB, Shelton E et al.: Effect of growth factors on cell proliferation, matrix deposition, and morphology of human nasal septal chondrocytes cultured in monolayer

Laryngoscope 115 (2005) 1553–1560. [EBM IIa]

[59] Kamil SH, Vacanti MP, Vacanti CA et al.: Microtia chondrocytes as a donor source for tissue-engineered cartilage. Laryngoscope. 114 (2004) 2187–2190. [EBM IIa]

[60] Omori K, Nakamura T, Kanemaru S et al.: Regenerative medicine of the trachea: the first human case Ann Otol Rhinol Laryngol 114 (2005) 429–433. [EBM IV]

[61] Funakoshi T, Majima T, Iwasaki N et al.: Application of tissue engineering techniques for rotator cuff regeneration using a chitosan-based hyaluronan hybrid fiber scaffold Am J Sports Med 33 (2005) 1193–1201. [EBM Ib]

[62] Majima T, Funakosi T, Iwasaki N: Alginate and chitosan polyion complex hybrid fibers for scaffolds in ligament and tendon tissue engineering. J Orthop Sci 10 (2005) 302–307. [EBM IIa]

[63] Lu HH, Cooper JA Jr, Manuel S: Anterior cruciate ligament regeneration using braided biodegradable scaffolds: in vitro optimization studies. Biomaterials 26 (2005) 4805–4816. [EBM IIa]

[64] Hankemeier S, Keus M, Zeichen J et al.: Modulation of proliferation and differentiation of human bone marrow stromal cells by fibroblast growth factor 2: potential implications for tissue engineering of tendons and ligaments. Tissue Eng 11 (2005) 41–49. [EBM IIa]

[65] Curtis AS, Wilkinson CD, Crossan J et al.: An in vivo microfabricated scaffold for tendon repair. Eur Cell Mater 11 (2005) 50–57. [EBM IIa]

[66] Taras JS, Nanavati V, Steelman P: Nerve conduits. J Hand Ther 18 (2005) 191–197. [EBM IIa]

[67] Bertleff MJ, Meek MF, Nicolai JP: A prospective clinical evaluation of biodegradable neurolac nerve guides for sensory nerve repair in the hand. J Hand Surg [Am] 30 (2005) 513–518. [EBM IIa]

[68] Battiston B, Geuna S, Ferrero M et al.: Nerve repair by means of tubulization: literature review and personal clinical experience comparing biological and synthetic conduits for sensory nerve repair. Microsurgery 25 (2005) 258–267. [EBM Ia]

[69] Stang F, Fansa H, Wolf G et al.: Structural parameters of collagen nerve grafts influence peripheral nerve regeneration. Biomaterials 26 (2005) 3083–3091. [EBM IIa]

[70] Kang KS, Kim EW, Oh YH et al.: A 37-year-old spinal cord-injured female patient, transplanted of multipotent stem cells from human UC blood, with improved sensory perception and mobility, both functionally and morphologically: a case study. Cytotherapy 7 (2005) 368–373. [EBM IV]

[71] Verma P, Fawcett J: Spinal cord regeneration. Adv Biochem Eng Biotechnol 94 (2005) 43–66. [EBM Ia]

[72] Vanholder R, del Canizo JF, Sauer IM et al.: The European artificial organ scene: present status. Artif Organs 29 (2005) 498–506. [EBM Ia]

[73] Liu JP, Gluud LL, Als-Nielsen B et al.: Artificial and bioartificial support systems for liver failure Cochrane Database Syst Rev 1 (2004) CD003628. [EBM Ia]

[74] Demetriou AA, Brown RS Jr, Busutill RW et al.: Prospective, randomized, multicenter, controlled trial of a bioartificial liver in treating acute liver failure. Ann Surg 239 (2004) 660–667. [EBM IIa]

[75] van de Kerkhove MP, Poyck PP, Deurholt T et al.: Liver support therapy: an overview of the AMC-bioartificial liver research. Dig Surg 22 (2005) 254–264. [EBM Ia]

[76] Sauer IM, Schwartlander R, Schmid J et al.: The SlideReactor-a simple hollow fiber based bioreactor suitable for light microscopy. Artif Organs 29 (2005) 264–267. [EBM IIa]

[77] König S, Krause P, Markus PM et al.: Die neuen Wege des Prometheus: Adulte Leberstammzellen. Chirurg 76 (2005) 445–452. [EBM Ia]

[78] Knight B, Matthews VB, Olnyk JK et al.: Jekyll and Hyde: Evolving perspectives on the function and potential of the adult liver progenitor (oval) cell. Bioessays 27 (2005) 1192–1202. [EBM Ia]

[79] am Esch JS 2nd, Knoefel WT, Klein M et al.: Portal application of autologous CD133+ bone marrow cells to the liver: a novel concept to support hepatic regeneration. Stem Cells 23 (2005) 463–470. [EBM IIa]

[80] Yanagida H, Kaibori M, Hijikawa T et al.: Administration of rhHGF-activator via portal vein stimulates the regeneration of cirrhotic liver after partial hepatectomy in rats. J Surg Res (2005) Sept 9 [Epub ahead of print]. [EBM IIa]

[81] Thasler WE, Dayoub R, Muehlbauer M et al.: Repression of cytochrome P450 activity in human hepatocytes in vitro by a novel hepatotrophic factor Augmenter of Liver Regeneration. J Pharmacol Exp Ther 2005 Oct 7; [Epub ahead of print]. [EBM IIa]

[82] Miyazawa M, Torii T, Toshimitsu Y et al.: A tissue-engineered artificial bile duct grown to resemble the native bile duct. Am J Transplant 5 (2005) 1541–1547. [EBM IIa]

[83] Ruhnke M, Ungefroren H, Nussler A et al.: Differentiation of in vitro-modified human pe-

ripheral blood monocytes into hepatocyte-like and pancreatic islet-like cells. Gastroenterology 128 (2005) 1774–1786. [EBM IIa]

[84] Kang EM, Zickler PP, Burns S et al.: Hematopoietic stem cell transplantation prevents diabetes in NOD mice but does not contribute to significant islet cell regeneration once disease is established. Exp Hematol 33 (2005) 699–705. [EBM IIa]

[85] Luo X, Yang H, Kim IS et al.: Systemic transforming growth factor-beta1 gene therapy induces Foxp3+ regulatory cells, restores self-tolerance, and facilitates regeneration of beta cell function in overtly diabetic nonobese diabetic mice. Transplantation 79 (2005) 1091–1096. [EBM IIa]

[86] Jun HS, Yoon JW: Approaches for the cure of type 1 diabetes by cellular and gene therapy. Curr Gene Ther 5 (2005) 249–262. [EBM Ia]

[87] Anglani F, Forino M, DelPrete D et al.: In search of adult renal stem cells. J Cell Mol Med 8 (2004) 474–487. [EBM Ia]

[88] Kitamura S, Yamasaki Y, Kinomura M et al.: Establishment and characterization of renal progenitor like cells from S3 segment of nephron in rat adult kidney FASEB J 19 (2005) 1789–1797. [EBM IIa]

[89] Duffield JS, Park KM, Hsiao LL et al.: Restoration of tubular epithelial cells during repair of the postischemic kidney occurs independently of bone marrow-derived stem cells. J Clin Invest 115 (2005) 1743–1755. [EBM IIa]

[90] Lin F, Moran A, Igarashi P: Intrarenal cells, not bone marrow-derived cells, are the major source for regeneration in postischemic kidney J Clin Invest 115 (2005) 1756–1764. [EBM IIa]

[91] Ikerashi K, Li B, Suwa M et al.: Bone marrow cells contribute to regeneration of damaged glomerular endothelial cells. Kidney Int 67 (2005) 1925–1933. [EBM IIa]

[92] Wang PC, Takezawa T: Reconstruction of renal glomerular tissue using collagen vitrigel scaffold. J Biosci Bioeng 99 (2005) 529–540. [EBM IIa]

[93] Humes HD, Weitzel WF und Bartlett RH: Initial clinical results of the bioartificial kidney containing human cells in ICU patients with acute renal failure. Kidney Int 66 (2004) 1578–1588. [EBM IIa]

[94] Osman Y, Shokeir A, Gabr M et al.: Canine ureteral replacement with long acellular matrix tube: is it clinically applicable? J Urol 172 (2004) 1151–1154. [EBM IIa]

[95] Kropp BP, Cheng EY, Lin HK et al.: Reliable and reproducible bladder regeneration using unseeded distal small intestinal submucosa. J Urol 172 (2004) 1710–1713. [EBM IIa]

[96] Faramarzi-Rogues R, Malgat M, Desgrandchamps F et al.: Mitochondrial metabolism in the rat during bladder regeneration induced by small intestinal submucosa. BJU Int 94 (2004) 419–423 [EBM IIa]

[97] Lakshmanan Y, Frimberger D, Gearhart JD et al.: Human embryoid body-derived stem cells in co-culture with bladder smooth muscle and urothelium. Urology 65 (2005) 821–826. [EBM IIa]

[98] Frimberger D, Morales N, Shamblott M et al.: Human embryoid body-derived stem cells in bladder regeneration using rodent model. Urology 65 (2005) 827–832. [EBM IIa]

[99] Lu SH, Sacks MS, Chung SY et al.: Biaxial mechanical properties of muscle-derived cell seeded small intestinal submucosa for bladder wall reconstitution. Biomaterials 26 (2005) 443–449. [EBM IIa]

[100] Zhang Y, Lin HK, Frimberger D et al.: Growth of bone marrow stromal cells on small intestinal submucosa: an alternative cell source for tissue engineered bladder BJU Int 96 (2005) 1120–1125. [EBM IIa]

XXV Was gibt es Neues bei der kardiopulmonalen Reanimation?

Die neuen Leitlinien – Zusammenfassung und Diskussion der wichtigsten Neuerungen

CHR. K. LACKNER, M. RUPPERT und G. HOFFMANN

Die Maßnahmen der kardiopulmonalen Reanimation und die Abfolge der einzelnen Therapieschritte sind wie in kaum einem anderen medizinischen Bereich durch die Einführung von Leitlinien bereits sehr früh standardisiert worden.

Erstmals 1974 publizierte die *American Heart Association* (AHA) ihre „Standards for Cardiopulmonary Resuscitation (CPR) and Emergency Cardiac Care (ECC)" [1].

Zuletzt waren im Jahr 2000 von AHA, *European Resuscitation Council* (ERC) und anderen Fachgesellschaften unter der Schirmherrschaft des International Liaison Committee on Resuscitation (ILCOR) gemeinsam die „Guidelines 2000" als internationale Leitlinien veröffentlicht worden [2]. Im Nachgang hierzu publizierte das ERC 2001 in einer Reihe von Beiträgen noch eigene, europäische Leitlinien [3].

Um weiterhin an einer gemeinsamen internationalen Basis festzuhalten, wurde unter der fortbestehenden Ägide des *International Liaison Committee on Resuscitation* (ILCOR) in den vergangenen drei Jahren ein aktuelles wissenschaftliches Grundlagenpapier zum Themenkomplex cardiopulmonale Reanimation erarbeitet. Als Ergebnis wurde der „Consensus on Science and Treatment Recommendations" (CoSTR) am 28. November 2005 in den Publikationsorganen von ERC *(Resuscitation)* und AHA *(Circulation)* veröffentlicht [4, 5].

Der CoSTR stellt nun den „erkenntnisbasierten, internationalen Konsens" auf der Basis einer systematischen Analyse aller bis dato zur Verfügung stehenden wissenschaftlichen Daten dar. Die Resultate dieses ausführlichen Review-Verfahrens wurden von internationalen Experten auf einer Reihe von Konferenzen fortlaufend diskutiert, zuletzt im Januar 2005 in Dallas, TX/USA.

Nachdem aber offensichtlich nicht zu allen Detailfragen der Reanimation eine ausreichende wissenschaftliche Datengrundlage zur Verfügung steht, wurde die Konsensfindung bewusst auch durch andere Überlegungen und insbesondere didaktische Gesichtspunkte beeinflusst.

Anders als bei der Publikation der Leitlinien im Jahr 2000, stellt der CoSTR lediglich die wissenschaftliche Grundlage und keine unmittelbaren Leitlinien im Sinne von Handlungsempfehlungen dar. Die konkreten Leitlinien wurden individuell von den einzelnen *Resuscitation Councils* formuliert.

So haben auch zeitgleich das *European Resuscitation Council* (ERC) die „ERC Guidelines for Resuscitation 2005" [6] und die *American Heart Association* (AHA) ihre Leitlinien veröffentlicht [7]. Bei exakter Analyse der jeweils rund 200 Seiten umfassenden Publikationen finden sich durchaus Unterschiede, die sich nicht nur auf Detailaspekte beschränken.

Im Folgenden werden die wichtigsten, einheitlichen Neuerungen, aber auch die Differenzen zwischen den einzelnen Leitlinien dargestellt, sowie auf einige interessante Einzelaspekte eingegangen, die das ärztliche und nichtärztliche medizinische Fachpersonal betreffen.

Gerade die sich ergebenden Problemstellungen durch die unterschiedlichen Aussagen zwischen ERC und AHA haben bereits die Forderung nach einer weiteren, deutschen Leitlinie als Grundlage für die Aus- und Fortbildungen hierzulande laut werden lassen [8].

1 Basisreanimation

Die Leitlinien fokussieren insgesamt den hohen Stellenwert einer technisch perfekten, kontinuierlichen Thoraxkompression mit möglichst minimalen Unterbrechungen als zentralen Faktor für die Verbesserung der nach wie vor als enttäuschend zu bezeichnenden Reanimationsergebnisse.

Mehrere aktuelle Studien hatten gezeigt, dass die Qualität der Thoraxkompressionen in der Notfallrealität deutlich schlechter ist, als bisher angenommen [9, 10]. Insbesondere für eine zu langsame Kompressionsfrequenz und lange Unterbrechungszeiten der Herzdruckmassage konnte ein Einfluss auf die Überlebenschance abgeleitet werden.

Tabelle 1 gibt die Determinanten für eine effektive Thoraxkompression wieder; in den Originalpublikationen wird hierfür der Leitsatz „Push hard and fast" formuliert.

Das neue Kompressions-Ventilations-Verhältnis von 30 : 2 gilt beim erwachsenen Patienten für alle Anwendergruppen unabhängig von der Helferzahl. Für den Laienhelfer sowie den alleinigen Helfer gilt 30 : 2 darüber hinaus auch für Patienten im Kindesalter (außer Säuglinge). Medizinisches Fachpersonal wendet beim Kind ein Verhältnis von 15 : 2 an.

Nach AHA definiert sich grundsätzlich das Kindesalter für den medizinischen Laien von ein bis acht Lebensjahre, für das Fachpersonal

Tab. 1: Empfehlungen für die Thoraxkompression

- Verhältnis der Thoraxkompression zu Ventilation 30 : 2
- ausreichend kräftige Kompressionen mit einer Frequenz von 100/min
- vollständige Entlastung des Thorax
- Kompressionszeit zu Entlastungszeit etwa 1 : 1
- nach Defibrillation sofortige Wiederaufnahme der Thoraxkompression ohne Rhythmus- oder Pulskontrolle
- Vermeidung bzw. Minimierung von Unterbrechungen für Rhythmuskontrolle und Pulstastung, Defibrillation sowie die erweiterten Maßnahmen
- häufiger Helferwechsel, möglichst nach je zwei Minuten CPR (mit einer Rhythmuskontrolle oder Intervention)

von einem Jahr bis zur Pubertät. Nach ERC endet das Kindesalter unabhängig von der Helferqualifikation mit der Pubertät.

Im Hinblick auf den Stellenwert des „Kreislaufersatzes" beginnt die Basisreanimation des Erwachsenen nach ERC mit 30 Thoraxkompressionen, danach folgen die ersten zwei Beatmungen. Beim Kind werden fünf Initialbeatmungen durchgeführt, um der hohen Wahrscheinlichkeit eines primär respiratorischen Herz-Kreislauf-Versagens Rechnung zu tragen. Nach AHA wird dagegen unabhängig vom Alter mit zwei initialen Beatmungen begonnen.

In dem Gesamtkomplex der Einzeldeterminanten für die Basisreanimation in Abhängigkeit von Patientenalter einerseits sowie Helferanzahl und -qualifikation andererseits scheint das Streben nach Vereinfachung und guter Memorierbarkeit der Parameter noch Verbesserungspotenzial zu haben. Einen Überblick zur Basisreanimation im Vergleich von ERC und AHA gibt Abbildung 1. Für Säuglinge (1. Lebensjahr) sind die wichtigsten Parameter jeweils identisch wie für die älteren Kinder.

Alle Techniken zum Aufsuchen eines genau definierten Druckpunktes für die Thoraxkompression sind verlassen worden, um auch in diesem Aspekt das Anwendertraining zu vereinfachen und das Zeitintervall bis zur ersten

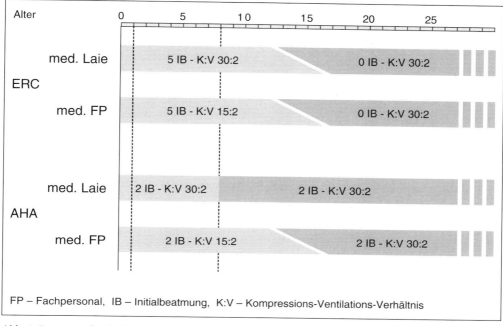

Abb. 1: Parameter für die Basisreanimation in Abhängigkeit von Patientenalter und Helferqualifikation.

Kompression weiter zu verkürzen. Während das ERC nun sehr knapp formuliert: „die Mitte des Brustkorbes", wählt die AHA eine Beschreibung, die nicht unbedingt zu einer klareren Vorstellung beim Anwender führen muss: „die untere Hälfte des Sternums im Zentrum (Mitte) des Brustkorbes, zwischen den Brustwarzen".

Die Änderungen im diagnostischen Vorgehen waren von der Erkenntnis geprägt, dass insbesondere Laien erhebliche Schwierigkeiten sowohl bei der korrekten Diagnosestellung bezüglich der Kreislauffunktion des Patienten haben (wie bereits in den Leitlinien 2000 formuliert), als auch bei der Überprüfung der Atemfunktion [11, 12]. Zudem kann die Diagnosestellung des funktionellen Atemstillstandes durch eine häufig noch bestehende, agonale Schnappatmung erschwert werden [13, 14].

Die Indikation zur Reanimation setzt sich – zumindest für den medizinischen Laien – jetzt nur noch aus den Kriterien

• Reaktionslosigkeit des Patienten

• keine *normale* Atmung

zusammen, um schnell zur Indikationsstellung für die Thoraxkompression zu gelangen.

Insbesondere nach Wegfall der Initialbeatmungen (ERC), denen ja auch eine diagnostische Komponente zugesprochen wurde, bleibt abzuwarten, ob sich durch dieses Vorgehen nach den neuen Leitlinien eine hohe Zahl falsch-positiver Reanimationsentscheidungen ergeben könnte.

Die Empfehlungen für die Beatmung wurden ebenso im Streben nach einer weiteren Vereinfachung für die Anwender geändert. Die Inspirationszeit beträgt nun eine Sekunde – unabhängig von der Qualifikation der Helfer, dem

Beatmungsmodus oder der inspiratorischen Sauerstoffkonzentration. Zu Recht wird argumentiert, dass die Unterschiede in der Inspirationszeit von einer $1/2$ Sekunde in der Notfallrealität kaum umsetzbar erschienen. Das zu applizierende Tidalvolumen wird nicht mehr quantifiziert. Die Beatmung soll als Erfolgskriterium eine sichtbare Thoraxexkursion erzeugen (dies entspricht in der Regel wohl einem Volumen von 500–600 ml).

Die einheitlich kurze Inspirationszeit von einer Sekunde erscheint auch unter Berücksichtigung der durchgängig reduzierten Tidalvolumina knapp bemessen. Nach den Leitlinien 2000 waren Inspirationszeiten und Tidalvolumina abhängig von der inspiratorischen Sauerstoffkonzentration. Bei einer FiO_2 von mind. 0,4 wurde ein zu applizierendes Tidalvolumen von 400–600 ml bei einer Inspirationszeit von ein bis zwei Sekunden empfohlen worden.

Wie aus dem Zitat in Tabelle 2 ersichtlich, war auf der Basis einer Reihe von wissenschaftlichen Arbeiten das Risiko von Luftinsufflation in den Magen, erhöhtem intragastralen Druck, Zwerchfellhochstand, konsekutiv verminderter Compliance, Regurgitation und Aspiration dargestellt worden [15, 16].

Insbesondere unter Reanimationsbedingungen muss dabei von einem stark erniedrigten Ösophagussphinkter-Verschlussdruck ausgegangen werden, wie dies auch eine aktuelle Arbeit aus dem Jahr 2005 nahe legt [17, 18]. In den aktuellen Leitlinien findet sich hierzu vergleichsweise wenig.

Die Anwendung des Cricoiddrucks zur Vermeidung bzw. Verringerung einer Mageninsufflation und konsekutiven Regurgitation wird weiterhin propagiert, sofern mindestens drei Helfer zu Verfügung stehen (AHA).

Gewarnt wird für die Phase nach der Intubation, wenn Beatmung und Thoraxkompression asynchron durchgeführt werden, vor der Gefahr einer Hyperventilation, die zu einer Erhöhung der Mortalität führen kann [19, 20]. Es ist auf eine Einhaltung der Beatmungsfrequenz

Tab. 2: Ausführungen zur Beatmung in den Leitlinien 2000

"... Gastric inflation frequently develops during mouth-to-mouth ventilation.[185 186] Gastric inflation can produce serious complications, such as regurgitation,[187 188 189] aspiration,[190] or pneumonia.[191] It also increases intragastric pressure,[185 186 190 191 192 193 194 195] elevates the diaphragm, restricts lung movements, and decreases respiratory system compliance.[185 196 197] Gastric inflation occurs when the pressure in the esophagus exceeds the lower esophageal sphincter opening pressure, causing the sphincter to open so that air delivered during rescue breaths enters the stomach instead of the lungs.[185 196 197 198 199 200 201] During cardiac arrest, the likelihood of gastric inflation increases because the lower esophageal sphincter relaxes.[198] Factors that contribute to creation of a high esophageal pressure and gastric inflation during rescue breathing include a short inspiratory time, a large tidal volume, and a high peak airway pressure."

aus: International ECC and CPR Guidelines 2000, Part 3: Adult Basic Life Support. Circulation 102 [Suppl I]: I-22 - I-59

von 10/min (ERC) bzw. 8–10/min (AHA) zu achten.

2 Defibrillation

Die zunehmende Verbreitung von Defibrillatoren mit effizienten biphasischen Schockformen und die Sorge um Unterbrechungen der Basisreanimation führten auch zu weit reichenden Änderungen der Defibrillationsstrategie.

Durch die höheren Konversionsraten unterschiedlicher biphasischer Schockformen mit dem ersten Defibrillationsversuch wird nun immer nur ein einzelner Defibrillationsversuch durchgeführt und keine Serie von drei Schocks mehr appliziert [21, 22]. Danach erfolgt keine Rhythmus- oder Pulskontrolle sondern sofort eine zweiminütige Sequenz Basisreanimation (5 Zyklen 30 : 2).

Grundlage hierfür ist, dass auch nach erfolgreicher Defibrillation nur selten mit der unmittelbaren Wiederherstellung einer spontanen, suffizienten Kreislauffunktion zu rechnen ist [23]. Durch eine frustrane Pulstastung würde nur die so genannte „no-flow-Zeit" weiter ausgedehnt werden.

Nach fünf Zyklen konsequenter CPR wird eine Rhythmuskontrolle vorgenommen, die nur bei einer geordneten elektrischen Aktivität im EKG in eine Pulskontrolle mündet. Ansonsten erfolgt bei fortbestehendem Kammerflimmern ein weiterer Defibrillationsversuch.

Die Empfehlungen für die Energiewahl bei der Defibrillation unterscheiden Defibrillatoren mit monophasischen Schockformen und die unterschiedlichen Geräte mit biphasischen Schockformen.

Für Defibrillatoren, die noch eine monophasische Schockform implementiert haben, wird eine Energiewahl von 360 Joule für alle Schocks empfohlen.

Bei der Anwendung biphasischer Schockformen ist die anzuwendende Energiemenge für den ersten Defibrillationsversuch durch die gerätespezifische Schockform definiert. Ebenso ist es von der jeweiligen Impulskurvenform abhängig, ob für weitere Defibrillationsversuche eine Steigerung der Energiemenge vorgenommen werden soll oder nicht.

Für biphasische Defibrillatoren wird im Falle einer Unkenntnis der Gerätespezifika beim Anwender eine Energiewahl von 200 Joule empfohlen.

Tabelle 3 gibt die Empfehlungen zur Defibrillationsenergie wieder.

Bei Kindern wird nun für alle Schocks die gleiche Defibrillationsenergie von 4 Joule/kg KG empfohlen – unabhängig von der Schockform. Automatisierte externe Defibrillatoren können bei Kindern älter als ein Jahr angewandt werden, wobei möglichst entsprechende Module zur Energiereduktion und passende Kinder-Pads verwendet werden sollten.

Tab. 3: Empfehlungen zur Defibrillationsenergie in Abhängigkeit der Schockform

Biphasische Schockformen
• Energiewahl geräteabhängig (i.d.R. automatisierter Vorschlag)
• 1. Schock 150–200 Joule (ERC), 120–200 Joule (AHA)
• weitere Schocks 150–360 Joule
• bei Unsicherheit 200 Joule

Monophasische Schockformen
• 360 Joule für alle Schocks

Wenn Zweifel besteht, ob der EKG-Rhythmus ein sehr feines Kammerflimmern oder eine Asystolie darstellt, soll nach ERC kein Defibrillationsversuch durchgeführt werden. Es ist nicht wahrscheinlich, ein so feines Kammerflimmern in einen Rhythmus mit Auswurfleistung zu konvertieren, während der applizierte Strom nur zu einem weiteren Myokardschaden führen kann. Eine „gute" CPR hingegen könnte die Amplitude und Frequenz des Kammerflimmerns verbessern und damit die Erfolgsaussichten für einen späteren Defibrillationsversuch erhöhen.

Einer der kontroversen Punkte der abschließenden Leitlinienkonferenz im Januar 2005 war die Frage, ob bei Patienten mit plötzlichem Herztod und Kammerflimmern immer die schnellst mögliche Defibrillation erfolgen soll, oder ob Patienten insbesondere mit einem längeren therapiefreien Intervall davon profitieren, zunächst eine Basisreanimation zu erhalten und dann defibrilliert zu werden [24].

Zwei prospektive, kontrollierte Studien hatten für den außerklinischen Herzkreislaufstillstand mit Kammerflimmern und einem rettungsdienstlichen Reaktionsintervall von mehr als vier bis fünf Minuten eine Verbesserung der Überlebensrate zeigen können, wenn diese Patientengruppe zunächst eine Sequenz CPR erhielt [25, 26]. Eine weitere Arbeit konnte dieses Ergebnis nicht bestätigen [27]. Aus der Studienlage und pathophysiologischen Überlegungen heraus ließ sich keine generelle Empfehlung für die Durchführung einer Basisreanimation vor dem ersten Defibrillationsversuch ableiten.

Zusammengefasst sollte nach den aktuellen Empfehlungen immer dann eine Basisreanimation (fünf Zyklen) vor dem ersten Defibrillationsversuch erwogen werden, wenn bei Eintreffen am Patienten ein Zeitintervall von mehr als vier bis fünf Minuten seit dem Kollaps angenommen werden muss. Dies gilt in der präklinischen Reanimationssituation wohl für die weit überwiegende Zahl aller vom Rettungsdienst nicht unmittelbar beobachteten Kollapsereignisse.

Das ERC empfiehlt deswegen in seiner Zusammenfassung der Leitlinien vereinfacht, dass medizinisches Fachpersonal bei jedem nicht selbst beobachteten, außerklinischen Herz-Kreislauf-Stillstand mit einer zweiminütigen Sequenz CPR beginnen sollte.

Nach einem unmittelbar beobachteten Kollaps und im Rahmen von Programmen im Sinne einer *Public Access Defibrillation* soll der Anwender den AED bzw. Defibrillator nach wie vor unmittelbar bei Verfügbarkeit einsetzen.

Abschließend sei noch mal auf die essenzielle Kernaussage hingewiesen, dass nach einem einmaligen Defibrillationsversuch ohne anschließende Rhythmus- oder Pulskontrolle die CPR sofort wieder aufgenommen wird.

3   Erweiterte Maßnahmen

Insgesamt ist der Stellenwert erweiterter Maßnahmen im Rahmen der Reanimation mit den Aussagen der neuen Leitlinien etwas weiter in den Hintergrund getreten.

Die Etablierung eines venösen Zugangs und die Intubation können potenziell zu inakzeptabel langen Unterbrechungen der Basisreanimation führen. Dies gilt insbesondere für ein Zwei-Helfer-Team, nachdem die nur einmalige Defi-

brillation kaum noch Zeitfenster für die Vorbereitung erweiterter Maßnahmen zulässt.

Während die konsequente Thoraxkompression und die Defibrillation einen erwiesenen Einfluss auf die Überlebenschance haben, konnte ein positiver Effekt auf das Outcome für die meisten erweiterten Therapiemaßnahmen bisher nur unzureichend belegt werden [28].

Der periphervenöse Zugang bleibt der Applikationsweg erster Wahl für Medikamente. Die Vena jugularis externa als Punktionsort findet keine spezielle Erwähnung [8]. Der zentralvenöse Zugang erfordert in aller Regel eine Unterbrechung der Basisreanimation, ist komplikationsträchtig und stellt eine relative Kontraindikation für eine Thrombolyse dar.

Als Alternative zum i.v.-Zugang wird nun in erster Linie – sowohl für Kinder als auch für Erwachsene – der intraossäre Zugang genannt. Grundlage hierfür sind die langjährigen Erfahrungen bei Kindern und in jüngerer Vergangenheit auch der Einsatz des intraossären Zugangs für die Behandlung des erwachsenen Notfallpatienten [29].

Die wissenschaftlichen Erkenntnisse über die Pharmakokinetik von Adrenalin während der cardiopulmonalen Reanimation beim erwachsenen Menschen dürfen aber als durchaus noch sehr limitiert bezeichnet werden. Auf der Basis tierexperimenteller Arbeiten lässt sich die Empfehlung zur i.v.-Dosierung nicht unbedingt unkritisch auf die intraossäre Applikation übertragen [30,31].

Die Medikamentengabe über den Endotrachealtubus wird mittlerweile nur noch als Reservealternative angesehen, da jüngere tierexperimentelle Studien eine Verschlechterung der hämodynamischen Situation, vermittelt durch überwiegende β-adrenerge Effekte, gezeigt hatten. Dabei ist aber nicht abschließend geklärt, ob es sich hierbei um einen Dosiseffekt handelt [32–34].

In diesem Zusammenhang wird sowohl im CoSTR als auch in den unterschiedlichen Leitlinien nicht stringent zwischen den Techniken der endotrachealen und tief-endobronchialen Applikation von Adrenalin unterschieden, die sehr wohl Einfluss auf die Pharmakokinetik und damit die hämodynamischen Effekte von Adrenalin haben könnten [35–38].

Der eingeschränkte Stellenwert einer Adrenalin-Applikation über den Endotrachealtubus schwächt auch die Argumentation für die sehr frühe Intubation während der Reanimation.

Zusammen mit der Sorge um lange Unterbrechungszeiten der Basisreanimation rückt der Zeitpunkt der Intubation im Verlauf der Reanimationsmaßnahmen eher nach hinten. Zumindest für die „klassische", unkomplizierte Reanimationssituation bei guter Durchführbarkeit einer Maskenbeatmung erscheint damit die Etablierung eines venösen Zugangs und die schnelle intravenöse Adrenalin- bzw. Vasopressinapplikation die höhere Priorität zu haben.

Alternative Atemwegssicherungsmethoden wie die Larynxmaske oder der Combitubus können in Abhängigkeit des Anwendertrainings eingesetzt werden. Andere Alternativmethoden wie der Larynxtubus finden nur in den ERC-Leitlinien eine Erwähnung.

Als Vasopressor ist Adrenalin weiterhin das Medikament der Wahl. Die Dosierung ist unverändert 1 mg i.v. oder i.o. alle 3–5 min für alle Formen des Herz-Kreislauf-Stillstandes. Eskalierende Dosierungen werden definitiv nicht mehr empfohlen.

Bei Kammerflimmern erfolgt die erste Adrenalinapplikation idealerweise nach dem zweiten Defibrillationsversuch. Für die endotracheale bzw. tief-endobronchiale Applikation wird weiterhin eine Dosis von 2–3 mg (ERC) bzw. 2–2,5 mg (AHA) empfohlen.

Eine Verdünnung mit destilliertem Wasser statt mit Kochsalzlösung verbessert möglicherweise die Absorption von Adrenalin [39].

Einer der wichtigsten Unterschiede zwischen den Leitlinien von ERC und AHA ist der Umgang mit Vasopressin als alternativem Vasopressor zu Adrenalin.

In den ILCOR-Leitlinien 2000 war Vasopressin als Alternative zu Adrenalin für Patienten mit Kammerflimmern genannt worden [2]. Dies war auch in die ERC-Publikationen 2001 so übernommen worden [3].

Im Januar 2004 wurde die europäische präklinische Multicenterstudie zu Vasopressin vs. Adrenalin mit fast 1200 Patienten publiziert. Knapp zusammengefasst lässt sich aus dieser Arbeit ableiten, dass mit Vasopressin zumindest das gleiche Outcome erzielt wird wie mit Adrenalin, Patienten mit einer primären Asystolie haben mit Vasopressin ein besseres Reanimationsergebnis. Nach einer Post-hoc-Analyse könnte die kombinierte Gabe beider Vasopressoren sinnvoll erscheinen [40].

Eine 2005 publizierte Metaanalyse, die fünf randomisierte Studien einschloss, ergab zu keinem untersuchten Endpunkt Unterschiede zwischen den beiden Medikamenten [41].

In den Leitlinien des ERC wird Vasopressin nicht mehr empfohlen. In den Leitlinien der AHA und in den korresponierenden Algorithmen erscheint Vasopressin als Alternative zu Adrenalin.

Nach AHA kann die einmalige Gabe von 40 U Vasopressin die erste oder zweite Adrenalin-Applikation ersetzen. Dies gilt unabhängig vom EKG-Rhythmus für jede Form des Herz-Kreislauf-Stillstandes.

Amiodaron ist als Antiarrhytmikum der ersten Wahl etabliert und soll nach dem dritten Defibrillationsversuch gegeben werden. Nach einer initialen Dosis von 300 mg i.v. kann eine zweite Dosis von 150 mg i.v. erwogen werden. Mittlerweile ist durch entsprechende Daten die Möglichkeit der unverdünnten Bolusinjektion von Amiodaron unter Reanimationsbedingungen wissenschaftlich gesichert [42].

Lidocain kommt nur noch zur Anwendung, wenn Amiodaron nicht zur Verfügung steht, und hat damit seinen Stellenwert für die Reanimation fast völlig verloren.

Bei Asystolie oder einer pulslos elektrischen Aktivität mit einer Frequenz < 60/min wird vom ERC die einmalige Applikation von 3 mg Atropin empfohlen. Die AHA hingegen empfiehlt eine Dosierung von 1 mg Atropin alle 3–5 min bis zu einer Gesamtdosis von 3 mg.

Im Bereich der Pharmakotherapie finden sich weitere Unterschiede zwischen den ERC- und AHA-Leitlinien. So erscheint in den ERC-Leitlinien ein Absatz zu Theophyllin, der in Tabelle 4 wiedergegeben wird und der insbesondere in Kenntnis der Haltung zu Vasopressin Erstaunen hervorrufen darf [43].

Tab. 4: ERC-Ausführungen zu Theophyllin als Reanimationsmedikament

---

Theophylline (aminophylline). Theophylline is a phosphodiesterase inhibitor that increases tissue concentrations of cAMP and releases adrenaline from the adrenal medulla. It has chronotropic and inotropic actions. The limited studies of aminophylline in bradyasystolic cardiac arrest have failed to demonstrate an increase in ROSC or survival to hospital discharge 211–214; the same studies have not shown that harm is caused by aminophylline.

Aminophylline is indicated in:
- asystolic cardiac arrest
- peri-arrest bradycardia refractory to atropine

aus: European Resuscitation Council Guidelines for Resuscitation 2005.
Section 4. Adult advanced life support.
Resuscitation (2005) 67S1, S39-S86 – Seite 62

Ein weiterer wesentlicher Aspekt in den neuen Leitlinien ist die Empfehlung zur therapeutischen Hypothermie nach primär erfolgreicher Reanimation mit Kammerflimmern, die auf einer soliden Datenbasis beruht [44, 45].

Wie bereits 2003 empfohlen, sollen diese Patienten so bald als möglich für 12–24 Stunden auf einer Körpertemperatur von 32–34 °C gehalten und dann langsam wiedererwärmt werden [46].

4 Therapieabfolge, Algorithmus

Die Algorithmen für die cardiopulmonale Reanimation unterscheiden unverändert in Abhängigkeit des EKG-Erstbefundes zwei Wege: Die Therapie von Kammerflimmern und pulsloser ventrikulärer Tachykardie einerseits und die Behandlung von Asystolie und pulslos elektrischer Aktivität andererseits.

In der Philosophie der neuen Leitlinien gliedert sich unabhängig davon die Reanimation in sich wiederholende, strukturierte Sequenzen, die in Abbildung 2 dargestellt sind. Dabei steht jeweils eine Rhythmuskontrolle am Anfang, die ggf. von einem Defibrillationsversuch gefolgt wird. Unmittelbar danach erfolgen fünf Zyklen CPR, während dieser Zeit werden erweiterte Maßnahmen etabliert. Erst mit Ende dieser Sequenz wird der Erfolg der vorangegangenen Maßnahmen – z.B. der letzten Defibrillation – überprüft, und es erfolgt eine erneute Rhythmuskontrolle, die nur dann in eine Kreislauf- bzw. Pulskontrolle mündet, wenn im EKG ein Rhythmus zu erkennen ist, der auch potenziell mit einer Auswurfleistung einhergehen könnte.

Insbesondere für den nicht-kardial bedingten Herz-Kreislauf-Stillstand kann die Behebung einer auslösenden Ursache unabdingbar für einen möglichen Reanimationserfolg sein. Neben der konsequenten Basisreanimation und ggf. Defibrillation, Pharmakotherapie und Atemwegssicherung ist es in jeder Reanimationssituation essenziell, möglichst frühzeitig differenzialdiagnostische Überlegungen anzustellen.

In den ILCOR-Leitlinien 2000 waren zehn mögliche Differenzialdiagnosen aufgeführt und in den Algorithmen prominent platziert. Für eine gute Memorierbarkeit hatte man fünf Begriffe gefunden, die mit „H" beginnen und fünf, die mit „T" beginnen („5 H, 5 T"). Die ERC-Version von 2005 beinhaltet noch acht Differenzialdiagnosen, die der Arzt in der Reanimationssituation rekapitulieren soll („4 H, 4

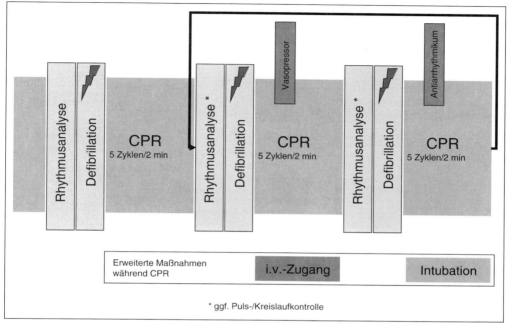

Abb. 2: Sequenz der Therapieschritte in der Philosophie der neuen Leitlinien (für Patienten mit Kammerflimmern)

T"), die aktuelle AHA-Version beinhaltet elf Punkte („6 H, 5 T").

Abbildung 3 zeigt den von uns seit vielen Jahren angewandten und jetzt anhand der neuen Leitlinien 2005 wesentlich überarbeiteten Handlungsablauf für die cardiopulmonale Reanimation.

Die hier dargestellten wichtigsten Neuerungen und relevante Einzelaspekte der ERC- und AHA-Leitlinien sind in diesen farbcodierten, modularen Handlungsablauf übernommen worden. Dabei war es Prämisse neben der gewohnten und bewährten Darstellungsform insbesondere die neue Philosophie der Sequenz von Therapieschritten gut einprägsam wiederzugeben. Die Legende muss sich dabei auf wenige, praxisrelevante Informationen analog der Darstellung in den Algorithmen von ERC und AHA beschränken.

Die einzelnen Punkte der wichtigen Überlegungen zur Ursache des Herz-Kreislauf-Stillstandes mussten nach der Übersetzung ins Deutsche mit einer anderen Buchstabenkombination belegt werden. Als gut einprägsame Variante haben wir die differenzialdiagnostischen „HITS" definiert („6 H, 2 I, 2 T, 2 S").

Abschließend sei betont, dass in diesem Rahmen selbstverständlich nicht alle Aspekte des CoSTR und der unterschiedlichen, aktuellen Leitlinien dargestellt werden können. Damit erhebt dieser Beitrag keinen Anspruch auf Vollständigkeit, sondern soll dem Anwender in knapper Form ermöglichen, sich mit den praxisrelevanten Neuerungen auseinanderzusetzen. Der farbcodierte, modulare Handlungsablauf für die cardiopulmonale Reanimation (INM/ANR 2005) soll dabei sowohl in Lehre und Training als auch in der Notfallrealität eine Hilfestellung sein.

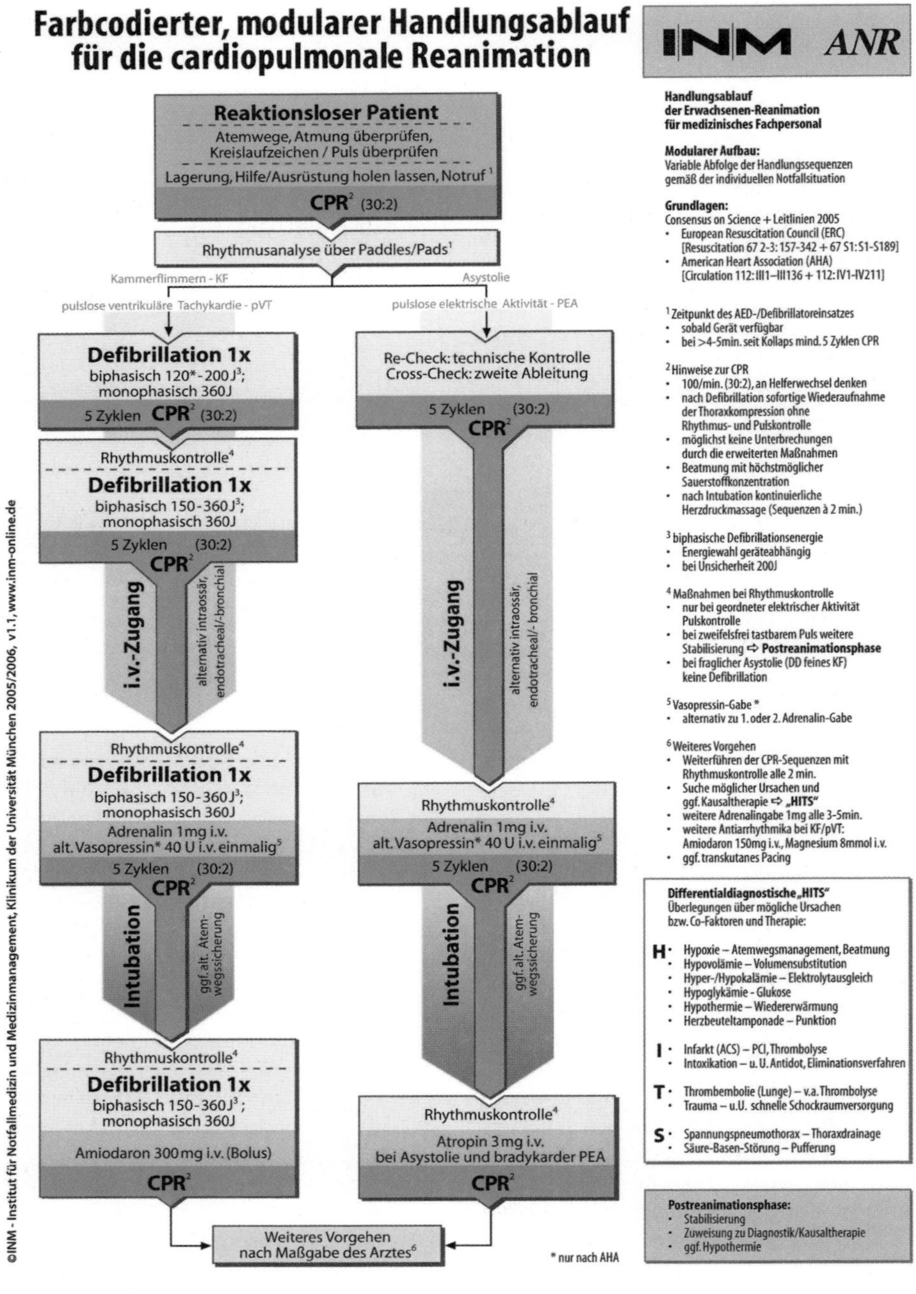

Farbcodierter, modularer Handlungsablauf für die cardiopulmonale Reanimation

INM *ANR*

Reaktionsloser Patient
Atemwege, Atmung überprüfen,
Kreislaufzeichen / Puls überprüfen

Lagerung, Hilfe/Ausrüstung holen lassen, Notruf [1]

CPR[2] (30:2)

Rhythmusanalyse über Paddles/Pads[1]

Kammerflimmern - KF | Asystolie

pulslose ventrikuläre Tachykardie - pVT | pulslose elektrische Aktivität - PEA

Defibrillation 1x
biphasisch 120*-200 J[3];
monophasisch 360 J
5 Zyklen **CPR**[2] (30:2)

Re-Check: technische Kontrolle
Cross-Check: zweite Ableitung
5 Zyklen (30:2) **CPR**[2]

Rhythmuskontrolle[4]
Defibrillation 1x
biphasisch 150-360 J[3];
monophasisch 360 J
5 Zyklen (30:2)
CPR[2]

i.v.-Zugang
alternativ intraossär, endotracheal/-bronchial

i.v.-Zugang
alternativ intraossär, endotracheal/-bronchial

Rhythmuskontrolle[4]
Defibrillation 1x
biphasisch 150-360 J[3];
monophasisch 360 J
Adrenalin 1mg i.v.
alt. Vasopressin* 40 U i.v. einmalig[5]
5 Zyklen (30:2)
CPR[2]

Rhythmuskontrolle[4]
Adrenalin 1mg i.v.
alt. Vasopressin* 40 U i.v. einmalig[5]
5 Zyklen (30:2)
CPR[2]

Intubation
ggf. alt. Atemwegssicherung

Intubation
ggf. alt. Atemwegssicherung

Rhythmuskontrolle[4]
Defibrillation 1x
biphasisch 150-360 J[3];
monophasisch 360 J
Amiodaron 300 mg i.v. (Bolus)
CPR[2]

Rhythmuskontrolle[4]
Atropin 3 mg i.v.
bei Asystolie und bradykarder PEA
CPR[2]

Weiteres Vorgehen
nach Maßgabe des Arztes[6]

Handlungsablauf
der Erwachsenen-Reanimation
für medizinisches Fachpersonal

Modularer Aufbau:
Variable Abfolge der Handlungssequenzen
gemäß der individuellen Notfallsituation

Grundlagen:
Consensus on Science + Leitlinien 2005
- European Resuscitation Council (ERC)
  [Resuscitation 67 2-3: 157-342 + 67 S1: S1-S189]
- American Heart Association (AHA)
  [Circulation 112: III1-III136 + 112: IV1-IV211]

[1] Zeitpunkt des AED-/Defibrillatoreinsatzes
- sobald Gerät verfügbar
- bei >4-5min. seit Kollaps mind. 5 Zyklen CPR

[2] Hinweise zur CPR
- 100/min. (30:2), an Helferwechsel denken
- nach Defibrillation sofortige Wiederaufnahme der Thoraxkompression ohne Rhythmus- und Pulskontrolle
- möglichst keine Unterbrechungen durch die erweiterten Maßnahmen
- Beatmung mit höchstmöglicher Sauerstoffkonzentration
- nach Intubation kontinuierliche Herzdruckmassage (Sequenzen à 2 min.)

[3] biphasische Defibrillationsenergie
- Energiewahl geräteabhängig
- bei Unsicherheit 200 J

[4] Maßnahmen bei Rhythmuskontrolle
- nur bei geordneter elektrischer Aktivität Pulskontrolle
- bei zweifelsfrei tastbarem Puls weitere Stabilisierung ⇨ **Postreanimationsphase**
- bei fraglicher Asystolie (DD feines KF) keine Defibrillation

[5] Vasopressin-Gabe *
- alternativ zu 1. oder 2. Adrenalin-Gabe

[6] Weiteres Vorgehen
- Weiterführen der CPR-Sequenzen mit Rhythmuskontrolle alle 2 min.
- Suche möglicher Ursachen und ggf. Kausaltherapie ⇨ „HITS"
- weitere Adrenalingabe 1mg alle 3-5min.
- weitere Antiarrhythmika bei KF/pVT: Amiodaron 150mg i.v., Magnesium 8mmol i.v.
- ggf. transkutanes Pacing

Differentialdiagnostische „HITS"
Überlegungen über mögliche Ursachen
bzw. Co-Faktoren und Therapie:

H · Hypoxie – Atemwegsmanagement, Beatmung
· Hypovolämie – Volumensubstitution
· Hyper-/Hypokaliämie – Elektrolytausgleich
· Hypoglykämie - Glukose
· Hypothermie – Wiedererwärmung
· Herzbeuteltamponade – Punktion

I · Infarkt (ACS) – PCI, Thrombolyse
· Intoxikation – u. U. Antidot, Eliminationsverfahren

T · Thrombembolie (Lunge) – v.a. Thrombolyse
· Trauma – u.U. schnelle Schockraumversorgung

S · Spannungspneumothorax – Thoraxdrainage
· Säure-Basen-Störung – Pufferung

Postreanimationsphase:
· Stabilisierung
· Zuweisung zu Diagnostik/Kausaltherapie
· ggf. Hypothermie

* nur nach AHA

©INM - Institut für Notfallmedizin und Medizinmanagement, Klinikum der Universität München 2005/2006, v1.1, www.inm-online.de

Abb. 3: Farbcodierter, modularer Handlungsablauf für die cardiopulmonale Reanimation (INM/ANR 2005)

Literatur

[1] Standards for cardiopulmonary resuscitation (CPR) and emergency cardiac care (ECC): 3. Advanced life support. JAMA 227 (suppl) (1974) 852–860.

[2] American Heart Association in collaboration with International Liaison Committee on Resuscitation: Guidelines 2000 for Cardiopulmonary Resuscitation and Emergency Cardiovascular Care. Circulation 102 (suppl) (2000) I1–I384.

[3] De Latorre F et al.: European Resuscitation Council Guidelines 2000 for Adult Advanced Life Support. A statement from the Advanced Life Support Working Group. Resuscitation 48 (2001) 211–221.

[4] International Liaison Committee on Resuscitation: 2005 International Consensus on Cardiopulmonary Resuscitation and Emergency Cardiovascular Care Science with Treatment Recommendations. Resuscitation 67 (2005) 157–341.

[5] International Liaison Committee on Resuscitation: 2005 International Consensus on Cardiopulmonary Resuscitation and Emergency Cardiovascular Care Science With Treatment Recommendations. Circulation 112 (2005) III1–III136.

[6] European Resuscitation Council Guidelines for Resuscitation 2005: Resuscitation 67 (suppl): 1–189 (2005).

[7] 2005 American Heart Association Guidelines for Cardiopulmonary Resuscitation (CPR) and Emergency Cardiovascular Care (ECC): Circulation 112 (suppl) (2005) IV1–IV211.

[8] Schüttler J: Sind wir wirklich schlauer? Neue Leitlinien zur kardiopulmonalen Reanimation. Anästh Intensivmed 47 (2006) 5–6.

[9] Wik L et al.: Quality of cardiopulmonary resuscitation during out-of-hospital cardiac arrest. JAMA 293 (2005) 299–304.

[10] Abella BS et al.: Quality of cardiopulmonary resuscitation during in-hospital cardiac arrest. JAMA 293 (2005) 305–310.

[11] Perkins GD et al.: Birmingham assessment of breathing study (BABS). Resuscitation 64 (2005) 109–113.

[12] Ruppert M et al.: Checking for breathing: evaluation of the diagnostic capability of emergency medical services personnel, physicians, medical students, and medical laypersons. Ann Emerg Med 34 (1999) 720-729.

[13] Hauff SR et al.: Factors impeding dispatcher-assisted telephone cardiopulmonary resuscitation. Ann Emerg Med 42 (2003) 731–737.

[14] Rea TD: Agonal respirations during cardiac arrest. Curr Opin Crit Care 11 (2005) 188–191.

[15] Guidelines 2000 for Cardiopulmonary Resuscitation and Emergency Cardiovascular Care: Part 3: Adult Basic Life Support Circulation 102 (suppl) (2000) I22–I59.

[16] Wenzel V et al.: Respiratory system compliance decreases after cardiopulmonary resuscitation and stomach inflation: impact of large and small tidal volumes on calculated peak airway pressure. Resuscitation 38 (1998) 113–118.

[17] Bowman FP et al.: Lower esophageal sphincter pressure during prolonged cardiac arrest and resuscitation. Ann Emerg Med 26 (1995) 216–219.

[18] Gabrielli A et al.: Lower esophageal sphincter pressure measurement during cardiac arrest in humans: potential implications for ventilation of the unprotected airway – A case report series. Anesthesiology 103 (2005) 897–899.

[19] Aufderheide TP et al.: Death by hyperventilation: a common and life-threatening problem during cardiopulmonary resuscitation. Crit Care Med 32 (suppl) (2004) 345–351.

[20] Aufderheide TP et al.: Hyperventilation-induced hypotension during cardiopulmonary resuscitation. Circulation 109 (2004) 1960–1965.

[21] Schneider T et al.: Multicenter, randomized, controlled trial of 150-J biphasic shocks compared with 200- to 360-J monophasic shocks in the resuscitation of out-of-hospital cardiac arrest victims. Circulation 102 (2000) 1780–1787.

[22] Morrison LJ et al.: Out-of-hospital cardiac arrest rectilinear biphasic to monophasic damped sine defibrillation waveforms with advanced life support intervention trial (ORBIT). Resuscitation 66 (2005) 149–157.

[23] Carpenter J et al.: Defibrillation waveform and post-shock rhythm in out-of-hospital ventricular fibrillation cardiac arrest. Resuscitation 59 (2003) 189–196.

[24] Hazinski MF et al.: Controversial Topics From the 2005 International Consensus Conference on Cardiopulmonary Resuscitation and Emergency Cardiovascular Care Science With Treatment Recommendations. Resuscitation 67 (2005) 175–179.

[25] Cobb LA et al.: Influence of cardiopulmonary resuscitation prior to defibrillation in patients with out-of-hospital ventricular fibrillation. JAMA 281 (1999) 1182–1188.

[26] Wik L et al.: Delaying defibrillation to give basic cardiopulmonary resuscitation to patients with out-of-hospital ventricular fibrillation: a randomized trial. JAMA 289 (2003) 1389–1395.

[27] Jacobs IG et al.: CPR before defibrillation in out-of-hospital cardiac arrest: a randomized trial. Emerg Med Australas 17 (2005) 39–45.

[28] Stiell IG et al.: Advanced Cardiac Life Support in Out-of-Hospital Cardiac Arrest. N Engl J Med 351 (2004) 647–656.

[29] Macnab A et al.: A new system for sternal intraosseous infusion in adults. Prehosp Emerg Care 4 (2000) 173–177.

[30] Spivey WH et al.: Plasma catecholamine levels after intraosseous epinephrine administration in a cardiac arrest model. Ann Emerg Med 21 (1992) 127–131.

[31] Voelckel WG et al.: Comparison of epinephrine with vasopressin on bone marrow blood flow in an animal model of hypovolemic shock and subsequent cardiac arrest. Crit Care Med 29 (2001) 1587–1592.

[32] Vaknin Z et al.: Is endotracheal adrenaline deleterious because of the beta adrenergic effect? Anesth Analg 92 (2001) 1408–1412.

[33] Manisterski Y et al.: Endotracheal Epinephrine: A Call for Larger Doses. Anesth Analg 95 (2002) 1037–1041.

[34] Efrati O et al.: Endobronchial adrenaline: should it be reconsidered? Dose response and haemodynamic effect in dogs. Resuscitation 59 (2003) 117–122.

[35] Hörnchen U et al.: Endobronchial instillation of epinephrine during cardiopulmonary resuscitation. Crit Care Med 15 (1987) 1037–1039.

[36] Mazkereth R et al.: Epinephrine blood concentrations after peripheral bronchial versus endotracheal administration of epinephrine in dogs. Crit Care Med 20 (1992) 1582–1587.

[37] Prengel AW et al.: Pharmacokinetics and technique of endotracheal and deep endobronchial lidocaine administration. Anesth Analg 77 (1993) 985–989.

[38] Schmidbauer S et al.: Endobronchial application of high dose epinephrine in out of hospital cardiopulmonary resuscitation. Resuscitation 47 (2000) 89.

[39] Naganobu K et al.: A Comparison of Distilled Water and Normal Saline as Diluents for Endobronchial Administration of Epinephrine in the Dog. Anesth Analg 91 (2000) 317–321.

[40] Wenzel V et al.: A comparison of vasopressin and epinephrine for out-of-hospital cardiopulmonary resuscitation. New Engl J Med 350 (2004) 105–113.

[41] Aung K et al.: Vasopressin for cardiac arrest: a systematic review and meta-analysis. Arch Intern Med 165 (2005) 17–24.

[42] Skrifvars MB et al.: The use of undiluted amiodarone in the management of out-of-hospital cardiac arrest. Acta Anaesthesiol Scand 48 (2004) 582–587.

[43] European Resuscitation Council Guidelines for Resuscitation 2005: Section 4: Adult advanced life support. Resuscitation 67 (suppl) (2005) 39–86.

[44] Hypothermia After Cardiac Arrest Study Group: Mild therapeutic hypothermia to improve the neurologic outcome after cardiac arrest. N Engl J Med 346 (2002) 549–556.

[45] Bernard SA et al.: Treatment of comatose survivors of out-of-hospital cardiac arrest with induced hypothermia. N Engl J Med 346 (2002) 557–563.

[46] Nolan JP et al.: Therapeutic hypothermia after cardiac arrest. An advisory statement by the Advancement Life support Task Force of the International Liaison committee on Resuscitation. Resuscitation 57 (2003) 231–235.

XXVI Was gibt es Neues in der Stomachirurgie?

H. Denecke und K. Körner

1 „Trephine" Stoma (transstomales Stoma, Inzisions-Stoma)

Das „ trephine" Stoma wird durch eine Mini-laparotomie an der Stelle des anschließenden Durchzugs zur Stomaformierung angelegt [1], also ohne anderweitige Laparotomie. Obwohl es erst in den frühen 1990er Jahren so benannt wurde [2–4] ist diese Technik in Einzelfällen schon früher durchgeführt worden.

Mit dem minimal-invasiv mobilisiertem durch-gezogenen Darmschenkel (Sigma, Transver-sum, Ileum) lassen sich durch Präparation vor der Bauchdecke doppelläufige, aber auch ein-läufige Stomata und „blow holes" formieren. Wie auch für die laparoskopisch angelegten Stomata besteht die Indikation dann, wenn eine anderweitige Laparatomie nicht notwen-dig ist [5].

In den letzten zwei Jahren wird diese Technik vermehrt mit der ebenfalls minimal-invasiven laparoskopischen Stomaanlage verglichen. Die bisher in der Literatur berichtete Anzahl beider minimal-invasiven Verfahren ist mit jeweils 200–300 angelegten Stomata nicht groß, aber sie genügt, um bereits Vergleiche anzustellen.

Berichtet wurde bisher über 190 Eingriffe. Die Letalität ist nicht durch die Stomaanlage, son-dern durch die Grunderkrankung bestimmt. Jugool et al. haben 13 von 31 Stomata in regi-onaler Anästhesie und damit besonders unbe-lastend durchführen können [6].

Diesen Vorteil bietet die Laparoskopie nicht. Erleichternd kann zumindest das Sigma oder das Transversum durch Sigmoido- oder Kolos-kopie dargestellt werden [7]. (Wir würden al-lerdings ein Transversumstoma zugunsten ei-ner Ileostomie eher vermeiden.)

Zu 80–90 % gelingt die transstomale Anlage. Adhäsionen, schwere Adipositas oder sehr kur-zes Sigma-Mesenterium sind die Gründe, die in 10–20 % eine Laparotomie notwendig machen. Ein transstomal angelegtes Stoma ist vergleich-baren Früh- und Spätkomplikationen unterwor-fen, wie dies für alle anderen Stomata ebenso gilt. Spätergebnisse sind noch nicht berichtet.

2 Laparoskopische Stomaanlage

Die Letalität auch dieses Verfahrens ist durch die Grunderkrankung bedingt. Von Vorteil ist die günstigere Lokalisationsmöglichkeit der adäquaten Darmschlinge. Laparoskopisch kann die Mobilisation besser und natürlich weiter als beim transstomalen Vorgehen durch-geführt werden. Für ein Ileostoma ist auch die Erkennung der adäquaten Schlinge in der Re-gel einfacher.

Die Erfolgsrate ist auch bei diesem Verfahren mit 85–95 % hoch [8]. Schwere Adhäsionen oder schlechte Mobilisationsbedingungen bei kurzem Mesenterium sind Anlass, zum offenen Vorgehen konvertieren zu müssen [1].

Im Vergleich zum offenen Vorgehen via übli-cher Laparotomie sind geringere Patientenbelastung, Schmerzfreiheit und eine Tendenz zu kürzerem stationärem Aufenthalt von Vorteil. Die Operationszeiten halten sich in etwa die Waage [1, 9].

3 Ileostoma bei „Slow-transit"-Obstipation

Ileostomien, die alleinig oder in Kombination mit kolorektalen Resektionsverfahren zur Behandlung einer Slow-Transit-Obstipation angelegt wurden, tragen wie andere Stomata ein Komplikationsrisiko, welches sich nach einer medialen Beobachtungszeit von mehr als vier Jahren auf 46 % belief [10]. Retraktion, peristomale Infektion und parastomale Hernienbildung waren die häufigsten Komplikationen in einer Serie, die im Hinblick auf die Zahl der angelegten Ileostomata (24 Patienten) klein, in bezug auf die zugrunde liegende Erkrankung aber durchaus nennenswert ist. Erwähnenswert ist, dass die geringsten Komplikationen zu erwarten waren, wenn die Obstipation alleinig durch ein Stoma und speziell hierbei mit der Anlage eines „trephine" Stoma (transstomales Inzisions-Stoma) behandelt wurde. Vorausgegangene Laparotomien, vorausgegangene Resektionen im Bereich des Kolorektums oder simultane Resektionsverfahren führten zu einer höheren Komplikationsrate.

4 Ileostomales Karzinom

Das Dünndarmkarzinom ist eine seltene Entität. Offensichtlich ist nach einer Literaturrecherche das ileostomale Karzinom im Vergleich häufiger, wenn ein Ileostoma bei familiärer Polyposis oder wegen Kolitis ulcerosa angelegt werden musste. Die Autoren der Studie sehen physikalische oder chemische Irritationen am Stoma als mögliche prädisponierende Faktoren, die an der ileostomalen Mukosa über Metaplasien zu adenomatöser, dysplastischer und schließlich maligner Veränderung

führen. Ileostomata, die länger als 15 Jahre bestehen, sollten daher einer lockeren inspektorischen Nachsorge unterworfen werden. Das ileostomale Karzinom scheint im Gegensatz zum Dünndarmkarzinom ein eher langsam und lokal wachsender Tumor zu sein. Entsprechend führte die weite Resektion mit Re-Lokation des Ileostomas in fast 80 % zu guter Prognose [11].

5 Kolostoma bei kolorektalen Schuss- und Stichverletzungen

In Übereinstimmung zu den gültigen Behandlungsverfahren bei Pfählungs-, Schuss- und Stichverletzungen des Rektums wird durch serbische Erfahrungen während des Balkan-Krieges auch bestätigt, dass bei mäßiger Lazeration und Kontamination sowie im extraperitonealen Bereich auf die routinemäßige Anlage eines Deviationsstomas verzichtet werden kann [12].

Voraussetzung hierfür ist aber, ebenso wie vorbekannt, eine genaue rektoskopische Diagnosestellung. Eben diese Untersuchungsmethode gewährleistet schon die erste „Lavage", dann weiterhin wiederholte intrarektale Wundtoiletten, die Beurteilung der Defektgröße, des extraperitonealen Sitzes sowie der Kontamination und Lazeration. Auf einen routinemäßigen, transabdominalen Wash out kann damit ebenfalls verzichtet werden.

6 End-Kolostomie bei Sigmakarzinom mit Notfallindikation (Hartmann-Op)

Nach wie vor stellt die Hartmann-Resektion eine verlässliche Alternative zur primären Resektion beim linksseitigen Kolonkarzinom unter Notfallbedingungen dar. In Situationen wie Ileus oder Perforation war in einer zweijährigen Multicenter-Studie die Hartmann-Resektion diejenige Methode, die zur niedrigsten perioperativen Mortalität mit 7,5 % führte, wenn unter kurativer Intension operiert wurde. Dieselben Notfallsituationen hatten ein ungleich höheres Risiko, wenn nur palliativ reseziert wurde. Dann war die Operationsmortalität mit 33 % so hoch wie diejenige des alleinigen Deviationsstomas oder einer Segmentresektion (versus 33 %, versus 39 %) [13]. Damit bestätigt sich, dass zwar auch in Notfallsituationen die primäre Resektion beim linksseitigen Kolonkarzinom angestrebt werden sollte, die Hartmann-Operation aber für den nicht so versierten und erfahrenen Operateur eine verlässliche Alternative darstellt.

Die Re-Anastomosierung nach Hartmann-Operation trägt allerdings ein deutliches Morbiditäts-, wenngleich niedriges Mortalitätsrisiko [14]. Der günstigste Zeitpunkt zur Rückverlagerung wird diskutiert. Wir halten ihn nach wie vor nach einem Verlauf von drei bis sechs Monaten postoperativ für am komplikationsärmsten. Andere Autoren legen ihn früher. ASA-Grad III/IV, Bluthochdruck-Patienten und Raucher hatten eine deutliche höhere Morbiditätsrate [15]. Anastomosen-Insuffizienzen sind heute in einer Rate von nicht über 10 % zu erwarten. Da die Hartmann-Situation insbesondere bei Risiko-Patienten oder in Notfall-Situationen angelegt wird, zeigte sich auch in dieser jüngsten Studie, dass die Zahl derjenigen Patienten, bei denen eine Re-Anastomosierung gar nicht mehr durchgeführt wurde bei 40 % lag. Das deckt sich mit den bisher berichteten Erfahrungen, bei denen die Re-Anastomosierung bei 30–40 % der Patienten nicht mehr erfolgte.

7 Doppelläufige Schutzileostomie

Nach tiefer und ultratiefer Rektumresektion sehen Wong et al. keine Indikation, routinemä-

ßig ein Schutz-Ileostoma anzulegen [16]. Mit oder ohne diese Maßnahme lag die Rate klinisch manifester Anastomoseninsuffizienzen bei jeweils 4 % (742 Patienten mit, 324 Patienten ohne Ileostomie). Die Folgen einer Insuffizienz fallen jedoch mit Schutz-Ileostoma geringer aus. Dementsprechend wird die synchrone Anlage bei erhöhtem Risiko wie höherem Lebensalter, Co-Morbidität und reduziertem Allgemeinzustand empfohlen. Vice versa wird auf die synchrone Anlage eines Ileostomas verzichtet, wenn das Patientenrisiko überschaubar und die geforderten Prinzipien für eine gute Anastomosenheilung wie sauberer Darm, gute Durchblutung und Spannungsfreiheit an der Anastomose eingehalten werden konnten.

Wir sind prinzipiell der Meinung, sich eher zu einer Schutzileostomie zu entschließen. Bei Stomaverweigerung allerdings könnte die transanale Drainage in der entscheidenden frühen postoperativen Phase eine gewisse Anastomosenprotektion gewährleisten [17].

Die Diskussion um den Wert einer routinemäßig angelegten Schutzileostomie bei tiefen/ultratiefen Anastomosen setzt sich damit fort. In einer prospektiven Multicenter-Studie waren die Morbidität und Mortalität unter synchroner Schutzileostomie niedriger als wenn darauf verzichtet wurde [18]. Schlüsse auf die Indikationskriterien zur Anlage einer Ileostomie, ob routinemäßig oder ob/wann elektiv, lassen sich aus den Daten nicht ziehen.

8 Stomaträger – Lebensqualität

In einer aufschlussreichen prospektiven Studie anhand genügend großer Patientenzahlen wurden chirurgische und patientenbezogene Stomakomplikationen sowohl nach Ileostomie als auch nach Kolostomien evaluiert [19]. Mit 40 % bzw. 22 % Parastomiehernien (Kolostomie/Ileostomie bzw. Ileostomie) nach zwei Jahren lagen diese „chirurgischen" Komplikationen in zu erwartender Höhe. Untersucht wurden aber auch speziell patientenbezogene Komplikationen oder Störungen der Stomafunktion wie Undichtigkeiten, Nässen, häufige Entleerungen, Stresssituationen durch nächtliche Lecks und Lösen der Versorgungen. Es fand sich ein hoher Prozentsatz von Patienten, die nachts ein- oder mehrmals gezwungen waren, ihre Stomabeutel mit allem persönlichen Versorgungsaufwand und Unannehmlichkeiten zu entleeren. Frühpostoperativ mussten 30 % der Ileostomie-Träger ihren Beutel zwei- bis dreimal nächtlich leeren. Wider Erwarten besserte sich diese Stomafunktion über die Zeit nach der Anlage (bis zu zwei Jahren Kontrollintervall) nicht, sondern erhöhte sich auf mehr als 50 %. Offensichtlich besteht hier ein weites Feld weiterer und intensiver Betreuung und Beratung für Ileostomie-Träger. Insbesondere auch Ileostomiepatienten litten an peristomalen Irritationen.

Dass Angehörige anderer Bevölkerungsgruppen (Mittelmeerländer, islamische Kreise) Organverluste wie beispielsweise Gastrektomie schwieriger bewältigen als Einheimische ist bekannt. Auch die Lebensqualität nach abdomino-perinealer Exstirpation war in diesen Bevölkerungskreisen ungünstiger [20]. Obwohl die Indikationsstellung zu einer notwendigen abdomino-perinealen Exstirpation sich nicht hieran orientieren kann, sondern anhand des zugrundeliegenden Krankheitsbildes entschieden werden muss, kann sich hieraus für behandelnde und nachbehandelnde Therapeuten ein besonderer Aufklärungs- und Informationsbedarf im Umfeld des operierten Patienten ergeben. Anhaltend intensive Beratung zur Stuhlregulierung resultiert hieraus ebenfalls.

9 Spätkomplikationen – Parastomiehernie

Die Ausbildung einer Parastomiehernie ist deutlich zeitabhängig. Insofern sind die niedri-

gen Raten dieser Komplikation nach Anlage laparoskopischer oder transstomaler Stomien („trephine" Stoma) noch nicht aussagekräftig. Dies wird unterstrichen in einer Literaturübersicht, in der nach laparoskopischer Stomaanlage diese Komplikation in 0 %–7 % bei 236 Patienten, nach Anlage eines „trephine" Stomas in 7 %–12 % bei 118 Patienten auftritt. In beiden Kollektiven lagen die Nachbeobachtungszeiten nur bis zu zwölf Monaten [21].

Zur Korrektur dieser Komplikation verlässt der Trend nach wie vor die direkten Verfahren und geht weiterhin zur Augmentation insbesondere großer Defekte mit alloplastischem Material. Der Nachteil einer ungünstigeren Fixation des PTFE-Materiales kann offensichtlich durch Verwendung eines sehr großflächigen Implantates behoben werden. Bei 16 Patienten mit bis dahin intraktablen Parastomiehernien war diese Versorgung mit transabdominaler Onlay-Technik und transfaszialer Fixation nur bei einem Patient nicht erfolgreich [22].

Die Berichte über die Versorgung mit alloplastischem Material und hier insbesondere diejenige mit transabdominaler Onlay-Technik mehren sich, so dass diese Verfahren inzwischen sicher die direkten Bruchlückenverschluss-Verfahren ersetzen können und möglicherweise auch bei Re-Lokation synchron zur „Prophylaxe" zu diskutieren sind.

Literatur

[1] Luchtefeld M: Minimally invasive stomas. In: Cataldo PA; MacKeigan JM (eds): Intestinal Stomas 2nd edt M. Dekker New York (2004) 259–266. [EBM V]

[2] Akle CA: An improved means of fecal diversion: The trephine stoma. Br J Surg 80 (1993) 126–127. [EBM IV]

[3] Caruso DM, Kassir AA, Robles RA et al.: Use of trephine stoma in sigmoid volvulus. Dis Col Rect 39 (1996) 1222–1226. [EBM III]

[4] Anderson ID, Hill J, Vohra R et al.: An improved means of fecal diversion: The trephine stoma. Br J Surg 79 (1992) 1080–1081. [EBM III]

[5] Nylund G, Oresland T, Hulten L: The trephine stoma: Formation of a stoma without laparotomy. Eur J Surg 163 (1997) 627–629. [EBM III]

[6] Jugool S, MacKain ES, Swarnkar K et al.: Laparoscopic or trephine fecal diversion: Is there a preferred approach and why? Colorectal Dis 7 (2005) 156–158. [EBM IIb]

[7] Beilmann GJ, Jonson GM: Sigmoidoscopy-assistet colostomy- an adapted trephine stoma formation. Digest Surg 19 (2002) 327–330. [EBM IV]

[8] Wasmuth HH, Bergamaschi R, Alstad B et al.: Laparoscopic sigmoidectomy. Tidsscrift Norske 117 (1997) 3075–3076. [EBM III]

[9] Kini SU, Perston Y, Radcliffe AG: Laparoscopically assisted trephine stoma formation. Surg Lap Endosc 6 (1996) 371–374. [EBM IV]

[10] Scarpa M, Barollo M, Keighly MR: Ileostomy for constipation: Long-term postoperative outcome. Colorectal Dis 7 (2005) 224–227. [EBM III]

[11] Quah HM, Samad A, Maw A: Ileostomy carcinomas a review: The late risk after colectomy for ulcerative colitis and familial adenomatous polyposis. Colorectal Dis 7 (2005) 538–544. [EBM III]

[12] Drljevic H, Featahagic F: Personal experience with unconventional treatment in extraperitoneal injuries of the rectum. Med. arhiv 57 (2003) 25–27. [EBM V]

[13] Meyer F, Marusch F, Koch A et al.: Emergency operation in carcinomas of the left colon: value of Hartmann´s procedure. Tech. Coloproctol. 8 (2004) 226–229. [EBM IIb]

[14] Banerjee S, Leather AJ, Rennie JA et al.: Feasability and morbidity of reversal of Hartmann's. Colorectal Dis 7 (2005) 454–459. [EBM IIb]

[15] Aydin HN, Remzi FH, Tekkis, Fazio VW: Hartmann's reversal is associated with high postoperative adverse events. Dis Col Rect 48 (2005) 2117–2126. [EBM IV]

[16] Wong NY, Eu KW: A defunctioning ileostomy does not prevent clinical anastomotic leak after a low anterior resection : A prospective, comparative study. Dis Col Rect 48 (2005) 2076–2079. [EBM IIa]

[17] Sterk P, Schubert F, Günter S et al.: Anastomosenprotektion durch transanale Drainage? Klinische Erfahrung bei 50 Patienten nach Rektumresektionen mit totaler mesorektaler Exzision und tiefen Anastomosen. Zentralbl. Chir. 126 (2001) 601–604. [EBM V]

[18] Gastinger I, Marusch F, Steinert R et al.: Protective defunctioning stoma in low resection for rectal carcinoma. Br J Surg 92 (2005) 1137–1142. [EBM III]

[19] Robertson I, Leung E, Youth D et al.: Prospective analysis of stoma related complications. Colorectal Dis 7 (2005) 279–285. [EBM IIb]

[20] Holzer B, Matzel K, Schiedeck Th et al.: Do geographic and educational factors influence the Quality of Life in rectal cancer patients with a permanent colostomy? Dis Col Rect 48 (2005) 2209–2216. [EBM IIb]

[21] Carne PW, Frye JN, Robertson GM et al.: Parastomal hernia following minimally invasive stoma formation. ANZ J Surg 73 (2003) 843–845. [EBM IIb]

[22] Van Sprundel TC, Van der Hop AG: Modified technique for parastomal hernia repair in patients with intractable stoma-care problems. Colorectal Dis 7 (2005) 445–449. [EBM III]

XXVII Was gibt es Neues in der chirurgischen Weiter- und Fortbildung?

J. ANSORG

1 Chirurgische Weiterbildung

1.1 Umsetzung der neuen Weiterbildungsordnung für das Gebiet Chirurgie

Zum 01.01.2006 wird die neue Weiterbildungsordnung für das Gebiet Chirurgie bundesweit umgesetzt sein. Verzögerungen in einigen Landesärztekammern und den Aufsichts-

behörden der Länder waren dafür verantwortlich. Während sich Berufsstarter in Bayern bereits seit Ende 2004 nach der neuen Weiterbildungsordnung weiterbilden können, ist dies bundesweit also erst seit Anfang 2006 möglich.

Die Struktur der neuen Weiterbildungsordnung wurde bereits auf dem Ärztetag 2003 beschlossen und ausführlich in den Bänden 2004 und 2005 dieses Buches diskutiert. Mit der neuen Weiterbildungsordnung wurden europäische Empfehlungen der UEMS weitestgehend umgesetzt.

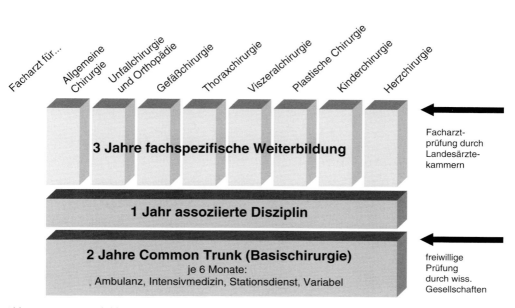

Abb. 1: Neue Weiterbildungsordnung für das Gebiet Chirurgie (Deutscher Ärztetag 2003: Gebiet Chirurgische Medizin)

Das Gebiet Chirurgie besteht in Deutschland zukünftig aus acht gleichberechtigt nebeneinander existierenden Fachärzten für Chirurgie. Grundlage zur Weiterbildung in einer dieser Facharztqualifikationen ist die zweijährige basischirurgische Weiterbildung. Obligat ist in dieser Phase die Arbeit in der chirurgischen Notaufnahme, auf einer chirurgischen Station sowie auf einer Intensivstation. Erstmals können Teile der Weiterbildung auch in einer chirurgischen Praxis abgeleistet werden.

An die basischirurgische Weiterbildung schließt sich eine vierjährige Spezialisierungsphase an. In diesem Abschnitt der Weiterbildung werden spezifische Kenntnisse in einem der acht ehemaligen chirurgischen Schwerpunkte erworben. Die Weiterbildung wird mit der Facharztqualifikation zu einem der acht Fachärzte für Chirurgie abgeschlossen. Neu ist die Fusion des ehemaligen Schwerpunktes Unfallchirurgie mit dem Facharzt für Orthopädie zum Facharzt für Unfallchirurgie/Orthopädie.

Es kommt durch die neue Weiterbildungsordnung zu einer Verkürzung der Weiterbildungszeit. Allerdings werden an Assistenzärzte in Weiterbildung erhöhte Anforderungen an Flexibilität und Mobilität gestellt. Auch in vielen chirurgischen Abteilungen muss die Weiterbildung neu strukturiert werden, um jungen Kollegen die Facharztqualifikation in der empfohlenen Weiterbildungszeit von sechs Jahren anbieten zu können.

Die jeweils aktuellste Fassung der (Muster-)Weiterbildungsordnung sowie der Richtlinien (OP-Kataloge und Mindestanforderungen) kann im Internet bei BDC Online oder bei der Bundesärztekammer abgerufen werden [1, 2].

Interessierte Kollegen sollten sich unbedingt bei ihrer zuständigen Ärztekammer nach der für sie gültigen Weiterbildungsordnung informieren, da zum Teil erhebliche Abweichungen bei der Umsetzung der (Muster-)Weiterbildungsordnung in Landeskammerrecht existieren. Trotz eines entsprechenden Votums des Ärztetages und der Bundesärztekammer gingen hier einige Landesärztekammern eigene Wege.

Besonders gravierend wirkt diese „föderale Individualität" bei der Formulierung und Umsetzung von Übergangsbestimmungen zwischen „alter" und „neuer" Weiterbildungsordnung. Insbesondere die neue Facharztqualifikation „Orthopädie und Unfallchirurgie" ist sowohl für Unfallchirurgen als auch für Orthopäden interessant, die ihre Qualifikation nach der alten Weiterbildungsordnung erworben haben. Die für den Erwerb der neuen Facharztbezeichnung geltenden Übergangsbestimmungen sowie die nachzuweisenden Qualifikationen und Erfahrungen variieren zwischen einzelnen Landesärztekammern sehr stark.

Es entsteht die absurde Situation, dass das Erreichen der neuen Facharztbezeichnung „Orthopädie und Unfallchirurgie" stärker vom Wohn- und Arbeitsort des interessierten Orthopäden/Unfallchirurgen abhängt, als von dessen Berufserfahrung und Qualifikation. Die Berufsverbände und Fachgesellschaften der Orthopäden und Chirurgen treten für einheitliche Regelungen in allen Kammerbezirken ein.

1.2 Nachwuchsmangel und Qualität der chirurgischen Weiterbildung

In der deutschen Chirurgie besteht derzeit ein Mangel an interessiertem Nachwuchs. Immer weniger Medizinstudenten und junge Ärzte entscheiden sich für den Beruf des Chirurgen. Hierfür sind neben der Arbeitsverdichtung unter DRG-Bedingungen sowie dem Arbeitszeitgesetz und der steigenden Arbeitsunzufriedenheit auch die beschränkten Perspektiven in Krankenhaus und Niederlassung verantwortlich.

Hinzu kommt eine ungewisse Situation während der chirurgischen Weiterbildung. Ihre Etappen sind häufig unstrukturiert und schlecht organisiert, so dass die Qualität der chirurgischen Weiterbildung und die dafür erforderliche Zeit stark schwanken [3].

Um die Attraktivität unseres Berufes zu verbessern ist es erforderlich, die chirurgische Weiterbildung stringenter zu organisieren und klar zu strukturieren. Assistenten und Weiterbilder können dabei auf Empfehlungen und praktische Instrumente des Berufsverbandes und der chirurgischen Fachgesellschaften zurückgreifen.

1.3 Konsequenzen: Verbesserungspotenzial erkennen, Weiterbildungsgespräche und Logbücher

Im Ergebnis gilt es sowohl Weiterbildern als auch Assistenten Verbesserungspotenziale aufzuzeigen und Instrumente zu entwickeln, die allen Beteiligten als Handlungsgrundlage dienen können.

Hierzu gehören in erster Linie regelmäßig durchgeführte Weiterbildungsgespräche, in denen der zurückliegende Weiterbildungsabschnitt kritisch reflektiert und Ziele für folgende Abschnitte vereinbart werden. Um diese Gespräche zu strukturieren sowie eine Diskussionsgrundlage bereitzustellen, werden bereits in einigen Kliniken so genannte Logbücher eingesetzt. In diesen werden vor allen Dingen operative Eingriffe und diagnostische Prozeduren dokumentiert.

Die gemeinsame Weiterbildungskommission aus BDC, DGCh und chirurgischen Fachgesellschaften hat auf Grundlage der neuen Weiterbildungsordnung sowohl für die Basischirurgie als auch für die acht Facharztsäulen so genannte „Weiterbildungsbücher" vorgeschlagen. Diese orientieren sich inhaltlich am Weiterbildungskatalog sowie dem sog. Pflichtteil der Landesärztekammern und weisen zusätzlich Formulare für Feedback und Zielvereinbarungen auf *(s. Kap. XXXIII)*.

Eine elektronische Variante der Logbücher zur einfachen Datenerfassung per Internet, PDA oder Smartphone ist im [eCPD-Center] der Plattform für kontinuierliche professionelle Entwicklung des BDC verfügbar [4]. Sie finden das Angebot im Internet unter www.ecpd-center.org.

1.4 Weiterbildung als Teil der Unternehmensstrategie im modernen Krankenhaus

Einige Krankenhausträger haben erkannt, dass die Ressource Mensch das eigentliche Kapital eines Klinikbetriebes darstellt. Insofern gibt es erste Ansätze, die Personalentwicklung zum Teil der Unternehmensstrategie zu erheben und einzelne Kollegen gezielt zu fördern.

Es liegt im Interesse aller Beteiligten, diese guten Ansätze in die Breite zu tragen und auf eine solide Grundlage zu stellen. Diese Herausforderung wird sich der Berufsverband der Deutschen Chirurgen im laufenden Jahr intensiv annehmen.

1.5 Neue Weiterbildungsseminare des Berufsverbandes der Deutschen Chirurgen

Entsprechend der neuen Weiterbildungsordnung wird der BDC sein etabliertes und erfolgreiches Seminarangebot für junge Chirurgen neu strukturieren. Im Herbst 2005 wurde erstmals ein basischirurgisches Seminar angeboten.

Dieses wurde für junge Kollegen konzipiert, die gerade das Medizinstudium abgeschlossen haben. Es soll am Anfang der chirurgischen Laufbahn absolviert werden und vermittelt grundlegende Kenntnisse der chirurgischen Tätigkeit sowie der Notfalltherapie, Intensivtherapie, Schmerztherapie sowie der perioperativen Behandlung. Das Seminar besteht aus Vorlesungsreihen sowie praktischen Übungen und wird als Wochenseminar angeboten.

Die bisherigen BDC-Facharztseminare zur Vorbereitung auf die Facharztprüfung werden schrittweise entsprechend den acht Säulen der neuen Weiterbildungsordnung segmentiert. Hier erfolgt eine enge inhaltliche und organisatorische Abstimmung mit den jeweiligen chirurgischen Fachgesellschaften und der Deutschen Gesellschaft für Chirurgie. Für eine Übergangszeit von ca. vier bis sechs Jahren werden die Facharztseminare weiter in der bisher üblichen Form angeboten.

1.6 Neue Medien in der chirurgischen Weiter- und Fortbildung

Neben dem umfangreichen Seminarangebot vor Ort setzt der BDC mit seiner Fortbildungsplattform [eCME-Center.org] seit Jahren auf den Einsatz neuer Medien in der chirurgischen Weiter- und Fortbildung [5].

Derzeit sind über 270 Internetkurse für Berufsanfänger, Fortgeschrittene und Experten abrufbar. Über Praxis- und Kliniklizenzen können sich interessierte Chirurgen und Abteilungsteams kostengünstig und ohne Zeitdruck über neue Entwicklungen in der Chirurgie informieren. Das Angebot besteht aus einem Portfolio verschiedenster Medien, vom interaktiven Lernkurs über Vortragsaufzeichnungen bis hin zu Lehrvideos und kombinierten Online- und Präsenzseminaren (blended learning) [6].

2   Fortbildung

2.1 Fortbildungspflicht

Am 1. Januar 2004 trat das GKV-Modernisierungsgesetz in Kraft. Der Gesetzgeber verpflichtet Fachärzte in Niederlassung und Klinik, sich regelmäßig fachlich fortzubilden und dies alle fünf Jahre nachzuweisen. Die Fortbildungsnachweise sind erstmalig bis zum 30. Juni 2009 zu erbringen. Die bisher ausschließlich berufsrechtlich geregelte Fortbildungspflicht wird nunmehr zu einem Bestandteil des Zulassungsrechts.

2.2 Sammeln von CME-Punkten: Bindend für Niedergelassene und Krankenhausärzte

Auf Initiative des Senats für ärztliche Fortbildung der Bundesärztekammer wurde 2004 auf dem 107. Deutschen Ärztetag eine (Muster-)Satzungsregelung „Fortbildung und Fortbildungszertifikat" verabschiedet, die den Landesärztekammern als Grundlage für eine regional bindende Fortbildungsordnung dienen sollte [7].

Entsprechend dem Prinzip des „föderalen Individualismus" wurde die (Muster-)Fortbildungssatzung entgegen dem Votum des 107. Ärztetages und der Empfehlung des Senates für ärztliche Fortbildung durch die Landesärztekammern mit mehr oder weniger großen Variationen ratifiziert.

Streitpunkte der neuen Fortbildungssatzung sind unter anderem:

- Akkreditierung von Akademien der Berufsverbände und Fachgesellschaften und anderen Fortbildungsinstitutionen
- Erweiterung des Fortbildungsbegriffes von CME zu CPD
- Wegfall der Punkteobergrenzen für die meisten Fortbildungskategorien

Fortbildungsangebote, die den Kriterien der Fortbildungssatzung entsprechen, werden von der zuständigen Ärztekammer (kostenpflichtig) zertifiziert. Teilnehmer einer zertifizierten Fortbildungsveranstaltung erhalten eine Teilnahmebescheinigung mit der zugesprochenen Anzahl an Fortbildungspunkten (CME-Punkte).

Mit Einführung eines sog. „Elektronischen Informationsverteilers (EIV)", Barcode-Etiketten und -lesegeräten sowie CME-Punktekonten versuchen die Landesärztekammern, der aus diesem Regelwerk und dem selbst auferlegten Kontrollzwang entstehenden Bürokratie Herr zu werden. Durch die uneinheitlichen Fortbildungssatzungen einzelner Landesärztekammern wird dieses Vorhaben zusätzlich erschwert.

Am grundsätzlichen Prinzip des Sammelns von CME-Fortbildungspunkten zum Fortbildungsnachweis änderte sich nichts. Jeder Arzt hat jährlich 50 CME-Fortbildungspunkte zu sammeln und den Kammern nachzuweisen. Auf dieser Grundlage stellen die Landesärztekammern im Abstand von fünf Jahren ein Fortbildungszertifikat aus.

Durch eine Vereinbarung zwischen Bundesärztekammer und Kassenärztlicher Bundesvereinigung akzeptiert die zuständige Kassenärztliche Vereinigung dieses Zertifikat als Fortbildungsnachweis niedergelassener Ärzte.

Der Gemeinsame Bundesausschuss (G-BA) für das Krankenhaus hat am 20.12.2005 eine entsprechende Regelung für Krankenhausärzte verabschiedet, die sich eng an die Regelungen der Vertragsärzte im ambulanten Bereich anlehnt [8]. Auch hier wird das Fortbildungszertifikat der Kammern und der 5-Jahres-Zeitraum akzeptiert. Neu ist, dass 60 % der Fortbildungsmaßnahmen fachspezifisch sein müssen, die dem Erhalt und der Weiterentwicklung der fachärztlichen Kompetenz dienen. Die Unterscheidung obliegt dem Facharzt selbst und wird vom ärztlichen Direktor des Krankenhauses bestätigt.

Diese Regelung wird getragen vom Interesse des G-BA, den Focus in der ärztlichen Fortbildung vom reinen CME-Punktesammeln wieder auf inhaltliche Qualität und die Kompetenzentwicklung jedes Facharztes zu richten. Fast unbemerkt gelingt es dabei, ärztliche Fortbildung durch Einbeziehung des Ärztlichen Direktors im Vorstand der Klinikverwaltung kontinuierlich zu thematisieren und gezielt zur Personalentwicklung einzusetzen. Jeder Arzt erhält die Verantwortung über die inhaltliche Gestaltung seiner Fortbildung zurück und kann diese mit den Bedürfnissen seines Arbeitgebers abstimmen. Die 60 % Fachspezifität stellen keine ernst zu nehmende Hürde dar.

2.3 Ärztliche Kompetenz

In Reflektion der heute geltenden Fortbildungspraxis muss festgestellt werden, dass Fortbildungszertifikate lediglich die Teilnahme an (beliebigen) Fortbildungsmaßnahmen dokumentieren. Fachspezifizät und Praxisrelevanz für teilnehmende Ärzte stehen hinten an. Es dokumentiert weder Qualität noch Kompetenz des betroffenen Arztes. Die Feststellung der Gesundheitsministerkonferenz der Länder (GMK) von 2002, wonach medizinische Fortbildung und Fortbildungszertifikate zwar notwendig, aber nicht hinreichend für kompetentes ärztliches Handeln sind [9], wird bisher ignoriert.

- Wissenschaftlich-medizinisches Fachwissen, Fähigkeiten und Fertigkeiten
- Kritische Selbstreflektion, Performanceanalyse und Qualitätsmanagement
- Kommunikation, Moderation, Motivation und Führung
- Managementkompetenz in Klinik und Praxis
- Haltung gegenüber Patienten und Kollegen
- Arzt als Anwalt des Patienten (Empathie + Vertrauen)

Abb. 2: Facetten ärztlicher Kompetenz

Die Kompetenz eines Arztes definiert sich zunächst aus seinem medizinischen Sachverstand und den Fertigkeiten, die er während seiner Weiterbildung zum Facharzt erworben hat und in seinem Berufsleben kontinuierlich ausbaut.

Ergänzend gehört zu kompetentem ärztlichen Handeln ganz wesentlich die kritische Auseinandersetzung mit der eigenen Leistung durch Selbstreflektion und Vergleich mit den Ergebnissen anderer [10]. Dies beinhaltet auch die professionelle Auseinandersetzung mit Fehlern, gerade in der Chirurgie [11].

Hinzu kommen Fähigkeiten zur Bewältigung des administrativen Berufsalltages wie Dokumentation, Abrechnung und IT-Kompetenz. Für viele Ärzte ist die Erweiterung und Weiter-

Continuing Medical Education	Continuing Professional Development
▶ Expansion of academic knowledge and skills	▶ Updating, developing and enhancing how doctors apply the knowledge, skills and attitudes required in their working lives ▶ Focus on practice improvement

• Fachwissen • Fähigkeiten • Fertigkeiten	• Kompetenzentwicklung unter Berücksichtigung des Tätigkeitsprofils = **CME** + Selbstreflexion, Performanceanalyse + Qualitätsmanagement + Kommunikation und Führung + Administration und IT-Kompetenz + Persönliche und soziale Fähigkeiten + Feedback (intern und extern)

Abb. 3: Fortbildungsstrategien CME und CPD, englische Definitionen bewusst belassen

gabe ihres Wissens in Forschung und Lehre ein weiterer Kompetenzbereich.

Die Arbeit im Gesundheitsteam aus Ärzten, Pflege und anderen Heilberufen erfordert Management- und Führungsqualitäten bei jedem Arzt sowie hohe kommunikative und soziale Kompetenz gegenüber Patienten und Mitarbeitern.

Um die Facetten ärztlicher Kompetenz nachhaltig zu entwickeln und auszubauen, bildeten sich in den vergangenen Jahren verschiedene Fortbildungsstrategien heraus. Der Begriff der klassischen medizinischen Fortbildung (CME = Continuing Medical Education) wurde zur kontinuierlichen professionellen Entwicklung (CPD = Continuing Professional Development) erweitert [12].

2.4 Chirurgische Fortbildung

Die Fortbildungsakademien medizinischer Fachgesellschaften und Berufsverbände entwi-

ckeln Konzepte, die bereits heute über die Anforderungen der Fortbildungssatzungen hinausgehen. Im Wesentlichen wird eine fachspezifische Fortbildung gefordert und der Fortbildungsnachweis durch CME-Punktekonten unterstützt.

Wie andere Akademien begreift auch die Akademie für chirurgische Weiterbildung und praktische Fortbildung des Berufsverbandes der Deutschen Chirurgen (BDC-Akademie) die aktuellen Rahmenbedingungen als Chance, medizinische Fortbildung auf ein neues Niveau zu heben und ärztliche Kompetenz in all ihren Facetten durch gezielte Angebote zu stärken [10].

Im Folgenden werden neue Initiativen des BDC vorgestellt, die das Bemühen um die Weiterentwicklung medizinischer Fortbildung von CME zu CPD innerhalb des Gebietes Chirurgie reflektieren.

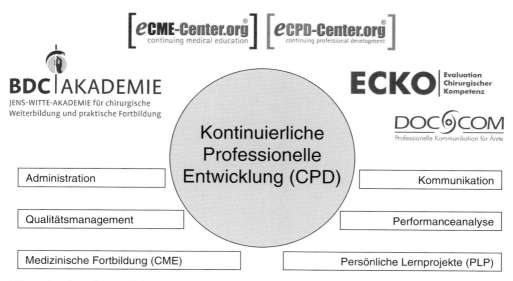

Abb. 4: Angebote der BDC|Akademie zur kontinuierlichen professionellen Entwicklung (CPD)

2.4.1 Fachspezifische Fortbildung (CME)

Die BDC-Akademie bietet seit 20 Jahren in Seminaren, Workshops und Kongressen chirurgische Weiter- und Fortbildung auf hohem fachlichen Niveau. Dazu trägt die enge Kooperation mit den chirurgisch-wissenschaftlichen Fachgesellschaften bei. In Zusammenarbeit mit den Landesärztekammern sind alle Veranstaltungen CME-zertifiziert.

Die Akademie der Deutschen Orthopäden (ADO) geht mit der Ausgabe eines orthopädischen Fortbildungszertifikates noch einen Schritt weiter und bietet eine curriculare fachspezifische Fortbildung speziell für Ärzte der Orthopädie an.

Zusätzlich zum Seminarangebot verfügt die BDC-Akademie mit dem (eCME-Center.org) über die größte deutschsprachige E-Learning-Plattform für Chirurgen. Unter www.ecme-center.org werden über 270 Onlinekurse angeboten, die das Seminarangebot der Akademie ergänzen.

Als Alleinstellungsmerkmal bietet die Plattform 25 CME-zertifizierte Kurse aus allen chirurgischen Disziplinen, für die der BDC ein jährliches Update garantiert. Mit diesem Service leistet die BDC-Akademie einen aktiven Beitrag zum Wissenstransfer von chirurgischen Zentren in die Peripherie.

Die Kurse richten sich sowohl an Ärzte in Weiterbildung, als auch an Fachärzte in Klinik und Praxis. Durch Jahreslizenzen für Einzelnutzer und Klinikteams wird Fortbildung orts- und zeitunabhängig und kann sehr kostengünstig (ab 35,– EUR pro Arzt und Jahr) angeboten werden.

Seit 2005 wird die Plattform auch vom Berufsverband der Deutschen Anästhesisten (BDA) und der Deutschen Gesellschaft für Verdauungs- und Stoffwechselkrankheiten (DGVS) genutzt. Über Medienpartnerschaften werden heute über 35 000 Fachärzte mit dem Online-Fortbildungsangebot erreicht [5, 6].

2.4.2 Kompetenzentwicklung (CPD)

Als Ergänzung zu medizinischer Fortbildung bietet die BDC-Akademie seit Jahren eine Reihe von Fortbildungsveranstaltungen zur Verbesserung administrativer Kompetenz sowie zur Entwicklung von Kommunikations- und Führungsqualitäten. Hierzu gehören Seminare zu DRGs, EBM 2000plus und GOÄ ebenso, wie Veranstaltungen zum Krankenhaus- und OP-Management mit betriebswirtschaftlichem Schwerpunkt.

Seit Oktober 2005 steht das Blended-Learning-Angebot „DOC.COM – Professionelle Kommunikation für Ärzte" zur Verfügung [13]. In einer Kombination aus eLearning und Seminar vor Ort werden Grundlagen und Werkzeuge effektiver Kommunikation mit Patienten und ärztlichen Mitarbeitern vermittelt. Der Blended-Learning-Ansatz optimiert den Lernerfolg und reduziert mit Rücksicht auf die wachsende Arbeitsverdichtung die erforderliche Präsenzzeit.

Seit Februar 2006 steht mit dem [eCPD-Center.org] ein Onlineangebot speziell zur professionellen Entwicklung von Chirurgen zur Verfügung [4].

Kern des Systems in seiner ersten Ausbaustufe sind die oben genannten Logbücher, die primär zur Dokumentation und Strukturierung der chirurgischen Weiterbildung entwickelt wurden [3]. Durch Ergänzung von Verlaufs- und Qualitätsparametern wird es später möglich sein, die eigene chirurgische Leistung kontinuierlich mit Referenzdaten zu vergleichen und einen individuellen Fortbildungsplan zu erstellen.

In weiteren Ausbaustufen ist die Anbindung mobiler Endgeräte zur einfachen Datenerfassung sowie – erstmals in Deutschland – die Integration persönlicher Lernprojekte (PLPs) geplant.

2.4.3 Evaluation Chirurgischer Kompetenz (ECKO)

Deutschlands Chirurgen genießen weltweit einen sehr guten Ruf in Bezug auf ihre Ausbildung, Expertise und ihre Bereitschaft zur beruflichen Exzellenz. Mit dem Projekt zur Evaluation chirurgischer Kompetenz (ECKO) steht deutschen Chirurgen erstmals ein Feedback-System zur Verfügung, mit dem ärztliche Kompetenz in vielen Facetten erfasst wird [14].

ECKO basiert auf einem kanadischen Instrumentarium (PAR), das in zwei Pilotstudien an deutsche Verhältnisse angepasst wurde [15, 16, 17]. Während die regelmäßige Teilnahme am PAR-System (Physician Achievement Review) seit Jahren Voraussetzung für die Verlängerung der Arztlizenz in Alberta/Kanada ist, nehmen deutsche Chirurgen an ECKO freiwillig teil.

Bei ECKO handelt es sich um ein mehrdimensionales Assessmentverfahren (360°-Analyse), das verschiedene Dimensionen ärztlicher Kompetenz beleuchtet. Durch anonyme Befragung von Patienten sowie ärztlichen und nichtärztlichen Mitarbeitern werden folgende Facetten der Kompetenz des Teilnehmers erfasst:

- Medizinische Fachkompetenz
- Patienten-Management
- Arzt-Patienten-Kommunikation
- Team-Fähigkeiten und Kollegialität
- Praxis- und Klinikmanagement
- Professionelle Entwicklung

Dem Arzt steht erstmals ein individuelles Feedback mit persönlicher Stärken- und Schwächenanalyse aus Sicht der Menschen zur Verfügung, denen er täglich seine gesamte Aufmerksamkeit und Energie widmet.

ECKO unterstützt das Streben nach hoher Qualität jedes Chirurgen erstmals durch persönliche Rückkopplung. Jeder Teilnehmer gewinnt bisher unerreichbare Informationen über die Einschätzung seiner Fähigkeiten durch Kollegen und Patienten. Auf dieser Grundlage

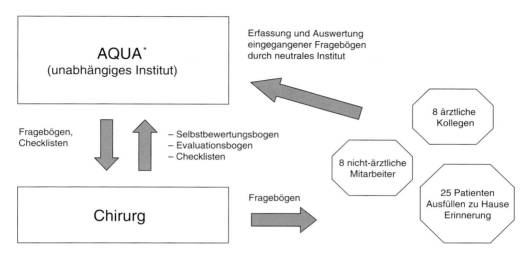

* AQUA, Institut für angewandte Qualitätsförderung und Forschung im Gesundheitswesen GmbH, Göttingen

Abb. 5: ECKO – Ablauf der Erhebung

ist eine gezielte Verbesserung der persönlichen Leistung realisierbar.

Der edukative Ansatz von ECKO verfolgt das Ziel, persönliche Stärken und Verbesserungspotenziale aufzuzeigen und Empfehlungen für zielgerichtete Optimierungs- und Fortbildungsmaßnahmen zu geben. Hierzu erhält der teilnehmende Chirurg auf Wunsch kompetente Unterstützung von Kollegen in seiner Region.

In diesem Kontext wurde das Seminarangebot „DOC.COM – Professionelle Kommunikation für Ärzte" entwickelt, da für den Kompetenzbereich „Kommunikation" bisher keine adäquaten Fortbildungsangebote für Ärzte existierten.

Gleichzeitig werden die Ergebnisdaten anonymisiert zur Bildung von Referenzwerten („Benchmarks") statistisch analysiert. Dadurch werden aus der chirurgischen Profession selbst Maßstäbe für kompetentes chirurgisches Handeln gesetzt und besonders interessante Beispiele auf der Internetseite des Projektes publiziert. Mit diesem Projekt übernehmen der Berufsverband der Deutschen Chirurgen (BDC) und die Deutsche Gesellschaft für Chirurgie (DGCh) aktiv Verantwortung für Erhalt und Weiterentwicklung einer hohen chirurgischen Versorgungsqualität in Deutschland.

ECKO objektiviert und fördert die Kultur der kontinuierlichen professionellen Entwicklung (CPD = Continuing Professional Development) in der deutschen Chirurgie, die in vielen europäischen Staaten und Nordamerika seit vielen Jahren gelebt wird.

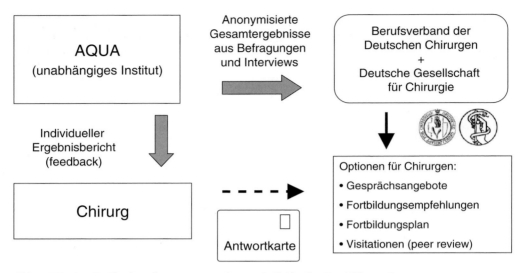

Abb. 6: ECKO – Feedback und Beratungsangebot zur individuellen Fortbildungsplanung

Literatur

[1] (Muster-)Weiterbildungsordnung und Richtlinien für das Gebiet Chirurgie: BDC|Online, Rubrik Themen | Weiterbildung | WB-Ordnung: www.bdc.de/bdc/bdc.nsf/(DokumenteViewWeb)/9178D2EECEA18C29C1256D32004245E6?OpenDocument

[2] (Muster-)Weiterbildungsordnung: www.bundesaerztekammer.de/30/Weiterbildung/03MWBO/

[3] Ansorg J, Fendrich V, Polonius M-J, Rothmund M, Langer P: Qualität der chirurgischen Weiterbildung in Deutschland. Dtsch med Wochenschr 130 (2005) 508–513.

[4] Ansorg J: Neue Medien und Internet: Innovationsoffensive des BDC. Der Chirurg BDC 76 (2005) M366–M367.

[5] Ansorg J: Erfolgreiche Onlinefortbildung für Chirurgen. Amb Chirurgie 8 (2005) 4–6.

[6] Ansorg J: Das [eCME-Center] – E-Learning und Blended Learning für Chirurgen. In: trendbook e-learning 2005/06, Haufe Fachmedia Verlag Würzburg (2005) 48–49.

[7] (Muster-)Satzungsregelung Fortbildung und Fortbildungszertifikat: www.bundesaerztekammer.de/30/Fortbildung/50FbNachweis/index.html

[8] G-BA: Vereinbarung zur Fortbildung der Fachärzte im Krankenhaus vom 20.12.2005. www.g-ba.de/cms/upload/pdf/abs7/beschluesse/2005-12-20-Vereinbarung-Fortbildung_FAe.pdf (2005).

[9] Ergebnisprotokoll der 75. Konferenz der für das Gesundheitswesen zuständigen Ministerinnen und Minister am 20./21.06.2002 in Düsseldorf: http://www.gmkonline.de/_beschluesse/Protokoll_75-GMK.pdf, (2002) S. 30.

[10] Ansorg J, Betzler M, Jähne J: Chirurgische Fortbildung nach der Gesundheitsreform – Chancen, Risiken und Perspektiven. Chirurg BDC 75 (2004) M115–118.

[11] Jähne J: Patientensicherheit: Weiterbildungsermächtigung stärker an Kompetenz knüpfen. Pressemitteilung des BDC vom 14.10.2005; www.bdc.de/Bdc/index_level3.jsp?form=Dokumente&documentid=421D65D22ED6AD05C125709A0053D3E4 (2005).

[12] Ansorg J, Betzler M: Von kontinuierlicher medizinischer Fortbildung (CME) zur kontinuierlichen professionellen Entwicklung (CPD) am Beispiel der chirurgischen Fortbildung. Bundesgesundheitsblatt 2006, Springer Verlag Heidelberg, (im Druck, 2006).

[13] Schlein U: Professionelle Kommunikation für Ärzte. Der Chirurg BDC 76 (2005) M326–M327.

[14] Betzler M, Rothmund M: ECKO – Evaluation chirurgischer Kompetenz. Gemeinschaftsprojekt des Berufsverbands der Deutschen Chirurgen (BDC) und der Deutschen Gesellschaft für

Chirurgie (DGCH). Der Chirurg BDC 77 (2006) M8–M10.

[15] Website Physician Review Program (PAR): www.par-program.org

[16] Kazandjian VA: Power to the People: Taking the Assessment of Physician Performance outside the Profession. CMAJ 161 (1999) 44–45.

[17] Hall W, Violato C et al.: Assessment of physician performance in Alberta: the Physician Achievement Review. CMAJ 161 (1999) 52–57.

XXVIII Was gibt es Neues in der „Fast-track"-Rehabilitation?

W. Schwenk, T. Junghans, W. Raue, O. Haase und J.M. Müller

1 Einleitung

Die wissenschaftlichen Publikationen zur „Fast-track"-Rehabilitation in der des vergangenen Jahres können in zwei Gruppen eingeteilt werden:

1. Arbeiten zu den pathophysiologischen Grundlagen und den Bestandteilen der „Fast-track"-Rehabilitation,

2. klinische Studien zur Anwendung optimierter perioperativer „Fast-track"-Behandlungspfade und zu einzelnen medizinischen Maßnahmen als Bestandteile des „Fast-track"-Rehabilitationskonzeptes.

1.1 Grundlagen

Die pathophysiologischen Grundlagen der „Fast-track"-Rehabilitation bestehen unverändert. Es haben sich im vergangenen Jahr keine neuen Erkenntnisse ergeben, die eine wesentliche Veränderung der vorliegenden Konzepte begründet hätten.

2 Das „Fast-track"-Behandlungskonzept

2.1 Indikation und Patientenauswahl

Weiterhin sind zunächst alle Patienten, die sich zu einem elektiven Eingriff in ärztliche Behandlung begeben, prinzipiell für ein „Fast-track"-Rehabilitationskonzept geeignet. Bislang liegen keine absoluten Kontraindikationen gegen die perioperative Frührehabilitation vor und die präoperative Diagnostik und Risikoabklärung unterscheidet sich bei „Fast-track"-Rehabilitation nicht vom „traditionellen" Vorgehen. Besonders beachtet werden sollte allerdings, dass einfache diagnostische Algorithmen die Identifikation und adäquate perioperative Therapie von kardialen Hochrisikopatienten bei abdominalchirurgischen Eingriffen auch ohne regelmäßige kostenintensive Diagnostik ermöglichen (Übersicht bei [1]). Die oftmals empfohlene perioperative Behandlung kardialer Risikopatienten bei extrakardialen Operationen mit β-Blockern wurde zuletzt kontrovers diskutiert. McGory et al. [2] publizierten einen systematischen Literaturreview (SR) mit sechs randomisierten, kontrollierten Studien (RCT) und 632 Patienten und fanden signifikante Risikoreduktionen für die kurzfristige (RR: 0,25; 95 % KI: 0,07 bis 0,87) und langfristige (RR: 0,16; 95 % KI: 0,05 bis 0,53) postoperative kardiale Mortalität. Eine direkte Empfehlung zur perioperativen β-Blockade bei nicht-kardialen Eingriffen an kardialen Risikopatienten wurde von den Autoren aber nicht formuliert. Deveraux et al. schlossen dagegen 2437 Patienten aus 22 RCT zu dieser Fragestellung in ihren SR ein und zeigten ausschließlich in der Summe aller schweren perioperativen kardiovaskulären Ereignisse einen signifikanten Vorteil für die β-Blockade (Relatives Risiko: 0,44; 95 % Konfidenzintervall: 0,20 bis 0,97). Behandlungsbedürftige Bradykardien (RR: 2,27; 95 % KI: 1,53 bis 3,66) und Hypotensionen (RR: 1,27; 95 % KI: 1,04 bis 1,56) waren bei perioperativer β-Blockade allerdings signifikant häufiger als in den nicht behandelten Kontrollgruppen, so dass die generelle Anwendung der β-Blocker bei nichtkardiochirurgischen Eingriffen kardialer Risikopatienten nicht empfohlen wurde [3].

2.2 Präoperative Maßnahmen und psychologische Betreuung

2.2.1 Patientenkonditionierung

Die sorgfältige Patientenschulung und -konditionierung ist ein essentieller Bestandteil aller „Fast-track"-Konzepte. Weitergehende adjuvante perioperative psychologische Interventionen sind aber kosten- und personalintensiv. Als Alternative hatten Tusek et al. in einer RCT bei elektiven kolorektalen Resektionen in den USA günstige Einflüsse einer MC- oder CD-gestützten psychologischen Imaginationsintervention auf den postoperativen Verlauf demonstriert [4]. Bei deutschen Patienten mit komplexen konventionellen kolorektalen Resektionen konnten nun in einer teilweise verblindeten RCT keine Unterschiede zwischen Imagination, Muskelrelaxation oder einer Kontrolle auf Parameter der funktionellen Erholung, Schmerzen oder Lungenfunktion nachgewiesen werden [5]. Allerdings empfanden fast alle Patienten diese psychologische Intervention als angenehm und würden sie anderen Patienten empfehlen.

2.2.2 Verkürzung der präoperativen Nahrungskarenz

Das präoperative Nüchternheitsgebot vor operativen Eingriffen wurde durch die Deutsche Gesellschaft für Anästhesiologie und Intensivmedizin und den Berufsverband deutscher Anästhesisten für klare Flüssigkeiten, die kein Fett, keine Partikel und keinen Alkohol enthalten auf zwei Stunden vor Narkoseeinleitung verkürzt, vorausgesetzt, dass keine Magenentleerungsstörung vorliegt [6]. Hausel et al. [7] wiesen in einer doppelblinden RCT bei elektiven Cholezystektomien nach, dass diese Verkürzung der präoperativen Nüchternheitsphase Inzidenz und Schweregrad des PONV-(postoperative nausea and vomiting)-Syndroms vermindert. Eine weitere Verbesserung des postoperativen Befindens durch eine kohlenhydratreiche Trinklösung konnte allerdings nicht belegt werden.

2.2.3 Einschränkung der Darmvorbereitung

Die mögliche Einschränkung der perioperativen Darmvorbereitung durch Verzicht auf die orthograde Darmspülung mit Polyethylenglykol-(PEG)-Lösungen vor elektiven kolorektalen Resektionen wurde weiterhin kontrovers diskutiert. Nach den bekannten Metaanalysen von RCT [8, 9] hatten Bucher et al. 2005 eine zusätzliche RCT zur Darmspülung mit PEG bei linksseitigen kolorektalen Resektionen publiziert [10]. Patienten der Kontrollgruppe, bei denen eine Rektumresektion erfolgte, erhielten unmittelbar präoperativ ein Klistier. Bei 78 PEG-Patienten war das relative Risiko einer Anastomoseninsuffizienz gegenüber den 75 Patienten ohne Vorbereitung mit 1,68 (95 % KI: 0,91 bis 2,49) (p = 0,21) nicht vermindert, aber das Risiko, eine infektiöse, intra-abdominelle Komplikation zu erleiden mit 1,58 (95 % KI: 1,16 bis 2,14) (p = 0,028) erhöht. Ein Editorial der Zeitschrift „Der Chirurg" bestätigte die Aussage, dass in den Metaanalysen „die präoperative Darmreinigung einen möglichen Nachteil darstellt und mit höheren Infektions- und Insuffizienzraten korreliert" sei [11], hielt aber die Daten „nicht für ausreichend um auf eine präoperative Darmvorbereitung zukünftig in der Routine zu verzichten".

Eine klinische Studie zeigte, dass eine PEG-Vorbereitung mit anschließender präoperativer Nüchternheit von sechs bis acht Stunden eine relevante Hypovolämie erzeugt. Dieser Volumenmangel fiel im herkömmlichen anästhesiologischen Monitoring (Herzfrequenz, Blutdruck, ZVD) nicht auf, konnte aber mit einem Thermodilutionskathether nachgewiesen werden und erforderte nach Einleitung der Narkose die Gabe von 1300 (100–1600) ml Infusionslösung zur Normalisierung des Volumenstatus. Da eine „liberale" intraoperative Flüssigkeitstherapie in mehreren Studien die Inzidenz lokaler und allgemeiner Komplikationen erhöhte [12, 13], könnte der vermeintliche negative Effekt der PEG-Vorbereitung auch sekundär über eine Hypovolämie und die dadurch erzwungene „liberale" Infusionsgabe entstanden sein. Patienten die eine PEG-Darmvorbereitung erhalten, sollte es daher ermöglicht werden das resultierende intravasale Flüssigkeitsdefizit nach der Darmspülung durch Trinklösungen auszugleichen.

2.3 Intraoperative Maßnahmen

2.3.1 Zugänge zum Operationsgebiet

Die Cochrane Collaboration veröffentlichte 2005 einen SR mit Metaanalyse zum Vergleich der kurzfristigen Ergebnisse laparoskopischer und konventioneller kolorektaler Resektionen [14], in dem 25 RCT untersucht worden waren. Da im weiteren Verlauf des Jahres 2005 weitere RCT mit erheblicher Fallzahl publiziert wurden [15–17], umfasst die bislang nicht publizierte Aktualisierung dieses SR sogar 28 RCT mit 6076 Patienten. Die Parameter der funktionellen Erholung (Schmerzen, Lungenfunktion und postoperative gastrointestinale Atoniedauer) waren nach laparoskopischer Resektion besser als nach konventioneller Operation. Das relative Risiko einer postoperativen Komplikation wurde durch die laparoskopische Operation im Vergleich zum konventionellen Eingriff auf 0,83 (95 % KI: 0,69 bis 0,99) vermindert (p = 0,04) und das Risiko lokaler postoperativer Komplikationen fiel durch die laparoskopische Technik auf 0,62 (0,44 bis 0,86) (p < 0,01). Allgemeine Komplikationen (RR: 0,82; 95 % KI: 0,62 bis 1,08) und das Risiko eines letalen postoperativen Verlaufs (RR: 0,73; 95 % KI: 0,46 bis 1,15) wurden durch die laparoskopische Technik nicht signifikant beeinflusst. Der Krankenhausaufenthalt wurde nach laparoskopischer Ope-

ration um durchschnittlich 1,27 Tage (95 % KI: –1,67 bis –0,86) (p < 0,01) reduziert. Allerdings war die Spannweite der stationären Verweildauern in beiden Gruppen mit 2 bis 16 Tage (laparoskopisch) bzw. 2–14 Tage (konventionell) mehr als zehnmal größer als der Effekt der minimal-invasiven Chirurgie.

Besondere Beachtung fand die erste doppelblinde RCT von Basse et al. [15], in der offene und laparoskopische Kolonresektionen unter „Fast-track"-Rehabilitation verglichen wurden. Dabei konnten die Autoren für zahlreiche Parameter der funktionellen Erholung (Lungenfunktion, Schmerzen, Mobilisation, postoperative gastrointestinale Atonie etc.) keine Unterschiede zwischen beiden Gruppen feststellen. Der Stellenwert der laparoskopischen Chirurgie unter „Fast-track"-Rehabilitation sollte daher in weiteren RCT untersucht werden.

Der Einfluss der Laparotomieform (transversal versus median) wurde jetzt auch bei subtotalen Magenresektionen (n = 276) und totalen Gastrektomien (n = 119) in einer RCT untersucht [18]. Eröffnung und Verschluss der queren Laparotomie dauerten länger, als bei der medianen Laparotomie (6,5 vs. 10, bzw. 17,5 vs. 21 Minuten), aber die Gesamtoperationszeit war in beiden Gruppen nicht verschieden. Subtotal resezierte Patienten mit thorakaler Periduralanalgesie verbrauchten etwa 25 % weniger systemische Analgetika, wenn sie durch eine quere Laparotomie operiert worden waren. Postoperative Pneumonien traten nach subtotaler Resektion durch transversale Inzision (1,5 % vs. 6,5; p < 0,05) seltener auf, und postoperative intestinale Obstruktionen waren nach subtotaler Resektion mit querer Laparotomie niedriger (2,2 % vs. 8,6 %; p < 0,05). Demnach kann die transversale Laparotomie auch bei Magenresektionen als vorteilhaft empfohlen werden.

2.3.2 Weitere chirurgische Maßnahmen

Ong et al. [19] konnten in einem SR von RCT erstmals einen positiven Effekt der präemptiven Lokalanästhesie (also vor der Hautinzision, im Vergleich zur Infiltration am Ende der operativen Maßnahme) auf die Anzahl postoperativer Analgetikagaben (Effekt: 0,44; 95 % KI: 0,23 bis 0,65; p < 0,01) und das Zeitintervall bis zur ersten postoperativen Analgetikagabe (Effekt: 0,44; 95 % KI: 0,21 bis 0,68; p < 0,01) nachweisen. Patienten, bei denen ohnehin eine Lokalanästhesie zur postoperativen Analgesie erwogen wird, sollten diese daher vor der Hautinzision erhalten.

Die Vorteile einer postoperativen Nasogastralsonde nach Resektionen von Magenkarzinomen wurden in zwei koreanischen RCT untersucht [20, 21]. Lee et al. fanden bei 119 randomisierten Patienten keinen Unterschied in der Inzidenz postoperativer lokaler oder allgemeiner Komplikationen. Übelkeit und Dauer der gastrointestinalen Atonie waren in der Gruppe ohne Magensonde signifikant kürzer, der Kostaufbau erfolgte rascher. Den gleichen Effekt stellten Yoo et al. bei 136 randomisierten Magenkarzinompatienten fest. Die Häufigkeit lokaler oder allgemeiner Komplikationen wurde durch die Magensonde nicht reduziert, aber das Intervall der postoperativen gastrointestinalen Atonie wurde ohne Magensonde reduziert und der Kostaufbau rascher durchgeführt (jeweils p < 0,05).

Die Vorteile der Operationen ohne Nasogastralsonde wurden auch durch einen aktuellen SR von RCT bestätigt [22]. In die Metaanalyse gingen insgesamt 4195 Patienten mit abdominalchirurgischen Eingriffen ein. Der Verzicht auf die Magensonde verkürzte die gastrointestinale Atoniedauer um 0,46 (95 % KI: 0,28 bis 0,64) Tage. Das Risiko postoperativer Wundinfektionen (OR: 0,72; 95 % KI: 0,50 bis 1,04) und Anastomoseninsuffizienzen (OR: 0,86; 95 % KI: 0,39 bis 1,90) wurde durch den Verzicht auf die Magensonde nicht erhöht. Ebenso wie in der Metaanalyse von 1995 [23] wurde ein höheres Risiko pulmonaler Infekte durch die Magensonde nachgewiesen (OR: 1,35; 95 % KI: 0,98 bis 1,86). Allerdings erreichte dieser Unterschied im aktuellen SR nicht das Signifikanzniveau. Da die Nasogastralsonde

für Patienten eine sehr unangenehme Maßnahme darstellt [24], sollte die Indikation zur Einlage dieser Sonde sehr streng gestellt werden.

Die Verwendung intraabdomineller Drainagen nach verschiedenen abdominalchirurgischen Eingriffen war 2004 Gegenstand eines SR von RCT [25]. Die Metaanalyse beinhaltete drei RCT zur Drainage nach Leberresektion, acht RCT nach kolorektalen Resektionen und fünf RCT nach Appendektomie bei Appendizitis jeden Schweregrades. Nach Leberresektionen nahm weder die Biliom- (Odds Ratio: 1,15; 95 % KI: 0,36 bis 3,68), noch die Abszessinzidenz bei Verwendung einer Drainage (OR: 2,83; 95 % KI: 0,82 bis 9,71) signifikant ab. Nach kolorektalen Resektionen waren klinische Insuffizienzen (OR: 13,8; 95 % KI: 0,77 bis 2,49) und Wundinfektionen (OR: 1,55; 95 % KI: 0,87 bis 2,25) bei Verwendung einer Drainage nicht seltener. Nach gangränöser oder perforierter Appendizitis konnte bei Verzicht auf eine Drainage kein erhöhtes Risiko eines intraabdominellen Abszesses (OR: 1,43 95 % KI: 0,39 bis 5,29), einer Wundinfektion (OR: 1,75; 95 % KI: 0,97 bis 3,19) oder einer enterokutanen Fistel (OR: 12,4; 95 % KI: 1,14 bis 135) festgestellt werden. Die Schlussfolgerung der Autoren dieser Metaanalyse lautete, dass „es Evidence des Levels 1 dafür gibt, dass Drainagen Komplikationen nach Leber-, Kolon- oder Rektumresektionen mit primärer Anastomose und nach Appendizitis jeden Stadiums nicht vermindern". Allerdings muss bei der Indikationsstellung zur Drainage beachtet werden, dass moderne Drainagen sehr gut verträglich sind und durch Einleitung in an der Haut fixierte Beutelsysteme die Mobilisation der Patienten nicht behindern.

2.3.3 Optimierung der Allgemeinanästhesie und der perioperativen Flüssigkeitstherapie

Die umfassende Darstellung aller wissenschaftlichen Studien zu diesem Bereich kann und soll nicht Gegenstand eines chirurgischen Textes sein. Allerdings wiesen auch 2005 einige Studien einen Einfluss von Narkoseparametern auf die postoperative lokale oder allgemeine Komplikationsrate nach.

Bereits im Jahre 2000 hatte eine RCT an 500 Patienten mit elektiven kolorektalen Resektionen die perioperative Beimischung von 80 % Sauerstoff zum Atemgas mit einer FiO_2 von 30 % verglichen und eine Senkung postoperativer Wundinfektionen von 11,2 (95 % KI 7,3 bis 15,1) % auf 5,2 (95 % KI: 2,4 bis 8,0) % durch die FiO_2 von 80 % nachgewiesen (p < 0,01) [26]. Dagegen hatte eine RCT im Jahre 2004 in einem gemischten chirurgischen Patientengut (70 % Dickdarmoperationen, 15 % gynäkologische Eingriffe, 5 % hepatobiliäre Chirurgie, 10 % sonstige) bei einer FiO_2 von 85 % (n = 80) eine Wundinfektionsquote von 25 %, und bei einer FiO_2 von 35 % (n = 80) eine Quote von nur 11 % (p < 0,05) festgestellt [27]. Im Jahr 2005 wurde eine weitere multizentrische, doppelblinde RCT [28] mit 291 elektiven kolorektalen Resektionen publiziert, in der die FiO_2 erneut 30 % (n = 143) oder 80 % (n = 148) betrug. In dieser Studie fiel die Quote chirurgischer Infektionen durch die erhöhte FiO_2 erneut von 24,4 % auf 14,9 % (p = 0,04). In der multivariaten Analyse führte die Gabe von 80 % Sauerstoff zu einer Risikoreduktion von 0,46 (95 % KI: 0,22 bis 0,95). Nur das Vorhandensein einer Atemwegserkrankung hatte ebenfalls einen eigenständigen Einfluss auf die Infektquote (RR: 3,23; 95 % KI: 1,18 bis 8,86). Demnach scheint die Erhöhung der FiO_2 auf 80 % bei kolorektalen Resektionen also doch die Entstehung von Wundinfektionen zu vermindern.

Interessant ist, dass Patienten, die in der Studie von Pryor et al. [27] mit erhöhter FiO_2 behandelt worden waren und eine höhere Infektrate hatten, auch eine höhere intraoperative Infusionsmenge (4,5 l vs. 3,8 l) erhalten hatten (p = 0,02). Brandstrup et al. [13] hatten nämlich bei kolorektalen Resektionen bereits 2004 in einer RCT eine Zunahme postoperativer allgemeiner und lokaler Komplikationen bei „liberaler" im Vergleich zur „restriktiven" intraoperativen Flüssigkeitsgabe festgestellt. Diese Beobach-

tung wurde 2005 durch eine weitere RCT [12] unterstützt. In dieser Studie erfolgte randomisiert bei 75 Patienten eine „liberale" (3670 [1880–8000] ml) und bei 77 Patienten eine „restriktive" (1230 [490–7810]) kristalloidbasierte Flüssigkeitstherapie. Bei den Operationen handelte es sich vorwiegend um kolorektale Resektionen (67 %), Duodenopankreatektomien (18 %) und Magenresektionen (12 %). Die Inzidenz hypotensiver Ereignisse war in der „restriktiven" Gruppe mit 26 % deutlich höher als in der „liberalen" Gruppe (1,3 %) (p < 0,05), aber kardiale („liberal": 6; „restriktiv": 2) und renale („liberal": 0; „restriktiv": 0) postoperative Komplikationen waren in beiden Gruppen etwa gleich häufig. Zusammengefasst erlitten Patienten mit „liberalem" Regime aber wesentlich häufiger postoperative Komplikationen (31 %) als Patienten mit „restriktivem" Regime (17 %) (p < 0,05).

Derzeit scheint es also so zu sein, dass ein „liberales" intraoperatives Flüssigkeitsregime bei elektiven abdominalchirurgischen Operationen im Vergleich zu einem „restriktiven" Regime die Quote postoperativer lokaler und allgemeiner Komplikationen erhöht. Weitere Studien zur Bestimmung der „idealen" perioperativen Flüssigkeits- und Volumentherapie sind dringend erforderlich, zudem das intraoperative Standardmonitoring (Herzfrequenz, Blutdruck und ZVD) eine relevante intraoperative Hypovolämie in Narkose nicht anzeigt [29].

2.3.4 Regionale Anästhesieverfahren

Die Auswirkungen regionaler, spinaler und periduraler Anästhesieverfahren allein oder in Ergänzung zur Vollnarkose auf den postoperativen Verlauf werden von Anästhesiologen unverändert kontrovers diskutiert. Pro und Kontra einer perioperativen neuroaxialen Blockade wurden 2005 in einem SR zusammengefasst [30]. Die Autoren wiesen darauf hin, dass bislang keine eindeutigen Antworten zum Nutzen derartiger Maßnahmen vorliegen und die zuvor in einer Metaanalyse [31] festgestellten Vorteile der neuroaxialen Blockade auf die reduzierte Inzidenz thromboembolischer Komplikationen und die Vermeidung der Vollnarkose zurückzuführen sein könnten. Aktuelle Fortschritte in der Thromboseprophylaxe und die zunehmende Sicherheit der Vollnarkose könnten daher erklären, warum in großen RCT jüngeren Datums die Vorteile der neuroaxialen Blockade (vor allem bei traumatologisch-orthopädischen Eingriffen) nur noch gering waren. Trotz dieser kritischen Stimmen sprechen zahlreiche Argumente (z.B. optimale Analgesie, verkürzte postoperative gastrointestinale Atoniedauer) für eine thorakale Periduralanalgesie bei größeren abdominal-, gefäß- und thoraxchirurgischen Eingriffen.

2.4 Postoperative Maßnahmen

2.4.1 Schmerztherapie

Aus der Fülle der wissenschaftlichen Arbeiten zur postoperativen Schmerztherapie sollen zwei Metaanalysen hervorgehoben werden. Ein bereits erwähnter SR [19] demonstrierte erstmals den präemptiv-analgetischen Effekt der Lokalanästhesie, Periduralanalgesie und der Gabe nichtsteroidaler antiinflammatorischer Substanzen (NSAID). Zudem wiesen Marret et al. [32] nach, dass die additive Gabe von NSAIDs bei systemischer Morphin-PCA opioidtypische Nebenwirkungen wie Übelkeit (RR: 0,68; 95 % KI: 0,50 bis 0,90; Number needed to treat, NNT: 15), Erbrechen (RR: 0,88; 95 % KI: 0,79 bis 0,99; NNT: 16) und Sedierung (RR: 0,71: 95 % KI: 0,54 bis 0,95; NNT: 27) relevant vermindert. Diese positiven Effekte waren auch in den Subgruppenanalysen für orthopädische oder abdominalchirurgische Eingriffe nachweisbar. Im klinischen Alltag sollte daher eine systemische postoperative Opioidanalgesie unbedingt mit NSAIDs ergänzt werden, um die Übelkeit, Erbrechen und Sedierung zu vermeiden.

3 Klinische Ergebnisse der „Fast-track"-Rehabilitation nach chirurgischen Eingriffen

3.1 Elektive Kolon- und Rektumresektionen

Unverändert liegen die meisten Erfahrungen mit der „Fast-track"-Rehabilitation und mittelgroßen bis großen abdominalchirurgischen Eingriffen für die elektive Kolonresektion vor. Die europäische „ERAS"-Arbeitsgruppe hat die Grundprinzipien der „Fast-track"-Rehabilitation bei elektiven Kolonresektionen in einer Übersichtsarbeit zusammengefasst [33] und die Ergebnisse „traditioneller" Therapie bei elektiven Kolonresektionen in vier europäischen Kliniken mit denen der „Fast-track"-Rehabilitation im Hvidovre-Hospital in Kopenhagen verglichen [34]. Dabei betrug die postoperative Verweildauer bei „Fast-track" im Median zwei Tage und in den „traditionellen" Kliniken sieben bis neun Tage. Die Wiederaufnahmerate war in Kopenhagen mit 22 % am höchsten, variierte aber unter „traditioneller" Therapie erheblich von 2 % bis 16 %.

In einer prospektiven Fallserie von 70 konsekutiven Rektumkarzinomoperationen konnte 2005 gezeigt werden, dass auch diese Patienten unter „Fast-track"-Rehabilitation eine beschleunigte funktionelle Rekonvaleszenz erfahren [35]. Die postoperative Verweildauer aller Patienten betrug im Median 8 (3–50) Tage und die Quote allgemeiner postoperativer Komplikationen nur 17 %.

Bis 2005 haben drei randomisierte [3–38] und eine pseudorandomisierte [39], kontrollierte Studien ein optimiertes „Fast-track"-Behandlungskonzept mit der „traditionellen" perioperativen Behandlung verglichen. Die RCT waren alle klein und umfassten maximal 40 Patienten, konnten aber Vorteile der „Fast-track"-

Patienten bezüglich der postoperativen Mobilisation, Muskelkraft, Lungenfunktion, Kostaufbau, Ileusdauer und postoperativer Verweildauer nachweisen. In einer Metaanalyse dieser Studien waren allgemeine Komplikationen bei „Fast-track"-Rehabilitation reduziert (RR: 0,48; 95 % KI: 0,21 bis 1,14), dieser Wert erreichte aber bei kleiner Fallzahl nicht das Signifikanzniveau. Obwohl die Effektivität der Einzelmaßnahmen der „Fast-track"-Rehabilitation bei elektiven Kolonresektionen bereits zuvor durch RCT belegt wurden, wären weitere Studien zum Vergleich der „traditionellen" und der „Fast-track"-Rehabilitation sinnvoll.

3.2 Sonstige chirurgische Eingriffe

3.2.1 Große abdominalchirurgische Operationen

Mehrere Arbeitsgruppen haben die „Fasttrack"-Rehabilitation bei thorakoabdominellen Ösophagusresektionen eingesetzt. Brodner et al. [40] zeigten bereits 1998 in einer Kohortenstudie, dass der multimodale Therapieansatz bei Ösophagektomien klinisch relevante Vorteile im postoperativen Verlauf hat. Neal et al. [41] publizierten 2003 56 konsekutive subtotale abdominothorakale Ösophagektomien unter multimodaler perioperativer Therapie. Die Patienten konnten am ersten Tag von der Intensivstation (ITS) verlegt werden, die erste Mobilisation erfolgte im Median 1,6 Tage postoperativ. Nur 18 % dieser Patienten entwickelten postoperative Komplikationen, pulmonale Komplikationen traten nicht auf, die mittlere postoperative Krankenhausverweildauer betrug zehn Tage, kein Patient verstarb. Aus dem Hvidovre-Hospital in Kopenhagen wurde 2004 eine Serie von 29 konsekutiven abdominothorakalen „Fast-track"-Ösophagektomien publiziert. Der durchschnittliche ITS-Aufenthalt betrug einen Tag, der postoperative Krankenhausaufenthalt acht Tage und die Letalität 6,9 % [42]. Cerfolio et al. [43] beschrieben ebenfalls 2004 die Ergebnisse eines genau definierten „Fast-track"-Konzeptes bei 90 konsekutiven Ivor-Lewis-Ösophagektomien. 58 % dieser Patienten waren neoadjuvant radiochemotherapiert worden, dennoch konnten 77 % der Patienten ohne Aufenthalt auf der ITS betreut werden. Die Pneumonierate betrug 10 %, die Sterblichkeit 4,4 % und der postoperative Krankenhausaufenthalt im Median sieben Tage. Diese Fallserien ohne Kontrollgruppe oder Randomisierung sind derart bemerkenswert, dass sie weitere methodologisch höherwertige Studien zur „Fast-track"-Rehabilitation bei Ösophagusresektionen nach sich ziehen sollten.

3.2.2 Gefäß- und thoraxchirurgische Operationen

Bereits 1999 war eine Fallserie von 50 konsekutiven Eingriffen an der infrarenalen Aorta unter optimierter perioperativer Therapie in einem klinischen Behandlungspfad publiziert worden [44]. Dabei wurden nur 12 % der Patienten auf der ITS behandelt und die Patienten am dritten (2.–8.) postoperativen Tag bereits aus dem Krankenhaus entlassen. Mukherjee et al. publizierten 2003 ihre Erfahrungen bei 30 „Fast-track"-Rehabilitationen nach Behandlung infrarenaler Aortenaneurysmata [45] und verglichen diese Ergebnisse 2005 in einer nicht randomisierten Studie mit denen der endovaskulären Aneurysmaausschaltung [46]. Unter patientenkontrollierter thorakaler Periduralanalgesie und querer Mittelbauchinzision mit retroperitonealer Freilegung der infrarenalen Aorta waren 97 % der Patienten den ASA-Klassen III/IV zugeordnet worden. 73 % der Fälle wurden für 0,9 (± 0,1) Tage auf der ITS überwacht. 3,4 (± 0,2) Tage nach der Operation wurden die Patienten aus dem Krankenhaus entlassen. Als einzige allgemeine Komplikationen wurde akutes Nierenversagen bei zwei Patienten beobachtet, die Letalität betrug 3,3 %. Im Vergleich zu 28 endovaskulären Aneurysmaausschaltungen dauerten der orale Kostaufbau bei konventioneller „Fast-track"-Aneurysmaoperation 1,6 Tage, der ITS-Aufenthalt 0,4 Tage und der postoperative Krankenhausaufenthalt 0,6 Tage länger. Aufgrund der höheren

Kosten der endovaskulären Prothesen betrug der durchschnittliche Erlös des Krankenhauses in der endovaskulären Gruppe nur 107 (± 1940) \$, während er nach konventioneller „Fast-track"-Operation auf 6141 (± 1280) \$ anstieg (p < 0,01). Ob diese Daten aus den USA auf Deutschland übertragbar sind, muss kritisch hinterfragt werden. Daher sollten auch in Deutschland bei elektiven Operationen an der infrarenalen Aorta perioperative Behandlungspfade zur Frührehabilitation in RCT untersucht werden.

4 Perspektiven der „Fast-track"-Rehabilitation in der operativen Medizin

Eine vollständige Übersicht aller wissenschaftlichen Publikationen des vergangenen Jahres mit Bezug zur „Fast-track"-Rehabilitation würde den Rahmen dieses Buchkapitels sprengen. Trotz zahlreicher methodologisch hochwertiger Untersuchungen besteht auch weiterhin erheblicher Bedarf an chirurgisch orientierten, aber interdisziplinär durchgeführten, multizentrischen RCT. Klinische Studien bestätigen die guten Ergebnisse der „Fast-track"-Rehabilitation bei elektiven Kolonresektionen. Besonders interessant erscheinen jedoch die ersten Fallserien der optimierten perioperativen Behandlung in klinischen „Fast-track"-Behandlungspfaden bei multimorbiden Patienten der Ösophagusresektionen oder bei Engriffen an der infrarenalen Aorta. Hier könnte die „Fast-track"-Rehabilitation nicht nur den Patientenkomfort verbessern, allgemeine Komplikationen vermindern, die Rekonvaleszenz beschleunigen und den postoperativen Krankenhausaufenthalt verkürzen, sondern sogar eine Reduktion der postoperativen Letalität erreichen.

Die experimentelle und klinische Auseinandersetzung von Chirurgen mit der perioperativen Pathophysiologie erscheint auch aus berufspolitischen Gründen geboten zu sein. Die Bearbeitung chirurgisch relevanter Fragestellungen der perioperativen Behandlung in hochwertigen wissenschaftlichen Studien erlaubt es den Chirurgen Fehlentwicklungen, wie dem „perioperativen Mediziner im Krankenhaus der Zukunft" [47], wirksam entgegenzutreten. Klinische „Fast-track"-Behandlungspfade wurden bislang immer auf chirurgische Initiative hin entwickelt, da die perioperative Behandlung nur durch den Chirurgen koordiniert und in engster gleichberechtigter Kooperation mit Internisten, Anästhesiologen und Schmerztherapeuten durchgeführt werden kann.

Literatur

[1] Mergener D, Rosenberger P, Unertl K et al.: Präoperative Evaluation und perioperatives Vorgehen bei kardialen Risikopatienten. Anaesthesist 54 (2005) 427–441. [Übersichtarbeit, daher kein EBM-Level]

[2] McGory ML, Maggard MA, Ko CY: A meta-analysis of perioperative beta blockade: What is the actual risk reduction? Surgery 138 (2005) 171–179. [EBM Ia]

[3] Devereaux PJ, Scott Beattie W, Choi P et al.: How strong is the evidence for the use of perioperative blockers in non-cardiac surgery? Systematic review and meta-analysis of randomised controlled trials. BMJ 331 (2005) 313–321. [EBM Ia]

[4] Tusek DL, Church JM, Strong SA et al.: Guided imagination. A significant advance in the care of patients undergoing elective colorectal cancer. Dis Colon Rectum 40 (1997) 172–178. [EBM Ib]

[5] Haase O, Schwenk W, Hermann C et al.: Guided Imagery and Relaxation in Conventional Colorectal Resections: A Randomized, Controlled, Partially Blinded Trial. Dis Colon Rectum (2005) 1955–1963. [EBM Ib]

[6] Präoperatives Nüchternheitsgebot bei elektiven Eingriffen. Anästh Intensivmed 45 (2004) 722. [Verbandsmitteilung, daher kein EBM-Level]

[7] Hausel J, Nygren J, Thorell A et al.: Randomized clinical trial of the effects of oral preoperative carbohydrates on postoperative nausea and vomiting after laparoscopic cholecystectomy. Br J Surg 92 (2005) 415–421. [EBM Ib]

[8] Slim K, Vicaut E, Panis Y et al.: Meta-analysis of randomized clinical trials of colorectal sur-

gery with or without mechanical bowel preparation. Br J Surg 91 (2004)1125–1130. [EBM Ia]

[9] Bucher P, Mermillod B, Gervaz P et al.: Mechanical Bowel Preparation for Elective Colorectal Surgery. A Meta-analysis. Arch Surg 139 (2004) 1359–1364. [EBM Ia]

[10] Bucher P, Gervaz P, Soravia C et al.: Randomized clinical trial of mechanical bowel preparation versus no preparation before elective left-sided colorectal surgery. Br J Surg 92 (2005) 409–414.

[11] Rosenberg R, Siewert JR: Kann vor kolorektaler Chirurgie auf eine orthograde Darmreinigung verzichtet werden? Chirurg 76 (2005) 610–614. [Editorial, kein EBM-Level]

[12] Nisanevich V, Felsenstein I, Almogy G et al.: Effect of Intraoperative Fluid Management on Outcome after Intraabdominal Surgery. Anesthesiology 103 (2005) 25–32. [EBM Ib]

[13] Brandstrup B, Tonnesen H, Beier-Holgersen R et al.: Effects of intravenous fluid restriction on postoperative complications: comparison of two perioperative fluid regimens: a randomized assessor-blinded multicenter trial. Ann Surg 240 (2004) 386–388. [EBM Ib]

[14] Schwenk W, Haase O, Neudecker J et al.: Short term benefits for laparoscopic colorectal resection (Review). The Cochrane Library of Systematic Reviews (2005) Issue 2. Art. No.: CD003145.pub2. DOI: 10.1002/14651858. CD003145.pub2. [EBM Ia]

[15] Basse L, Jakobsen D, Bardram L et al.: Functional Recovery After Open Versus Laparoscopic Colonic Resection. A Randomized, Blinded Study. Ann Surg 241 (2005) 416–423. [EBM Ib]

[16] The Colon Cancer Open or Laparoscopic Study Group (COLOR). Laparoscopic surgery versus open surgery for colon cancer: short-term outcomes of a randomised trial. Lancet Oncol 6 (2005) 477–484. [EBM Ib]

[17] Guillou PJ, Quirke P, Thorpe H et al.: Short-term endpoints of conventional versus laparoscopic assisted surgery in patients with colorectal cancer (MRC CLASICC trial): multicentre, randomised controlled trial. Lancet 365 (2005) 1718–1726. [EBM Ib]

[18] Inaba T, Okinaga K, Fukushima R et al.: Prospective randomized study of two laparotomy incisions for gastrectomy: midline incision versus transverse incision. Gastric Cancer 7 (2004) 167–171. [EBM Ib]

[19] Ong C, Lirk P, Seymour RA et al.: The Efficacy of Preemptive Analgesia for Acute Postoperative Pain Management: A Meta-Analysis. Anesth Analg 100 (2005) 757–773. [EBM Ia]

[20] Lee JH, Hyung WJ, Noh SH: Comparison of gastric cancer surgery with versus without nasogastric decompression. Yonsei Med J 43 (2002) 451–456. [EBM Ib]

[21] Yoo CH, Son BH, Han WK et al.: Nasogastric Decompression is not Necessary in Operations for Gastric Cancer: Prospective Randomised Trial Eur J Surg 168 (2002) 379–383. [EBM Ib]

[22] Nelson R, Tse B, Edwards S: Systematic review of prophylactic nasogastric decompression after abdominal operations. Br J Surg 92 (2005) 673–680. [EBM Ia]

[23] Cheatham ML, Chapman WC, Key SP et al.: A meta-analysis of selective versus routine nasogastric decompression after elective laparotomy. Ann Surg 221 (1995) 469–476. [EBM Ia]

[24] Hoffmann S, Koller M, Plaul U et al.: Nasogastric tube versus gastrostomy tube for gastric decompression in abdominal surgery: a prospective, randomized trial comparing patients' tube-related inconvenience. Langenbecks Arch Surg 386 (2001) 402–409. [EBM Ib]

[25] Petrowsky H, Demartines N, Rousson V et al.: Evidence-based Value of Prophylactic Drainage in Gastrointestinal Surgery. A Systematic Review and Meta-analyses. Ann Surg 240 (2004) 1074–1085. [EBM Ia]

[26] Greif R, Ozan A, Horn EP et al.: Supplemental Perioperative Oxygen to Reduce the Incidence of Surgical-Wound Infection. NEJM 342 (2000) 161–167. [EBM Ib]

[27] Pryor KO, Fahey TJ, Lien CA et al.: Surgical Site infection and the routine use of perioperative hypoxia in a general surgical population. A randomized controlled trial. JAMA 291 (2004) 79–87. [EBM Ib]

[28] Belda FJ, Aguilera LA, Garcia de la Asuncion JG et al.: Supplemental Perioperative Oxygen and the Risk of Surgical Wound Infection A Randomized Controlled Trial. JAMA 294 (2005) 2035–2042. [EBM Ia]

[29] Junghans T, Neuss H, Strohauer et al.: Hypovolemia after traditional preoperative care in patients undergoing colonic surgery is underrepresented in conventional hemodynamic monitoring. Int J Colorectal Dis (2005); DOI 10.1007/s00384-005-0065-6. [EBM IIb]

[30] Ballantyne JC, Kupelnick B, McPeek B et al.: Does the evidence support the use of spinal and epidural anesthesia for surgery? Journal of Clincial Anesthesia 17 (2005) 382–391. [EBM Ia]

[31] Rodgers A, Walker N, Schug S et al.: Reduction of postoperative mortality and morbidity with epidural or spinal anaesthesia: results from overview of randomised trials. BMJ 321 (2000) 1493. [EBM Ia]

[32] Marret E, Kurdi O, Zufferey P et al.: Effects of Nonsteroidal Antiinflammatory Drugs on Patientcontrolled Analgesia Morphine Side Ef-

fects. Meta-analysis of Randomized Controlled Trials. Anesthesiology 102 (2005) 1249–1260. [EBM Ia]

[33] Fearon KC, Ljungqvist O, von Meyenfeldt M et al.: Enhanced recovery after surgery: a consensus review of clinical care for patients undergoing colonic resection. Clin Nutr 24 (2005) 466–477. [Übersichtsarbeit ohne EBM-Level]

[34] Nygren J, Hausel J, Kehlet H et al.: A comparison in five European Centres of case mix, clinical management and outcomes following either conventional or fast-track perioperative care in colorectal surgery. Clin Nutr 24 (2005) 455–461. [EBM III]

[35] Schwenk W, Neudecker J, Raue W et al.: „Fast-track" rehabilitation after rectal cancer resection. Int J Colorect Dis (2005); DOI 10.1007/s00384-005-0056-7. [EBM III]

[36] Anderson ADG, Mc Naught CE, Macfie J et al.: Randomized clinical trial of multimodal optimization and standard perioperative surgical care. Br J Surg 90 (2003) 1497–1504. [EBM Ib]

[37] Gatt M, Anderson DG, Reddy BS et al.: Randomized clinical trial of multimodal optimization of surgical care in patients undergoing major colonic resection. BR J SURG 92 (2005) 1354–1362. [EBM Ib]

[38] Susa A, Roveran A, Bocchi A et al.: Approccio FastTrack alla chirurgia collorettale maggiore. Chirurgia Italiana 56 (2005) 817–824. [EBM Ib]

[39] Henriksen MG, Jensen MB, Hansen HV et al.: Enforced Mobilization, Early Oral Feeding, and Balanced Analgesia Improve Convalescence After Colorectal Surgery. Nutrition 18 (2004) 147–152. [EBM IIa]

[40] Brodner G, Pogatzki E, Van Aken H et al.: A multimodal aproach to control postoperative pathophysiology and rehabilitation in patients undergoing abdominothoracic esophagectomy. Anesth Analg 86 (1998) 228–234. [EBM III]

[41] Neal JM, Wilcox RT, Allen HW et al.: Near-total esophagectomy: the influence of standardized multimodal management and intraoperative fluid restriction. Reg Anesth Pain Med 28 (2003) 328–334. [EBM III]

[42] Jensen LS, Pilegaard HK, Eliasen M et al.: Oesofagusresektion i accelereret regi (Esophageal resection in an accelerated postoperative recovery regimen). Ugeskr Læger 166/26–31 (2004) 2560–2563. [EBM III]

[43] Cerfolio RJ, Bryant AS, Bass CS et al.: Fast Tracking After Ivor Lewis Esophagogastrectomy. Chest 126 (2004) 1187–1194. [EBM III]

[44] Podore PC, Throop EB.: Infrarenal aortic surgery with a 3-day hospital stay: A report on success with a clinical pathway. J Vasc Surg 29 (1999) 787–792. [EBM III]

[45] Mukherjee D: „Fast-track" abdominal aortic aneurysm repair. Vascular Surgery 37 (2003) 329–335. [EBM III]

[46] Abularrage CJ, Sheridan MJ, Mukherjee D: Endovascular versus „Fast-track" abdominal aortic aneurysm repair. Vascular and Endovascular Surgery 39 (2005) 229–236. [EBM III]

[47] Kettler D, Radke J: Der moderne Anästhesist. Perioperativer Mediziner im Krankenhaus der Zukunft. Klinikarzt 34 (2005) 280–285. [kein EBM-Level]

XXIX–1 Was gibt es Neues in der präoperativen Risikoabschätzung?

R. T. Grundmann

Technologischer Fortschritt auf der einen, epidemiologische Veränderungen auf der anderen Seite bringen es mit sich, dass der Chirurg mit zunehmend älteren und kränkeren Patienten konfrontiert wird, bei denen er die Entscheidung „operieren oder nicht operieren?" bzw. die Entscheidung zur Methodenwahl von seiner persönlichen Einschätzung des präoperativen Risikos abhängig machen muss. Dies gilt nicht nur für onkologische Eingriffe, bei denen Radikalität und Ausmaß des Eingriffs von der weiteren Prognose abhängig sind, sondern auch für den Hochrisikopatienten mit Gefäßerkrankung, dem zum Beispiel die offene (konventionelle) oder aber die endovaskuläre Operation des Bauchaortenaneurysmas vorgeschlagen werden kann. Anästhesiologischerseits wird dann zunächst der globale Gesundheitszustand anhand der ASA-Klassifikation eingeschätzt oder es erfolgt die kardiale Risikoabschätzung entsprechend den ACC/AHA-Leitlinien, wie dies im Jahresband 2005 der vorliegenden Reihe ausführlich geschildert wurde. Weitere Möglichkeiten sind die Definition des Risikos mit Hilfe von Scoring-Systemen, was im klinischen Alltag bisher eine untergeordnete Rolle spielt. Da sich das „Handwerkszeug" der Risikoabschätzung im letzten Jahr nicht geändert hat, soll – um Wiederholungen zu vermeiden – hier nicht noch einmal eine allgemeine Handlungsanweisung zur präoperativen Risikoabschätzung gegeben werden, sondern es wird auf neue Arbeiten abgehoben, die sich auf folgende Unterpunkte beziehen:

1. Globale präoperative Risikoabschätzung

2. Präoperative Risikoabschätzung anhand von Scoring-Systemen

3. Prä- und perioperative Risikofaktoren für postoperative Komplikationen

4. Der Chirurg als Risikofaktor

1 Globale präoperative Risikoabschätzung

Die ASA-Klassifikation stellt nach wie vor die Basis der anästhesiologischen Risikoabschätzung dar. Kerwat et al. [1] haben das „Marburger Modell" zur Optimierung der Stratifizierung des anästhesiologischen Risikos angegeben. Sie schlagen vor, die Patienten in drei Risikoklassen entsprechend den ACC/AHA-Empfehlungen einzuteilen, wobei dies möglichst einfach anhand der Anamnese erfolgen könne. Patienten mit geringem und mittlerem anästhesiologischen Risikoprofil sind in der Lage, sich für 20 Minuten körperlich zu bewegen oder zwei Stockwerke zu steigen ohne auszusetzen. Nur die höheren Risikoklassen benötigen präoperativ eine kardiologische Untersuchung, bzw. später eine postoperative Intensivstationsbetreuung.

Von Tekkis et al. [2] wurden retrospektiv anhand der Datenbasis der koloproktologischen Gesellschaften Großbritanniens und Irlands überprüft, inwieweit die ASA-Klassifikation die operative Letalität bei kolorektalen Karzinomoperationen vorhersagt. Es wurden 8077 Patienten eingeschlossen, die in einer 12-Monatsperiode in 73 Hospitälern behandelt wurden. Die Gesamtletalität betrug 7,5 %, Operationen bei den ASA-Klassen 2, 3 und 4 waren mit einem 2fachen, 5,3fachen bzw. 15,8fachen erhöhtem operativem Sterblichkeitsrisiko behaftet, verglichen mit Patienten der ASA-Klassifikation 1, nachdem die Daten für Alter und Hospitaleffekte adjustiert waren. In einem logistischen Regressionsmodell wurden weitere Risikofaktoren wie Tumorstadium und operative Dringlichkeit als Risikofaktoren berücksichtigt und eine Tabelle entwickelt, die es dem Chirurgen erlaubt, den Patienten über sein individuelles Sterblichkeitsrisiko aufzuklären. Da die kolorektale Karzinomchirurgie zu den häufigsten Tumoroperationen in unserem Sprachraum gehört, ist die Tabelle aus Praktikabilitätsgründen hier wiedergegeben (Tab.1).

Tab. 1: Das kolorektale Karzinommodell der Association of Coloproctology of Great Britain and Ireland (ACPGBI) und die Konversionstabelle des ACPGBI-Score, um die 30-Tage-Letalität für Patienten, die einem chirurgischen Eingriff wegen eines kolorektalen Karzinoms unterzogen werden, vorauszusagen (nach [2]).

	ACPGBI kolorektales Karzinommodell		Konversionstabelle	
	Risikofaktor	Score	ACPGBI kolorektaler Karzinomscore	vorausgesagte Letalität %
Altersgruppe (Jahre)	< 65	0	0	0,8
	65–74	0,7	0,1–0,4	0,9–1,1
	75–84	1,1	0,5–0,8	1,3–1,7
	85–84	1,3	0,9–1,2	1,9–2,5
	95+	2,6	1,3–1,6	2,8–3,7
Karzinom reseziert	ASA I	0	1,7–2,0	4,1–5,4
	ASA II	0,8	2,1–2,4	6,0–7,9
	ASA III	1,6	2,5–2,8	8,6–11,3
	ASA IV-V	2,5	2,9–3,2	12,3–16,0
Karzinom nicht-reseziert	ASA I	1,7	3,3–3,6	17,4–22,1
	ASA II	1,8	3,7–4,0	23,9–29,8
	ASA III	2,1	4,1–4,4	31,9–38,7
	ASA IV-V	2,4	4,5–4,8	41,1–48,5
Karzinomstadium	Duke's A	0	4,9–5,2	51,0–58,4
	Duke's B	0	5,3–5,6	60,8–67,7
	Duke's C	0,2	5,7–6,0	69,9–75,8
	Duke's D oder irgendwelche Metastasen	0,6	6,1–6,4	77,6–82,4

Tab. 1: Das kolorektale Karzinommodell der Association of Coloproctology of Great Britain and Ireland (ACPGBI) und die Konversionstabelle des ACPGBI-Score, um die 30-Tage-Letalität für Patienten, die einem chirurgischen Eingriff wegen eines kolorektalen Karzinoms unterzogen werden, vorauszusagen (nach [2]). *(Forts.)*

	ACPGBI kolorektales Karzinommodell		Konversionstabelle	
	Risikofaktor	Score	ACPGBI kolorektaler Karzinomscore	vorausgesagte Letalität %
Operative Dringlichkeit	Elektiv	0	6,5–6,8	83,8–87,4
	dringlich	0,8		
	Notfall	1,1		

Von Han et al. [3] wurde die ASA-Klassifikation bei radikaler Nephrektomie wegen Nierenzellkarzinom evaluiert. Die Autoren kamen zu dem Schluss, dass der Eingriff bei Patienten mit mittlerem und niederem Risiko mit ähnlichen Komplikationsraten angeboten werden kann, mit Ausnahme einer höheren Transfusionsrate bei mittlerem Risiko. Hochrisikopatienten unterschieden sich sowohl in Komplikations- als auch Transfusionsraten von den übrigen. Der Nutzen der ACC/AHA-Leitlinien wurde von Almanaseer et al. [4] überprüft. Diese Autoren berichteten über ein Qualitätssicherungsprogramm mit dem Ziel, die Leitlinien konsequent in der Klinik umzusetzen. Die Leitlinien führten zu Kosteneinsparungen durch Reduktion von Belastungstests, gleichzeitig wurden vermehrt Betablocker gegeben, bei niedriger kardialer Komplikationsrate.

Kaafarani et al. [5] untersuchten, ob die ACC/AHA-Risikoklassifikation mit der 30-Tagesletalität und dem Langzeitergebnis bei nichtherzchirurgischen größeren Eingriffen korrelierte. Es zeigte sich in einem logistischen Regressionsmodell *keine* Beziehung des kardialen Risikos zur perioperativen Sterblichkeit, die insgesamt gering war und von eingriffsspezifischen Faktoren mehr beeinflusst wurde als vom kardialen Risiko, wohl aber eine Beziehung zur Sterblichkeit nach einem Jahr. Diese Studie [5] ist eine gute Begründung dafür, warum man weiter nach Scoringsystemen zur präoperativen Risikoabschätzung suchen muss; das Eingriffs-spezifische Risiko lässt sich mit der ASA-Klassifikation nur ungenügend voraussagen.

Zwei Arbeiten untersuchten den Einfluss einer präoperativen koronaren Angioplastie bzw. eines Koronarbypasses zur koronaren Risikosenkung bei Patienten, die einem nicht-herzchirurgischen Eingriff unterzogen wurden. Godet et al. [6] kamen zu dem Schluss, dass eine präoperative perkutane Koronarintervention die postoperative Sterblichkeit bei großen gefäßchirurgischen Eingriffen nicht signifikant beeinflusste, ein Ergebnis, das mit einer Studie von Back et al. [7] übereinstimmte. Letztere stellten fest, dass durchaus kardiale Faktoren bei diesen Patienten das Langzeitüberleben beeinträchtigten, dass aber der Überlebensvorteil für Patienten mit vorangegangener Intervention trotzdem überraschend gering war, wie dies auch eine Studie im vorigen Jahresband beschrieb.

Ob demnach aufwändige technische Untersuchungen, wie die Stress-Single-Photonen-Emissions-Computertomographie (SPECT) vor großen Aorteneingriffen indiziert sein könnten, wie Harafuji berichtete [8], ist zu fragen. Diese Untersucher fanden bei zwei von 210 Patienten mit negativem Stresstest, verglichen mit 7 von 92 mit positivem Stresstest unerwünschte kardiale Ereignisse und schlossen daraus auf den Nutzen dieses Tests für die präoperative Risikostratifikation. In Anbetracht der unterschiedlichen Gruppengrößen und bei dem Aufwand des Tests kann diese Aussage für die Routine sicher verneint werden.

In der Herzchirurgie gibt es Ansätze, mit Hilfe von Laborparametern den postoperativen Verlauf vorherzusagen. Saribulbul et al. [9] bestimmten präoperativ die Plasmaspiegel des cerebralen natriuretischen Peptides (BNP) bei Patienten, die einer Koronarbypass-Operation mittels Herz-Lungen-Maschine unterzogen wurden. Sie fanden eine Beziehung zwischen linkem Ventrikelvolumen und BNP-Plasmaspiegel und stellten die Hypothese auf, dass der Plasmaspiegel ein biomechanischer Marker für die linksventrikuläre Dysfunktion sei. Die klinische Bedeutung dieser Untersuchung ist ebenso offen wie die der Risikostratifikation von Coronarbypasspatienten anhand der präoperativen kardialen Troponin-1-Konzentration im Plasma [10]. Thielmann et al. teilten die Patienten anhand der kardialen Troponin-Konzentration im Plasma in drei Klassen ein und fanden in der Gruppe mit den niedrigsten präoperativen Troponinkonzentrationen eine perioperative Herzinfarktrate von 5,9 % (69 von 1178 Patienten), verglichen mit einer Rate von 17,2 % (11 von 64) bei hohen Konzentrationen. Bei der extrem unterschiedlichen Gruppengröße und der retrospektiven Stratifizierung wird es schwierig sein, aufgrund dieser Studie individuell das Risiko für den Patienten vorherzusagen [10].

2 Scoring-Systeme zur präoperativen Risikoabschätzung und für den risikoadjustierten Ergebnisvergleich

2.1 POSSUM-Score für die kolorektale Chirurgie

In der Viszeralchirurgie etabliert sich der POSSUM-Score zunehmend für die präoperative Risikoabschätzung, wenn es auch offensichtlich ist, dass die Wertigkeit des Scores von der Dateneingabe der Krankenhäuser abhängt, die das Modell erprobt haben. Tekkis et al. [11] haben den Score für die kolorektale Chirurgie weiter entwickelt, anhand einer Datenbasis von 6790 prospektiv erfassten Patienten. Die operative Letalität betrug in dieser Serie 5,7 % (Elektiveingriffe 2,8 %; Notfalleingriffe 12 %). Der spezifische, für die kolorektale Chirurgie entwickelte POSSUM-Score (CR-POSSUM) konnte die operative Letalität akurater voraussagen als z.B. der P-POSSUM, jedoch schränken die Autoren mit Recht das Ergebnis dahingehend ein, dass dieser Score nun extern validiert werden muss, in Krankenhäusern, die an der Entwicklung des Scores nicht beteiligt waren, um allgemeine Empfehlungen geben zu können. Poon et al. [12] übertrugen die Methodik auf Eingriffe bei obstruierenden kolorektalen Karzinomen. Es handelte sich um eine Analyse von 160 Patienten aus Hongkong, 18 Patienten verstarben postoperativ. Die operative Letalität betrug demnach 11,3 %, verglichen mit einer vom P-POSSUM-Score vorhergesagten von 15 %. Der Score korrelierte auch mit der Art des operativen Vorgehens. Patienten mit obstruierendem Tumor zeigten sowohl tatsächlich als auch vorhergesagt bei einzeitiger Operation eine niedrigere Letalität als solche, bei denen die Resektion ohne primäre Anastomose erfolgte.

Tab. 2: Vergleich der tatsächlich beobachteten und erwarteten Letalität aufgrund von POSSUM-Score, P-POS-SUM und kolorektalem POSSUM (nach [13]).

Hospital	beobachtete Letalität (%)	POSSUM Letalität (vorhergesagt) (%)	P-POSSUM Letalität (vorhergesagt) (%)	kolorektaler POSSUM (vorhergesagt) (%)
A (N = 437)	1,6	13,3	13,5	3,7
B (N = 34)	2,9	11,6	11,8	9,3
C (N = 66)	4,5	7,5	7,6	5,6
D (N = 128)	0,9	8,9	8,6	5,7
E (N = 13)	15,4	30,8	30,8	7,6
F (N = 58)	3,4	10,3	10,3	7,5
G (N = 13)	7,7	23,3	23,1	3,5
H (N = 71)	2,8	5,6	5,6	4,7
I (N = 70)	1,4	10,0	10,0	6,4
Total (N = 890)	2,2	10,7	11,2	4,9

Es ist hier von 9 Hospitälern die tatsächlich beobachtete Letalität bei kolorektalen Eingriffen wiedergegeben und jeweils mit der vorausgesagten verglichen worden. Der POSSUM-Score und der P-POSSUM-Score überschätzten die Letalität in allen Institutionen; in den Institutionen E und G war die tatsächlich beobachtete Letalität höher als mit dem kolorektalen POSSUM-Score vorausgesagt.

Die POSSUM-Methodik wurde, wie der Name sagt (*P-POSSUM*) in Portsmouth entwickelt, es ist deshalb zu prüfen, ob sich diese Wertung weltweit übertragen lässt. Zu diesem Zweck haben Senagore et al. [13] 890 konsekutive Patienten mit größeren chirurgischen Eingriffen bei Kolonkarzinom in neun Hospitälern der USA über zwei Jahre erfasst. Der POSSUM-Score speziell in seinen Varianten POSSUM und P-POSSUM überschätzte deutlich die Letalität, die über alle Eingriffe bei 2,2 % lag und sagte eine solche von 10,7/11,2/bzw. 4,9 (POSSUM/P-POSSUM/CR-POSSUM) voraus (Tab. 2). Der kolorektale CR-POSSUM war in dieser Untersuchung das geeignetste Modell, aber auch er braucht noch weitere Verbesserungen, ehe er für die USA tatsächlich als Qualitätskontrollinstrument eingesetzt werden kann.

Es geht bei der Abschätzung des präoperativen Risikos aber nicht nur um die Risikostratifizierung und den Ergebnisvergleich, sondern es soll auch ein Instrument erarbeitet werden, mit dem der Patient im Aufklärungsgespräch über sein individuelles Risiko, abhängig von seinem Gesundheitszustand, bei einem bestimmten Eingriff aufgeklärt werden kann. Hierzu wurden Tabellen entwickelt, die verschiedene Risikofaktoren mit Punkten bewerten und einen Score bilden lassen, aus dem sich eine spezielle Letalität ableiten lässt. Eine solche Tabelle wurde in der Studie von Tekkis [2] aufgrund der Datenbasis der Association of Coloproctology of Great Britain and Ireland (ACPGPI) bereits vorgestellt (Tab. 1, s.o.). In einer weiteren Analyse von Al-Homoud et al. [14] wurden drei verschiedene multizentrische Datenbasen des UK – u.a. auch die der CR-POSSUM-Studie – miteinander verglichen. Es ergab sich ein

Potential von insgesamt 16 006 Patienten mit Erkrankungen des Kolon und Rektum. Die operative Letalität lag in der ACPGPI-Studie bei 7,5 %, in der Studie für maligne Darmobstruktionen bei 15,7 % und bei den Patienten mit dem CR-POSSUM bei 5,7 %. Das Krankengut war in den drei genannten Datenbasen nicht gleich und damit die Letalität unterschiedlich, trotzdem konnte der Ausgang sowohl für die Notfall- als auch Selektiveingriffe zufriedenstellend vorhergesagt werden, was die Wertigkeit dieser Methodik unterstreicht.

2.2 POSSUM-Score bei anderen viszeralchirurgischen Eingriffen

Der POSSUM-Score (Physiological and Operative Severity Score for the enUmeration of Mortality and Morbidity) soll einen risikoadjustierten Vergleich von chirurgischer Morbidität und Mortalität ermöglichen; er muss versagen, wenn Eingriffe in einer Kohortstudie erfasst werden, bei denen die Morbidität gering und die Mortalität Null ist. So berichteten Tambyraja et al. [15] über das POSSUM-Scoring bei Patienten mit laparoskopischer Cholecystektomie bei über 80-Jährigen und fanden die Mortalität überschätzt, da in ihrer Studie keine 30-Tage-Letalität auftrat. Die Autoren empfehlen weitere Untersuchungen zu laparoskopischen Eingriffen; wir möchten dies ablehnen und meinen, dass ein Scoring-System nur bei Eingriffen mit erhöhtem operativem Risiko sinnvoll genutzt werden kann.

Markus et al. [16] verglichen das POSSUM-Scoring mit der Einschätzung des Chirurgen unmittelbar postoperativ, sozusagen vom Gefühl oder aus dem „Bauch heraus". Die Autoren berichteten bei 1077 größeren hepatobiliären und gastrointestinalen Eingriffen von einer guten Prognoseeinschätzung durch den Chirurgen, zumindest bei Elektiveingriffen. Der POSSUM-Score überschätzte Morbidität und Mortalität in dieser Serie, was zeigt, dass er von der Qualität der Chirurgie und der Da-

tenbasis abhängig ist, die in das Scoringsystem ursprünglich einging. Im Gegensatz hierzu war in einer Untersuchung von Kocher et al. [17] der POSSUM-Score bei hepatobiliären und pankreatischen Eingriffen durchaus von Wert und bei der Einschätzung des operativen Risikos der ASA-Klassifikation überlegen (operative Mortalität in dieser Serie von 177 größeren Eingriffen 3,95 %, vorhergesagte 4,3 %).

Es muss betont werden, dass der POSSUM-Score für große Fallzahlen und ein gemischtes Krankengut verschiedener Krankenhäuser konzipiert wurde. In kleineren Fall-Serien spezialisierter Kliniken war die Risikoabschätzung sehr viel ungenauer, das galt sowohl für eine Serie mit Hüftfrakturen [18] als auch für eine Serie mit Gastrektomie beim Magenkarzinom [19].

2.3 POSSUM-Score-Risikoanalyse beim rupturierten und nicht-rupturierten abdominellen Aortenaneurysma

In Anbetracht der Tatsache, dass es sich bei der Behandlung des abdominellen Aortenaneurysmas (AAA) einerseits um einen der größten gefäßchirurgischen Eingriffe handelt, andererseit gerade bei diesem Eingriff die Therapie im Fluss ist (konventionelles oder endovaskuläres Vorgehen), sind Risikoanalysen hier von besonderer klinischer Relevanz, haben sie doch Einfluss auf die Therapiewahl. In einer Serie von 136 Patienten mit rupturiertem Aortenaneurysma analysierten Harris et al. [20] einen validierten POSSUM-Score (Vascular [V]-POSSUM) und verglichen ihn mit einer Summenkurve. Die Methode erwies sich als bedingt nützlich. Andere versuchen die APACHE-II-Methodik auf die Stratifizierung des Letalitätsrisikos bei AAA-Versorgung zu übertragen. Dabei handelt es sich allerdings nicht um eine echte *präoperative* Klassifizierung, vielmehr wurden die Patienten von Hadjianastassiou et al. [21] entweder noch im Operationssaal oder unmittelbar nach Aufnahme auf die Intensivstation nach dem APACHE-II-Modell bewertet. Damit unterschied sich dieses Vorgehen von der üblichen APACHE-II-Methodik, bei der der jeweils schlechteste Wert in den ersten 24 Stunden nach Aufnahme auf die Intensivstation gemessen wird. Die Autoren gaben an, mit diesem Modell eine akurate Risikostratifizierung betreiben zu können, sowohl für elektive als auch Notfalleingriffe, was mit dem POSSUM-Score in dieser Weise bisher nicht gelang. Die Methodik ist insofern überdenkenswert, als gerade bei der Behandlung des AAA nicht nur der präoperative Zustand des Patienten, sondern auch die Art der Notfallversorgung und die Intensivtherapie in das Ergebnis einfließen. Eine ausschließlich *prä*operative Risikostratifizierung ist ungeeignet, wenn sie die *peri*operativen Ereignisse nicht ausreichend würdigt. Ob beim AAA der Glasgow-Aneurysma-Score in Zukunft weiterhelfen könnte [22], muss offen bleiben.

2.4 Weitere Scoring-Systeme in der Viszeralchirurgie

In jüngerer Zeit wurden weitere Scoring-Systeme beschrieben. Hierzu gehören der Clinical-Risk-Score bei Lebermetastasenchirurgie [23], ein Surgical Risk-Score, der mit der POSSUM-Methodik verglichen wurde [24], ein E-PASS-Scoring-System („Estimation of Physiologic Ability and Surgical Stress") [25] sowie ein logistisches Regressionsmodell aufgrund der ASA-Symptomatik [26]. Inwieweit sich diese Scoring-Systeme durchsetzen können, bleibt abzuwarten. Das gleiche gilt für den „Charlson-Age Comorbidity Index" (CACI), der in einer Untersuchung von Ouellette [27] speziell bei Patienten mit kolorektalem Karzinom das Risiko, aber auch den Aufwand der postoperativen Versorgung und die Länge des stationären Aufenthaltes vorhersagen konnte, was für das Beratungsgespräch mit dem Patienten Bedeutung haben soll. Problematisch an letzterer Untersuchung ist, dass nur Schnittwerte angegeben wurden, bei denen die Letalität höher oder niedriger liegt, z.B. CACI > 7 oder < 7

(bzw. 10), ein individueller Score-Wert wird damit schwerlich zum persönlichen Prognosemarker.

2.5 Euro-SCORE – Risikostratifizierung in der Herzchirurgie

Wir hatten in den letzten Jahren bei Darstellung des Rankings von Krankenhäusern angemerkt, dass dies solange problematisch sei, wie das Wesentliche fehlt, die Vergleichbarkeit der Ausgangsbedingungen, d.h. die Angaben zum präoperativen Risikoprofil der Patienten! Dies ist nun nachgeholt worden. Mit Hilfe des Euro-SCORE-Systems wurden Patienten mit koronarem Bypass und Aortenklappenersatz in solche mit hohem und niedrigem Risikoprofil eingeteilt und zusätzlich die chirurgischen Ergebnisse in Ranking-Tabellen verglichen [28]. Die Ergebnisse dieser Studie an 10 163 Patienten waren insgesamt ausgezeichnet, die durchschnittliche Letalität betrug für die Koronarchirurgie 1,8 % und für den Aortenklappenersatz 1,9 %. An der Studie beteiligten sich 25 Consultant-Chirurgen aus England. Statistisch signifikante Unterschiede gab es nicht, alle Chirurgen gewährleisteten einen ausgezeichneten Standard. Dies stellt den einzig fairen Vergleich von chirurgischen Ergebnissen dar. Ein Beispiel für das Überleben von Patienten mit niedrigem und hohem Risiko nach koronarer Bypasschirurgie gibt Tabelle 3. Dass Kollegen ihre persönlichen Daten transparent machen, ist außergewöhnlich, weshalb dies hier hervorgehoben sei.

Die Methodik des Euro-SCORES hat sich in der Herzchirurgie etabliert, neuere Studien zur Praediktion und Risikostratifizierung wurden von Di Bella et al. [29], Kasimir et al. [30] und Fukuda [31] veröffentlicht.

Nilsson et al. stellten fest, dass der Euro-SCORE dem Risiko-Stratifizierungsinstrument der Society of Thoracic Surgeons (STS) überlegen war [32] und geeignet ist, die Kosten auf der Intensivstation und die Dauer des Intensivstationsaufenthaltes vorauszusagen [33]. Verbesserungen wurden angeregt von Walter et al.

Tab. 3: Rankingtabelle für die koronare Bypasschirurgie bei Patienten mit hohem und niederem Risiko. Das Risiko wurde mit dem Euro-SCORE definiert, signifikante Unterschiede zwischen den einzelnen Chirurgen gab es nach Risikoadjustierung nicht (nach [28]).

Chirurg	niedrige Risikogruppe – koronarer Bypass			Hochrisikogruppe koronarer Bypass		
	Fälle	Todesfälle	% Überleben	Fälle	Todesfälle	% Überleben
Au	349	1	99,7	76	4	94,7
Bridgewater[1]	223	2	99,1	35	1	97,1
Campbell[1]	248	2	99,2	42	3	92,9
Carey[1]	347	3	99,1	53	6	88,7
Chalmers[2]	415	5	98,8	112	8	92,9
Dihmis[2]	469	4	99,1	98	4	95,9
Duncan	379	1	99,7	69	1	98,6
Fabri[2]	252	6	97,6	56	2	96,4
Griffiths[2]	230	3	98,7	63	8	87,3
Grotte[3]	311	5	98,4	51	2	96,1
Hasan[3]	349	1	99,7	64	1	98,4
Hoopert[1]	247	1	99,6	19	0	100
Jones[1]	191	1	99,5	48	2	95,8
Keenan[3]	275	3	98,9	53	3	94,3
McLaughlin[3]	36	0	100	5	0	100
Mediratta[2]	412	4	99	76	4	94,7
Millner[4]	419	5	98,8	84	6	92,9
Odom[3]	286	5	98,3	51	4	92,2
Oo[2]	149	2	98,7	48	5	89,6
Prendergast[3]	375	7	98,1	63	7	88,9
Pullan[2]	406	3	99,3	107	5	95,3
Rashid[2]	290	5	98,3	81	4	95,1
Sogliani[4]	229	1	99,6	51	0	100
Waterworth[1]	330	4	98,8	56	2	96,4
Yonan	323	2	99,4	65	1	98,5

[1]   South Manchester Universities Hospitals Trust
[2]   Cardiothoracic Centre Liverpool
[3]   Manchester Heart Centre
[4]   Blackpool Victoria Hospital

[34], die feststellten, dass sich durch Einführung der Kreatininclearance anstelle des Serumkreatinins der prädiktive Wert des EURO-Scores steigern ließ.

3 Präoperative Risikofaktoren für postoperative Komplikationen

3.1 Risikofaktorenanalyse in der onkologischen Chirurgie

Gockel et al. [35] publizierten eine Studie an 424 Patienten mit Ösophagektomie wegen Ösophaguskarzinom. In dieser Untersuchung wiesen Patienten mit Plattenepithelkarzinom eine höhere Letalität als solche mit Adenokarzinom auf, was nicht auf den chirurgischen Komplikationen sondern auf dem Allgemeinzustand beruhte (verstärktes Risiko bei Mangelernährung, höheres Alter, Bluttransfusion und höhere ASA-Klassifikation). Darüber hinaus waren Morbidität und Mortalität vom operativen Zugang abhängig, beim Adenokarzinom des Ösophagus erwies sich der transhiatale Zugang als der signifikant günstigere. Einen ähnlichen Ansatz verfolgten Park et al. [36] bei der Analyse von Risikofaktoren für die Magenchirurgie. Sie kamen in einer Studie an 719 Patienten zu dem Schluss, dass das Alter und die Ausdehnung des Eingriffs sowie die Billroth-II-Rekonstruktion im Vergleich zur Billroth-I-Resektion das Ergebnis negativ beeinflussten. Auch eine Untersuchung von Kodera et al. [37] an 523 Patienten mit Magenkarzinom belegt, dass das operative Vorgehen die Ergebnisse signifikant beeinflusst, die Ergebnisse verschlechterten sich bei zusätzlicher Pankreasresektion und verlängerter Operationszeit, des Weiteren bei einem Body-Mass-Index von mehr als 25 kg/m² und einem Alter über 65 Jahren.

Zu den Faktoren, die der onkologische Chirurg nicht beeinflussen kann, gehören der Allgemeinzustand des Patienten, definiert mit der ASA-Klassifikation und das Alter, beide Faktoren hatten in einer Untersuchung an 1192 Patienten mit Kardiakarzinom den höchsten prädiktiven Wert für die operative Mortalität und Morbidität [38]. Die TNM-Klassifikation, die ja mit der Ausdehnung des Tumors korreliert, wirkte sich negativ auf die postoperative Letalität aus, hatte aber keinen prädiktiven Wert für die postoperative Morbidität nach kolorektaler Resektion [39]. Fazio et al. [40] kamen zu dem Schluss, dass in der kolorektalen Karzinomchirurgie mehrheitlich patientendefinierte Faktoren einen Risikofaktor darstellen. In ihrer Analyse an 5034 Patienten fanden sie folgende unabhängige Risikofaktoren: Alter des Patienten, ASA-Klassifikation, TNM-Stadium, Dringlichkeit des Eingriffs sowie Resektion oder Nicht-Resektion des Karzinoms.

3.2 Risikofaktoren für postoperative Wundkomplikationen

Risikofaktoren für postoperative Wundkomplikationen wurden von Sorensen et al. [41] an 4855 Patienten beschrieben. Wundinfektionen traten bei Notfalleingriffen signifikant häufiger als bei Elektiveingriffen auf. Die Komorbidität des Patienten und der perioperative Blutverlust hatten ebenso einen Einfluss wie das Rauchen; Raucher wiesen signifikant höhere Komplikationsraten auf. Was das Rauchen angeht, so wird immer wieder gefragt, ob und wie lange der Patient präoperativ das Rauchen vor einem chirurgischen Eingriff aufgeben sollte. In einer Untersuchung von Kuri et al. [42] wirkte es sich positiv aus, wenn die Patienten mehr als drei Wochen vor dem Eingriff auf das Rauchen verzichteten. Bei Lungenresektion und der Vermeidung möglicher postoperativer pulmonaler Komplikationen gibt es keine klaren Empfehlungen, es bestehen lediglich Unterschiede zwischen Nichtrauchern und allen Untergruppen von Rauchern, die mehr oder minder früh vor dem Eingriff das Rauchen aufgegeben hatten [43].

4 Der Chirurg als Risikofaktor

4.1 Onkologische Viszeralchirurgie in Zentren

Wie die Analyse der Risikofaktoren in der onkologischen Chirurgie (siehe Abschnitt 3.1) gezeigt hat, spielt das chirurgische Vorgehen bei den postoperativen Komplikationen sicherlich eine Rolle, wenn auch die Qualität des Chirurgen nicht immer fassbar ist. Weiterhin wird an der „Volumen-Ausgangs-Beziehung" festgehalten, das Operationsaufkommen gilt als Surrogatparameter für die Qualität, die Bemühungen um die Definition von Mindestzahlen, die erforderlich sind, um die chirurgische Qualität zu sichern, werden fortgesetzt! Grenzwerte für die einzelnen Eingriffe sind nur schwer zu definieren [44], aber die grundsätzliche Beziehung zwischen Ergebnis und Spezialisierung des Chirurgen wird nicht angezweifelt. Für komplexe onkologische Eingriffe der Viszeralchirurgie wird die Operation in Zentren gefordert, zum Beispiel für die Chirurgie des Speiseröhrenkarzinoms, für die mehr als 20 Ösophagektomien pro Jahr verlangt werden [45]. Diese Forderung der Kölner Arbeitsgruppe stimmt mit einer Analyse von Dimick et al. [46] überein, die 8657 Ösophagusresektionen in den USA zwischen 1988 bis 2000 analysierten. Im Beobachtungszeitraum änderte sich die postoperative Letalität in Niedrigvolumenhäusern kaum, von 15,3 auf 14,5 %, während sie in den Hochvolumenhäusern abnahm, von 11 % auf 7,5 %. Gleichzeitig stieg in Hochvolumenhäusern der Anteil der Resektionen an der Gesamtzahl der Operationen von 40 % auf 57 %. Auch bei anderen komplexen onkologischen Eingriffen, wie der Pankreasresektion, der Gastrektomie und der Rektumresektion gibt es genügend Anzeichen, dass die Ergebnisse von der Spezialisierung des Chirurgen, definiert durch das Volumen, abhängig sind. Eine Analyse der Literatur (68 Studien, 41 auszuwerten) von Killeen et al. [47] bringt es auf den Punkt: Die Mehrzahl der Studien, wenn auch nicht alle, konnte eine eindeutige Beziehung zwischen Volumen und Ausgang beweisen. Keine Studie demonstrierte das Gegenteil, so dass für die genannten Eingriffe, auch aus wirtschaftlichen Gründen, die Konzentration in Zentren zu fordern ist. Die Tatsache, dass in spezialisierten Zentren auch von Chirurgen mit geringerem Operationsaufkommen gute Ergebnisse erzielt werden lässt den Schluss zu, dass es vor allem auf die Spezialisierung und damit das „know-how" ankommt, das Volumen ist nur ein Surrogat [48]. Diese relativierende Aussage wird durch eine Studie von Engel et al. [49] bestätigt. Danach hatte das Hospitalvolumen auf das Überleben und die lokale Rezidivrate beim Rektumkarzinom keinen Einfluss, während umgekehrt in einer Analyse von Purves et al. [50] Patienten mit Rektumkarzinom eine 5-mal größere Wahrscheinlichkeit hatten, den Sphinkter zu behalten, wenn sie von Hochvolumenchirurgen im Vergleich zu Niedrigvolumenchirurgen behandelt wurden. Diese Autoren empfehlen dem Patienten die Behandlung in einem Hochvolumenkrankenhaus, will er den Schließmuskel nicht verlieren!

4.2 Weitere Studien zur Volumen-Ausgangs-Beziehung

Nicht nur für komplexe viszeralchirurgische Eingriffe sondern auch für andere schwierige Operationen wird zunehmend die Konzentration in Zentren gefordert. Von Vitale et al. [51] wurde eine multivariate Analyse der Skolioseoperationen in Kalifornien zwischen 1995 und 1999 veröffentlicht. Bei diesen 3606 Eingriffen beeinflussten der Sozialversicherungsstatus des Patienten (Medicaid) und ein geringes Fallaufkommen des Hospitals die Ergebnisse negativ. Für den Patienten in den USA wird damit sein Versicherungsstatus zum Risikofaktor. Die Forderung nach Zentren gilt auch für die radikale Prostatektomie [52, 53], wobei es nicht nur auf die postoperativen Komplikationen sondern, bei Karzinompatienten auch auf die adjuvante Nachbehandlung ankommt, die im

Hochvolumenhaus konsequenter vorgenommen wird [52].

Für die radikale Zystektomie wird eine Konzentration in Zentren mit mindestens elf Eingriffen pro Jahr empfohlen [54] (Analyse von immerhin 6317 Zystektomien in 210 Kliniken!). Auch Konety et al. [55] fordern, die radikale Zystektomie in Zentren durchzuführen, weil dies zu einem kürzeren Krankenhausaufenthalt und besserer Nutzung der Ressourcen beiträgt (Analyse von 13 964 Patienten). Diese Arbeit befasst sich auch mit den Kosten, was deutlich macht, dass die Forderung nach Konzentration komplexer Eingriffe in Zentren nicht nur etwas mit der Qualität zu tun hat. Dies beweisen auch Jain et al. [56] auf der Basis von 18 390 vorderen Kreuzbandersatzplastiken, die Kosteneffektivität von Hochvolumenhäusern war höher.

Zusammenfassend darf festgehalten werden, dass es eine Beziehung zwischen Volumen und Ausgang gibt, dass jedoch exakte Mindestmengen wissenschaftlich kaum festzulegen sind. Die Schwierigkeiten der Definition seien abschließend an einer Studie von Nallamothu et al. [57] beispielhaft demonstriert. Diese Autoren überprüften den Verlauf von 27 355 Patienten mit coronarer Bypassoperation in 68 Hospitälern Kaliforniens und kamen zu dem Schluss, dass in Häusern mit geringerem Fallaufkommen aufgrund der Einweisungspraxis vermehrt Patienten mit hohem Risiko operiert wurden – z.B. not- und dringliche Fälle, die nicht in große Zentren transportiert werden konnten – was dann zu einer höheren Sterblichkeitsrate führte. Für jeden Klinikergebnisvergleich sind die Risikostratifizierung und die präoperative Risikoeinschätzung unumgänglich, so dass den in diesem Kapitel genannten Methoden auch zunehmende ökonomische Bedeutung zukommt.

Literatur

[1] Kerwat KM, Kratz CD, Olt C et al.: Marburg-Modell zur Optimierung der Stratifizierung des anaesthesiologischen Risikos. Anaesthesist 53 (2004) 8856–8861. [EBM IV]

[2] Tekkis PP, Poloniecki JD, Thompson MR et al.: Operative mortality in colorectal cancer: prospective national study. BMJ 327 (2003) 1–6. [EBM II b]

[3] Han KR, Kim HL, Pantuck AJ et al.: Use of American Society of Anesthesiologists physical status classification to assess perioperative risk in patients undergoing radical nephrectomy for renal cell carcinoma. Urology 63 (2004) 841–846. [EBM III]

[4] Almanaseer Y, Mukherjee D, Kline-Rogers EM et al.: Implementation of the ACC/AHA guidelines for preoperative cardiac risk assessment in a general medicine preoperative clinic: improving efficiency and preserving outcomes. Cardiology 103 (2005) 24–29. [EBM III]

[5] Kaafarani HM, Itani KM, Thornby J et al.: Thirty-day and one-year predictors of death in noncardiac major surgical procedures. Am J Surg 188 (2004) 495–499. [EBM III]

[6] Godet G, Riou B, Bertrand M et al.: Does preoperative coronary angioplasty improve perioperative cardiac outcome? Anesthesiology 102 (2005) 739–746. [EBM III]

[7] Back MR, Leo F, Cuthbertson D et al.: Long-term survival after vascular surgery: specific influence of cardiac factors and implications for preoperative evaluation. J Vasc Surg 40 (2004) 752–760. [EBM III]

[8] Harafuji K, Chikamori T, Kawaguchi S et al.: Value of pharmacologic stress myocardial perfusion imaging for preoperative risk stratification for aortic surgery. Circ J 69 (2005) 558–563. [EBM III]

[9] Saribulbul O, Alat I, Coskun S et al.: The role of brain natriuretic peptide in the prediction of cardiac performance in coronary artery bypass grafting. Tex Heart Inst J 30 (2003) 298–304. [EBM IIb]

[10] Thielmann M, Massoudy P, Neuhauser M et al.: Risk stratification with cardiac troponin I in patients undergoing elective coronary artery bypass surgery. Eur J Cardiothorac Surg 27 (2005) 861–869. [EBM IIb]

[11] Tekkis PP, Prytherch DR, Kocher HM et al.: Development of a dedicated risk-adjustment scoring system for colorectal surgery (colorectal POSSUM). Br J Surg 91 (2004) 1174–1182. [EBM IIb]

[12] Poon JT, Chan B, Law WL: Evaluation of P-POSSUM in surgery for obstructing colorectal cancer and correlation of the predicted mortality with different surgical options. Dis Colon Rectum 48 (2005) 493–498. [EBM III]

[13] Senagore AJ, Warmuth AJ, Delaney CP et al.: POSSUM, p-POSSUM, and Cr-POSSUM: Im-

plementation issues in a United States health care system for prediction of outcome for colon cancer resection. Dis Colon Rectum 47 (2004) 1435–1441. [EBM IIb]

[14] Al Homoud S, Purkayastha S, Aziz O et al.: Evaluating operative risk in colorectal cancer surgery: ASA and POSSUM-based predictive models. Surgical Oncology 13 (2004) 83–92. [EBM III]

[15] Tambyraja AL, Kumar S, Nixon SJ: POSSUM scoring for laparoscopic cholecystectomy in the elderly. ANZ J Surg 75 (2005) 550–552. [EBM III]

[16] Markus PM, Martell J, Leister I et al.: Predicting postoperative morbidity by clinical assessment. Br J Surg 92 (2005) 101–106. [EBM IIb]

[17] Kocher HM, Tekkis PP, Gopal P et al.: Risk-adjustment in hepatobiliary pancreatic surgery. World J Gastroenterol 28 (2005) 2450–2455. [EBM IIb]

[18] Ramanathan TS, Moppett IK, Wenn R et al.: POSSUM scoring for patients with fractured neck of femur. Br J Anaesth 94 (2005) 430–433. [EBM IIb]

[19] Bollschweiler E, Lubke Th, Monig SP et al.: Evaluation of POSSUM scoring system in patients with gastric cancer undergoing D2-gastrectomy. BMC Surgery 5 : 8 (2005). [EBM IIb]

[20] Harris JR, Forbes TL, Steiner SH et al.: Risk-adjusted analysis of early mortality after ruptured abdominal aortic aneurysm repair. J Vasc Surg 42 (2005) 387–391. [EBM III]

[21] Hadjianastassiou VG, Tekkis PP, Goldhill DR et al.: Quantification of mortality risk after abdominal aortic aneurysm repair. Br J Surg 92 (2005) 1092–1098. [EBM IIb]

[22] Leo E, Biancari F, Kechagias A et al.: Outcome after emergency repair of symptomatic, unruptured abdominal aortic aneurysm: results in 42 patients and review of the literature. Scand Cardiovasc J 39 (2005) 91–95. [EBM III]

[23] Mann CD, Metcalfe MS, Leopardi LN et al.: The clinical risk score: emerging as a reliable preoperative prognostic index in hepatectomy for colorectal metastases. Arch Surg 139 (2004) 1168–1172. [EBM III]

[24] Brooks MJ, Sutton R, Sarin S: Comparison of Surgical Risk Score, POSSUM and p-POSSUM in higher-risk surgical patients. Br J Surg 92 (2005) 1288–1292. [EBM IIb]

[25] Haga Y, Wada Y, Takeuchi H et al.: Estimation of physiologic ability and surgical stress (E-PASS) for a surgical audit in elective digestive surgery. Surgery 135 (2004) 586–594. [EBM III]

[26] Donati A, Ruzzi M, Adrario E et al.: A new and feasible model for predicting operative risk. Br J Anaesth 93 (2004) 393–399. [EBM III]

[27] Ouellette JR, Small DG, Termuhlen PM.: Evaluation of Charlson-Age Comorbidity Index as predictor of morbidity and mortality in patients with colorectal carcinoma. J Gastrointest Surg 8 (2004) 1061–1067. [EBM III]

[28] Bridgewater B.: Mortality data in adult cardiac surgery for named surgeons: retrospective examination of prospectively collected data on coronary artery surgery and aortic valve replacement. BMJ 330 (2005) 506–510. [EBM IIb]

[29] Di Bella I, Da Col U, Del Sindaco F et al.: Risk evaluation in coronary surgery: a single center experience using the Euro-SCORE. Ital Heart J Suppl 6 (2005) 365–368. [EBM III]

[30] Kasimir MT, Bialy J, Moidl R et al.: Euro-SCORE predicts mid-term outcome after combined valve and coronary bypass surgery. J Heart Valve Dis 13 (2004) 439–443. [EBM III]

[31] Fukuda M, Takagi Y.: Application of preoperative risk severity evaluation system (Euro-SCORE = European system for cardiac operative risk evaluation) for cardiac operative patients. Masui 53 (2004) 1149–1154. [EBM III]

[32] Nilsson J, Algotsson L, Hoglund P et al.: Early mortality in coronary bypass surgery: the Euro-SCORE versus the Society of Thoracic Surgeons risk algorithm. Ann Thorac Surg 77 (2004) 1235–1239. [EBM IIb]

[33] Nilsson J, Algotsson L, Hoglund P et al.: Euro-SCORE predicts intensive care unit stay and costs of open heart surgery. Ann Thorac Surg 78 (2004) 1528–1534. [EBM IIb]

[34] Walter J, Mortasawi A, Arnrich B et al.: Creatinine clearance versus serum creatinine as a risk factor in cardiac surgery. BMC Surgery 3 : 4 (2003). [EBM III]

[35] Gockel I, Exner C, Junginger T.: Morbiditiy and mortality after esophagectomy for esophageal carcinoma: A risk analysis. World Journal of Surgical Oncology 3 : 37 (2005). [EBM III]

[36] Park DJ, Lee HJ, Kim HH et al.: Predictors of operative morbidity and mortality in gastric cancer surgery. Br J Surg 92 (2005) 1099–1102. [EBM III]

[37] Kodera Y, Sasako M, Yamamoto S et al.: Identification of risk factors for the development of complications following extended and superextended lymphadenectomies for gastric cancer. Br J Surg 92 (2005) 1103–1109. [EBM Ib]

[38] Sauvanet A, Mariette C, Thomas P et al.: Mortality and Morbidity after resection for adenocarcinoma of the gastroesophageal junction: predictive factors. J Am Coll Surg 201 (2005) 253–262. [EBM III]

[39] Christoforidis E, Kanellos I, Tsachalis T et al.: Is TNM classification related to early postoperative morbidity and mortality after colorectal

cancer resections? Tech Coloproctol 8 (2004) Suppl 89–92. [EBM III]

[40] Fazio VW, Tekkis PP, Remzi F et al.: Assessment of operative risk in colorectal cancer surgery: the Cleveland Clinic Foundation colorectal cancer model. Dis Colon Rectum 47 (2004) 2015–2024. [EBM III]

[41] Sorensen LT, Hemmingsen U, Kallehave F et al.: Risk factors for tissue and wound complications in gastrointestinal surgery. Ann Surg 241 (2005) 654–658. [EBM IIb]

[42] Kuri M, Nakawaga M, Tanaka H et al.: Determination of the duration of preoperative smoking cessation to improve wound healing after head and neck surgery. Anesthesiology 102 (2005) 892–896. [EBM III]

[43] Barrera R, Shi W, Amar D et al.: Smoking and timing of cessation: impact on pulmonary complications after thoracotomy. Chest 127 (2005) 1977–1983. [EBM IIb]

[44] Urbach DR, Austin PC: Conventional models overestimate the statistical significance of volume-outcome associations, compared with multilevel models. J Clin Epidemiol 58 (2005) 391–400. [EBM III]

[45] Metzger R, Bollschweiler E, Vallbohmer D et al.: High volume centers for esophagectomy: what ist the number needed to achieve low postoperative mortality? Dis Esophagus 17 (2004) 310–314. [EBM III]

[46] Dimick JB, Wainess RM, Upchurch GR et al.: National trends in outcomes for esophageal resection. Ann Thorac Surg 79 (2005) 212–216. [EBM III]

[47] Killeen SD, O'Sullivan MJ, Coffey JC et al.: Provider volume and outcomes for oncological procedures. Br J Surg 92 (2005) 389–402. [EBM IIb]

[48] Bentrem DJ, Brennan MF: Outcomes in oncologic surgery: does volume make a difference? World J Surg. Sep 15 (2005). [EBM IV]

[49] Engel J, Kerr J, Eckel R et al.: Influence of hospital volume on local recurrence and survival in a population sample of rectal cancer patients. E J S O 31 (2005) 512–520. [EBM III]

[50] Purves H, Pietrobon R, Hervey S et al.: Relationship between surgeon caseload and sphincter preservation in patients with rectal cancer. Dis Colon Rectum 48 (2005) 195–204. [EBM III]

[51] Vitale MA, Arons RR, Hyman JE et al.: The contribution of hospital volume, payer status, and other factors on the surgical outcomes of scoliosis patients: a review of 3,606 cases in the State of California. J Pediatr Orthop 25 (2005) 393–399. [EBM III]

[52] Ellison LM, Trock BJ, Poe NR et al.: The effect of hospital volume on cancer control after radical prostatectomy. J Urol 173 (2005) 2094–2098. [EBM III]

[53] Bianco FJ, Riedel ER, Begg CB et al.: Variations among high volume surgeons in the rate of complications after radical prostatectomy: further evidence that technique matters. J Urol 173 (2005) 2099–2103. [EBM III]

[54] McCabe JE, Jibawi A, Javle P: Defining the minimum hospital case-load to achieve optimum outcomes in radical cystectomy. BJU Int 96 (2005) 806–810. [EBM III]

[55] Konety BR, Dhawan V, Allareddy V et al.: Impact of hospital and surgeon volume on in-hospital mortality from radical cystectomy: data from the health care utilization project. J Urol 173 (2005) 1695–1700. [EBM III]

[56] Jain N, Pietrobon R, Guller U et al.: Effect of provider volume on resource utilization for surgical procedures of the knee. Knee Surg Sports Traumatol Arthrosc 13 (2005) 302–312. [EBM III]

[57] Nallamothu BK, Saint S, Hofer TP et al.: Impact of patient risk on the hospital volume-outcome relationship in coronary artery bypass grafting. Arch Intern Med 165 (2005) 333–337. [EBM III]

XXX Was gibt es Neues in der Adipositaschirurgie?

C.A. Jacobi, J. Hartmann und J. Ordemann

1 Definition

Die Adipositas, eine über das Normalmaß hinausgehende Vermehrung des Körperfetts, ist seit 1997 ein von der WHO weltweit anerkanntes Krankheitsbild (WHO Obesity) [1].

Diese chronische Erkrankung ist mit einer Einschränkung der Lebensqualität und in Abhängigkeit ihrer Ausprägung mit einem hohen Morbiditäts- und Mortalitätsrisiko vergesellschaftet. Angesichts einer zunehmenden Häufigkeit der Adipositas weltweit muss es ein Ziel sein das Bewusstsein für das Problem der Adipositas in Prävention und Therapie zu schärfen.

2 Klassifikation der Adipositas

Die Gewichtsklassifikation der Adipositas erfolgt auf Grundlage der Bemessung des Körpermassenindex [Body Mass Index (BMI)]. Der BMI ist der Quotient aus Gewicht und Körpergröße zum Quadrat (kg/m²). Übergewicht definiert die WHO [1] als BMI ≥ 25 kg/m². Adipositas bezeichnet den Zustand bei einem BMI ≥ 30 kg/m². Die Einteilung der Adipositas erfolgt in drei Grade. Ein BMI von 30–34,9 kg/m² entspricht Grad I, Grad II bezeichnet den Bereich eines BMI von 35–39,9 kg/m² und bei einem BMI > 40 kg/m² liegt eine Adipositas Grad III vor. In Abhängigkeit der zunehmenden Grade ist ein gesteigertes Risiko für Begleiterkrankungen gegeben

(Tab. 1). Zusätzliche Bedeutung kann die Fettverteilung mit Bestimmung der viszeralen Fettmasse haben. Depres et al. [2] konnten eine enge Korrelation zwischen einer erhöhten viszeralen Fettmasse und einem erhöhten kardiovaskulärem Risiko feststellen. Dies wurde in Studien anderer Arbeitsgruppen untermauert [3, 4]. Das Maß der Beurteilung des viszeralen Fettdepots ist die Messung des Taillenumfangs. Dabei liegt bei einem Taillenumfang ≥ 88 cm bei Frauen und ≥ 102 cm bei Männern eine abdominelle Adipositas vor.

Tab. 1: Klassifikation des Körpergewichts

Bezeichnung	BMI [kg/(m)²]
Untergewicht	< 18,5
Normalgewicht	18,5–24,9
Übergewicht	25,0–29,9
Adipositas Grad I	30,0–34,9
Adipositas Grad II	35,0–39,9
Adipositas Grad III	$\geq 40,0$
Super obesity	$\geq 50,0$

3 Ursachen der Adipositas

Die Ursachen der Adipositas sind vielschichtig und kommen meist in Kombination vor, auf die kurz eingegangen werden soll. Genetische

Faktoren der Entstehung einer Adipositas liegen bei 25–50 % der Betroffenen vor, wie Analysen aus der Zwillingsforschung und Genforschung sowie der Nachweis einer unterschiedlichen Prävalenz in bestimmten ethnischen Gruppen zeigen. So wird beispielsweise der Grundumsatz zu einem gewissen Teil genetisch determiniert. Wichtige andere Faktoren liegen vor allem im modernen Lebensstil mit Bewegungsmangel, Fehlernährung wie Konsum energiedichter Lebensmittel, Fast foot, zuckerhaltiger Softdrinks und alkoholischer Getränke. Psychologische Aspekte wie mangelndes Selbstbewusstsein, Kummer, Stress, Angst, Frustration und Langeweile können Ursache von Heißhungerattacken sein, die bei Übergewicht nicht unterschätzt werden dürfen, da sie einerseits Auslöser der Adipositas sein können, andererseits diese unterhalten. Störungen des Essverhaltens haben in den letzten 30 Jahren vor allem in den westlichen Industriestaaten eine sprunghafte Zunahme zu verzeichnen. Bis zu 30 % aller Übergewichtigen leiden unter Essanfällen (Binge-Eating-Disorder). Andere Essverhaltensstörungen stellen die Bulimie und die Night-Eating-Disorder dar. Eine Adipositas kann ebenfalls durch verschiedene Medikamentengruppen wie Neuroleptika, Glukocorticoide, Betablocker, manche Antidepressiva oder Antidiabetika hervorgerufen werden. Krankheitsassoziierte Adipositas wie bei Morbus Cushing oder Hypothyreose sind eher seltene Ursachen. Andere Ursachen wie prolongierte Immobolisation, Schwangerschaft oder Nikotinverzicht stellen ein zusätzliches Potential für die Ausbildung einer Adipositas im Rahmen komplexer Situationen dar.

4 Epidemiologie

Weltweit sind zur Zeit nach WHO über 1 Milliarde Menschen übergewichtig, davon sind fast ein Drittel adipös. Die Prävalenz der Adipositas und des Übergewichtes nimmt kontinuierlich zu und erreicht in den westlichen Industriestaaten eine Rate von 25 % (WHO) [1]. In den USA stieg in einer Dekade die Prävalenz des Übergewichtes von 23 % (1988–1994) auf 31 % (1999–2000) [5]. Bei dieser Entwicklung kann man nach Kopelman [6] mit eine Rate von 40 % Übergewichtigen im Jahre 2025 in Amerika rechnen. Die Situation in Westeuropa ist nach Einschätzung der WHO damit vergleichbar. Übergewicht und Adipositas entwickeln sich auch bei Kindern und Jugendlichen zu einem zunehmenden Problem. Nach Odgen [7] sind in den USA 16 % der 12–19-Jährigen übergewichtig. Nach WHO-Schätzungen geht man gegenwärtig von 22 Millionen übergewichtigen Kindern unter fünf Jahren aus. Die Prävalenz des Übergewichts steigt mit zunehmendem Alter. Frauen sind häufiger betroffen, wobei bestimmte ethnische Gruppen eine erhöhte Prävalenz aufweisen [1].

5 Komorbidität

Nach einer amerikanischen prospektiven Kohortenstudie von Calle et al. [8] wird die Adipositas bei krebskranken Männer in 14 % der Todesfälle und bei betroffenen Frauen in 20 % der Fälle als ursächlich angesehen. Auch andere große Kohortenstudien haben den direkten Zusammenhang eines gesteigerten BMI mit der Verkürzung der Lebenserwartung nachgewiesen [9, 10] wobei die Auswirkung der Adipositas auf die Mortalität in den letzten 30 Jahren abgenommen hat [5]. Die WHO hat im Jahr 2000 eine Übersicht der Komorbiditäten und Komplikationen von Übergewicht und Adipositas herausgegeben (Tab. 2 u. 3). Hierbei sind der Diabetes mellitus Typ 2, der arterielle Hypertonus, die Dyslipoproteinämie sowie das Schlafapnoe Syndrom und restriktive Ventilationsstörungen besonders hervorzuheben. Aber auch die Inzidenz von Karzinomen, gastrointestinale Störungen wie die Cholezystolithiasis und Steatosis hepatis sowie die Refluxkrankheit sind bei Adipositas signifikant erhöht. Hinzu kommen Einschränkung der Aktivitäten des täglichen Lebens (ADL), eine verminderte Lebensqualität und psychosoziale Konsequen-

Tab. 2: Komorbiditäten und Komplikationen von Adipositas

Adipositas-assoziierte Erkrankungen	Beispiele
Kardiovaskuläre Erkrankungen	Koronare Herzerkrankungen Herzinsuffizienz Hypertonie Schlaganfall
Pulmonale Komplikationen	Schlafapnoe-Syndrom Dyspnoe
Gastrointestinale Erkrankungen	Cholecystolithiasis Refluxkrankheiten Fettleber
Degenerative Erkrankungen	Coxarthrose Gonarthrose Wirbelsäulenerkrankungen
Stoffwechselerkrankungen	Diabetes mellitus Typ 2 Hyperurikämie Insulinresistenz Hypertriglyceridämie
Karzinome	Endometrium Zervix Mamma
Psychosoziale Konsequenzen	Depression soziale Diskriminierung Selbstwertminderung

Tab. 3: Zusammenhang zwischen Körpergewicht und dem Risiko für Begleiterkrankungen

Kategorie	BMI	Risiko für Begleiterkrankungen
Untergewicht	< 18,5	niedrig
Normalgewicht	18,5–24,9	durchschnittlich
Übergewicht	≥ 25,0	
Präadipositas	25,0–29,9	gering erhöht
Adipositas Grad I	30,0–34,9	erhöht
Adipositas Grad II	35,0–39,9	hoch
Adipositas Grad III	≥ 40	sehr hoch

zen mit erhöhter Depressivität und Ängstlichkeit, soziale Diskriminierung, Selbstwertminderung sowie einer sozialen Isolation. Im Zusammenhang mit den Komorbiditäten der Adipositas wurde der Begriff eines sogenannten metabolischen Syndroms, bestehend aus Adipositas, Hypertonie, Hypertriglyzeridämie und gestörtem Zuckerstoffwechsel geprägt. Nach den Studien von Lakka et al. [11] und Sattar et al. [12] ist das Risiko kardiopulmonaler Komplikationen bei Personen mit einem metabolischen Syndrom um etwa das dreifache erhöht. Die Begrifflichkeit des „metabolischen Syndroms" ist allerdings umstritten. Während Grundby et al. [13] nach dem Vorschlag der AHA/NHLBI einen Kriterienkatalog für das Vorliegen eines metabolischen Syndroms erstellt haben, wird in einer gemeinsamen Erklärung von EADS und ADA vom Begriff „metabolisches Syndrom" abgeraten [14].

6 Prävention

Primäres Präventionsziel ist eine frühzeitige Gewichtsstabilisierung, da das mittlere Körpergewicht bis zu einem Alter von 65 Jahren kontinuierlich zunimmt [15]. Die Prävention liegt im Erreichen einer ausgewogenen Energiebilanz mit Bevorzugung von Lebensmitteln mit geringer Energiedichte. Zusätzlich sollte eine ausreichende körperliche Betätigung erfolgen, da es hierdurch zu einer vermehrten Fettsäureoxidation und somit zur Vermeidung einer Adipositas kommt. Allerdings konnten studienkontrollierte Präventionsprogramme für Erwachsene hinsichtlich einer gesunden Lebensweise und der Bekämpfung kardiovaskulärer Risikofaktoren nur eine minimale oder keine Wirksamkeit beim Gewichtsverlust nachweisen [16, 17]. In Anbetracht der deutlich steigenden Prävalenz des Übergewichts und der Adipositas im Kindes- und Jugendalter gewinnt die Prävention in diesem Zeitraum weiter an Bedeutung. Epstein konnte hierbei nachweisen, dass eine Gewichtsreduktion bei Kindern nur durch die Einbeziehung der Eltern und ihrer Verhaltensweisen erreicht werden konnten [18]. Auf Grund des zunehmenden sozioökonomischen Problems der Adipositas stellt die Prävention der Erkrankung eine gesamtgesellschaftliche Aufgabe dar. Dabei ist neben einer gesundheitsfördernden Ernährung die Entwicklung von Konzepten zur Änderung der Lebensbedingungen entscheidend.

7 Therapie

Die Indikation zu einer Gewichtsreduktion ist bestimmt durch den BMI und zusätzlich bestehende Komorbiditäten. Die allgemeine Empfehlung einer Gewichtsreduktion gilt für Patienten mit einem BMI ≥ 30 bzw. bei Patienten mit einem BMI zwischen 25 und 29,9 und zusätzlichen übergewichtsassoziierter Erkrankungen wie arterieller Hypertonus oder Diabetes mellitus bei abdominalem Fettverteilungsmuster. Andere Faktoren wie hoher psychosozialer Leidensdruck oder Begleiterkrankungen (degenerative Gelenk- und Wirbelsäulenerkrankungen) die durch Übergewicht verschlimmert werden, stellen zusätzliche Indikatoren für einen therapeutischen Ansatz dar. Die Ziele einer gewichtsreduzierenden Therapie müssen den individuellen Bedingungen angepasst sein. Da die Erkrankung als chronisches Leiden anzusehen ist, muss sich der eigentlichen Phase der Gewichtsreduktion eine langfristige Gewichtskontrolle anschließen. Hauner et al. [19] haben in einer Untersuchung folgende allgemeine Behandlungsziele formuliert: langfristige Senkung des Körpergewichts, Verbesserung der Adipositas-assoziierten Risikofaktoren und Krankheiten, Verbesserung des Gesundheitsverhaltens, Reduktion von Arbeitsunfähigkeit und vorzeitiger Berentung, Stärkung der Selbstmanagementfähigkeit und Stressverarbeitung und Steigerung der Lebensqualität.

Die grundlegende Voraussetzung für eine erfolgreiche Therapie ist eine ausreichend hohe Motivation und Compliance des Patienten. Nur so kann die Therapie, diätetisch oder chirurgisch, über einen längeren Zeitraum zum Erfolg geführt werden. Zur Motivation gehört eine umfassende Aufklärung vor Therapiebeginn zur Erkrankung selbst, zum Verlauf der Behandlung wie zu den möglichen Komplikationen der Therapie. Des Weiteren muss der sorgfältigen Anamnese die Eruierung individueller Gesundheitsrisiken folgen.

7.1 Konservative Therapie

Die Grundlage eines jeden Erfolg versprechenden Therapieansatzes muss ein multimodales Konzept des Gewichtsmanagements beinhalten. Dieses Konzept muss als Basismaßnahmen zu allen weiteren Optionen eine Ernährungs-, Bewegungs- und Verhaltenstherapie einschließen. Ziel der durchgeführten Therapie muss neben der zu erzielenden Gewichtsreduktion die längerfristige Ernährungsumstellung mit Stabilisierung des erzielten Körpergewichts sein. Obwohl die konservative Therapie der chirurgischen Therapie eindeutig unterlegen ist und besonders bei einem BMI > 50 nur geringgradige Erfolge aufweisen kann, werden die unterschiedlichen Therapieansätze und ihre Ergebnisse kurz dargestellt.

7.1.1 Ernährungstherapie

Die Ernährungstherapie umfasst verschiedene Stufen und Schemata. Der Einstieg in eine bestimmte Stufe oder ein Schema ist individuell möglich und von den persönlichen Gegebenheiten abhängig. Eine wichtige Voraussetzung zum Erfolg ist neben der intensiven Aufklärung des Patienten, die Einbeziehung seines gesamten Lebensumfeldes in die Umstellung der Ernährungsgewohnheiten. In Stufe 1 der Ernährungstherapie sollte ein tägliches Energiedefizit von 500 kcal erzielt werden. Dies soll durch eine Reduktion der Fettaufnahme von ca. 60 g pro Tag mit zusätzlich verringerter Kohlenhydrataufnahme erreicht werden. Nach den prospektiven randomisierten Studien von Astrup et al. [20] und Poppitt et al. [21] kann eine durchschnittliche Gewichtsreduktion von 3,2–4,3 kg über sechs Monate in Abhängigkeit vom Ausgangsgewicht erreicht werden. In der Stufe 2 wird ein Energiedefizit von 500–800 kcal pro Tag angestrebt. Dabei wird zusätzlich neben Fett- und Kohlenhydratreduktion die Eiweißaufnahme verringert. Eine Senkung der Energiedichte der Lebensmittel soll durch vermehrten Verzehr von pflanzlichen Produkten gesichert werden. Hauner et al. [22] konnten mit dieser Methode eine durchschnittliche Gewichtsreduktion von 5,1 kg über 12 Monate erzielen. Nach Anderson et al. [23] gilt sie als Standardernährungstherapie bei Adipositas.

In Stufe 3 der Therapie werden Formulaprodukte zum Mahlzeitersatz angewendet. Dabei werden in der Regel ein bis zwei Hauptmahlzeiten pro Tag durch Formulaprodukte wie Riegel oder Eiweißgetränke mit einer Energiemenge von ca. 200 kcal ersetzt. Nach Heymsfield et al. [24] und in der Untersuchung von Noakes et al. [25] konnte bei einer täglichen Energiezufuhr von 1200–1600 kcal eine durchschnittliche Gewichtsreduktion von 6,5 kg nach dreimonatiger Therapie erreicht werden.

Ash et al. [26] konnten mit diesem Konzept einen zusätzlichen Benefit im Langzeitverhalten übergewichtiger Typ-2-Diabetiker hinsichtlich ihrer kardiovaskulären Risikofaktoren erreichen. Bei Patienten mit einem BMI ≥ 30 kg/m^2 kann die 4. Stufe der Ernährungstherapie zur Anwendung kommen. Hierbei erfolgt eine Formuladiät mit einer Gesamtenergiemenge von 800–1200 kcal pro Tag. Dabei kann ein wöchentlicher Gewichtsverlust von 0,5–2 kg verzeichnet werden. Allerdings sollte spätestens nach zwölf Wochen die Ernährung wieder auf eine hypokalorische Mischkost zur Gewichtserhaltung umgestellt werden. Zusätzlich muss auf ausreichende Flüssigkeitszufuhr von mindestens 2,5 l pro Tag geachtet werden.

Neben dem Stufenschema wurden in den letzten Jahren auch Untersuchungen zu anderen Kostformen wie einer kohlenhydratarmen Diät (Atkins-Diät) durchgeführt. Dabei zeigen diese einen initialen gesteigerten Gewichtsverlust, konnten aber nach zwölf Monaten keine besseren Ergebnisse als eine ausgewogene hypokalorische Mischkost nachweisen [27, 28]. Andere Schwachpunkte der Diät sind das Fehlen einer LDL-Cholesterin Reduktion sowie zurzeit fehlende Langzeitergebnisse. Diese fehlen auch für Diäten mit niedrigem glykämischem Index (GI), die auf den vermehrten Verzehr langsam resorbierbarer Kohlenhydrate mit niedrigem postprandialem Blutzucker- und Insulinanstieg, zielen. In den Untersuchungen von Sloth et al. [29] sowie Raatz et al. [30] konnte auch hier keine Überlegenheit zu einer Kost mit hohem GI gefunden werden. Da auch hier keine Langzeitergebnisse vorliegen, kann diese Diätform derzeit nicht empfohlen werden.

7.1.2 Bewegungstherapie

Ziel der Bewegungstherapie ist ein erhöhter Energieumsatz durch vermehrte körperliche Aktivität. Sie ist ein wichtiger Pfeiler im Gesamtkonzept der Gewichtsreduktion und vor allem noch wichtiger zur Gewichtserhaltung nach Reduktion. Jakicic et al. [31] konnten eine Proportionalität der körperlichen Aktivität zum Energieverbrauch nachweisen. Eine messbare Gewichtsreduktion wird nach verschiedenen Untersuchungen erst ab einem zusätzlichen Energieverbrauch von 2500 kcal pro Woche, entsprechend ca. fünf Stunden zusätzlicher Bewegung, erreicht [32, 33]. Nach Anderson et al. [34] hat eine Steigerung der Alltagsaktivität schon einen ähnlich günstigen Einfluss wie ein strukturiertes Bewegungsprogramm.

7.1.3 Verhaltenstherapie

Zur Unterstützung der Ernährungs- und Bewegungstherapie spielt auch die Verhaltenstherapie mit Patientenmotivation eine wichtige Rolle. Die Bedeutung der Techniken der Verhaltensmodifikation wie Selbstbeobachtung des Trink-Essverhaltens, Übung flexibler Essverhalten, Erlernen von Stimuluskontrolltechniken, soziale Unterstützung oder Rückfallmanagement konnte in Studien von Jeffrey et al. [35] und Westenhöfer [36] nachgewiesen werden. Das Erlernen und die Durchführung dieser Techniken dienen vor allem der Sicherung des Erfolgs der Gewichtsreduktion im Gesamtkonzept von Gewichtsmanagementprogrammen.

7.1.4 Gewichtsreduktionsprogramme

Diese Programme sind in der Regel eine Kombination aus den verschiedenen konservativen Therapiearmen zur Gewichtsreduktion. Sie werden in erster Linie kommerziell betrieben wie Optifast-52-Programm oder Weight Watchers. Es liegen nur wenige evaluierte Studien für die verschiedenen Programme vor. Tsai et al. [37] konnten 2005 in einer Analyse des Optifast-52-Programms bei Patienten mit einem BMI ≥ 30 eine anfängliche Gewichtsreduktion von 15–25 % verzeichnen. Allerdings folgte bei mehr als der Hälfte der Teilnehmer eine Wiederzunahme des verlorenen Gewichts von über 50 % in den folgenden ein bis zwei Jahren. Heshka et al. [38] und auch Dansinger et al. [28] konnten in ihren Untersuchungen zum Weight Watchers Programm eine mittlere Gewichtreduktion von 3–4,5 kg verzeichnen. In einem von der DFG geförderten evaluiertem Programm zur Gewichtsreduktion durch stark verhaltenstherapeutisch ausgerichtetes Selbstmanagement mit ausgewogener Ernährungsweise konnte bei mäßig übergewichtigen Personen in einem Jahr ein mittlerer Gewichtsverlust von 2,3 kg bei Frauen und 4,1 kg bei Männern erreicht werden [39].

7.1.5 Medikamentöse Therapie

Nach der Empfehlung der National Task Force on the Prevention and Treatment of Obesity 1996 kann eine zusätzliche medikamentöse Therapie zur Behandlung der Adipositas bei Patienten mit einem BMI ≥ 30, die in einem kontrollierten Basisprogramm keinen ausreichenden Erfolg hatten, und bei Patienten mit einem BMI ≥ 27, die zusätzliche gravierende Risikofaktoren und/oder Komorbiditäten aufweisen, verordnet werden. Die medikamentöse Therapie sollte nur länger fortgesetzt werden, wenn innerhalb der ersten vier Wochen unter der Behandlung eine Gewichtsreduktion von wenigstens 2 kg erreicht wurde.

Weltweit sind zum gegenwärtigen Zeitpunkt nur zwei gewichtsreduzierende Substanzen (Antiadiposita) zugelassen. Die Ergebnisse der

Therapie mit den Medikamenten Sibutramin, einem selektiven Serotonin- und Noradrenalin-wiederaufnahmehemmer, sowie Orlistat, einem im Intestinaltrakt wirkenden Lipaseinhibitor wurden in einem systematischen Review durch Padwal et al. [40] analysiert. Dabei führte Sibutramin in randomisierten, kontrollierten Studien bei adipösen Patienten zu einer mittleren Gewichtsreduktion von 2,8 kg bzw. 4,4 kg in einen Interventionszeitraum von drei bzw. zwölf Monaten [41, 42]. Bei adipösen Diabetikern Typ 2 wurde placebokontrolliert eine Gewichtsreduktion von 5,3 kg registriert [43, 44]. Nach Krause et al. [45] ist auch eine intermittierende Verordnung sinnvoll. Die bedeutendsten Nebenwirkungen des Medikamentes bestehen in Obstipation, trockenem Mund, Schwindel, Schlafstörungen, Anstieg der Blutdruckwerte und der Herzfrequenz. Ausgewiesene Kontraindikationen sind neben dem arteriellen Hypertonus, die KHK, das Glaukom und Herzrhythmusstörungen.

Für den Lipaseinhibitor Orlistat konnte in placebokontrollierten Studien eine mittlere Gewichtsreduktion von 2,8 kg zur Vergleichsgruppe erzielt werden [40, 41, 46, 43]. In der Gruppe der adipösen Diabetiker konnte bei den Patienten mit oraler Antidiabetikatherapie eine zusätzliche Reduktion von 1,9 kg, bei insulinpflichtigen Patienten von 2,6 kg beobachtet werden. Sjöström et al. [47] konnten einen zusätzlichen positiven Effekt von Orlistat auf die Konversion einer gestörten Glucosetoleranz zum Diabetes Typ 2 nachweisen (3,0 % vs. 7,6 %). Häufige weiche Stühle, Meteorismus, Flatulenz und Steatorrhoe sind die bedeutendsten Nebenwirkungen des Medikamentes. Eine verminderte Adsorption fettlöslicher Vitamine lässt sich bei 5–15 % der behandelten Patienten nachweisen.

Die bisherigen analysierten Ergebnisse von Sibutramin und Orlistat liegen nur für einen begrenzten Zeitraum von zwei bis vier Jahren vor. Padwal et al. [40] empfehlen nach Analyse der vorliegenden Studien weitere prospektive Langzeitstudien mit kardiovaskulären Endpunkten. Der Nutzen und die Kombinations-wirkung der Präparate ist zum gegenwärtigen Zeitpunkt unzureichend untersucht und können daher nicht empfohlen werden.

Andere Substanzen wie Wachstumshormone, Diuretika, Amphetamine oder Thyroxin kommen wegen ihres erheblichen Nebenwirkungspotentials sowie nicht gesicherter Wirkung in der Behandlung der Adipositas nicht zur Anwendung.

7.2 Chirurgische Therapie

Da die Erfolgsraten der rein konservativen Therapieformen nur begrenzte Möglichkeiten besitzen und die Erfolgsraten eher enttäuschend waren, begann man frühzeitig über chirurgische Optionen mit der Maßnahme einer Malabsorption zu diskutieren. Mit der Erstbeschreibung eines Dünndarmshunts als rein malabsorptiver Eingriff 1954 durch Kremen und Linner begann die Geschichte der bariatrischen Chirurgie [48]. Bei diesem chirurgischen Eingriff wurde durch Anlage einer Jejunoileostomie ein Großteil des Dünndarms ausgeschaltet und somit die Resorptionskapazität deutlich reduziert. Allerdings führte diese Operationsform zu drastischen Störungen des Elektrolyt-, Eisen- und Vitaminstoffwechsels und zum sogenannten Blind-loop-Syndrom mit bakterieller Besiedelung der ausgeschalteten Darmschlinge. Diese Form der Shuntoperation ist daher inzwischen obsolet. Der Magenbypass wurde 1967 durch Eward Mason erstmals beschrieben [49]. 1976 entwickelte Scopinaro die sogenannte biliopankreatische Teilung [50]. Dabei erfolgt eine Magenteilresektion und die Implantation der biliopankreatischen Schlinge ca. 50 cm vor der Ileozökalklappe. Dadurch entsteht eine Trennung der Nahrungspassage von den biliopankreatischen Sekreten wodurch eine Vermischung von Nahrung und Sekreten erst auf den letzten 50 cm des Ileums stattfindet. Die biliopankreatische Diversion führt hauptsächlich zu einer Malabsorption. Der Duodenal Switch stellt eine Weiterentwicklung der biliopankreatischen Teilung dar, wobei zunächst eine Längsresektion des Magens und dann eine Verbindung des postpylorischen Duodenums mit dem Ileum durchgeführt wird. Die Anastomose von alimentärer und biliopankreatischer Schlinge erfolgt hierbei 100 cm vor der Ileozökalklappe [51]. 1982 wurde von Mason die vertikale Gastroplastik als restriktives Verfahren eingeführt [52]. Bei diesem relativ einfachen Verfahren konnte die Nahrungspassage erhalten werden. Mit dem adjustierbaren Magenband wurde eine von außen steuerbare Restriktion am Mageneingang ohne Anastomosen ermöglicht [53]. Das Verfahren konnte laparoskopisch durchgeführt werden und war jederzeit reversibel.

Zurzeit werden als restriktive Verfahren die bandverstärkte vertikale Gastroplastik und das Magenband und als restriktiv-malabsorptive Verfahren der Magenbypass und die biliopankreatische Diversion mit und ohne Duodenal-Schwitch durchgeführt, auf die im Einzelnen eingegangen werden soll.

7.2.1 Restriktive Operationsverfahren

Vertikale Bandverstärkte Gastroplastik (VBG)

Nachdem zunächst versucht wurde den Magen durch eine unvollständige horizontale Klammernaht zu unterteilen und durch den geschaffenen Funduspouch eine Restriktion der Nahrungsaufnahme zu erzielen, führten die schlechten Ergebnisse 1982 zur Einführung der vertikalen Gastroplastik durch Mason [52]. Der entscheidende Unterschied lag in der Art der Magenverkleinerung mit Anbringen der Magenunterteilung in der Längsachse wobei eine Stanzung des Magens durch einen zirkulären Stapler am Pouchauslass eine Bandverstärkung ermöglichte, welche eine Erweiterung des Pouches im postoperativen Verlauf verhindern soll (Abb. 1). Als Band zur Verstärkung werden sowohl ein Polyproleneband sowie ein Goretex Band mit einem Durchmesser von 50 mm benutzt. Die Operation wird aktuell hauptsächlich laparoskopisch durchgeführt und zeichnet sich durch eine geringe Morbidität und Mortalität bei gleichzeitig gutem Gewichtsverlust

aus. Therapieversager kommen durch eine Erweiterung des proximalen Magenreservoirs, eine Klammernahtruptur am Pouch, eine Auslasserweiterung oder das Umgehen der an sich funktionierenden Nahrungsrestriktion durch häufige eingenommene, kleine und hochkalorische Mahlzeiten zustande. Erosionen oder Infektionen im Bereich des Bandes am Pouchausgang sollten durch eine Entfernung der Bandes therapiert werden [54]. In verschiedenen Fällen werden Konversionen zum Magenband oder anderen Verfahren beschrieben [55].

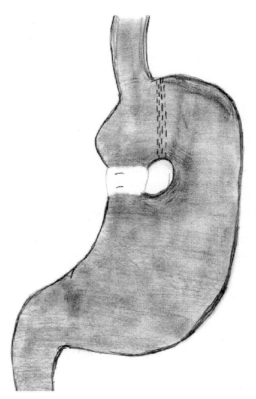

Abb. 1: Restriktive Operationsverfahren: Vertikale bandverstärkte Gastroplastik

Obwohl keine randomisierten Studien zu verschiedenen Techniken der vertikalen Gastroplastik vorliegen, sind die folgenden techni-

schen Aspekte der Operation allgemein anerkannt: Pouch-Volumen < 30 ml, Verwendung
eines Zirkularstaplers (21 mm) für das trans-
gastrale Fenster, Erhaltung der Vagusfasern an
der kleinen Kurvatur und Dissektion der vertikalen Staplerlinie. Hier liegen drei Studien vor,
die eine niedrigere Komplikationsrate bei der
Dissektion der Staplerlinie im Gegensatz zum
reinen Stapling zeigen [56, 57, 58]. Die Verwendung eines Polypropylene-Bandes zur Verstärkung zeigte in einer Studie Vorteile gegenüber dem Gortexband [54].

Laparoskopisches adjustables Magenband (LAGB)

Lubomir I. Kuzmak entwickelte das Verfahren
des verstellbaren Magenbandes in Livingston,
New Jersey, USA, und setzte es erstmals 1983
ein [59]. Nach anfänglicher offener Implantation durch eine Oberbauchlaparotomie, wird
das Magenband seit den 1990er-Jahren fast
ausschließlich laparoskopisch implantiert. Das
Magenband wird um den oberen Teil des Magens gelegt, so dass ein Pouch von ungefähr 15
bis 20 ml entsteht, welcher durch das Magenband vom Restmagen getrennt wird und somit
die Bildung eines verstellbaren Auslasses (Gas-
trostoma) aus dem Pouch ermöglicht (Abb. 2).
Der Innendurchmesser des Bandes kann durch
Einbringen von Flüssigkeit in das Portsystem,
welches an der Faszie der Abdominalmuskula-
tur fixiert wird und über einen Schlauch mit
dem Magenband verbunden ist, verändert werden. Vorteile sind die geringe Morbidität und
Mortalität sowie die Reversibilität des Eingrif-
fes. Die laparoskopische Implantation des Magenbandes erfolgt in unterschiedlicher Technik
wobei die sogenannte „Pars flaccida Technik"
generell bevorzugt wird [60]. Um ein Verrut-
schen des Bandes oder ein Gleiten des Fundus
unter dem Band zu verhindern werden einzelne
gastrogastrale Fixierungsnähte angelegt [61].

Unter den Komplikationen bei den Magenbän-
dern sind neben der Banderosion vor allem das
Slippage, die Pouchdilatation, der Verschluss
des Stomas und die Portdefekte zu nennen. Die
Inzidenz für ein Slippage hängt hauptsächlich

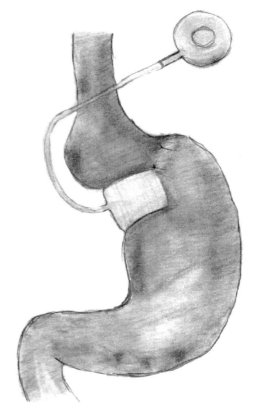

Abb. 2: Restriktive Operationsverfahren: Justierba-
res Magenband

von der Bandposition ab [60]. Die Patienten
klagen meist über Reflux und verminderte Gewichtsabnahme. Initial sollte bei den genannten Komplikationen das Band entleert werden,
wobei zur Korrektur häufig eine operative Intervention erforderlich ist [62]. Die häufigsten
Komplikationen betreffen das Port- und
Schlauchsystem, wobei hier Korrekturen in Lokalanästhesie die Regel darstellen [63].

Die am häufigsten verwendeten Magenbänder
sind das sogenannte Lap-Band und das Swedish Adjustable Gastric Band, welche in Studi-
en vergleichbare Ergebnisse erzielten [64, 65].
In einer randomisierten Studie zeigten sich bei
der Verwendung des Lap-Band signifikant we-

niger Komplikationen als mit dem Heliogast-Band [66]. Die Bandposition wird ebenfalls unterschiedlich diskutiert. Während in einigen Studien die Position am Magen deutliche Vorteile des Outcomes nachweisen konnte [67, 68] fanden sich bei Weiner et al. bei der Platzierung des Bandes am ösophagogastralen Übergang signifikant weniger Fälle von Slippage [69]. Die Fixation des Bandes und des Portsystems mit Nähten wird allgemein empfohlen.

7.2.2 Kombiniert restriktiv-malabsorptive Operationsverfahren

Magenbypass

Bei dem klassischen Magenbypassverfahren wird eine restriktive Komponente (Magenverkleinerung) mit einer malabsorptiv wirksamen Umleitung des Dünndarmes (Bypass) in Roux-Y-Technik kombiniert (Abb. 3). Die Durchtrennung des proximalen Magens und somit Bildung des Pouches erfolgt mit einem linearen Endostapler. Der vom Zwölffingerdarm kommende Schenkel (biliopancreatic limb) wird in unterschiedlicher Länge von dem aus dem Magen kommenden Schenkel (alimentary limb) getrennt wodurch die malabsorptive Komponente verändert werden kann. Mannigfaltige Modifikationen der Pouchgröße, der Anastomosentechnik und der Länge der beiden Schenkel sind erarbeitet worden, wobei ein einheitliches standardisiertes Verfahren nicht exsistiert. Es besteht allerdings Konsens, dass die Länge des alimentären Schenkels in Abhängigkeit zum BMI des Patienten definiert werden sollte. Empfohlen wird eine Länge von 75 bis 100 cm bei Patienten unter einem BMI von 50 und einer Länge von 100 bis 250 cm bei Patienten mit einem BMI über 50 [70, 71, 72]. Ähnliche Empfehlungen finden sich bei den Leitlinien der Amerikanischen Gesellschaft der Gastrointestinalen Endoskopischen Chirurgen (SAGES) im Jahr 2004 [73]. Der hohe proximale Magenbypass besitzt die kürzeste Strecke der umgeleiteten Verdauungssäfte von allen Bypassverfahren, wodurch schwere Mangelzustände praktisch vollständig fehlen. Aufgrund der ge-

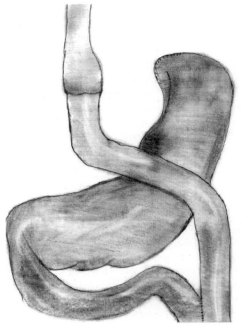

Abb. 3: Kombiniert restriktiv-malabsorptive Operationsverfahren: Roux-Y-Magenbypass

ringfügigsten Langzeitnebenwirkungen und vergleichsweise hohem Patientenkomfort gilt daher der proximale Magenbypass als „Standard" und wird unter den Bypassverfahren weltweit am meisten angewandt. Die hochgezogene Roux-Schlinge kann auf unterschiedlichen Wegen zum Magen gebracht werden, wobei alle beschriebenen Verfahren akzeptiert sind [74]. Während bei dem retrokolisch-retrogastrischem Weg weniger Stenosen beobachtet wurden [75, 76] berichten andere Serien von weniger Hernien bei dem antekolischen Hochzug [77]. Der mesenteriale Schlitz zwischen den beiden Schenkeln sollte unbedingt verschlossen werden, um intestinale Hernien zu vermeiden [78, 79]. Die Stenoseproblematik bei der Gastrojejunostomie ist noch ungeklärt, wobei die zirkulär gestapelten Anastomosen möglicherweise bessere Ergebnisse als die handgenähten Anastomosen erzielen [80]. Hierbei zeigen die verschiedenen auf dem

Markt erhältlichen Gerätetypen keinen Unterschied in ihrer Effektivität [81]. Normalerweise wird an die Gastrojejunostomie eine Drainage gelegt [82], auf die routinemäßige Röntgenkontrastmitteldarstellung der Anastomose wird postoperativ zunehmend verzichtet.

Biliopankreatische Diversion (BPD)

Bei der so genannten biliopankreatischen Teilung, erstmals durch Scopinaro beschrieben, wird das Prinzip Magenverkleinerung bzw. Nahrungsrestriktion mit der Malabsorption bzw. Mangelverdauung vereinigt [83, 84]. Dabei wird zunächst eine distale Gastrektomie unter Belassen eines Restmagens mit einem definierten Volumen von 200–500 ml durchgeführt. Die Rekonstruktion der Darmkontinuität erfolgt durch Verbindung des Restmagens mit ca. 200 cm distalem Dünndarm (Ileum), was einen raschen Weitertransport ins terminale Ileum ermöglicht. Die stillgelegte Jejunumschlinge, die die Verdauungssäfte transportiert, wird ca. 50 bis 100 cm vor der Einmündung in den Dickdarm wie bei der Y-Roux-Rekonstruktion anastomosiert. Damit ist die resorptive Dünndarmfläche für Fette und Stärke stark verkleinert, so dass nur eine kleine Menge „verdaut" und somit in den Körper aufgenommen werden kann. Die Eiweißaufnahme aus dem Darm hingegen erfährt geringfügigere Reduktion und einfache Zuckerverbindungen werden ungehindert aufgenommen. Zusätzlich wird zur Verhinderung der während rascher Gewichtsreduktion gehäuft auftretenden Gallensteinleiden die Entfernung der Gallenblase durchgeführt. Das Verfahren beinhaltet einen erheblichen Eingriff in die normale Anatomie des Magen-Darmtraktes und erfordert eine lebenslängliche Überwachung der Patienten zur Erkennung von Mangelzuständen wie Mineralien- (Eisen, Calcium), Vitamin- (va. fettlösliche und Vit. B-Komplex) und Eiweißmangel, die gegebenenfalls sofort ersetzt werden müssen. Das Spektrum der sonstigen Komplikationen ähnelt dem der Magenbypass-Operationen. Da die ursprüngliche biliopankreatische

Diversion der später von Marceau modifizierten Form der biliopankreatischen Division mit zusätzlichem Duodenal-Switch in Studien unterlegen war, wird sie nur noch selten durchgeführt und im Weiteren nicht gesondert betrachtet [51, 85, 86].

Biliopankreatische Diversion mit Duodenal Switch

Die sogenannte Duodenal-Switch-Operation ist eine Weiterentwicklung der biliopankreatischen Teilung und beinhaltet eine partielle Gastrektomie im Sinne einer Schlauchmagenbildung (sleeve resection). Dabei bleibt der Pylorus erhalten und es wird eine Verbindung des postpylorischen Duodenums mit dem Ileum durchgeführt (Abb. 4) [51]. Unter Umständen kann anstatt der Magenschlauchbildung auch die Anlage eines Magenbandes als restriktives

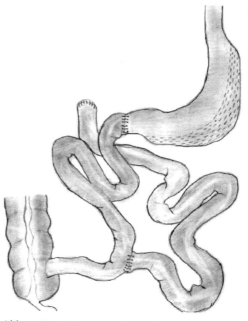

Abb. 4: Kombiniert restriktiv-malabsorptive Operationsverfahren: Bilio-pankreatische Diversion mit doudenal-switch

Verfahren vorgeschaltet werden. Bei Patienten mit einem BMI > 60 ist es sinnvoll, den Eingriff als zweizeitiges Verfahren durchzuführen (1. Magenresektion, 2. Anlegen der Anastomosen), da die Patienten nach der Magenresektion signifikant Gewicht verlieren und der komplexere Teil der Operation unter besseren Bedingungen erfolgen kann. Diese Methode hat, wie erwähnt, die ursprüngliche biliopankreatische Diversion von Scopinaro abgelöst bzw. ersetzt.

7.2.3 Magenschrittmacher IGS-System

1995 wurde den ersten drei Patienten ein intragastraler Stimulator implantiert. Das System besteht aus zwei Elektroden, die mittels einer Nadel in die Magenwand eingebracht werden. Diese sind wiederum mit einem Stimulator verbunden, der unter dem linken Rippenbogen in eine subkutane Tasche eingebracht wird. Die Elektroden werden im Bereich des gastro-ösophagealen Übergangs intramural implantiert und sollten einen Abstand von 2,5 cm voneinander haben. Der entsprechende Leitungsdraht wird nach extrakorporal geführt und mit dem Schrittmacher verbunden. Erste Studienergebnisse deuten darauf hin, dass die Gewichtsabnahme innerhalb der ersten 15 Monate etwa 30 % des EWL beträgt [87, 88], Langzeitergebnisse zu dieser Methode fehlen aber noch.

7.2.4 Präoperative Diagnostik und Management

Die Patienten, die für eine chirurgische Intervention im Sinne der Adipositaschirurgie vorgesehen sind, unterlaufen standardisiert, wie bei jeder großen abdominell-chirurgischen Operation, mehrere präoperative diagnostische Schritte. Hierzu zählen die Erhebung der Anamnese, eine Röntgen-Thorax-Untersuchung sowie eine Elektrokardiographie und die Bestimmung verschiedener Blutparameter. Die Laboruntersuchungen sollten hierbei die Leber- und Nierenfunktionen, die Schilddrüsenparameter, das Blutbild sowie die Gerinnungsfaktoren und eine Fettstoffanalyse beinhalten. Zusätzlich zur Blutuntersuchung sollte auch eine Urinanalyse als Standardverfahren durchgeführt werden. Neben den genannten Parametern ist bei adipösen Patienten besonders die Analyse der pulmonalen Funktion sowie eines möglichen Schlafapnoesyndroms zu gewährleisten.

In mehreren Studien wird empfohlen die Patienten spirometrisch zu untersuchen und eine eventuelle notwendige Therapie vor der Operation durchzuführen [89, 90, 91]. Zusätzlich wird von verschiedenen amerikanischen Zentren eine routinemäßig durchgeführte Polysomnographie verlangt, da eine Schlafapnoe bei über 80 % der Patienten diagnostiziert wurde [92, 93].

Zum Ausschluss einer Cholezystolithiasis oder Choledocholithiasis ist ebenfalls routinemäßig eine Sonographie des Abdomens indiziert. Da diese Untersuchung nicht invasiv und billig ist, sollte sie als Standard in die routinemäßige präoperative Vorbereitung eingeschlossen werden. Die Abklärung des Gastrointestinaltraktes durch Endoskopie und/oder eine Kontrastmittelpassage wird unterschiedlich diskutiert. In einer Kohorten-Studie konnte durch die routinemäßige radiologische Diagnostik des oberen Gastrointestinaltraktes vor Adipositaschirurgie in nur 0,9 % der Patienten ein pathologischer Befund erhoben werden [94]. In der Studie von Ghassemian et al. hatte der Nachweis von pathologischen Veränderungen keine Relevanz für die Durchführung der anstehenden Operation [94]. Ähnlich verhält es sich mit der Ösophagusmanometrie, welche in zwei unabhängigen Studien pathologische Befunde in 13–20 % der Patienten nachweisen konnte. Wiederum waren diese pathologischen Befunde ohne klinische Konsequenz [95, 96]. Allerdings ermöglicht die präoperative Endoskopie einen möglichen Nachweis einer bestehenden Gastritis bzw. Ulzerationen oder refluxassoziierte Pathologien, so dass hier besonders bei Ausschaltung des Magens diese diagnostische Maßnahme empfohlen wird. So wird von der Europäischen Gesellschaft für Endoskopische Chirurgie die Abklärung des Magendarmtraktes durch Endoskopie bzw. durch eine Kontrastmitteldarstellung empfohlen [97].

Neben den genannten technischen diagnostischen Maßnahmen muss bei Patienten mit bestehender Adipositas und geplanter Operation zusätzlich die Analyse psychosozialer Probleme durch einen Psychologen bzw. Psychiater durchgeführt werden. Alle Patienten sollten standardmäßig hinsichtlich der Lebensqualität, der Persönlichkeitsstruktur, der Motivation sowie der Erwartung und der Compliance befragt werden. Hierbei sind auch das Essverhalten sowie zusätzliche Versuche der Gewichtsabnahme und der mentale Status des Patienten zu überprüfen. In den meisten Zentren werden hierfür selbst entwickelte Fragebögen verwendet [98, 99].

Zusätzlich stellt die Aufklärung des Patienten für den bestehenden Eingriff eine wichtige Komponente dar, da es sich um einen elektiven Wahleingriff handelt. Hierbei müssen insbesondere die Kausalität des Übergewichtes sowie möglicher Komorbiditäten vermittelt werden. Zusätzlich sollten bestehende konservative Therapieverfahren erläutert werden. Die operationsspezifischen peri- und postoperativen Risiken müssen den Patienten ebenso wie die Veränderung im Hinblick des Essverhaltens sowie der Nahrungszufuhr und der möglicherweise notwendigen Substitutionsmaßnahmen bei Mangelerscheinung erklärt werden. Der Patient sollte bereits präoperativ über die Langzeitkontrolle und die Betreuung durch ein Adipositaszentrum informiert und über seine Eigenverantwortung aufgeklärt werden.

7.2.5 Peri-und postoperatives Management

Die Adipositaschirurgie setzt besondere personelle und technische Ausstattungen voraus. Es müssen nicht nur entsprechende Betten und Stühle vorhanden sein, auch an das Pflegepersonal und Physiotherapiepersonal sind besondere Ansprüche zu stellen.

Die perioperative Gabe von Antibiotika sollte erfolgen, wobei eine Empfehlung für eine spe-zielle Gruppe oder Dosierung der Antibiotika nicht vorliegt. Allerdings konnte bei der Gabe von Cefazolin gegenüber Plazebo in einer prospektiv randomisierten Studie die Wundinfektion nach Magenbypass signifikant verringert werden [100].

Eine Prophylaxe zur Vermeidung thromboembolischer Komplikationen ist in der bariatrischen Chirurgie unabdingbar. Obwohl bei schneller Mobilisation und Anlage von Antithrombosestrümpfe das Risiko relativ gering ist, sollte low-dose Heparin verabreicht werden. Zusätzlich sollten während der Operation pneumatische Kompressionsstrümpfe angelegt werden [101].

Postoperativ darf der Patient schluckweise trinken. Empfohlen wird am ersten postoperativen Tag eine Gastrografinschluckuntersuchung um Leckagen bzw. Stenose auszuschließen. Anschließend kann mit dem Kostaufbau begonnen werden. Die weiteren Kontrollen sind je nach Eingriff unterschiedlich und können jederzeit modifiziert werden. Alle adipositaschirurgischen Methoden erfordern eine konsequente Nachbehandlung der Patienten, um einen Langzeiterfolg zu gewährleisten und Komplikationen zu vermeiden. Diese Nachsorge sollte über mehrere Jahre in einem ausgeschriebenen Adipositaszentrum erfolgen. Im ersten postoperativen Jahr sollten Patienten 3- bis 8-mal nachuntersucht werden, ein- bis viermal im zweiten postoperativen Jahr und schließlich ein- bis zweimal in den darauffolgenden Jahren [97]. Dabei sollten das Gewicht, die Komorbidität, die Lebensqualität und mögliche Mangelerscheinungen kontrolliert und gegebenenfalls korrigiert werden.

7.2.6 Selektion der Operationsverfahren und ihre Effektivität – evidenzbasierte Daten

Die verschiedenen chirurgischen Prozeduren zur Behandlung der Adipositas (Magenband, vertikale bandverstärkte Gastroplastik, der Roux-Y-Bypass und die biliopankreatische Diversion) sind alle im Vergleich zu nicht-chirurgischen Therapien effektiv und haben in prospektiven Studien ihre Überlegenheit eindeutig bewiesen. Welches der Verfahren für den jeweiligen Patienten eingesetzt werden sollte, ist allerdings bislang nicht eindeutig standardisiert und das „ideale Verfahren" für definierte Patientenkollektive existiert trotz mehrerer Leitlinien internationaler Gesellschaften und mehrerer prospektiv randomisierter Studien noch nicht. Dies ist hauptsächlich dadurch begründet, dass die Erfolgsrate durch unterschiedliche Zielparameter, wie Gewichtsverlust, Sicherheit des Verfahrens und der Reversibilität nach Erreichen des Idealgewichtes definiert werden und zusätzlich durch patientenabhängige Einflussfaktoren direkt beeinflusst werden kann [102, 103]. Buchwald et al. haben bereits 2002 versucht anhand einer Analyse mehrerer Kohortenstudien und deren Ergebnisse einen klinischen Algorithmus für die Selektion von Patienten zu den einzelnen Operationsverfahren zu entwickeln [104]. Hierbei wurden das Alter, das Geschlecht, die Rasse, der Habitus, Komorbiditäten sowie der BMI als Parameter zur Entscheidungshilfe verwendet. Obwohl durch die Analyse dieser Faktoren eine Eingrenzung auf die verwendeten Operationsmethoden möglich ist, kann hierdurch eine klare und definitive Zuordnung eines Patienten zu einem Operationsverfahren nicht erreicht werden. Obwohl das Essverhalten des Patienten als mögliches Entscheidungskriterium von Sugarman et al. [105] vorgeschlagen wurde, konnten die Ergebnisse seiner Studie (sweet-eaters versus non-sweet-eaters) in anderen Studien [106] nicht bestätigt werden. So bleibt das Essverhalten einer von mehreren Einflussfaktoren für die Selektion der Operationsverfahren. Die allgemeine Annahme, dass bei Vorliegen von Essstörungen (Heißhungerattacken, sweet-eater, etc.) das Magenband und die Gastroplastik den malabsorptiven Verfahren unterlegen sind, konnte durch Korenkov et al. sowie Mittermair et al. widerlegt werden [107, 108]. Andere Studien [109, 110] bestätigten den negativen Einfluss dieser Essstörungen auf das Outcome bei der Implantation eines Magenbandes, so dass hier bislang keine eindeutige Aussage getroffen werden kann.

Obwohl in mehreren Publikationen die Compliance des Patienten als ein entscheidender Faktor für die Wahl des Operationsverfahrens diskutiert wird, fehlt dieser Einflussfaktor in fast allen Leitlinien der unterschiedlichen Gesellschaften. Nur die EAES-Leitlinie diskutiert die Compliance des Patienten, gibt aber auch keine definitive Empfehlung hinsichtlich dieses Faktors für die Selektion von restriktiven oder kombiniert restriktiv-malabsorptiven Operationen [97].

Allgemein wird in den Publikationen und Diskussionen bei niedriger Compliance der Bypass bzw. die biliopankreatische Diversion bevorzugt, während bei guter Compliance rein restriktive Operationsmethoden in Abhängigkeit zum BMI des Patienten bevorzugt werden. Aber auch bei Patienten mit einem BMI über 50 führte bei guter Compliance die Magenbandimplantation zu gleichwertig guten Ergebnissen im Vergleich zum Bypass [111]. Es handelt sich aber bei diesen Ergebnissen um eine unizentrische nicht randomisierte Studie, so dass hier die Ergebnisse noch bestätigt werden müssen.

Die Leitlinien der European Association of Endoscopic Surgery (EAES) schlagen zwar ebenfalls die Parameter Alter, Komorbidität, psychoanalytische Parameter und den BMI zur Selektion der Operationsverfahren vor, betonen aber ausdrücklich, dass eine strikte und eindeutige Zuordnung des Patienten zu einem Operationsverfahren nicht möglich und auch nicht sinnvoll ist. Vielmehr muss anhand aller Parameter und der persönlichen Erfahrung des Chirurgen eine individuelle Entscheidung hinsichtlich des Operationsverfahrens getroffen werden [97]. In der gemeinsamen Leitlinie der Deutschen Adipositas Gesellschaft und der Deutschen Gesellschaft für Chirurgie der Adipositas finden sich demgegenüber keine Empfehlungen hinsichtlich der Indikationsstellung der einzelnen Operationsverfahren. Hier wird alleinig der BMI als Hilfe zur Entscheidungsfindung angeführt, je höher der BMI desto mehr werden Kombinationsverfahren (restriktiv und malabsorptiv) favorisiert [103]. Eine

Grundlage für diese Tendenz fehlt allerdings, so dass diese als nicht evidenzbasiert angesehen werden muss. Auch die Leitlinien der Amerikanischen Gesellschaft für Bariatrische Chirurgie (ASBS) und der Amerikanischen Gesellschaft der Gastroenterologischen Chirurgie (SAGES) [102] enthalten keine Empfehlungen zur Selektion der einzelnen Operationsverfahren. Bei allen genannten Leitlinien werden die laparoskopischen Verfahren den offenen Verfahren vorgezogen. Hierbei spielen insbesondere die Ergebnisse der prospektiv randomisierten Studien, welche unterschiedliche Verfahren hinsichtlich dem offenen und der minimal invasiven Technik untersucht haben, eine entscheidende Rolle. Auf diese wird später noch im Detail eingegangen.

Neben den genannten Faktoren zur Indikationsstellung einzelner Operationsverfahren spielen auch geographische und soziologische Faktoren eine entscheidende Rolle. So werden in USA kaum Magenbänder in der Chirurgie der morbiden Adipositas eingesetzt, während in Europa das Magenband einen Anteil von 40 % von allen durchgeführten und publizierten Operationen einnimmt [112]. Hingegen ist der Bypass in USA das bevorzugte Verfahren und hat einen überdurchschnittlichen Anteil von über 70 % aller durchgeführten Prozeduren. Die biliopankreatische Diversion und der Duodenal-Switch zeigen hingegen in beiden Regionen keine Unterschiede [112, 113] aber eine zunehmende Steigerung der Zahlen in den letzten zwei Jahren insbesondere bei Patienten mit einem BMI > 55.

Neben der Selektion der Patienten für ein bestimmtes Operationsverfahren, sind auch besonders die Ergebnisse und Erfolgsraten schwierig zu interpretieren, wobei die Datenlage trotz mehrerer prospektiv randomisierter Studien und Metaanalysen nicht eindeutig ist (Tab. 4). Dies liegt hauptsächlich an einer unterschiedlichen Definition des Patientengutes und den Zielkriterien sowie den unabhängigen Vergleichen verschiedener Operationsverfahren unter Einschluss der offenen und der laparoskopischen Technik.

Da die horizontale Gastroplastik seit mehreren Jahren obsolet ist und durch die Vertikale Gastroplastik abgelöst worden ist, werden die fünf durchgeführten prospektiv randomisierten Studien aus den 80er Jahren [114, 115, 116, 117, 118] hier nicht im Detail besprochen. Zusammenfassend konnte in allen Studien gezeigt werden, dass der Magenbypass einen signifikant höheren Gewichtsverlust als die Gastroplastik zur Folge hatte. Auch die Ergebnisse der randomisierten Studien über den Vergleich zwischen der offenen Anlage einer vertikalen bandverstärkten Gastroplastik mit dem offenen Roux-Y-Magenbypass sind schwierig auf die heutige Zeit zu übertragen, da die laparoskopische Technik in zunehmenden Maße bei diesen Operationen eingesetzt wird und die damalig gefundenen höheren Komplikationsraten beim Magenbypass sicher nicht mit denen der laparoskopischen Chirurgie gleichgesetzt werden können. [105, 117, 119, 120]. Allen vier Studien ist allerdings gemeinsam, dass der Gewichtsverlust beim Magenbypass signifikant höher als bei der Gastroplastik war. Hierbei spielen sicherlich die Indikationsstellung zum einen und die Nachbetreuung der Patienten zum anderen eine entscheidende Rolle für das postoperative Outcome und die Langzeitergebnisse. So konnte in einer nicht prospektiv randomisierten Studie von Jan et al. eine schnellere Gewichtsabnahme nach Magenbypass im Vergleich zu dem rein restriktiven Verfahren des Magenbandes bestätigt werden, dieser Vorteil war allerdings drei Jahre nach der Operation nicht mehr zu finden [111]. Dies ist umso interessanter, als in einem prospektiv randomisierten Vergleich zwischen laparoskopischem Magenband und laparoskopischer Gastroplastik von Morino et al. die Patienten mit der Gastroplastik einen signifikant höheren Gewichtsverlust als die mit Magenband aufwiesen [121]. Ein direkter randomisierter Vergleich zwischen dem laparoskopischen Magen-Bypass und dem laparoskopischen Magenband bzw. der Gastroplastik existiert leider nicht, so dass nur Ergebnisse anderer Studien indirekt einen Vergleich dieser am häufigsten eingesetzten Methoden erlauben.

Tab. 4: Chirurgische Prozeduren zur Behandlung der Adipositas

Operationsverfahren	Autor	Pat.anzahl (n)	Zielkriterien	Ergebnisse
offene vertikale Gastroplastik versus offenem Roux-Y-Magenbypass	Sugerman	20 versus 20	Übergewichtsverlust nach 3 Jahren	ab 9 Monate postop. bessere Ergebnisse beim Bypass
	Howard	22 versus 20	Übergewichtsverlust nach 5 Jahren (28,5 %)	ab 6 Monate postop. bessere Ergebnisse beim Bypass
	MacLean	54 versus 52	BMI < 35, Übergewicht < 50 % (3–6,5 Jahre)	Erfolgsrate Bypass: 58 %; Gastroplastik: 39 %
	Hall	106 versus 99	Übergewichtsverlust > 50 % (3 Jahre)	Erfolgsrate Bypass: 67 %; Gastroplastik: 48 %
offene vertikale Gastroplastik versus offenes Magenband	Nilsell	29 versus 30	Gewichtsverlust, Reoperationen	gleicher Gewichtsverlust (5 Jahre), 35 kg versus 43 kg
				Gastroplastik: höhere Reoperation (37 %)
offene vertikale Gastroplastik versus laparosk. vertikale Gastroplastik	Dávila-Cervantes	14 versus 16	Übergewichtsverlust nach 12 Monaten	gleicher Gewichtsverlust, bessere Kosmetik in lap. Gruppe
	Azagra	34 versus 34	Komplikationen, Gewichtsverlust (6 Monate)	gleicher Gewichtsverlust (keine reellen Daten)
				weniger Komplikationen in lap. Gruppe
offene vertikale Gastroplastik versus laparoskopisches Magenband	Ashy	30 versus 30	Übergewichtsverlust nach 6 Monaten	Gastroplastik: 87 %; Magenband: 50 %
laparosk. vertikale Gastroplastik versus laparoskopisches Magenband	Morino	51 versus 49	Übergewichtsverlust nach 2/3 Jahren	Gastroplastik: 63,5 %; Magenband: 41,4 % (2 Jahre)
			Morbidität, Reoperationen	Gastroplastik: 58,9 %; Magenband: 39 % (3 Jahre)
				Reoperationen nur bei Magenband (24,5 %)

Tab. 4: Chirurgische Prozeduren zur Behandlung der Adipositas *(Forts.)*

Operationsverfahren	Autor	Pat.anzahl (n)	Zielkriterien	Ergebnisse
laparoskopisches Magenband versus offenes Magenband	de Witt	25 versus 25	Früh- und Spätkomplikationen, BMI	kein Unterschied in Komplikationen und Gewichtsverlust
			Beobachtungszeitraum: 12 Monate	längere Operationszeit in der laparoskopischen Gruppe
laparosk. Roux-Y-Magenbypass versus offener Roux-Y-Magenbypass versus	Nguyen	79 versus 76	Übergewichtsverlust nach 6 Monaten	lap. Bypass: 54 %; offener Bypass: 45 %
	Westling	30 versus 21	BMI, Konversion, Reoperationen	Verlauf BMI gleich, Konversionen: 23 %
			Beobachtungszeitraum: 12 Monate	Reoperationen in laparoskopischen Gruppe: 26 %
	Lujan	53 versus 51	Komplikationen, Operationszeit, BMI	Spätkomplikationen: lap: 11 % versus offen: 24 % (Hernien)
			mittlere Beobachtungszeit: 23 Monate	gleicher Gewichtsverlust im gesamten Beobachtungszeitraum

Die rein restriktiven Operationsmethoden wurden in drei prospektiv randomisierten Studien verglichen, wobei hier zunächst die offene vertikale Gastroplastik mit der offenen Anlage eines Magenbandes sowie der laparoskopischen Anlage eines Magenbandes verglichen wurde [122, 123]. In der Studie von Morino werden beide restriktiven Operationsverfahren in der laparoskopischen Technik miteinander verglichen [121]. Obwohl bei der offenen Durchführung beider Operationsverfahren zunächst der Gewichtsverlust bei der vertikalen Gastroplastik signifikant größer im früh-postoperativen Verlauf war, zeigen sich bei der Studie von Nilsell et al. nach fünf Jahren keine Unterschiede mehr zwischen den beiden Verfahren [122].

Hingegen mussten Reoperationen bei der offenen Gastroplastik häufiger durchgeführt werden als bei der offenen Anlage eines Magenbandes. Kritisch zu bemerken ist, dass diese Daten allerdings im Widerspruch zu nicht randomisierten Studien stehen [124, 125]. In der Studie von Ashy war der Gewichtsverlust bei der Gastroplastik ebenfalls größer als beim Magenband, wobei hier nur die Frühergebnisse sechs Monate nach der Operation vorliegen. Erneut zeigten sich allerdings weniger Komplikationen bei dem Magenband gegenüber der offenen Gastroplastik. Hier muss allerdings bemerkt werden, dass der Vergleich eines offenen Verfahrens mit einem laparoskopischen Verfahren schwierig zu interpretierende Ergebnisse produziert, zumal heutzutage beide Verfahren in über 90 % laparoskopisch durchgeführt werden [123]. Der direkte Vergleich der laparoskopischen Gastroplastik mit dem laparoskopischen Magenband wurde durch Morino et al. durchgeführt. Hierbei zeigte sich zwar ein kürzerer stationärer Aufenthalt bei der laparoskopischen Magenbandanlage, allerdings waren die Komplikationen und Reoperationen bei diesem Verfahren signifikant höher als bei der laparoskopischen Gastroplastik. Dies mag hauptsächlich daran liegen, dass bei der Gastroplastik der Magen an der vertikalen Staplerlinie disseziert wurde, wodurch Fistelbildungen und Rupturen der Staplerlinie vermieden werden konnten. Insgesamt wurde die Gastroplastik durch die Gruppe von Morino et al. favorisiert, nicht zuletzt, weil hier die Gewichtsabnahme ebenfalls signifikant besser war als beim Magenband [121].

Da es sich bei den drei Studien um Vergleiche komplett unterschiedlicher Operationstechniken bei beiden Verfahren handelt, sind die Ergebnisse schwierig zu interpretieren. Dies gilt insbesondere für die Komplikationen, wobei in einer Analyse nicht randomisierter Studien beim Magenband im Gegensatz zur vertikalen Gastroplastik eine geringere Morbidität und Mortalität gefunden wurde. Hingegen zeigen die prospektiv randomisierten Studien unterschiedliche Komplikationsraten. Allen ist gemeinsam, dass der Gewichtsverlust bei der Gastroplastik deutlich höher ausfiel als beim Magenband. Hierbei sei wiederum kritisch bemerkt, dass nur Langzeitergebnisse hier eine definitive Aussage erlauben. Für die Indikation beider Verfahren spielt sicherlich auch der BMI des Patienten eine wesentliche Rolle.

Obwohl der Magenbypass in der Roux-Y-Technik heutzutage fast ausschließlich laparoskopisch durchgeführt wird, existieren keine prospektiv randomisierten Studien zum Vergleich des Magenbypasses mit den anderen laparoskopisch durchgeführten restriktiven Operationsverfahren. Gleiches gilt für die bilio-pankreatische Diversion, wobei hier Daten aus prospektiv randomisierten Studien sowohl im Vergleich zu den restriktiven Verfahren als auch zu den anderen restriktiv malabsorptiven Verfahren nicht existieren. Insgesamt zeigen allerdings nicht randomisierte Studien, dass die restriktiv-malabsorptiven Verfahren einen deutlich höheren Gewichtsverlust in den ersten fünf Jahren nach der Operation im Vergleich zu den rein restriktiven Verfahren haben. Im Vergleich des Magenbypasses zur bilio-pankre-

atischen Diversion, sind die Ergebnisse unterschiedlich. Während Rabkin et al. [126] sowie Deveney et al. [127] vergleichbare Ergebnisse zwischen beiden Operationsverfahren fanden, wurde in anderen Studien ein signifikant höherer Gewichtsverlust bei der bilio-pankreatischen Diversion im Gegensatz zum Magenbypass berichtet [128, 129, 130]. Obwohl bislang keine prospektiv randomisierten Studien zum Vergleich aller Operationsverfahren vorliegen, ist allgemein anerkannt, dass der Gewichtsverlust bei den rein restriktiven Verfahren geringer ist als bei den restriktiv-malabsorptiven Verfahren, bei denen wiederum die bilio-pankreatische Diversion die besten Ergebnisse hinsichtlich des Gewichtsverlustes erbrachte. Die größeren Gewichtsverluste der restriktiv-malabsorptiven Verfahren werden allerdings mit Mangelerscheinungen erkauft, welche im weiteren Verlauf nur durch eine standardisierte Kontrolle und durchgeführte Substitution suffizient behandelt werden können. Allgemein wird anhand des BMI eine Selektion der verschiedenen Operationsverfahren empfohlen, wobei evidenzbasierte Daten für diese Empfehlung fehlen. Je höher der BMI desto mehr sollte ein restriktiv-malabsorptives Verfahren durchgeführt werden. Patienten mit einem BMI über 60 werden derzeit hauptsächlich durch eine bilio-pankreatische Diversion favorisiert behandelt. Es liegen allerdings auch Daten vor, die bei Patienten mit einem BMI von 60–100 einen suffizienten Gewichtsverlust bei restriktiven Verfahren zeigen [130, 131], so dass ein genereller Ausschluss dieser Operationsverfahren bei Patienten mit BMI über 60 nicht gerechtfertigt ist.

Allen Operationsverfahren gleich ist die Beeinflussung der Ergebnisse durch die Expertise des Chirurgen. So beeinflusst die Bevorzugung einzelner Operationsverfahren deutlich die Komplikationsrate bei den Operationen. Zusätzlich hat bei den restriktiven Verfahren die postoperative Langzeitkontrolle und die Führung des Patienten in einem standardisierten Programm einen erheblichen Einfluss auf den Gewichtsverlust und die Rezidivrate einer erneuten Adipositas. So werden auch in Zukunft bei den prospektiv randomisierten Studien die Selektion der Patienten sowie die unterschiedliche postoperative Nachbehandlung im Langzeitverlauf einen erheblichen Einfluss auf die Erfolgsraten haben und somit eine Interpretation der Ergebnisse erschweren.

7.2.7 Einfluss der Operationstechnik: Laparoskopisch versus offen

Die Entwicklung der laparoskopischen Technik in der Chirurgie der Adipositas in Amerika zeigt eine prozentuale Steigerung von anteilig 10 % im Jahre 1999 auf fast 90 % im Jahre 2004 [132]. Es wird deutlich, dass die laparoskopische Technik einen direkten Einfluss nicht nur auf die Durchführung der Operation, sondern auch auf die Indikation zur Operation hat. So werden sich Patienten eher für eine Operation entscheiden, wenn das Verfahren minimal-invasiv durchgeführt wird und große Laparotomien und entstellende Narben vermieden werden können. Die Datenlage zum Vergleich der laparoskopischen Technik mit der offenen Technik ist durch die rasante Entwicklung der laparoskopischen Chirurgie hinsichtlich prospektiv randomisierter Studien eher dürftig. Was den Magenbypass betrifft existieren drei prospektiv randomisierte Studien, wobei bei allen drei Studien ein Einfluss der Operationstechnik auf den erzielten Gewichtsverlust nicht nachgewiesen werden konnte [133, 134, 135, 136, 137]. Allen Studien ist auch gemeinsam, dass der Krankenhausaufenthalt bei der laparoskopisch durchgeführten Operation signifikant kürzer war als beim offenen Verfahren. Hinsichtlich der Komplikationen zeigen sich unterschiedliche Ergebnisse. Während Nguyen et al. [133] eine signifikant niedrigere Morbidität bei den laparoskopischen Verfahren nachweisen konnten, zeigten sich bei Westling und Gustavsson [136] keine Unterschiede. In der im Jahre 2004 publizierten Studie von Lujan et al. [137] fand sich besonders bei der Entwicklung von Bauchwandhernien ein signifikanter Vorteil in der laparoskopischen Gruppe, keiner der Patienten entwi-

ckelte eine Narbenhernie in der laparoskopischen Gruppe, während 20 % der Patienten in der offenen Gruppe eine Narbenhernie aufwiesen. Insgesamt scheinen somit Vorteile bei der Durchführung des Magenbypasses in der laparoskopischen Technik zu bestehen. Hinsichtlich der restriktiven Verfahren existieren drei randomisierte Studien, wobei im laparoskopischen Verfahren bei der Gastroplastik eine schnellere Rekonvaleszenz bei gleichem Gewichtsverlust in der laparoskopischen Gruppe nachgewiesen werden konnte [138, 139]. Bei der Anlage des Magenbandes konnten diese Daten bestätigt werden [140].

Für die bilio-pankreatische Diversion existieren keine prospektiv randomisierten Studien zwischen dem offenen und laparoskopischen Verfahren. Hier ist die Datenlage nicht ausreichend, um endgültige Aussagen zum Vergleich der laparoskopischen und der offenen Technik zu machen. Vergleichende Studien zeigen allerdings einen ähnlichen Gewichtsverlust bei beiden Techniken, wobei die Komorbiditäten in der laparoskopischen Gruppe möglicherweise im postoperativen Verlauf günstiger beeinflusst werden [141].

Hinsichtlich der laparoskopischen Technik und ihrem Einfluss in der Chirurgie der Adipositas kann festgehalten werden, dass in fast 90 % der Fälle die verschiedenen Operationsverfahren laparoskopisch durchgeführt werden, wobei auch schwierige und ausgedehntere Eingriffe wie der Magenbypass und die biliopankreatische Diversion exzellente Ergebnisse hinsichtlich der postoperativen Komplikationen zeigen. Hinsichtlich des Gewichtsverlustes scheint es keinen unterschiedlichen Einfluss der beiden Operationstechniken bei allen Operationsverfahren zu geben.

8 Zentrumsbildung

Eine der zentralen Forderungen in der Chirurgischen Behandlung der morbiden Adipositas ist die Bildung von multidisziplinären Zentren zur optimalen Diagnostik, Indikationsfindung für konservative und operative Therapieoptionen, präoperativen Behandlung, Durchführung der Operation und postoperativen Kurz- und Langzeitbetreuung. Wie bereits erwähnt, spielt zunächst die Selektion der Patienten für eine mögliche Operation eine zentrale Rolle, wobei gleichzeitig anhand von Essverhalten, Compliance, Komorbiditäten und BMI restriktive bzw. malabsorptive Verfahren ausgewählt werden. Zudem benötigen Adipositas-Patienten eine lebenslange spezielle Nachbetreuung wodurch der langfristige Therapieerfolg erst möglich wird. Dies gilt insbesondere für die restriktiven Verfahren bezüglich des Gewichtes. Für die malabsorptiven Verfahren ist besonders die Verhinderung von Mangelzuständen, wie Eisenmangel mit Anämie, Anastomosenulzera (Geschwüre an den Neuverbindungen) und Osteoporose aufgrund der Aufnahmestörungen für Kalzium und Eiweiß notwendig. Diese spezifischen Zustände können allein durch eine entsprechend organisierte Nachsorge und Substitution weitgehend vermieden werden. Das Zentrum sollte also neben dem Chirurgen, über einen gastroenterologischen und kardiologischen Kollegen, eine psychologische Betreuung sowie Diätberatung und Verhaltenstherapeuten verfügen. Zusätzlich handelt es sich bei den überwiegend laparoskopisch durchgeführten Verfahren um sehr anspruchsvolle Operationen mit dementsprechender Lernkurve, die daher, wie auch andere ausgewählte Operationen in der Viszeralchirurgie, nur in Zentren mit einer entsprechenden Expertise in hohen Anzahlen durchgeführt werden sollen.

Literatur

[1] WHO: Obesity: preventing and managing the global epidemic. WHO Technical Report Series 894, Genf (2000). [EBM IV]

[2] Despres JP, Lemieux I, Prud'homme D: Treatment of obesity: need to focus on high risk abdominally obese patients. BMJ 322 (2001) 716–720. [EBM IV]

[3] Rexrode KM, Hennekens CH, Willett WC et al.: A prospective study of body mass index, weight change, and risk of stroke in women. J Am Med Ass 277 (1997) 1539–1545. [EBM IIb]

[4] Visscher TL, Seidell JC, Molarius A et al.: A comparison of body mass index, waist-hip ratio and waist circumferences as predictors of all-cause mortality among the elderly: the Rotterdam study. Inter J Obes Rel Meta Dis 25 (2001) 1730–1735. [EBM IIb]

[5] Flegal KM, Graubard BI, Williamson DF et al.: Excess death associated with underweight, overweight and obesity. JAMA 293 (2005) 1861–1867. [EBM III]

[6] Kopelman PG: Obesity as a medical problem. Nature 404 (2000) 635643 (review). [EBM IV]

[7] Odgen CL, Fryar CD, Carrol MD et al.: Mean body weight, height and body mass index, United States,1960-2002. Adv Data 27 (2004) 1–17. [EBM IV]

[8] Calle EE, Thun MJ, Petrelli JM et al.: Body-Mass Index and mortality in a prospective cohort of U.S. adults- N Engl J Med 341 (1999) 1097–1105. [EBM III]

[9] Fontaine KR, Redden DT, Wang C et al.: Years of life lost due to obesity. JAMA 289 (2003) 187–193. [EBM III]

[10] Peeters A, Barendregt JJ, Willekens F et al.: NEDCOM, the Netherlands Epidemiology and Demography Compression of Morbidity Research Group. Obesity in adulthood and its consequences for life expectancy: a lifetable analysis. Ann Intern Med 138 (2003) 24–32. [EBM III]

[11] Lakka HM, Laaksonen DE, Lakka TA et al.: The Metabolic Syndrome and total and cardiovascular disease mortality in middle-aged men. JAMA 288 (2002) 2709–2716. [EBM III]

[12] Sattar N, Gaw A, Scherbakowa O et al.: Metabolic syndrome with and without C-reactive protein as a predictor of coronary heart disease and diabetes in the West of Scotland Coronary prevention Study. Circulation 108 (2003) 414–419. [EBM III]

[13] Grundy SM, Cleemann JI, Daniels SR et al.: Diagnosis and Management of the Metabolic Syndrome. An American Heart Association/ National Heart, Lung and Blood Institute scientific statement. Circulation 112 (2005) 2735–2752. [EBM IV]

[14] Kahn R, Buse J, Ferrannini E et al.: The metabolic syndrome: time for a critical appraisal Joint statement from American Diabetes Association and the European Association for the Study of Diabetes. Diabetologia 48 (2005) 1684–1699. [EBM IV]

[15] Bergmann KE, Mensink GB: Anthropometric data and obesity. Gesundheitswesen 61 (1999) 115–120. [EBM III]

[16] Luepker RV, Murray DM, Jacobs DR et al.: Community education for cardiovascular disease prevention: risk factor changes in the Minnesota Heart Health Program. Am J Public Health 84 (1994) 1383–1393. [EBM III]

[17] Hoffmeister H, Mensink GBM, Stolzenberg H et al.: Reduction of coronary heart disease risk factors in the German Cardiovascular Prevention Study. Prev Med (1996) 135–145. [EBM IIa]

[18] Epstein LH: Methodological issues and ten-year outcomes for obese children. Ann N Y Acad Sci 699 (1993) 237–249. [EBM IV]

[19] Hauner H, Wechsler JG, Kluthe R et al.: Qualitätskriterien für ambulante Adipositasprogramme. Akt Ernaehr Med 25 (2000) 163–165. [EBM IV]

[20] Astrup A, Grunwald GK, Melanson EL et al.: The role of low-fat diets in the body weight control: a meta-analysis of libitum dietary intervention studies. Int J Obes Relat Metab Disord 24 (2000) 1545–1552. [EBM Ia]

[21] Poppitt SD, Keogh GF, Prentice AM et al.: Long-term effects of ad libitum low-fat, high-carbohydrate diets on body weight and serum lipids in overweight subjects with metabolic syndrome. Am J Clin Nutr 75 (2002) 11–20. [EBM Ib]

[22] Hauner H, Meier M, Wendland G et al.: Study Group. Weight reduction by sibutramine in obese subjects in primary care medicine: The S.A.T. Study. Exp Clin Endocrinol Diabetes 112 (2004) 201–207. [EBM Ib]

[23] Anderson JW, Konz EC, Frederich RC et al.: Long-term-weight-loss maintenance: a meta-analysis of US studies. Am J Clin Nutr 74 (2001) 579–584. [EBM IIa]

[24] Heymsfield SB, van Mierlo CAJ, van der Knaap HCM et al.: Weight management using a meal replacement strategy: meta and pooling analysis from six studies. International Journal of Obesity 27 (2003) 537–549 [EBM Ia]

[25] Noakes M, Forster PR, Keogh JB et al.: Meal replacements are as effective as structured weight-loss diets for treating obesity in adults with features of Metabolic syndrome. J Nutr 134 (2004) 1894–1899. [EBM Ib]

[26] Ash S, Reeves MM, Yeo S et al.: Effect of intensive dietetic interventions of weight and glycaemic control in overweight men with Type II diabetes: a randomised trial. Int J Obes Relat Metab Disord (2003) 797–802. [EBM Ib]

[27] Stern L, Iqbal N, Seshradi P et al.: The effects of low-carbohydrate versus conventional weight loss diets in severely obese adults: One year follow-up randomized trial. Ann Intern Med 140 (2004) 778–785. [EBM Ib]

[28] Dansinger ML, Gleason JA, Griffith JL et al.: Comparison of the Atkins, Ornish, Weight Watchers and Zone Diet for weight loss and heart disease risk reduction. A randomised trial. JAMA 293 (2005) 43–53. [EBM Ib]

[29] Sloth B, Krog-Mikkelsen I, Flint A et al.: No difference in body weight decrease between a low-glycemic-index and high-glycemic-index diet but reduced LDL cholesterol after 10 weeks ad libitum intake of low-glycemic-index diet. Am j Clin Nutr 80 (2004) 337–347. [EBM Ib]

[30] Raatz SK, Torkelson CJ, Redmon JB et al.: Reduced glycemic index and glycemic load diets do not increase the effects of energy restriction on weight loss and insulin sensivity in obese men and women. J Nutr 135 (2005) 2387–2391. [EBM Ib]

[31] Jakicic JM, Marcus BH, Gallagher KI et al.: Effect of exercise duration and intensity on weight loss in overweight, sedentary women. A randomized trial. JAMA 290 (2003) 1323–1330. [EBM Ib]

[32] Jakicic JM, Clark K, Coleman E et al.: American College of Sports Medicine position stand. Appropriate intervention strategies for weight loss and prevention of weight regain for adults. Med Sci Sports Exerc 33 (2001) 2145–2154. [EBM IV]

[33] Jeffery RW, Wing RR, Sherwood NE et al.: Physical activity and weight loss: does prescribing higher physical activity goals improve outcome? Am J Clin Nutr 78 (2003) 684–689. [EBM Ib]

[34] Andersen RE, Wadden TA, Bartlett SJ et al.: Effects of lifestyle activity vs structured aerobic exercise in obese women. A randomized trial. JAMA 281 (1999) 335–340. [EBM IB]

[35] Jeffery RW, Drenowski A, Epstein LH et al.: Long-term weight maintenance of weight loss: current status. Health Psychol 19 Suppl. 1 (2000) 5–16. [EBM IV]

[36] Westenhöfer J: So hilft Verhaltenstherapie beim Abnehmen. MMW-Fortschr Med 143 (2001) 878–880. [EBM IV]

[37] Tsai AG, Wadden TA: Systematic Review: An evaluation of major commercial weight loss programs in the United States. Ann Intern Med 142 (2005) 56–66. [EBM Ia]

[38] Heshka S, Anderson JW, Atkinson RL et al.: Weight loss with self-help compared with a structured commercial program. A randomized trial. JAMA 289 (2003) 1792–1798. [EBM Ib]

[39] Scholz GH, Flehmig G, Scholz M et al.: Evaluation des DGE-Selbsthilfeprogramms „Ich nehme ab", Teil 1: Gewichtsverlust, Ernährungsmuster und Akzeptanz nach einjähriger beratergestützter Intervention bei übergewichtigen Personen. Ernährungs-Umschau 52 (2005) 226–231. [EBM Ib]

[40] Padwal R, Li SK, Lau DCW: Long-term pharmacotherapy for obesity and overweight. The Cochrane Database of Systemic Reviews (2003) Issue4. Art. No. CD004094.pub2. DOI: 10.102/14651858.CD004094.pub.2. [EBM Ia]

[41] McTigue KM, Harris R, Hemphill B et al.: Screening and interventions for obesity in adults: Summary of the evidence for the U.S. Prevention Service Task Force. Ann Intern Med 139 (2003) 933–949. [EBM Ia]

[42] Arterburn DE, Crane PK, Veenstra DL: The Efficacy and safety of sibutramine for weight loss. A systemic review. Arch Intern Med 164 (2004) 994–1003. [EBM Ia]

[43] Norris SL, Zhang X, Avenell A et al.: Pharmacotherapy for weight loss in adults with type 2 diabetes mellitus. The Cochrane Database of Systemic Reviews (2005) Issue 1. Art No: CD004096.pub2.DO1:10.1002/14651858.CD004096.pub2. [EBM Ia]

[44] Vettor R, Serra R, Fabris R et al.: Effect of sibutramine on weight management and metabolic control in type 2 diabetes: a meta-analysis of clinical studies. Diabetes Care 28 (2005) 942–949. [EBM Ia]

[45] Wirth A, Krause J: Long-term weight loss with sibutramine: a randomized controlled trial. JAMA 286 (2001) 1331–1339. [EBM Ib]

[46] Hutton B, Fergusson D: Changes in body weight and serum lipid profile in obese patients treated with orlistat in addition to a hypocaloric diet: a systematic review of randomized clinical trials. Am J Clin Nutr 80 (2004) 1461–1468. [EBM Ia]

[47] Sjöström L, Lindroos AK, Peltonen M et al.: Lifestyle, Diabetes and cardiovascular risk factors 10 years after bariatric surgery. N Engl J Med 351 (2004) 2683–2693. [EBM IIa]

[48] Kremen A, Linner L, Nelson C: An experimental evaluation of the nutritional importance of proximal and distal small intestine. Ann Surg 140 (1954) 439–444. [EBM IV]

[49] Mason E, Ito C: Gastric bypass in obesity. Surg Clin N Am 47 (1967) 1345–1351. [EBM IV]

[50] Scopinaro N, Gianetta E, Pandolfo N et al.: Il bypass biliopancreatico. Proposta e studio sperimentale preliminare di un nuovo tipo di intervento per la terapia chirurgica funzionale. Minerva Chir 31 (1976) 560–566. [EBM IV]

[51] Marceau P, Biron S, Bourque RA et al.: Biliopancreatic diversion with a new type of gastrectomy. Obes Surg 3 (1993) 29–35. [EBM IV]

[52] Mason E: Vertical banded gastroplasty. Arch Surg 117 (1982) 701–706. [EBM IV]

[53] Forsell P, Hallberg D, Hellers G: Gastric banding for morbid obesity: initial experience with a new adjustable band. Obes Surg 3 (1993) 369–74. [EBM IV]

[54] Waaddegaard P, Clemmesen T, Jess P: Vertical gastric banding for morbid obesity: a long-term follow-up. Eur J Surg 168 (2002) 220–222. [EBM III]

[55] Kyzer S, Raziel A, Landau O et al.: Use of adjustable silicone gastgric banding for revision of failed gastric bariatric operations. Obes Surg 11 (2001) 66–99. [EBM III]

[56] MacLean LD, Rhode BM, Forse RA: Late results of vertical banded gastroplasty for morbid and super obesity. Surgery 107 (1990) 20–27. [EBM III]

[57] Fobi MA, Lee H, Igwe D Jr et al.: Prospective comparative evaluation of stapled versus transacted silastic ring gastric bypass: 6-year follow-up. Obes Surg 11 (2001) 18–24. [EBM IIa]

[58] Hess DW, Hess DS: Laparoscopic vertical banded gastroplasty with complete transaction of the staple-line. Obes Surg 4 (1994) 44–46. [EBM III]

[59] Kuzmak LI, Yap IS, McGuire L et al.: Surgery for morbid obesity. Using an inflatable gastric band. AORN 51 (1990) 1307–1324. [EBM IV]

[60] D'Aargent J: Pouch dilatation and slippage after adjustable gastric banding: is it still an issue. Obes Surg 13 (2003)111–115. [EBM IIa]

[61] Kasalicky M, Fried M, Peskova M: Are complications of gastric banding decreased with cuff fixation? Sbornik Lekarsky 103 (2002) 213–222. [EBM Ib]

[62] Weiss HG, Nehoda H, Labeck B et al.: Injection port complications after gastric banding: incidence, management and prevention. Obes Surg 10 (2000) 259–262. [EBM IIb]

[63] Korenkov M, Sauerland S, Yucel N et al.: Port function after laparoscopic adjustable gastric banding for morbid obesity. Surg Endosc 17 (2003) 1068–1071. [EBM III]

[64] Fried M, Miller K, Kormanova K: Literature review of comparative studies of complications with Swedish band and Lap-Band. Obes Surg 14 (2004) 256–260. [EBM IIa]

[65] Forsell P, Hellers G: The Swedish Adjustable Gastric Banding (SAGB) for morbid obesity: 9 year experience and a 4-year follow-up of patients operated with a new adjustable band. Obes Surg 7 (1997) 345–351. [EBM III]

[66] Blanco-Engert R, Weiner S, Pomhoff I et al.: Outcome after laparoscopic adjustable gastric banding, using the Lap-Band(r) and the Heli-ogast(r) band: a prospective randomized study. Obes Surg 13 (2003) 776–779. [EBM Ib]

[67] Weiss HG, Nehoda H, Labeck B et al.: Adjustable gastric and esophagogastric banding: a randomized clinical trial. Obes Surg 12 (2002) 573–578. [EBM Ib]

[68] Labeck B, Nehoda H, Peer-Kuhberger R et al.: Adjustable gastric and esophagogastric banding: Is a pouch compulsory? Surg Endosc 15 (2001) 1193–1196. [EBM IIa]

[69] Weiner R, Bockhorn H, Rosenthal R et al.: A prospective randomized trial of different laparoscopic gastric banding techniques for morbid obesity. Surg Endosc 15 (2001) 63–68. [EBM Ib]

[70] Brolin RE, Kenler HA, German JH et al.: Long-limb gastric bypass in the superobese – a prospective randomized study. Ann Surg 215 (1992) 387–395. [EBM Ib]

[71] Choban PS, Flancbaum L: The effect of Roux limb lengths on outcome after Roux-en-Y gastric bypass: a prospective randomized clinical trial. Obes Surg 12 (2002) 540–545. [EBM Ib]

[72] Brolin RE, LaMarca LB, Kenler HA et al.: Malabsortive gastric bypass in patients with superobesity. J Gastrointest Surg 6 (2002) 195–205. [EBM IIa]

[73] Jones DB, Provost DA, DeMaria EJ et al.: Optimal management of the morbidly obese patient: SAGES appropriateness conference statement. Surg Endosc (2004) published online (DOI 10.1007/s00464-00004-08132-00466). [EBM IV]

[74] Ali MR, Sugerman HJ, DeMaria EJ: Techniques of laparoscopic Roux-en-Y gastric bypass. Semin Laparosc Surg 9 (2002) 94–104. [EBM IV]

[75] Papasavas PK, Caushaj PF, McCormick JT et al.: Laparoscopic management of complications following lapaoscopic Roux-en-Y gastric bypass for morbid obesity. Surg Endosc 17 (2003) 610–614. [EBM III]

[76] Papasavas PK, O'Mara MS, Quinlin RF et al.: Laparoscopic reoperation for early complications of laparoscopic gastric bypass. Obes Surg 12 (2002) 559–563. [EBM IIa]

[77] Kieran JA, Safadi BY, Morton JM et al.: Antecolic Roux-Y gastric bypass for morbid obesity is associated with shorter operative times and fewer internal hernias Surg Endosc 18 Suppl. (2004) 194. [EBM IIa]

[78] Filip JE, Mattar SG, Bowers SP et al.: Internal hernia formation after laparoscopic Roux-en-Y gastric bypass for morbid obesity. Am Surg 68 (2002) 640–643. [EBM IV]

[79] Jones KB: Biliopancreatic limb obstruction in gastric bypass at or proximal to the jejunojeunostomy: a potentially deadly catastrophic event. Obes Surg 6 (1996) 485–494. [EBM IV]

[80] Schwartz ML, Drew RL, Roiger RW et al.: Stenosis of the gastroenterostomy after laparoscopic gastric bypass. Obes Surg 14 (2004) 484–491. [EBM IV]

[81] Champion JK, Williams MD: Prospective randomized comparison of linear staplers during laparoscopic Roux-en-Y gastric bypass. Obes Surg 13 (2003) 855–860. [EBM Ib]

[82] Serafini F, Anderson W, Ghassemi P et al.: The utility of contrast studies and drains in the management after Roux-en-Y gastric bypass. Obes Surg 12 (2002) 34–38. [EBM III]

[83] Scopinaro N, Gianetta E, Civalleri D et al.: Bilio-pancreatic bypass for obesity: II. Initial experience in man. Br J Surg 66 (1979) 618–620. [EBM IV]

[84] Scopinaro N, Adami G, Marinari G.: Biliopancreatic diversion. World J Surg 22 (1998) 936–946. [EBM IV]

[85] Marceau P, Hould F, Simard S: Biliopancreatic diversion with duodenal switch. World J Surg 22 (1998) 947–954. [EBM IV]

[86] Hess DS, Hess DW: Biliopancreatic diversion with a duodenal switch. Obes Surg 8 (1998) 267–282. [EBM IV]

[87] D'Argent J: Gastric electrical stimulation as therapy of morbid obesity: preliminary results from the French study. Obes Surg 12 (2002) 21–25. [EBM IV]

[88] Miller K, Holler E, Hell E: Intragastrale Stimulation als erste nichtrestriktive und nichtmalabsortive Behandlungsmethode der morbiden Adipositas. Zentralbl. Chir 127 (2002) 1049–1054. [EBM IV]

[89] Miller K, Hell E. Laparoscopic surgical concepts of morbid obesity. Langenbecks Arch Surg 388 (2003) 375–384. [EBM IV]

[90] Sociedad Espanola de Cirugia de la Obesidad (SECO) Recommendaciones de la SECO para la practica de la cirurgia bariatrica (Decleration de Salamanca). Cir Esp 75 (2004) 312–314. [EBM IV]

[91] Naef M, Sadowski C, de Marco D et al. Die vertikale Gastroplastik nach Mason zur Behandlung der morbiden Adipositas: Ergebnisse einer prospektiven klinischen Studie. Chirurg 71 (2000) 448–455. [EBM III]

[92] Frey WC, Pilcher J: Obstructive sleep-related breathing disorders in patients evaluated for bariatric surgery. Obes Surg 13 (2003) 676–683. [EBM IIb]

[93] O'Keefe T, Patterson EJ: Evidence supporting routine polysomnography before bariatric surgery. Obes Surg 14 (2004) 23–26. [EBM III]

[94] Ghassemian AJ, MacDonald KG, Cunningham PG et al.: The workup for bariatric surgery does not require a routine upper gastrointestinal series. Obes Surg 7 (1997) 16–18. [EBM III]

[95] Korenkov M, Kohler L, Yucel N et al.: Esophageal motility and reflux symptoms before and after bariatric surgery. Obes Surg 12 (2002) 72–76. [EBM III]

[96] Lew JI, Daud A, DiGorgi F et al.: Routine preoperative esophageal manometry does not affect outcome of laparoscopic adjustable silicone gastric banding. Surg Endosc 18 Suppl. (2004) 185. [EBM III]

[97] Sauerland S, Angrisani L, Belachew M et al.: Obesity surgery. Evidence-based guidelines of the European Association for Endoscopic Surgery (E.A.E.S.). Surg Endosc 19 (2005) 200–221. [EBM Ia]

[98] Ray EC, Nickels MW, Sayeed S et al.: Predicting success after gastric bypass: the role of psychosocial and behavioural factors. Surgery 134 (2003) 555–564. [EBM IV]

[99] Sogg S, Mori DL: The Boston interview for gastric bypass: determining the psychosocial suitability of surgical candidates. Obes Surg 14 (2004) 370–380. [EBM IV]

[100] Pories WJ, van Rij AM, Burlingham BT et al.: Prophylactic cefazolin in gastric bypass surgery. Surgery 90 (1981) 426–432. [EBM Ib]

[101] Wu EC, Barba CA: Current practices in the prophylaxis of venous thrombembolism in bariatric surgery. Obes Surg 10 (2000) 7–14. [EBM IV]

[102] American Society for Bariatric Surgery. Society of American Gastrointestinal Endoscopic Surgeons.: Guidelines for laparoscopic and open surgical treatment of morbid obesity. Obes Surg 10 (2000) 378–379. [EBM IV]

[103] Evidenzbasierte Leitlinie – Adipositas, Prävention und Therapie der Adipositas, Deutsche Adipositasgesellschaft. [EBM IV]

[104] Buchwald H: A bariatric surgery algorithm. Obes Surg 12 (2002) 733–746. [EBM IIa]

[105] Sugarman HJ, Starkey JV, Birkenhauer R: A randomized prospective trial of gastric bypass versus banded gastroplasty for morbid obesity and their effects on sweets versus non-sweets eaters. Ann Surg 205 (1987) 613–624. [EBM Ib]

[106] Hudson SM, DixonJB, O'Brien PE: Sweet eating is not a predictor of outcome after Lap-Band placement. Can we finally bury the myth? Obes Surg 12 (2002) 789–794. [EBM IIa]

[107] Korenkov M, Sauerland S, Junginger T: Surgery for obesity. Curr Opin Gastroenterol. 21 (2005) 679–83. [EBM IV]

[108] Mittermair RP, Aigner F, Nehoda H: Results and complications after laparoscopic adjustable gastric banding in super-obese patients, using the Swedish band. Obes Surg 14 (2004) 1327–1330. [IIb]

[109] Larsen JK, van Ramshorst B, Geenen R, et al.: Binge eating and its relationship to outcome after laparoscopic adjustable gastric banding. Obes Surg 14 (2004) 1111–1117. [III]

[110] Mognol P, Chosidow D, Marmuse JP: Laparoscopic gastric bypass versus laparoscopic adjustable gastric banding in the super-obese: a comparative study of 290 patients. Obes Surg 15 (2005) 76–81. [IIa]

[111] Jan JC, Hong D, Pereira N et al.: Laparoscopic adjustable gastric banding versus laparoscopic gastric bypass for morbid obesity: a single-institution comparison study of early results. J Gastrointest Surg 9 (2005) 40–41. [EBM IIa]

[112] Buchwald H, Avidor Y, Braunwald E et al.: Bariatric surgery: a systematic review and meta-analysis. JAMA 293 (2004) 1724–1737. [EBM Ia]

[113] Livingston EH. Hospital costs associated with bariatric procedures in the United States. Am J Surg 190 (2005) 816–820. [EBM IV]

[114] Laws HL, Piantadosi S: Superiorgastric reduction procedure for morbid obesity: a prospective randomized trial. Ann Surg 193 (1981) 334–340. [EBM Ib]

[115] Pories WJ, Flickinger EG, Meelheim D et al.: The effectiveness of gastric bypass over gastric partition in morbid obesity: consequence of distal gastric and duodenal exclusion. Ann Surg 196 (1982) 389–399. [EBM Ib]

[116] Lechner GW, Gallender AK: Subtotal gastric exclusion and gastric partitioning: a randomized prospective comparison of one hundred patients. Surgery 90 (1981) 637–644. [EBM Ib]

[117] Hall JC, Watts JM, O'Brien PE et al.: Gastric surgery for morbid obesity. The Adelaide Study. Ann Surg 211 (1990) 419–427. [EBM Ib]

[118] Naslund I, Janmark I, Andersson H: Dietary intake before and after gastric bypass and gastroplasty for morbid obesity in women. Int J Obes 12 (1988) 503–513. [EBM Ib]

[119] Howard L, Malone M, Michalek A et al.: Gastric bypass and vertical banded gastroplasty: a prospective randomized comparison and 5-year follow up. Obes Surg 5 (1995) 55–60. [EBM Ib]

[120] MacLean LD, Rhode BM, Sampalis J et al.: Results of the surgical treatment of obesity. Am J Surg 165 (1993) 155–162. [EBM Ib]

[121] Morino M, Toppino M, Bonnet G et al.: Laparoscopic adjustable silicone gastric banding versus vertical banded gastroplasty in morbidly obese patients: a prospective randomized controlled clinical trial. Ann Surg 238 (2003) 835–842. [EBM Ib]

[122] Nilsell K, Thorne A, Sjostedt S et al.: Prospective randomized comparison of adjustable gastric banding and vertical banded gastroplasty for morbid obesity. Eur J Surg 167 (2001) 504–509. [EBM Ib]

[123] Ashy ARA, Merdad AA: A prospective study comparing vertical banded gastroplasty versus laparoscopic adjustable gastric banding in the treatment of morbid and super-obesity. Int Surg 83 (1998) 108–110. [EBM Ib]

[124] Belachew M, Jacqet P, Lardinois F et al.: Vertical banded gastroplasty versus adjustable silicone gastric banding in the treatment of morbid obesity: A preliminary report. Obes Surg 3 (1993) 1354–1356. [EBM IIa]

[125] Taskin M, Apaydin BB, Zengin K et al.: Stoma adjustable silicone gastric banding versus vertical banded gastroplasty for the treatment of morbid obesity. Obes Surg 7 (1997) 424–428. [EBM IIa]

[126] Rabkin RA: Distal gastric bypass/duodenal switch procedure, Roux-en-Y gastric bypass and biliopancreatic diversion in a community practice. Obes Surg 8 (1998) 53–59. [EBM IIb]

[127] Deveney CW, MacCabee D, Marlink K et al.: Roux-en-Y divided gastric bypass results in the same weight loss as duodenal switch for morbid obesity. Am J Surg 187 (2004) 655–659. [EBM IIb]

[128] Murr MM, Balsiger BM, Kennedy FP et al.: Malabsortive procedures for severe obesity: comparison of pancreaticobiliary bypass and very long limb Roux-en-Y gastric bypass. J Gastrointest Surg 3 (1999) 607–612. [EBM IIb]

[129] Bajardi G, Ricevuto G, Mastrandrea G et al.: Surgical treatment of morbid obesity with biliopancreatic diversion and gastric banding: report on an 8-year experience involving 235 cases. Ann Surg 125 (2000) 155–162. [EBM IIb]

[130] Dolan K, Hatzifotis M, Newbury L et al.: A comparison of lapaoscopic adjustable gastric banding and biliopancreatic diversion in superobesity. Obes Surg 14 (2004) 165–169. [EBM IIb]

[131] Fielding GA: Laparoscopic adjustable gastric banding for massive superobesity (> 60 body mass index kg/m^2). Surg Endosc 17 (2003) 1541–1545. [EBM III]

[132] Benotti PN, Burchard KW, Kelly JJ et al.: Obesity. Arch Surg 139 (2004) 406–414. [IV]

[133] Nguyen NT, Goldman C, Rosenquist CJ et al.: Laparoscopic versus open gastric bypass: a randomized study of outcomes, quality of life and costs. Am Surg 234 (2001) 279–291. [EBM Ib]

[134] Nguyen NT, Ho HS, Fleming NW et al.: Cardiac function during laparoscopic vs open gastric bypass. Surg Endosc 16 (2002) 78–83. [EBM Ib]

[135] Nguyen NT, Ho HS, Palmer LS et al.: A comparison study of laparoscopic versus open gastric bypass for morbid obesity. J Am Coll Surg 191 (2000) 149–157. [EBM Ib]

[136] Westling A, Gustavsson S: Laparoscopic versus open Roux-en-Y gastric bypass: a prospective randomized trial. Obes Surg 11 (2001) 284–292. [EBM Ib]

[137] Lujan JA, Frutos MD, Hernandez Q et al.: Laparoscopic versus open gastric bypass in the treatment of morbid obesity: a randomized prospective study. Ann Surg 239 (2004) 433–437. [EBM Ib]

[138] Azagra JS, Goergen M, Ansay J et al.: Laparoscopic gastric reduction surgery. Preliminary results of a randomized prospective trial of laparoscopic versus open vertical banded gastroplasty. Surg Endosc 13 (1999) 555–558. [EBM Ib]

[139] Davila-Cervantes A, Borunda D, Dominguez-Cherit G et al.: Open versus laparoscopic vertical banded gastroplasty: a randomized controlled double blind trial. Obes Surg 12 (2002) 812–818. [EBM Ib]

[140] deWit LT, Mathus-Vliegen L, Hey C et al.: Open versus laparoscopic adjustable silicone gastric banding: a prospective randomized trial for treatment of morbid obesity. Ann Surg 230 (1999) 800–807. [EBM Ib]

[141] Kim WW, Gagner M, Kini S et al.: Laparoscopic versus open biliopancreatic diversion with duodenal switch: a comparative study. J Gastrointest Surg 7 (2003) 552–557. [EBM III]

XXXI Was gibt es Neues in der Wirbelsäulenchirurgie?

U. Lange, P.F. Heini, T. Gösling, T. Hüfner, U. Seidel und C. Krettek

1 Computernavigation zur Pedikelschrauben-applikation

Computertomographie und Kernspintomographie sind hoch präzise 3D-bildgebende Verfahren und mittlerweile Standard zur präoperativen Diagnostik und postoperativen Kontrolle bei Erkrankungen und Verletzungen der Wirbelsäule. Intraoperativ ist die Bildqualität wesentlich reduziert, dem Operateur stehen lediglich 2D-Bilddaten durch den C-Arm zur Verfügung.

Die transpedikuläre Instrumentierung und dorsale Stabilisierung mit einem Fixateur externe gilt als die stabilste dorsale Osteosynthese eines Wirbelsäulensegments [5, 6, 14] und ist als Standardtechnik etabliert bei der operativen Behandlung thorakolumbaler Wirbelfrakturen [9] und auch zur Stabilisierung bei degenerativen Erkrankungen. Um das Stabilisierungspotenzial transpedikulärer Implantate voll auszuschöpfen, sollte die Pedikelschraube idealerweise entsprechend der Achse des Pedikels eingebracht werden und den zur Verfügung stehenden Durchmesser des Pedikelisthmus optimal ausnutzen. Fehlplatzierungen können zu Verletzungen des Epiduralraumes, des Rückenmarks und der Nervenwurzeln führen [3, 4] (Abb. 1). Im anatomisch schwierigen thorakalen Bereich mit komplexer und variabler Anatomie der Pedikel [13] besteht zusätzlich das Risiko der Aortaverletzung (Abb. 2) [2], ebenso können aber auch der Ösophagus, die V. azygos und der Ductus thoracicus [3] (Chylothorax) verletzt werden.

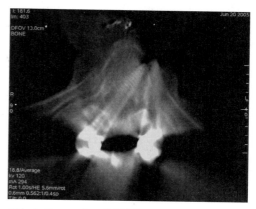

Abb. 1: Konventionell fehlplatzierte Schraube in der oberen BWS mit postoperativem Querschnitt.

Ein weiterer und weit häufigerer Aspekt ist die unzureichende biomechanische Verankerung bei Schraubenfehlplatzierung [10].

Auch wenn zahlreiche Landmarken angegeben werden, um Pedikelschrauben sicher zu platzieren [3], ist in der Regel zusätzlich die C-Arm-Kontrolle notwendig. Aufwändig ist die Kontrolle in zwei Ebenen, die Strahlenexposition wird in der Literatur mit ca. 20 Sekunden pro Schraube angegeben, kann aber im Einzelfall ein Vielfaches betragen [8].

Die Platzierung von Pedikelschrauben ist somit ein ideales Einsatzgebiet für das navigierte Operieren mit dem Ziel, die Schraubenlage zu optimieren. Mit Navigation kann die Fehlplatzierungsrate auf unter 5 % reduziert werden gegenüber der konventionellen Technik mit bis zu 40 % (Abb. 3) [1, 7, 11, 12,15, 16].

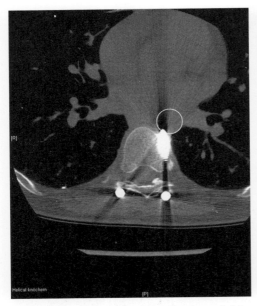

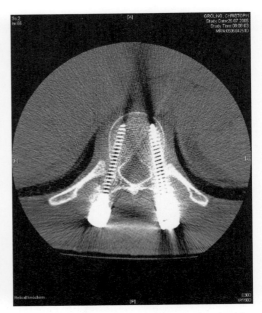

Abb. 2: Gerade die Länge der Schrauben wird im seitlichen Strahlengang häufig unterschätzt und kann zu intraaortalen Schraubenlagen führen.

Abb. 3: Eine perfekte Schraubenlage ist für eine biomechanisch optimale Fixation anzustreben.

Gerade die Länge der Schrauben wird im seitlichen Strahlengang häufig unterschätzt und kann zu intraaortalen Schraubenlagen führen.

1.1 Computerassistierte Pedikelschraubeninsertion

Bei der computerassistierten Pedikelschraubeninsertion muss zwischen CT-, 2D-Fluoroskopie- und 3D-Fluoroskopie-basierter Navigation unterschieden werden. Bei allen Verfahren wird durch den Prozess der Registrierung eine präzise und definierte Relation zwischen dem Bilddatensatz und der Patientenanatomie sowie den navigierten chirurgischen Instrumenten hergestellt. Ein kommerzielles Navigationssystem besteht aus einer Arbeitsstation mit einem Monitor und einem optoelektronischem Kamerasystem und wird mit einem refe-

renziertem 2D- oder 3D-C-Arm verbunden. Die Kamera wird am Fußende, der Monitor des Navigationssystems und der C-Arm gegenüber vom Operateur platziert (Abb. 4).

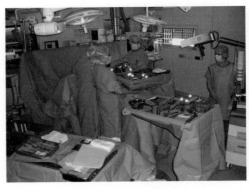

Abb. 4: Das Navigationssystem wird mit der Kamera am Fußende platziert.

Operationstechnik

Nach Intubationsnarkose, Bauchlagerung und Weichteilpräparation wird die Referenzbasis an den Dornfortsatz des zu operierenden Wirbelkörpers rigide fixiert (Abb. 5).

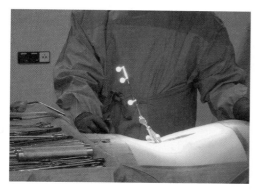

Abb. 5: Fixation der Referenzbasis an den Dornfortsatz L3. Der Operateur muss die Stabilität überprüfen.

Anschließend erfolgt die C-Arm-Bildakquisition und der Import der Bilddaten in das Navigationssystem. Absolut notwendig ist der nächste Arbeitsschritt, die Verifikation. Mit einem navigiertem Zeigeinstrument („Pointer") erfolgt der Abgleich der Anzeige auf dem Navigationssystem mit der Realität anhand bekannter anatomischer und radiologisch sichtbarer Landmarken. Nur bei einer Präzision von < 1 mm darf navigiert operiert werden. Ursachen für eine Abweichung > 1 mm können in einer nicht rigiden Fixierung der Referenzbasis an den Wirbelkörper liegen, ein weiterer Grund in der Fixation an einen anderen Wirbelkörper als den zu navigierenden. Nach Ausschalten dieser Ursachen müssen der Bilddatenimport und die Registrierung wiederholt werden.

Für die Navigation stehen bereits vorkalibrierte navigierte Instrumente zur Verfügung, wie eine Eröffnungs- oder verschiedene Pedikelahlen, navigierte Meißel oder Schraubendreher.

Bei der Navigation wird dem Chirurgen eine dreidimensionale Sicht (CT-, 3D-Fluoroskopie-Navigation) bzw. die Ansicht in mehreren Ebenen (2D-Navigation) des Wirbelkörpers zur Verfügung gestellt (Abb. 6). Somit ist eine genaue Schraubenplanung und auch Pedikelpräparation bzw. Schraubenapplikation gewährleistet.

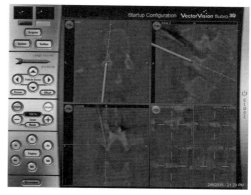

Abb. 6: Die 3D-Fluoroskopie-Navigation bietet eine Bildqualität ähnlich der CT, hier beim Eröffnen des Pedikels.

2 Lumbale Bandscheibenprothesen

2.1 Einführung

Degenerative, schmerzhafte Veränderungen der lumbalen Bandscheiben sind eine typische Ursache für chronischen Low Back Pain und kommen bereits bei 30-jährigen Patienten vor.

„Goldstandard" in der Behandlung solcher Krankheitsbilder nach Ausschöpfen aller konservativen Behandlungsoptionen ohne relevante Besserung ist die Fusion des betreffenden Bewegungssegmentes. Hierfür stehen eine Vielzahl von unterschiedlichen Operationsverfahren von dorsal, von ventral oder kombiniert sowie mit unterschiedlichen Implantaten zur

Verfügung. Eine funktionelle Verbesserung erreichen 70 % der Patienten nach einer Fusion für Low Back Pain, eine knöcherne Fusion wird in 52–92 % in Abhängigkeit vom gewählten chirurgischen Verfahren erzielt [17].

Komplikationen nach Fusionsoperation sind Pseudarthrosen [18], implantatbedingte Probleme und vorzeitige Degenrationen angrenzender Bewegungssegmente, die in bis zu 20 % zu Reoperationen führen [19]. Außerdem werden viele Patienten durch die Morbidität nach Knochenentnahme am Beckenkamm dauerhaft beeinträchtigt [18, 20].

Durch Implantation einer Bandscheibenprothese soll der Bewegungsumfang im operierten Bewegungssegment erhalten bleiben und die genannten Komplikationen vermieden werden. Durch die Prothese soll die Höhe des intervertebralen Bewegungssegmentes wiederhergestellt werden. Damit sollen die Facettengelenke entlastet und die Neuroforamina erweitert werden.

Ein gutes Outcome nach der Implantation einer Bandscheibenprothese ist an eine *sehr sorgfältige und strenge Indikationsstellung* geknüpft:

2.2 Indikationen

Die *Indikation* für eine lumbale Bandscheibenprothese ist ein chronischer Rückenschmerz ohne Ischialgie oder peripher neurologische Defizite durch eine mono- oder bisegmentale degenerative, schmerzhafte Bandscheibe. Eine Facettengelenksarthrose oder segmentale Spondylophyten sollten ebenso ausgeschlossen sein wie multisegmentale Degenerationen. Hieraus ergibt sich eine Altersbegrenzung auf etwa 45 Jahre, wobei im Einzelfall von diesem Limit abgewichen werden kann. Die Bandscheibenhöhe soll wenigstens 4 mm betragen. Eine wenigstens sechsmonatige konsequent durchgeführte konservative Therapie hat keine relevante Besserung der Schmerzen erbracht [21, 22].

2.3 Kontraindikationen

Kontraindikationen für die Implantation einer lumbalen Bandscheibenprothese sind Frakturen und Osteoporose, da ein Einsinken der Prothese zu befürchten ist. Bei Spondylolisthesen und Skoliosen besteht die Gefahr einer Progredienz der Deformität [22]. Spinalkanalstenosen verursachen eine Einengung der neuralen Strukturen und sind entsprechend durch eine Dekompression und ggf. Stabilisierung zu behandeln. Diskushernien mit neurologischen Defiziten sollten als „kleine" und wirksame Maßnahme weiterhin durch eine Nukleotomie angegangen werden. Weitere Kontraindikationen sind Tumoren und Infektionen [21].

2.4 Diagnostik

Die präoperative Diagnostik umfasst neben einer sorgfältigen klinischen und neurologischen Untersuchung konventionelle Röntgenaufnahmen der Lendenwirbelsäule in zwei Ebenen (Abb. 7) sowie seitliche Funktionsaufnahmen, um eine segmentale Verschmälerung des Bandscheibenraumes nachzuweisen, Spondylophyten auszuschließen und in Flexion und Extension relevante Instabilitäten auszuschließen [21]. Relevante Facettengelenksarthrosen sollten mit einer Kernspintomografie der LWS ausgeschlossen werden, außerdem zeigt sich in der Kernspintomografie eine Dehydrierung der betroffenen Bandscheibe („black disc"), die anderen Bandscheiben sollten ein normales Signalverhalten aufweisen (Abb. 8). Zur Differenzierung diskogener Schmerz vs Facettenschmerz und sicheren Lokalistaion der schmerzhaften Bandscheibe wird eine Provokationsdiskografie durchgeführt, während dieser der Patient eine Verstärkung seines typischen Rückenschmerzes erfahren sollte (Abb. 9) [22].

Durch eine selektive Infiltrationsdiagnostik der Facettengelenke sowie ggf. der SI-Fugen und Wurzelblockaden soll eine nicht diskogene Schmerzursache ausgeschlossen sein.

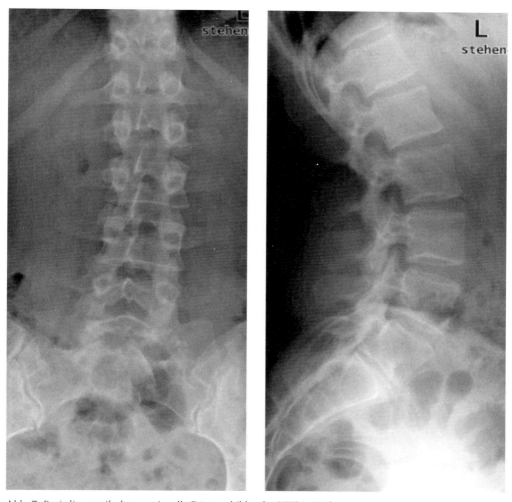

Abb. 7: Basisdiagnostik: konventionelle Röntgenbilder der LWS in 2 Ebenen

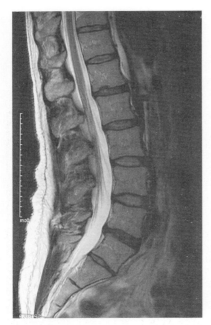

Abb. 8: MRT: monosegmentale „black disc" L5/S1

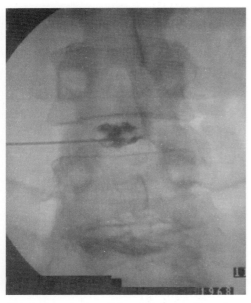
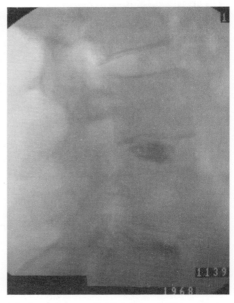

Abb. 9: Provokationsdiskografie: Verstärkung des typischen Rückenschmerzes bei Injektion L5/S1, pathologisches Füllungsmuster, Kontrolldiskografie L4/5 ohne pathologischen Befund

2.5 Operation

Der Operationszugang für die Implantation einer lumbalen Bandscheibenprothese ist der transperitoneale oder retroperitoneale anteriore Zugang [23] (Abb. 10).

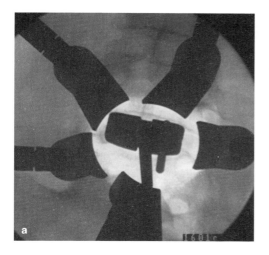
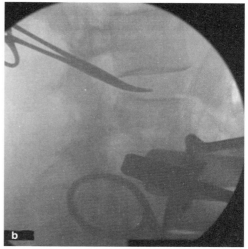
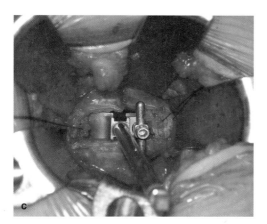

Abb. 10: Implantation einer ProDiscII-Prothese: Einbringen des Probespacers (10a–c); Implantation der Prothese (10d–f); postoperative Kontrolle im Stehen (10g, h).

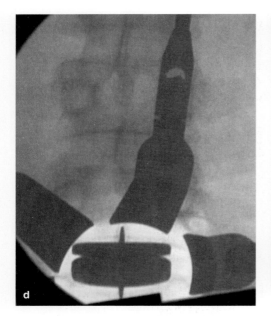
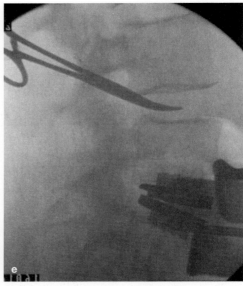
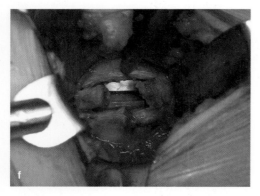

Abb. 10: Implantation einer ProDiscII-Prothese: Einbringen des Probespacers (10a–c); Implantation der Prothese (10d–f); postoperative Kontrolle im Stehen (10g, h). *(Forts.)*

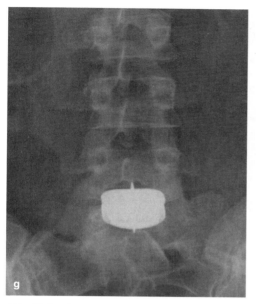
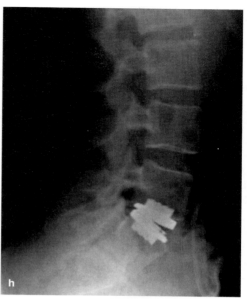

Abb. 10: Implantation einer ProDiscII-Prothese: Einbringen des Probespacers (10a–c); Implantation der Prothese (10d–f); postoperative Kontrolle im Stehen (10g, h). *(Forts.)*

2.6 Prothesenmodelle

Im klinischen Einsatz sind derzeit im Wesentlichen drei verschiedene Modelle:

2.6.1 SB Charité III

Die längsten Erfahrungen liegen für die ungekoppelte Charité-Prothese (SB Charité III, DePuy Spine, Kirkel-Limbach, Deutschland), die erstmals 1984 implantiert wurde, vor [24]. Drei Komponenten werden zusammengesetzt: Eine obere und eine untere konkave Endplatte aus Cobalt-Chrom-Molybden (CoCrMo) und ein bikonvexes Inlay aus Polyethylen (UHMW-PE). Die Verankerung im Knochen erfolgt mit Finnen an den Endplatten (Abb. 11). Die Prothese ist „non-constrained", d.h. es werden Bewegungen in Flexion/Extension bis 14°, Seitneigung und Rotationen sowie zusätzlich eine geringe Translation zugelassen [25]. Die Charité III ist in den USA derzeit die einzige lumbale Bandscheibenprothese mit Zulassung der amerikanischen FDA (Food and Drug Administration) im Oktober 2004.

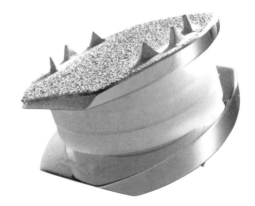

Abb. 11: SB-Charité-III-Prothese (mit freundlicher Genehmigung von DePuy Spine, Kirkel-Limbach, Deutschland)

2.6.2 ProDisc II

Das Vormodell der ProDisc II (Synthes) ist in Europa seit 1990 erhältlich. Die Prothese besteht ebenfalls aus drei Komponenten: auf einer planen inferioren Endplatte wird eine konvexe „Gelenkfläche" aus UHMWPE durch Einschnappen befestigt. Diese artikuliert mit einer konkaven Endplatte aus CoCrMo. Die den Wirbelkörpern zugewandten Flächen weisen jeweils einen Kiel zur Verankerung im Knochen auf und sind mit Titan beschichtet. Die Prothese ist „hemi-constrained" mit theoretischen Bewegungsumfängen von 13° in Flexion, 7° in Extension, Seitneigung bis jeweils 10° und freier Rotation mit einem fixen Rotationszentrum, entsprechend keiner Translationsmöglichkeit [25].

2.6.3 Maverick

Die Maverick-Prothese (Medtronik Sofamor Danek Inc., Memphis, USA) besteht aus zwei Komponenten aus CoCrMo, einer oberen konkaven und einer unteren konvexen Endplatte, die direkt miteinander artikulieren. Die den Wirbelkörpern zugewandten Seiten sind Hydroxylapatit beschichtet und haben Kiele zur Verankerung im Knochen (Abb. 12). Der Bewegungsumfang der „partial-constrained" Prothese im biomechanischen Versuch beträgt 5,4° in Flexion, 3,4° in Extension, 3,6° in Seitneigung und 2,3° in Rotation [9].

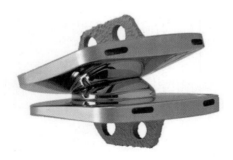

Abb. 12: Maverick-Prothese (mit freundlicher Genehmigung von Medtronic, Düsseldorf, Deutschland)

Weitere Prothesentypen sind in der Entwicklung und klinischen Erprobung.

2.7 Erfahrungen mit lumbalen Bandscheibenprothesen

In der prospektiv, randomisierten FDA-Studie zum Vergleich der Charité-Prothese mit einer anterioren Fusion mit BAK-cage wurde in der Charité-Gruppe eine schnellere Erholung von der Operation, ein kürzerer Hospitalaufenthalt und ein besseres klinisches Outcome der Patienten in allen frühen Kontrollen nachgewiesen. Dieser Unterschied war aber in der 2-Jahreskontrolle nicht mehr signifikant [22]. Im Zweijahresverlauf zeigt sich nach Implantation einer lumbalen Bandscheibenprothese eine signifikante Verbesserung im VAS-Score von 72–76 auf 22–32 und im Oswestry-Score von 27–51 auf 8–27 [22, 26, 27]. Im längerfristigen Verlauf zeichnet sich derzeit ein uneinheitliches Bild ab: Lemaine et al. [28] berichten in einer Nachuntersuchung wenigstens zehn Jahre nach Implantation einer Charité-Prothese über 90 % gutes und exzellentes klinisches Outcome und eine berufliche Wiedereingliederung in den alten Beruf bei über 90 % der Patienten. Der mittlere Bewegungsumfang (Range of motion) in diesem Kollektiv lag bei 10,3° im Gegensatz zu 4,0° 8,6 Jahre nach ProDisc-Implantation [29]. Patienten mit einem Bewegungsumfang > 5° hatten dabei ein besseres klinisches Outcome.

2.8 Komplikationen und Revisionen

Seit kurzem finden sich in der Literatur erste Berichte zu Komplikationen und Revisionen von lumbalen Bandscheibenprothesen: Zugangsspezifische Komplikationen sind Hämatome, Gefäßverletzungen, radikuläre Symptome und retrograde Ejakulation und können ebenso auftreten wie bei anterioren Fusionsoperationen [28]. Außerdem wurden Luxationen der Prothese nach Tagen bis Monaten, ein

Einsinken der Prothese in die angrenzenden Endplatten, Degenerationen angrenzender Bewegungssegmente, Facettenarthrose und Polyethylenabrieb beschrieben [30, 31]. Außerdem wurde das Auseinanderbrechen des Polyethylen-Inlays einer Charité-Prothese nach 9,5 Jahren berichtet. In diesem Fall erfolgte als Revison die erneute Implantation einer Charité-Prothese [32]. Als Revisionsstrategien werden ansonsten dorsale, instrumentierte Fusionen unter Belassen der Prothese oder Prothesenentfernung und 360°-Fusion angegeben [30].

Letztendlich sind die Lebensdauer einer lumbalen Bandscheibenprothese und das Langzeit-Outcome noch nicht in ausreichendem Maße bekannt. Bei Fusionsoperationen ist mit Ausbildung einer knöchernen Fusion der gewünschte Endzustand eingetreten. Es können jedoch Nachbarsegmentpathologien bedeutsam werden. Nach Implantation einer Bandscheibenprothese wird bezüglich dieses Bewegungssegmentes kein Endzustand erreicht, da das Bewegungssegment mobil bleibt. Hieraus ergibt sich die Forderung nach „lebenslangen" Follow-up-Untersuchungen von Patienten mit lumbalen Bandscheibenprothesen bis entweder eine spontane Fusion bei liegender Prothese eingetreten ist, das Inlay zerstört ist und eine Revision notwendig ist oder der Patient sein Lebensende erreicht hat [33].

3 Neues Konzept für ALIF: „Stand alone"-Implantat für die ventrale interkorporelle Spondylodese

Zur operativen Behandlung von chronischen Rückenschmerzen (low back pain) stehen eine Vielzahl von anterioren, posterioren und anterior-posterioren Operationsverfahren zur Verfügung [34]: Anteriore Fusionen können mit einem autologen Knochenspan, Allograft oder Cages aus Titan oder PEEK durchgeführt werden. Hierfür muss zum Einbringen des Knochens oder Cages das vordere Längsband und damit der entscheidende Part der ventralen Zuggurtung durchtrennt werden. In vielen Fällen ist daher ein ventraler „stand alone" cage nicht ausreichend [35] und eine zusätzliche dorsale Stabilisierung mit einem Fixateur interne oder eine Facettengelenksverschraubung notwendig, um eine ausreichende Primärstabilität zu erzielen [17].

SynFix (Synthes) ist ein stand alone ALIF-Implantat mit hoher Primärstabilität (Abb. 13). Das Implantat besteht aus einem PEEK-Cage (Poly-Ether-Ether-Keton), der drei durchgehende Aussparungen für das Einbringen von autologem Knochen zur Induktion einer Spondylodese aufweist. Ventralseitig ist in den Cage eine Titanplatte mit Gewindelöchern für eine winkelstabile Verankerung von vier Verriegelungsschrauben eingearbeitet. Hierdurch wird eine hohe Primärstabilität erzielt. Weder die Titanplatte noch die winkelstabil verriegelten Schraubenköpfe liegen über dem Niveau der Wirbelkörpervorderkanten, so dass keine Alteration der darüber verlaufenden großen Gefäße durch chronischen Druck zu befürchten ist (Abb. 14, 15).

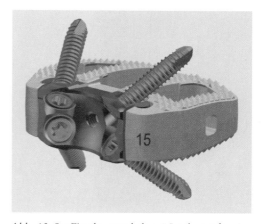

Abb. 13: SynFix als „stand alone" Implantat für eine ventrale interkorporelle Spondylodese (mit freundlicher Genehmigung von Synthes, Oberdorf, Schweiz)

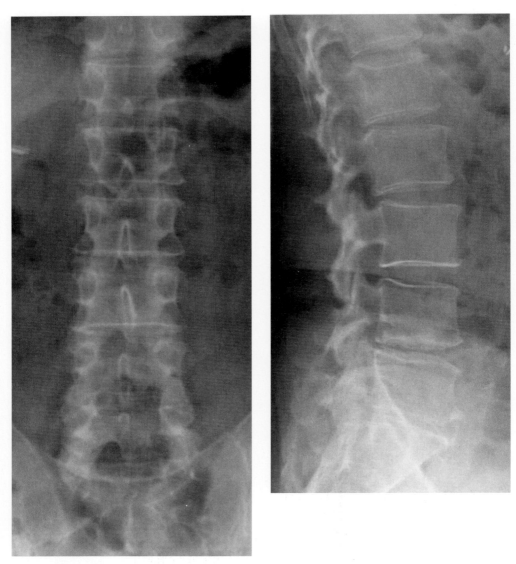

Abb. 14: Chronischer lumbaler Rückenschmerz, Status nach zweifacher Bandscheibenoperation L4/5 und L5/S1, fortgeschrittene bisegmentale Bandscheibendegeneration.

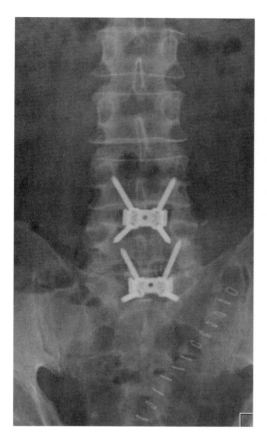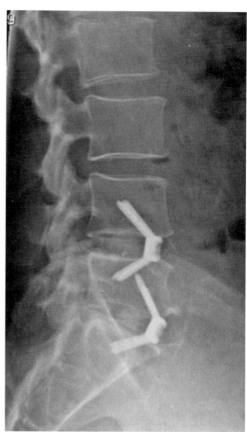

Abb. 15: Bisegmentale ventrale interkorporelle Spondylodese mit SynFix

4 Interspinous spacer

4.1 Einführung

Degenerationen im Bereich der Lendenwirbelsäule können zur Ausbildung von Spinalkanalstenosen oder foraminalen Einengungen führen. Dabei kommt es durch den zunehmenden Flüssigkeitsverlust der Bandscheiben zu einem Höhenverlust des Intervertebralraumes. Dieser führt zum einen zu einer erhöhten Beweglichkeit im betroffenen Segment und damit zu einer unphysiologischen Belastung der Fa-

cettengelenke, welche eine hypertrophe Arthrose ausbilden können. Zum anderen kann aus der Höhenminderung des Bandscheibenfaches und dem Elastizitätsverlust der Bandscheibe eine Protusion des dorsalen Anulus in Richtung Spinalkanal oder Neuroforamina resultieren. In der Folge kann es durch diese Einengungen zu einer intermittierenden oder „funktionellen" Claudicatio spinalis kommen.

Meist sind von solchen Veränderungen ältere Patienten betroffen und die degenerativen Veränderungen beschränken sich meist nicht auf ein einzelnes Segment. Eine klassische Behandlungsmöglichkeit ist die chirurgische Dekompression, die in vielen Fällen wegen der bestehenden Instabilität mit einer Spondylodese kombiniert wird. Eine Versteifung kann bei einer oft generalisierten Degenration jedoch zu einer Dekompensation der Anschlusssegmente führen.

Daher wurden Implantate entwickelt, die den Spinalkanal durch Entlastung der Facettengelenke und des dorsalen Anulus erweitern sollen und dabei eine gewisse Beweglichkeit der betreffenden Bewegungssegmente erlauben sollen.

In die Gruppe dieser Implantate gehört u.a. das *Dynesys®*-System (Zimmer Spine, Freiburg, Deutschland). Hierbei werden Pedikelschrauben in die betroffenen Wirbel eingebracht, welche mit flexiblen Distanzhaltern statt rigiden Stangen verbunden werden, wobei eine leichte Distraktion eingebaut wird und keine Spondylodese erfolgt. So kommt es zu einer flexiblen Montage, die Restbewegungen erlaubt und durch die dorsale Distraktion eine Dekompression des Spinalkanals bewirkt. Im eigenen Patientengut wurde allerdings eine relativ hohe Rate von entweder Lockerungen der Pedikelschrauben oder spontanen Fusionen der versorgten Segmente beobachtet.

Eine relativ neue Gruppe von flexiblen, dorsal distrahierenden Implantaten sind die „interspinous spacer". Diese werden zwischen zwei benachbarte Dornfortsätze eingebracht und führen dort ebenfalls zu einer segmentalen Distraktion und damit Dekompression unter Erhalt einer gewissen Beweglichkeit des Segments. Beispiele sind das *ISS®* (Biomet, Berlin, Deutschland), *X-Stop®* (Neutromedics, Cham, Schweiz) oder *Wallis®* (Arca Medica, Basel, Schweiz).

Im eigenen Patientengut bevorzugen wir derzeit das *X-Stop®* als einfach zu implantierendes und bislang zuverlässiges System.

4.2 X-Stop®

Das *X-Stop®*-System (Neutromedics, Cham, Schweiz) ist ein einfach zu implantierender „interspinous spacer", der zwischen zwei benachbarte Dornfortsätze von dorsal eingebracht wird. Hier bewirkt er eine Distraktion der Facettengelenke sowie des dorsalen Anulus. Er kann dadurch einerseits eine Entlastung der Facetten bei Facettengelenkssyndrom, anderseits eine Dekompression der neuralen Strukturen durch die Straffung der dorsalen Strukturen bewirken [36]. Dadurch kommt es zu einer segmentalen Kyphosierung. Des Weiteren wird eine Extensionsstellung des betroffenen Segments, in welcher sich die Stenose akzentuiert, verhindert. Die Ergebnisse zeigen einen vergleichbaren Effekt wie bei einer Laminektomie und ein deutlich besseres Ergebnis als bei der konservativen Behandlung der intermittierenden Claudicatio spinalis [37].

Voraussetzung für die Verwendung des *X-Stop®* ist ein erhaltenes Ligamentum supraspinale, damit das Implantat nicht nach dorsal dislozieren kann und eine genügende Spannung für die gewünschte Funktion aufgebaut werden kann.

Prinzipiell kann bei ambulanten Patienten das Verfahren in Lokalanästhesie durchgeführt werden. Falls nötig kann simultan auch eine chirurgische Dekompression erfolgen, da eine normale Fenestrierung die Funktion des Spacers nicht beeinträchtigt.

Das Implantat besteht aus einem querovalen Spacer aus PEEK (Poly-Ether-Ether-Ketone) mit Titankern in sechs erhältlichen Größen (6–16 mm), welcher zwischen die Dornfortsätze und vor das Ligamentum supraspinale geschoben wird (Abb. 16). Das Ligamentum interspinale wird zuvor mittels Trokaren stumpf perforiert und die gewünschte Distraktion mittels einer Spreizzange mit Größenskala festgelegt. Abbildung 17 zeigt den Trokar und die Spreizzange mit ablesbarer Größenskala. In Abbildung 18 ist die Spreizzange in situ abgebildet. Mittels eines Einführinstrumentes wird der

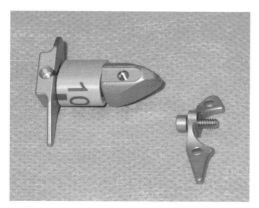

Abb. 16: Implantat X-Stop®-System

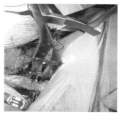

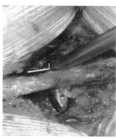

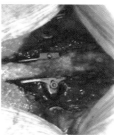

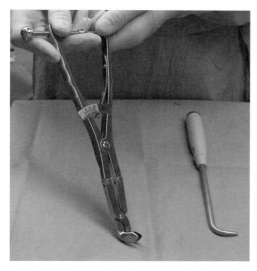

Abb. 17: Trokar und Spreizzange mit Größenskala

Abb. 18: Funktionsweise der Spreizzange in situ

Spacer zwischen die Dornfortsätze eingeschoben. Zu beiden Seiten des Spacers sitzt ein Flügel, welcher den Spacer in Position hält und sich auf den benachbarten Laminae abstützt.

Indikationen für die Implantation sind Claudicatio spinalis durch Diskusbulging, Morbus Baastrup, Facettensyndrome, Post-Discektomie-Syndrom und Anschlusssegmentüberlastung nach Spondylodese.

Durch die Implantation kommt es im jeweiligen Segment zu einer signifikanten Verminderung der Flexion-Extension um ca. 5°, während die Seitneigung und die axiale Rotation im instrumentierten Segment nicht beeinflusst werden. Zudem hat sich kein signifikanter Einfluss auf die Beweglichkeit der Nachbarsegmente gezeigt [38].

4.3 Fallbeispiele

Abbildung 19 zeigt die Röntgenbilder eines 45-jährigen Patienten mit schwerer Segmentdegeneration L5/S1. Nach der entsprechenden Stufendiagnostik wurde zunächst das untere Segment von ventral mittels Synfix®-Cage von ventral spondylodesiert.

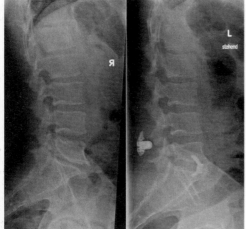

Abstand der Deckplatten im hinteren Anteil des Bandscheibenfachs zu erkennen.

Abbildung 20 zeigt die Bilder einer 46-jährigen Patientin mit Status nach 360°-Fusion bei symptomatischer Instabilität der unteren LWS. Zunächst ergab sich ein positiver Verlauf. Ein Jahr später kam es zu Beschwerden im kranialen Anschlusssegment im Sinne eines Facettenüberlastungssyndroms, welches mittels Facettengelenksinfiltrationen verifiziert werden konnte. Das untere Bild zeigt den Status nach X-Stop-Implantation mit der dadurch erreichten Verringerung der segmentalen Lordose um ca. 5°.

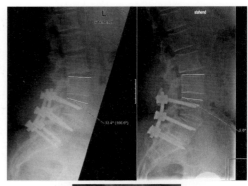

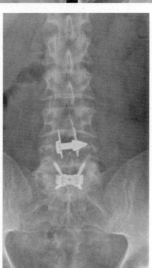

Abb. 19: 45-jähriger Patient mit schwerer Segmentdegeneration L5/S1

Bei Restbeschwerden im Sinne einer Claudicatio spinalis wurde in einem zweiten Schritt sechs Monate später im kranialen Anschlusssegment von dorsal eine Dekompression durch Fenestrierung mit Implantation eines X-Stop durchgeführt. Es ist deutlich die Verminderung der segmentalen Lordose sowie der vergrößerte

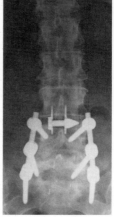

Abb. 20: 46-jährige Patientin mit Status nach 360°-Fusion bei symptomatischer Instabilität der unteren LWS

5 Vertebroplastik bei hochgradiger Osteoporose

5.1 Einleitung

5.1.1 Epidemiologie

Die zunehmende Anzahl älterer Leute in den nächsten Dekaden stellt wahrscheinlich eine der wichtigsten Veränderungen unserer Gesellschaft dar. Es wird erwartet, dass der Anteil der über 65-Jährigen in Europa bis ins Jahr 2050 mindestens 30 % beträgt. In urbanisierten Ländern wird der Anteil der über 80-Jährigen 5–10 % der Gesamtbevölkerung ausmachen, dies bedeutet eine Verdreifachung dieser Bevölkerungsgruppe zwischen 1995 und 2050. Die Frakturinzidenz bedingt durch die Osteoporose nimmt mit zunehmendem Alter exponentiell zu [17]. Die Wirbelsäule ist der häufigste Ort für Osteoporosefrakturen. Studien aus den USA zeigen bei 25 % der Frauen über 75 und bei über 50 % der Frauen über 80 Hinweise für Wirbelfrakturen. Am häufigsten betroffen ist dabei die mittlere BWS und der thorakolumbale Übergang [33, 35, 44]. Folgen dieser Frakturen sind Schmerzen, der Wirbelkollaps, und der progressive Verlust der physiologischen Haltung [48]. Eine verminderte Leistungsfähigkeit infolge der pulmonalen Beeinträchtigung und des Verlusts der Körpergröße [36], die Veränderung der äußeren Erscheinung und Haltung führen zu sozialer Isolation und Verlust des Selbstwertgefühls – und letztlich zu einer Einbuße der Lebensqualität. Auch eine neurologische Schädigung als Folge von Frakturen kann auftreten [24, 34]. Die Morbidität assoziiert mit der Osteoporose und Osteoporosefrakturen der Wirbelsäule hat auch enorme sozioökonomische Konsequenzen [18, 38, 39]. Wirbelfrakturen gehen einher mit einer erhöhten Mortalität im Vergleich zu Bevölkerungsgruppen ohne Frakturen, das Ausmaß ist allerdings geringer als bei hüftnahen Frakturen [21].

5.1.2 Frakturrisiko

Das Risiko eine Wirbelfraktur zu erleiden ist multifaktoriell. Verschiedene Parameter wurden aufgrund epidemiologischer Studien definiert [20, 32, 45]. Die Bedeutung der Knochendichte (BMD) ermittelt mit der DEXA-Messung ist als isolierter Wert ein wenig aussagekräftiger Parameter; vergleichbar mit der Bedeutung des Blutdruckes für die Prognose eines Hirnschlages [20, 32]. In Kombination mit andern Faktoren erlaubt es die BMD aber, das Risikoprofil besser zu definieren [45]. Für das Frakturrisiko spielt die individuelle Vorgeschichte eine wichtige Rolle. Die erste Wirbelfraktur bedeutet ein vierfaches Risiko für eine nächste Wirbelfraktur und nach einer zweiten Fraktur ist das Risiko zwölffach, eine weitere Fraktur zu erleiden [37, 47]. Im Weiteren scheinen genetische Faktoren bedeutsam, z.B. haben Individuen mit „COLIA1 ss"-Genotypus bei gleicher Knochendichte ein fünffaches Risiko, eine Osteoporosefraktur zu erleiden [43]. Es fehlen uns zurzeit aber klare Parameter, die es erlauben würden, für den einzelnen Patienten das individuelle Risiko für eine Wirbelfraktur zu definieren um daraus direkte Konsequenzen für eine chirurgische Behandlung, z.B. die prophylaktische Augmentation abzuleiten. In Tabelle 1 sind die in der Literatur am häufigsten zitierten Risikofaktoren zusammengefasst.

Tab. 1: Risikofaktoren für osteoporotische Frakturen

- Weibliches Geschlecht
- Frühe Menopause
- Amenorrhoe
- Kaukasisch oder asiatisch
- Osteoporosefraktur in der Anamnese
- Tiefe Knochendichte (BMD)
- Steroidtherapie
- Hoher Knochen-Turn-over
- Positive Familienanamnese für Hüftfraktur
- Tiefes Körpergewicht
- Rauchen
- SD-Stoffwechselstörung
- Rheumatoide Arthritis
- Nieren- oder Leberfunktionsstörung
- Hyperparathyroidismus
- Medikamente
- Antiepileptika
- Heparin
- Immunsuppresiva

5.2 Klinisches Problem

Im klinischen Alltag beobachten wir zunehmend Patienten mit in rascher Folge auftretenden Frakturen mehrerer Wirbelkörper und konsekutivem Haltungszerfall (Abb. 21) [25]. Des Weiteren sehen wir Situationen, wo mehrere Frakturen präsent sind, deren Alter nicht zu determinieren ist. Mittels MR und Szintigraphie lassen sich zwar frische Frakturen nachweisen, es gibt aber auch Sinterungen ohne nachweisbare Signaländerung. Wie stark ein frisch frakturierter Wirbel zusammensintert kann ebenso wenig vorhergesagt werden, wie die Wahrscheinlichkeit für eine neu auftretende Fraktur an einem andern Ort (Abb. 22). Schließlich gibt es Patientengruppen, die infolge einer Grunderkrankung mittels Steroiden, Immunsuppressiva und andern Medikamenten behandelt werden (St. nach Organtransplantationen, Dialysepatienten, Patienten mit entzündlichen Darmerkrankungen) und dadurch eine hochgradige Osteoporose entwickeln, die medikamentös kaum zu behandeln ist (Abb. 23a).

Da diagnostische Parameter in der Abschätzung des Frakturrisikos nur bedingt helfen, hat die klinische Beurteilung großen Stellenwert: Patienten mit einer frischen Fraktur berichten mit hoher Regelmäßigkeit über initial stärkste, stechende lokale Schmerzen die gürtelförmig bis nach ventral ausstrahlen. Im Verlauf klingen diese Schmerzen ab und es bildet sich häufig ein, unter Belastung akzentuierter Spannungsschmerz der über den ganzen Rücken ausstrahlt. Diese diffusen Spannungsschmerzen können vorübergehend wieder akut exazerbieren, wenn ein erneuter Wirbelbruch auftritt.

Der Verlauf ist schwierig vorauszusagen, es gibt Fälle des raschen Haltungszerfalls innert weniger Monate und solche die langsam über die Jahre auftreten (Abb. 21–24). Für diese hoch gefährdeten Patienten sehen wir in der Zementinjektion auf mehreren Etagen eine effiziente Behandlungsoption zur Verhinderung weiterer Frakturen und wir können damit dem fortschreitenden Haltungszerfall Einhalt gebieten.

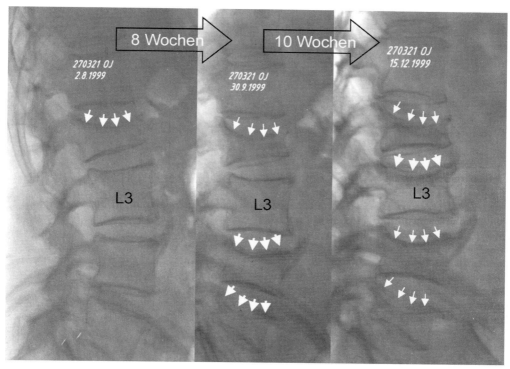

Abb. 21: Spontanverlauf bei Osteoporosefrakturen der LWS: 78-jähriger Patient mit idiopathischer Osteoporose

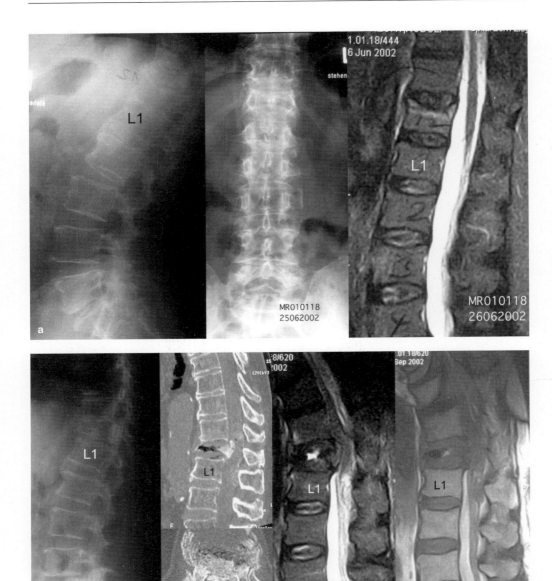

Abb. 22: 84-jähriger Patient mit stark schmerzhafter Spontanfraktur von BWK 12. Konservative Behandlung mit Analgetika, Calcitonin, Bisphosphonaten und Calcimagon (Abb. 22a). Im Verlauf von drei Monaten zunehmende Beeinträchtigung der Gehfähigkeit bis zur Immobilisierung. Vollständiger Kollaps von BWK 12 mit Stenosierung des Spinalkanales und Neurokompression (Abb. 22b).

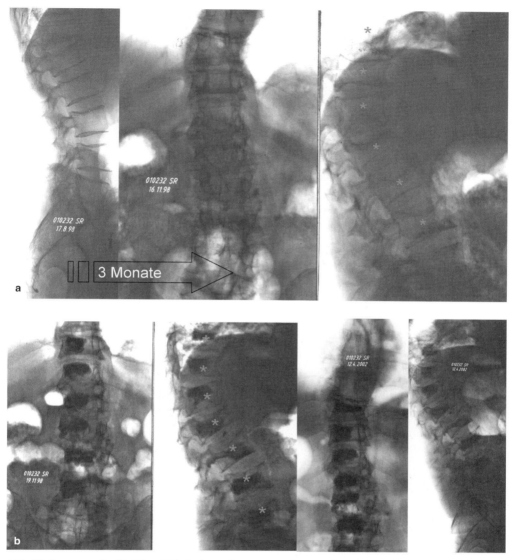

Abb. 23: Spontanverlauf bei Steroid-induzierter Osteoporose der LWS bei einem 66-jährigen Patienten, Multiples Myelom, hoch dosierte Kortisonbehandlung (Abb. 23a). Erfolgreiche Behandlung mit perkutaner Zementapplikation über sieben Wirbel von Th10 bis L4. Stabile Verhältnisse über einen Verlauf von vier Jahren. Zusätzliche Behandlung mit Bisphosphonaten (Abb. 23b).

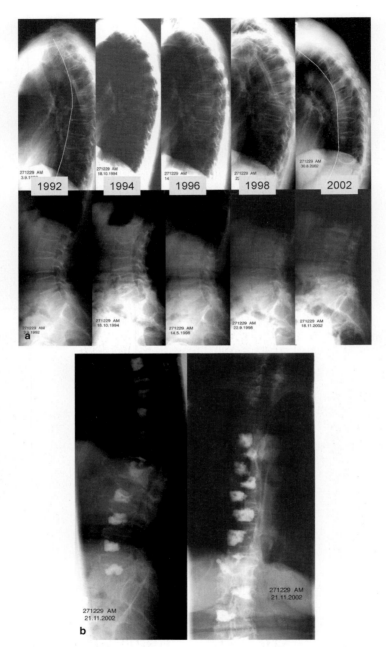

Abb. 24: Langsamer, progressiver Verlust der Haltung infolge mehrerer Wirbelbrüche über zehn Jahre. 73-jährige Patientin, wurde seit den ersten Frakturen „State of the art" medikamentös gegen die Osteoporose behandelt (Abb. 24a). Augmentation von L5 bis T7 in zwei Sitzungen. In der Folge deutliche Verbesserung der Haltung und Verschwinden der Spannungsschmerzen.

5.3 Operative Technik

Zur perkutanen Zementaugmentation benützen wir Einweg-Standart-Biopsiekanülen mit acht Gauge Durchmesser und einer Länge von 15 cm (Manan Trap System MD Tech, Gainesville Florida). Zur Augmentation wird Vertebroplastic®- (De PuyAcromed, Leeds, GB) Zement benutzt. Alternative Zemente mit ähnlicher Röntgendichte sind Osteopal®V (Biomet-Merck, Zwijndrechtn NL) oder Vertecem (Synthes, Oberdrof, CH). Dies sind Polymethyl-Methacrylat-Zemente mit einem hohen Anteil an Kontrastmittel, was ein sicheres Monitorisieren des Zementflusses während der Injektion erlaubt.

Die Kanülenplatzierung erfolgt via Führungsdraht (2 mm/20 cm). Dieser wird unter Durchleuchtungskontrolle über eine Stichinzision (8 mm) trans- oder parapedikulär in den Wirbelkörper eingebracht. Für multietagere Injektionen wird pro Wirbel nur eine Seite besetzt. Um ein wiederholtes Wechseln der BV Projektion zu vermeiden werden in sämtliche zu augmentierende Wirbel diese Führungsdrähte präliminär so weit eingebracht bis deren Spitze die mediale Begrenzung des Pedikels erreicht (maximal 3 cm tief). Anschließend wird in der seitlichen Projektion diese Tiefe verifiziert und die Drähte können bei Bedarf etwas nachgerichtet werden. Sie sollen bis in das dorsale Drittel des Wirbelkörpers eingebracht werden. Anschließend werden die Füllungskanülen schrittweise eingebracht, bis sie in der Mitte des Wirbelkörpers zu liegen kommen. Die Spitze der Kanülen wird mit dem stumpfen Trokar befreit. Die Zementinjektion erfolgt mittels 2cc- und 1cc-Spritzen, die direkt an die Kanüle gekoppelt werden (Abb. 25) [30].

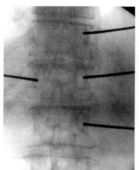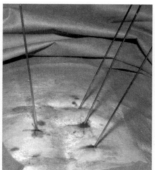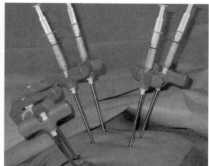

Abb. 25: Operationstechnik. Unter Bildwandlerkontrolle werden Führungsdrähte über Stichinzisionen trans- oder parapedikulär eingebracht. Überschieben der Füllungskanülen und schrittweises Füllen. Abhängig von der Problematik werden in der Regel max. sechs Wirbel in einer Sitzung gefüllt (im präsentierten Beispiel wurden ausnahmsweise sieben Wirbel behandelt).

Bevor der Zement appliziert wird, lässt man ihn „ziehen" bis die Viskosität so hoch ist, dass er eine gewisse Kohärenz zeigt, die verhindert, dass der Zement durch den Blutfluss im Wirbelkörper weggeschwemmt wird. Das Einspritzen von niedrig viskösem Zement ist gefährlich wegen der Embolisationsgefahr. Beim Vertebroplastic®- und Vertecem®-Zement wird ab Mischzeitpunkt mindestens 7 Minuten zugewartet, bevor er appliziert wird. Es ist möglich, mit den aktuell zur Verfügung stehenden Zementen gleichzeitig zwei bis drei Wirbel zu füllen. Die Füllmenge wird determiniert durch das Füllungsverhalten und beträgt circa. 2 bis 6 ml, abhängig von der Lokalisation und dem Ausmaß der Osteoporose. Der Zementfluss muss unter kontinuierlicher (real time) Durchleuchtungskontrolle monitorisiert werden. Um Extravasate nach lateral zu erfassen muss man beide Ebenen kontrollieren, wobei der Füllungsprozess in der seitlichen Projektion erfolgt und ein- oder zweimal während dem Procedere in die a-p-Ebene geschwenkt wird. Alternativ kann mit zwei Bildverstärkern gearbeitet werden, um das Umschwenken zu vermeiden. Jedes Ausfließen des Zements muss zum Abbruch der Injektion führen. Pro Sitzung können mit der beschriebenen Technik innerhalb einer Stunde 3 × 2 Wirbel augmentiert werden. Wir beschränken die Anzahl der Injektionen pro Sitzung auf sechs Wirbel oder 25 ml appliziertes Zementvolumen um Komplikationen durch das Ausschwemmen von Knochenmark zu vermeiden. Die Operationstechnik ist detailliert in einer DVD zusammengefasst [23].

5.4 Patienten

Über einen Zeitraum von acht Jahren wurden bei mehr als 1 000 Patienten 4 000 Wirbel wegen Osteoporosefrakturen bzw. hochgradiger Osteoporose mittels PMMA-Zement augmentiert.

Im Durchschnitt wurden 3,9 Wirbel pro Patient behandelt, minimal einer, maximal 14. Bei 28 % dieser Patienten wurden fünf und mehr Wirbel verstärkt. Maximal wurden pro Patient

14 Wirbel in drei Sitzungen behandelt, pro Sitzung wurden bei einem Patienten ausnahmsweise elf Niveaus augmentiert. Im Durchschnitt wurden bei diesen 300 Patienten 7,3 Wirbel behandelt. Der Abstand zwischen den einzelnen Behandlungen betrug einen Tag bis über zwei Jahre; im Mittel 4,5 Monate.

Die Strategie bei der Ausdehnung der Behandlung wurde im Bereich der BWS so weit nach kranial bzw. kaudal gewählt, bis über den kyphotischen Abschnitt hinaus. Im Bereich der LWS wurde in der Regel bis L4 zementiert, da Frakturen von L5 selten zu beobachten sind. Technische Komplikationen der Behandlung wurden bei diesen Patienten keine beobachtet. Lokale Zementextravasationen sind bei 28 % der Patienten beobachtet worden (Analyse der Durchleuchtungsbilder in zwei Ebenen). Keine davon war klinisch symptomatisch/relevant. Während bzw. unmittelbar nach der Zementinjektion wurde bei zwei Patienten eine hypotone Kreislaufreaktion festgestellt, die mittels medikamentösen Maßnahmen durch den Anästhesisten behandelt werden mussten. Die Erklärung dafür kann ein Monomerausfluss sein (toxische Reaktion) oder bedingt sein durch die Fett- und Knochenmarkausschwemmung in den Kreislauf. Eine Patientin zeigte postoperativ über zwei Tage anhaltend eine erniedrigte O_2-Blutsättigung als Folge einer Fettembolie.

5.5 Resultate

Für jene Patienten mit multiplen Frakturen ist das Assessment schwierig. Subjektiv beschreiben diese Patienten durchwegs eine dramatische Verbesserung der Wirbelsäulensituation und zwar nicht allein wegen einer Schmerzlinderung, sie fühlen einen stärkeren Rücken und können wieder aufrechter gehen. Dies lässt sich zwar äußerlich feststellen, indem die Patienten nicht mehr in der Inklinations-Schonhaltung verharren, radiologisch ist dies allerdings nicht nachweisbar, da sich die Patienten bei der Röntgenaufnahme an einer Stange halten und zu einer aufrechten Haltung angewiesen werden (Abb. 24).

5.6 Diskussion

Die Osteoporose ist eine systemische Erkrankung und führt zu einem progressiven Verlust des Mineralgehalts des Knochens und auch zu einer Veränderung der Knochenarchitektur mit konsekutiv einer erhöhten Brüchigkeit des Knochens [46]. Bedingt durch die spezielle Exposition sind Frakturen an der Hüfte, am Radius und Humerus die häufigsten Läsionen abgesehen von der Wirbelsäule. Frakturen mehrerer Wirbel sind mit zunehmendem Alter eine häufige Erscheinung und werden schicksalhaft angenommen und als Witwenbuckel abgetan [33, 35, 44]. Allerdings belegen verschiedene Untersuchungen dass diese Frakturen eine relevante Beeinträchtigung der Lebensqualität mit sich bringen [22, 40, 48, 49]. Die Vertebroplastik als minimal-invasive Behandlungsmethode von Osteoporosefrakturen hat sich etabliert und zeigt in bis zu 90 % der Fälle sehr gute Ergebnisse [27, 30, 31, 41, 42, 50]. Das Problem von multiplen Frakturen als Ausdruck dieser systemischen Erkrankung [37] oder Frakturen der Anschlusswirbel nach einer Augmentation [19] hat uns veranlasst die intakten Anschlusswirbel bei einer sehr hochgradigen Osteoporose mit zu augmentieren und bei mehreren Frakturen die dazwischen liegenden Wirbel ebenfalls zu behandeln. Aufgrund dieser Erfahrungen und der Standardisierung der Operationstechnik sind wir schrittweise dazu übergegangen bei ausgesuchten Fällen mehrere Etagen zu augmentieren, nicht nur mit dem Ziel einzelne Frakturen zu behandeln sondern die osteoporotische Wirbelsäule als Ganzes [29].

Technisch ist es also möglich mit geringem Aufwand in zwei bis drei Interventionen von jeweils 45 Minuten (in Lokalanästhesie) zwölf und mehr Wirbel mittels PMMA zu verstärken und damit ein weiteres Einbrechen der Wirbelkörper sicher zu verhindern. Problematisch bleibt (im Moment) die Indikationsstellung – es gibt keine Parameter, die es erlauben würden das Frakturrisiko für einen individuellen Patienten zu definieren. In Tabelle 1 sind Parameter aufgeführt, die einhergehen mit einem erhöhten Frakturrisiko. Zusammen mit einer sorgfältigen klinischen Beurteilung (Patienten, bei denen eine mehrsegmentale Injektion erwogen wird, zeigen eher eine diffuse Schmerzproblematik und klagen über einen schwachen Rücken, im Gegensatz zu den stechenden lokalisierten Schmerzen bei frischen Frakturen) und den bildgebenden Befunden versuchen wir heute die Indikation für mehrsegmentäre Augmentation zu begründen.

5.7 Schlussfolgerung

Aufgrund unserer Erfahrung sehen wir in der Zementaugmentation eine effiziente, kostengünstige Maßnahme, um Patienten mit Osteoporosefrakturen eine rasche, anhaltende Schmerzbefreiung zu bieten. Zudem kann gewährleistet werden, dass kein weiteres Nachsintern der Wirbel erfolgt und damit der Haltungszerfall kontrolliert wird. Unsere äußerst positiven Erfahrungen dürfen aber nicht über das potenzielle Risiko dieser Behandlungsmethode hinwegtäuschen. Bessere Materialien und Techniken werden uns hier bald Hilfe leisten [26, 28]. Der kritische Aspekt zum heutigen Zeitpunkt ist sicher die Abschätzung des individuellen Frakturrisikos, um die Indikation für diese prophylaktische Behandlung zu stellen. Die erwähnten Beurteilungskriterien sind eine momentane Lösung wegen fehlender besserer Alternativen. Die Konsequenzen der „Nicht-Behandlung" dieser Patientengruppe erscheinen aber aufgrund unserer Erfahrung nicht länger akzeptabel.

6 Neue, minimal-invasive Repositions- und Stabilisierungstechniken bei osteoporotischen Insuffizienzfrakturen

6.1 Einführung

Auf die zunehmende individuelle und sozio-ökonomische Bedeutung von Osteoporose und osteoporosebedingten Frakturen wurde bereits im Vorjahresband eingegangen. Als neue Versorgungskonzepte für osteoporotische Wirbelkörperfrakturen (Abb. 26) wurden Vertebroplastik und Kyphoplastik beschrieben [73]. Mit nur minimaler Zugangsmorbidität wird bei 80–90 % der behandelten Patienten eine unmittelbare und relevante Schmerzreduktion erzielt [74–76]. Mit beiden Verfahren wird ein weiteres Nachsintern des gebrochenen Wirbelkörpers verhindert. Mit der Kyphoplastik lässt sich zusätzlich eine partielle Aufrichtung im Sinne einer Lordosierung erreichen. Ein Nachteil der Kyphoplastik sind die im Vergleich zur Vertebroplastik etwa 20fach höheren Materialkosten [77].

Im Folgenden sollen weitere minimal-invasive Behandlungsstrategien für die perkutane Reposition und die Stabilisierung von osteoporotischen Insuffizienzfrakturen vorgestellt werden.

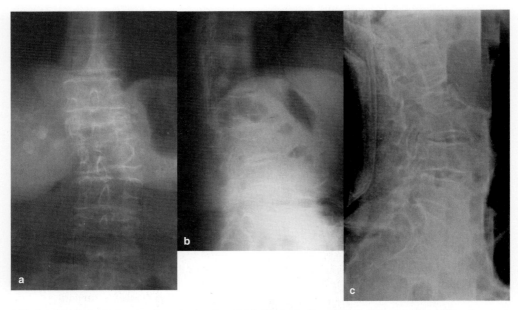

Abb. 26: 80-jährige Patientin mit weitgehendem Wirbelkörperkollaps LWK2 (Abb. 26a, b); mäßige Spontanreposition der Fraktur im Liegen (Abb. 26c)

6.2 Lordoplastik

Das Prinzip der Lordoplastik basiert auf indirekter Reposition des frakturierten, kyphotischen Wirbelkörpers in ähnlicher Art und Weise, wie von der Anwendung des Fixateur interne bekannt [78].

6.2.1 Operation

Bevorzugt in Vollnarkose und in Bauchlagerung des Patienten auf einem strahlentransparenten Operationstisch wird zunächst unter Bildverstärkerkontrolle (BV) eine geschlossene Reposition im Sinne einer Lordosierung durch Längszug des Patienten an Schultern und Beinen sowie lokalem Druck von dorsal durchgeführt. Anschließend werden unter BV-Kontrolle im AP-Strahlengang 2 mm Spickdrähte über Stichinzisionen bipedikulär in den gebrochenen und die beiden kranial und kaudal angrenzenden Wirbelkörper eingebracht (Abb. 27). Nach Erreichen der medialen Pedikelwand im AP-Strahlengang wird die Eindringtiefe der Spickdrähte im lateralen Strahlengang kontrolliert, die Spickdrahtspitzen sollen gerade die

hintere Wirbelkörperwand erreicht haben. Über die liegenden Spickdrähte werden herkömmliche Knochenbiopsiekanülen (8 ga, z.B. TrapLok™ Bone Marrow Biopsy Needle, InterV – MD Tech, Gainesville, USA) bis in den Übergang vorderes/mittleres Wirbelkörperdrittel eingebracht. Nach Entfernen der Spickdrähte werden die angrenzenden Wirbel unter permanenter BV-Kontrolle im lateralen Strahlengang mit hochviskösem PMMA-Zement im Sinne einer prophylaktischen Vertebroplastik augmentiert [70, 80]. Hierbei ist zu berücksichtigen, dass durch das Einbringen der Trokare in die Biopsiekanülen noch jeweils 1ml pro Kanüle in den Wirbelkörper eingebracht wird. Die Trokare sind für eine Stabilisierung der Kanülen bei der folgenden Lordosierung notwendig. Die Kanülen mit Trokar werden unter BV-Kontrolle noch 5 mm vorgeschoben, bis die Spitze der Trokare gerade aus der Zementwolke abgrenzbar ist (Abb. 28). Nach Aushärten des Zementes wird über die Kanülen unter Nutzung der Ligamentotaxis ein aufrichtendes Moment auf den gebrochenen Wirbel erzeugt und diese Kanülenposition mit einem zusätzlichen Trokar oder zwei Weber-

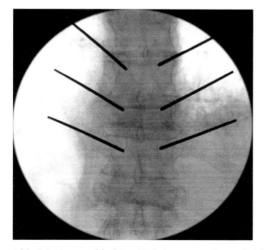
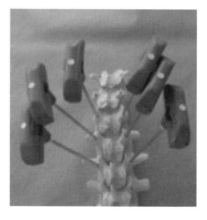

Abb. 27: Transpedikuläres Einbringen von 2 mm Spickdrähten in den frakturierten Wirbelkörper sowie kranial und kaudal angrenzend und Besetzen mit Knochenbiopsiekanülen

zangen gesichert (Abb. 29). Abhängig vom Grad der erreichten Aufrichtung kann in ausgewählten Fällen unter Beibehalten des lordotischen Momentes eine zusätzliche Ballonkyphoplastik durchgeführt werden (Abb. 30). Der gebrochene Wirbelkörper wird in üblicher Technik vertebroplastiert. Nach Aushärten des Zements wird die Vorspannung von den angrenzenden Kanülen genommen, alle Kanülen werden entfernt und abschließend werden die Stichinzisionen verschlossen (Abb. 31).

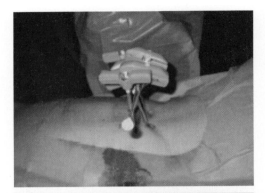

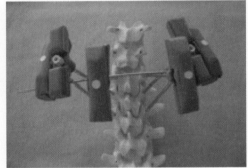

Abb. 29: Lordosierung des gebrochenen Wirbelkörpers

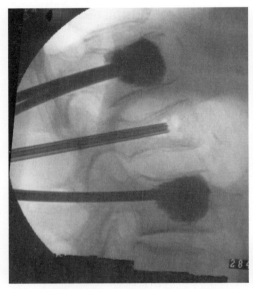

Abb. 28: Nach Vertebroplastik der angrenzenden Wirbelkörper wird über die Kanülen ein lordotisches Moment um den frakturierten Wirbelkörper appliziert.

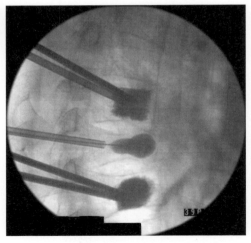

Abb. 30: Bei Bedarf kann eine zusätzliche Lordosierung mit einem Kyphoplastikballon erzielt werden.

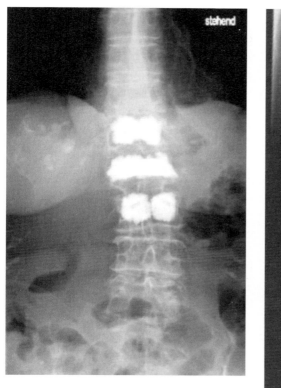
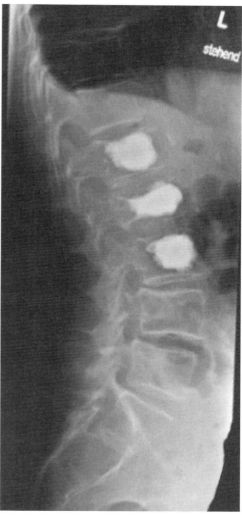

Abb. 31: Postoperative Röntgenkontrolle im Stehen nach Lordoplastik LWK2 und Vertebroplastik LWK1 und 3.

6.2.2 Erfahrungen mit der Lordoplastik

Mit der Lordoplastik kann eine Wiederaufrichtung des Wirbelkörpers bis zu 13° und damit der Kyphoplastik wenigstens vergleichbar erreicht werden. Vorteilhaft ist, dass die Zementaugmenation unter Beibehalten des lordotischen Momentes durchgeführt wird. Bei der Kyphoplastik wird nach guter initialer Reposition durch die aufgefüllten Ballone ein Repositionsverlust bis zu 25 % beobachtet, wenn für die Zementierung die Ballone entfernt werden [77]. Verglichen mit einer Kyphoplastik in Standardtechnik sind die Kosten für eine Lordoplastik 20fach geringer.

Klinische und biomechanische Studien geben Hinweise auf eine erhöhte Rate von Anschlussfrakturen nach Zementaugmentation eines gebrochenen osteoporotischen Wirbelkörpers [81–83]. Dieses Problem wird durch eine Lordoplastik insofern adressiert, als dass die jeweils kranial und kaudal angrenzenden Wirbelkörper prophylaktisch und mit relativ wenig Volumen augmentiert werden, und somit eine intermediäre Stabilität erreicht wird (weniger als der vormals gebrochene Wirbel, mehr als die nicht behandelten Wirbel).

6.3 Sakroplastik

6.3.1 Einführung

Sakruminsuffizienzfrakturen weisen eine ähnliche Pathophysiologie auf wie osteoporosebedingte Wirbelkörperkompressionsfrakturen und entstehen ebenfalls spontan oder durch banale Traumata. Problematisch ist die Diagnose dieser Frakturen, da die klinischen Symptome oftmals schleichend beginnen und diffus anmuten mit Schmerzausstrahlung ins Gesäß oder nach lumbal. Gerade bei fortgeschrittener Osteoporose sind die Frakturen nativradiologisch häufig nicht zu erkennen (Abb. 32). Die Diagnose wird mittels Computertomografie oder MRT gesichert [84–86] (Abb. 33a, b). Auch die Knochenszintigrafie ist zuverlässig in der Diagnostik (Abb. 33c) [86, 87].

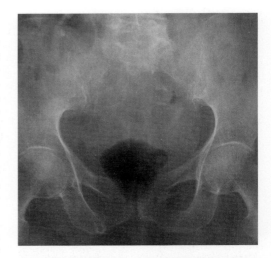
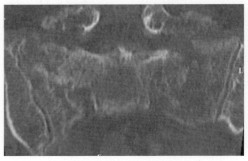

Abb. 32: 77-jährige Patientin mit tieflumbalen Rückenschmerzen, erst im CT ist die beidseitige Sakruminsuffienzfraktur sichtbar.

Bisher war die Behandlung solcher Sakruminsuffizienzfrakturen mehrheitlich konservativ mit Bettruhe und krankengymnastik-assistierter Mobilisation unter Analgetika. Die Resultate sind hierunter oft unbefriedigend mit langer Immobilisation und langer relevanter Schmerzhaftigkeit. Osteosynthestische Stabilisierungen kommen wegen der hohen Zugangsmorbidität/perioperativen Morbidität und dem ungenügenden Implantathalt im osteoporotischen Knochen bei nicht vorhandener Makroinstabilität meist nicht infrage. Nach den sehr positiven Resultaten in der Behandlung osteoporotischer Wirbelkörperkompres-

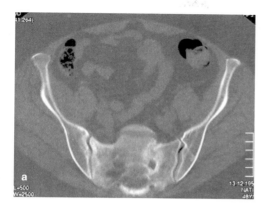

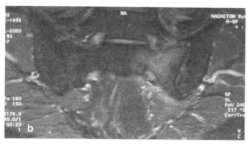

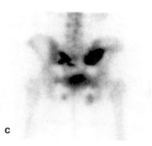

Abb. 33: Sakruminsuffizienzfraktur links, CT: Frakturlinie MRT (Abb. 33a); Knochenmarksödem (Abb. 33b); Skelettszintigrafie: bilaterale Anreicherung über den SI-Fugen und Sakrum links (Abb. 33c).

sionsfrakturen wird die perkutane Zementaugmentation als Sakroplastik jetzt auch für die Stabilisierung von Sakruminsuffizienzfrakturen eingesetzt.

Das Verfahren wurde 2000 erstmals für die minimalinvasive Stabilisierung von symptomatischen Metastasen im Sakrum beschrieben [88, 89]. Mittlerweile wurde auch der erfolgreiche Einsatz bei Sakruminsuffizienzfrakturen berichtet [90–92].

6.3.2 Operation

Das Operationsprinzip ist dem Vorgehen bei der Vertebroplastik sehr ähnlich: In Intubationsnarkose und Bauchlagerung des Patienten auf einem röntgendurchlässigen Operationstisch werden unter BV-Kontrolle 2 mm Spickdrähte über Stichinzisionen in die Pedikel von S1 eingebracht, anschließend Knochenbiopsiekanülen über die liegenden Spickdrähte in S1 positioniert (Abb. 34). Nach Entfernen der Spickdrähte wird hochvisköser PMMA-Zement unter permanenter BV-Kontrolle in inlet-, outlet- und lateraler Projektion in S1 eingebracht (Abb. 35). Nach Aushärten des Zements werden die Kanülen entfernt und die Stichinzisionen verschlossen (Abb. 36).

Im Falle einer beidseitigen Insuffizienzfraktur im Sinne eines Sakrumausbruchs wird durch eine perkutane SI-Verschraubung mit ein oder zwei kanülierten Schrauben eine bessere Stabilität erreicht. In einem solchen Fall wird die Zementaugmentation im Anschluss an die Osteosynthese durchgeführt. Der Knochenzement gewährt dann einen besseren Schraubenhalt (Abb. 37).

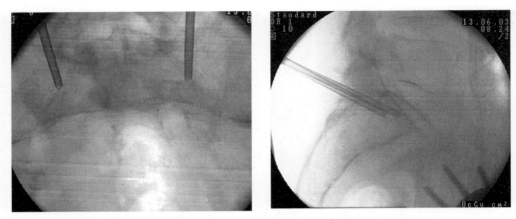

Abb. 34: Platzieren der Knochenbiopsiekanülen in den S1-Pedikeln unter BV-Kontrolle

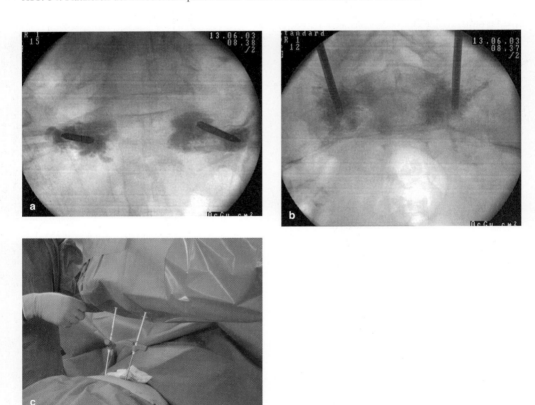

Abb. 35: Zementaugmentation des Sakrums unter permanenter BV-Kontrolle

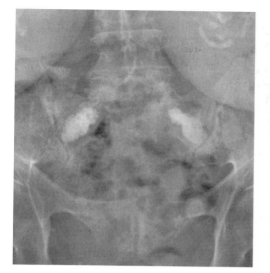
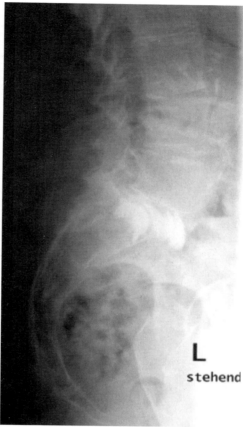

Abb. 36: Postoperative Röntgenkontrolle nach bilateraler Sakroplastik

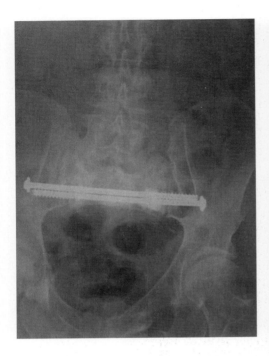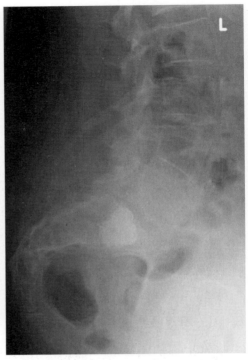

Abb. 37: Bei Dislokation im Sinne einer Sakrumausbruchfraktur wird eine zusätzliche Stabilisierung durch perkutan eingebrachte transiliakale Schrauben erreicht.

6.4 „Die besondere Indikation": Vertebroplastik bei Densosteolyse

Nachdem die perkutane Zementaugmentation von Wirbelkörpern ursprünglich für die Behandlung von Hämangiomen beschrieben wurde [93] und anschließend auch für die Behandlung von thorakolumbalen Wirbelkörpermetastatsen angewendet wurde, ist mittlerweile auch die Zementaugmentation osteolytischer Metastasen des Dens beschrieben (Abb. 38)

[94–96]. Neben der Stabilisierung des Dens wird bei den meisten Patienten eine relevante Schmerzreduktion erreicht.

Das Verfahren wird offen durchgeführt. Möglich sind sowohl der transorale als auch der anterolaterale Zugang. Der Dens wird anschließend von anterior unter BV-Kontrolle mit einem 2 mm Spickdraht punktiert, über den eine Knochenbiopsiekanüle eingebracht wird. Unter permanenter BV-Kontrolle in zwei Ebenen wird die Zementaugmentation in der üblichen Technik durchgeführt (Abb. 39).

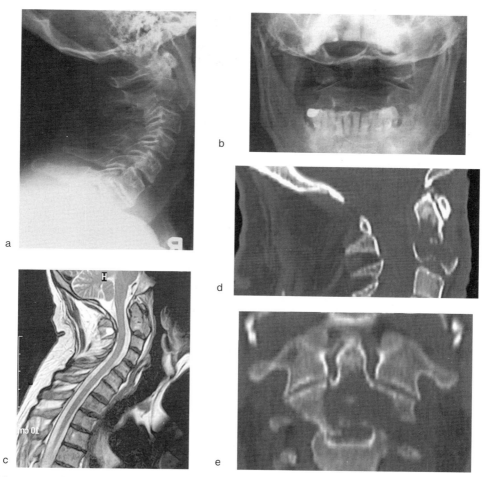

Abb. 38: Osteolyse im Dens bei cholangiozellulärem Karzinom

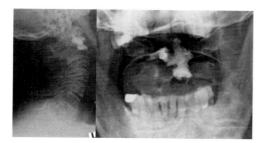

Abb. 39: Vertebroplastik des Dens

7 Akute Verletzungen des Rückenmarks

7.1 Einführung

Die Inzidenz für akute Rückenmarkverletzungen („acute spinal cord injury", ASCI) wird mit 15–40/1 000 000 angegeben [97]. Für die Einschätzung und Behandlung von Rückenmarkschäden ist eine Unterteilung in Primär- und Sekundärschäden notwendig: Primärschäden entstehen während des Unfallereignisses durch Kompression, Distraktion und Scherung des Rückenmarks und sind als solche hinzunehmen und durch keinerlei Therapie zu beeinflussen. Sekundärschäden kommen in der Folge nach dem eigentlichen Ereignis hinzu. Hierzu zählen Ödem, lokale Entzündungsreaktionen, Ischämie, Zytokinfreisetzungen und Apoptose [98].

Die Behandlung von Rückenmarkverletzungen zielt also auf die Verhinderung/Verminderung von Sekundärschäden ab. Zum einen ist eine *Neuroprotektion* anzustreben, zum anderen eine *Neuroregeneration* nach Möglichkeiten zu fördern.

7.2 NASCIS-Schema

Seit den NASCIS-Studien ist der Einsatz von Methylprednisolon zur Behandlung akuter Rückenmarkschäden gut bekannt [99]: In der NASCIS-I-Studie wurde kein Effekt auf die Erholung neurologischer Defizite nachgewiesen, es zeigte sich sogar ein erhöhtes Risiko für Wundinfektionen. In der NASCIS-II-Studie wurde eine signifikant bessere Erholung motorischer und sensibler Defizite gezeigt, wenn mit dem Methylprednisolon in einer Dosis gemäß Studienprotokoll (30 mg/kg Methylprednisolon in der ersten Stunde, dann 5,4 mg/kg/h über 23 Stunden) binnen acht Stunden nach dem Ereignis begonnen wurde. Diese Fakten werden in systematischen Reviews kontrovers beurteilt [99–101]. Kritikpunkt an der ver-

meintlich nachgewiesenen Evidenz ist, dass erst nachträglich eine Aufteilung in einen erfolgten Behandlungsbeginn ≤ 8 Stunden und > 8 Stunden erfolgt ist. In der NASCIS-III-Studie wurde eine signifikante Verbesserung der neurologischen Defizite durch Verdopplung der Behandlungsdauer mit Methylprednisolon von 24 auf 48 Stunden nachgewiesen. Durch längere Steroidgabe traten aber auch häufiger schwere Sepsis und Pneumonien auf. Als Behandlungsvorschlag wird eine Gabe nach dem NASCIS-II-Schema bei Behandlungsbeginn unter drei Stunden nach dem Ereignis und eine Steroidgabe über 48 Stunden bei einer Latenz zwischen drei und acht Stunden vorschlagen. Die Rationale ist hierbei, dass im Fall einer Rückenmarksschädigung bereits geringe Verbesserungen der Nervenfunktion mit relevanten klinischen Verbesserungen einhergehen können und andere, suffizientere Behandlungsoptionen derzeit noch nicht zur Verfügung stehen. Bei längerer Latenz wird keine Steroidgabe mehr empfohlen (Tab. 2) [99]. In den Leitlinien der „American Association of Neurological Surgeons and Congress of Neurological Surgeons" wird wegen „nur geringem Effekt" und „Signifikanz erst in der Post-hoc-Analyse" dem Einsatz von Methylprednisolon der Level einer „Behandlungsoption" zugebilligt [102].

7.3 Ganglioside

Ganglioside sind Bestandteil der äußeren Zellmembran auch von Zellen des zentralen Nervensystems. Exogen zugeführte GM-1-Ganglioside reduzieren zerebrale Ödeme und fördern die Regeneration von peripheren Nerven [99]. Es bestehen Hinweise auf eine relevante Verbesserung des neurologischen Defizits nach GM-1-Gabe kombiniert mit Methylprednisolon nach dem NASCIS-II-Schema, ein definitiver Wirksamkeitsnachweis steht derzeit noch aus. In den Leitlinien der „American Association of Neurological Surgeons and Congress of Neurological Surgeons" wird die Gangliosidgabe als eine „Behandlungsoption ohne nachgewiesene klinische Wirksamkeit" angesehen [102].

Tab. 2: Behandlungsvorschlag Methylprednisolon (MP) bei ASCI (nach [99])

Klinische Situation	Evidenzlevel	Empfehlung
Akute Rückenmarkschädigung (< 3 Std.)	II (RCT, negative primäre Analyse, Effekt erst in Subgruppe)	MP nach NASCIS-II-Protokoll (24 Std.)
Akute Rückenmarkschädigung (≥ 3, aber ≤ 8 Std.)	II (RCT, negative primäre Analyse, Effekt in Subgruppe)	MP-Gabe nach NASCIS-III-Protokoll (48 Std.)
Akute Rückenmarkschädigung (> 8 Std.)	I (RCT, kein Effekt, ggf. schädlich)	Keine MP-Gabe
Akute, penetrierende Rückenmarkschädigung	III (kein Effekt, erhöhte Rate an Wundheilungsstörungen)	Keine MP-Gabe

7.4 Weitere Substanzen

Experimentell werden derzeit weitere Substanzen (Thyrotropin releasing Hormon TRH, Gacyclidine, Nimodipine, Minocycline, Atorvastatin, Erythropoeitin) bezüglich ihrer Wirksamkeit bei akuten traumatischen Schädigungen des Rückenmarks untersucht [99]. Hier sind in der Zukunft entsprechende Entwicklungen möglich.

In den kommenden Jahren ist hier eine Erweiterung der medikamentösen Behandlungsoptionen möglich.

8 Antibiotikaprophylaxe

Eine Antibiotikaprophylaxe bei Wirbelsäuleneingriffen hat in Einzelstudien keine klare Evidenz. In einer Metaanalyse für die „British society for microbiological chemotherapy working party on neurosurgical infections" zeigte sich dagegen ein Benefit, so dass die Durchführung einer Antibiotikaprophylaxe empfohlen wird [97]. Als Antibiotikum der Wahl wird ein Erst- oder Zweitgenerationscephalosporin angegeben. Bei Allergien oder MRSA-Besiedlung ist die Empfehlung die Gabe eines Glykopeptids (Vancomycin oder Teicoplanin) mit Gentamicin.

Literatur

[1] Amiot LP, Lang K, Putzier M, Zippel H, Labelle H: Comparative results between conventional and computer-assisted pedicle screw installation in the thoracic, lumbar, and sacral spine. Spine 25 (2000) 606–614. [EBM IIa]

[2] Attar A, Ugur HC, Uz A, Tekdemir I, Egemen N, Genc Y: Lumbar pedicle: surgical anatomic evaluation and relationships. Eur Spine 10 (2001) 10–15. [EBM IIb]

[3] Blauth M, Knop C, Bastian L: Brust- und Lendenwirbelsäule. In: Tscherne H, Blauth M eds. Wirbelsäule. Berlin Heidelberg (1998) 241–372. [EBM IV]

[4] Esses SI, Sachs BL, Dreyzin V: Complications associated with the technique of pedicle screw fixation: a selected survey of ABS members. Spine 18 (1993) 2231–2239. [EBM IIb]

[5] Eysel P: Biomechanical principles of ventral and dorsal instrumentation correction in scoliosis. Orthopäde 29 (2000) 507–517. [EBM IV]

[6] Eysel P, Meinig G: Comparative study of different dorsal stabilization techniques in recent thoraco-lumbar spine fractures. Acta Neurochir (Wien) 109 (1991) 12–19. [EBM IIa]

[7] Gertzbein SD, Robbins SE: Accuracy of pedicular screw placement in vivo. Spine 15 (1990) 11–14. [EBM IIb]

[8] Gwynne Jones DP, Robertson PA, Lunt B, Jackson SA: Radiation exposure during fluoroscopically assisted pedicle screw insertion in the lumbar spine. Spine 25 (2000) 1538–1541. [EBM IIb]

[9] Knop C, Blauth M, Bastian L, Lange U, Kesting J, Tscherne H: Frakturen der thorakolumbalen Wirbelsäule – Spätergebnisse nach dorsaler Instrumentierung und ihre Konsequen-

zen. Unfallchirurg 100 (1997) 630–639. [EBM IIb]

[10] Kothe R, Panjabi MM, Liu W: Multidirectional instability of the thoracic spine due to iatrogenic pedicle injuries during transpedicular fixation. A biomechanical investigation. Spine 22 (1997) 1836–1842. [EBM IIb]

[11] Laine T, Makitalo K, Schlenzka D, Tallroth K, Poussa M, Alho A: Accuracy of pedicle screw insertion: a prospective CT study in 30 low back patients. Eur Spine J 6 (1997) 402–405. [EBM Ib]

[12] Merloz P, Tonetti J, Cinquin P, Lavallee S, Troccaz J, Pittet L: Computer-assisted surgery: automated screw placement in the vertebral pedicle. Chirurgie 123 (1998) 482–490. [EBM III]

[13] Panjabi MM, Takata K, Goel V: Thoracic human vertebrae. Quantitative three-dimensional anatomy. Spine 16 (1991) 888–901. [EBM III]

[14] Rompe JD, Eysel P, Hopf C: Clinical efficacy of pedicle instrumentation and posterolateral fusion in the symptomatic degenerative lumbar spine. Eur Spine J 4 (1995) 231–237. [EBM IIb]

[15] Schlenzka D, Laine T, Lund T: Computer-assisted spine surgery. Eur Spine 9 (2000) 57–64. [EBM IIb]

[16] Schnacke KJ, König B, Berth U, Schroeder RJ, Kandziora F, Stöckle U, Raschke M, Haas NP: Genauigkeit der CT-basierten Navigation von Pedikelschrauben an der Brustwirbelsäule im Vergleich zur konventionellen Technik. Unfallchirurg 107 (2004) 104–112. [EBM IIa]

[17] Incidence of vertebral fracture in europe: results from the European Prospective Osteoporosis Study (EPOS). J Bone Miner Res 17 (2002) 716–724. [EBM IIb]

[18] Barrett-Connor E: The economic and human costs of osteoporotic fracture. Am J Med 98 (1995) 3S–8S.

[19] Berlemann U, Ferguson SJ, Nolte LP et al.: Adjacent vertebral failure after vertebroplasty. A biomechanical investigation. J Bone Joint Surg Br 84 (2002) 748–752. [EBM IIb]

[20] Black DM, Steinbuch M, Palermo L et al.: An assessment tool for predicting fracture risk in postmenopausal women. Osteoporos Int 12 (2001) 519–528. [EBM IIb]

[21] Center JR, Nguyen TV, Schneider D et al.: Mortality after all major types of osteoporotic fracture in men and women: an observational study. Lancet 353 (1999) 878–882. [EBM III]

[22] Cook DJ, Guyatt GH, Adachi JD et al.: Quality of life issues in women with vertebral fractures due to osteoporosis. Arthritis Rheum 36 (1993) 750–756. [EBM III]

[23] Glanzmann MC, Heini PF: Vertebroplasty. Percutaneous cement injection for osteoporotic vertebral fractures [www.memmedia.org DVD], 2002. Available at: www.memmedia.org. [EBM IV]

[24] Heggeness MH: Spine fracture with neurological deficit in osteoporosis. Osteoporos Int 3 (1994) 215–221. [EBM IV]

[25] Heini PF: The current treatment – a survey of osteoporotic fracture treatment. Osteoporotic spine fractures: the spine surgeon's perspective. Osteoporos Int 16 (2005) 85–92. [EBM IV]

[26] Heini PF, Berlemann U: Bone substitutes in vertebroplasty. Eur Spine J 10 (2001) 205–213. [EBM IV]

[27] Heini PF, Berlemann U, Kaufmann M et al.: Augmentation of mechanical properties in osteoporotic vertebral bones – a biomechanical investigation of vertebroplasty efficacy with different bone cements. Eur Spine J 10 (2001) 164–171. [EBM IIb]

[28] Heini PF, Dain Allred C: The use of a side-opening injection cannula in vertebroplasty: a technical note. Spine 27 (2002) 105–109. [EBM IV]

[29] Heini PF, Orler R: Vertebroplasty in severe osteoporosis. Technique and experience with multi-segment injection. Orthopade 33 (2004) 22–30. [EBM IIb]

[30] Heini PF, Walchli B, Berlemann U: Percutaneous transpedicular vertebroplasty with PMMA: operative technique and early results. A prospective study for the treatment of osteoporotic compression fractures. Eur Spine J 9 (2000) 445–450. [EBM IIb]

[31] Heini PF, Walchli B, Berlemann U: Percutaneous transpedicular vertebroplasty with PMMA: operative technique and early results. A prospective study for the treatment of osteoporotic compression fractures. Eur Spine J 9 (2000) 445–450. [EBM IIb]

[32] Kanis JA: Diagnosis of osteoporosis and assessment of fracture risk. Lancet 359 (2002) 1929–1936. [EBM IV]

[33] Kanis JA, Pitt FA: Epidemiology of osteoporosis. Bone 13 (1992) 7–15. [EBM IV]

[34] Korovessis P, Maraziotis T, Piperos G et al.: Spontaneous burst fracture of the thoracolumbar spine in osteoporosis associated with neurological impairment: a report of seven cases and review of the literature. [EBM IV]

[35] Lee YL, Yip KM: The osteoporotic spine. Clin Orthop (1996) 91–97. [EBM III]

[36] Leech JA, Dulberg C, Kellie S et al.: Relationship of lung function to severity of osteoporosis in women. Am Rev Respir Dis 141 (1990) 68–71. [EBM III]

[37] Lindsay R: Risk of new vertebral fracture in the year following a fracture. jama 285 (2001) 320–323. [EBM III]

[38] Lippuner K, Golder M, Greiner R: Epidemiology and direct medical costs of osteoporotic fractures in men and women in Switzerland. Osteoporos Int 16 (2005) 8–17. [EBM III]

[39] Lippuner K, von Overbeck J, Perrelet R et al.: Incidence and direct medical costs of hospitalizations due to osteoporotic fractures in Switzerland. Osteoporos Int 7 (1997) 414–425. [EBM III]

[40] Lyles KW, Gold DT, Shipp KM et al.: Association of osteoporotic vertebral compression fractures with impaired functional status. Am J Med 94 (1993) 595–601. [EBM IIa]

[41] Mathis JM, Barr JD, Belkoff SM et al.: Percutaneous vertebroplasty: a developing standard of care for vertebral compression fractures. AJNR Am J Neuroradiol 22 (2001) 373–381. [EBM IV]

[42] McGraw JK, Lippert JA, Minkus KD et al.: Prospective evaluation of pain relief in 100 patients undergoing percutaneous vertebroplasty: results and follow-up. J Vasc Interv Radiol 13 (2002) 883–886. [EBM IIb]

[43] McGuigan FE, Armbrecht G, Smith R et al.: Prediction of osteoporotic fractures by bone densitometry and COLIA1 genotyping: a prospective, population-based study in men and women. Osteoporos Int 12 (2001) 91–96. [EBM IIa]

[44] Melton LJ, 3rd, Kan SH, Frye MA et al.: Epidemiology of vertebral fractures in women. Am J Epidemiol 129 (1989) 1000–1011. [EBM III]

[45] Nevitt MC, Cummings SR, Stone KL et al.: Risk factors for a first-incident radiographic vertebral fracture in women > or = 65 years of age: the study of osteoporotic fractures. J Bone Miner Res 20 (2005) 131–140. [EBM III]

[46] Riggs BL, Melton LJ, 3rd: Involutional osteoporosis. N Engl J Med 314 (1986) 1676–1686.

[47] Ross PD, Genant HK, Davis JW et al.: Predicting vertebral fracture incidence from prevalent fractures and bone density among non-black, osteoporotic women. Osteoporos Int 3 (1993) 120–126. [EBM Ib]

[48] Ryan PJ, Blake G, Herd R et al.: A clinical profile of back pain and disability in patients with spinal osteoporosis. Bone 15 (1994) 27–30. [EBM III]

[49] Silverman SL: The clinical consequences of vertebral compression fracture. Bone 13 (1992) 27–31. [EBM III]

[50] Zoarski GH, Snow P, Olan WJ et al.: Percutaneous vertebroplasty for osteoporotic compression fractures: quantitative prospective evaluation of long-term outcomes. J Vasc Interv Radiol 13 (2002) 139–148. [EBM III]

[51] Christensen FB: Lumbar spinal fusion. Outcome in relation to surgical methods, choice of implant and postoperative rehabilitation. Acta Orthop Scand 75 (2004) 2–43. [EBM Ib]

[52] Burkus JK, Transfeldt EE, Kitchel SH: Clinical and radiographic outcomes of anterior lumbar interbody fusion using recombinant human bone morphogenetic protein-2. Spine 27 (2002) 2396–2408. [EBM Ib]

[53] Gillet P: The fate of the adjacent motion segments after lumbar fusion. J Spinal Disord Tech 16 (2003) 338–345. [EBM III]

[54] Goulet JA, Senunas LE, De Silva GL, Greenfield ML: Autogenous iliac crest bone graft. Complications and functional assessment. Clin Orthop (1997) 76–81. [EBM III]

[55] Schulte TL, Bullmann V, Lerner T, Halm HF, Liljenqvist U, Hackenberg L: Lumbale Bandscheibenprothesen. Etablierte Technik oder experimetelles Vorgehen? Orthopäde 34 (2005) 801–813. [EBM Ia]

[56] Blumenthal S, McAfee PC, Guyer RD et al.: A prospective, randomized, multicenter food and drug administration investigational device exemptions study of lumbar total disc replacement with the CHARITÉ artifical disc versus lumbar fusion. Part I: Evaluation of clinical outcomes. Spine 30 (2005) 1565–1575. [EBM Ib]

[57] Mayer HM, Wiechert K, Korge A, Qose I: Minimally invasive total disc replacement: surgical technique and preliminary clinical results. Eur Spine J 11 (2002) 124–130. [EBM IIb]

[58] Büttner-Janz K, Schellnack K, Zippel H: Eine alternative Behandlungsstrategie beim lumbalen Bandscheibenschaden mit der Bandscheibenendoprothese Modulartyp SB Charité. Z Orthop 125 (1987) 1–6. [EBM III]

[59] German JW, Foley KT: Disc arthroplasty in the management of the painful lumbar motion segment. Spine 30 (2005) 60–67. [EBM Ia]

[60] Le Huec JC, Basso Y, Aunoble S, Friesem T, Brayda Bruno M: Influence of facet and posterior muscle degeneration on clinical results of lumbar total disc replacement. Two-year follow-up. J Spinal Disord Tech 18 (2005) 219–223. [EBM III]

[61] Tropiano P, Huang RC, Girardi FP, Marnay T: Lumbar disc replacement. Preliminary results with ProDisc II after a minimum follow-up period of 1 year. J Spinal Disord Tech 16 (2003) 362–368. [EBM III]

[62] Lemaire JP, Carrier H, Sari Ali E-H, Skalli W, Lavaste F: Clinical and radiological outcomes with the Charité (TM) artifical disc. A 10 year

minimum follow-up. J Spinal Disord Tech 18 (2005) 353–359. [EBM III]

[63] Huang RC, Girardi FP, Cammisa Jr. FP, Lim MR, Tropiano P, Marnay T: Correlation between range of motion and outcome after lumbar total disc replacement: 8.6 year follow-up. Spine 30 (2005) 1407–1411. [EBM III]

[64] van Ooij A, Oner FC, Verbout AJ: Complications of artificial disc replacement. A report of 27 patients with the SB Chartité disc. J Spinal Disord Tech 16 (2003) 369–383. [EBM IV]

[65] Kostuik JP: Complications and surgical revision for failed disc arthroplasty. Spine J 4 (2004) 289–291. [EBM IV]

[66] David T: Revision of a Charité artificial disc 9.5 years in vivo to a new Charité artificial disc: case report and explant analysis. Eur Spine J 14 (2005) 507–511. [EBM IV]

[67] Zindrick MR, Lorenz MA, Bunch WH: Editorial response to parts 1 and 2 of the FDA IDE study of lumbar total disc replacement with the Charité (TM) artificial disc vs. lumbar fusion. Spine 30 (2005) 388–390. [EBM IV]

[68] Wang JC, Mummaneni PV, Haid RW: Current treatment strategies for the painful lumbar motion segment. Posterolateral fusion versus interbody fusion. Spine 30 (2005) 33–43. [EBM Ia]

[69] Button G, Gupta M, Barret C, Cammack P, Benson D: Three- to six- year follow-up of stand alone BAK cages implanted by a single surgeon. Spine J 5 (2005) 155–160. [EBM III]

[70] Richards JC, Majumdar S, Lindsey DP, Beaupre GS, Yerby SA: The treatment mechanism of an anterior interspinous process implant for lumbar neurogenic intermittent claudication. Spine 30 (2005) 744–749. [EBM IIb]

[71] Zucherman JF, Hsu KY, Hartjen CA et al.: A prospective randomized multi-center study for the treatment of lumbar spinal stenosis with the X STOP interspinous implant: 1-year results. Eur Spine J 13 (2004) 22–31. [EBM Ib]

[72] Lindsey DP, Swanson KE, Fuchs P, Hsu KY, Zucherman JF, Yerby SA: The effects of an interspinous implant on the kinematics of the instrumented and adjacent levels in the lumbar spine. Spine 28 (2003) 2192–2197. [EBM IIb]

[73] Heyde CE, Stahel PF, Ertel W: Was gibt es Neues in der Unfallchirurgie? In: Meßmer K, Jähne J, Neuhaus P, eds. Was gibt es Neues in der Chirurgie? Berichte zur chirurgischen Fort- und Weiterbildung. Landsberg: EcoMed (2005) 1–4.

[74] Heini PF: The current treatment – a survey of osteoporotic fracture treatment. Osteoporotic spine fractures: the surgeon's perspective. Osteoporos Int 16 (2005) 85–92. [EBM IV]

[75] Kallmes DF, Schweickert PA, Marx WF, Jensen ME: Vertebroplasty in the mid- and upper thoracic spine. Am J Neuroradiol 23 (2002) 1117–1120. [EBM III]

[76] Peh WCG, Gilula LA, Peck DD: Percutaneous vertebroplasty for severe osteoporotic vertebral body compression fractures. Radiology 223 (2002) 121–126. [EBM III]

[77] Heini PF, Orler R: Kyphoplasty for treatment of osteoporotic vertebral fractures. Eur Spine J 13 (2004) 184–192. [EBM IV]

[78] Orler R, Frauchiger LH, Lange U, Heini PF: Lordoplasty: A new technique for the treatment of vertebral compression fractures to restore the lordosis. Eur Spine J (2005) submitted. [EBM III]

[79] Berlemann U, Heini PF: Perkutane Zementierungstechniken zur Behandlung osteoporotischer Wirbelkörpersinterungen. Unfallchirurg 105 (2002) 2–8. [EBM IV]

[80] Krebs J, Ferguson SJ, Bohner M, Baround G, Steffen T, Heini PF: Clinical measurements of cement injection pressure during vertebroplasty. Spine 30 (2005) 118–122. [EBM IIb]

[81] Berlemann U, Ferguson SJ, Nolte L-P, Heini PF: Adjacent vertebral failure after vertebroplasty. A biomechanical investigation. J Bone Jt Surg-Br 84 (2002) 748–752. [EBM IIb]

[82] Grados F, Depriester C, Cayrolle G, Hardy N, Deramond H, Fardellone P: Long-term observations of vertebral osteoporotic fractures treated by percutaneous vertebroplasty. Rheumatology 39 (2000) 1410–1414. [EBM III]

[83] Uppin AA, Hirsch JA, Centenera LV, Pfieler BA, Pazianos AG, Choi IS: Occurrence of new vertebral body fractures after percutaneous vertebroplasty in patients with osteoporosis. Radiology 226 (2003) 119–124. [EBM III]

[84] Kanberoglu K, Kantarci F, Cebi D et al.: Magnetic resonance imaging in osteomalacic insuffiency fractures of the pelvis. Clin Radiol 60 (2005) 105–111. [EBM III]

[85] Rawlings 3rd CE, Wilkins RH, Martinez S, Wilkinson Jr RH: Osteoporotic sacral fractures: a clinical study. Neurosurgery 22 (1988) 72–76. [EBM III]

[86] Soubrier M, Dubost JJ, Boisgard S et al.: Insuffiency fracture. A survey of 60 cases and review of the literature. Joint Bone Spine 70 (2003) 209–218. [EBM III]

[87] Fuji M, Abe K, Hayashi K et al.: Honda sign and variants in patients suspected of having a sacral insuffiency fracture. Clin Nucl Med 30 (2005) 165–169. [EBM III]

[88] Dehdashti AR, Martin JB, Rüfenacht DA: PMMA cementoplasty in symptomatic metastatic lesions of the S1 vertebral body. Cardio-

vasc Intervent Radiol 23 (2000) 235–237. [EBM IV]

[89] Marcy PY, Palussiere J, Magne N, Bondiau PY, Ciais C, Bruneton JN: Percutaneous cementoplasty for pelvic bone metastasis. Support Care Cancer 8 (2000) 500–503. [EBM III]

[90] Butler CL, Given CA2, Michel SJ, Tibbs PA: Percutaneous sacroplasty for the treatment of sacral insufficiency fractures. Am J Roentgenol 184 (2005) 1956–1959. [EBM IV]

[91] Garant M: Sacroplasty: a new treatment for sacral insufficiency fracture. J Vasc Interv Radiol 13 (2002) 1265–1267. [EBM IV]

[92] Pommersheim W, Huang-Hellinger F, Baker M, Morris P: Sacroplasty: a treatment for sacral insufficiency fractures. Am J Neuroradiol 24 (2003) 1003–1007. [EBM IV]

[93] Galibert P, Deramont H, Rosat P, LeGars D: Note préliminaire sur le traitement des angiomes vertébraux par vertébroplastie acrylique percutanée. Neurochirurgie 33 (1987) 166–168. [EBM IV]

[94] Martin JB, Gailloud P, Dietrich PY et al.: Direct transoral approach to C2 for percutaneous vertebroplasty. Cardiovasc Intervent Radiol 25 (2002) 517–519. [EBM IV]

[95] Mont'Alverne F, Vallee JN, Cormier E et al.: Percutaneous vertebroplasty for metastatic involvement of the axis. Am J Neuroradiol 26 (2005) 1641–1645. [EBM IV]

[96] Tong FC, Cloft HJ, Joseph GJ, Rodts GR, Dion JE: Transoral approach to cervical vertebroplasty for multiple myeloma. Am J Roentgenol 175 (2000) 1322–1324. [EBM IV]

[97] Brown EM, Pople IK, de Louvois J et al.: Spine update. Prevention of postoperative infection in patients undergoing spinal surgery. Spine 29 (2004) 938–945. [EBM Ia]

[98] Tator CH: Update on the pathophysiology and pathology of acute spinal cord injury. Brain Pathol 5 (1995) 407–413. [EBM Ia]

[99] Fehlings MG, Baptiste DC: Current status of clinical trials for acute spinal cord injury. Injury 36 (2005) 113–122. [EBM Ia]

[100] Bracken MB: Methylprednisolone and acute spinal cord injury. Spine 26 (2001) 47–54. [EBM Ia]

[101] Hurlbert RJ: The role of steroids in the acute spinal cord injury. An evidence-based analysis. Spine 26 (2001) 39–46. [EBM Ia]

[102] AANS/CNS: Pharmacological therapy after acute cervical spinal cord injuries. Neurosurgery 50 (2002) 63–72. [EBM Ia]

XXXII   Was gibt es Neues bei der Patientenverfügung?

A. Dörries

1 Einleitung

Fragen des Lebensendes werden in der Öffentlichkeit intensiv diskutiert. Viele Menschen befürchten, dass sie, wenn sie nicht mehr entscheidungsfähig sind, Situationen ausgeliefert sind, gegen die sie sich nicht mehr wehren können. Sie sehen in einer Patientenverfügung eine Möglichkeit, schriftlich niederzulegen, was sie möchten und was nicht. Sie wollen dafür vorsorgen, dass eine lebensverlängernde Behandlung nicht mit unnötigem Leiden verbunden ist. Als mögliches Instrument, Selbstbestimmung auch für zukünftige Situationen wahrzunehmen, bieten sich Vorausverfügungen wie eine Patientenverfügung an. Derzeit existieren mehrere hundert unterschiedliche Formulare [1, 2, 3].

Die Patientenverfügung, in den USA bereits seit Ende der sechziger Jahre in verschiedenen Formen verbreitet, wurde in Deutschland erstmals 1978 von dem Juristen Uhlenbruck unter dem Namen „Patiententestament" eingeführt [4, 5]. Die Bezeichnung erwies sich jedoch als ungeeignet, da ein Testament sich üblicherweise auf die Zeit nach dem Tod bezieht. Im Weiteren setzte sich deshalb die Bezeichnung „Patientenverfügung" im Sprachgebrauch durch; diese kann nach dem Betreuungsrecht mit einer Vorsorgevollmacht und/oder Betreuungsverfügung kombiniert werden. Bei letzteren wird eine Person des Vertrauens im Voraus bevollmächtigt oder als Betreuer ausgewählt. Betreuer werden im Bedarfsfall durch ein Amtsgericht eingesetzt.

Da die Umsetzung und Anwendung der Patientenverfügung viele bisher ungelöste rechtliche und ethische Fragen aufwirft und folglich sehr umstritten ist, wurden in den letzten Jahren mehrere Stellungnahmen von politischen Kommissionen und Arbeitsgruppen (u.a. Enquete-Kommission „Ethik und Recht in der modernen Medizin" des Deutschen Bundestages [6], Arbeitsgruppe „Patientenautonomie am Lebensende" des Bundesjustizministeriums [7]), Ethikkommissionen (u.a. Nationaler Ethikrat [8]), standespolitischen Organisationen (u.a. Bundesärztekammer [9; 10]) und kirchlichen Gremien (Evangelische Kirche in Deutschland [11], Katholische Kirche [12]) erarbeitet.

2 Rechtslage

Die Patientenverfügung ist – im Gegensatz zu Vorsorgevollmacht und Betreuungsverfügung im Betreuungsrecht – bisher kein ausdrücklicher Bestandteil eines Gesetzes oder einer gesetzlichen Regelung. Es liegt mittlerweile aber eine vielfältige, wenn auch teilweise widersprüchliche Rechtsprechung, u.a. seitens des Bundesgerichtshofs, vor [Übersicht bei 13, 14, 15]. Diese Rechtsprechung nimmt Bezug auf das Selbstbestimmungsrecht des Patienten, den Anspruch auf Menschenwürde, das Persönlichkeitsrecht und das Recht auf körperliche Unversehrtheit.

- Im Jahr 1994 legte der Bundesgerichtshof fest, dass ein Behandlungsabbruch auch schon vor der Sterbephase möglich ist, wenn dies dem „mutmaßlichen Willen" des

Patienten, der durch frühere mündliche oder schriftliche Äußerungen nachvollziehbar sein muss, entspricht (Kemptener Fall) [16].

- Im Jahr 2003 urteilte der Bundesgerichtshof, dass ein Betreuer an den Willen des Patienten (u.a. ausgedrückt durch eine Patientenverfügung) gebunden ist und auch eine Therapiebegrenzung einfordern darf. Die Patientenverfügung wird insgesamt aufgewertet. Eine vormundschaftsgerichtliche Überprüfung ist nur im Fall eines Dissenses zwischen Arzt und Betreuer notwendig (Lübecker Fall) [17]. Verwirrend ist bei diesem Urteil, dass das Gericht sich ausschließlich auf „Grundleiden" mit einem nach ärztlicher Überzeugung „irreversibel tödlichen Verlauf" bezog, es sich im vorliegenden Fall aber um einen Patienten im Wachkoma handelte. Damit bleibt die Rechtslage in dieser Frage derzeit weiterhin unklar.

- Im Jahr 2005 stellte der Bundesgerichtshof fest, dass eine künstliche Ernährung gegen den Willen eines Patienten (u.a. ausgedrückt in einer Patientenverfügung) rechtswidrig ist und die Umstände einer Körperverletzung erfüllen kann (Traunsteiner Fall) [18].

Die unsichere Rechtslage führte dazu, dass das Bundesjustizministerium im Vorgriff einer gesetzlichen Regelung eine Arbeitsgruppe „Patientenautonomie am Lebensende" („Kutzer-Kommission") einsetzte, die im Juni 2004 ihren Abschlussbericht für einen Gesetzesentwurf vorlegte [7]. Im September 2004 erschien außerdem ein Zwischenbericht der Enquete-Kommission des Deutschen Bundestags: „Ethik und Recht in der modernen Medizin" zur Patientenverfügung [6]. Im November 2004 legte das Bundesministerium für Justiz einen ersten Entwurf für ein „3. Gesetz zur Änderung des Betreuungsrechts" vor, der aber bereits im Februar 2005 zurückgezogen wurde, da der Deutsche Bundestag interfraktionelle Entwürfe erarbeiten wollte [s. 13]. Im Juni

2005 veröffentlichte der Nationale Ethikrat eine Stellungnahme zur Patientenverfügung [8].

Inhaltlich relativ unstrittig ist bei den verschiedenen Entwürfen, dass Patientenverfügungen rechtlich gestärkt werden sollen, dass ihre Verbindlichkeit erhöht werden soll und dass die Kombination von Patientenverfügungen mit Vorsorgevollmacht bzw. Betreuungsverfügung empfohlen wird. Eine Patientenverfügung, die aktive Sterbehilfe einfordert, soll weiterhin rechtswidrig bleiben.

Strittig sind die Reichweite einer Patientenverfügung (für alle Erkrankungsstadien oder nur für irreversibel tödlich verlaufende Erkrankungen?), die Formvorschriften (Schriftform, Unterschriftsdatum, Hinterlegung?), die Verbindlichkeit (unmittelbare Gültigkeit oder Bestellung eines Betreuers trotz gültiger Patientenverfügung?); die Einbeziehung eines „Konsils" zur Konsenssuche zwischen Arzt, Pflegekräften und Angehörigen (freiwillig?, verpflichtend?), die Stellung des Bevollmächtigten bzw. Betreuers (Erfüllung des Patientenwillens oder des Patientenwohls?) und die Einbeziehung des Vormundschaftsgerichts (generelle Einbeziehung oder nur bei Dissens oder bei Missbrauchsverdacht?) [19].

Der Entwurf des Bundesjustizministeriums schlug analog der derzeitigen Rechtsprechung vor, dass keine gerichtliche Kontrolle notwendig sein solle, erstens wenn der Betreuer die Patientenverfügung für eindeutig und auf die konkrete Situation zutreffend hielte oder zweitens wenn die Patientenverfügung zwar nicht eindeutig sei, sich aber Betreuer und Arzt über den mutmaßlichen Willen des Patienten einig seien, oder drittens wenn ein Bevollmächtigter vorhanden sei. Die Enquete-Kommission forderte eine verbindliche gerichtliche Kontrolle bei allen anstehenden Therapiebegrenzungen. Es ist davon auszugehen, dass auch der jetzige Deutsche Bundestag sich dieser Thematik wieder annehmen wird.

3 Ärztliches Standesrecht

In der ärztlichen (Muster-)Berufsordnung der Bundesärztekammer wird die Patientenverfügung nicht erwähnt. Die Ärztekammer Berlin hat aber bereits 1999 als erste deutsche Ärztekammer die Patientenverfügung in den § 16 ihrer Berufsordnung aufgenommen [20].

In den 2004 revidierten Grundsätzen der Bundesärztekammer zur ärztlichen Sterbebegleitung heißt es: „Mit Patientenverfügungen, Vorsorgevollmachten und Betreuungsverfügungen nimmt der Patient sein Selbstbestimmungsrecht wahr. Sie sind eine wesentliche Hilfe für das Handeln des Arztes" [10]. Die Grundsätze zur ärztlichen Sterbebegleitung unterscheiden fünf Stadien der Einwilligungsfähigkeit: der einwilligungsfähige Patient, der einwilligungsunfähige Patient mit Patientenverfügung, der einwilligungsunfähige Patient mit Vertreter (Betreuer, Bevollmächtigter, Eltern), der einwilligungsunfähige Patient ohne Vertreter, bei dem aber ein mutmaßlicher Wille ermittelt werden kann, und der einwilligungsunfähige Patient, bei dem die Ermittlung des mutmaßlichen Willens nicht möglich ist. Steht eine Patientenverfügung nicht zur Verfügung, ist der mutmaßliche Wille des Patienten maßgeblich. Wurde ein Bevollmächtigter oder Betreuer eingesetzt, ist dieser in die Entscheidungsfindung einzubeziehen. Lässt sich jedoch der mutmaßliche Wille nicht ermitteln, so soll der Arzt für den Patienten die notwendigen ärztlich indizierten Maßnahmen ergreifen und sich in Zweifelsfällen für die Lebenserhaltung entscheiden. Wie bei einwilligungsfähigen Patienten auch, kann der Arzt bei der Patientenverfügung Maßnahmen verweigern, für die keine medizinische Indikation besteht. Es wird in der Präambel der Grundsätze ausdrücklich darauf hingewiesen, dass alle Entscheidungen individuell erarbeitet werden müssen.

Genau bei diesen konkreten Einzelfällen tauchen aber Probleme bei der ärztlichen Sterbebegleitung auf. In den Grundsätzen werden bei prinzipieller Verbindlichkeit einer Patientenverfügung zwei Einschränkungen der Patientenverfügung genannt: „Bei einwilligungsunfähigen Patienten ist die in einer Patientenverfügung zum Ausdruck gebrachte Ablehnung einer Behandlung für den Arzt bindend, sofern die konkrete Situation derjenigen entspricht, die der Patient in der Verfügung beschrieben hat, und keine Anhaltspunkte für eine nachträgliche Willensänderung erkennbar sind" [10].

4 Empirische Befunde

Empirisch wurden im Hinblick auf Patientenverfügungen demographische Daten, die Häufigkeit unterzeichneter Patientenverfügungen, Inhalte, Konstanz der Angaben über einen längeren Zeitraum, Behandlungsentscheidungen, Vertreterentscheidungen und Umsetzungsprobleme untersucht [21].

Nach verschiedenen Schätzungen haben mindestens 2 % der Bevölkerung eine Patientenverfügung unterschrieben [22]. Die Unterzeichnung einer Patientenverfügung steigt signifikant im Endstadium einer lebensbedrohlichen Erkrankung [23, 24] und ist u.a. abhängig von den Parametern familiärer Status, Alter, Geschlecht, Wohnort, Religiosität, Bildungsstand, Vertrauen in ärztliches Handeln und kürzlicher Tod einer nahestehenden Person [25, 26]. Die katholische und evangelische Kirche haben 1999 eine „Christliche Patientenverfügung", veröffentlicht, von der bisher ca. 1,5 Millionen Exemplare angefordert wurden [11]. Jedoch füllen trotz nachweisbar hohem Interesse nur relativ wenige Gesunde eine Patientenverfügung aus [27]. Und selbst lebensbedrohlich erkrankte Patienten nutzen diese Möglichkeit nur begrenzt. Nach einer aktuellen quantitativen Umfrage gaben eine unterschriebene Patientenverfügung an: onkologische Patienten (18 %), Ärzte (10 %), Pflegekräfte (10 %) und gesunde Personen (19 %) [23]. Mehr als die Hälfte der Befragten beabsichtigte eine Patientenverfügung zu erstellen. Die Möglichkeit, einen Vertreter als Bevollmächtigten/Betreuer einzusetzen, war weniger als der Hälfte der Patienten und weniger als einem Drittel der gesunden Kontrollgruppen bekannt.

Insgesamt sind Patientenverfügungen weiterhin aus verschiedenen Gründen relativ wenig verbreitet [4, 28]. Üblicherweise werden sie zur Ablehnung von Maßnahmen (Reanimation, Beatmung) eingesetzt [29]. Als Vorteil einer Patientenverfügung wurde die Beeinflussung zukünftiger Behandlungsentscheidungen genannt, aber es wurde auch befürchtet, dass Druck auf Patienten zur Unterzeichnung einer Patientenverfügung ausgeübt werden könne und dass Angehörige eine Patientenverfügung missbrauchen könnten [23]. Selbst Patienten mit lebensbedrohlichen Erkrankungen befürworteten zwar grundsätzlich einen Therapieverzicht bei ungenügender Lebensqualität und hielten prinzipiell eine Patientenverfügung für sinnvoll, äußerten aber Zweifel an der Anwendbarkeit im konkreten Fall [24].

Hausärzte bewerteten eine Patientenverfügung als wichtige Informationsquelle für die stationäre Behandlung, weniger für die hausärztliche Praxis [30; 31]. In ärztlichen Beratungen über eine Patientenverfügung wurden zwar die wesentlichen Elemente einer Vorausverfügung angesprochen, die Gespräche verliefen aber einseitig und vernachlässigten die Einstellungen der Patienten [32]. Hausärzte setzten sich für die Abwendung intensivmedizinischer Behandlung mittels einer Patientenverfügung ein, aber auch vermeintlich zu ihrer eigenen juristischen Absicherung [31]. Verbesserungsbedürftige Kenntnisse über die aktuelle Rechtslage zeigte auch eine Befragung bei Vormundschaftsrichtern und ausgewählten Facharztgruppen. Beide Berufsgruppen unterstützten nachdrücklich die Erstellung einer Patientenverfügung, waren aber in mehr als einem Drittel unsicher bei der Abgrenzung zwischen aktiver und passiver Sterbehilfe [27, 33].

Eine kompetente Beratung für eine Patientenverfügung nutzen nur wenige Personen [25]. Es sind vielmehr die individuellen Lebenserfahrungen mit Tod und Sterben, die Entscheidungen bei älteren Patienten maßgeblich beeinflussen [34]. Die Stabilität von Patientenwünschen über einen längeren Zeitraum ist u.a. abhängig von Alter und Bildungsstand; sie verändert sich mit Verschlechterung der physischen und kognitiven Fähigkeiten [35]. Patientenverfügungen scheinen in der Mehrzahl aber zumindest über einen Zeitraum von ein bis zwei Jahren den Patientenwillen zu repräsentieren [36].

Häufig bleiben trotz Patientenverfügung Missverständnisse über lebensverlängernde Maßnahmen, über den tatsächlichen Patientenwunsch oder den gewünschten Bevollmächtigten bei Patienten, Ärzten und eingesetzten Vertretern bestehen [29, 31, 37, 38]. Als Gründe für Schwierigkeiten beim Umgang mit der Patientenverfügung werden Unsicherheiten, unrealistische Hoffnungen, fehlendes Vertrauen in die Arzt-Patient-Beziehung und die Betreuung durch mehrere Personen angegeben [39]. Am geeignetsten erwiesen sich relativ detaillierte Patientenverfügungen mit Angabe von Vertretern, die in mehreren (dokumentierten) Gesprächen zwischen Arzt und Patient erstellt wurden [40].

5 Ethische Aspekte

Die Patientenverfügung stellt den Versuch dar, die Autonomie des Patienten zu wahren [6, 41]. In der ärztlichen Tradition hat primär das Prinzip der Fürsorge eine hohe Bedeutung. Die besondere Verflechtung des Prinzips der Autonomie und Fürsorge kommen in einer Stellungnahme der Evangelischen Kirche zum Ausdruck: „Die Fürsorge kann in Spannung und Konflikt treten zum Postulat der Selbstbestimmung und das ist auch bei der Problematik der Patientenverfügung der Fall. Aber die Selbstbestimmung ist zugleich auf Fürsorge angewiesen. ... Andererseits gehört es zur recht verstandenen Fürsorge, die Selbstbestimmung eines Patienten zu achten und ihr soweit wie möglich Folge zu leisten" [11, 42].

Nach dem Prinzip der Autonomie trifft ein autonomer Patient (d.h. ein Patient mit Fähigkeit zur Selbstbestimmung) eine autonome Entscheidung (d.h. eine Entscheidung, deren Intentionalität eindeutig ist, die auf einem Verständnis des Sachverhalts beruht und die frei von kontrollierenden Einflüssen ist), die respektiert wird. Aus diesem (ethischen) Recht auf eine selbst bestimmte Entscheidung folgt die Pflicht des Arztes zur Aufklärung und dem Respekt vor der Entscheidung des Patienten. Eine solche Aufklärung und Einwilligung stellt spezielle Anforderungen an Arzt und Patient. Elemente der Aufklärung über ärztliche Eingriffe beinhalten eine Informationskomponente und eine Einwilligungskomponente. Voraussetzung ist die Einwilligungsfähigkeit des Patienten; die Information muss vom Arzt vermittelt und vom Patienten verstanden werden. Die Einwilligung muss freiwillig sein und kann nur eine konkrete Maßnahme umfassen.

Bei Sterbenden hat man es häufig nicht mit selbst bestimmt entscheidenden Patienten, sondern mit einwilligungsunfähigen Patienten zu tun. Während das Prinzip der Autonomie die Fähigkeit zur Selbstbestimmung voraussetzt, sind wesentliche Kriterien für die Einwilligungsunfähigkeit, dass Wahlmöglichkeiten nicht genutzt werden können, dass Information nicht verstanden bzw. nicht korrekt wiedergegeben werden kann, dass Information zwar verstanden, aber nicht für eine Entscheidung genutzt werden kann, dass die Krankheitseinsicht fehlt oder dass die Authentizität, d.h. die Übereinstimmung mit Werten und Zielen vor Erkrankungsbeginn, fehlt.

Wird Nichteinwilligungsfähigkeit festgestellt, folgt daraus, dass die Einwilligung in eine konkrete Maßnahme durch einen Vertreter erfolgen muss (Bevollmächtigter, Betreuer, Eltern); dass der Patientenwille durch eine Patientenverfügung, den mutmaßlichen Patientenwillen eruiert werden muss bzw. sich nach dem Patientenwohl richtet; dass die Nichteinwilligungsfähigkeit bei konkreten Maßnahme regelmäßig zu überprüfen ist und dass besondere Schutzstandards gelten müssen [43].

Da mit der Patientenverfügung keineswegs alle Probleme der Selbstbestimmung des Patienten am Lebensende gelöst werden können, wird teilweise bei grundsätzlicher Befürwortung einer Patientenverfügung in Kombination mit einer Vorsorgevollmacht bzw. Betreuungsverfügung erhebliche Kritik daran geäußert [28]. Diese bezieht sich auf die trotz Beratungsangeboten nur geringe Anzahl unterzeichneter Patientenverfügungen und äußert Zweifel, ob wirklich Entscheidungen im Krankheitsfall antizipiert werden können, ob ausreichende sprachliche Fähigkeiten zur Formulierung des eigenen Willen vorhanden sind, wo die Patientenverfügung hinterlegt werden soll und ob eine Umsetzung im konkreten Fall möglich ist. Einige Autoren gehen dabei soweit, dass sie die Anforderungen einer Patientenverfügung als unmöglich bezeichnen: „The failure … is not a failure of effort or intelligence. It is a consequence of attempting the impossible" [28]. Außerdem wird kritisch angemerkt, dass Patientenverfügungen die meisten Patienten überforderten und die Beziehung des Arzt-Patient-Verhältnisses durch eine Verrechtlichung nachhaltig störten [44].

6 Praktische Umsetzung

Damit eine Patientenverfügung überhaupt angewendet werden kann, muss sie im Bedarfsfall unterzeichnet sein; es müssen zu einem früheren Zeitpunkt nachvollziehbare Entscheidungen für zukünftige Situationen gefallen sein; sie muss verständlich formuliert sein; sie muss bei Bedarf vorliegen und sie muss dann auch verstanden und befolgt werden können [28, 45].

Wenn eine Patientenverfügung erstellt werden soll, sind inhaltliche Punkte, formale Kriterien, Beratungsaspekte und der Entscheidungsprozess zu berücksichtigen [46]. Inhaltlich ist es sinnvoll, dass eine Patientenverfügung bestimmte zukünftige Erkrankungssituationen (z.B. Sterbeprozess, Endstadium einer unheilbaren Erkrankung, Wachkoma, fortgeschrittene Demenzerkrankung, irreversible Hirnschädigung etc.) und hierzu bestimmte Maßnahmen (z.B. Beatmung, künstliche Ernährung/Flüssigkeitszufuhr, Schmerzbehandlung, Wiederbelebung, Dialyse, Antibiotika, Blut/Blutbestandteile) als nicht erwünscht bzw. als erwünscht aufführt [47]. Dies sollte einerseits nicht zu allgemein, andererseits auch nicht zu speziell sein. Sollte eine Einwilligung in eine Organspende vorliegen, so ist in der Patientenverfügung im Hinblick auf intensivmedizinische Maßnahmen darauf gesondert einzugehen [2].

Jeder Bürger kann heute eine der vielen verschiedenen Formulare einer Patientenverfügung selbstständig ausfüllen, er kann eigenhändig einen Text entwerfen oder vorgegebene Musterverfügungen benutzen. Eine notarielle Beglaubigung ist nicht notwendig. Die Erstellung einer Patientenverfügung bietet die Möglichkeit, ein oder mehrere Gespräche zwischen Arzt und Patient zu führen [4]. Sie ermöglicht es damit Patient und Arzt, eine schwerwiegende Erkrankung oder den Sterbeprozess offen zu besprechen und evtl. Vorsorge zu treffen. Da häufig klinische Situationen auftreten, die mit einer schriftlichen Patientenverfügung nicht erfasst wurden, hat es sich als sinnvoll erwiesen, dass eine Patientenverfügung mit einer Vorsorgevollmacht und/oder einer Betreuungsverfügung, d.h. der Benennung einer Vertrauensperson mit Entbindung der Schweigepflicht, kombiniert wird. Hierdurch wird im Bedarfsfall eine Kommunikationsmöglichkeit zwischen Arzt und einer dem Patienten vertrauten Person erhalten.

Über die verschiedenen Aspekte sollte der (potenzielle) Patient ausführlich beraten werden. Diese Beratung kann durch unterschiedliche Personen vorgenommen werden (Arzt, Hospizgruppe, Pflegekräfte, Freunde etc.), eine ärztliche Beratung evtl. in Anwesenheit des potenziellen Vertreters ist in jedem Fall anzuraten. Es ist im Sinne einer vorbeugenden Planung („advance care planning") ein in den üblichen Behandlungsablauf eingebettetes schrittweises Vorgehen mit Diskussion der potenziellen Er-

krankungssituationen und Maßnahmen, anschließender Dokumentation und regelmäßiger Aktualisierung zu empfehlen [48]. Es kann auch hilfreich sein, in einer Patientenverfügung Behandlungsziele und nicht spezielle Maßnahmen zu vereinbaren [39, 49]. Eine Patientenverfügung sollte so hinterlegt werden, dass sie im Bedarfsfall einbezogen werden kann, am besten bei dem behandelnden Arzt und/oder bei dem Vertreter. Die Bundesärztekammer hat eine Handreichung zum Umgang mit Patientenverfügungen herausgegeben, in denen Hinweise zu Inhalt, Form, Verbindlichkeit und Aufbewahrung gegeben werden [9]. Das Bundesjustizministerium hat Textbausteine veröffentlicht [47]. Eine interdisziplinäre Arbeitsgruppe der Akademie für Ethik in der Medizin hat erste Vorschläge für Beratungsstandards erarbeitet [50].

Im konkreten Fall muss bei der Anwendung einer Patientenverfügung gefragt werden, erstens ob die Patientenverfügung der konkreten Situation entspricht und zweitens ob es Hinweise auf eine Willensänderung des Patienten gibt. Wenn sie der konkreten Situation entspricht und es keine Hinweise auf eine Willensänderung gibt, ist sie für den Arzt verbindlich (einschränkend s. dazu die Rechtslage mit dem Bezug auf ein „Grundleiden mit irreversibel tödlichem Verlauf"). Wenn sie der konkreten Situation nicht vollkommen entspricht, ist der Bevollmächtigte bzw. Betreuer einzubeziehen. Besteht Konsens über den mutmaßlichen Willen des Patienten, kann eine Therapie begrenzt werden; besteht kein Konsens ist das Vormundschaftsgericht anzurufen. Gibt es Hinweise auf eine Willensänderung des Patienten, so ist der aktuelle Wille maßgeblich.

7 Ausblick

Neben den der Patientenverfügung immanenten Problemen wird es aber auch bei vielseitigen Gesprächsangeboten immer eine beträchtliche Anzahl von Patienten geben, die keine Patientenverfügung ausfüllen wollen oder können. Hier greift die Beachtung des mutmaßlichen Willens und letztendlich die ärztliche Fürsorge [51]. Die klinische Erfahrung zeigt, dass sich das Sterben eines Menschen nicht planen lässt – und schon gar nicht im Detail rechtlich regeln. Hier wird es aus ärztlicher Sicht immer um die Beziehung zwischen zwei oder häufig mehr Menschen gehen, die das Geschehen fürsorglich begleiten und menschenwürdig für alle Beteiligten gestalten. Die Lösung liegt erfahrungsgemäß nicht in einer spitzfindigen wortwörtlichen Interpretation der Patientenverfügung, sondern im wiederholten gemeinsamen Gespräch aller Beteiligten [39]: „Patientenverfügungen sind kein Ersatz, sondern eine sinnvolle Ergänzung für das Gespräch zwischen Arzt und Patient. Der Patient erhält die Möglichkeit, für Fälle, in denen er selbst nicht mehr entscheiden kann, seine Erwartungen an die Ärzte zu formulieren, und der Arzt bekommt für diese Fälle eine Entscheidungshilfe an die Hand. So bleibt auch dann eine Kommunikationsbrücke bestehen, wenn der Patient nicht mehr ansprechbar ist" [52].

Literatur

[1] Bayerisches Staatsministerium der Justiz: Vorsorge für Unfall, Krankheit und Alter. München (2002) www.justiz.bayern.de.

[2] Deutsche Bischofskonferenz, Rat der Evangelischen Kirche in Deutschland: Christliche Patientenverfügung. Handreichung und Formular 2. Auflage, Hannover (2003) www.ekd.de.

[3] Ärztekammer Niedersachsen: Patientenverfügung. März 2003, ww.aekn.de.

[4] Vollmann J, Knöchel-Schiffer I: Patientenverfügungen in der klinischen Praxis. Med Klin 94 (1999) 398–405. [EBM Ib]

[5] Sass HM, Kielstein R: Patientenverfügung und Betreuungsvollmacht. Lit-Verlag, Münster, Hamburg, Berlin (2001). [EBM; IV]

[6] Enquete-Kommission „Ethik und Recht der modernen Medizin" des Deutschen Bundestages, 15. Wahlperiode: Zwischenbericht Patientenverfügungen. 13.9.2004, Bundestagsdrucksache. 15/3700. [EBM IV]

[7] Arbeitsgruppe „Patientenautonomie am Lebensende" des Bundesministeriums für Justiz: Patientenautonomie am Lebensende. Ethische rechtliche und medizinische Aspekte zur Bewertung von Patientenverfügungen. 10.6.2004, www.bmj.bund.de/media/archive/695.pdf. [EBM IV]

[8] Nationaler Ethikrat: Patientenverfügung. Berlin (2005) www.ethikrat.org. [EBM IV]

[9] Bundesärztekammer: Handreichungen für Ärzte zum Umgang mit Patientenverfügungen. Dtsch Ärztebl 96 (1999) A 2720–2721. [EBM IV]

[10] Bundesärztekammer: Grundsätze der ärztlichen Sterbebegleitung. Dtsch Ärztbl 101 (2004) A 1298–1299, www.bundesaerztekammer.de. [EBM IV]

[11] Kirchenamt der Evangelischen Kirche in Deutschland (Hrsg.): Sterben hat seine Zeit. Überlegungen zum Umgang mit Patientenverfügungen aus evangelischer Sicht. EKD-Texte 80, Hannover (2005) www.ekd.de. [EBM IV]

[12] Kommissariat der deutschen Bischöfe: Stellungnahme zum Entwurf für ein drittes Gesetz zur Änderung des Betreuungsrechts. Berlin (2005). [EBM IV]

[13] Lipp V: Patientenautonomie und Lebensschutz. Zur Diskussion um eine gesetzliche Regelung der Patientenverfügung. Universitätsdrucke, Göttingen, 2005, http://webdoc.sub.gwdg.de/ebook/univerlag/2005/lipp.pdf. [EBM IV]

[14] Putz W, Steldinger B: Patientenrechte am Ende des Lebens. 2. Auflage, Deutscher Taschenbuch Verlag, München (2004). [EBM IV]

[15] Wolfslast G, Conrads C (Hrsg.): Textsammlung Sterbehilfe. Springer, Berlin, Heidelberg (2001). [EBM IV]

[16] Bundesgerichtshof, Urteil vom 13. September 1994, 1 StR 357/94 (LG Kempten), www.bundesgerichtshof.de.

[17] Bundesgerichtshof, Urteil vom 17. März 2003, XII ZB 2/03 (OLG Schleswig, AG Lübeck), www.bundesgerichtshof.de.

[18] Bundesgerichtshof, Urteil vom 8. Juni 2005, XII ZR 177/03 (LG Traunstein), www.bundesgerichtshof.de.

[19] May AT, Charbonnier R (Hrsg.): Patientenverfügungen. Unterschiedliche Regelungsmöglichkeiten zwischen Selbstbestimmung und Fürsorge. Lit-Verlag, Münster (2005). [EBM IV]

[20] Mattheis R: Patientenverfügung für Ärzte verbindlich. Berliner Ärzte 6/99, 23–24. [EBM IV]

[21] Ott BB: Advance directives: the emerging body of research. Am J Crit Care 8 (1999) 514–519. [EBM III]

[22] Schröder C, Schmutzer G, Brähler E: A representative survey of German people concerning enlightenment and patient directive in a case of terminal illness. Psychoth Psychosom Med Psychol 52 (2002) 236–243. [EBM IIa]

[23] Sahm S, Will R, Hommel G: Attitudes towards and barriers to writing advance directives

amongst cancer patients, healthy controls, and medical staff. J Med Ethics 31 (2005) 437–440. [EBM IIa]

[24] Buchardi N, Rauprich O, Vollmann J: Patientenselbstbestimmung und Patientenverfügungen aus der Sicht von Patienten mit amyotropher Lateralsklerose. Ethik Med 16 (2004) 7–21. [EBM III]

[25] Rurup ML, Onwuteaka-Philisen BD, van der Heide A et al.: Frequency and determinants of advance directives concerning end-of-life care in The Netherlands. Soc Sci Med (2005) Sept 12. [EBM IIa]

[26] van Oorschot B, Hausmann C, Köhler N et al.: Patientenverfügungen aus Patientensicht, Ergebnisse einer Befragung von palliativ behandelten Tumorpatienten. Eth Med 16 (2005) 112–122. [EBM IIa]

[27] Simon A: Bedeutung und Umgang mit Patientenverfügungen in der Praxis. In: Meier C, Borasio GD, Kutzer (Hrsg.): Patientenverfügung. Ausdruck der Selbstbestimmung – Auftrag zur Fürsorge. W. Kohlhammer, Stuttgart (2005) 8–19. [EBM III]

[28] Fagerlin A, Schneider CE: Enough. The failure of the living will. Hastings Center Report March-April (2004) 30–42. [EBM Ib]

[29] Upadya A, Muralidharan V, Thorevska N et al.: Patient, physician, and family member understanding of living wills. Am J Respir Crit Care Med 166 (2002) 1430–1435. [EBM IIb]

[30] Buchardi N, Rauprich O, Vollmann J: Patientenverfügungen in der hausärztlichen Betreuung von Patienten am Lebensende. Z Palliativmed 6 (2005) 65–69. [EBM III]

[31] Coppola KM, Ditto PH, Danks JH, Smucker WD: Accuracy of primary care and hospital-based physicians' predictions of elderly outpatients' treatment preferences with and without advance directives. Arch Intern Med 161 (2001) 431–440. [EBM Ib]

[32] Tulsky JA, Fischer GS, Rose MR et al: Opening the black box: how do physicians communicate about advance directives? Ann intern Med 129 (1998) 441–449. [EBM IIa]

[33] Simon A, Lipp V, Tietze A, Nickel N, van Oorschot B: Einstellungen deutscher Vormundschaftsrichterinnen und -richter zu medizinischen Entscheidungen und Maßnahmen am Lebensende: erste Ergebnisse einer empirischen Befragung. MedR 22 (2004) 303–307. [EBM III]

[34] Lambert HC, McColl MA, Wong GJ et al.: Factors affecting long-term-care residents' decision-making processes as they formulate advance directives. Gerontologist 45 (2005) 626–633. [EBM III]

[35] Ditto PH, Smucker WD, Danks JH et al.: Stability of older adults' preferences for life-sustaining medical treatment. Health Psychol 22 (2003) 605–615. [EBM IIa]

[36] Emanuel LL, Emanuel EJ, Stoeckle JD et al.: Advance directives. Stability of patients' treatment choices. Arch Intern Med 154 (1994) 209–217. [EBM IIa]

[37] Ditto PH, Danks JH, Smucker WD et al.: Advance directives as acts of communication: a randomised controlled trial. Arch Intern Med 161 (2001) 421–430. [EBM Ib]

[38] Fischer GS, Tulsky JA, Rose MR et al.: Patient knowledge and physician prediction of treatment preferences after discussion of advance directives. J Gen Intern Med 13 (1998) 447–454. [EBM IIa]

[39] Tulsky JA: Beyond advance directives: importance of communication skills at the end of life. JAMA 294 (2005) 359–365. [EBM IV]

[40] Mower WR, Baraff LJ: Advance directives. Effect of type of directive on physicians' therapeutic decisions. Arch Intern Med 153 (1993) 375–381. [EBM III]

[41] Meier C, Borasio GD, Kutzer (Hrsg.): Patientenverfügung. Ausdruck der Selbstbestimmung – Auftrag zur Fürsorge. W. Kohlhammer, Stuttgart, 2005. [EBM IV]

[42] Fischer J: Sterben hat seine Zeit. Zur deutschen Debatte über die Reichweite von Patientenverfügungen. Zschr Theol Kirche 102 (2005) 352–370. [EBM IV]

[43] Vollmann J: Advance directives in patients with Alzheimer's disease. Ethical and clinical considerations. Med Health Care Phil 4 (2001) 161–167. [EBM IV]

[44] Zieger A, Bavastro P, Holfelder H et al.: Kein „Sterben in Würde". Deutsch Ärztebl 99 (2002) A917–919. [EBM IV]

[45] Emanuel LL: Advance directives: do they work? J Am Coll Cardiol 25 (1995) 35–38. [EBM IV]

[46] Meran JG, Geissendörfer SE, May AT, Simon A (Hrsg.): Möglichkeiten einer standardisierten Patientenverfügung. Lit-Verlag, Münster, Hamburg, London, (2002). [EBM IV]

[47] Bundesministerium für Justiz: Patientenverfügung. Bonn, 2004, www.bmj.bund.de/archive/734.pdf. [EBM IV]

[48] Emanuel LL, von Gunten CF, Ferris FD: Advance care planning. Arch Fam Med 9 (2000) 1181–1187. [EBM IV]

[49] Holley JL, Stackiewicz L, Dacko C et al.: Factors influencing dialysis patients' completion of advance directives. Am J Kidney Dis 30 (1997) 356–360. [EBM III]

[50] May A, Niewohner S, Bickhardt J et al.: Standards für die Beratung zu Patientenverfügungen. Eth Med 17 (2005) 332–336. [EBM IV]

[51] Dörries A: Selbstbestimmung und Fürsorge. Der Umgang mit Patientenverfügungen aus ärztlicher Sicht. Krankendienst 6 (2005) 129–133. [EBM IV]

[52] Arbeitsgruppe „Sterben und Tod" der Akademie für Ethik in der Medizin e.V.: Patientenverfügung, Betreuungsverfügung, Vorsorgevollmacht. Eine Handreichung für Ärzte und Pflegende. Göttingen, 1998, www.aem-online.de. [EBM IV]

XXXIII Was gibt es Neues im Logbuch und in der Leistungsdokumentation in der chirurgischen Weiterbildung?

J. Ansorg

1 Qualität der chirurgischen Weiterbildung

Der Beruf des Chirurgen hat in den vergangenen Jahren in den Augen vieler Studenten seine Attraktivität verloren. Neben der Arbeitsverdichtung unter DRG-Bedingungen und unattraktiven Arbeitszeiten sind hierfür die ausgeprägten Hierarchien in chirurgischen Abteilungen sowie der lange und oft unstrukturierte Weiterbildungsgang verantwortlich [1].

Erhebungen und Erfahrungen zeigen, dass die chirurgische Weiterbildung in Deutschland zum Teil erhebliches Verbesserungspotenzial aufweist. So bestehen nach einer Erhebung des BDC und der DGCh in ca. 50 % der Kliniken keine oder mangelhafte Weiterbildungsstrukturen [2].

Solche Strukturen beinhalten ein Weiterbildungskonzept mit Rotationsplan, das den typischen Weiterbildungsgang eines Assistenten vom Eintritt in die Klinik bis zur Facharztprüfung skizziert. Ist es einer Abteilung nicht möglich, das gesamte Weiterbildungsspektrum anzubieten, helfen Rotationspläne und Austauschvereinbarungen mit anderen Abteilungen und Krankenhäusern, interessierten Kollegen einen transparenten und planbaren chirurgischen Weiterbildungsgang anzubieten. Auch die Assistententauschbörse des BDC kann die Suche nach einem geeigneten Partner für einen befristeten Stellentausch während der Weiterbildung unterstützen [3].

Zu den strukturellen Mängeln gesellt sich in vielen Kliniken eine mangelnde Weiterbildungskultur. So geben nur knapp die Hälfte der chirurgischen Assistenten an, dass in ihrem Haus Operationen theoretisch erklärt werden; mit Anzahl und Qualität der Weiterbildungsoperationen ist nur ca. ein Drittel der Kollegen zufrieden. Hinzu kommt, dass nur ein Drittel der chirurgischen Assistenten regelmäßige Feedback-Gespräche mit ihrem Weiterbilder kennen und sich lediglich private Krankenhausträger für die berufliche Entwicklung ihrer jungen ärztlichen Mitarbeiter zu interessieren scheinen [2].

In der Konsequenz hat insbesondere die Chirurgie unter dem bestehenden Nachwuchsmangel in der deutschen Medizin zu leiden. Engagierte Absolventen der Humanmedizin bewerben sich an nur wenigen chirurgischen Abteilungen mit bekannt guter und strukturierter Weiterbildung oder suchen eine Weiterbildungsstelle im Ausland.

2 Empfehlungen zur Gestaltung der Weiterbildung

Die Ergebnisse der oben genannten Umfrage zur chirurgischen Weiterbildung in Deutschland flossen in Empfehlungen der gemeinsamen Weiterbildungskommission aus Berufsverband und chirurgisch-wissenschaftlichen Fachgesellschaften zur Organisation der chirurgischen Weiterbildung ein (Abb. 1).

- Strukturiertes *Weiterbildungs- und Rotationsprogramm*
- regelmäßige *Weiterbildungsgespräche*, mindestens 1 x jährlich bzw. am Anfang und Ende jedes Weiterbildungsabschnittes
- Dokumentation der Weiterbildung in einem *Logbuch*
- Tägliche *Indikationskonferenz* mit Patientenvorstellung
- regelmäßige Komplikations-*(M & M-)Konferenzen*
- Anleitung und transparente Einteilung zu *Operationen*
- Finanzielle und ideelle Unterstützung bei Teilnahme an *externen Fortbildungsangeboten*
- *Feedbacksysteme* zur kontinuierlichen Optimierung
- *„Train-the-Trainer"-Programm* für Weiterbilder

Abb. 1: Empfehlungen der gemeinsamen Weiterbildungskommission zur Strukturierung der chirurgischen Weiterbildung

Wesentliches Instrument sind die regelmäßig durchgeführten Weiterbildungsgespräche, in denen der zurückliegende Weiterbildungsabschnitt kritisch reflektiert und Ziele für folgende Abschnitte vereinbart werden. Um diese Gespräche zu strukturieren sowie eine Diskussionsgrundlage bereitzustellen, wird die Nutzung von Logbüchern empfohlen.

3 Logbücher

3.1 Ziele

In einigen deutschen Kliniken sowie im Ausland werden seit Jahren Logbücher zur Dokumentation operativer Eingriffe und diagnostischer Prozeduren eingesetzt [4, 5].

Die gemeinsame Weiterbildungskommission aus BDC, DGCh und chirurgischen Fachgesellschaften hat auf Grundlage der neuen Weiterbildungsordnung sowohl für die Basischirurgie als auch für die acht Facharztsäulen so genannte „Weiterbildungsbücher" vorgeschlagen. Diese orientieren sich inhaltlich an der (Muster-)Weiterbildungsordnung sowie dem sog. Pflichtteil der Landesärztekammern. Die Logbücher weisen zusätzlich Formulare für Feedback und Zielvereinbarungen auf und können als Grundlage für regelmäßige Weiterbildungsgespräche dienen.

Durch die kontinuierliche Dokumentation der Weiterbildung entwickelt sich das Logbuch zum aktiven Teil des beruflichen Lebenslaufs chirurgischer Assistenten. Die vorgeschlagenen Weiterbildungsbücher wurden mit der Bundesärztekammer abgestimmt und der von der „Ständigen Kommission Weiterbildung" geforderte Pflichtteil integriert. Dieser zusammenfassende Teil der Logbücher wird von den Landesärztekammern für die Anmeldung zur Facharztprüfung eingefordert.

Im Folgenden wird Inhalt und Anwendung der Logbücher kurz beschrieben.

3.2 Aufbau

Im Anfangsteil jedes Logbuches werden persönliche Angaben und der akademische Lebenslauf des Weiterbildungsassistenten aufgezeigt. Eine Liste von Krankenhäusern und Abteilungen, an denen der Kollege während seiner Weiterbildungszeit tätig war, dokumentieren den Weiterbildungsgang. Zusätzlich können hier wissenschaftliche Tätigkeit und Publikationen sowie der Besuch von Weiterbildungsveranstaltungen und Kongressen notiert werden (Abb. 2).

Es schließt sich die Auflistung der in der (Muster-)Weiterbildungsordnung geforderten Weiterbildungsinhalte für Basischirurgie bzw. der acht chirurgischen Facharztqualifikationen an. Diese beinhalten sowohl allgemeines chirurgisches Wissen und Fertigkeiten als auch konkrete Listen erforderlicher diagnostischer und therapeutischer Prozeduren. Daran schließt sich

- Persönliche Angaben
- Akademischer Lebenslauf
- Weiterbildungsveranstaltungen
- Akademische Tätigkeit
- Publikationen

- Allgemeine Kriterien der WBO
- Diagnostik und kons. Therapie
- OP-Katalog
- Prozeduren

Σ: jeweils mit Zielvereinbarungen

2

GEMEINSAME WEITERBILDUNGSKOMMISSION

Berufsverband der Deutschen Chirurgen (BDC)

Berufsverband der Fachärzte für Orthopädie (BVO)

Deutsche Gesellschaft für Chirurgie (DGCh)

Deutsche Gesellschaft für Gefäßchirurgie (DGG)

Deutsche Gesellschaft für Kinderchirurgie (DGKCH)

Deutsche Gesellschaft für Orthopädie und Orthopädische Chirurgie (DGOOC)

Deutsche Gesellschaft für Thorax-, Herz- und Gefäßchirurgie (DGTHG)

Deutsche Gesellschaft für Thoraxchirurgie (DGT)

Deutsche Gesellschaft für Unfallchirurgie (DGU)

Deutsche Gesellschaft für Viszeralchirurgie (DGVC)

Vereinigung Deutscher Plastischer Chirurgen (VDPC)

Logbuch

Orthopädie/Unfallchirurgie

Abb. 2: Inhalt der Logbücher für chirurgische Weiterbildung

der in der Weiterbildungsordnung fixierte Katalog an Operationen an, der die geforderten Eingriffe und Zahlen dem aktuellen Stand zum Zeitpunkt von Weiterbildungsgesprächen gegenüber stellt.

Im variablen bzw. optionalen Teil der Logbücher stehen Formulare zur Verfügung, die die Dokumentation einzelner Operationen und Prozeduren sowie die Erstellung von Zusammenfassungen erleichtern.

Interessierte Assistenten und Weiterbilder können hier zusätzlich Ergebnisse dokumentieren und das Logbuch zum Instrument einer individuellen Qualitätssicherung erweitern. Mit dieser Erweiterung wird die Hoffnung verbunden, bereits während der chirurgischen Weiterbildung zur Entwicklung einer neuen Kultur der kritischen Selbstreflektion und professionellen Entwicklung beizutragen (CPD – Continuing Professional Development). Da dieser Teil des Logbuches beim Assistenten verbleibt, handelt es sich um persönliche Aufzeichnungen, die weder von der Ärztekammer, noch von Dritten eingefordert werden. Der Datenschutz bleibt gewahrt.

3.3 Anwendung

Die Übersichten und Zusammenfassungen im vorderen Teil jedes Logbuches sollen vom Weiterbilder gegengezeichnet werden. Sie stellen eine ideale Basis für die empfohlenen Weiterbildungsgespräche dar, da Weiterbilder und Assistent auf einem Blick die Anforderungen der Weiterbildungsordnung mit dem erreichten Stand vergleichen können (Abb. 3 u. 4).

Auf dieser Grundlage können Zielvereinbarungen für den folgenden Weiterbildungsabschnitt geschlossen und dokumentiert werden. Zum Beispiel könnte hier der Einsatz auf einer speziellen Station oder Funktionseinheit abgesprochen werden, um fehlende diagnostische und therapeutische Prozeduren zu erlernen. Ebenso könnte vereinbart werden, dass der Assistent an fehlende operative Eingriffe herangeführt und dafür später vorrangig im OP-Plan eingeteilt wird.

Vereinbarungen vorangegangener Gespräche können kritisch reflektiert und der erreichte Stand abgezeichnet werden.

Operationen

Operative Eingriffe ...	Richt-zahl	Stand bei Weiterbildungsgesprächen						Gesamt
		①	②	③	④	⑤	⑥	
an Schulter, Oberarm und Ellbogen, davon								
– Weichteileingriffe, Arthroskopien, Knochen- und Gelenkeingriffe	10							
– Frakturen	10							
an Unterarm und Hand, davon								
– Sehnennähte, Synovektomien, Knochen- und Gelenkeingriffe	25							
– Frakturen	10							
am Hüftgelenk, davon								
– Weichteil-, Gelenkeingriffe, Osteotomien	10							
– Osteosynthesen, Endoprothesen bei Frakturen	10							
– Endoprothesen bei Coxarthrose	10							
am Oberschenkel, davon								
– Weichteileingriffe und Osteotomien	10							
– Frakturen	10							
am Kniegelenk, davon								
– Weichteileingriffe, Arthoskopien	10							
– Osteotomien, Endoprothesen	10							
– Frakturen	10							
am Unterschenkel, davon								
– Weichteil- und Knocheneingriffe	10							
– Frakturen	10							

Abb. 3: Logbuchausschnitt mit Übersicht aus dem OP-Katalog mit Eintragungen zum Stand bei Weiterbildungsgesprächen

Bestätigung erreichter Zwischenstände bei Weiterbildungsgesprächen

Nr.	Datum	Bestätigung der umseitigen Zahlen	Bemerkungen	Weiterbilder	Unterschrift Weiterbilder
①		❑ ja ❑ nein			
②		❑ ja ❑ nein			
③		❑ ja ❑ nein			
④		❑ ja ❑ nein			
⑤		❑ ja ❑ nein			
⑥		❑ ja ❑ nein			

Bemerkungen und Zielvereinbarungen zu Untersuchungen und konservativer Therapie

Datum	Bemerkung / Zielvereinbarung	Ergebnis	Unterschrift Weiterbilder

Abb. 4: Logbuchausschnitt zur Bestätigung der OP-Zahlen durch den Weiterbilder sowie Formular für Zielvereinbarungen zum OP-Katalog

Auch die Seiten mit den dokumentierten Operationen und Prozeduren sollten vom Weiterbilder gegengezeichnet werden. Sie fixieren den erreichten Stand. Außerdem entwickeln sich beim Durchsehen der Listen oft lehrreiche Diskussionen über Einzelfälle, die Weiterbilder und Assistent auf Stärken und Schwächen der chirurgischen Weiterbildung im eigenen Haus hinweisen.

4 Perspektiven

Die Logbuch-Dokumentation der chirurgischen Weiterbildung ist keine Garantie für deren hohe Qualität, kann aber Weiterbilder und Assistenten dabei unterstützen, die bestehenden Möglichkeiten besser zu nutzen. Das Logbuch erfordert die regelmäßige Reflektion des Erreichten und die Vereinbarung neuer Ziele im nächsten Weiterbildungsabschnitt, was für viele Kollegen bereits ein Novum mit hohem Verbesserungspotenzial darstellt.

Das Logbuch kann auch zu einer besseren Strukturierung der chirurgischen Weiterbildung beitragen und sowohl dem Assistenten, aber auch dem Weiterbilder wertvolle Hinweise auf Stärken und Schwächen der momentanen Weiterbildungssituation geben.

Elektronische Varianten der chirurgischen Logbücher sind im [eCPD-Center.org], der BDC-Plattform für kontinuierliche professionelle Entwicklung verfügbar [6]. Sie erleichtern die Dokumentation, da Zwischenstände und Übersichten automatisch erstellt werden.

Außerdem bietet das elektronische Informationssystem für Weiterbilder einen Überblick über den Stand aller Weiterbildungsassistenten der eigenen Abteilung. Er kann tagesaktuell seine OP- und Stationsplanung darauf aufbauen.

Noch im Jahr 2006 wird das elektronische Logbuch auf PDAs und Smartphones verfügbar sein. Diese mobile Version des Logbuches gestattet die Dokumentation zeit- und platzsparend während der Arbeit in der Klinik. Die Daten können zu Hause mit dem Hauptsystem synchronisiert und analysiert werden.

Die mobile Datenerfassung erleichtert insbesondere die Verlaufskontrolle eigener Patienten nach der Operation. Die in den Logbüchern optional angebotene individuelle Qualitätssicherung kann somit leicht und ohne Verzögerung durchgeführt werden und bietet diverse Analysewerkzeuge im Internet.

Logbücher und Empfehlungen zur Strukturierung der chirurgischen Weiterbildung sind erste Schritte von Berufsverband und chirurgischen Fachgesellschaften, um die Qualität der chirurgischen Weiterbildung in Deutschland zu heben. Weitere Initiativen wie die Evaluation von Weiterbildern und Weiterbildungsstätten nach englischem Vorbild sind in Vorbereitung. Ebenso werden auf freiwilliger Basis Prüfungen zum Ende der basischirurgischen Weiterbildung angeboten und Empfehlungen zur Neugestaltung der Facharztprüfung erarbeitet.

Berufsverband und Fachgesellschaften sind sich einig, dass eine hohe Qualität der chirurgischen Weiterbildung die Attraktivität unseres Berufsstandes erhöht und wieder mehr junge Ärzte motivieren wird, eine chirurgische Laufbahn einzuschlagen.

5 Verfügbarkeit

Mit Erscheinen dieses Werkes können die Logbücher für Basischirurgie sowie für die acht chirurgischen Facharztqualifikationen im Gebiet Chirurgie in der Geschäftsstelle des Berufsverbandes der Deutschen Chirurgen oder bei BDC|Online bestellt werden.

5.1 Bestellung der Logbücher für die chirurgische Weiterbildung

Berufsverband der Deutschen Chirurgen (BDC e.V.)
Luisenstraße 58/59
10117 Berlin
Telefon: 0 30/2 80 04-1 00
Fax: 0 30/2 80 04-1 09
Internetbestellung über BDC|Online
(www.bdc.de)

5.2 Elektronische Logbücher

Eine elektronische Variante der Logbücher zur einfachen Datenerfassung per Internet, PDA oder Smartphone ist im [eCPD-Center], der Plattform für kontinuierliche professionelle Entwicklung des BDC, verfügbar.

Sie finden das Angebot im Internet unter www.ecpd-center.org.

Literatur

[1] Fendrich V: Weichenstellung im Studium. Chirurg BDC 8 (2004) 232–234.

[2] Ansorg J, Fendrich V, Polonius M-J, Rothmund M, Langer P: Qualität der chirurgischen Weiterbildung in Deutschland. Dtsch med Wochenschr 130 (2005) 508–13.

[3] Mayer H, Ansorg J, Quirini W, Betzler M: Assistententausch als Mittel zur Verbesserung der chirurgischen Weiterbildung. Der Chirurg BDC 6 (1999) M151–153.

[4] Kersting S, Saeger HD: Das eLogbuch zur Strukturierten Facharztausbildung. Chirurg BDC 9 (2005) M106–M110.

[5] Palombo D, Liapis CD et al.: The value of a logbook for young vascular surgeons in training. The UEMS experience. Int Angiol 23 (2004) 95–99

[6] Ansorg J: Neue Medien und Internet: Innovationsoffensive des BDC. Der Chirurg BDC 9 (2005) M366–M367.

Gesamtstichwortverzeichnis

Das vorliegende Stichwortverzeichnis ermöglicht, Sachthemen gezielt aufzufinden. Dabei sind sowohl die Stichworte des Grundwerks (Ausgabe 1999) als auch der Jahresbände 2000 bis 2006 berücksichtigt und entsprechend gekennzeichnet, so dass der Leser über den Zugriff zu der gesamten Information aller bereits erschienenen Jahresbände verfügen kann. Zu jedem Haupt- und Nebenstichwort werden das Kapitel, das Veröffentlichungsjahr sowie die Seitenzahl aufgeführt:

I/99, 9 = Kapitel I, Jahresband 1999, Seite 9;

IV/00, 2 = Kapitel IV, Jahresband 2000, Seite 2.

Auf diese Weise sind sowohl ein schneller Überblick zur Aktualität des jeweiligen Stichwortes möglich, als auch das leichte Auffinden innerhalb der Jahresbände 1999 bis 2006.

F

G

H

I

M

P

S

T

U

V

W

Teilnahme an der zertifizierten Fortbildung

Zu vielen Kapiteln dieses Buches wurden Fragen zur Wissensüberprüfung formuliert. Sie finden die Fragen und Multiple-Choice-Antworten im Buch. Sie können die Fragen durch Ankreuzen der korrekten Antworten lösen.

In Zusammenarbeit mit der Akademie für chirurgische Weiterbildung und praktische Fortbildung des Berufsverbandes der Deutschen Chirurgen haben Sie die Möglichkeit, die Fragen im Internet zu beantworten. Hierzu nutzen wir das [eCME-Center], die Fortbildungsplattform des BDC. Bei korrekter Beantwortung erhalten Sie sofort ein Teilnahmezertifikat, das die erreichten CME-Fortbildungspunkte (max. zwei) ausweist und zur Vorlage bei Ihrer zuständigen Landesärztekammer dient.

Im Folgenden geben wir Ihnen eine Schritt-für-Schritt-Anleitung zur Teilnahme an der zertifizierten Fortbildung im Internet.

1 Anwählen des [eCME-Center]

Sie finden das [eCME-Center] im Internet unter folgender Adresse:

www.ecme-center.org

Auf der Startseite wählen Sie bitte die Option „Kursangebot" aus und erhalten eine Liste der verfügbaren Fortbildungskurse im [eCME-Center].

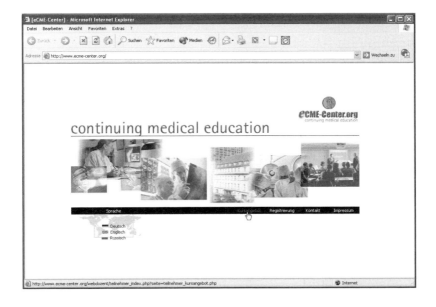

2 Login – Anmeldung am Fortbildungsportal [eCME-Center]

Bevor Sie das erste Mal einen Kurs im eLearning-System des BDC buchen können, benötigen Sie ein persönliches Nutzerkonto. Ihre gebuchten Kurse stehen Ihnen hier jederzeit zur Verfügung. Sie haben Überblick über erreichte Fortbildungspunkte und Zertifikate, Termine für gebuchte Kurse und vieles mehr.

Bei der Anmeldung im [eCME-Center] unterscheiden wir drei Szenarien:

Nutzertyp	Weiter zur Anmeldung unter…
Sie nutzen das [eCME-Center] bereits aktiv	2.1
Sie sind Mitglied des BDC	2.2
Sie haben das [eCME-Center] noch nicht genutzt und besitzen kein Nutzerkonto über den BDC	2.3

2.1 Anmeldung im [eCME-Center] als aktiver Nutzer

Sollten Sie das [eCME-Center] bereits aktiv nutzen, wählen Sie sich bitte mit Ihren üblichen Nutzerdaten (Kennung und Passwort) ein und gehen weiter zu Schritt 3.

2.2 Anmeldung im [eCME-Center] für BDC-Mitglieder

Als BDC-Mitglied verfügen Sie bereits über ein Nutzerkonto im [eCME-Center]. Sie können sich mit folgenden Daten anmelden:

2.2 Login für Mitglieder des BDC		
Kennung:	0123456@bdc.de	Ihre BDC-Mitgliedsnummer, gefolgt von „@bdc.de"
Passwort:	******	Passwort wurde Ihnen schriftlich mitgeteilt

Das Passwort wurde Ihnen bei Eröffnung des [eCME-Center] vom BDC mitgeteilt. Sollten Sie es zwischenzeitlich verlegt haben, können Sie es über die Mitglieder-Hotline des BDC (0 30 / 2 80 04 – 1 40) oder per E-Mail (mitglieder@bdc.de) erfragen. Die Mitarbeiter helfen Ihnen gerne.

Prinzipiell können BDC-Mitglieder auch ein neues Nutzerkonto anlegen, erhalten dann aber bei Buchung anderer Kurse im [eCME-Center] nicht den BDC-Nachlass von 20 % auf die Kursgebühren.

2.3 Anmeldung im [eCME-Center] als neuer Nutzer ohne BDC-Mitgliedschaft

Zur Einrichtung Ihres persönlichen Kontos im [eCME-Center] klicken Sie auf „Registrierung" in der Mitte der linken Menüleiste.

Bitte geben Sie nun die erforderlichen Registrierdaten ein. Um korrekte Teilnahmezertifikate erstellen zu können, ist die Angabe Ihrer Adresse erforderlich. Weiterhin ist es wichtig, eine gültige E-Mail-Adresse anzugeben. Nach Abschluss der Registrierung wird Ihr persönliches Passwort an diese E-Mail-Adresse gesendet.

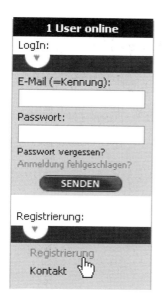

2.3 Login für neue Nutzer des [eCME-Center] und Nicht-Mitglieder des BDC	
Kennung:	Ihre bei der Registrierung angegebene E-Mail-Adresse
Passwort:	Passwort, das Ihnen nach Registrierung per E-Mail geschickt wird

3 Buchung der Kurse aus „Was gibt es Neues in der Chirurgie 2006?"

Nach erfolgreichem Login im [eCME-Center] können Sie die Kurse aus diesem Buch kostenfrei buchen. Sie haben damit Zugriff auf alle Kapitel sowie die CME-Prüfungsfragen.

Um die Kurse möglichst einfach zu buchen, wählen Sie zunächst die Kursübersicht „Nach Kategorie" durch Klick auf die entsprechende Option.

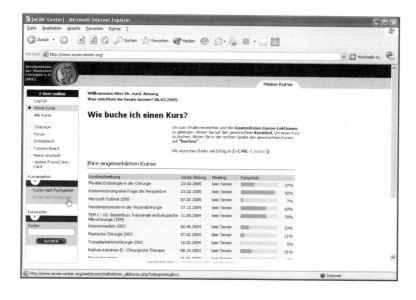

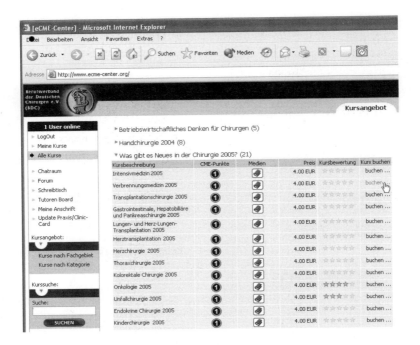

Anschließend klicken Sie auf die Rubrik „Was gibt es Neues in der Chirurgie 2006?". Es werden nun alle Kapitel des Buches angezeigt.

Durch Klick auf „buchen…" wählen Sie das gewünschte Kapitel mit korrespondierenden Prüfungsfragen. Sie können in dieser Ansicht auch mehrere Kurse oder alle Kurse aus „Was gibt es Neues in der Chirurgie 2006?" buchen.

Um das Kapitel kostenfrei zu buchen, geben Sie bitte im Feld „PIN" die folgende PIN-Nummer ein: **WGN693k286**. Bitte beachten Sie dabei die Groß- und Kleinschreibung der Buchstaben.

PIN-Nummer: WGN693k286
Zur Buchung aller Kurse dieses Buches im [eCME-Center].

Den gebuchten Kurs können Sie sofort starten, um die Prüfungsfragen zu beantworten. Den Wissenstest finden Sie jeweils am Ende jedes Kurses. Bitte klicken Sie auf „Test starten" im Kapitel „Prüfungsfragen (CME-Test)".

Bitte beantworten Sie anschließend alle Fragen. Nachdem alle CME-Fragen beantwortet wurden, erhalten Sie eine Übersicht über den gesamten Test. Sie können alle Antworten noch einmal durchgehen und den Test anschließend abschließen.

Bei erfolgreichem Bestehen wird eine Zusammenfassung angezeigt. Wechseln Sie anschließend in die Ansicht „Schreibtisch". Dort finden Sie eine Übersicht aller von Ihnen abgeschlossenen Kurse. Für zertifizierte Kurse können Sie sich ein Teilnahmezertifikat mit den erreichten Fortbildungspunkten durch Klick auf das PDF-Symbol herunterladen, speichern und ausdrucken. Dazu benötigen Sie die Software „Acrobat Reader", die auf den meisten Computern installiert ist.

Die gebuchten Kurse stehen Ihnen als zukünftige Referenz jederzeit im [eCME-Center] zur Verfügung. Auch die Übersicht abgeschlossener Kurse sowie die Teilnahmezertifikate bleiben Ihnen erhalten. Nach Login mit Ihren persönlichen Anmeldedaten finden Sie diese Infor-

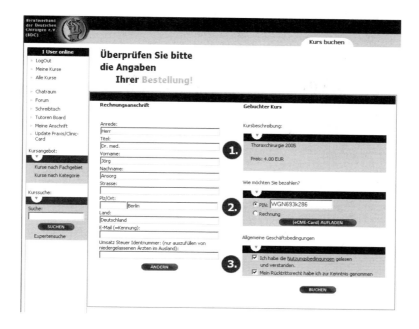

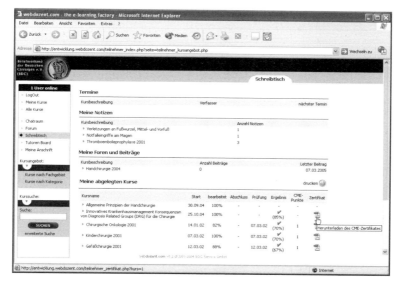

mationen unter dem Menüpunkt „Schreibtisch".

ecomed MEDIZIN und der Berufsverband der Deutschen Chirurgen wünschen Ihnen viel Erfolg bei Ihrer Teilnahme an der zertifizierten Fortbildung.

Fragen zur CME-Zertifizierung zu den Kapiteln I–XXXI

Einzelheiten zur Teilnahme finden Sie im vorhergehenden Kapitel „Teilnahme an der zertifizierten Fortbildung".

Es können alle, keine oder einzelne Antworten – alleine oder in Kombination – richtig sein (z.B. *nur a* oder *a und c* oder *b, d, e* etc.)

I Was gibt es Neues in der Chirurgischen Forschung? Speziell: Stammzelltherapie?

F. FÄNDRICH

1) Die nach der Befruchtung in der Zygote entstehenden embryonalen Zellen besitzen nach heutigem Kenntnisstand bis zum 8- bis 16-Zellenstadium:

a) oligopotente
b) multipotente
c) pluripotente
d) totipotente
e) keine der zuvor genannten Eigenschaften

2) Für die potenzielle Verwendung von Keimbahnzellen als Stammzellen ist es wichtig zu beachten,

1. dass die weibliche Oogonie bereits pränatal im fetalen Eierstock eine mitotische Vermehrung erfährt,
2. diese jedoch während der ersten Meiose in der Prophase arretiert werden,
3. wodurch diese Zellen einen tetraploiden Chromosomensatz aufweisen,
4. die Meiose I wird lediglich im Rahmen der Ovulation jeweils für eine Oozyte pro Zyklus abgeschlossen.
   a) nur Aussage 1 ist richtig
   b) nur Aussage 1 und 3 sind richtig
   c) nur Aussage 1, 3 und 4 sind richtig
   d) nur Aussage 2 und 3 sind richtig
   e) alle Aussagen 1 bis 4 sind richtig

3) Für das Verständnis der die gezielte Differenzierung oder Programmierung einer Stammzelle vermittelnden Mechanismen in eine gewünschte Zielzelle müssen die Zusammenhänge zwischen genetischen und epigenetischen Faktoren verstanden werden (A), weil während der normalen Embryogenese im Zuge einer zunehmenden Ausdifferenzierung embryonaler Zellen eine alternierende epigenetische Konformation des menschlichen Genoms durch spezifische Methylierung von Genabschnitten und entsprechenden Chromosomenmodifikationen erfolgt (B).

a) nur Aussage A ist richtig
b) nur Aussage B ist richtig
c) Aussage A und B sind richtig, Verknüpfung falsch
d) Aussage A und B sind richtig, Verknüpfung richtig
e) Aussage A, B und Verknüpfung sind falsch

4) Folgende Aussagen zum Thema des reproduktiven Klonens sind korrekt:

1. Bereits in den fünfziger Jahren wurden die Techniken der nukleären Transplantation (NT) an Amphibien erfolgreich durchgeführt.
2. Diese Experimente unterstrichen die Totipotenz somatischer Zellen und zeigten darüber hinaus, dass die Fähigkeit eines Zellkerns zur Generierung neuen Lebens mit zunehmender Ausreifung und Alter signifikant abnimmt.
3. Die Klonierung von Dolly aus dem adulten Zellkern einer Speicheldrüse bewies, dass zumindest ein Teil adulter Zellen totipo-

tente Eigenschaften besitzen und eine genetische Kopie des Zellkernspendertieres entstehen lassen können.

4. Es bleibt jedoch festzuhalten, dass das reproduktive Klonieren von Säugetieren nur in wenigen Fällen (ca. 0,5 % der rekonstruierten Eizellen) gelingt und die meisten Tiere im Fötalstadium durch das so genannte „Large Offspring Syndrome" versterben.
   a) nur Aussage 1 ist richtig
   b) nur Aussage 1 und 3 sind richtig
   c) nur Aussage 1, 3 und 4 sind richtig
   d) nur Aussage 2, 3 und 4 sind richtig
   e) alle Aussagen 1 bis 4 sind richtig

5) **Für die Rekrutierung und das Anwachsen (engraftment) von adulten Stammzellen (SZ) treffen folgende Aussagen zu:**

1. Das Anwachsen (engraftment) und die Rekrutierung von adulten SZ im Knochenmark (KM) wird nach neuesten Erkenntnissen durch Kalziumrezeptoren auf der SZ-Membran vermittelt.
2. Diese Rezeptoren sind befähigt, den Kalziumgehalt im Umgebungsmilieu zu erfassen und entsprechend in Signale zum Zellkern umzuwandeln.
3. Aus der gezielten Programmierung des Zellkerns durch Kalzium-abhängige Signaltransduktion resultiert die Funktion der Rekrutierung von adulten SZ ins Knochenmark und das Anwachsen in SZ-Nischen.
4. Subpopulationen innerhalb von SZ-Nischen umfassen die GSα-Zellen, die den hämatopoetischen Zellen zugeordnet werden und durch Freisetzung von Wachstumshormonen das engraftment von adulten SZ erlauben.
   a) nur Aussage 1 ist richtig
   b) nur Aussage 1 und 3 sind richtig
   c) nur Aussage 1, 2 und 3 sind richtig
   d) nur Aussage 2, 3 und 4 sind richtig
   e) alle Aussagen 1 bis 4 sind richtig

II Was gibt es Neues in der Intensivmedizin?

W.H. HARTL, P. RITTLER und K.W. JAUCH

6) **Die Immunonutrition ist bei folgenden Krankheitsbildern im Rahmen einer enteralen Ernährungstherapie indiziert:**

1. Schwere Sepsis
2. Schweres SIRS
3. Polytrauma
4. Pankreatitis
5. Keine der obigen Diagnosen
   Welche Antwort ist richtig?
   a) 1 und 2
   b) 1 und 4
   c) 2 und 3
   d) nur 2
   e) 5

7) **Topische/systemische Antimykotika-Prophylaxe ist bei postoperativen Intensivpatienten indiziert (Aussage I) weil (Verknüpfung) dadurch die Häufigkeit an C. albicans-Infektionen relevant gesenkt werden kann (Aussage II)**

a) Aussage I richtig, Verknüpfung richtig, Aussage II richtig
b) Aussage I falsch, Aussage II richtig
c) Aussage I richtig, Aussage II falsch
d) Aussage I falsch, Aussage II falsch
e) Aussage I richtig, Verknüpfung falsch, Aussage II richtig

8) **Der Einsatz von aktiviertem Protein C ist als adjuvante Therapie bei schwerer chirurgischer Sepsis indiziert (Aussage I), weil (Verknüpfung) aktiviertes Protein C die Häufigkeit an schweren Blutungskomplikationen signifikant senken kann (Aussage II)**

a) Aussage I richtig, Verknüpfung richtig, Aussage II richtig
b) Aussage I falsch, Aussage II richtig
c) Aussage I richtig, Aussage II falsch
d) Aussage I falsch, Aussage II falsch

e) Aussage I richtig, Verknüpfung falsch, Aussage II richtig

9) Die lungenprotektive Beatmung ist unmittelbar postoperativ die Beatmungsform der Wahl (Aussage I), weil (Verknüpfung) dadurch bei ARDS die Prognose verbessert werden kann (Aussage II)

a) Aussage I richtig, Verknüpfung richtig, Aussage II richtig
b) Aussage I falsch, Aussage II richtig
c) Aussage I richtig, Aussage II falsch
d) Aussage I falsch, Aussage II falsch
e) Aussage I richtig, Verknüpfung falsch, Aussage II richtig

10) Beim schweren ARDS kann durch Lagerungstherapie (Bauchlage) die Patientenprognose verbessert werden (Aussage I), weil (Verknüpfung) die Lagerungstherapie die pulmonale Sauerstoffaufnahme deutlich erhöht (Aussage II)

a) Aussage I richtig, Verknüpfung richtig, Aussage II richtig
b) Aussage I falsch, Aussage II richtig
c) Aussage I richtig, Aussage II falsch
d) Aussage I falsch, Aussage II falsch
e) Aussage I richtig, Verknüpfung falsch, Aussage II richtig

11) Die perioperative Gabe von Beta-Blockern ist kontraindiziert (Aussage I), weil (Verknüpfung) der perioperative Einsatz dieser Medikamente mit einer signifikant höheren Rate an kardiovaskulären Komplikationen verbunden ist (Aussage II)

a) Aussage I richtig, Verknüpfung richtig, Aussage II richtig
b) Aussage I falsch, Aussage II richtig
c) Aussage I richtig, Aussage II falsch
d) Aussage I falsch, Aussage II falsch
e) Aussage I richtig, Verknüpfung falsch, Aussage II richtig

III Was gibt es Neues in der Verbrennungsmedizin?

H. Ryssel, G. Germann und M. Öhlbauer

12) Recell® kann innerhalb von fünf Tagen mit Wachstumsfaktoren unter Laborbedingungen hergestellt werden und liefert bis zu $2500\ cm^2$. CellSprayXP® ermöglicht eine sofortige, intraoperative Gewinnung von Zellen, die für Flächen bis zu $400\ cm^2$ dienen.

a) nur Aussage A ist richtig
b) nur Aussage B ist richtig
c) Aussage A und B sind richtig, Verknüpfung falsch
d) Aussage A und B sind richtig, Verknüpfung richtig
e) Aussage A, B und Verknüpfung sind falsch

13) Noch vor zehn Jahren benötigte man für die Herstellung von CEA-Sheets drei Wochen. Dieser Zeitrahmen war entschieden zu lang hinsichtlich der Entwicklung der Narbenqualität.

a) nur Aussage A ist richtig
b) nur Aussage B ist richtig
c) Aussage A und B sind richtig, Verknüpfung falsch
d) Aussage A und B sind richtig, Verknüpfung richtig
e) Aussage A, B und Verknüpfung sind falsch

14) Zellen der CEA-Suspension sind aktiv, haften am Wundgrund an, unterliegen einer Migration und Proliferation, danach konfluieren die Zellen, differenzieren sich und produzieren Keratin.

a) nur Aussage A ist richtig
b) nur Aussage B ist richtig
c) Aussage A und B sind richtig, Verknüpfung falsch

d) Aussage A und B sind richtig, Verknüpfung richtig

e) Aussage A, B und Verknüpfung sind falsch

15) Matriderm® kann nur auf vitalem Gewebe einheilen. Bei der chirurgischen Wundreinigung muss daher besonders Sorge getragen werden, dass Wundschorf, Nekrosen und Narbengewebe vollständig abgetragen werden bis ein gut durchbluteter Wundgrund vorliegt.

a) nur Aussage A ist richtig

b) nur Aussage B ist richtig

c) Aussage A und B sind richtig, Verknüpfung falsch

d) Aussage A und B sind richtig, Verknüpfung richtig

e) Aussage A, B und Verknüpfung sind falsch

16) Beim einzeitigen Verfahren wird Matriderm® direkt mit Spalthaut einer Schichtdicke von 0,05 bis 0,1 mm bedeckt. Die geringe Schichtdicke von Matriderm® ermöglicht die initiale Ernährung des Transplantats durch Diffusion und die konsekutive Vaskularisierung.

a) nur Aussage A ist richtig

b) nur Aussage B ist richtig

c) Aussage A und B sind richtig, Verknüpfung falsch

d) Aussage A und B sind richtig, Verknüpfung richtig

e) Aussage A, B und Verknüpfung sind falsch

IV Was gibt es Neues in der Transplantationschirurgie?

O. DROGNITZ und U.T. HOPT

17) Die Mindestmengenvereinbarung zur Organtransplantation sieht folgende Mindestzahlen für die Transplantation von abdominellen Organen pro Krankenhaus und Jahr vor:

a) Nierentransplantation 40, Lebertransplantation 30.

b) Nierentransplantation 50, Lebertransplantation 40.

c) Nierentransplantation 30, Lebertransplantation 20.

d) Nierentransplantation 25, Lebertransplantation 20.

e) Keine der aufgeführten Zahlen ist korrekt.

18) Protokolle zur Minimalisierung der Immunsuppression nach Nierentransplantation

a) erzeugen in allen Fällen Toleranz bei den behandelnden Patienten gegenüber dem transplantierten Organ.

b) führen zu einer signifikanten Verminderung des chronischen Transplantatversagens.

c) zeigen unter einer Alemtuzumab-(Campath 1 H) Induktionsbehandlung weniger Abstoßungen als unter einer Thymoglobulininduktionsbehandlung.

d) führen nur durch die additive Gabe eines Inhibitors für Monozyten und Makrophagen (15-deoxyspergualin, DSG) zu einer Toleranz beim Menschen.

e) führen im Vergleich zu einer klassischen Tripelimmunsuppression nicht zu vermehrten Abstoßungsreaktionen.

19) Durch Bisphosphonate, Vitamin-D-Analoga und Calcitonin lässt sich das Frakturrisiko nach Nierentransplantation signifikant reduzieren, weil die genannten Substanzen einen günstigen Einfluss auf die Knochendichte im Bereich des Femurhalses haben.

a) Nur Aussage a) ist richtig.
b) Nur Aussage b) ist richtig.
c) Aussage a) und b) sind richtig, die Verknüpfung ist falsch.
d) Aussage a) und b) sind richtig, die Verknüpfung ist richtig.
e) Aussage a) und b) und die Verknüpfung sind falsch.

20) Die Ergebnisse nach Inselzelltransplantation haben sich in den letzten Jahren erheblich verbessert. Die Langzeitergebnisse der nach dem Edmonton-Protokoll transplantierten Patienten zeigen eine Insulinfreiheit im Durchschnitt für die Dauer

a) von 5 Jahren
b) von 4 Jahren
c) von 3 Jahren
d) von 2 Jahren
e) von ca. 15 Monaten

21) Länder mit einer gesetzlichen Widerspruchslösung für die Organspende können ihr Organspendeaufkommen nicht wesentlich steigern, weil Spanien in Europa die höchste Organspendefrequenz hat.

a) Nur Aussage a) ist richtig.
b) Nur Aussage b) ist richtig.
c) Aussage a) und b) sind richtig, Verknüpfung falsch.
d) Aussage a) und b) sind richig, Verknüpfung richtig.
e) Aussage a), b) und die Verknüpfung sind falsch.

V–1 Was gibt es Neues bei der Lungen- und der Herz-Lungen-Transplantation?

H. Treede und H. Reichenspurner

22) Welche Aussage ist falsch?

a) Die primäre Graftdsyfunktion (PGD) ist eine typische Frühkomplikation nach Lungentransplantation.
b) Die PGD ist definiert über einen verschlechterten Oxygenierungsindex und den Zeitpunkt des Auftretens.
c) Die PGD kann nur durch den Einsatz der ECMO behandelt werden.
d) Patienten mit PGD können einen diffusen Alveolarschaden erleiden.
e) Die PGD zeichnet sich durch verschiedene Schweregrade aus.

23) Welche Aussage ist richtig?

a) Eine primäre Graftdysfunktion führt unweigerlich zur Entwicklung einer obliterativen Bronchiolitis.
b) Re-Transplantationen wegen PGD zeigen die gleichen Ergebnisse wie primäre Transplantationen.
c) Fibrose-Patienten sind gefährdeter eine PGD zu entwickeln als COPD-Patienten.
d) Patienten mit primär pulmonaler Hypertonie haben das größte Risiko eine PGD zu entwickeln.
e) Die Therapie einer PGD ist nicht vergleichbar mit der eines ARDS.

24) Beurteilen Sie folgenden Zusammenhang: Patienten die eine primäre Graftdysfunktion in Verbindung mit einem diffusen Alveolarschaden zeigen entwickeln häufiger eine obliterative Bronchiolitis (Aussage I) weil in multivariaten Analysen nachgewiesen wurde, dass die PGD den Hauptrisikofaktor für die Entwicklung einer obliterativen Bronchiolitis darstellt (Aussage II).

a) Aussage I und II sind falsch
b) Aussage I ist falsch, Aussage II ist richtig
c) Aussage I ist richtig, Aussage II ist falsch
d) Aussage I ist richtig, Aussage II ist richtig, Verknüpfung ist falsch
e) Aussage I ist richtig, Aussage II ist richtig, Verknüpfung ist richtig

25) **Als Risikofaktor für das Auftreten einer primären Graftdysfunktion spielt die Diagnose des Empfängers eine Rolle weil**

a) COPD-Patienten häufiger einen diffusen Alveolarschaden entwickeln als PPH-Patienten.
b) die anderen Risikofaktoren zu vernachlässigen sind.
c) durch den Vorgang der Transplantation kein Schaden am Transplantat entsteht.
d) Patienten mit PPH das höchste Risiko für eine PGD tragen.
e) Patienten mit Fibrose das niedrigste Risiko für eine PGD tragen.

26) **Eine primäre Graftdysfunktion nach Lungentransplantation ist per definitionem Folge von**

a) verschiedenen Prozessen im Rahmen der Transplantation.
b) Transplantationen weiblicher Spenderorgane in männliche Empfänger.
c) Transplantationen älterer Spenderorgane.
d) Linksherzschwäche des Empfängers.
e) hyperakuter Abstoßung nach Transplantation.

V–2 Was gibt es Neues in der Herztransplantation?

I. KACZMAREK

27) **Welche Aussage zum Immunsuppressivum Mycophenolat Mofetil (MMF) stimmt nicht?**
MMF:

a) senkt die Sterblichkeit nach HTx im Vergleich zu Azathioprin
b) ist nephrotoxisch
c) verringert die Intimaproliferation nach HTx
d) kann zu Diarrhöen führen
e) verringert die Transplantatvaskulopathie im Langzeitverlauf

28) **Welche Aussage zur AB0-inkompatiblen Herztransplantation trifft zu?**
Blutgruppeninkompatible Transplantationen:

a) zeigen auch bei Erwachsenen gute Ergebnisse
b) können nur mit Organen der Blutgruppe 0 durchgeführt werden
c) werden durch die Unreife des kindlichen Immunsystems ermöglicht
d) erhöhen die Sterblichkeit auf der Warteliste
e) sind noch im experimentellen Stadium

29) **Welche Aussage zur humoralen Abstoßung nach Herztransplantation ist nicht richtig?**
Die humorale Abstoßung:

a) führt zu einer kardialen Funktionsverschlechterung
b) ist B-Zell-vermittelt
c) ist Antikörper-vermittelt
d) kann zu einer Transplantatvaskulopathie führen
e) ist in der Endomyokardbiopsie nicht nachweisbar

30) Welche Aussage zu Rituximab trifft nicht zu?
Rituximab:

a) ist ein monoklonaler CD-20-Antikörper
b) ist in der Lymphombehandlung zugelassen
c) richtet sich gegen T-Zellen
d) wurde bereits bei der Behandlung der humoralen Abstoßung erfolgreich eingesetzt
e) wird intravenös verabreicht

31) Welche Aussagen treffen zu?
Das deutsche Transplantationsgesetz berücksichtigt bei der Organallokation von Spenderherzen:

1. die Dringlichkeit der Patienten
2. die Erfolgsaussicht (kurze Ischämiezeit)
3. ein prospektives HLA-Matching
   a) nur Aussage 1 trifft zu
   b) nur Aussage 2 trifft zu
   c) nur Aussage 3 trifft zu
   d) nur die Aussagen 1 und 2 treffen zu
   e) nur die Aussagen 2 und 3 treffen zu

VI Was gibt es Neues in der Herzchirurgie?

G. Bachmann, Z. Szalay, M. Roth und W. P. Klövekorn

32) Als Goldstandard für die Diagnostik von Stenosen der Koronargefäße gilt die konventionelle katheterunterstützte Koronarangiographie (A), weil die MR-Koronarangiographie immer noch zahlreiche Limitationen hat (B).

a) nur Aussage A ist richtig
b) nur Aussage B ist richtig
c) Aussage A und B sind richtig, Verknüpfung falsch
d) Aussage A und B sind richtig, Verknüpfung richtig
e) Aussage A, B und Verknüpfung sind falsch

33) Welche Aussage ist falsch?

a) Mit der Einführung von Mehrzeilen-Spiral-CTs konnte die Untersuchung des Herzens so weit beschleunigt werden, dass das gesamte Herz mit seinen drei Koronararterien in einem einzigen Atemanhaltemanöver erfasst werden konnte.
b) Zahlreiche Studien haben gezeigt, dass mit der MRT die Offenheit von Bypasses mit einer Sensitivität und Spezifität von über 90 % beurteilt werden kann.
c) Die Detailauflösung der CT reicht noch nicht an die Katheterangiographie heran und die Zeitauflösung ist wesentlich schlechter.
d) Die Mehrzeilen-CTs haben gegenüber dem MRT den Vorteil, die Bypassgefäße zuverlässiger und im gesamten Verlauf, einschließlich der Anastomosen und der nativen Gefäße darzustellen.
e) Die neuen intravaskulären MR-Kontrastmittel bleiben wesentlich kürzer im Gefäßlumen, so dass dann prinzipiell zeitaufwendige, hochauflösende oder weniger artefaktanfällige Sequenzen zur Gefäßdarstellung eingesetzt werden können.

34) Welche Aussage ist richtig?

a) Die Maze-Operation gilt zwar immer noch als der Goldstandard, ist aber zeitaufwändig und risikobehaftet und dadurch nicht für alle Patienten geeignet.
b) Vorhofflimmern (VHF) ist eine seltene Herzrhythmusstörung.
c) Die Inzidenz fällt mit höherem Alter und bei bestehender Mitralklappeninsuffizienz.
d) VHF tritt bei 10 % der 50-Jährigen und bei 1 % der 80-Jährigen auf.
e) VHF führt selten zu Thromboembolien und kann schnell zu einer Kardiomyopathie führen.

35) Welche Aussage ist falsch?

a) Der kühlende Effekt der Kryosonde erreicht Temperaturen von bis zu minus

160° Celsius und wird durch den Joule-Thomson-Effekt erzeugt.

b) Ein Vorteil der Kryoenergie ist, dass noch nie ein Schaden an benachbartem Gewebe beschrieben wurde.

c) Durch die Kryoablation werden thermische Läsionen gesetzt, welche die kreisenden Erregungen, die für die Entstehung und die Aufrechterhaltung von Vorhofflimmern verantwortlich sind, unterbrechen.

d) Die Kryosonde kann nur endokardial angewendet werden.

e) Die Kryosonde ist eine etwa 10 cm lange Sonde, welche in der Länge variabel ist.

36) Welche Aussage ist falsch?

a) Bei der Kryoablation am schlagenden Herzen ist das Herz noch mit warmem Blut gefüllt und eine transmurale Läsion wird schlechter erreicht.

b) Nur wenige Patienten (< 1 %) benötigten postoperativ einen Herzschrittmacher.

c) Ein nicht unwesentlicher Nachteil aller thermischen Verfahren im Vergleich zur Maze-Operation ist, dass eine Vorhofverkleinerung nicht erzielt wird.

d) Patienten mit einem linken Vorhof größer 65 mm waren trotz der Kryoablation postoperativ alle im Vorhofflimmern.

e) Die Dauer des Vorhofflimmern präoperativ und die Größe des linken Vorhofs sind wichtige Prädiktoren für das Ergebnis der Kryoablation.

VIII Was gibt es Neues in der Thoraxchirurgie?

H. DIENEMANN

37) Im Stadium IIIA (N2-positiv) des potenziell resektablen nichtkleinzelligen Bronchialkarzinoms

a) hat sich die adjuvante Chemotherapie gegenüber der Induktionschemotherapie durchgesetzt.

b) sind die kontralateralen mediastinalen Lymphknoten befallen.

c) ist die Mediastinoskopie nach neoadjuvanter Chemotherapie obligat.

d) ist nach neoadjuvanter Chemotherapie eine „complete response" wahrscheinlich.

e) Alle Antworten sind falsch.

38) Welche Antwort ist richtig?

a) Die pulmonale Toxizität einer neoadjuvanten Chemotherapie ist vernachlässigbar.

b) Die neoadjuvante Chemotherapie bewirkt eine Abnahme der Vitalkapazität sowie der Sekundenausatemkapazität.

c) Die Diffusionskapazität für CO sowie die DLCO/Va werden durch Chemotherapie negativ beeinflusst.

d) Das „capillary leak syndrome" unter Chemotherapie ist auf die Dauer der Verabreichung beschränkt.

39) Der Nachweis disseminierter Tumorzellen im Frühstadium des nichtkleinzelligen Bronchialkarzinoms

a) ist mit einer ungünstigen Prognose korreliert.

b) gelingt ausschließlich mittels immunhistochemischer Verfahren.

c) könnte zukünftig ein Selektionskriterium für eine zusätzliche systemische Therapie darstellen.

d) erspart dem Patienten die systematische ipsilaterale Lymphknotendissektion.

e) bedeutet stets ein erhöhtes Lokalrezidivrisiko.

IX Was gibt es Neues in der Gastrointestinalen, Hepatobiliären und Pankreaschirurgie?

W. Hartwig, P.O. Berberat, B.M. Künzli, M.W. Büchler und H. Friess

40) **Welche Aussagen zur Therapie der Gastroösophagealen Refluxkrankheit sind zutreffend?**

a) Die chirurgische Therapie scheint der medikamentösen Therapie in Bezug auf die Verbesserung der Lebensqualität überlegen zu sein.

b) Die 360°-Nissen-Fundoplikatio ist durch eine sehr effektive Kontrolle der Reflux-Symptomatik gekennzeichnet.

c) Nach 180°-Semifundoplikatio zeigen sich generell seltener Dysphagiebeschwerden als nach 360°-Nissen-Fundoplikatio.

d) Bei großen paraösophagealen Hernien kann eine postoperative Migration der Magenmanschette nach Fundoplikatio durch eine Hiatusplastik mittels Polypropylenenetz minimiert werden.

41) **Zur Therapie des Magenkarzinoms sind folgende Aussagen richtig:**

a) Die D2-Lymphadenektomie geht mit einer höheren Morbidität als die D1-Lymphadenektomie einher.

b) An Zentren kann eine ausgedehnte Lymphadenektomie bei geeigneter Patientenwahl (Ausschluss von Patienten mit hohem Alter und BMI) sicher durchgeführt werden.

c) Durch Einlage einer Magensonde kann die Insuffizienzrate der Ösophagojejunostomie nach Gastrektomie signifikant vermindert werden.

d) Zur subtotalen Gastrektomie ist das laparoskopische Operationsverfahren aufgrund der geringeren postoperativen Morbidität und Mortalität als Standard anzusehen.

42) **Diagnostik von Lebertumoren:**

a) Die Kombination von PET und CT hat gegenüber der ceCT eine höhere Spezifität zur Abklärung eines intrahepatischen Tumorrezidivs.

b) Der Informationsgewinn aus der Kombination von PET und CT beeinflusst das therapeutische Prozedere in der Klinik.

c) Mangafodipir Trisodium bringt keine Verbesserung zur Darstellung von Leberläsionen.

d) Die Verabreichung von Mangafodipir verschlechtert die Differenzierbarkeit zwischen Adenomen, HCC und fokal nodulären Hyperplasien (FNH) oder Regenerationsknoten.

43) **Aussagen zur Leberchirurgie und Therapie von Lebertumoren:**

a) Das Risiko einer postoperativen Infektion nach Leberresektion lässt sich sicher anhand eines individuellen Scores ermitteln.

b) Die Radiofrequenzablation ist der chirurgischen Resektion in Bezug auf das rezidivfreie Überleben ebenbürtig.

c) Die postablativ gemessene Aspartat-Aminotransferase kann nicht als signifikanter Parameter für das postablative Syndrom gewertet werden.

d) Der *saline-linked*-Radiofrequenzkoagulator führt bei der Leberteilresektion zu keinem signifikant geringeren intraoperativen Blutverlust im Vegleich zur *clamp-crush*-Technik.

44) Chirurgie von Lebermetastasen:

a) Als signifikant unabhängig prognostische Faktoren bei Patienten mit nichtkolorektalen, nichtneuroendokrinen Lebermetastasen (NCNN) stellen sich die primäre Tumorentität und die Dauer des krankheitsfreien Intervalls des Primärtumors dar.

b) Die Anzahl der Chemotherapiezyklen hat bei Patienten mit kolorektalen Lebermetastasen keinen Einfluss auf das Überleben.

c) Die Zusammensetzung der Chemotherapie beeinflusst das Gesamtüberleben bei kolorektalen Lebermetastasen.

d) Erhöhtes präoperatives CA 19-9 geht mit einem verminderten Überleben einher.

45) Der Pylorus-erhaltende Whipple führt zu verkürztem Langzeitüberleben (A), weil diese Operation keine Magenteilresektion mit einschließt (B).

a) nur Aussage A ist richtig
b) nur Aussage B ist richtig
c) Aussage A und B sind richtig, Verknüpfung falsch
d) Aussage A und B sind richtig, Verknüpfung richtig
e) Aussage A, B und Verknüpfung sind falsch

46) Welche Aussagen zur chronischen Pankreatitis sind richtig?

a) Beger- und Frey-Operation zeigen im Langzeitverlauf sowohl bei der Spätmortalität, der exokrinen und endokrinen Funktion, und auch bezüglich der Lebensqualität die gleichen Ergebnisse.

b) Nach der Beger-Operation entwickeln weniger als 20 % der Patienten eine endokrine Insuffizienz.

c) Die exokrine Funktion ist nach einer Frey-Operation bei 50 % der Patienten erhalten.

d) Nur ein kleiner Teil der Pankreaskarzinome entsteht aus einer chronischen Pankreatitis (5–6 %), wobei die chronische Pankreatitis doch einen deutlichen Risikofaktor für das Pankreaskarzinom darstellt (10–20fach erhöhtes Risiko).

47) Welche Aussagen zur chirurgischen Therapie des Pankreaskarzinoms sind richtig?

a) Die Pankreatikogastrostomie zeigte in allen randomisierten Studien eine geringere Fistelrate im Vergleich zur Pankreatikojejunostomie.

b) Die transversale Laparotomie geht mit mehr postoperativen Schmerzen einher und führt zu einer geringeren Wundinfektionsrate.

c) Die laparoskopische Pankreaschirurgie ist aufgrund hoher Morbiditätsraten obsolet.

d) In Kliniken, welche mehr als 25 Pankreasresektionen im Jahr durchführen, ist das postoperative Überleben der Patienten signifikant länger.

X Was gibt es Neues in der kolorektalen Chirurgie?

F. FISCHER, L. MIROW, O. SCHWANDNER und H.P. BRUCH

48) Das Risiko bei der operativen Behandlung des Rektumkarzinoms ein permanentes Colostoma zu erhalten ist unter anderem mit der Fallzahl des Krankenhauses vergesellschaftet (A), weil bei höheren Fallzahlen die Behandlungsqualität (B) sinkt.

a) nur Aussage A ist richtig
b) nur Aussage B ist richtig
c) Aussage A und B sind richtig, Verknüpfung falsch
d) Aussage A und B sind richtig, Verknüpfung richtig
e) Aussage A, B und Verknüpfung sind falsch

49) Die Einnahme von Steroiden ist nicht mit einem höheren Perforationsrisiko bei Sigmadivertikulitis verbunden (A), weil Co-Morbiditäten wie Diabetes und Erkrankungen des Kollagenstoffwechsels das Mortalitätsrisiko bei komplizierter Sigmadivertikulitis steigern (B).

a) nur Aussage A ist richtig
b) nur Aussage B ist richtig
c) Aussage A und B sind richtig, Verknüpfung falsch
d) Aussage A und B sind richtig, Verknüpfung richtig
e) Aussage A, B und Verknüpfung sind falsch

50) Die Omentumplastik

a) schützt immer vor einer Anastomoseninsuffizienz.
b) besitzt eine hohe Mortalität.
c) ist bei jedem intraabdominellen Eingriff indiziert.
d) scheint geeignet, die Insuffizienzrate nach kolorektaler Resektion zu senken.
e) besitzt eine hohe Morbidität.

51) Die Stapler-Hämorrhoidopexie

a) besitzt bezüglich des postoperativen Schmerzmittelverbrauchs Nachteile gegenüber der konventionellen Hämorrhoidektomie nach Ferguson.
b) ist sehr schwierig durchzuführen.
c) ist bisher einigen wenigen spezialisierten Zentren vorbehalten.
d) ist durch ein hohes Risiko septischer Komplikationen gekennzeichnet.
e) besitzt bei Hämorrhoiden Grad III und IV klare Vorteile im Vergleich zur Gummibandligatur.

52) Die Sakralnervenstimulation

a) ist schwierig durchzuführen.
b) führt in vielen Fällen zur Verbesserung einer bestehenden Inkontinenz.
c) besitzt nur Placebowirkung.

d) steigert die Lebensqualität nicht.
e) ist eine Methode, deren Wirkung nicht belegt ist.

XI Was gibt es Neues in der chirurgischen Onkologie?

S. Pistorius, J.U. Schilling, D. Ockert und H.D. Saeger

53) Die Mortalitäts- und Morbiditätsraten bei Patienten mit Ösophagusresektion korrelieren am meisten mit

a) dem Alter der Patienten.
b) der ASA-Klassifikation.
c) dem Tumorstadium.
d) pulmonalen Vorerkrankungen.

54) Bei Patienten mit Ösophaguskarzinom, die eine neoadjuvante Radio-Chemotherapie und nachfolgende Resektion erhielten, profitieren folgende Patienten bezüglich ihres Langzeitverlaufs von einer neoadjuvanten Behandlung:

a) Responder
b) Patienten mit M1-Stadium
c) Patienten mit frühem Tumorstadium (T1/2)
d) Patienten mit zervikaler Tumorlokalisation

55) Bei Patienten mit lokal fortgeschrittenem Magenkarzinom und/oder nodal positivem Befund führt eine perioperative Chemotherapie zu

a) schlechteren Operationsergebnissen.
b) einer verbesserten Langzeitprognose.
c) einem erhöhten Operationsrisiko.
d) einem längeren progressionsfreien Überleben.

56) Bei Patienten mit Rektumkarzinom nach neoadjuvanter Radio-Chemotherapie gilt bezüglich des Restaging:

a) das optimale Verfahren ist offensichtlich noch nicht gefunden
b) die MRT besitzt eine Genauigkeit von über 90 %
c) die beste Methode ist die CT
d) eine PET ist zwingend durchzuführen

57) Laparoskopische Resektionen bei Kolonkarzinom sind

a) nur bei T1-Tumoren vertretbar.
b) onkologisch nicht vertretbar.
c) an High-volume-Zentren mit besseren Ergebnissen verbunden.
d) zu teuer.

58) Laparoskopische Resektionen bei Rektumkarzinom

a) sind onkologischer Standard.
b) führen zu durchschnittlich schlechteren Ergebnissen der totalen mesorektalen Exzision (TME).
c) können uneingeschränkt empfohlen werden.
d) müssen weiter evaluiert werden.

59) Bei der adjuvanten Therapie des Kolonkarzinoms gilt:

a) die Gabe von Capecitabine ist onkologisch ebenbürtig
b) die zusätzliche Verabreichung von Interferon-alpha führt zu einer Verbesserung der Überlebensrate
c) auch Patienten im Stadium II sollten standardmäßig eine adjuvante Behandlung erhalten
d) nicht alle Patienten im Stadium III profitieren von dieser Therapie

60) Für die Resektion von Lebermetastasen kolorektaler Karzinome gilt:

a) eine Infiltration der Vena cava inferior ist faktisch ein Ausschlusskriterium

b) sie sollte erst nach vorheriger Punktion zur histologischen Sicherung erfolgen
c) eine vorherige Chemotherapie kann die Resektabilitätsrate erhöhen
d) der Resektionsrand sollte mindestens 2 cm im Gesunden betragen

61) Für die Behandlung von Lebermetastasen neuroendokriner Karzinome gilt:

a) die Resektion ist die einzig sinnvolle Therapieoption
b) eine aggressive Behandlung führt zu besseren Ergebnissen
c) die Therapie mit Octreotid hat die chirurgische Resektion weitgehend abgelöst
d) die Patienten profitieren auch von einer R1-Resektion

XII Was gibt es Neues in der Unfallchirurgie?

J.K.M. FAKLER, W. ERTEL und P.F. STAHEL

62) Folgende Aussagen zur proximalen Humerusfraktur sind korrekt:

a) Betrifft vorwiegend junge Männer.
b) Muss immer operativ versorgt werden.
c) Durch eine Osteosynthese wird das Risiko der Humeruskopfnekrose verringert.
d) Alle Aussagen sind korrekt.
e) Alle Aussagen sind falsch.

63) Der neue Expert™ Tibianagel

a) darf ausschließlich von Experten benutzt werden.
b) eignet sich auch für sehr proximale Tibiafrakturen.
c) eignet sich nicht für sehr distale Tibiafrakturen.
d) sollte nicht in aufgebohrter Technik verwendet werden.
e) darf ausschließlich in unaufgebohrter Technik verwendet werden.

64) Die Anwendung von NovoSeven™ (FVIIa) beim traumatisch-hämorrhagischen Schock

a) führt zu einer signifikanten Reduktion der posttraumatischen Mortalität.

b) geht mit erhöhten thromboembolischen Komplikationen einher.

c) birgt das theoretische Risiko der Übertragung einer infektiösen Hepatitis oder HIV.

d) entspricht zurzeit noch einer „off label"-Indikation des Produktes.

e) ist bei Hämophilie-Patienten kontraindiziert.

65) Die Anwendung von FloSeal® zur lokalen Blutungskontrolle

a) ist mit einer erhöhten Inzidenz unerwünschter Narbenbildungen assoziiert.

b) ist seit der Einführung von Fibrinklebern obsolet.

c) ist einzig bei der unstillbaren Epistaxis indiziert.

d) ist bisher nur tierexperimentell untersucht worden.

e) wirkt ausschließlich über die intrinsische Gerinnungskaskade.

XIII Was gibt es Neues in der endokrinen Chirurgie?

T.J. Musholt und P.B. Musholt

66) Welche Aussage zur Multiplen Endokrinen Neoplasie Typ I (MEN1) und zum Zollinger-Ellison-Sndrom (ZES) ist richtig?

a) Das ZES stellt eine häufige Erstmanifestation des MEN-1-Syndroms dar.

b) Das MEN1 assoziierte ZES wird häufig vor dem 40. Lebensjahr diagnostiziert.

c) 25 % der Patienten mit MEN1 assoziiertem ZES weisen keine Familienanamnese auf.

d) Im Rahmen des ZES kann es zur Ausbildung von Typ-II-Karzinoiden des Magens kommen.

e) Alle Antworten sind korrekt.

67) Bezüglich der Karzinoide des Magens gilt:

a) Karzinoide des Magens sind generell niedrig maligne.

b) Karzinoide des Magens erfordern in jedem Fall eine Gastrektomie und Lymphadenektomie.

c) Die Antrektomie stellt bei Fundus-Karzinoiden vom Typ I eine mögliche Therapieoption dar.

d) Typ-I-Karzinoide des Magens sind erheblich seltener als Typ-II- und Typ-III-Karzinoide.

e) MEN1-assoziierte Karzinoide Typ II gehen in der Regel nicht mit einer Hypergastrinämie einher.

68) Welche Aussage zum Calcimimetikum Cinacalcet HCl ist richtig?

a) Cinacalcet beeinflusst die Wirkung des Calcium-sensing-Rezeptors der Nebenschilddrüsenzellen.

b) Cinacalcet ist ausschließlich zur Therapie bei sekundärem HPT geeignet.

c) Eine Parathyreoidektomie wird durch den breiten Einsatz von Cinacalcet zukünftig nicht mehr indiziert sein.

d) Nach Applikation von Cinacalcet kommt es in der Regel zu einer vollständigen Normalisierung der Parathormonspiegel.

e) Keine der Aussagen ist richtig.

69) Welche Aussage zum Phäochromozytom/Paragangliom ist richtig?

a) Die Octreotid-Szintigraphie stellt extraadrenale Paragangliome mit einer hohen Sensitivität und Spezifität dar.

b) Etwa 25 % aller Phäochromozytome gehen auf eine hereditäre Genese zurück.

c) Bei Auftreten eines unilateralen Phäochromozytomes ist eine vollständige Adrenalektomie in jedem Fall erforderlich.

d) Im Rahmen des PGL-1-Syndroms finden sich nur extraadrenale Paragangliome.

e) Alle Antworten sind korrekt.

70) Die Überarbeitung der TNM-Klassifikation der UICC für Schilddrüsenkarzinome von 2002 bzw. 2003 (6. Auflage inkl. Amendment) weist gegenüber der Klassifikation von 1997 (5. Auflage) erhebliche Veränderungen auf. Welche Aussage ist richtig?

a) Die 5. und 6. Auflage des TNM-Systems definieren die Kategorie pT1 gleich.

b) Die Kategorie pT1b (6. Auflage) beschreibt ein kleines (< 1cm) multifokales Schilddrüsenkarzinom.

c) Die 6. Auflage des TNM-Systems fasst alle Primärtumoren der Schilddrüse bis 2 cm als pT1-Kategorie zusammen.

d) Die Infiltration der Schilddrüsenkapsel führt nach der 6. Auflage zur Einstufung als pT4-Tumor.

e) Karzinome bis 4 cm Größe, welche die Schilddrüsenkapsel überschreiten, werden nach der 5. Auflage als pT3-Tumoren definiert.

71) Welche Aussage bezüglich der Fusionsgene PAX8/PPARgamma und RET/PTC ist richtig?

a) PAX8/PPARgamma ist in follikulären Schilddrüsenkarzinomen, follikulären Adenomen und follikulär differenzierten papillären Schilddrüsenkarzinomen nachgewiesen worden.

b) Papilläre Schilddrüsenkarzinome weisen keinerlei Expression des Fusionsgens PAX8/PPARgamma auf.

c) RET/PTC-Fusionsgene sind ausschließlich bei follikulären Schilddrüsenkarzinomen nachgewiesen worden.

d) RET/PTC-Fusionsgene sind ausschließlich bei hochdifferenzierten papillären Schilddrüsenkarzinomen nachgewiesen worden.

e) Die Fusionsgene PAX8/PPARgamma und RET/PTC treten synchron überwiegend in benignen Schilddrüsentumoren auf.

XIV Was gibt es Neues in der Kinderchirurgie?

M. L. METZELDER und B. M. URE

72) Welche Antwort/en trifft/treffen zu? Die operative Korrektur bei Kurzdarmsyndrom erfolgt durch

a) Verlängerung des Darmes mit dadurch verlängerter Chymuskontaktzeit.

b) Verlängerung des Darmes mit gleichzeitig vergrößerter Resorptionsfläche.

c) serielle Staplerapplikationen.

d) Dünndarmtransplantationen.

73) Welche Antwort/en trifft/treffen zu? Omphalozele und Gastroschisis

a) können beim primär operativen Verschluss zu einer Kompromittierung des venösen Rückflusses führen.

b) haben unterschiedlich häufig assoziierte Fehlbildungen.

c) sind postpartal dringlich operativ zu verschließen.

d) sollten nicht konservativ behandelt werden, da Septikämien das Outcome entscheidend negativ beeinflussen.

74) Welche Antwort/en trifft/treffen zu? Für die minimalinvasive Kinderchirurgie gilt:

a) Eine Bügelinfektion nach minimal-invasiver Trichterbrustkorrektur erfordert die sofortige Materialentfernung.

b) Die minimal-invasive Ureterneueinpflanzung dauert deutlich länger als entsprechende konventionelle Techniken.

c) Experimentelle Daten zeigen eine identische und von der CO_2-Insufflation unabhängige Makrophagenstimulation für Laparotomien und Laparoskopien.

d) Die Nierenfunktion unterliegt im Gegensatz zu anderen Organsystemen keiner Änderung während einer Laparoskopie.

75) Welche der folgenden Aussagen trifft/treffen zu?

a) Die Operationsdauer am Beispiel der laparoskopischen Pyeloplastik im Säuglings- und Kindesalter nimmt mit zunehmendem Alter/Gewicht und Größe ab.

b) Die Operationsdauer am Beispiel der laparoskopischen Pyeloplastik im Säuglings- und Kindesalter nimmt mit zunehmendem Alter/Gewicht und Größe zu.

c) Die Operationsdauer am Beispiel der laparoskopischen Pyeloplastik im Säuglings- und Kindesalter bleibt mit zunehmendem Alter/Gewicht und Größe annähernd gleich.

d) Alle Aussagen sind falsch.

76) Welche der folgenden Aussagen trifft/treffen zu?

Die transanale Durchzugsoperation beim M. Hirschsprung ist eine ausgezeichnete Behandlungsoption (A), weil eine aganglionäre Segmentlänge < 30 cm im Resektat mit einem besseren Operationsergebnis zu korrelieren scheint (B).

a) nur Aussage A ist richtig

b) nur Aussage B ist richtig

c) Aussage A und B sind richtig, Verknüpfung falsch

d) Aussage A und B sind richtig, Verknüpfung richtig

e) Aussage A, B und Verknüpfung falsch

XV Was gibt es Neues in der Plastischen Chirurgie?

S. Langer, H.U. Steinau und H.H. Homann

77) Welche Aussage zu Lappenplastiken trifft zu?

1. Beim freien TRAM-Lappen muss Zone IV immer entfernt werden.

2. Bei lateralen Lappennekrosen nach Brustrekonstruktion kann ein gestielter TDAP-Lappen zur Defektdeckung verwendet werden.

3. Ein DIEP-Lappen muss immer an die A. mamaria interna angeschlossen werden.

4. Ein SIEA-Lappen ist ein Perforatorlappen.

5. Ein TRAM-Lappen ist immer ein freier Lappen.

a) 1 und 2 sind richtig

b) 3 und 5 sind richtig

c) 1 und 5 sind richtig

d) 2 ist richtig

e) Keine Aussage ist richtig.

78) Welche Aussage zu Brustrekonstruktionen trifft zu?

a) Ein SIEA-Lappen ist zur Brustrekonstruktion geeignet.

b) Ein M.-latissimus-Lappen ist zur Brustrekonstruktion nicht geeignet.

c) Eine Strahlentherapie muss vor der Brustrekonstruktion abgeschlossen sein.

d) Perforatorlappen sind zur Brustrekonstruktion nicht geeignet.

e) Ein DIEP-Lappen ist kein Perforatorlappen.

79) Welche Aussage zu Perforatorlappenplastiken trifft nicht zu?

a) Sie sind freie und gestielte Lappenplastiken.

b) Sie können eine Hautinsel beinhalten.

c) Sie finden in der onkologischen Rekonstruktion keine Anwendung.

d) Sie können für eine kosmetische Brustvergrößerung Anwendung finden.

e) Sie können Anteile von Muskulatur beinhalten.

80) Welche Aussage zum TDAP-Perforatorlappen trifft nicht zu?

a) Ein Vorteil ist die Rückenlage des Patienten intraoperativ.

b) Der Lappen liegt dem Muskulus Latissimus dorsi auf.

c) Der Hebedefekt kann meistens primär verschlossen werden.

d) Der Lappen dient zum Defektverschluss im Axillabereich.

e) Der Lappen dient zum Defektverschluss im Brustbereich.

XVII Was gibt es Neues in der postoperativen Schmerztherapie?

C. EICHHORN und M. STEINBERGER

81) Welche Aussagen sind richtig/falsch?

1. Paracetamol bewirkt eine ausgeprägte Thrombozytenaggregationshemmung.
2. Paracetamol ist bei richtiger Dosierung nach mittelgroßen Knocheneingriffen als Monoanalgetikum meist ausreichend.
3. Paracetamol führt nach oraler Einnahme gelegentlich trotz adäquater Dosierung nicht zu wirksamen Blutspiegeln.
4. Paracetamol bewirkt bei postoperativer Anwendung eine erhöhte Rate kardiovaskulärer Komplikationen.
   a) alle Antworten sind richtig
   b) alle Antworten sind falsch
   c) nur 1, 3 und 4 sind richtig
   d) nur 3 und 4 sind richtig
   e) nur 3 ist richtig

82) Welche Regionalverfahren sind nach wissenschaftlicher Evidenz zur kontinuierlichen Analgesie bei einer Knie-Endoprothese geeignet?

1. N. femoralis-Katheter
2. lumbaler Periduralkatheter
3. distaler N. ischiadicus-Katheter
4. Infiltration der Wundränder mit Lokalanästhetikum
   a) alle Antworten sind richtig
   b) alle Antworten sind falsch
   c) nur 1 und 2 sind richtig

d) nur 1, 2 und 3 sind richtig
e) nur 2, 3 und 4 sind richtig

83) Welche Antwort ist falsch?
Medizinisch sinnvolle Applikationswege für Opioide im Rahmen der postoperativen Schmerztherapie können sein:

a) oral
b) intravenös
c) intramuskulär
d) epidural
e) subkutan

84) Welches sind sinnvolle Komponenten eines multimodalen postoperativen Rehabilitationskonzepts in der Extremitätenchirurgie?

1. Basisanalgesie mit einem oder mehreren Nichtopioiden
2. Nach Möglichkeit Anlage eines Regionalanalgesiekatheters
3. Präoperative Optimierung der Organfunktionen
4. Individuell adaptierte frühe Mobilisierung
5. Engmaschige Evaluation von Schmerzintensität und Hinweisen auf operationsassoziierte Komplikationen
   a) alle Antworten sind richtig
   b) alle Antworten sind falsch
   c) nur 1, 2 und 5 sind richtig
   d) nur 1 und 2 sind richtig
   e) nur 3 und 4 sind richtig

85) Welche Antwort ist richtig?
Lumiracoxib

a) ist eine neue Substanz mit ausgeprägter Cox-1-Selektivität.
b) besitzt eine den unselektiven NSAIDs vergleichbare ulzerogene Wirkung am Magen.
c) führt aufgrund des Wirkmechanismus nicht zu Nierenfunktionsstörungen.
d) ist ein leicht saures Molekül und reichert sich dadurch vermutlich im entzündlich veränderten Gewebe an.
e) darf nicht mit Opioiden kombiniert werden.

86) Welches sind die wissenschaftlich belegten Vorteile von Regionalverfahren in der postoperativen Schmerztherapie nach Gelenkersatzoperationen?

1. Leichte und sichere Platzierung der Katheter auch für Ungeübte
2. Verbesserte Analgesie bei Belastung/Beübung
3. Höhere Patientenzufriedenheit
4. Fehlen von schwerwiegenden Komplikationen
5. Reduzierung des systemischen Opioidbedarfs und der damit verbundenen Nebenwirkungen
   a) alle Antworten sind richtig
   b) alle Antworten sind falsch
   c) nur 1, 3 und 5 sind richtig
   d) nur 2 und 3 sind richtig
   e) nur 2, 3 und 5 sind richtig

XXI Was gibt es Neues in der Orthopädie?

M. RICKERT und V. EWERBECK

87) Durch welche Aussagen wird der Oberflächenersatz am Hüftgelenk gekennzeichnet?

1. Er ist eher für ältere Patienten geeignet.
2. Es besteht eine geringe Gefahr für postoperative Schenkelhalsfrakturen (ca. 1,5 %).
3. Durch die metallischen Gleitpaarungen werden Metallionen freigesetzt.
   a) 1 und 2 treffen zu
   b) 2 und 3 treffen zu
   c) 1 und 3 sind richtig
   d) 1 und 3 sind falsch

88) Für die so genannte „inverse Schulterprothese" trifft folgende Aussage zu:

a) Es handelt sich um ein ungekoppeltes Implantat.
b) Sie stellt ein Standardimplantat für idiopathische Arthrosen dar.

c) Es werden regelmäßig Score-Werte von 90–100 Punkten erreicht.
d) Sie stellt eine aussichtsreiche Versorgung bei der Rotatorenmanschettendefektarthropathie dar.

89) Welche Verfahren zählen zu den sog. „Non-fusion"-Techniken in der Wirbelsäulenchirurgie?

1. Bandscheibenprothese
2. Dynamische Spondylodesen
3. Interspinöse Implantate
   a) 1 und 2 treffen zu
   b) 2 und 3 treffen zu
   c) 1 bis 3 sind richtig
   d) 1 bis 3 sind falsch

90) Für den Lockerungsprozess von Endoprothesen treffen folgende Aussagen zu:

1. Makrophagen nehmen Abriebpartikel auf und aktivieren Zytokine.
2. Die Abriebpartikel haben eine Größe von 1–10μm.
3. Als entscheidende Zytokine gelten Interleukin 1, IL 6 und TNF-alpha.
4. Mikropartikel aus Polyethylen (PE) aktivieren die wenigsten Gene in der o.g. Kaskade.
   a) 1 und 2 treffen zu
   b) 3 und 4 treffen zu
   c) 1 und 3 treffen zu
   d) 2 und 4 treffen zu

91) Die Therapie der Wahl des Chondromsarkomes besteht in der überwiegenden Mehrzahl:

a) in der Kombination aus operativer Entfernung und Strahlentherapie.
b) in der Kombination aus adjuvanter Polychemotherapie und operativer Entfernung.
c) in der Kombination aus neoadjuvanter Polychemotherapie und operativer Entfernung.
d) in der alleinigen operativen Entfernung.

XXII Was gibt es Neues in der Wundbehandlung?

S. BECKERT, A. KÖNIGSRAINER und
S. COERPER

92) Welche lokale Wundtherapie ist am wenigsten effektiv?

a) feuchte Wundbehandlung
b) trockene Wundbehandlung
c) Behandlung mit Ultraschall
d) VAC-Therapie
e) Behandlung mit einem Verband aus Dünndarmmukosa (OASIS)

93) Welche Maßnahmen konnten keinen positiven Effekt in der Behandlung des diabetischen Fußsyndroms bewirken?

a) hochkalorische Zusatzdiät
b) Entlastungstherapie
c) Behandlung mit Regranex
d) VAC-Therapie
e) feuchte Wundbehandlung

94) Für den Erfolg der modernen Wundtherapie wird in Zukunft nicht richtungsweisend sein,

a) sich an den Ergebnissen molekularbiologischer Forschung zur Wundheilungsphysiologie zu orientieren.
b) neue Therapieansätze im Rahmen von Multizenterstudien zu evaluieren.
c) den subjektiven Erfahrungen der einzelnen Behandler mehr Gewicht beizumessen.
d) überregionale Kompetenzzentren zu bilden.
e) nicht nur Medizinprodukte zu testen, sondern auch Begleitumstände wie Patientencompliance mehr in das Gesamtkonzept mit einfließen zu lassen.

95) Welches Verfahren zur Verbesserung der Durchblutungssituation von ischämischen Wunden ist am wenigsten erfolgversprechend?

a) Bypass-Chirurgie
b) perkutane transluminale Angioplastie
c) Stentimplantation im Rahmen interventionell-radiologischer Verfahren
d) medikamentös rheologische Therapie

96) Den nach wie vor größten Stellenwert in der Behandlung des venösen Ulkus besitzt:

a) die Kompressionstherapie
b) die Bypass-Chirurgie
c) das Chirurgische Debridement
d) die VAC-Therapie
e) die Behandlung mit modernen Wundauflagen

XXIV–1 Was gibt es Neues in der genetischen Chirurgie? – Familiäres Pankreaskarzinom

P. LANGER und
D. K. BARTSCH

97) Wie häufig ist eine familiäre Häufung des ductalen Pankreaskarzinoms in Relation zur Gesamtzahl aller Pankreaskarzinomfälle?

a) 20 %
b) 5–10%
c) 1,9–2,7 %
d) 0,5 %

98) Patienten mit hereditärer Pankreatitis haben ein kumulatives Lebenszeitrisiko von ca. 40 % für die Entstehung eines Pankreaskarzinoms, wobei bei Zigarettenrauchern das Risiko geringer ist.

a) nur Aussage 1 ist richtig
b) nur Aussage 2 ist richtig
c) beide Aussagen sind richtig
d) beide Aussagen sind falsch

99) In welchem Gen liegt der bisher häufigste identifizierte Defekt beim FPC?

a) p16
b) p53
c) PRSS-1
d) BRCA2
e) RNASEL

100) Was beschreibt das Phänomen der Antizipation beim FPC?

a) Patienten der jüngeren Generation erkranken ca. 10 Jahre früher.
b) Bei der Vererbung wird meist eine Generation übersprungen.
c) Patienten mit hereditären Tumorsyndromen haben ein deutlich höheres Risiko, ein PC zu entwickeln.
d) Das Risiko, ein PC zu entwickeln steigt mit der Anzahl der Betroffenen in der Familie.

XXIV–3 Was gibt es Neues in der genetischen Chirurgie? – Regenerative Medizin

H.G. Machens

101) Hinsichtlich neuer Therapien zur Kardioregeneration gilt:

1. Für den Differenzierungsprozess endothelialer Progenitorzellen in Kardiomyozyten spielt E-Cadherin eine wesentliche Rolle.
2. Applizierte Zellen können auch ohne nutritive Perfusion im Zielgebiet kardiomyozytär transdifferenzieren.
3. Durch EPO, SDF-1 oder G-CSF kann das „homing" von kardiomyozytären oder endothelialen Vorläuferzellen im geschädigten Herzmuskelgewebe gefördert werden.

a) nur Aussage 1 ist richtig
b) nur Aussage 1 und 2 sind richtig
c) alle Aussagen sind richtig
d) nur Aussage 1 und 3 sind richtig
e) keine der Aussagen ist richtig

102) Herzklappen, die aus synthetischen Polymergerüsten hergestellt sind, kommen ohne eine Zellularisierung aus (A), weil sie in vivo nicht resorbiert werden (B).

a) nur Aussage A ist richtig
b) nur Aussage B ist richtig
c) Aussage A und B sind richtig, Verknüpfung falsch
d) Aussage A und B sind richtig, Verknüpfung richtig
e) Aussage A, B und Verknüpfung sind falsch

103) Überprüfen Sie folgende Aussagen zur Blutgefäßbildung:

1. Bei der *Vaskulogenese* werden endotheliale Vorläuferzellen oder geeignete Stamm-

zellen aus dem Knochenmark und peripheren Blut zur Blutgefäßbildung angeregt.

2. Bei der *Angiogenese* werden bereits bestehende Blutgefäße zur Blutgefäßbildung angeregt.

3. Bei der *Arteriogenese* wird die Wandung bereits geformter Blutgefäße durch weitere Zellen stabilisiert.

   a) Nur Aussage 1 ist richtig.
   b) Nur Aussage 1 und 2 sind richtig.
   c) Alle Aussagen sind richtig.
   d) Nur Aussage 1 und 3 sind richtig.
   e) Keine der Aussagen ist richtig.

104) Das Hauptproblem in der klinischen Anwendung bioartifizieller Hautersatzmaterialien liegt im Fehlen eines dermalen Blutgefäßplexus (A), weil körpereigene Spenderhaut bei gut vaskularisiertem Wundgrund innerhalb von 4–5 Tagen vaskularisiert wird (B).

a) Nur Aussage A ist richtig.
b) Nur Aussage B ist richtig.
c) Aussage A und B sind richtig, die Verknüpfung ist falsch.
d) Aussage A und B sind richtig, Verknüpfung richtig.
e) Aussage A, B und Verknüpfung sind falsch.

105) Überprüfen Sie folgende Aussagen zur bioartifiziellen Knorpelregeneration:

1. Bioartifizieller Knorpel wird immer fibrös regeneriert.

2. Bisher wurde die autologe Knorpelzelltransplantation klinisch am häufigsten eingesetzt.

3. Bei der Mikrofrakturierungstechnik nach Steadman (MF) soll eine sekundäre Matrixbesiedlung durch chondrogen differenzierungsfähige mesenchymale Stammzellen induziert werden.

   a) Nur Aussage 1 ist richtig.
   b) Nur Aussage 1 und 2 sind richtig.
   c) Alle Aussagen sind richtig.
   d) Nur Aussage 2 und 3 sind richtig.
   e) Keine der Aussagen ist richtig.

106) Rapid prototyping (RP) ist ein biotechnologisches Verfahren, welches auch für die Regeneration kleiner knöcherner Defekte in der Zahn-, Mund-, Kiefer- und Gesichtschirurgie seit einiger Zeit eingesetzt wird (Aussage A), weil dieses Verfahren die individuelle passgenaue Lieferung von Biomaterialien ermöglicht (Aussage B).

a) Nur Aussage A ist richtig.
b) Nur Aussage B ist richtig.
c) Aussage A und B sind richtig, Verknüpfung falsch.
d) Aussage A und B sind richtig, Verknüpfung richtig.
e) Aussage A, B und Verknüpfung sind falsch.

107) Welche der folgenden Aussagen zu hepatischen Organersatz- und Regenerationsverfahren ist richtig?

a) Artifizielle Systeme übernehmen eine marginale hepatische Syntheseleistung.
b) Bioartifizielle Systeme führen nur eine Entgiftung des Körpers durch.
c) HepatAssist™ und MELS® sind Reaktorsysteme, die entweder nur artifizielle oder nur bioartifizielle Komponenten aufweisen.
d) Ovalzellen können in der adulten Leber sowohl in hepatozytäre als auch biliäre Zellen differenzieren.
e) Die Entwicklung bioartifizieller, zellbasierter Unterstützungssysteme geht zunehmend in Richtung einer vermehrten Nutzung xenogener Leberzellen.

108) Bisher gibt es keine kommerziell erhältlichen Nervenconduits (A), weil durchtrennte Nerven nicht mehr regenerieren können (B).

a) Nur Aussage A ist richtig.
b) Nur Aussage B ist richtig.
c) Aussage A und B sind richtig, Verknüpfung falsch.

d) Aussage A und B sind richtig, Verknüpfung richtig.

e) Aussage A, B und Verknüpfung sind falsch.

109) Überprüfen Sie folgende Aussagen zu renalen Organunterstützungssystemen:

1. Bioartifizielle renale Organunterstützungssysteme wurden bereits erfolgreich klinisch angewendet.

2. Renale Regenerationsvorgänge werden funktionsspezifisch durch unterschiedliche Zellsysteme unterstützt.

3. Die Regeneration renaler Tubuli wird vor allem durch mesenchymale Stammzellen des Knochenmarkes gefördert.
   a) Nur Aussage 1 ist richtig.
   b) Nur Aussage 1 und 2 sind richtig.
   c) Alle Aussagen sind richtig.
   d) Nur Aussage 2 und 3 sind richtig.
   e) Keine der Aussagen ist richtig.

110) Bisher gibt es für Herz und Lunge noch keine klinisch einsetzbaren extrakorporalen bioartifiziellen Organersatzsysteme (A), weil extrakorporale bioartifizielle Organersatzsysteme unter Verwendung von lebenden Zellen eine spezifische Unterstützung bei Organausfall leisten müssen (B).

a) Nur Aussage A ist richtig.

b) Nur Aussage B ist richtig.

c) Aussage A und B sind richtig, Verknüpfung falsch.

d) Aussage A und B sind richtig, Verknüpfung richtig.

e) Aussage A, B und Verknüpfung sind falsch.

XXVI Was gibt es Neues in der Stomachirurgie?

H. Denecke und K. Körner

111) Welche Antwort trifft zu?

a) Ein „trephine stoma" wird ohne weitere Laparotomie direkt durch die stomale Inzision angelegt.

b) Die Versorgung eines „trephine stoma" ist besonders problematisch.

c) Ein „trephine stoma" wird nur im Deszendenz/Sigma angelegt.

d) Ein „trephine stoma" wird laparoskopisch gestützt angelegt.

e) Die Rückverlagerung eines „trephine stoma" gestaltet sich in Regel schwieriger.

112) Auf ein Deviationsstoma kann bei Rektumverletzungen (z.B. Pfählung, Schussverletzung)

a) nie verzichtet werden.

b) immer verzichtet werden.

c) eher bei extraperitonealer Wandverletzung und mäßiger Lazeration verzichtet werden.

d) eher bei intraperitonealer Wandverletzung und Lazeration verzichtet werden.

e) nur im Kindesalter verzichtet werden.

113) Ein Ileostoma führt zu Versorgungsproblemen wie Lösen und Platzen der Beutelversorgung, peristomale Reizungen, nächtliche Leerungen bis zu 3-mal

a) in 10–20 % der Patienten.

b) bei etwa der Hälfte der Patienten.

c) in 80 % der Patienten.

d) bei der stationären Entlassung nur noch bei einzelnen Patienten.

e) nur bei doppelläufiger Stoma-Anlage.

114) Oben angeführte Versorgungsprobleme einer Ileostomie

a) sind nach sechs Monaten Maturation nahezu verschwunden.
b) verbessern sich kontinuierlich in ein bis zwei Jahren postoperativ.
c) nehmen nach ein bis zwei Jahren postoperativ eher zu.
d) treten glücklicherweise in der modernen Stomachirurgie kaum noch auf.
e) stellen sich mit den heutigen Versorgungsmöglichkeiten nicht mehr.

XXVIII Was gibt es Neues in der „Fast-track"-Rehabilitation?

W. Schwenk, T. Junghans, W. Raue, O. Haase und J.M. Müller

115) Folgende Maßnahmen sind im Rahmen der „Fast-track"-Rehabilitation vor elektiven Kolonresektionen sinnvoll:

1. Diagnostik und Therapie von Begleiterkrankungen
2. sorgfältige Darmvorbereitung durch orthograde Darmspülung
3. Verkürzung der präoperativen Nüchternheitsphase
4. intensive Vorbereitung durch Psychologen
   a) Nur 1 ist richtig.
   b) Nur 1 und 3 sind richtig.
   c) Nur 3 ist richtig.
   d) 2 und 4 sind richtig.
   e) Alle genannten Maßnahmen sind richtig.

116) Laparoskopische Kolonresektionen gehen im Vergleich zu konventionellen Kolonresektionen mit klinisch relevanten Vorteilen einher (A), weil laparoskopische Kolonresektionen das Risiko allgemeiner Komplikationen reduzieren (B).

a) Nur Aussage A ist richtig.
b) Nur Aussage B ist richtig.
c) Aussage A und B sind richtig, Verknüpfung falsch.
d) Aussage A, B, und Verknüpfung sind falsch.

117) Bei Oberbaucheingriffen ist die Art der Laparotomie irrelevant (A), weil transversale Laparotomien zu schlechteren Ergebnissen mit stärkeren Schmerzen und höheren Pneumonieraten führen (B).

a) Nur Aussage A ist richtig.
b) Nur Aussage B ist richtig.
c) Aussage A und B sind richtig, Verknüpfung falsch.
d) Aussage A, B, und Verknüpfung sind falsch.

118) Folgende Narkosemaßnahmen haben wahrscheinlich einen Einfluss auf die Komplikationsrate nach abdominalchirurgischen Eingriffen:

1. Sauerstoffbeimischung im Inspirationsgas
2. Verwendung zentraler Venenkatheter
3. Anwendung eines „liberalen" oder „restriktiven" intraoperativen Flüssigkeitsregimes
   a) keine der genannten Möglichkeiten 1–3
   b) alle der genannten Antworten 1–3
   c) nur Antwort 1
   d) nur Antwort 2
   e) nur Antwort 1 und Antwort 3

119) Für folgende Krankheiten oder Operationen liegen randomisierte, kontrollierte Studien zum Vergleich der „traditionellen" und der „Fast-track"-Rehabilitation vor?

a) Chirurgie der infrarenalen Aorta
b) Ösophagusresektion
c) Kolonresektion
d) Rektumresektion
e) alle der oben genannten Möglichkeiten

XXIX–1 Was gibt es Neues in der präoperativen Risikoabschätzung?

R. T. GRUNDMANN

120) Die ACC/AHA-Risikoklassifikation korrelierte in der Untersuchung von Kaafarani et al.

a) zur perioperativen Sterblichkeit nach herzchirurgischem Eingriff.
b) zu dem Langzeitergebnis nach herzchirurgischen Eingriffen.
c) zu dem Langzeitergebnis nach nicht-herzchirurgischen Eingriffen.
d) zu der perioperativen Sterblichkeit und dem Langzeitergebnis nach herzchirurgischem Eingriff.
e) sowohl zu der 30-Tage-Letalität als auch zu dem Langzeitergebnis nach nicht-herzchirurgischen Eingriffen.

121) In der Untersuchung von Senagore

a) überschätzte der p-POSSUM die Letalität.
b) unterschätzten alle Varianten des POSSUM-Score die Letalität deutlich.
c) unterschätzte nur der kolorektale POSSUM die Letalität in allen Institutionen.

d) unterschätzte der POSSUM-Score nur bei Gefäßeingriffen die Letalität.
e) Alle Antworten sind falsch.

122) Der POSSUM-Score sollte speziell bei der laparoskopischen Cholezystektomie angewandt werden, da

a) die laparoskopische Cholezystektomie ein sehr standardisierter Eingriff ist.
b) bei Indikation zur laparoskopischen Cholezystektomie überprüft werden kann, welche Patienten konventionell und welche laparoskopisch operiert werden sollen.
c) die laparoskopische Cholezystektomie häufig vorgenommen wird.
d) bei laparoskopischer Cholezystektomie der POSSUM-Score wenig Sinn macht.
e) Die Antworten a) und b) sind richtig.

123) Die Untersuchung von Bridgewater zeigt, dass Ranking-Tabellen in der Herzchirurgie

a) nicht dargestellt werden können.
b) nicht brauchbar sind, da es keine Risikostratifizierung gibt.
c) mit Hilfe des POSSUM-Score aussagekräftig sind.
d) eine Risikostratifizierung mit dem Euro-SCORE noch durchgeführt werden muss.
e) Alle Antworten sind falsch.

124) Die Untersuchung von Nallamothu hat gezeigt, dass in der Koronarchirurgie

a) größere Häuser das höhere Risiko hatten, da sie schwerere Fälle operierten.
b) kleinere Häuser bei gleichem Risiko eine höhere Letalität aufwiesen.
c) kleinere Häuser die höhere Letalität aufwiesen und schwerere Fälle operierten.
d) keine statistisch signifikanten Unterschiede auftreten.
e) Alle Antworten sind falsch.

XXX Was gibt es Neues in der Adipositas-chirurgie?

C.A. Jacobi, J. Hartmann und J. Ordemann

125) Bei welchem BMI (Body Mass Index kg/m^2) wird nach der Klassifikation der WHO von einer Adipositas Grad III ausgegangen?

a) > 28 kg/m^2
b) > 32 kg/m^2
c) > 36 kg/m^2
d) > 40 kg/m^2

126) Welches der genannten Medikamente bzw. Stoffgruppe ist als „Antiadiposita" zur medikamentösen Therapie der Adipositas zugelassen?

a) Thyroxin
b) Sibutramin
c) Amphetamin
d) Metformin

127) Welche der unten genannten Untersuchungen gehört nach den gegenwärtigen Empfehlungen der Fachgesellschaften nicht zur präoperativen Standarddiagnostik vor einem bariatrisch chirurgischen Eingriff?

a) Röntgen-Thorax
b) Spirometrie
c) Gastroskopie
d) Oberbauch-CT

128) Wie viel Prozent der bariatrischen Eingriffe werden zurzeit minimalinvasiv durchgeführt?

a) ca. 70
b) ca. 80
c) ca. 90
d) > 95

129) In der operativen Therapie der Adipositas werden malabsortive und restriktive sowie kombinierte Verfahren unterschieden. Bei welchem der angeführten Verfahren handelt es sich um ein inzwischen verlassenes rein malabsortives Verfahren?

a) „gastric banding"
b) Dünndarmshunt
c) Magenbypass
d) biliopankreatische Diversion

XXXI Was gibt es Neues in der Wirbel-säulenchirurgie?

C. Krettek, T. Gösling, T. Hüfner, U. Lange, P.F. Heini und U. Seidel

130) Welche Bildgebungsmodalitäten stehen der computerassistierten Pedikelschraubeninsertion zur Verfügung?

1. Computertomogramm
2. 2D-Fluoroskopie
3. 3D-Fluoroskopie
4. Kernspintomogramm
   a) Nur Aussage 1 ist richtig.
   b) Nur Aussage 1 und 3 sind richtig.
   c) Nur Aussage 1, 2, und 3 sind richtig.
   d) Nur Aussage 2 und 3 sind richtig.
   e) Alle Aussagen sind richtig.

131) Wie hoch ist die ungefähre Strahlenbelastung zur konventionellen Platzierung einer Pedikelschraube?

a) 10 Sekunden
b) 20 Sekunden
c) 50 Sekunden
d) mehr als 1 Minute
e) mehr als 5 Minuten

132) **Die Platzierung des Navigationssystems zur Operation an der Wirbelsäule befindet sich am:**

a) Kopfende
b) Raumecke
c) Fußende
d) seitlich am Patienten
e) spielt keine Rolle

133) **Die notwendige Präzision zum erlaubten Durchführen der intraoperativen Navigation beträgt**

a) 1 mm
b) 2 mm
c) 5 mm
d) 1 cm
e) 2 cm

134) **Bandscheibendegenerationen können typischerweise führen zu (falsche Antwort suchen)**

a) foraminalen Engen und Nervenwurzelkompressionen
b) Hypermobilitäten der Bewegungssegmente
c) funktioneller Claudicatiosymptomatik
d) akuten peripher neurologischen Defiziten
e) Bandscheibenprotrusionen

135) **Das Risiko für Wirbelkörperkompressionsfrakturen bei Osteoporose**

a) ist erhöht nach vorangegangenen Frakturen.
b) ist kann recht zuverlässig anhand von Knochendichtemessungen vorhergesagt werden.
c) ist mit zunehmendem Alter exponentiell erhöht.
d) ist multifaktoriell bedingt.
e) ist erhöht bei Steroideinnahme.

136) **Goldstandard in der Behandlung des „chronic low back pain" ist**

a) die Fusion der betreffenden Bewegungssegmente.

b) die Implantation einer Bandscheibenprothese.
c) die dynamische Stabilisierung des betreffenden Bewegungssegmentes.
d) zunächst eine konsequente konservative Behandlung.
e) a) und d) sind richtig.

137) **Bei einer Multilevel Vertebroplastik sollte die applizierte Zementmenge pro Operation 40 ml nicht überschreiten (A), weil die Fett- und Knochenmarkausschwemmung zu einer relevanten Rechtsherzbelastung führen kann (B).**

a) Nur Aussage A ist richtig.
b) Nur Aussage B ist richtig.
c) Aussage A und B sind richtig, Verknüpfung ist falsch.
d) Aussage A und B sind richtig, Verknüpfung ist richtig.
e) Aussage A und B sind falsch.

138) **Kontraindikationen für die Implantation einer Bandscheibenprothese sind**

a) Spinalstenose
b) Discushernie
c) Facettengelenksarthrose
d) „degenerative disc disease"
e) Spondylolisthese

139) **Lordoplastik**

a) nutzt die indirekte Frakturreposition durch Ligamentotaxis.
b) erfordert die Montage eines temporären Fixateur externe.
c) kann mit einer Kyphoplastik kombiniert werden.
d) wird bei osteoporotischem Knochen mit einer Vertebroplastik der angrenzenden Wirbel kombiniert.
e) erfordert keine weiteren Instrumente als eine Vertebroplastik.